Eletrocardiograma de A a Z

Instituto
DANTE PAZZANESE
de Cardiologia

Eletrocardiograma de A a Z

EDITOR-CHEFE
Matheus Kiszka Scheffer

EDITORES ASSOCIADOS
Mariana Fuziy Nogueira De Marchi
José Nunes de Alencar Neto
Sandro Pinelli Felicioni

manole
editora

Diagramação: HiDesign Estúdio
Imagens do miolo: Matheus Kiszka Scheffer
Capa: Ricardo Yoshiaki Nitta Rodrigues
Imagem de capa: Freepik

CIP-BRASIL. CATALOGAÇÃO NA PUBLICAÇÃO
SINDICATO NACIONAL DOS EDITORES DE LIVROS, RJ

E39

Eletrocardiograma de A a Z / editores Matheus Kiszka Scheffer ... [et al.]. - 1. ed. - Barueri [SP] : Manole, 2025.

Apêndice
Inclui bibliografia
ISBN 9788520460566

1. Cardiologia. 2. Coração - Doenças - Diagnóstico. 3. Eletrocardiograma. I. Scheffer, Matheus Kiszka.

CDD: 616.1207547
24-93383 CDU: 616.12-073.7

Meri Gleice Rodrigues de Souza - Bibliotecária - CRB-7/6439

19/08/2024 21/08/2024

Edição – 2025

Editora Manole Ltda.
Alameda Rio Negro, 967 – cj. 717
Alphaville – Barueri – SP – Brasil
CEP: 06454-000
Fone: (11) 4196-6000
www.manole.com.br | https://atendimento.manole.com.br/

Impresso no Brasil
Printed in Brazil

Editor-chefe

Matheus Kiszka Scheffer
Médico do Setor de Tele-eletrocardiografia do Instituto Dante Pazzanese de Cardiologia (IDPC). Especialização em Eletrofisiologia Clínica e Residência em Cardiologia pelo IDPC. Título de Especialista em Cardiologia pela Sociedade Brasileira de Cardiologia (SBC). Residência em Clínica Médica pela Santa Casa de Curitiba/PUC-PR. Médico pela Universidade Estadual de Ponta Grossa (UEPG).

Editores associados

Mariana Fuziy Nogueira De Marchi
Médica Coordenadora do Setor de Tele-eletrocardiografia do Instituto Dante Pazzanese de Cardiologia (IDPC). Especialização em Eletrofisiologia Clínica e Residência em Cardiologia pelo IDPC. Título de Especialista em Cardiologia pela Sociedade Brasileira de Cardiologia (SBC). Residência em Clínica Médica pela Irmandade da Santa Casa de Misericórdia de São Paulo (ISCMSP). Médica pela Faculdade de Ciências Médicas da Santa Casa de São Paulo (FCMSCSP).

José Nunes de Alencar Neto
Médico do Setor de Tele-eletrocardiografia do Instituto Dante Pazzanese de Cardiologia (IDPC). Residência em Cardiologia pelo IDPC. Título de Especialista em Cardiologia pela Sociedade Brasileira de Cardiologia (SBC). Residência em Eletrofisiologia Intervencionista pela Universidade Federal de São Paulo (Unifesp) e pelo Hospital de Santa Cruz (Lisboa, Portugal). Título de Eletrofisiologia pela Sociedade Brasileira de Arritmias Cardíacas (SOBRAC).

Sandro Pinelli Felicioni
Médico do Setor de Tele-eletrocardiografia do Instituto Dante Pazzanese de Cardiologia (IDPC). Doutor em Ciências pelo IDPC (entidade associada da Universidade de São Paulo). Residência em Cardiologia pelo IDPC. Título de Especialista em Cardiologia pela Sociedade Brasileira de Cardiologia (SBC). Especialização em Eletrocardiologia pelo Instituto do Coração (HC-FMUSP). Certificado de área de atuação em Ergometria pelo Departamento de Ergometria e Reabilitação Cardíaca. Residência em Clínica Médica pelo Hospital João XXIII (FHEMIG – Belo Horizonte, MG). Graduado em Medicina pela Faculdade de Medicina de Vassouras, RJ.

Autores

Ana Carolina Muniz Costa

Título de Cardiologia pelo Instituto Dante Pazzanese de Cardiologia (IDPC). Título de Especialista em Cardiologia pela Sociedade Brasileira de Cardiologia (SBC). Especialização em Eletrofisiologia Clínica pelo IDPC. Médica do Setor de Tele-eletrocardiografia do IDPC.

Ana Luiza Guimarães Ferreira

Médica do Setor de Reabilitação Cardíaca e Provas Funcionais e do Setor de Tele-eletrocardiografia do Instituto Dante Pazzanese (IDPC). Médica do Setor de Ergometria e Métodos Gráficos no Hospital Israelita Albert Einstein. Título de Especialista em Cardiologia pela SBC/AMB. Título de Especialista em Ergometria pela DERC/SBC/AMB. MBA em Gestão, Inovação e Serviços em Saúde pela PUC-RS.

Bárbara Fontoura Dias

Título de Cardiologia pelo Instituto Dante Pazzanese de Cardiologia (IDPC). Especialista em Métodos Gráficos pelo IDPC. Médica do Setor de Tele-eletrocardiografia do IDPC.

Bruno Pinotti Correia

Residência em Clínica Médica pelo HRNP (PR) e Cardiologia pela FAMERP (SP). Pós-graduado em Terapia Intensiva pela AMIB. Médico Cardiologista Titulado pela Sociedade Brasileira de Cardiologia (SBC). Arritmologista pelo Instituto Dante Pazzanese de Cardiologia (IDPC). Cardiologista do Setor de Tele-eletrocardiografia do IDPC. Especializado em Medicina de Urgência e Emergência pelo Hospital Albert Einstein. Especialização em Cardiointensivismo (Cetrus). Experiência em Emergência Cardiológica, UTI Geral e Unidade Coronariana.

Cynara Milena de Carvalho Cordeiro
Formada em Medicina pela Universidade Federal de Pernambuco. Residência Médica de Pediatria pelo Hospital Dom Malan-IMIP Petrolina. Residência Médica em Cardiologia Pediátrica pelo Instituto Dante Pazzanese de Cardiologia (IDPC). Especialização em Eletrofisiologia Clínica pelo IDPC. Instrutora facultada da *American Heart Association* do Curso de Suporte de Vida em Pediatria. Médica do Setor de Tele-eletrocardiografia do IDPC. Cardiologista Pediátrica do Hospital São Camilo Santana.

Daniela Bruno Conforti
Título de Cardiologia pelo Instituto Dante Pazzanese de Cardiologia (IDPC). Especialização em Eletrofisiologia Clínica pelo IDPC. Médica do Setor de Tele-eletrocardiografia do IDPC.

Decarthon Vitor Dantas Targino
Residência em Clínica Médica pelo Hospital de Alta Complexidade Dr. Carlos Macieira. Título de Cardiologia pelo Instituto Dante Pazzanese de Cardiologia (IDPC). Especialização em Eletrofisiologia Clínica pelo IDPC. Médico do Setor de Tele-eletrocardiografia do IDPC. Atua em Setores de Cardiologia no Hospital Israelita Albert Einstein, HCor e Beneficência Portuguesa.

Guilherme Dagostin de Carvalho
Assistente da Seção Médica de Eletrofisiologia e Estimulação Cardíaca Artificial do Instituto Dante Pazzanese de Cardiologia (IDPC). Médico do Setor de Tele-eletrocardiografia do IDPC. Mestre em Cardiologia pelo IDPC/Universidade de São Paulo. Especialização em Arritmia Clínica pelo Instituto do Coração do HC-FMUSP. Proficiência em Arritmia Clínica pela Sociedade Brasileira de Arritmias Cardíacas. Especialização em Métodos Gráficos pelo Instituto do Coração do HC-FMUSP. Cardiologista pelo IDPC. Título de Especialista em Cardiologia pela Sociedade Brasileira de Cardiologia (SBC). Especialista em Medicina Interna pelo Hospital de Clínicas de Porto Alegre. Médico pela Universidade Federal de Santa Catarina.

Louis Nakayama Ohe
Título de Cardiologia pelo Instituto Dante Pazzanese de Cardiologia (IDPC). Médico Assistente da Hemodinâmica do IDPC e do Hospital Edmundo Vasconcelos. Coordenador da Hemodinâmica do HSANP.

Mariana Carvalheiro Moretti Rodrigues

Médica do Setor de Tele-eletrocardiografia do Instituto Dante Pazzanese de Cardiologia (IDPC). Especialização em Métodos Gráficos pelo IDPC. Residência em Ergometria e em Cardiologia pelo IDPC. Residência em Clínica Médica pelo Hospital Santa Marcelina. Médica pela Universidade de Ribeirão Preto.

Murilo Heidy Ichikawa

Residência Médica em Cardiologia pelo Instituto Dante Pazzanese de Cardiologia (IDPC). Especialista em Cardiologia pela Sociedade Brasileira de Cardiologia (SBC). Especialização em Ergometria, Reabilitação Cardiovascular, Provas Funcionais e Métodos Gráficos em Cardiologia pelo IDPC.

Otávio de Castro Soares

Preceptor da Residência Médica no Setor de Emergências no Instituto Dante Pazzanese de Cardiologia (IDPC). Título de Cardiologia pelo IDPC. Especialista em Eletrofisiologia Clínica pelo IDPC.

Percy Richard Chavez Taborga

Médico Ecocardiografista do Grupo DASA e do Grupo Fleury. Médico do setor de Tele-eletrocardiografia do Instituto Dante Pazzanese de Cardiologia (IDPC) e da Telemedicina do Hospital do Coração (Hcor). Especialização em Ecocardiografia pelo Grupo DASA. Especialização em Valvopatias pelo IDPC. Residência em Cardiologia pelo IDPC. Título de Cardiologista pela Sociedade Brasileira de Cardiologia (SBC/AMB). *Fellow European Society of Cardiology* (FESC).

Renan Teixeira Campelo

Cardiologista e Especialista em Eletrofisiologia Clínica e Invasiva pelo Instituto Dante Pazzanese de Cardiologia (IDPC). *Fellow* em Estimulação Cardíaca Artificial e Eletrofisiologia Invasiva no IDPC. Médico do Setor de Tele-eletrocardiografia do IDPC. Mestre em Ciências com ênfase em Eletrofisiologia pela Universidade de São Paulo/IDPC. Especialista em Medicina Interna pela Casa de Saúde Santa Marcelina (São Paulo/SP). Médico pela Universidade Federal do Piauí.

Renata Valeri de Freitas

Engenheira Eletricista pela Escola Politécnica da USP e pela *École Centrale de Lille*, na França. Doutora em Ciências pela Escola Politécnica da Universidade de São Paulo. Experiência em pesquisa e desenvolvimento de algoritmos, *software* e equipamentos para Cardiologia. Gerente de Engenharia na Divisão de Pesquisa e Bioengenharia do Instituto Dante Pazzanese de Cardiologia (IDPC).

Rinaldo Carvalho Fernandes
Residência em Clínica Médica e Cardiologia pela Santa Casa de Misericórdia de São Paulo. Médico Cardiologista Titulado pela Sociedade Brasileira de Cardiologia (SBC). Médico do Setor de Tele-eletrocardiografia do Instituto Dante Pazzanese de Cardiologia (IDPC).

Willian Perussi Lessa
Título de Cardiologia pelo Instituto Dante Pazzanese de Cardiologia (IDPC). Especialista em Ecocardiografia pelo IDPC. Médico do Setor de Tele-eletrocardiografia do IDPC. Residência Médica pelo Hospital de Base da Faculdade de Medicina de São José do Rio Preto (FAMERP). Médico pela Universidade de Ribeirão Preto.

Sumário

SEÇÃO II PRIMEIROS PASSOS NA ANÁLISE DO ECG

SEÇÃO III DIAGNÓSTICO DIFERENCIAL NO ECG

SEÇÃO VI ECG DE A A Z

A

B

C

M

O

P

R

S

SEÇÃO VII O FUTURO

Apresentação

É com grande entusiasmo que apresentamos o livro *Eletrocardiograma de A a Z*, uma obra abrangente que mergulha no universo da eletrocardiografia, trazendo consigo tanto os conceitos fundamentais como as mais recentes inovações nessa área vital da cardiologia.

Contendo 140 capítulos e mais de 500 eletrocardiogramas, dividimos esta obra em sete seções, cada uma focada em aspectos específicos da interpretação e aplicação do eletrocardiograma (ECG). Iniciamos com os "Conceitos essenciais", fornecendo uma base sólida para compreender os princípios fundamentais por trás do ECG e adentramos nos "Primeiros passos na análise do ECG", com orientações práticas para a interpretação inicial dos traçados. Na seção "Diagnóstico diferencial no ECG", exploramos abordagens sistemáticas para distinguir entre os diversos mecanismo por trás dos diferentes padrões eletrocardiográficos, para, em seguida, tratarmos do "ECG na pediatria" e do "ECG na síndrome coronária aguda", seção na qual apresentamos conceitos atualizados, incluindo o novo paradigma de oclusão/suboclusão coronária aguda (OCA e SOCA), desafiando os tradicionais conceitos de infarto com supradesnivelamento do segmento ST.

A parte principal do livro, "ECG de A a Z", oferece extensa revisão da literatura para cada alteração eletrocardiográfica ou síndrome clínica na qual o ECG apresenta grande relevância. E na seção final, "O futuro", exploramos o papel crescente da inteligência artificial na interpretação e aplicação do ECG.

Vale destacar que os autores e os colaboradores são profissionais renomados da seção de Eletrocardiografia do Instituto Dante Pazzanese de Cardiologia, trazendo consigo não apenas conhecimento teórico, mas também sólida prática clínica. O Instituto Dante Pazzanese de Cardiologia é reconhecido internacionalmente pela excelência de seus serviços e pioneirismo em tecnologia médica. A seção de Tele-ECG, criada em 2007, é um exemplo dessa inovação. Com uma base de dados impressionante, contendo mais de 2 milhões de exames, o instituto tem sido um farol na vanguarda da medicina cardiovascular.

Com esta obra, esperamos oferecer aos profissionais de saúde um recurso valioso e atualizado, capacitando-os a enfrentar os desafios complexos da interpretação e aplicação do ECG com confiança e precisão.

Matheus Kiszka Scheffer
Mariana Fuziy Nogueira De Marchi
José Nunes de Alencar Neto
Sandro Pinelli Felicioni

Prefácio

É um enorme privilégio para mim prefaciar esta mais recente publicação, atendendo ao honroso convite dos Editores, Matheus, Mariana, Alencar e Sandro, educadores, pesquisadores e grandes médicos, que agora nos brindam com mais esta excelente obra.

Eletrocardiograma de A a Z reflete o melhor do conhecimento científico sólido em eletrocardiografia, transcrito em 7 partes com mais de uma centena de tópicos (140), cuidadosamente selecionados, ilustrados e revisados e que muito traduzem a singular experiência na área do septuagenário Instituto Dante Pazzanese de Cardiologia (IDPC).

O leitor, seja estudante, médico jovem em formação ou já especialista poderá usufruir da abrangência deste livro. Inicia didaticamente, com "Conceitos essenciais" (primeira parte) e atuais da estimulação cardíaca e extremamente importantes para a compreensão dos "Primeiros passos na análise do ECG" (segunda parte), permitindo que o "Diagnóstico diferencial no ECG" (terceira parte) possa também ser facilmente compreendido. O "ECG na pediatria" (quarta parte) propiciará aos cardiologistas pediátricos amplo conhecimento nesta árida área. Assim como o "ECG na síndrome coronariana aguda" (5° parte), com os novos conceitos introduzidos pelos autores, possibilitará o diagnóstico mais precoce dessa entidade e, consequentemente, um tratamento mais efetivo.

Após essas 5 partes tão bem delineadas, o leitor entrará numa agradável viagem pelo alfabeto, cuidadosamente preparado no "ECG de A a Z", literalmente, em mais de uma centena de situações clínicas ou eletrocardiográficas, didaticamente construídas, desde arritmia sinusal **(A)**, passando pelos bloqueios **(B)**, cardiopatias **(C)**, passando pelas diferentes letras do alfabeto, abordando amplamente a grande a maioria das afecções cardiovasculares e com alterações eletrocardiográficas. A viagem literária versará sobre conceitos básicos, mecanismos, etiologia e fisiopatologia nos mais diversos cenários clínicos. Ademais, cada uma das situações é ilustrada com traçados do ECG oriundos do banco de dados da Seção de Eletrocardiografia do IDPC. E ainda propiciará ao leitor refletir e se atualizar sobre os extraordinários avanços ocorridos na eletrocardiografia em tempos recentes. E o mais importante: colaborar para um diagnóstico preciso das enfermidades que acometem os nossos pacientes, com um método simples, de fácil execução e baixo custo.

Finalmente, a prazerosa leitura termina com uma discussão sobre o futuro e o papel da inteligência artificial no vasto campo da eletrocardiografia.

A expressiva contribuição desta obra deve ser ressaltada, pois aqueles que a lerem terão ampliado de maneira consistente os seus conhecimentos em ECG e também em cardiologia. Baseados na solidez da ciência e na especial experiência dos médicos pesquisadores de uma única instituição, o Instituto Dante Pazzanese de Cardiologia. E que os editores tiveram o admirável mérito de reunir e agrupar para produzi-la.

Fausto Feres
Diretor do Instituto Dante Pazzanese de Cardiologia

Siglas e abreviaturas

ACCF	American College of Cardiology Foundation
AHA	American Heart Association
AMS	*Auto mode switch*
AV	Atrioventricular
AVE	Acidente vascular encefálico
BD	Braço direito
BDAM	Bloqueio divisional anteromedial
BDAS	Bloqueio divisional anterossuperior
BDPI	Bloqueio divisional posteroinferior
BE	Braço esquerdo
BIA	Bloqueio interatrial
BRD	Bloqueio de ramo direito
BRE	Bloqueio de ramo esquerdo
BSA	Bloqueio sinoatrial
BAV	Bloqueio atrioventricular
BAVT	Bloqueio atrioventricular total
CAVD	Cardiomiopatia arritmogênica do ventrículo direito
CDI	Cardioversor desfibrilador implantável
CIA	Comunicação interatrial
CKMB	Creatinofosfoquinase
CMP-H	Cardiomiopatia hipertrófica
CNN	Redes neurais convolucionais (*convolutional neural networks*)
CVE	Cardioversão elétrica

DAC	Doença arterial coronariana
DL	*Deep learning* (algoritmo)
DNS	Doença do nó sinusal
DPOC	Doença pulmonar obstrutiva crônica
DT	*Decision Trees* (algoritmo)
ECG	Eletrocardiograma
ECG-AR	Eletrocardiograma de alta resolução
EHR	*Eletronic health records*
ESC	Sociedade Europeia de Cardiologia (European Society of Cardiology)
FA	Fibrilação atrial
FC	Frequência cardíaca
FE	Fração de ejeção
FFT	*Fast fourier transform*
FLA	*Flutter* atrial
FV	Fibrilação ventricular
HIV	Vírus da imunodeficiência humana
HRS	The Heart Rhythm Society
IA	Inteligência artificial
IAM	Infarto agudo do miocárdio
IAV	Intervalo atrioventricular
IC	Insuficiência cardíaca
If	Corrente *funny*
IFM	Intervalo de frequência mínima
IMC	Índice de massa corporal
IVA	Intervalo ventriculoatrial
KNN	*K-Nearest Neighbor* (algoritmo)
LLM	*Large language models*
LSTM	*Long short-term memory*
MAE	Erro médio absoluto (*mean absolute error*)
MCC	Coeficiente de correlação de Matthews (*The Matthews correlation coefficient*)
MSE	Erro quadrático médio (*mean squared error*)
OCA	Oclusão coronária aguda
PBA	Período de *blanking* atrial
PBAPV	Período de *blanking* atrial pós-ventricular
PBV	Período de *blanking* ventricular

PCR	Parada cardiorrespiratória
PD	Perna direita
PE	Perna esquerda
PLN	Processamento de linguagem natural
PRAPV	Período refratário atrial pós-ventricular
PRAT	Período refratário atrial total
PRV	Período refratário ventricular
Qtc	Intervalo QT corrigido
QTm	Intervalo QT modificado
RIVA	Ritmo idioventricular acelerado
RNN	Redes neurais recorrentes (*recurrent neural network*)
RV	Repolarização ventricular
RV+	Razão de verossimilhança positiva
RV-	Razão de verossimilhança negativa
SAD	Sobrecarga atrial direita
SAE	Sobrecarga atrial esquerda
SCA	Síndrome coronariana aguda
SOCA	Suboclusão coronária aguda
SQTC	Síndrome do QT curto
SQTL	Síndrome do QT longo
SVD	Sobrecarga ventricular direita
SVE	Sobrecarga ventricular esquerda
SVM	*Support Vector Machine* (algoritmo)
T3	Tri-iodotironina
T4	Tiroxina
TA	Taquicardia atrial
TAM	Taquicardia atrial multifocal
TAMR	Taquicardia atrial macroreentrante
TAVI	Implante transcateter da válvula aórtica (*transcatheter aortic valve implantation*)
TEP	Tromboembolismo pulmonar
TFC	*Task Force Criteria*
TJ	Taquicardia juncional
TJPR	Taquicardia juncional recíproca permanente
TPSV	Taquicardias paroxísticas supraventriculares
TRAV	Taquicardia por reentrada atrioventricular
TRC	Terapia de ressincronização cardíaca

TRN	Taquicardia por reentrada nodal
TSI	Taquicardia sinusal inapropriada
TSV	Taquicardia supraventricular
TSV-A	Taquicardia supraventricular com aberrância
TV	Taquicardia ventricular
TVNS	Taquicardia ventricular não sustentada
TVPC	Taquicardia ventricular polimórfica catecolaminérgica
UTI	Unidade de terapia intensiva
VA	Ventriculoatrial
VD	Ventrículo direito
VDF	Volume diastólico final
VPN	Valor preditivo negativo
VPP	Valor preditivo positivo
VSP	*Ventricular safety pacing*
VSVD	Via de saída do ventrículo direito

Agradecimentos

Agradecemos a todos os colaboradores e autores de capítulos, pelo empenho dedicado a esta obra. Sem a contribuição de vocês, este livro não teria alcançado seu potencial máximo.

Um agradecimento especial a Ramon Baronetti e Vinicius Ruiz Uemoto, pela colaboração técnica essencial na aquisição dos ECGs, que enriqueceram significativamente o conteúdo deste livro.

Expressamos nossa gratidão aos residentes e aos estagiários que nos acompanham diariamente no setor de Tele-ECG do Instituto Dante Pazzanese de Cardiologia. Valorizamos profundamente o seu comprometimento com o aprendizado, pois acreditamos firmemente na importância da educação sólida para o avanço da cardiologia. Sua participação ativa e seu envolvimento constante não apenas contribuem para o sucesso deste projeto, mas também enriquecem nosso ambiente de trabalho com troca contínua de conhecimento e experiência.

Não poderíamos deixar de mencionar o Instituto Dante Pazzanese de Cardiologia, pela excelência em sua atuação e pelo apoio constante.

A todos, o nosso sincero reconhecimento e gratidão pelo esforço conjunto e pelo comprometimento com a qualidade. Este livro é resultado do trabalho coletivo e do amor pela ciência. Obrigado.

Os Editores

SEÇÃO I

Conceitos essenciais

1

Registro e elementos do eletrocardiograma

Matheus Kiszka Scheffer

O eletrocardiograma (ECG) continua a desempenhar um papel relevante na medicina desde a realização do primeiro exame com aplicabilidade clínica por Willem Einthoven, em 1901. Mesmo com o desenvolvimento de novas tecnologias, ele ainda é o exame mais importante para a intepretação do ritmo cardíaco, distúrbios do sistema de condução e detecção de isquemia miocárdica. Também tem grande valor na avaliação de outras doenças cardíacas, incluindo valvopatias, cardiomiopatias, pericardiopatias e hipertensão arterial, além de ser útil na detecção de distúrbios metabólicos. Como passo inicial para compreender melhor esse método, é preciso entender como é feito o seu registro e qual o significado das ondas e intervalos presentes no traçado eletrocardiográfico (Figura 1).[1,2]

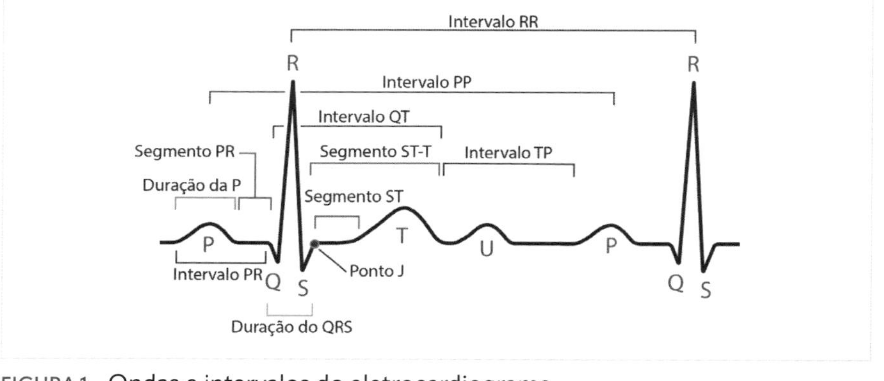

FIGURA 1 Ondas e intervalos do eletrocardiograma.

REGISTRO ELETROCARDIOGRÁFICO

- O eletrocardiógrafo, um tipo de galvanômetro, realiza o registro do ECG ao captar a diferença de potencial elétrico detectada pelos eletrodos posicionados na superfície do corpo.
- Os sinais elétricos captados são registrados em um papel milimetrado, no qual o eixo horizontal (x) representa o tempo e o eixo vertical (y) representa a voltagem (Figura 2).
- Durante a realização do exame, o papel se desloca a uma velocidade de 25 mm/s. Dessa forma, cada quadrado pequeno corresponde a 40 ms, pois 25 mm por segundo multiplicado por 0,04 segundos resulta em 1 mm. Um quadrado grande, que equivale a 5 quadrados pequenos, representa 5 mm ou 200 ms no eixo horizontal.
- No eixo vertical, verifica-se a amplitude ou voltagem, sendo checadas as ondas e deflexões do traçado eletrocardiográfico. Cada 1 mV capturado produz uma deflexão de 10 mm quando o eletrocardiógrafo está na configuração N, ou seja, 1 mm equivale a 0,1 mV. Em situações específicas, o padrão pode ser modificado para N/2 ou 2N.
- Por padrão, o ECG deve ser registrado na velocidade de 25 mm/s e com 10 mm/mV.

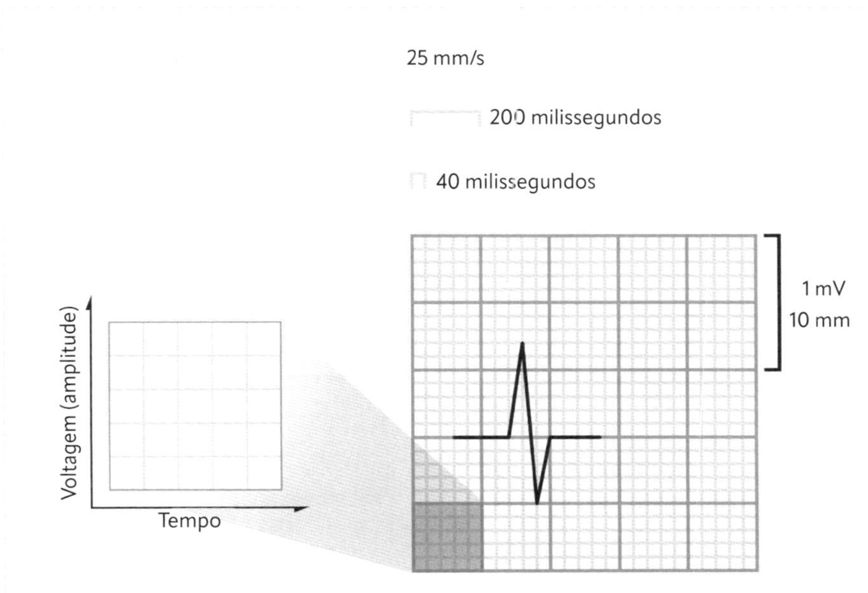

FIGURA 2 Representação do papel milimetrado do eletrocardiograma.

COMO SURGEM AS ONDAS NO ELETROCARDIOGRAMA

- As células cardíacas encontram-se polarizadas em repouso, ou seja, têm cargas predominantemente negativas no meio intracelular. Como consequência, o somatório das cargas no meio extracelular é predominantemente positivo. Nesse momento, não há corrente entre os dois meios em virtude da alta resistência da membrana celular.
- A despolarização ocorre quando alterações na permeabilidade da membrana permitem o influxo de íons Na^+ e Ca^{+2} e tornam o meio intracelular mais positivo, havendo uma inversão de polaridade. Assim se forma o dipolo da despolarização (Figura 3).
- Na fase de repolarização celular, na qual o meio intracelular volta a ficar negativo e o extracelular positivo pelo efluxo de íons K^+, surge o dipolo da repolarização.
- O ECG faz o registro dessa atividade elétrica cardíaca por meio das derivações eletrocardiográficas, que observam o mesmo fenômeno por "diferentes ângulos", como será visto no próximo capítulo.

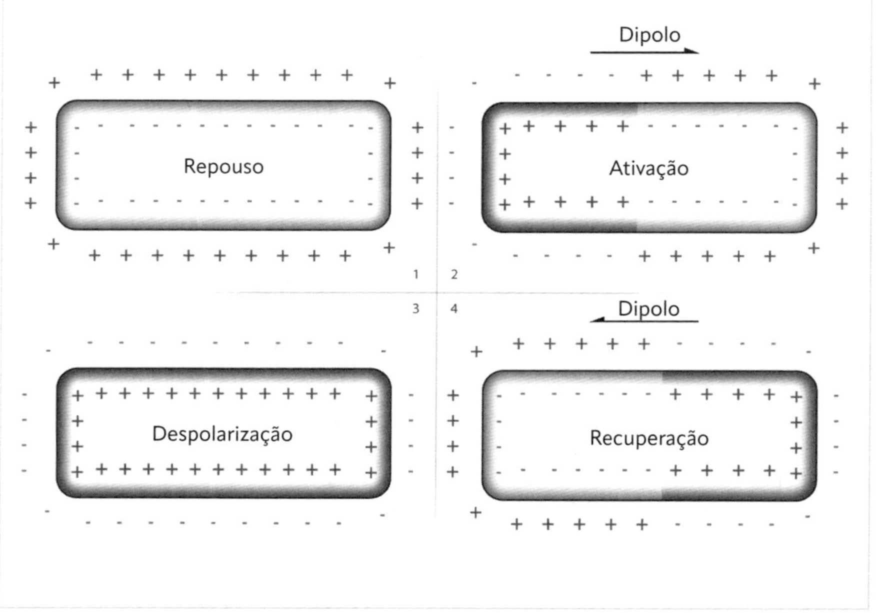

FIGURA 3 Despolarização e repolarização celular.

ELEMENTOS DO ELETROCARDIOGRAMA

O traçado eletrocardiográfico é composto por uma série de ondas e intervalos que se associam com a eletrofisiologia das células cardíacas: a despolarização e a repolarização atrial e ventricular. Einthoven utilizou as letras PQRSTU para se referir a essas ondas:[3]

- Onda P: a onda P é uma deflexão positiva e arredondada, resultante da despolarização atrial. Sua porção inicial representa a despolarização atrial direita, e sua porção final, a despolarização atrial esquerda.
- Segmento e intervalo PR: o impulso elétrico gerado no nó sinusal, após despolarizar os átrios, sofre um pequeno atraso no nó atrioventricular (AV), produzindo uma linha isoelétrica, o segmento PR (ou segmento PQ). A soma da duração da onda P com o segmento PR forma o intervalo PR, que representa o tempo necessário para o impulso elétrico atravessar o átrio, passar pelo nó AV, percorrer o feixe de His e suas ramificações, seguir pelas fibras de Purkinje e iniciar a despolarização ventricular.
- Complexo QRS: a despolarização ventricular é o que dá origem ao complexo QRS, que pode ser formado por uma onda (monofásico), duas ondas (difásico) ou três ondas (trifásico), dependendo da derivação analisada. A primeira deflexão negativa é chamada de onda Q, a primeira deflexão positiva é a onda R, e a deflexão negativa que segue a onda R é a onda S. Podem existir deflexões adicionais, que são denominadas r' e s'.
- Segmento ST e onda T: após o complexo QRS, tem-se uma nova linha isoelétrica, o segmento ST e a onda T. A onda T é assimétrica, com início mais lento e final mais rápido e geralmente acompanha a polaridade do QRS. Muitas vezes o segmento ST e a onda T são entendidas em conjunto apenas como segmento ST-T e representam o processo de repolarização ventricular (RV). O ponto J demarca o final do complexo QRS e o início do segmento ST.
- Onda U: após a onda T, é possível observar em alguns ECG uma pequena deflexão chamada de onda U. A origem dessa onda é controversa, mas acredita-se que ela possa estar relacionada à repolarização das fibras de Purkinje ou das células M. A onda U é mais facilmente observada nas derivações V2 e V3, em especial nos casos de bradicardia.
- Intervalo QT: o intervalo QT é medido do início do complexo QRS até o final da onda T, correspondendo assim aos processos de despolarização e RV.
- Outros intervalos: o intervalo PP mede a distância entre duas ondas P consecutivas, enquanto o intervalo RR mede a distância entre dois complexos QRS consecutivos. Ambos podem ser utilizados para o cálculo da frequên-

cia cardíaca (FC). O intervalo TP é medido do final da onda T até o início da próxima onda P.

REFERÊNCIAS

1. Scheffer MK, Ohe LN, Alencar Neto JN de. Manual prático de eletrocardiograma do Setor de Emergências do Instituto Dante Pazzanese de Cardiologia. São Paulo: Editora dos Editores; 2022.
2. Alencar Neto JN de. Tratado de ECG. Salvador: Sanar; 2022.
3. Bjerregaard P, Gussak I. Naming of the waves in the ECG with a brief account of their genesis. Circulation. 1999;100(25):1937-42.

2

Derivações eletrocardiográficas

Mariana Fuziy Nogueira De Marchi

O eletrocardiograma (ECG) é um método gráfico que registra a atividade elétrica do coração: os processos de despolarização e repolarização das células cardíacas. Apesar de o coração ser uma estrutura tridimensional, o ECG exibe o registro de dois planos: frontal e horizontal (o plano sagital não é avaliado). Para que possa haver o registro vetorial, é necessário que exista diferença de potencial entre os polos; o vetor parte do polo negativo e se orienta para o polo positivo.

O primeiro registro das derivações bipolares dos membros foi feito pelo Willem Einthoven em 1901. Ele registrou a diferença do potencial de ação entre os membros por meio das derivações D1, D2 e D3.[1] Em 1934, Frank Norman Wilson introduziu as 6 derivações precordiais: V1 a V6 (diferença entre o potencial de ação do eletrodo posicionado no tórax e o polo virtual formado pelo triângulo de Einthoven, também conhecido como terminal central de Wilson).[2]

Em 1942, Emanuel Goldberg adicionou as derivações aumentadas: aVF, aVL e aVR (diferença do potencial de ação da derivação de um dos membros também com o polo virtual formado pelo triângulo de Einthoven).[3] As 12 derivações eletrocardiográficas foram então padronizadas em 1954 pela American Heart Association (AHA) da maneira que utilizamos até os dias atuais.[2,4]

DERIVAÇÕES DO PLANO FRONTAL

Correspondem às derivações periféricas dos membros (Figura 1). Elas permitem avaliar se o vetor está orientado para a direita ou para a esquerda, para cima ou para baixo.

Derivações D1, D2 e D3

As derivações D1, D2 e D3 registram a diferença de potencial elétrico entre os membros:

- D1: entre o braço esquerdo (+) e o braço direito (–) (0 grau).
- D2: entre a perna esquerda (+) e o braço direito (–) (+60 graus).
- D3: entre a perna esquerda (+) e o braço esquerdo (–) (+120 graus).

A perna direita não tem potencial elétrico e é o eletrodo "terra". Em eletricidade, a segunda lei de Kirchhoff estabelece que a soma algébrica em um circuito fechado é igual a zero. Com base nisso, Einthoven deduziu a partir do triângulo formado pelas derivações bipolares que D2 = D1 + D3 em qualquer momento do ciclo cardíaco. Essa relação ficou conhecida como lei de Einthoven.

Derivações aVR, aVL e aVF

Essas derivações registram o potencial no braço direito (BD), no braço esquerdo (BE) e na perna esquerda (PE) em relação ao terminal central de Wilson:

- aVR: orientada para o braço direito (–150°); aVR = BD – (BE + PE)/2.
- aVL: orientada para o braço esquerdo (–30°); aVL = BE – (BD + PE)/2.
- aVF: orientada para a perda esquerda (+90°); aVF = PE – (BE + BD)/2.

Sistema de eixos

- As 6 derivações periféricas, quando sobrepostas, formam um sistema de eixos hexa-axial que divide o plano frontal em 12 partes, cada uma com 30° (Figura 2).
- Cada derivação tem uma designação angular, com o polo positivo de D1 situado em 0°. Todas as derivações acima de D1 têm valores angulares negativos e abaixo, valores positivos.
- Esse sistema é utilizado para determinar o eixo elétrico do QRS no plano frontal, mas também pode ser utilizado para determinar os eixos das ondas P e T.
- O cálculo do eixo elétrico será abordado em um capítulo específico deste livro (ver Cálculo do eixo elétrico – capítulo 9).

DERIVAÇÕES DO PLANO HORIZONTAL

Correspondem às derivações torácicas ou precordiais (Figura 3). Elas permitem avaliar se o vetor está orientado para a frente ou para trás, para a direita ou para a esquerda.

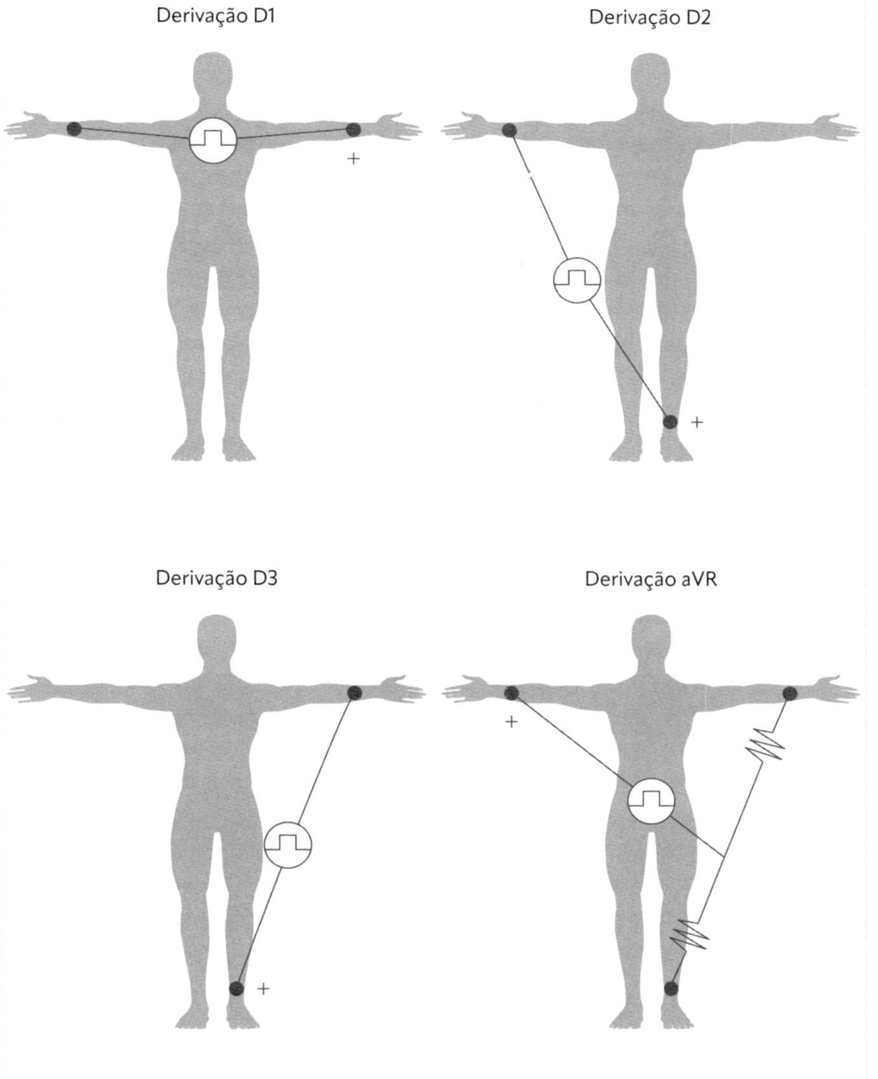

FIGURA 1 Derivações do plano frontal: D1, D2, D3, aVR, aVL e aVF.

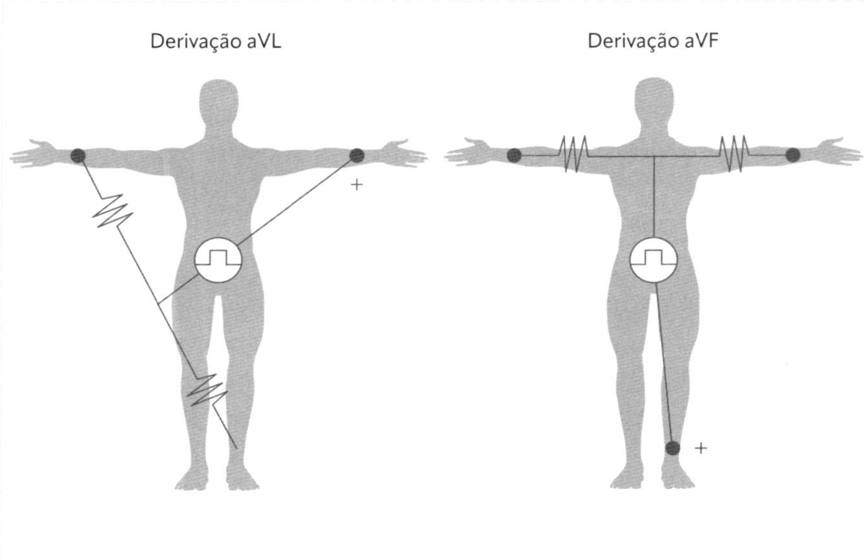

FIGURA 1 Derivações do plano frontal: D1, D2, D3, aVR, aVL e aVF. *(continuação)*

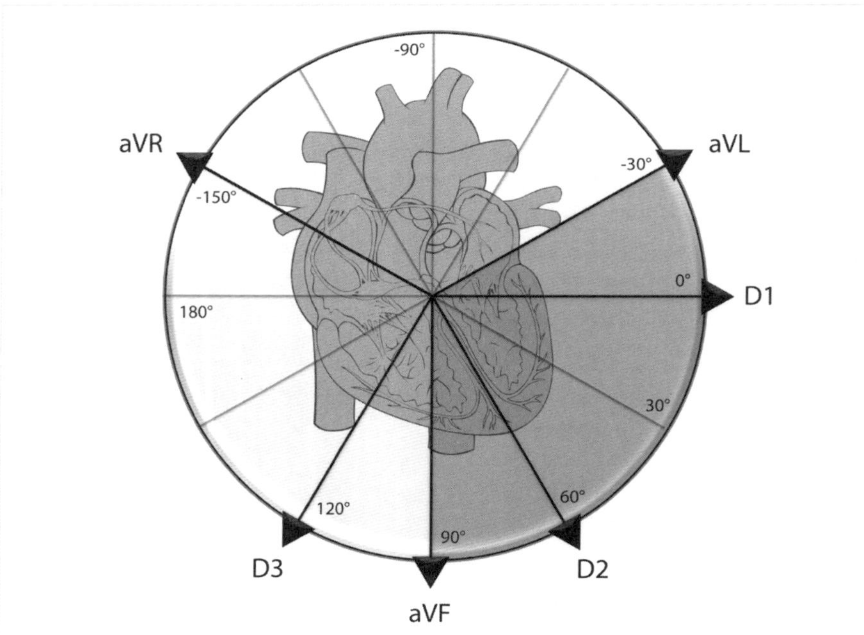

FIGURA 2 Sistema de eixos hexa-axial.

Derivações V1 a V6

- V1: está localizado no 4º espaço intercostal, imediatamente à direita do esterno.
- V2: está localizado no 4º espaço intercostal, imediatamente à esquerda do esterno.
- V3: é colocado entre V2 e V4.
- V4: é colocado no 5º espaço intercostal, na linha medioclavicular esquerda.
- V5: é colocado também no 5º espaço intercostal, na linha axilar anterior.
- V6: é colocado também no 5º espaço intercostal, na linha axilar média.

Derivações precordiais adicionais

Existem derivações precordiais adicionais que podem ser utilizadas em situações específicas, como na suspeita de infarto do ventrículo direito (V3R e V4R) ou de infarto da parede lateral (V7, V8 e V9) (Figura 4):

- V7: é colocado no 5º espaço intercostal, na linha axilar posterior.
- V8: mesma linha, posterior, inferior à escápula.
- V9: à esquerda do corpo vertebral.
- V3R: na borda esternal direita, entre o 4º e o 5º espaços intercostais.
- V4R: no 5º espaço intercostal, na linha hemiclavicular direita.

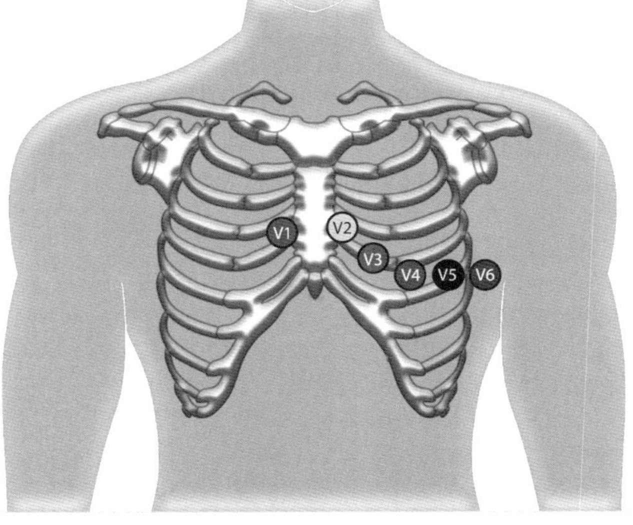

FIGURA 3 Derivações do plano horizontal: V1 a V6.

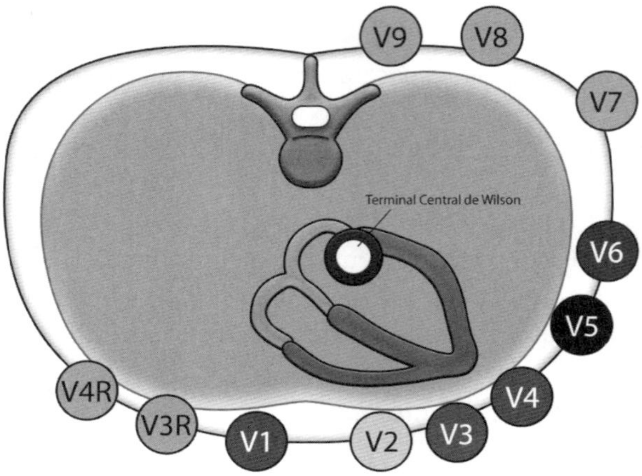

FIGURA 4 Derivações adicionais do plano horizontal: V3R, V4R, V7, V8 e V9.

REFERÊNCIAS

1. Einthoven W. The different forms of the human electrocardiogram and their signification. Lancet. 1912;179(4622):853-61.
2. AlGhatrif M, Lindsay J. A brief review: history to understand fundamentals of electrocardiography. J Community Hosp Intern Med Perspect. 2012;2(1):14383.
3. Goldberger E. The aVL, aVR, and aVF leads. Am Heart J. 1942;24(3):378-96.
4. Kligfield P, Gettes LS, Bailey JJ, Childers R, Deal BJ, Hancock EW, et al. Recommendations for the standardization and interpretation of the electrocardiogram. Part I: The electrocardiogram and its technology a scientific statement from the American Heart Association Electrocardiography and Arrhythmias Committee, Council on Clin. J Am Coll Cardiol. 2007;49(10):1109-27.

3

Sistema de condução do coração

Matheus Kiszka Scheffer

O sistema de condução do coração é composto por células especializadas responsáveis pela criação e propagação do impulso elétrico. Ele permite a geração de impulso no átrio, o atraso da condução no nó atrioventricular (AV) e a rápida propagação pelo sistema His-Purkinje, garantindo a contração sincronizada dos átrios e ventrículos (Figura 1).[1-3]

O SISTEMA DE CONDUÇÃO DO CORAÇÃO

Nó sinusal

- O nó sinusal é uma estrutura subepicárdica alongada presente na parede posterolateral do átrio direito, próximo à desembocadura da veia cava superior. É o marca-passo dominante do coração, pois suas células têm a propriedade do automatismo, sendo capazes de gerar despolarizações espontâneas e de comandar o ritmo cardíaco.
- Essa estrutura recebe sangue através da artéria do nó sinusal, um ramo da coronária direita em 55 a 60% dos indivíduos e da artéria circunflexa em 40 a 45%.

Feixe de Bachmann e vias internodais

- O impulso elétrico originado no nó sinusal promove a despolarização dos átrios e se propaga em direção ao nó AV por vias preferenciais de condução. Se essas vias preferenciais são causadas pela orientação das fibras, tamanho ou geometria ou ainda pela presença de tratos especializados de condução internodais é motivo de controvérsia.

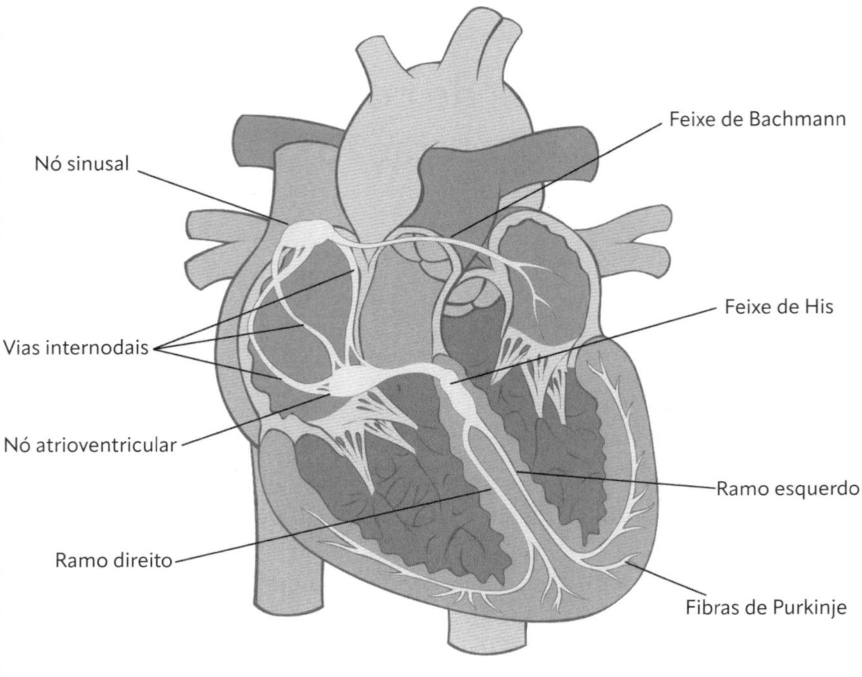

FIGURA 1 Sistema de condução do coração.

- Acredita-se que existam 3 vias de preferenciais de condução: anterior, média e posterior, erroneamente chamadas de feixes internodais. Esse grupo de tecido internodal seria mais bem denominado miocárdio atrial internodal, pois não aparenta formar tratos especializados que possam ser reconhecidos histologicamente.
- O feixe de Bachmann é uma estrutura muscular não especializada, portanto também erroneamente chamada de "feixe", que se origina do miocárdio atrial internodal anterior e faz a conexão entre o átrio direito e o esquerdo. Essa estrutura conduz preferencialmente o estímulo ao átrio esquerdo durante o ritmo sinusal.

Nó atrioventricular

- O nó AV é uma estrutura ovalada localizada no endocárdio do átrio direito no ápice do triângulo de Koch. É a única conexão elétrica normal entre os átrios e os ventrículos. O esqueleto fibroso do coração age como isolante e previne que os impulsos elétricos atinjam os ventrículos por outras vias.

- A função do nó AV é modular o impulso atrial transmitido aos ventrículos, produzindo um atraso entre a sístole atrial e a sístole ventricular. Isso permite que a sístole atrial e o enchimento ventricular estejam completos antes que ocorra contração ventricular.
- Outra função é limitar o número de impulsos conduzidos dos átrios aos ventrículos. Essa função é particularmente importante durante frequências atriais elevadas que ocorrem, por exemplo, nas taquiarritmias atriais, quando apenas uma parte desses impulsos é conduzida e o restante é bloqueado pelo nó AV.
- O nó AV também pode ser considerado o segundo marca-passo cardíaco, assumindo essa função quando, por alguma razão, o nó sinusal falha em comandar o ritmo.
- O suprimento arterial no nó AV é feito pela artéria do nó AV, um ramo da coronária direita em 90% dos indivíduos e da artéria circunflexa em 10%.

Sistema His-Purkinje

- O feixe de His se conecta com a parte distal do nó AV e penetra o corpo fibroso central em direção ao septo interventricular. Ele continua por 1 a 2 cm antes de se dividir nos ramos direito e esquerdo.
- O ramo direito é uma continuação direta do feixe de His e percorre o septo interventricular em direção ao ápice do ventrículo direito. Permanece sem ramificações pela maior parte de seu trajeto até atingir a origem do músculo papilar anterior direito, onde se divide em uma profusa rede de fascículos subendocárdicos, com 3 arborizações principais (anterior, média e posterior), espalhando-se pelo septo ventricular direito e pela parede livre do ventrículo direito.
- O ramo esquerdo penetra a porção membranosa do septo interventricular e se divide em 2 fascículos: anterossuperior e posteroinferior. Estima-se que 65% dos indivíduos tenham um terceiro fascículo, o fascículo septal (também denominado anteromedial ou fibras médias). Os fascículos são estruturas difusas em forma de leque que se ramificam logo após sua origem.
- Segundo o trabalho clássico de Rosembaum, o sistema de condução intraventricular apresentava 3 divisões terminais: o ramo direito e os fascículos anterossuperior e posteroinferior do ramo esquerdo, formando um **sistema trifascicular**. Entretanto, com a descrição na literatura do fascículo septal, surgiu a **teoria tetrafascicular**, que ainda é motivo de debate.[4-6]

- O fascículo anterossuperior atravessa a região anterobasal do ventrículo esquerdo na direção do músculo papilar anterior e termina na rede de Purkinje da parede anterolateral. O fascículo posteroinferior aparece como uma extensão do tronco do ramo esquerdo e é mais largo em sua porção inicial. Ele então se espalha extensivamente em direção ao músculo papilar posterior e termina na rede de Purkinje da parede posteroinferior do ventrículo esquerdo. O fascículo septal ou anteromedial corre pelo septo interventricular, originando-se na maioria dos casos do fascículo posteroinferior.
- Os ramos e os fascículos são compostos por feixes de células de Purkinje isoladas do miocárdio por uma densa camada de tecido conjuntivo. Esse isolamento é perdido distalmente quando o sistema de Purkinje conecta essas estruturas ao miocárdio ventricular. Isso permite que o potencial de ação seja transmitido primeiramente ao ápice ventricular, garantindo a contração sincronizada e coordenada no sentido ápice-base e otimizando a ejeção ventricular.
- O feixe de His recebe suprimento arterial duplo de ramos septais das artérias descendente anterior e descendente posterior. O ramo direito e o fascículo anterossuperior são vascularizados pelos ramos septais da artéria descendente anterior, e o fascículo posteroinferior é vascularizado pelas coronárias direita e esquerda.

ATIVAÇÃO ATRIAL

- A despolarização atrial começa na parte mais externa do átrio direito, propagando-se para a sua parede anterior e o septo interatrial, depois segue em direção ao nó AV. Simultaneamente, o impulso alcança o átrio esquerdo pela porção superior do septo interatrial, pelo feixe de Bachmann, ativando em seguida as paredes anterior e posterior do átrio esquerdo.
- A despolarização atrial é representada no eletrocardiograma (ECG) pela onda P, com a porção inicial da onda refletindo a despolarização do átrio direito e a porção final representando a despolarização do átrio esquerdo.
- A ativação atrial cria um vetor de ativação que se move da direita para a esquerda e para trás, formando um loop de ativação.
- A repolarização atrial resulta em um dipolo oposto ao da despolarização, gerando a onda Ta, que tem baixa voltagem e longa duração. Como essa onda ocorre simultaneamente ao complexo QRS, ela em geral fica oculta no ECG.

ATIVAÇÃO VENTRICULAR

- A ativação ventricular ocorre após a passagem do estímulo pelo nó AV e sistema His-Purkinje. Esse processo envolve a presença de 3 vetores e resulta na formação do complexo QRS.

- A despolarização ventricular inicial (10 a 15 ms) produz um pequeno vetor de ativação que se direciona para a direita e para a frente – vetor 1 ou septal médio –, responsável pelo surgimento das ondas r em V1 e q em V5 e V6.
- Em seguida, a parede livre de ambos os ventrículos é ativada (30 a 40 ms), gerando um vetor de grande magnitude que se dirige para a esquerda, para baixo e para trás. Isso decorre da maior espessura do ventrículo esquerdo em comparação com o ventrículo direito, formando o vetor 2 ou da parede livre do ventrículo esquerdo. Esse vetor representa a maior parte do complexo QRS e é responsável pelas ondas S em V1 e R em V5 e V6.
- Finalmente, ocorre a ativação das porções basais dos ventrículos (20 a 30 ms), produzindo um pequeno vetor que se direciona para cima, para a direita e para trás – vetor 3 ou basal. Embora esse vetor tenha pouca repercussão eletrocardiográfica, pode contribuir para o aparecimento de ondas S nas derivações precordiais esquerdas, onda r' em V1 e onda r terminal em aVR.
- A repolarização ventricular é representada pelo segmento ST e pela onda T.

SISTEMA NERVOSO AUTÔNOMO

- Tanto o nó sinusal quanto o nó AV são densamente inervados por terminações nervosas adrenérgicas e colinérgicas.
- No nó sinusal, fatores neurais e hormonais influenciam a frequência cardíaca (FC) e a taxa de despolarização espontânea das células marca-passo. O aumento da atividade vagal pode produzir bradicardia sinusal, parada sinusal e bloqueio sinoatrial (BSA), enquanto a atividade simpática pode aumentar a FC.
- No nó AV, o estímulo simpático encurta o tempo de condução e sua refratariedade. O estímulo vagal tem efeito contrário, prolongando o tempo de condução AV e aumentando o período refratário.

DISTÚRBIOS DE CONDUÇÃO

- Distúrbios na condução do estímulo elétrico podem ocorrer em qualquer parte do sistema de condução. Eles podem estar relacionados a efeitos fisiológicos produzidos pelo estímulo do sistema nervoso autônomo, ocorrer funcionalmente pelas propriedades eletrofisiológicas intrínsecas do sistema de condução ou ainda resultar de processos patológicos como isquemia e fibrose.
- Os bloqueios podem ser classificados, de maneira geral, em diferentes graus. O primeiro grau representa um atraso que o estímulo enfrenta ao percorrer determinada estrutura. O segundo grau se refere aos bloqueios que ocor-

rem de maneira intermitente, e o terceiro grau é utilizado para se referir ao bloqueio "completo".

- No decorrer deste livro, serão abordadas todas as formas de bloqueio no sistema de condução descritas na literatura médica:
  - Nó sinusal (ver Bloqueio sinoatrial – capítulo 56).
  - Feixe de Bachmann (ver Bloqueio interatrial – capítulo 54).
  - Nó AV (ver Bloqueios atrioventriculares – capítulo 23; Bloqueio atrioventricular de 1º grau – capítulo 40; Bloqueio atrioventricular de 2º grau tipo 1 – capítulo 41; Bloqueio atrioventricular de 2º grau tipo 2 – capítulo 42; Bloqueio atrioventricular de 2º grau 2:1 – capítulo 43; Bloqueio atrioventricular de 2º grau avançado – capítulo 44; Bloqueio atrioventricular de 3º grau – capítulo 45).
  - Ramo direito (ver Bloqueio de ramo direito – capítulo 46).
  - Ramo esquerdo (ver Bloqueio de ramo esquerdo – capítulo 47).
  - Intraventricular periférico no ventrículo esquerdo (ver Bloqueio periférico intraventricular – capítulo 55).
  - Fibras de Purkinje do ventrículo direito (ver Bloqueios zonais ou divisionais do ramo direito – capítulo 57).
  - Fascículo anterossuperior (ver Bloqueio divisional anterossuperior – capítulo 50).
  - Fascículo posteroinferior (ver Bloqueio divisional posteroinferior – capítulo 51).
  - Fascísculo anteromedial (ver Bloqueio divisional anteromedial – capítulo 49).
  - Combinações de bloqueios intraventriculares (ver Bloqueio bifascicular – capítulo 52; Bloqueio trifascicular – capítulo 53).

REFERÊNCIAS

1. Scheffer MK, Ohe LN, Alencar Neto JN de. Manual Prático de eletrocardiograma do Setor de Emergências do Instituto Dante Pazzanese de Cardiologia. São Paulo: Editora dos Editores; 2022.
2. Alencar Neto JN de. Tratado de ECG. Salvador: Sanar; 2022.
3. Issa Z, Miller J, Zipes D. Clinical arrhythmology and electrophysiology: a companion to Braunwald's heart disease. 3.ed. Philadelphia: Elsevier; 2019.
4. Pérez Riera AR, Ferreira C, Ferreira Filho C, Meneghini A, Uchida AH, Moffa PJ, et al. Electrovectorcardiographic diagnosis of left septal fascicular block: anatomic and clinical considerations. Ann Noninvasive Electrocardiol. 2011;16(2):196-207.
5. Bayés De Luna A, Riera AP, Baranchuk A, Chiale P, Iturralde P, Pastore C, Barbosa R, et al. Electrocardiographic manifestation of the middle fibers/septal fascicle block: a consensus report. J Electrocardiol. 2012;45(5):454-60.
6. Pérez-Riera AR, Barbosa-Barros R, Daminello-Raimundo R, de Abreu LC, Nikus K. The tetrafascicular nature of the intraventricular conduction system. Clin Cardiol. 2019;42(1):169-74.

4

Potencial de ação das células cardíacas

José Nunes de Alencar Neto

Para entender plenamente a mecânica de como o coração bombeia sangue pelos sistemas circulatórios em um processo automático e independente, é imperativo se aprofundar no mecanismo que lhe dá o "sinal inicial" para cada batimento: o potencial de ação das células cardíacas.[1] Há dois tipos de potenciais de ação: o das células automáticas e o das células contráteis. Neste capítulo, serão descritos em detalhes.

POTENCIAL DE AÇÃO DAS CÉLULAS AUTOMÁTICAS

- As células automáticas são predominantemente encontradas no nó sinusal, no nó atrioventricular (AV) e o sistema de condução ventricular.
- Características específicas das células automáticas:
  - Não têm fase de platô.
  - Apresentam uma corrente praticamente constante denominada I_f (*funny current*).
  - Tendência à despolarização espontânea, o que facilita o início do ciclo cardíaco.
- A automaticidade das células automáticas se deve a dois fatores:
  - Presença dos canais de sódio, que permitem a entrada constante de sódio, independentemente do potencial de ação.
  - A corrente I_f, originada pelos canais de sódio, denominada assim porque quem a descobriu a achou "*funny*" ou "engraçada".

Fases do potencial de ação das células automáticas (Figura 1)

- Fase 4 (fase de repouso ou diástole elétrica):
  - Predominantemente determinada pela corrente I_f.
  - Ao longo dessa fase há um aumento gradual no potencial de membrana até que se alcance o limiar para iniciar a fase 0.
- Fase 0 (despolarização rápida):
  - Início da atividade elétrica propriamente dita.
  - Os canais rápidos de sódio se abrem, provocando rápida entrada de íons sódio para o interior da célula.
  - Isso resulta em uma inversão do potencial da membrana, fazendo a célula se tornar positivamente carregada em seu interior.
- Fases 1 e 2 (não estão presentes nas células automáticas):
  - Em células automáticas, as fases 1 e 2 do potencial de ação, que correspondem ao platô nas células contráteis, estão ausentes.
- Fase 3 (repolarização):
  - Marca o retorno da célula a seu estado elétrico de repouso.
  - Os canais de sódio começam a se fechar, enquanto os canais de potássio se abrem.
  - Isso resulta na saída de íons potássio do interior da célula, levando a uma recuperação da polaridade negativa inicial da célula.
  - Os canais de cálcio também estão envolvidos nessa fase, ajudando a manter o equilíbrio de cargas.

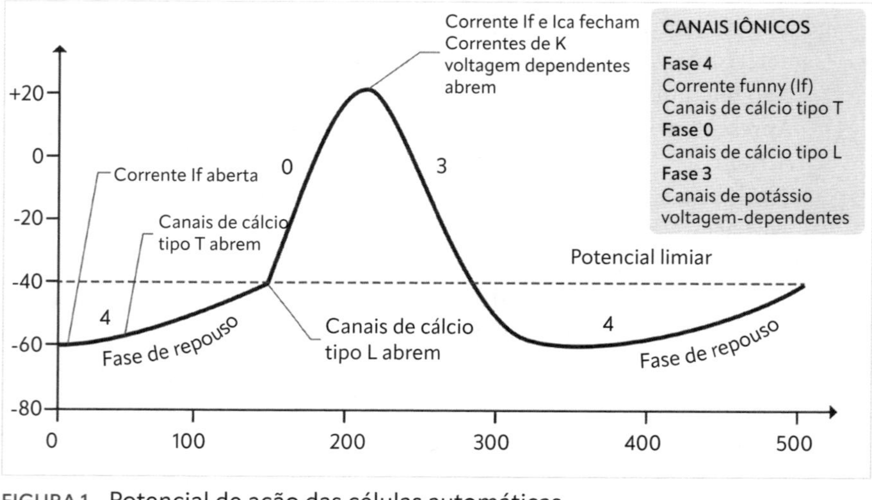

FIGURA 1 Potencial de ação das células automáticas.

POTENCIAL DE AÇÃO DAS CÉLULAS CONTRÁTEIS

- Encontradas principalmente no miocárdio dos ventrículos e átrios.
- Diferentemente das células automáticas, têm um platô prolongado durante a despolarização.
- As variações de potencial são consequência da abertura e fechamento sequenciais de canais iônicos na membrana celular.
- As fases desse potencial de ação refletem as mudanças nas concentrações iônicas dentro e fora da célula.
- O ciclo do potencial de ação da célula contrátil desempenha um papel fundamental na contração e no relaxamento do músculo cardíaco. O correto sequenciamento e a duração de cada fase são cruciais para o funcionamento eficiente do coração.

Fases do potencial de ação das células contráteis (Figura 2)

- Fase 4 (fase de repouso):
  - As células contráteis estão em um estado estável de repouso, com uma voltagem de aproximadamente –90 mV.
  - A permeabilidade ao potássio é alta, enquanto a permeabilidade ao sódio e ao cálcio é baixa.
  - Apesar de o nome dessa fase ser de repouso, é quando ocorre o gasto energético celular pela ativação da bomba de sódio-potássio-ATPase.
- Fase 0 (despolarização rápida):
  - Estimulada pela entrada súbita de íons sódio através dos canais rápidos de sódio.
  - Resulta em um rápido aumento do potencial de membrana até cerca de +20 mV.
- Fase 1 (repolarização inicial):
  - Breve período de repolarização após a fase 0.
  - Caracterizada pelo fechamento dos canais de sódio e pela abertura de canais de potássio.
- Fase 2 (platô):
  - Período prolongado de despolarização.
  - Balanceada pela entrada de íons cálcio através dos canais tipo L e da saída de íons potássio.
- Fase 3 (repolarização final):
  - Ao final, a célula retorna a seu potencial de repouso.
  - Deve-se ao fechamento dos canais de cálcio e à contínua saída de íons potássio.

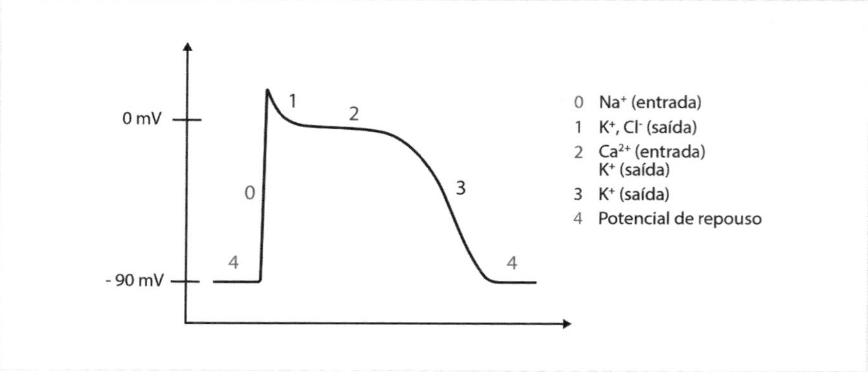

FIGURA 2 Potencial de ação das células contráteis.

REFERÊNCIA

1. Alencar Neto JN de. Tratado de ECG. Salvador: Sanar; 2022.

5

Mecanismos das arritmias

José Nunes de Alencar Neto

As arritmias cardíacas são, em última análise, manifestações clínicas de desordens na formação e condução do impulso elétrico no coração. Fatores como anormalidades na automaticidade das células e reentradas podem precipitar um episódio arrítmico. Para o cardiologista clínico, é de suma importância compreender esses mecanismos, pois isso fornece uma base sólida para decisões terapêuticas. O eletrocardiograma (ECG) desempenha um papel crucial na identificação e diferenciação dos diversos tipos de arritmias, permitindo uma intervenção médica rápida e eficaz.[1,2]

AUTOMATICIDADE ANORMAL

- Diversas células cardíacas, incluindo aquelas no nó sinusal, nó atrioventricular (AV), alguns miócitos atriais e partes do sistema de condução, como o feixe de His e a rede de Purkinje, têm a capacidade de gerar impulsos automaticamente em razão da configuração de seus canais iônicos e dos potenciais de ação que produzem.
- O nó sinusal, que tem a maior frequência de disparo, normalmente suprime outros focos de automatismo. Contudo, quaisquer perturbações nesse processo, como a amplificação da atividade automática de um nó hierarquicamente inferior (p. ex., o nó AV) ou a diminuição da atividade do nó sinusal, podem desencadear arritmias.
- Todas as células com capacidade de automatismo são influenciadas pelo sistema nervoso autônomo e podem ser afetadas por uma série de fatores, sejam eles sistêmicos, metabólicos, endógenos ou farmacológicos:
  - Atividade parassimpática: induz à liberação de acetilcolina, levando à hiperpolarização das células (ou seja, tornando o potencial diastólico ainda mais negativo), principalmente através de canais de potássio.

   - Atividade simpática: estimula a permeabilidade dos canais de cálcio e amplia a corrente *funny* (I_f), que regula a inclinação da fase 4. O resultado disso é o hiperautomatismo e a consequente taquicardia.
- O início de um potencial de ação em uma célula automática é determinado por 3 aspectos principais:

1. O potencial diastólico máximo.
2. O potencial de limiar para o início de um novo ciclo de potencial de ação.
3. A inclinação da fase de subida do potencial diastólico (fase 4).

Hiperautomatismo

- Uma célula cardíaca tem a capacidade de gerar impulsos elétricos automaticamente. Essa propriedade é chamada de automatismo. O potencial de ação de uma célula automática é influenciado por sua capacidade de despolarizar desde um potencial negativo máximo até um limiar de gatilho. A diferença entre esses dois potenciais e a inclinação da fase de aumento do potencial são cruciais para determinar o ritmo desse automatismo.
- Em certas situações, essa capacidade de automatismo pode ser alterada:
   - Se a diferença entre o potencial negativo máximo e o limiar de gatilho diminui, torna-se mais fácil para a célula alcançar o limiar e iniciar um novo potencial de ação, tornando a célula mais excitável.
   - Se o potencial negativo máximo se torna menos negativo, ele se aproxima do limiar. Isso também torna a célula mais excitável.
   - Se a inclinação da fase de aumento do potencial se torna mais íngreme, facilita a geração de impulsos em ritmo mais rápido.
- Essas alterações facilitam o início de um novo potencial de ação, tornando a célula mais propensa a gerar impulsos em ritmo mais rápido, condição essa denominada hiperautomatismo.

Hipoautomatismo

Em contrapartida, existem situações em que a célula pode se tornar menos excitável. Por exemplo, sob influência parassimpática, o potencial negativo máximo pode se tornar ainda mais negativo, aumentando a distância entre ele e o limiar de gatilho. Isso torna mais difícil para a célula alcançar o limiar e gerar um impulso. Como resultado, a célula se torna menos ativa, resultando em uma diminuição de sua capacidade de automatismo, o que é chamado de hipoautomatismo.

ATIVIDADE DEFLAGRADA E PÓS-POTENCIAIS

Atividade deflagrada gerando pós-potenciais tardios

- A atividade deflagrada é caracterizada por oscilações no potencial transmembrana que podem desencadear impulsos elétricos. Especificamente, os pós-potenciais tardios surgem após a conclusão do potencial de ação de uma célula, durante sua diástole elétrica.
- Essas oscilações são resultado de alterações na concentração de cálcio no interior das células. Quando o cálcio se acumula dentro das células, pode gerar um impulso adicional.
- Uma situação clínica conhecida associada aos pós-potenciais tardios é a intoxicação digitálica. Esta condição decorre da inibição da bomba de sódio-potássio, levando ao acúmulo de cálcio dentro das células cardíacas.
- A consequência clínica mais notável da combinação de intoxicação digitálica e pós-potencial tardio é uma taquicardia específica chamada taquicardia ventricular (TV) bidirecional.

Atividade deflagrada gerando pós-potenciais precoces

- Diferentemente dos pós-potenciais tardios, os precoces ocorrem mais cedo, especificamente nas fases 2 ou 3 do potencial de ação.
- Na fase 2 parece haver uma relação com a corrente $I_{Ca\text{-}L}$, enquanto na fase 3 as oscilações podem ser atribuídas a uma função alterada do canal I_{K1}.
- Uma característica crucial para a manifestação de pós-potenciais precoces é o prolongamento da duração do potencial de ação. Isso pode ser observado em um ECG como um prolongamento do intervalo QT, chamado de "QT longo".

REENTRADA

- Sob condições normais, quando o impulso elétrico é iniciado no nó sinusal, ele se propaga de célula a célula, como se estivesse derrubando uma linha de peças de dominó, desde os átrios até os ventrículos. Uma vez que a última célula ventricular é ativada, o impulso se extingue.
- No entanto, imagine se, por alguma razão, um grupo de células não fosse ativado imediatamente, mas um pouco depois. Se essas células fossem reativadas enquanto as células adjacentes estivessem no final de seu período refratário (o período após a despolarização em que a célula não pode ser reativada), elas poderiam, efetivamente, servir como um "atalho" para iniciar um novo ciclo de despolarização. Esse "atalho" é a base da reentrada.

- Para que o fenômeno de reentrada ocorra, certos critérios devem ser cumpridos:
  - Substrato adequado: precisamos de tecidos cardíacos com propriedades elétricas variáveis.
  - Área de bloqueio: um local que pode servir como "atalho" para a onda de reentrada.
  - Bloqueio unidirecional: a onda elétrica deve ser bloqueada em uma direção, mas ser capaz de se mover em outra.
  - Condução retardada: uma região na qual a onda elétrica é retardada o suficiente para permitir que células adjacentes saiam de seu período refratário.
  - Massa crítica de tecido: a reentrada precisa de uma quantidade suficiente de tecido para se sustentar.
  - Um gatilho: algo para iniciar o processo de reentrada.

BLOQUEIOS

- Em certas circunstâncias, o impulso elétrico, mesmo após ser gerado, enfrenta atrasos ou até mesmo um bloqueio total durante sua propagação.
- Em corações saudáveis, esse bloqueio pode ocorrer se o impulso alcançar uma célula em seu período refratário. O resultado? O impulso pode não ser transmitido ou pode ser transmitido de forma anormal.
- Um exemplo clássico desse tipo de bloqueio é o fenômeno de Ashman (ver Fenômeno de Ashman – capítulo 68). Trata-se de um bloqueio de ramo que depende da taquicardia. Por outro lado, também se tem o bloqueio de ramo dependente da bradicardia, que surge pela diminuição da excitabilidade após longos intervalos diastólicos.
- O bloqueio pode acontecer em diversos tecidos do coração. Nos átrios, resulta em um bloqueio interatrial (BIA), prolongando a duração da onda P. Se o bloqueio ocorre em um ou em ambos os ramos, tem-se o bloqueio de ramo. No entanto, quando o bloqueio se manifesta no nó sinusal ou nó AV, pode desencadear assistolia.
- Enquanto alguns bloqueios, como o fenômeno de Ashman, são transitórios, outros, como certos bloqueios atrioventriculares totais (BAVT), são permanentes.

REFERÊNCIAS

1. Alencar Neto JN de. Tratado de ECG. Salvador: Sanar; 2022.
2. Issa Z, Miller J, Zipes D. Clinical arrhythmology and electrophysiology: a companion to Braunwald's heart disease. 3.ed. Philadelphia: Elsevier; 2019.

6

Análise interpretativa dos achados eletrocardiográficos

José Nunes de Alencar Neto

A interpretação precisa dos eletrocardiogramas (ECG) é fundamental na prática cardiológica, orientando diagnósticos e intervenções vitais. Contudo, a dependência estrita de métricas estatísticas tradicionais, como sensibilidade e especificidade, pode não refletir adequadamente a complexidade clínica do paciente. Nesse contexto, a análise bayesiana surge como uma ferramenta essencial, permitindo uma abordagem diagnóstica mais holística e adaptável ao integrar tanto dados epidemiológicos quanto características clínicas específicas do paciente.[1] Este capítulo visa elucidar esse método promissor, destacando sua relevância na avaliação eletrocardiográfica moderna e sua potencialidade em aprimorar os cuidados ao paciente.

ANÁLISE BAYESIANA

- A análise bayesiana é uma abordagem estatística que utiliza probabilidades para estimar parâmetros. Baseia-se no teorema de Bayes, que combina informações prévias (probabilidade *a priori*) e novos dados para obter uma probabilidade revisada (probabilidade *a posteriori*).
- Sensibilidade e especificidade são métricas *post-hoc*, ou seja, calculadas após a ocorrência dos eventos. Elas não levam em consideração a prevalência da doença ou a probabilidade pré-teste, limitando sua aplicabilidade em diferentes contextos clínicos.
- Essa análise proporciona uma abordagem mais holística e individualizada para a tomada de decisão clínica.
- Permite uma integração mais aprofundada de informações clínicas e epidemiológicas, adaptando-se às peculiaridades de cada paciente.

- Ao contrário das métricas *post-hoc*, a análise bayesiana oferece *insights* em tempo real, possibilitando intervenções mais precisas e personalizadas;
- Essa análise pode ser realizada de 3 formas:

1. Frequências naturais ou árvore de Bayes: utilizam representações gráficas para calcular probabilidades. Transformam probabilidades condicionais, tornando a interpretação mais intuitiva.
2. Nomograma de Fagan: ferramenta gráfica que relaciona probabilidade pré-teste, razão de verossimilhança e probabilidade pós-teste. Permite uma estimativa rápida da probabilidade pós-teste sem cálculos complexos.
3. Cálculo direto: utiliza o teorema de Bayes para calcular diretamente a probabilidade *a posteriori*, combinando a probabilidade *a priori* com os novos dados.

CASO CLÍNICO: DOR NO PEITO E AUSÊNCIA DE ELEVAÇÃO DO SEGMENTO ST

- Paciente chega ao pronto-socorro com dor retroesternal, semelhante a uma pressão. O ECG inicial não mostra elevação do segmento ST.
- Um médico pode interpretar essa ausência de elevação no ST como suficiente para descartar uma oclusão coronária aguda (OCA), negligenciando o aspecto probabilístico da medicina.
- Os testes diagnósticos não confirmam nem refutam doenças de forma definitiva; eles modulam probabilidades.
- Uma pesquisa mostrou sensibilidade de 41% e especificidade de 94% para elevação do segmento ST no diagnóstico de infarto agudo do miocárdio (IAM) por oclusão. Isso resulta em razão de verossimilhança (RV): RV+ de 6,36 e RV– de 0,63.
- A ausência dessa elevação no ST pode levar o médico a interpretar que não há infarto com supradesnivelamento do segmento ST, afinal, de fato, não há supradesnivelamento. Contudo, essa é uma visão simplificada.
- A abordagem bayesiana permite uma interpretação mais refinada ao integrar probabilidades pré-teste. Se começarmos com uma probabilidade pré-teste inicial estimada de 80% para IAM com base nos sintomas e fatores de risco do paciente e construirmos uma árvore bayesiana, chegaremos a uma probabilidade pós-teste de 71,5% de um infarto oclusivo em curso, mesmo na ausência de elevação do segmento ST (Figura 1).
- O nomograma de Fagan (Figura 2) é uma maneira prática de obter esse resultado. Para isso, é necessário ter o valor das razões de verossimilhança positiva (caso o teste seja positivo) e negativa (caso seja negativo) do teste.

- No cálculo direto:

1. O primeiro passo é converter a probabilidade pré-teste em chance. A probabilidade pré-teste é dada como 80%. Para convertê-la em chance, usa-se a fórmula:

$$\text{Chance (pré-teste)} = \frac{\text{Probabilidade}}{(1 - \text{probabilidade})}$$

2. Depois, deve-se multiplicar a chance pré-teste pela razão de verossimilhança do teste:

Chance (pós-teste) = chance (pré-teste) × razão de verossimilhança,

3. Por fim, deve-se transformar a chance pós-teste de volta em probabilidade:

$$\text{Probabilidade (pós-teste)} = \frac{\text{Chance (pós-teste)}}{1 + \text{chance (pós-teste)}}$$

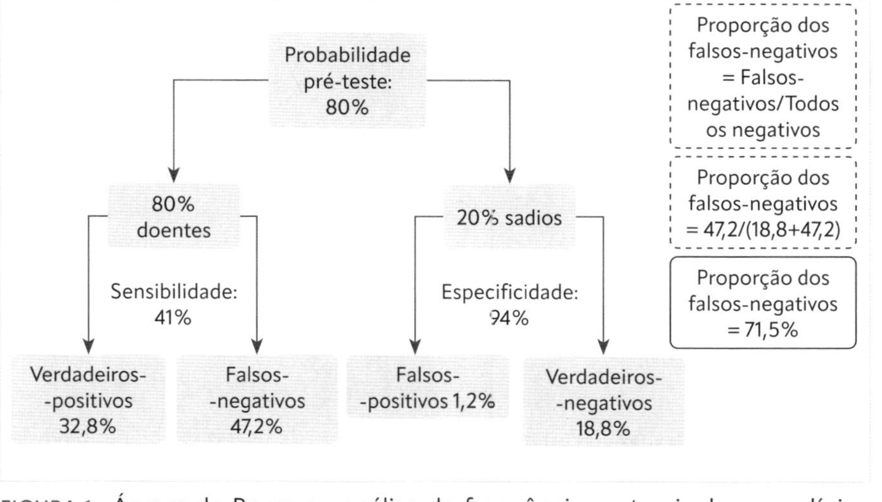

FIGURA 1 Árvore de Bayes ou análise de frequências naturais do caso clínico descrito. A probabilidade de o paciente ter uma oclusão coronária aguda ainda é de 71,5%, mesmo sem supradesnivelamento do segmento ST. Observe que esse resultado não pode ser encontrado usando sensibilidade ou especificidade isoladamente.

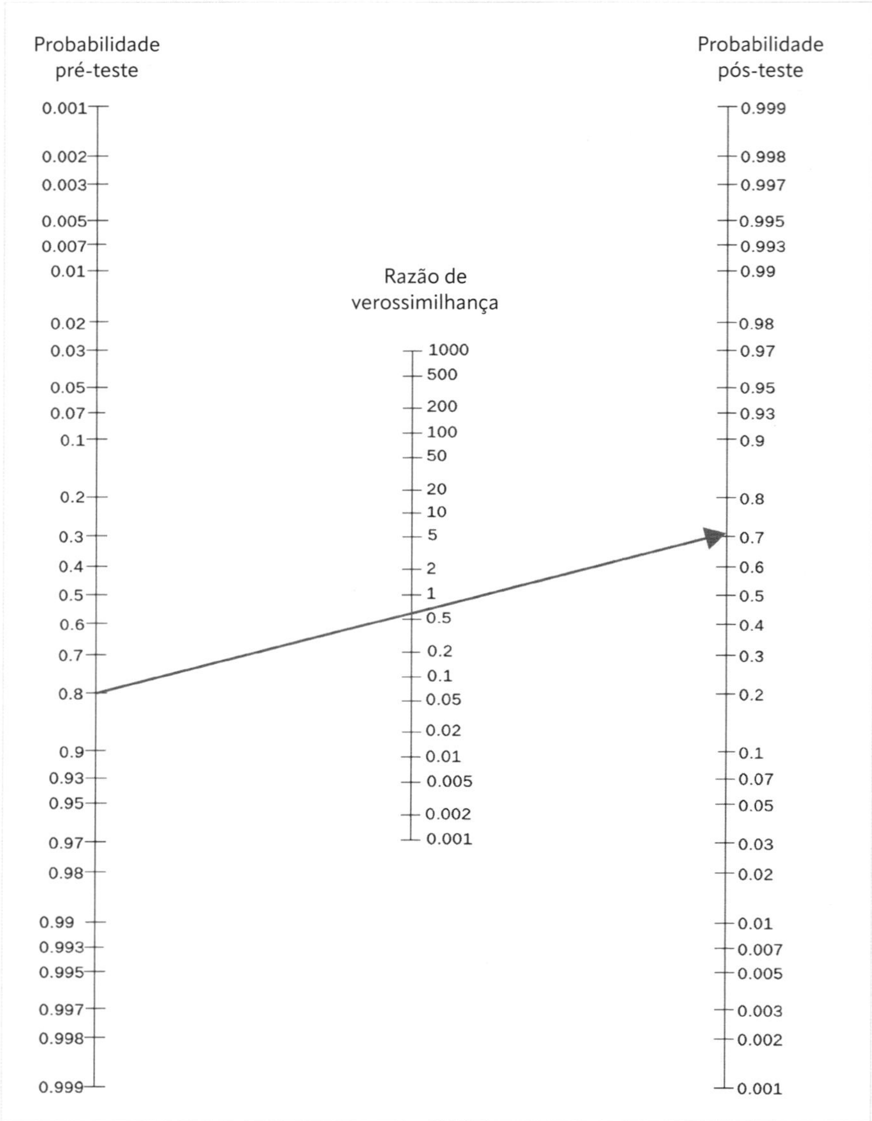

FIGURA 2 Nomograma de Fagan: mais uma maneira de usar o raciocínio bayesiano. Observe que a resposta é a mesma.

REFERÊNCIA

1. de Alencar Neto JN. Applying bayesian reasoning to electrocardiogram interpretation. J Electrocardiol. 2023;81:295-99.

SEÇÃO II

Primeiros passos na análise do ECG

7

Análise do ritmo

Sandro Pinelli Felicioni

Na análise sistematizada do eletrocardiograma (ECG), entre os primeiros passos está a análise do ritmo cardíaco. Para tanto, alguns pontos importantes devem ser considerados:[1-3]

COMO ANALISAR O RITMO CARDÍACO NO ELETROCARDIOGRAMA

Análise da onda P

- Primeiramente, deve-se observar se existe onda P visível no traçado e sua morfologia. É importante analisar detalhadamente todas as derivações, lembrando que a onda P pode estar oculta dentro da onda T nos casos de grandes aumentos do intervalo PR ou em casos de dissociação atrioventricular (AV).
- Em ritmo sinusal normal, o eixo resultante da onda P no plano frontal se situa, em média, entre –30° e +90°. Portanto, ela habitualmente é positiva em D1, D2 e aVF, difásica ou negativa em D3 e negativa em aVR. Quanto ao plano horizontal, a onda P deve ser positiva de V4 a V6 e difásica (*plus-minus*) ou negativa (*minus*) em V1.
- Ondas P totalmente positivas em V1 não são esperadas, sugerindo ritmo atrial ectópico, geralmente de foco oriundo do átrio esquerdo. Ausência de ondas P visíveis no ECG pode ocorrer na fibrilação atrial (FA) e no ritmo juncional, assim como na taquicardia por reentrada nodal (TRN).

Análise da relação entre ondas P e QRS

- Normalmente, existe uma relação entre P e QRS na proporção 1:1, ou seja, uma onda P precedendo cada QRS. Caso isso não ocorra, é importante observar se existe no traçado maior número de ondas P ou de QRS. Caso existam mais ondas P, um bloqueio a nível do nó AV pode estar presente. Por outro lado, se existir mais QRS do que P, o ritmo provavelmente está sendo originado no nó AV ou nos ventrículos.

- Eventualmente, as ondas P podem suceder ao QRS, como pode ocorrer nos ritmos juncionais ou ventriculares ou em atrasos de condução AV muito prolongados.

Análise do QRS

- Nos traçados em que o QRS apresenta duração normal, o ritmo provavelmente tem origem supraventricular.
- Se o QRS tiver duração aumentada, o ritmo pode ser supraventricular com condução aberrante por um dos ramos ou fascículos do sistema His-Purkinje, ou ainda, ser comandado por marca-passo ventricular originado nos ventrículos ou sinusal com pré-excitação ventricular.

Análise da regularidade dos intervalos RR

- Deve-se observar se os intervalos RR ocorrem em períodos regulares ou irregulares. Caso sejam irregulares, analisar se existe algum padrão para essa irregularidade (ritmos regularmente irregulares) ou não (ritmos irregularmente irregulares). Dentre os últimos, estão os ritmos supraventriculares com condução AV variável, ritmo sinusal com extrassístoles atriais, ritmo atrial multifocal e a FA.

EXEMPLOS

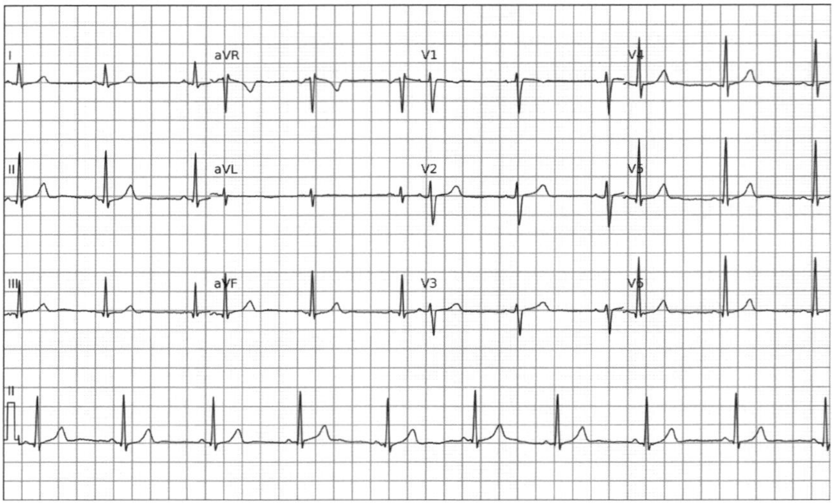

Ritmo sinusal. Ritmo regular com ondas P de morfologia sinusal: positiva em D1, D2 e aVF, *plus-minus* ou *minus* em V1 e com eixo próximo a +60°. A relação atrioventricular é 1:1, ou seja, cada onda P precede um complexo QRS.

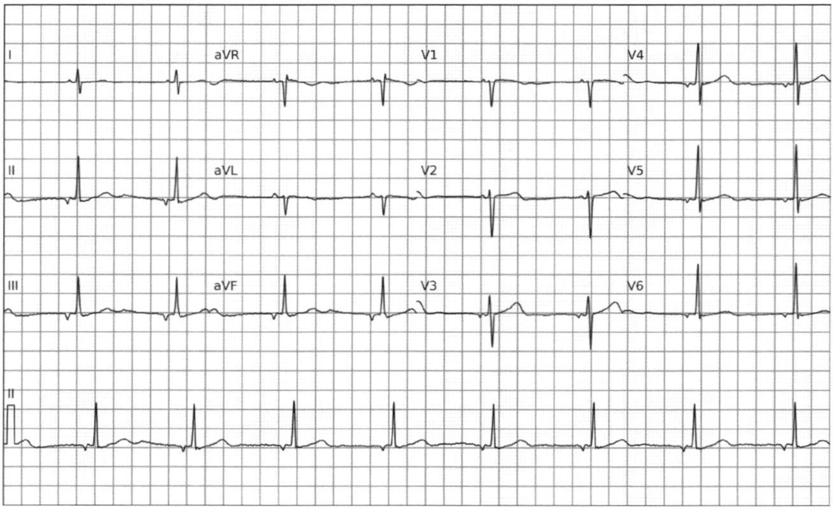

Ritmo atrial ectópico. Ritmo regular com ondas P de morfologia distinta da onda P sinusal. A onda P é negativa em D2, D3, aVF, V3 a V6 e positiva em V1 e V2. A relação atrioventricular é 1:1, pois cada onda P precede um complexo QRS.

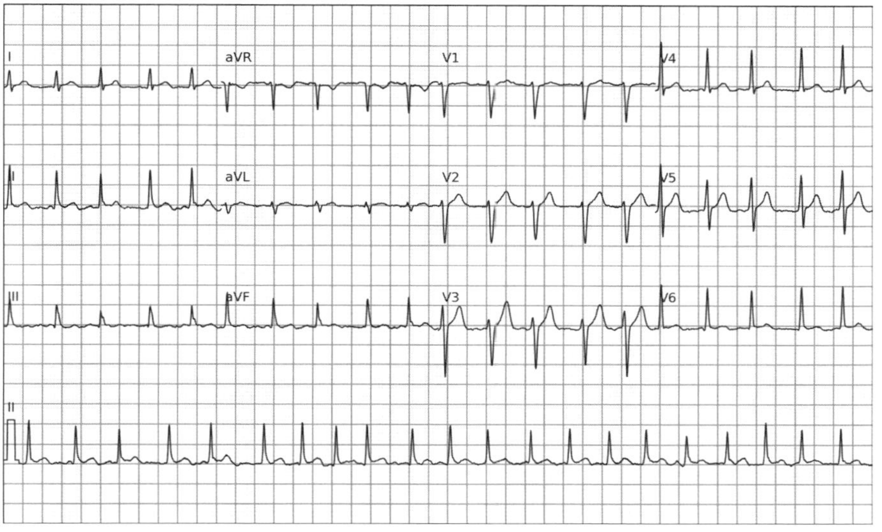

Fibrilação atrial. Ausência de ondas P e presença de irregularidades na linha de base. O intervalo RR é irregularmente irregular, caracterizando a fibrilação atrial.

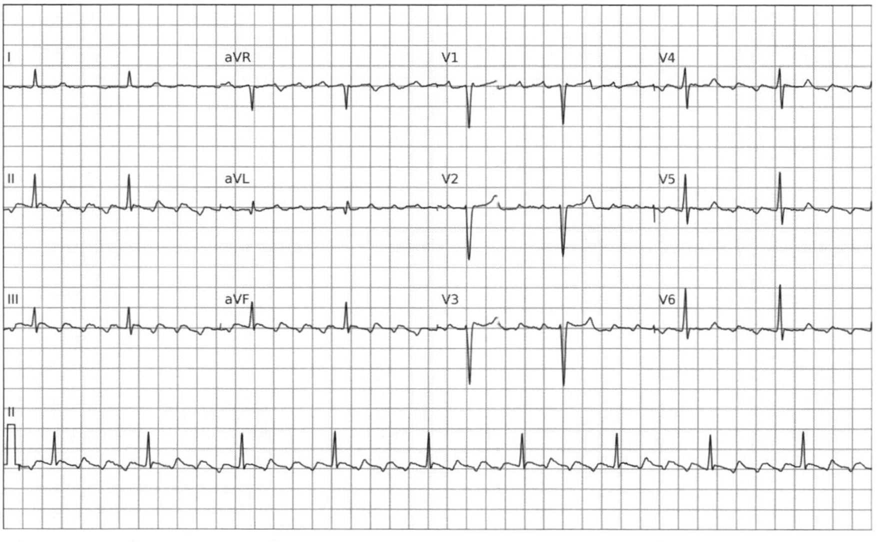

Flutter atrial. Ritmo regular com QRS estreito e ondas F de *flutter*. Há 4 ondas F para cada complexo QRS, ou seja, a condução atrioventricular é 4:1.

REFERÊNCIAS

1. Prutkin JM. ECG tutorial: basic principles of ECG analysis. Uptodate. 2023.
2. Alencar Neto JN de. Tratado de ECG. Salvador: Sanar; 2022.
3. Scheffer MK, Ohe LN, Alencar Neto JN de. Manual prático de eletrocardiograma do Setor de Emergências do Instituto Dante Pazzanese de Cardiologia. São Paulo: Editora dos Editores; 2022.

8

Cálculo da frequência cardíaca

Sandro Pinelli Felicioni

Após a análise do ritmo cardíaco, o próximo passo na interpretação do eletrocardiograma (ECG) é o cálculo da frequência cardíaca (FC). Esse cálculo pode ser feito de diferentes maneiras, como será visto neste capítulo.

MÉTODOS PARA O CÁLCULO DA FREQUÊNCIA CARDÍACA

Métodos para ritmos regulares

- A estimativa da FC pode ser realizada com base na análise do ECG. Nos ritmos regulares, os valores obtidos apresentam boa precisão. Para entender como se determina a FC pelo traçado eletrocardiográfico, primeiramente se deve saber que a velocidade-padrão do registro é 25 mm/segundo. Ora, se 1 segundo corresponde a 25 mm no ECG, 60 segundos (ou 1 minuto) correspondem a 1.500 mm (basta multiplicar 60 por 25 = 1.500). Dito isso, para estimar a FC em batimentos por minuto (bpm), basta dividir 1.500 pelo número de quadrados menores entre um intervalo RR. Assim, se um intervalo RR tem 25 quadrados menores, a FC é de 60 bpm (1.500 dividido por 25 = 60).[1]
- Baseando-se nessa informação, existem outras maneiras que podem ser utilizadas:
  - A mais simples e rápida é dividir 300 pelo número de quadrados maiores após uma onda R. Portanto, o primeiro quadrado maior após a onda R representa a FC de 300 bpm (300/1 = 300); o segundo seria a frequência de 150 bpm (300/2 = 150), e assim sucessivamente (Figura 1).

- Uma alternativa é transformar um intervalo RR em segundos. Para estimar a FC, basta dividir 60 por esse valor. Por exemplo, se um intervalo RR corresponder a 0,75 segundo, a FC é de 80 bpm (60/0,75 = 80).

- Segundo a Diretriz da Sociedade Brasileira de Cardiologia sobre interpretação do ECG, a variação normal da FC para adultos é de 50 a 100 bpm.[2]

Métodos para ritmos irregulares

- Quando existem ritmos irregulares, como na fibrilação atrial (FA), ainda é possível fazer uma estimativa grosseira da FC. Para tanto, basta contar o número de complexos QRS presentes em determinado intervalo de tempo no ECG. Por exemplo, quando existem 10 complexos QRS em um intervalo de 6 segundos (ou 30 quadrados maiores), a FC é 100 bpm (nesse caso se multiplica o número de QRS por 10, pois, multiplicando 6 segundos por 10, completa-se 1 minuto) (Figura 2).

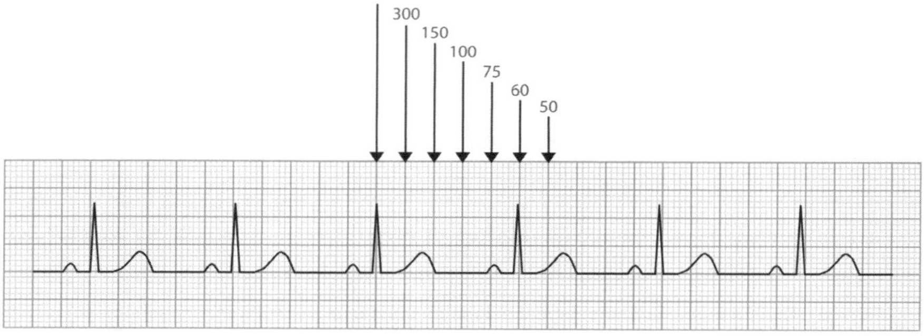

FIGURA 1 Método de estimativa da frequência cardíaca.

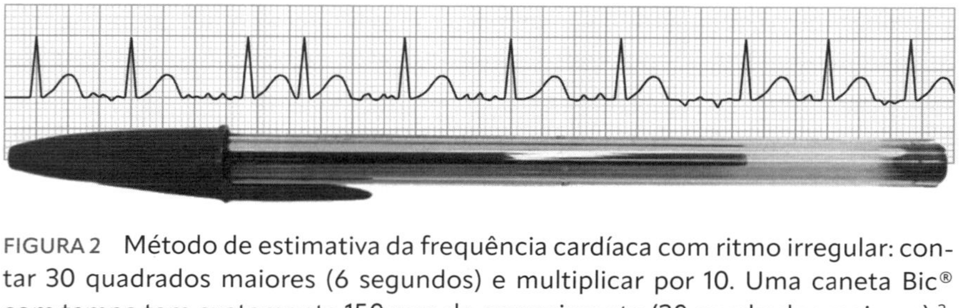

FIGURA 2 Método de estimativa da frequência cardíaca com ritmo irregular: contar 30 quadrados maiores (6 segundos) e multiplicar por 10. Uma caneta Bic® com tampa tem exatamente 150 mm de comprimento (30 quadrados maiores).[3]

REFERÊNCIAS

1. Prutkin JM. ECG tutorial: Basic principles of ECG analysis. Uptodate. 2023.
2. Samesima N, God EG, Kruse JCL, Leal MG, et al. Diretriz da Sociedade Brasileira de Cardiologia sobre a análise e emissão de laudos eletrocardiográficos – 2022. Arq Bras Cardiol. 2022;93(3 Suppl 2):2-19.
3. Alencar Neto JN de. Tratado de ECG. Salvador: Sanar; 2022.

9

Cálculo do eixo elétrico

José Nunes de Alencar Neto

O cálculo *exato* do eixo elétrico cardíaco, na verdade, tem pouca importância prática. O desvio de eixo elétrico para além dos limiares normais já é suficiente para a análise correta e sistematizada do eletrocardiograma (ECG). Para fins de pesquisa e exatidão, contudo, ainda pode ser necessário esse cálculo. Ainda assim, quando feito pelo olho humano, ele também apresenta uma falha matemática: não se deveria, caso se queira exatidão, pesquisar a amplitude de uma onda (R, por exemplo), mas sua relação com a onda contrária (relação R/S ou Q/R, por exemplo). Também é necessário dizer que não há um eixo elétrico único no coração, mas um eixo elétrico em cada momento da despolarização ventricular. Assim, ao final da onda r inicial de V1, poder-se-ia calcular o eixo elétrico. Depois, no nadir da onda S de V2, poder-se-ia calcular outro eixo elétrico, e assim sucessivamente.

COMO CALCULAR O EIXO ELÉTRICO CARDÍACO

Do modo como é feito hoje, o cálculo "exato" (que, como se viu, de exato, não tem nada) do eixo elétrico se dá da seguinte maneira:[1]

- Para calcular o vetor resultante e o eixo cardíaco, o examinador deve considerar os complexos QRS do plano frontal (D1, D2, D3, aVR, aVL, aVF).
- Identificar a(s) derivação(ões) que apresenta(m) complexos QRS de maior amplitude (positiva ou negativa, não isodifásica) – isso é crucial pois o dito vetor cardíaco resultante (enfatiza-se mais uma vez: inacurado) vai se direcionar para a derivação se for totalmente positiva, e se afastar da derivação se for totalmente negativa (ou seja, estará a 180° dela).

- Quando duas derivações apresentarem relações R/S ou Q/R e amplitudes iguais, o vetor estará localizado entre elas.
- De maneira prática, quando as derivações D1 e D2 apresentarem deflexões positivas, o eixo elétrico estará dentro do intervalo normal, que é entre -30° e +90°. Em adultos, a análise de D1 e aVF serve para determinar quadrantes, mas não para definir a normalidade.

DESVIOS DE EIXO

- Situações cujo vetor médio do QRS está fora do intervalo de -30° a +90° indicam desvios do eixo elétrico (Quadro 1 e Figura 1).[2]
- Esses desvios podem ser causados por diversos processos patológicos, que serão discutidos ao longo deste livro.

QUADRO 1 Desvios de eixo

Desvio do eixo para a esquerda	Entre –30° e –90°
Desvio do eixo para a direita	Entre +90° e +180°
Desvio extremo do eixo	Entre –90° e +180°

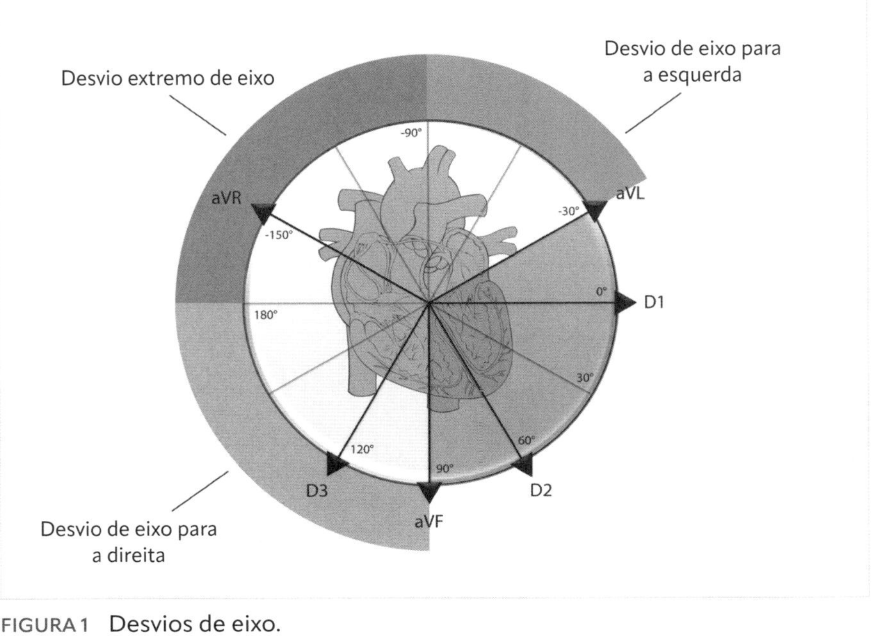

FIGURA 1 Desvios de eixo.

EXEMPLOS

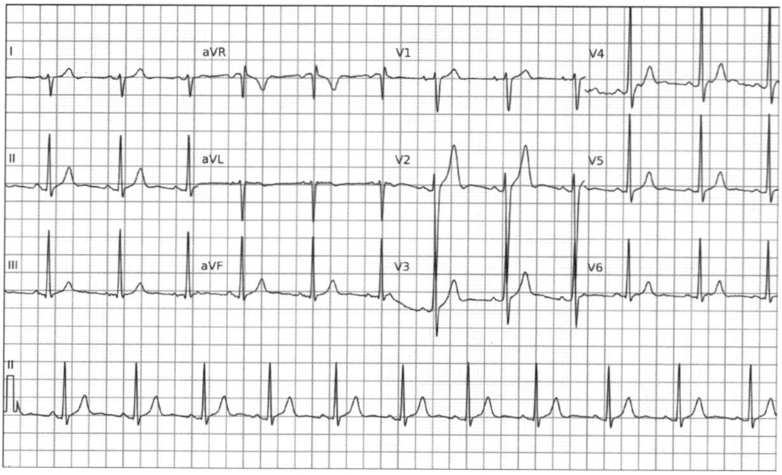

Desvio de eixo para a direita. As derivações com maior relação R/S e maior amplitude de onda R são D3 (120°) e aVF (90°), logo, o eixo elétrico estará entre elas (105°). Como D3 e aVF não são exatamente iguais, e D3 tem ainda maior amplitude, isso traz o eixo elétrico ainda mais próximo de D3 do que de aVF (112,5°).

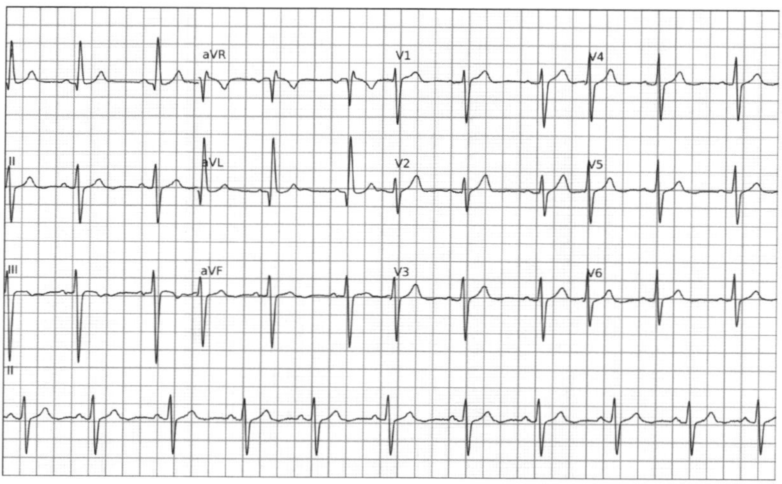

Desvio de eixo para a esquerda. As derivações com maior relação R/S e maior amplitude são a onda S de D3, logo, o eixo deve estar próximo da negativa de D3 (–60°), e a onda R de aVL (–30°). Assim, o eixo elétrico estará próximo a essas derivações. Como, em comparação, o S/R de D3 é maior que o R/S de aVL, além de ter, também, maiores amplitudes, o eixo elétrico cardíaco estará mais próximo de –D3 que de aVL (logo, entre –45° e –60°, ou seja, algo entre –52,5°).

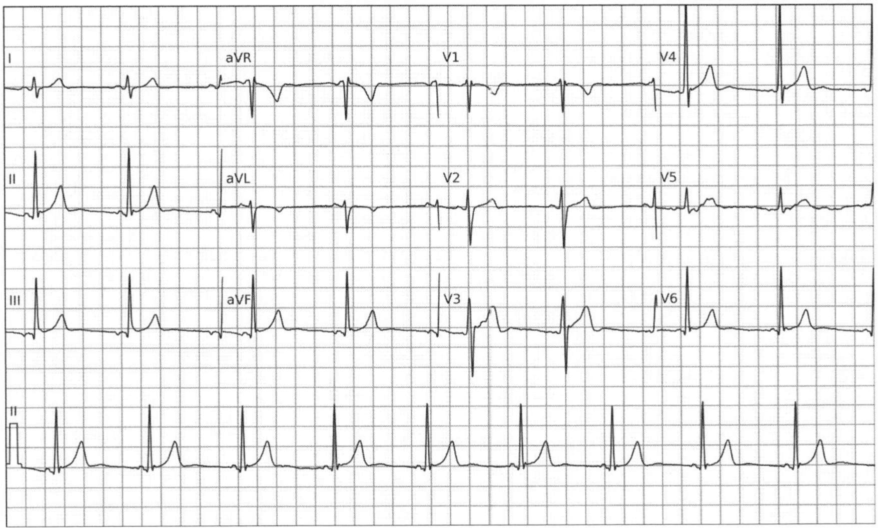

Eixo elétrico normal. As derivações com maior relação R/S são D2 e aVF (60° e 90°). O eixo estará entre elas. Como o QRS tem amplitudes semelhantes em ambas as derivações, o eixo deve estar entre as duas (+75°).

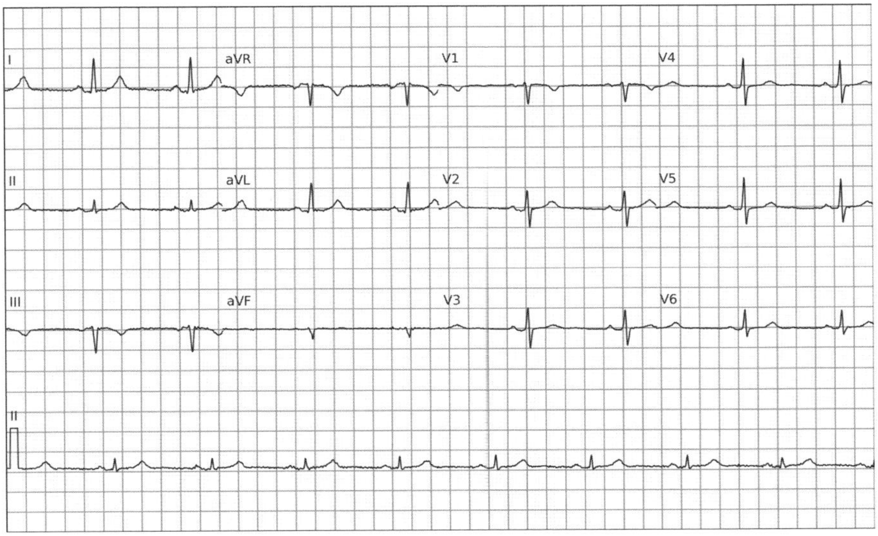

Eixo elétrico normal. As derivações com maior relação R/S e maior amplitude são D1 e aVL. O eixo estará entre as duas (0° e –30°). Como tem mais amplitude em D1 que em aVL, o eixo está entre 0° e –15°, portanto em –7,5°. Corrobora a ausência de desvio para a esquerda (quando ultrapassa –30°) o fato de que D2 ainda é predominantemente positivo, logo, o eixo é normal.

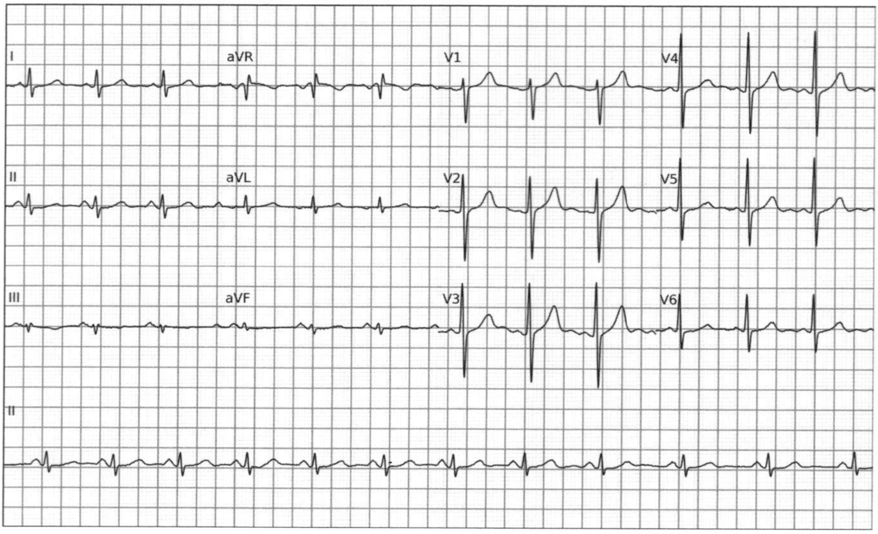

Eixo elétrico indeterminado. Não há nenhuma derivação com relação R/S suficiente para a análise do eixo elétrico. Assim, diz-se "eixo elétrico indeterminado".

REFERÊNCIAS

1. Alencar Neto JN de. Tratado de ECG. Salvador: Sanar; 2022.
2. Scheffer MK, Ohe LN, Alencar Neto JN de. Manual prático de eletrocardiograma do Setor de Emergências do Instituto Dante Pazzanese de Cardiologia. São Paulo: Editora dos Editores; 2022.

10

Eletrocardiograma normal

Sandro Pinelli Felicioni

A interpretação do eletrocardiograma (ECG) pode ser dividida nas análises de ritmo e morfológica. A análise do ritmo cardíaco e seus distúrbios será abordada em capítulos específicos deste livro. O foco deste capítulo será a análise morfológica, que estuda a duração, a amplitude e o contorno dos sinais registrados no ECG.

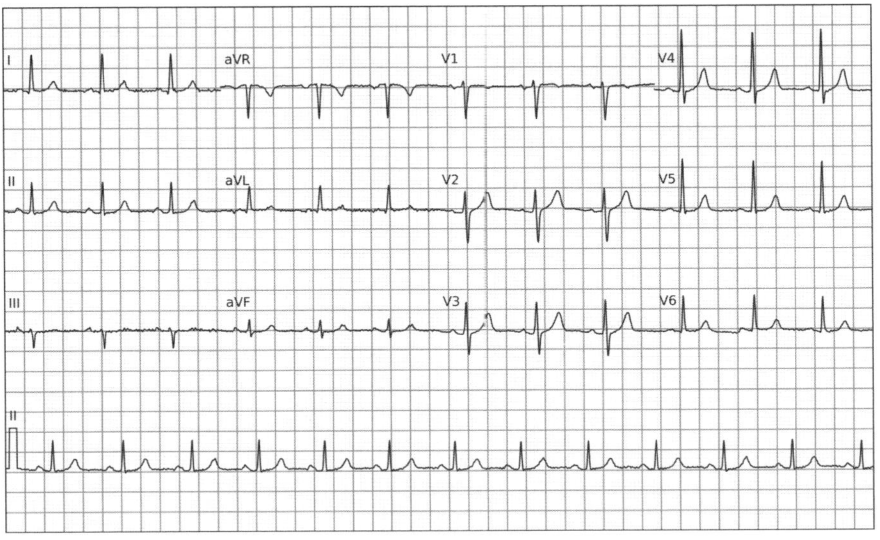

Eletrocardiograma normal.

O ELETROCARDIOGRAMA NORMAL

Onda P

- A onda P é resultado da despolarização dos átrios, que se inicia no átrio direito, pois é onde se localiza o nó sinusal, seguindo na direção do átrio esquerdo.
- Em geral, sua duração é de até 110 ms, com amplitude máxima de 0,25 mV (ou 2,5 mm) no plano frontal, e de até 0,15 mV (ou 1,5 mm) nas derivações precordiais.
- Em média, o eixo resultante da P no plano frontal se situa entre –30° e +90°.
- Apresenta morfologia arredondada e é positiva, podendo ser difásica em V1, D3 e aVL. Na derivação V1, sua deflexão positiva inicial representa a despolarização atrial direita, a qual se dirige anteriormente, e a deflexão negativa é resultado da despolarização do átrio esquerdo, orientada posteriormente (Figura 1).
- A onda de repolarização atrial tem polaridade oposta à da onda P e é de baixa amplitude, sendo oculta pelo QRS.

Intervalo e segmento PR

- O intervalo PR é a distância entre o início da onda P e o início do complexo QRS. Normalmente varia entre 120 e 200 ms em adultos. Sofre oscilação de maneira inversamente proporcional à frequência cardíaca (FC), em razão da ação do sistema nervoso autônomo sobre o nó atrioventricular (AV).

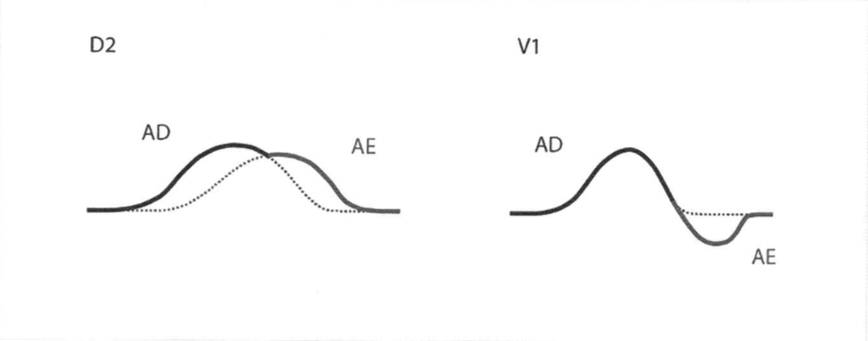

FIGURA 1 Representação da onda P em D2 e V1. Sua porção inicial reflete a ativação do átrio direito (AD), e sua porção final reflete a ativação do átrio esquerdo (AE). Em D2, observa-se uma onda positiva e, em V1, uma onda difásica (*plus-minus*).

- O segmento PR é a distância entre o final da onda P e o início do QRS, e é usualmente isoelétrico. Em geral, torna-se mais inclinado, com morfologia descendente, durante a taquicardia sinusal.

Complexo QRS

- O complexo QRS é o resultado da despolarização ventricular. Se a deflexão inicial for negativa, ela é denominada onda Q. Normalmente existe uma pequena onda Q nas derivações D1, aVL e de V4 a V6, resultante da despolarização septal. A primeira deflexão positiva é denominada onda R, que representa a despolarização das paredes livres dos ventrículos. Entretanto, a pequena onda R presente em V1 representa a despolarização septal inicial.
- Por convenção, as ondas do complexo QRS que se mostram de baixa amplitude (< 5 mm) são representadas por letras minúsculas: ondas q, r ou s.
- A deflexão negativa seguindo a onda R é denominada onda S. Caso haja outra deflexão positiva acompanhando a onda R, deve ser chamada de R'. O complexo QRS totalmente negativo é conhecido como QS (mais detalhes na Figura 2).
- Em geral, a onda Q é estreita, com duração < 30 ms, e não deve ultrapassar 25% da amplitude da onda R. A exceção pode ocorrer nas derivações D3 e aVL.
- A duração do QRS, em geral, fica entre 60 e 100 ms, sendo considerada anormal se ≥ 120 ms.

Segmento ST

- O segmento ST tipicamente ocorre após a despolarização ventricular, e a interseção entre o final do QRS e o início do segmento ST recebe o nome de ponto J (Figura 3).
- No traçado, é representado por uma linha isoelétrica, ou seja, apresenta potencial zero em relação à linha de base. A morfologia usual é de uma leve concavidade superior.
- Na taquicardia sinusal, o infradesnivelamento do ponto J é considerado normal, e o segmento ST deve retornar à linha de base em até 80 ms após o ponto J.

Onda T

- A onda T representa a repolarização ventricular (RV). Sua fase ascendente é mais lenta e a fase descendente, mais rápida, apresentando, assim, uma morfologia tipicamente assimétrica.

- Nos ventrículos, como o vetor que representa a repolarização tem a mesma direção do vetor de despolarização, a polaridade da onda T é normalmente concordante com a da onda R. Isso é válido para derivações em que há predomínio de R, como D1, D2, aVL, aVF e de V4 a V6.

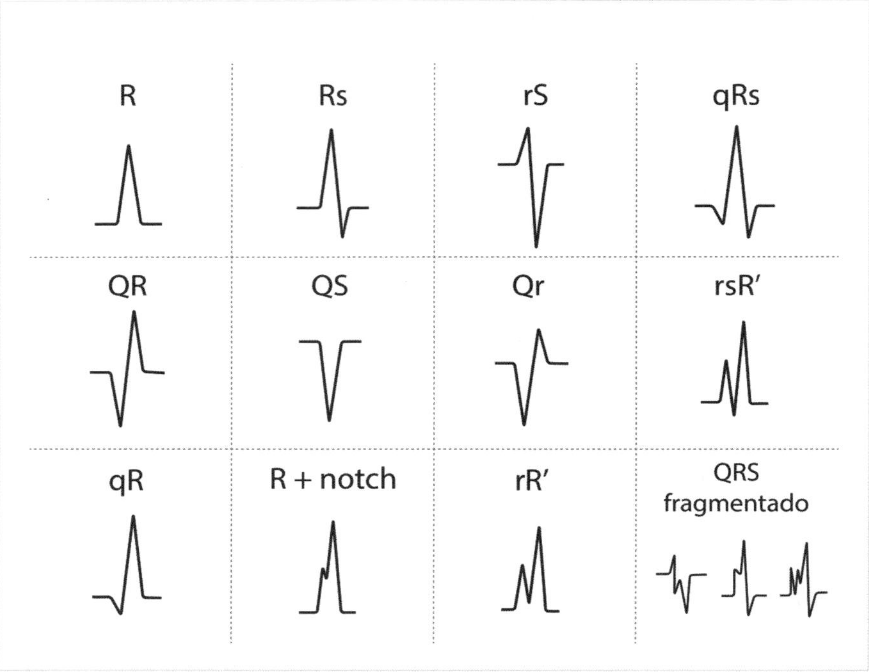

FIGURA 2 Morfologias do complexo QRS.

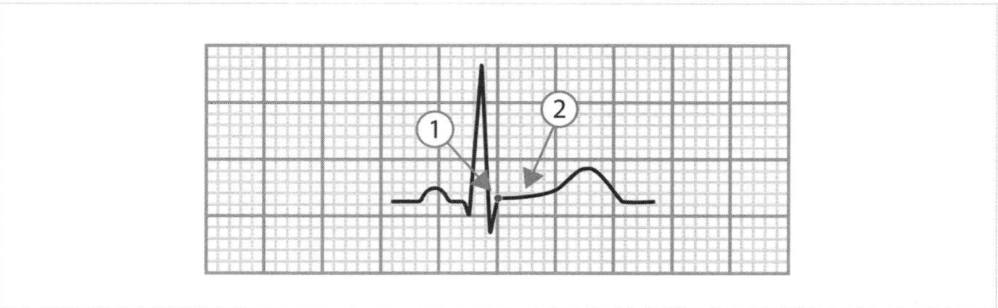

FIGURA 3 O ponto J (seta 1) delimita o final do complexo QRS e o início do segmento ST (seta 2).

- A onda T pode ser negativa nas derivações dispostas à direita do plano frontal ou horizontal: V1, aVR e D3.
- Em média, o eixo resultante da T no plano frontal se situa entre 0° e + 90°.

Intervalo QT

- O intervalo QT engloba o complexo QRS, o segmento ST e a onda T. Em adultos, a duração normal é de até 450 ms para homens e de até 470 ms para mulheres.
- A análise do intervalo QT será vista em detalhes em um capítulo específico deste livro (ver Intervalo QT – capítulo 11).

Onda U

- A onda U pode ser vista em algumas condições, principalmente nas derivações V2 a V4. Normalmente apresenta amplitude < 2 mm e é claramente separada da onda T.
- O mecanismo exato dessa onda não é claro, podendo representar a repolarização atrasada das células M mesocárdicas.

VARIANTES DA NORMALIDADE

Ondas T negativas de V1 a V3

Um estudo finlandês avaliou a prevalência e o valor prognóstico da inversão de ondas T nas derivações precordiais direitas. A coorte foi composta por mais de 10 mil finlandeses com média de idade em torno de 44 anos. A prevalência de inversão de T foi de 0,5%, mais comum em mulheres e não esteve associada ao maior risco de morte.[1] Assim, as ondas T invertidas de V1 a V3 podem ser variantes da normalidade, especialmente em mulheres. Entretanto, é importante salientar que a interpretação de modificações de ST-T deve estar sempre relacionada ao contexto clínico atual.

Padrão QS em V1

- As derivações V1 e aVR podem apresentar o padrão de QRS tipo QS, sem nenhum significado clínico.
- A presença de QS (ou seja, um complexo QRS completamente negativo) em V1 e V2 pode indicar a existência de uma área inativa por fibrose septal; entretanto, o posicionamento elevado desses eletrodos no tórax do paciente

também pode resultar nesse mesmo padrão, sendo um diagnóstico diferencial importante.

Padrão rSr' em V1

Este padrão de QRS em V1 também pode ser uma variante da normalidade, sendo a onda r' estreita (< 30 ms).

Rotações do coração em torno do eixo anteroposterior

- São descritas a horizontalização e a verticalização.
- O coração verticalizado produz um padrão qRs em D1, D2 e D3, com as maiores ondas R em D2 e D3 e eixo do QRS tendendo mais à direita.
- A horizontalização gera um padrão qRs em D1 e D2, e padrão tipo rSr' em D3, com eixo do QRS mais próximo de 0°.[2]

Rotações em torno do eixo longitudinal

- Têm-se as rotações horária e anti-horária.
- A rotação horária produz, no plano frontal, um padrão de S profundo em D1 e de Q em D3 (padrão S1Q3), com eixo do QRS desviado para a direita. No plano horizontal, a rotação horária produz progressão lenta de ondas R de V1 a V3.
- A rotação anti-horária resulta, no plano frontal, em QRS tipo qR em D1 e em rS em D3 (ou padrão Q1S3); no plano horizontal é responsável por complexos tipo RS ou mesmo Rs a partir de V2 ou V3.[2]

Rotações em torno do eixo transversal

Tem-se o coração com ponta para a frente e ponta para trás. A primeira produz padrão tipo QR em D1 e D2. A segunda resulta em padrão tipo RS em D1, D2 e, muitas vezes em D3; desse modo, o padrão S1S2S3 também pode ser uma variante da normalidade.[2]

REFERÊNCIAS

1. Aro AL, Anttonen O, Tikkanen JT, Junttila MJ, Kerola T, Rissanen HA, et al. Prevalence and prognostic significance of T-wave inversions in right precordial leads of a 12-lead electrocardiogram in the middle-aged subjects. Circulation. 2012;125(21):2572-7.
2. Wilson FN, Johnston FD, Rosenbaum FF, Erlanger H, Kossmann CE, Hecht H, et al. The precordial electrocardiogram. Am Heart J. 1944;27(1):19-85.

11

Intervalo QT

Matheus Kiszka Scheffer

INTRODUÇÃO

O intervalo QT representa todo o processo de despolarização e repolarização ventricular (RV), englobando o complexo QRS, o segmento ST e a onda T. Seu prolongamento ou encurtamento está associado a arritmias ventriculares, como o *torsades de pointes*. Portanto, a análise de todo eletrocardiograma (ECG) deve englobar a medida do intervalo QT para a avaliação do risco de arritmias malignas e morte súbita associadas ao intervalo QT alterado.

COMO MEDIR O INTERVALO QT

- O intervalo QT deve ser medido do início do complexo QRS até o final da onda T. Se não houver uma régua disponível, poderá ser utilizado o método de contar os quadrados pequenos do traçado eletrocardiográfico. Como cada quadrado corresponde a 40 ms, a precisão do método poderá ficar próxima a 20 ms quando se considera meio quadrado.
- O intervalo QT varia conforme a derivação analisada, e essa diferença é denominada dispersão do QT, que pode variar até 60 ms em alguns indivíduos.[1]
- A derivação historicamente utilizada para a medida é D2. Entretanto, quando a onda T não puder ser facilmente reconhecida nessa derivação, as derivações V5, V6 ou D1 poderão ser utilizadas de forma alternativa.[2]
- Como, muitas vezes, pode ser difícil determinar o término da onda T, alguns autores sugerem o uso do método da tangente,[3] no qual a interseção entre a linha de base (segmento PR) e a linha que tangencia a porção descendente da onda T define o final dessa onda (Figura 1).

- A onda U não deve ser incluída na medida do intervalo QT.
- A medida deve ser preferencialmente realizada durante o ritmo sinusal estável e idealmente considerando a média obtida de no mínimo 3 batimentos consecutivos.
- Extrassístoles, arritmia sinusal ou fibrilação atrial (FA) podem dificultar a análise em razão da variação existente nos intervalos RR, e nesses cenários o resultado deve ser interpretado com cautela.

INTERVALO QT CORRIGIDO

- Os limites normais do intervalo QT variam inversamente com a frequência cardíaca (FC), ocorrendo seu encurtamento durante a taquicardia e seu alongamento durante a bradicardia. Assim, ele precisa ser "corrigido" a uma FC de 60 bpm para padronização de sua análise –intervalo QT corrigido (QTc).
- Muitas fórmulas foram descritas com essa finalidade, mas não há consenso sobre qual delas deve ser utilizada.[4] O Quadro 1 traz as principais fórmulas descritas na literatura.
- A primeira fórmula para correção do intervalo QT foi descrita por Bazett[5] em 1920 e ainda hoje é a mais utilizada na prática clínica. Trata-se de uma fórmula exponencial que permite a comparação do QT em diferentes FC, entretanto funciona melhor na faixa entre 60 e 100 bpm, podendo resultar em valores incorretos em frequências mais lentas ou mais rápidas. Para o cálculo, utiliza-se o intervalo RR precedente à onda T.[2]

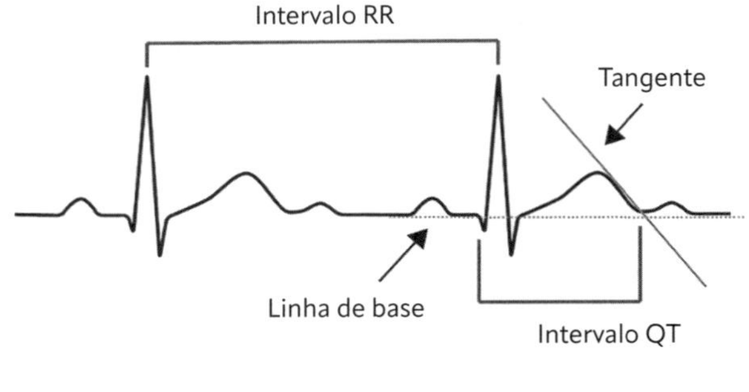

FIGURA 1 Método da tangente para a identificação do final da onda T.

- Outra fórmula exponencial descrita em 1920 é a de Fridericia,[6] que apresenta as mesmas limitações da fórmula de Bazett para frequências elevadas, mas parece ser mais acurada nas bradicardias.[7]
- Fórmulas lineares que resultam em uma correção mais uniforme também foram propostas, como a de Framingham,[8] a de Hodges[9] e a de Rautaharju.[10]
- Atualmente se recomenda o uso das fórmulas por meio de aplicativos para *smartphones* ou calculadoras que podem ser facilmente encontradas na internet (aprendaecg.com.br/intervalo-qt-corrigido-qtc).
- Outro método para analisar o QT é por meio de um nomograma no qual a FC e o QT podem ser plotados. Trata-se de um método simples e que não necessita da aplicação de fórmulas. Um ponto plotado acima de uma linha predefinida indica alto risco de *torsades de pointes*[11] (Figura 2).

QUADRO 1 Métodos para a correção do intervalo QT

Fórmula	Equação	Comentários
Bazett	$QTcB = \frac{QT(s)}{\sqrt{RR(s)}}$	• Amplamente utilizada na prática clínica. • Perde acurácia em FC mais altas ou mais baixas, superestimando o QT nas taquicardias e subestimando nas bradicardias, portanto só deve ser utilizada quando a FC se encontra entre 60 e 100 bpm. • Inferior às demais fórmulas descritas.
Fridericia	$QTcFri = \frac{QR(s)}{\sqrt[3]{RR(s)}}$	• Superestima o QTc nas taquicardias, porém pode ser mais confiável nas bradicardias em relação à fórmula de Bazett.
Framingham	QTcFr = QT (s) + 0,154 x [1 – RR(s)]	• Fórmula linear.
Hodges	QTcH = QT (ms) + 1,75 x (FC – 60)	• Fórmula linear. • Alguns estudos sugeriram que seria a melhor opção para o cálculo do QTc.[12,13]
Rautaharju	$QTcRA = QT \times (\frac{120 + FC}{180})$	• Fórmula linear. • Descrita em um estudo recente com uma amostra de 57.595 pacientes. • Um estudo comparativo entre diversas fórmulas mostra que ela foi mais acurada que as demais descritas acima.[4]

FC: frequência cardíaca.

AVALIAÇÃO DO INTERVALO QT NA PRESENÇA DE QRS LARGO

- Complexos QRS largos, que ocorrem no contexto de bloqueios de ramos, bloqueios de Purkinje (ou focais) ou marca-passamento ventricular, promovem o prolongamento do intervalo QT pelo aumento do tempo de despolarização, mas sem alterar significativamente a duração da repolarização.
- Nesses cenários, o QT precisa ser modificado pela duração do complexo QRS, ou apresentará um valor superestimado.
- Várias fórmulas foram descritas para estimar o QT modificado (QTm), como as de Rautaharju, Bogossian, Tabatabaei, Wang, Yankelson e Tang. Entretanto, para aplicação rotineira na prática clínica, uma fórmula simples como a descrita por Bogossian pode ser utilizada[14] (Quadro 2).
- Na fórmula de Bogossian simplificada, obtém-se o QTm por meio da subtração de 50% da duração do QRS do intervalo QT. A fórmula original foi descrita no contexto de bloqueio de ramo esquerdo (BRE),[15] mas já existem estudos validando seu uso na presença de bloqueio de ramo direito (BRD) ou bloqueios bifasciculares.[16]

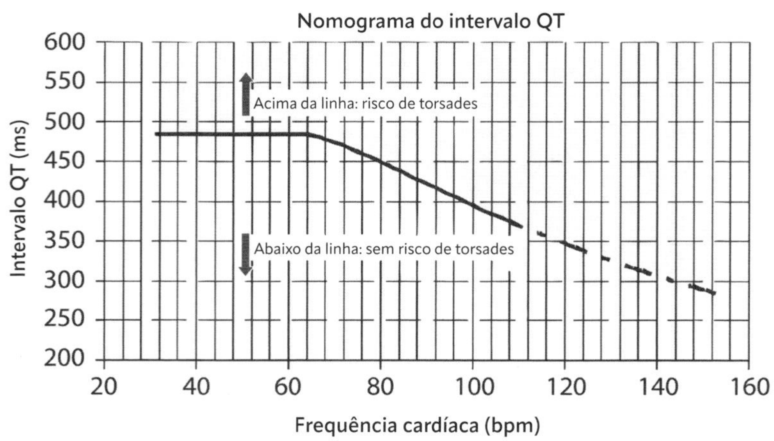

FIGURA 2 Nomograma para determinar o risco do *torsades de pointes*.

QUADRO 2 Método para calcular o QTm na presença de QRS largo

Fórmula	Equação	Comentários
Bogossian simplificada	QTm = QT – 50% QRS	• Pode ser utilizada para estimar o QTm na presença de BRE, BRD ou marca--passo. • Adicionalmente, deve-se realizar a correção para FC, e a fórmula preferencial seria a de Hodges (alternativamente à de Fridericia) – intervalo QTmc. • A fórmula original (QTm = QT – 48,5% QRS) foi simplificada para facilitar sua aplicação.

BRD: bloqueio de ramo direito; BRE: bloqueio de ramo esquerdo; FC: frequência cardíaca.

VALORES DE REFERÊNCIA PARA O INTERVALO QT

- Os valores de referência mais utilizados para determinar um intervalo QT normal ou alterado são aqueles derivados da fórmula de Bazett (Quadro 3). Além disso, esse intervalo apresenta variação por idade, que muitas vezes, para simplicidade do laudo, é omitida. Outro importante fator de variação do intervalo QT são os diferentes resultados obtidos dos diferentes estudos populacionais realizados para essas medidas.
- Levando em consideração o percentil 2,5 para determinar se um intervalo QT é longo ou curto, estipulou-se neste livro um valor normal para o sexo masculino entre 350 e 450 ms e para o sexo feminino entre 360 e 470 ms. Um ponto de corte de 500 ms sugere maior risco de arritmias na síndrome do QT longo (SQTL) e intervalo QT < 320 pode ser considerado curto.[2]
- Na prática existe uma considerável sobreposição entre intervalos QTc de pessoas saudáveis e o daquelas que apresentam a SQTL ou síndrome do QT curto (SQTC).
- Viskin propôs uma escala do QT para definir o espectro dos intervalos QT, variando de muito curto a muito longo[17] (Figura 3).

QUADRO 3 Valores sugeridos de QTc para o diagnóstico de QT longo baseados na fórmula de Bazett em ms

	1-15 anos	Homens	Mulheres
Normal	< 440	< 430	< 450
Limítrofe	440-460	430-450	450-470
Prolongado	> 460	> 450	> 470

CONSIDERAÇÕES CLÍNICAS

- Tanto o intervalo QT longo quanto o intervalo QT curto estão associados a maior risco de arritmias malignas e morte súbita cardíaca.
- A SQTL e a SQTC são doenças genéticas provocadas por mutações nos genes que codificam os canais iônicos miocárdicos, resultando em alterações da RV. As manifestações clínicas incluem síncope e morte súbita decorrente de arritmias ventriculares polimórficas (ver Síndrome do QT longo – capítulo 119; Síndrome do QT curto – capítulo 118).
- A arritmia característica que ocorre nos portadores da SQTL é a *torsades de pointes* (ver *Torsades de pointes* – capítulo 137).
- O QT longo também pode ser adquirido no contexto de cardiomiopatia, isquemia miocárdica, lesão intracraniana grave, distúrbios hidreletrolíticos e como efeito de medicações (antibióticos, antipsicóticos, antidepressivos, antiarrítmicos, antieméticos etc.) (Quadro 4).[18]
- O Quadro 5 traz algumas causas secundárias que podem provocar o encurtamento do intervalo QT.

QUADRO 4 Principais causas adquiridas de intervalo QT longo

Alterações eletrolíticas	Hipocalemia, hipomagnesemia e hipocalcemia
Bradiarritmias	Disfunção do nó sinusal e BAV de 2° e 3° graus
Distúrbios metabólicos	Hipotireoidismo, hipotermia e anorexia nervosa
Fármacos	Antibióticos, antiarrítmicos, antidepressivos, antipsicóticos, antieméticos, entre outros
Miscelâneas	Isquemia miocárdica (p. ex., síndrome de Takotsubo), doença intracraniana (miocárdio atordoado neurogênico), infecção pelo HIV, entre outros

BAV: bloqueios atrioventriculares; HIV: vírus da imunodeficiência humana.

QUADRO 5 Causas secundárias de intervalo QT curto

Causas secundárias de intervalo QT curto
Acidose
Efeito digitálico
Hipercalcemia
Hipercalemia
Hipertermia
Hipertonia vagal
Isquemia miocárdica
Variante da normalidade

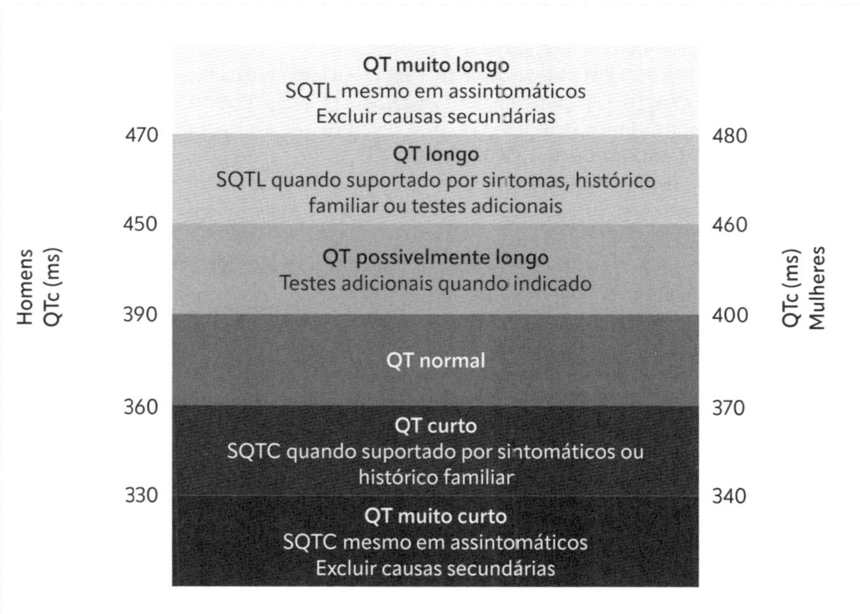

FIGURA 3 Escala proposta por Viskin[17] para o intervalo QTc.

REFERÊNCIAS

1. Indraratna P, Tardo D, Delves M, Szirt R, Ng Ben. Measurement and management of QT interval prolongation for general physicians. J Gen Intern Med. 2020;35(3):865-73.
2. Postema P, Wilde A. The measurement of the QT interval. Curr Cardiol Rev. 2014;10(3):287-94.
3. Postema PG, De Jong JSSG, Van der Bilt IAC, Wilde AAM. Accurate electrocardiographic assessment of the QT interval: teach the tangent. Hear Rhythm. 2008;5(7):1015-8.
4. Rabkin SW. Nomenclature, categorization and usage of formulae to adjust QT interval for heart rate. World J Cardiol. 2015;7(6):315.
5. Bazett HC. An analysis of the time-relations of electrocardiograms. Ann Noninvasive Electrocardiol. 1997;2(2):177-94.
6. Fridericia LS. The duration of systole in an electrocardiogram in normal humans and in patients with heart disease. Ann Noninvasive Electrocardiol. 2003;8(4):343-51.
7. Karjalainen J, Viitasalo M, Mänttäri M, Manninen V. Relation between QT intervals and heart rates from 40 to 120 beats/min in rest electrocardiograms of men and a simple method to adjust QT interval values. J Am Coll Cardiol. 1994;23(7):1547-53.
8. Sagie A, Larson MG, Goldberg RJ, Bengtson JR, Levy D. An improved method for adjusting the QT interval for heart rate (the Framingham heart study). Am J Cardiol. 1992;70(7):797-801.
9. Hodges M, Salerno D, Erlien D. Bazett's QT correction reviewed: evidence that a linear correction is better (Abstr). J Am Coll Cardiol. 1983;(1):6944.
10. Rautaharju PM, Mason JW, Akiyama T. New age- and sex-specific criteria for QT prolongation based on rate correction formulas that minimize bias at the upper normal limits. Int J Cardiol. 2014;174(3):535-40.
11. Chan A, Isbister GK, Kirkpatrick CMJ, Dufful SB. Drug-induced QT prolongation and torsades de pointes: evaluation of a QT nomogram. Qjm. 2007;100(10):609-15.
12. Luo S, Michler K, Johnston P, MacFarlane PW. A comparison of commonly used QT correction formulae: the effect of heart rate on the QTc of normal ECGs. J Electrocardiol. 2004;37(Suppl):81-90.
13. Chiladakis J, Kalogeropoulos A, Arvanitis P, Koutsogiannis N, Zagli F, Alexopoulos D. Heart rate--dependence of QTc intervals assessed by different correction methods in patients with normal or prolonged repolarization. Pace – Pacing Clin Electrophysiol. 2010;33(5):553-60.
14. Bogossian H, Linz D, Heijman J, Bimpong-Buta N-Y, Bandorski D, Frommever G, et al. QTc evaluation in patients with bundle branch block. IJC Hear Vasc. 2020;30:100636.
15. Bogossian H, Frommeyer G, Ninios I, Hasan F, Nguyen QS, Karosiene Z, et al. New formula for evaluation of the QT interval in patients with left bundle branch block. Hear Rhythm. 2014;11(12):2273-7.
16. Erkapic D, Frommeyer G, Brettner N, Sözener K, Crijns HJGM, Seyfarth M, et al. QTc interval evaluation in patients with right bundle branch block or bifascicular blocks. Clin Cardiol. 2020;43(9):957-62.
17. Viskin S. The QT interval: too long, too short or just right. Hear Rhythm. 2009;6(5):711-5.
18. Scheffer MK, Ohe LN, Alencar Neto JN de. Manual prático de eletrocardiograma do Setor de Emergências do Instituto Dante Pazzanese de Cardiologia. São Paulo: Editora dos Editores; 2022.

12

Análise estruturada do eletrocardiograma

José Nunes de Alencar Neto

A interpretação competente de um eletrocardiograma (ECG) envolve exame minucioso, comparando o traçado em questão com vasta memória de ECG normais e anormais já vistos.

No início de qualquer trajetória na cardiologia, é comum a necessidade de apoio de guias, livros, aplicativos e outros recursos para relembrar os padrões normais e anormais. Ainda assim, é fácil ser capturado pelo fascínio ou medo de um achado inédito, como o diagnóstico de um bloqueio divisional anterossuperior (BDAS), ou a suspeita de uma onda épsilon. Essas situações podem levar a erros diagnósticos ao negligenciar outros sinais importantes. Para evitar esses percalços, a análise do ECG deve ser sistematizada, independentemente do grau de familiaridade com o assunto.

Este capítulo facilitará tal análise estruturada. Vamos começar![1]

PASSO A PASSO DA ANÁLISE DO ELETROCARDIOGRAMA

Passo 0: identificação

- Comece com o básico: identifique o paciente, seu sexo, idade, e a data e hora em que o exame foi realizado. Isso é crucial, pois os valores de referência de alguns achados podem variar.
- Certifique-se de que o exame pertence realmente ao paciente que você está avaliando. As informações geralmente estão no cabeçalho do papel.
- Verifique as configurações do eletrocardiógrafo: está ajustado em N e 25 mm/segundo? Os filtros estão adequados?

- Esteja atento à possível presença de artefatos, que podem afetar a análise do ECG.
- Identifique e considere a possibilidade de troca de eletrodos ou outros artefatos que impossibilitem a correta análise do ECG.

Passo 1.1: onda P (análise do ritmo e frequência)

- Inicie identificando o ritmo do paciente. Para tanto, observe se as ondas e complexos sempre vêm em intervalos iguais.
- Um ritmo é considerado "sinusal" se a onda P é positiva em D1, D2 e aVF, *plus-minus* ou *minus* em V1. D3 pode ser *plus* ou *plus-minus* e aVL pode ser *plus*, *minus* ou *minus-plus*.
- A ausência de onda P pode indicar fibrilação atrial (FA), enquanto ondas P de formatos distintos ou em dentes de serra podem sinalizar taquicardia atrial multifocal (TAM) e *flutter* atrial (FLA).
- A frequência sinusal normal varia entre 50 e 100 bpm. O cálculo dessa frequência deve ser feito em todos os ECG avaliados.
- A maneira mais fidedigna de calcular a frequência cardíaca (FC) é dividir 1.500 pelo número de quadradinhos entre uma onda P ou um complexo QRS e outro. Esse método se baseia no fato de que, em um ECG com velocidade de 25 mm/segundo, 1 minuto será gravado em 1.500 quadradinhos.
- Outra abordagem é a "regra dos quadradões", segundo a qual cada quadradão (composto por 5 quadradinhos) representa uma frequência específica (p. ex., 1.500/5 = 300, 1.500/10 = 150, 1.500/15 = 100 etc.).
- Em casos de ritmo irregular, a frequência pode ser estimada calculando a média de batimentos em um período de 6 segundos (equivalente a 30 quadradões se o ECG estiver sendo gravado a uma velocidade de 25 mm/segundo) e multiplicando por 10. É digno de nota que nem todos os eletrocardiógrafos possuem exatos 30 quadradões em seu traçado longo e que a simples multiplicação do traçado longo por qualquer número pode induzir a erros.

Passo 1.2: onda P (a onda P é ampla ou larga?)

- Avalie a amplitude da onda P. Em D2, a onda P não deve ultrapassar 2,5 mm (2 quadradinhos e meio) de amplitude. Se for maior, pode ser sinal de sobrecarga atrial direita (SAD).
- Em V1, a onda P não deve exceder 1,5 mm de amplitude em sua porção positiva e 1 mm em sua porção negativa. Valores maiores indicam SAD e esquerda (SAE), respectivamente.

- A onda P também precisa ser avaliada em sua duração. Alargamentos dessa onda podem indicar atrasos de condução intra ou interatrial, que podem ou não estar relacionados à sobrecarga atrial.
- A onda P não deve exceder 110 ms de duração.

Passo 2: o intervalo PR

- O intervalo PR (ou PQ) normal varia de 120 a 200 ms, o que é equivalente a mais de 3 e até 5 quadradinhos (ou 1 quadradão). É medido do início da onda P até o início do complexo QRS, com base na derivação em que o intervalo parece ser maior.
- A redução do intervalo PR pode indicar a existência de uma via acessória que permite a passagem do estímulo elétrico do átrio para o ventrículo, como na síndrome de Wolff-Parkinson-White.
- Um intervalo PR prolongado, além de 200 ms, pode significar um bloqueio atrioventricular (BAV) de 1º grau, encontrado em doenças do nó atrioventricular (AV) e em indivíduos normais.

Passo 3.1: o QRS (eixo elétrico)

- O vetor resultante da atividade ventricular deve se situar entre –30º e +90º, ou seja, entre aVL e aVF.
- A determinação dos ângulos pode ser feita seguindo esta regra: D1 e D2 devem ser mais positivos que negativos. Se D1 for mais negativo que positivo, há desvio do eixo para a direita. Se D2 for mais negativo que positivo, há desvio do eixo elétrico para a esquerda. Se ambos forem mais negativos que positivos, pode haver desvio extremo do eixo elétrico.
- Se houver desvio de eixo elétrico para a esquerda, possíveis condições a considerar incluem: BDAS, área eletricamente inativa inferior e sobrecarga ventricular esquerda (SVE).
- Se houver desvio de eixo para a direita, condições possíveis podem incluir: bloqueio da divisão posteroinferior (BDPI), sobrecarga ventricular direita (SVD), dextrocardia, entre outros.

Passo 3.2: o QRS (bloqueio de ramo)

- O QRS não deve ultrapassar 100 ms de duração, e se ultrapassar 120 ms (3 mm) estará caracterizada uma doença da condução elétrica ventricular, que pode ser por bloqueio de ramo direito ou esquerdo (respectivamente, BRD ou BRE) ou por bloqueio periférico intraventricular.

Passo 3.3: o QRS (sobrecargas)

- Vamos aprender vários critérios neste livro. A maior parte deles (e a parte mais importante deles) usa V3 como derivação base. Então, a dica (atenção: é apenas uma dica) é que, se houver uma onda S ampla em V3, há boa chance de haver SVE, e, neles, os critérios devem ser aplicados.
- Forças que apontam para V1 ou aVR podem significar SVD e serão vistas nos próximos capítulos.

Passo 3.4: o QRS (áreas eletricamente inativas)

- Ondas Q em V2 e V3 ou ondas Q que duram mais que 30 ms nas outras derivações (exceto D3 e aVR) podem significar a presença de fibrose no coração.
- Fragmentação de QRS também é um sinal de fibrose.

Passo 4: segmento ST

- Procure pela presença de supradesnivelamento ou infradesnivelamento de segmento ST.
- Não pode haver supradesnivelamento > 1 mm em qualquer derivação exceto V2 e V3, que dependem do sexo e da idade:
  - Mulheres: considerar anormal apenas se > 1,5 mm.
  - Homens < 40 anos: considerar anormal apenas se > 2,5 mm.
  - Homens > 40 anos: considerar anormal apenas se > 2 mm.

Passo 5: onda T

- Apresenta formato assimétrico: primeira porção lenta e segunda porção rápida.
- Pode ser negativa em V1, aVR e D3.

Passo 6: o intervalo QT

- Medido do começo do QRS até o final da onda T.
- O intervalo QTc é considerado normal até 450 ms em homens e até 470 ms em mulheres. Entretanto, há muita discordância na literatura sobre esses valores de normalidade.

REFERÊNCIA

1. Alencar Neto JN de. Tratado de ECG. Salvador: Sanar; 2022.

SEÇÃO III

Diagnóstico diferencial no ECG

13

Padrão rSr′ em V1 e V2

Matheus Kiszka Scheffer

O padrão rSr' em V1 e V2 é um achado eletrocardiográfico comum e foi descrito em até 7% dos pacientes sem doença cardíaca estrutural.[1] Dentre os padrões benignos mais comuns, destacam-se o bloqueio de ramo direito (BRD) de 1º grau, o posicionamento alto dos eletrodos e a variante da normalidade; contudo, algumas causas patológicas e potencialmente graves devem ser descartadas, como a síndrome de Brugada ou a cardiomiopatia arritmogênica do ventrículo direito (CAVD).

A seguir, serão abordadas as causas de rSr' em V1 e V2 com QRS < 120 ms (Quadro 1). A presença do padrão rSR' associado à duração do QRS > 120 ms é característica do BRD.

QUADRO 1 Causas de padrão rSr′ em V1-V2[1]

Padrões benignos
• Atletas.
• BRD de 1º grau.
• *Pectus excavatum*.
• Posicionamento alto dos eletrodos de V1 e V2.
• Variante da normalidade.
Padrões patológicos
• CAVD.
• Hipercalemia.

(continua)

QUADRO 1 Causas de padrão rSr' em V1-V2[1] *(continuação)*

Padrões patológicos
• Padrão de Brugada tipo 2.
• Pré-excitação ventricular.
• SVD (valvopatias e cardiopatias congênitas que afetam o ventrículo direito, hipertensão pulmonar, anomalia de Ebstein etc.).

* TSV como a TRN e o FLA 2:1 podem provocar o aparecimento de uma pseudo-r' em V1. BRD: bloqueio de ramo direito; CAVD: cardiomiopatia arritmogênica do ventrículo direito; FLA: *flutter* atrial; SVD: sobrecarga ventricular direita; TRN: taquicardia por reentrada nodal; TSV: taquicardia supraventricular.

PADRÕES BENIGNOS

- De maneira geral, a onda r' é estreita e de baixa voltagem nos padrões benignos. Entretanto, ela pode evoluir e se tornar mais alta do que a onda r inicial.
- O posicionamento alto dos eletrodos de V1 e V2 é a primeira causa a ser descartada. Os eletrodos em posição mais elevada no tórax observarão a extremidade do terceiro vetor de despolarização ventricular, fazendo com que uma onda r' seja registrada nessas derivações. Nesse cenário, a onda P em V1 será negativa em vez do padrão bifásico *plus-minus*. O eletrocardiograma (ECG) deverá normalizar com o posicionamento correto dos eletrodos (ver Mau posicionamento de V1 e V2 – capítulo 96).
- O atraso da ativação da porção basal do ventrículo direito é comum na população em geral e pode ser responsável pelo padrão rSr'. É considerado uma variante da normalidade e é mais comum em jovens, com predomínio no sexo masculino.
- O BRD de 1º grau é considerado um padrão benigno e não está associado a desfechos cardiovasculares. Conforme recomendações da American Heart Association/American College of Cardiology Foundation/the Heart Rhythm Society (AHA/ACCF/HRS), o BRD de 1º grau apresenta as mesmas características do BRD avançado, a não ser pela duração do QRS entre 110 e 120 ms[2] (ver Bloqueio de ramo direito – capítulo 46).
- O padrão rSr' pode ser encontrado em 35 a 50% dos atletas treinados como consequência da sobrecarga fisiológica do ventrículo direito, que resulta em atraso na ativação ventricular (ver Coração de atleta – capítulo 62).
- Deformidades torácicas podem alterar a posição anatômica do coração e mudar a direção do terceiro vetor, produzindo o padrão rSr' e onda P negativa em V1 em pacientes com *pectus excavatum*.

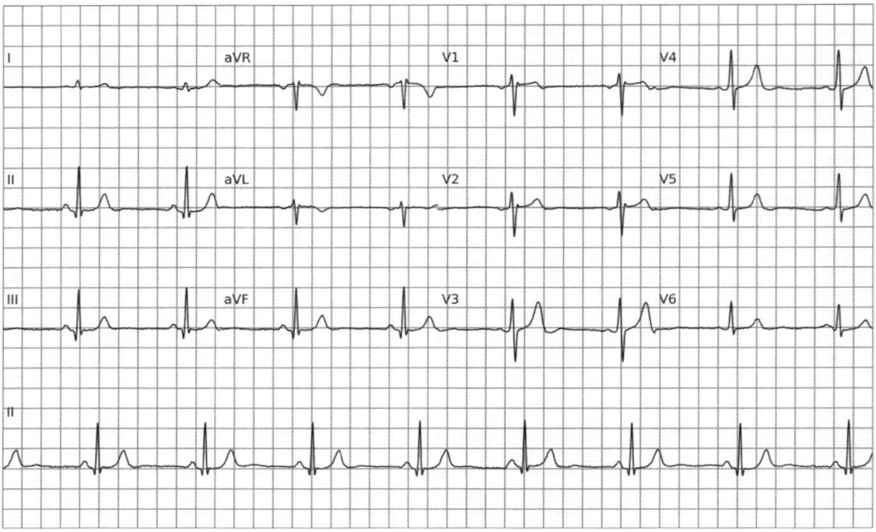

Posicionamento alto dos eletrodos de V1 e V2. Neste eletrocardiograma, o padrão rSr′ em V1 e V2 com r > r′ e onda P negativa em V1 foi provocado pelo posicionamento alto dos eletrodos precordiais V1 e V2.

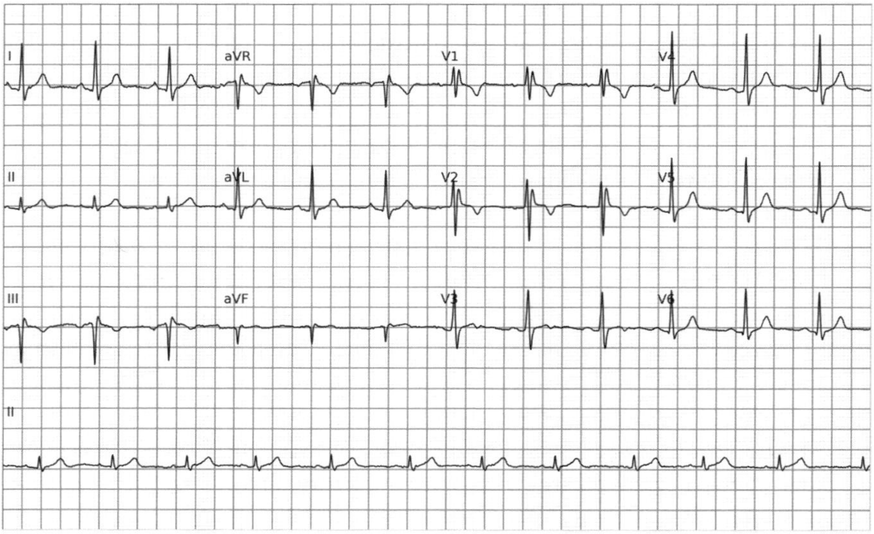

Bloqueio de ramo direito de 1° grau. A duração do QRS encontra-se entre 110 e 120 ms, e o eletrocardiograma exibe as características típicas do bloqueio de ramo direito: padrão rSr′ em V1 e V2 e ondas S empastadas em V5, V6, D1 e aVL.

PADRÕES PATOLÓGICOS

Nos padrões patológicos, a onda r' geralmente é mais alta do que a onda r e apresenta morfologia ascendente-descendente mais lenta do que nas variantes normais.

Padrão de Brugada tipo 2

- No padrão de Brugada tipo 2, observa-se uma onda de r' > 2 mm em V1 e V2, seguida por elevação do segmento ST > 0,5 mm com onda T positiva em V2 e de morfologia variável em V1[3] (ver Síndrome de Brugada – capítulo 115).
- O diagnóstico diferencial com o BRD de 1º grau pode ser difícil, porém algumas características eletrocardiográficas auxiliam nessa diferenciação. No BRD de 1º grau o r' é pontiagudo, enquanto no padrão de Brugada tipo 2 ele é arredondado, largo e de relativa baixa voltagem. Além disso, no BRD de 1º grau a duração do QRS em V1 e V2 é idêntica à de V5 e V6, e no padrão de Brugada tipo 2 a duração é maior nas derivações precordiais direitas do que em V5 e V6 em razão da deflexão terminal observada em V1, fenômeno conhecido como *mismatch*.[1]
- Chevalier et al. descreveram que o ângulo formado pela porção ascendente e descendente do r' (ângulo beta) é maior em pacientes com padrão de Brugada tipo 2 do que naqueles com BRD de 1º grau. Um valor de corte de 58° apresentou valor preditivo positivo (VPP) de 73% e valor preditivo negativo (VPN) de 87%.4 Pela dificuldade em calcular esse ângulo, sugeriu-se um método mais simples com base na medida da base do triângulo formado pelas porções ascendente e descendente do r' a 5 mm de seu ápice. Se a base é ≥ 4 mm, provavelmente corresponde ao padrão de Brugada tipo 2. Contudo, outras condições ainda precisam ser descartadas, como a CAVD e a hipercalemia (Figura 1).[5]

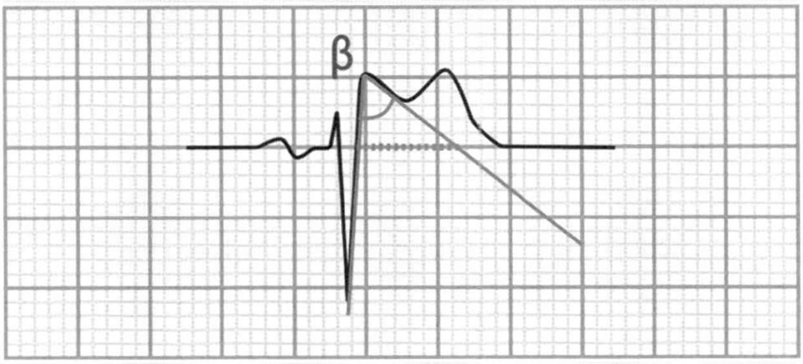

FIGURA 1 Medida da base do triângulo formado pelas porções ascendente e descendente do r' a 5 mm de seu ápice. O padrão de Brugada tipo 2 está presente quando a base do triângulo é ≥ 4 mm.

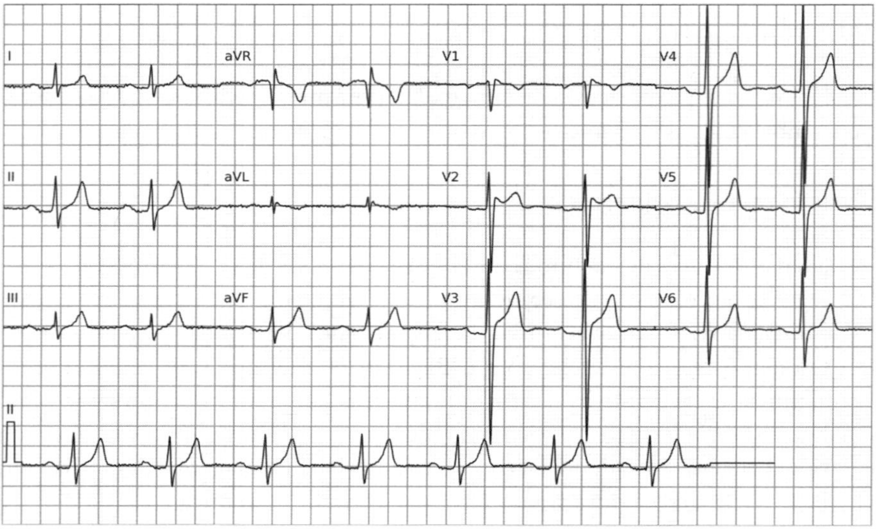

Padrão de Brugada tipo 2 pode ser diferenciado das causas benignas por apresentar uma onda r' com ângulo mais aberto. Note uma onda r' > 2 mm em V1 e V2, seguida por elevação do segmento ST > 0,5 com onda T positiva em V2 e negativa em V1. A duração do QRS é maior em V1 e V2 do que em V5 e V6 (*mismatch*), e a medida da base do triângulo formado pelas porções ascendente e descendente do r' a 5 mm de seu ápice é ≥ 4 mm.

Sobrecarga ventricular direita

- Diferentes condições podem afetar o ventrículo direito provocando sua dilatação ou atraso de condução. Destacam-se: valvopatia mitral com hipertensão pulmonar, estenose pulmonar congênita, doença pulmonar obstrutiva crônica (DPOC), defeito do septo interatrial e anomalia de Ebstein
- O padrão rSr' pode ser encontrado em todas essas doenças.

Cardiomiopatia arritmogênica do ventrículo direito

Na CAVD observa-se o prolongamento do QRS em V1-V3 ≥ 110 ms, associado a onda épsilon e onda T negativa. A onda épsilon pode ser confundida com uma onda r' e simular um padrão atípico de rSr', entretanto ela geralmente se encontra um pouco separada do complexo QRS (ver Cardiomiopatia arritmogênica do ventrículo direito – capítulo 59).

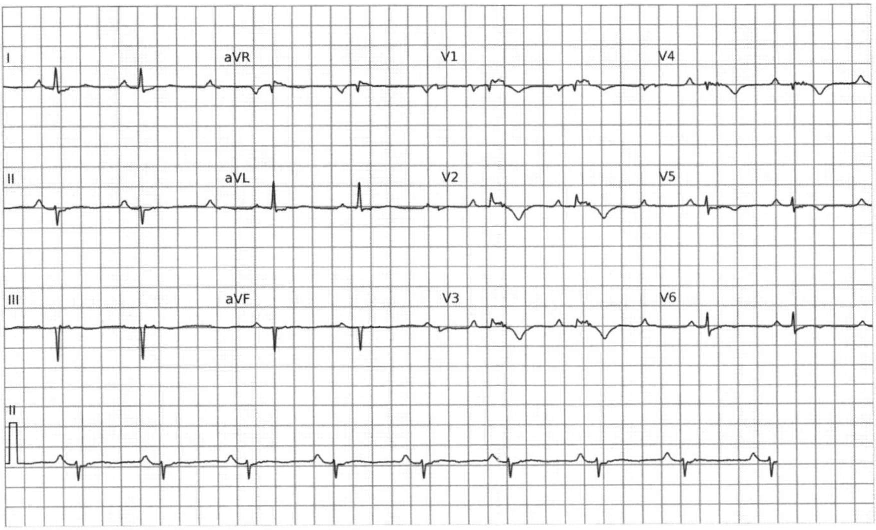

Cardiomiopatia arritmogênica do ventrículo direito. Há diversos critérios sugestivos da cardiomiopatia arritmogênica do ventrículo direito, como: onda épsilon em V1 a V3 (pode simular o padrão rSr'), ondas T negativas de V1 a V5 e baixa voltagem do QRS no plano horizontal.

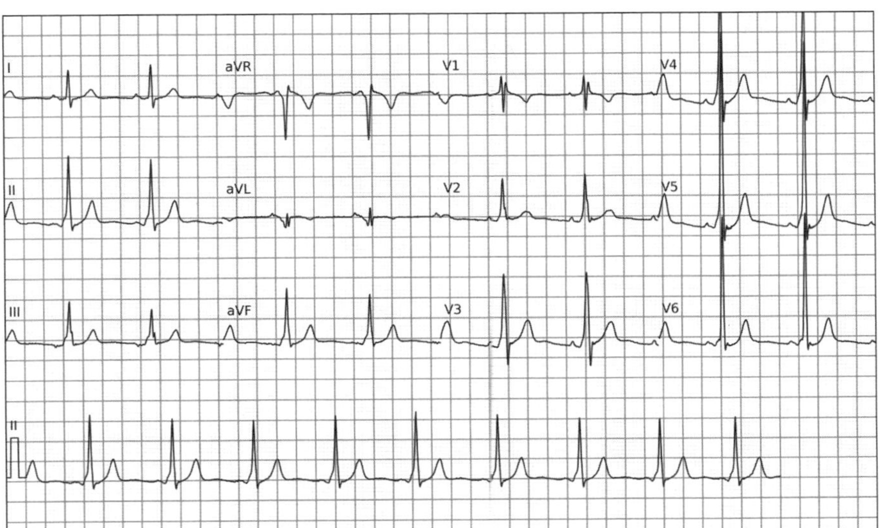

Pré-excitação ventricular. Os sinais de pré-excitação observados neste eletrocardiograma incluem: intervalo PR curto, onda delta e alargamento dos complexos QRS. O padrão rSr' pode ser observado em V1.

Pré-excitação ventricular

O diagnóstico da pré-excitação é fácil quando a onda delta é evidente e o intervalo PR, curto. Contudo, o diagnóstico pode ser mais difícil com graus sutis de pré-excitação ventricular (ver Pré-excitação ventricular – capítulo 104).

Hipercalemia

Na hipercalemia a onda T se torna alta, larga e pontiaguda, geralmente > 7 mm em V2 e V3, e algumas vezes acompanhada de supradesnivelamento do segmento ST (ver Hipercalemia – capítulo 76).

ALGORITMO PARA PACIENTES COM O PADRÃO RSR' EM V1 E V2

- Baranchuk et al.[1] propuseram um algoritmo para facilitar o diagnóstico diferencial do padrão rSr' em V1 e V2 (Figura 2).
- Após a avaliação do posicionamento dos eletrodos, o primeiro passo é medir a base do triângulo do r'. Se a base do triângulo for ≥ 4 mm, o ECG pode corresponder ao padrão de Brugada tipo 2, mas deve-se excluir CAVD e hipercalemia. Se a base do triângulo for < 4 mm, o diagnóstico diferencial inclui: BRD de 1° grau e variante da normalidade, atletas, *pectus excavatum* e pré-excitação ventricular.

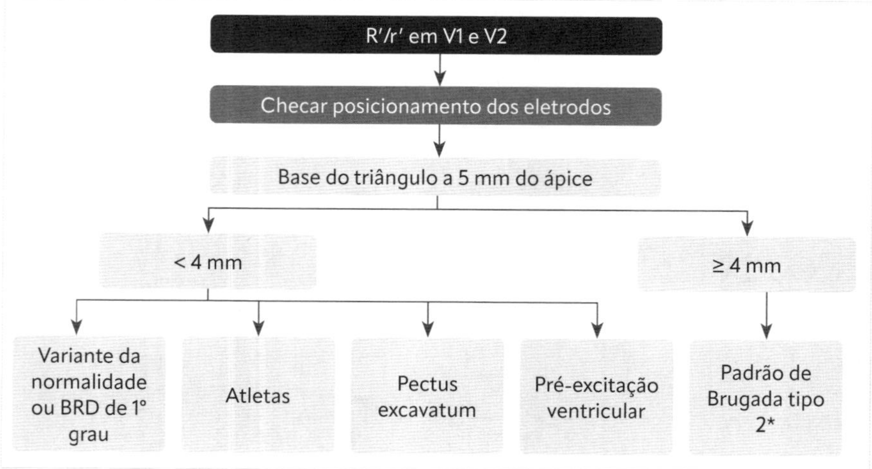

FIGURA 2 Algoritmo para diagnóstico diferencial do padrão rSr' em V1 e V2.[1]

* Excluir cardiomiopatia arritmogênica do ventrículo direito e hipercalemia.
BRD: bloqueio de ramo direito.

REFERÊNCIAS

1. Baranchuk A, Enriquez A, García-Niebla J, Bayés-Genís A, Villuendas R, Bayés de Luna A. Differential diagnosis of rSr' pattern in leads V1-V2. Comprehensive review and proposed algorithm. Ann Noninvasive Electrocardiol. 2015;20(1):7-17.
2. Surawicz B, Childers R, Deal BJ, Gettes LS. AHA/ACCF/HRS recommendations for the standardization and interpretation of the electrocardiogram. Part III: Intraventricular conduction disturbances. J Am Coll Cardiol. 2009;53(11):996-81.
3. Bayés De Luna A, Brugada J, Baranchuk A, Borggrefe M, Breithardt G, Goldwasser D, et al. Current electrocardiographic criteria for diagnosis of Brugada pattern: a consensus report. J Electrocardiol. 2012;45(5):433-42.
4. Chevallier S, Forclaz A, Tenkorang J, Ahmad Y, Faouzi M, Graf D, et al. New electrocardiographic criteria for discriminating between brugada types 2 and 3 patterns and incomplete right bundle branch block. J Am Coll Cardiol. 2011;58(22):2290-8.
5. Luna A, Garcia-Niebla J, Baranchuk A. New electrocardiographic features in Brugada syndrome. Curr Cardiol Rev. 2014;10(3):175-80.

14

Onda R alta em V1 e V2

Mariana Fuziy Nogueira De Marchi

No eletrocardigrama (ECG) do adulto normal, o QRS é predominantemente negativo em V1 e, habitualmente, exibe morfologia rS. A onda R alta em V1 e V2 é definida quando a relação R/S é > 1 ou quando apresenta uma onda R pura. Muitas são suas causas, podendo ser normal em crianças e variação da normalidade em adultos, no entanto, sua identificação é importante, uma vez que pode ser decorrente de doenças cardiovasculares e estruturais.[1-3]

O Quadro 1 contém as causas de R alta em V1 e V2, e os principais diagnósticos diferenciais são comentados a seguir.

QUADRO 1 Causas de onda R alta em V1 e V2

• Área eletricamente inativa na parede lateral.
• BRD.
• BDAM.
• CMP-H (hipertrofia septal).
• Criança.
• Dextrocardia.
• Distrofia muscular de Duchenne.
• Mau posicionamento dos eletrodos precordiais.
• Pré-excitação ventricular.
• SVD.
• Variante da normalidade (rotação anti-horária do coração).

BDAM: bloqueio divisional anteromedial; BRD: bloqueio de ramo direito; CMP-H: cardiomiopatia hipertrófica; SVD: sobrecarga ventricular direita.

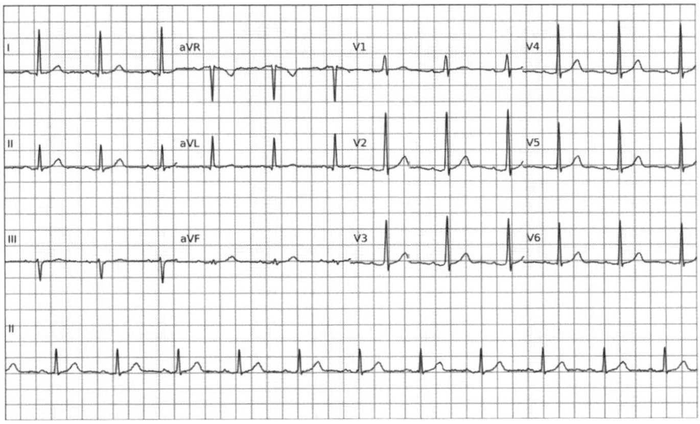

Onda R alta em V1 e V2. Presença de ondas R amplas em V1 e V2, definida por uma relação R/S > 1.

PADRÃO INFANTIL

No recém-nascido, existe a predominância do ventrículo direito em razão do aumento da resistência pulmonar e que se mantém pelo menos no primeiro mês de vida. A partir do primeiro mês, o ventrículo esquerdo, que já começa a ganhar força, passa a ter maior dominância. Mesmo assim, o ECG ainda apresenta R dominante em V1 e V2. Esse padrão se mantém até aproximadamente 3 a 5 anos. A partir dessa idade o ECG assume padrão de adulto, com onda R < S em V1 e V2. Entretanto, pode ser observada em crianças mais velhas como um padrão transicional para o ECG com padrão adulto (ver Eletrocardiograma normal pediátrico – capítulo 25).

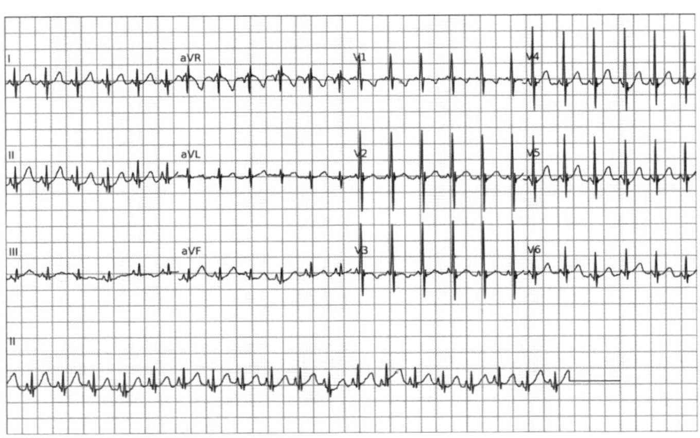

Padrão infantil, com ondas R amplas em V1 e V2, em criança de 3 meses.

ÁREA ELETRICAMENTE INATIVA NA PAREDE LATERAL

- Área inativa da parede lateral pode exibir onda R alta em V1 e V2, uma imagem em espelho das ondas Q que se observam em V7, V8 e V9 e, muitas vezes, em V5 e V6[4] (ver Áreas eletricamente inativas – capítulo 36).
- Habitualmente, além da onda R alta, está presente alteração da repolarização ventricular (RV) com onda T positiva.

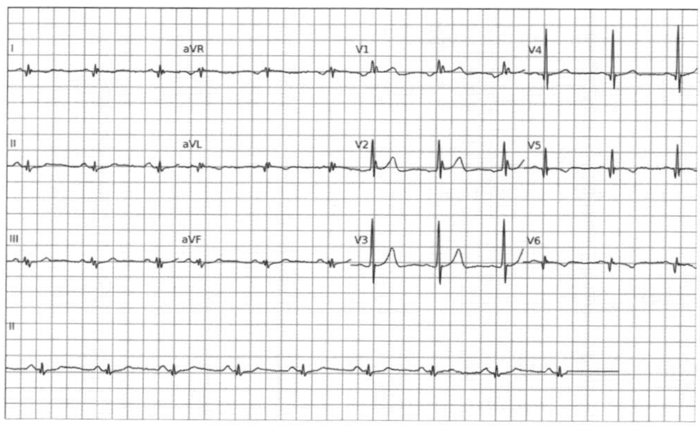

Área eletricamente inativa lateral. A onda R alta em V1 e V2 com onda T positiva pode ser uma imagem em espelho das derivações laterais (V7, V8 e V9). Observe a presença de ondas Q em V6, D1 e aVL corroborando o diagnóstico de área eletricamente inativa lateral. Há também baixa voltagem do QRS no plano frontal e fragmentação na parede inferior.

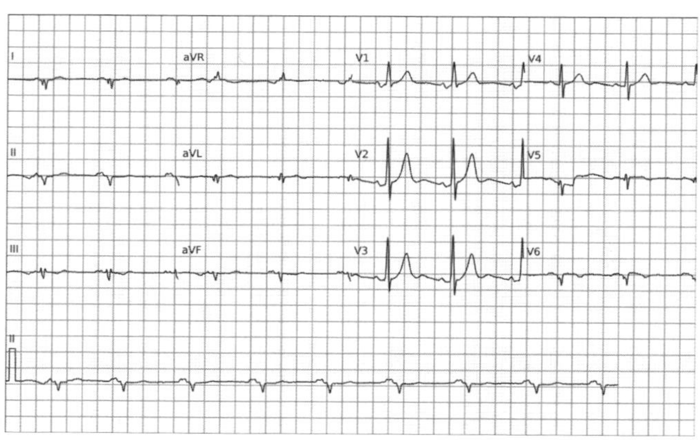

Área eletricamente inativa lateral. Paciente do sexo masculino, de 68 anos, com queixa de dor torácica crônica. A onda R alta em V1 e V2 com onda T positiva é uma imagem em espelho das derivações laterais (V7, V8 e V9). Há ondas Q em V6, D1, D2, aVL e aVF, corroborando o diagnóstico de área eletricamente inativa inferolateral. Note a baixa voltagem do QRS no plano frontal.

BLOQUEIO DE RAMO DIREITO

No bloqueio de ramo direito (BRD) observa-se QRS ≥ 120 ms. Em V1 a morfologia se apresenta como rSR' ou R puro, com atraso final da condução intraventricular e ondas S empastadas em D1, V5 e V6 (ver Bloqueio de ramo direito – capítulo 46).

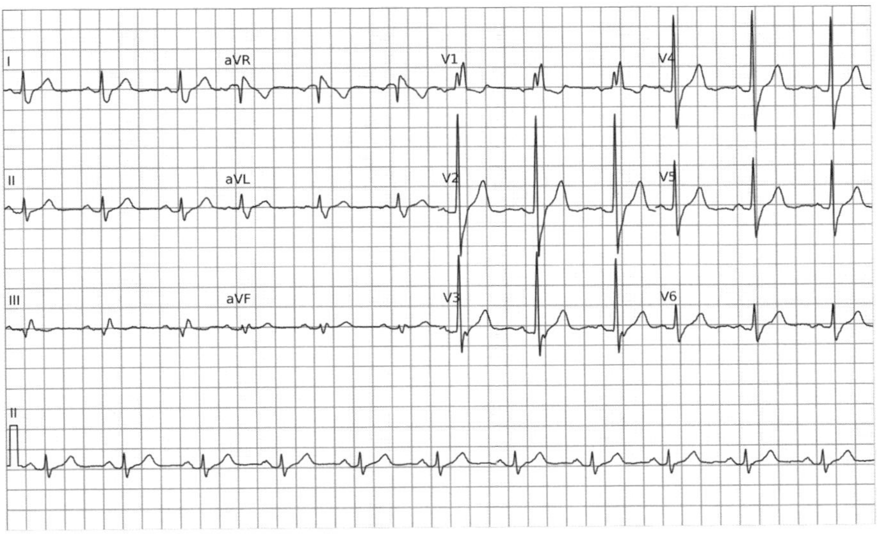

Bloqueio de ramo direito (BRD). É definido por complexos QRS largos (> 120 ms) e, neste caso, apresenta onda R monofásica e com entalhes em V1. Note as demais características do BRD, como ondas S empastadas nas derivações V5, V6, D1 e aVL.

BLOQUEIO DIVISIONAL ANTEROMEDIAL

- O bloqueio divisional anteromedial (BDAM), hipoteticamente, geraria aumento da amplitude da onda R em V1 e, principalmente, em V2 e V3. Existem algumas evidências de que o ramo esquerdo pode ser subdividido em 3 fascículos: anterossuperior, posteroinferior e anteromedial (fibras médias, fibras septais). Quando este último sofre um bloqueio, seriam geradas "forças anteriores proeminentes", produzindo ondas R que se elevam de V1 a V3. Pelo fato de seus critérios diagnósticos não serem bem aceitos, é um diagnóstico de exclusão e até mesmo seu laudo é controverso (ver Bloqueio divisional anteromedial – capítulo 49).
- É necessário afastar todas as outras possíveis causas que levam o desvio do QRS para a frente para sugerir esse diagnóstico.

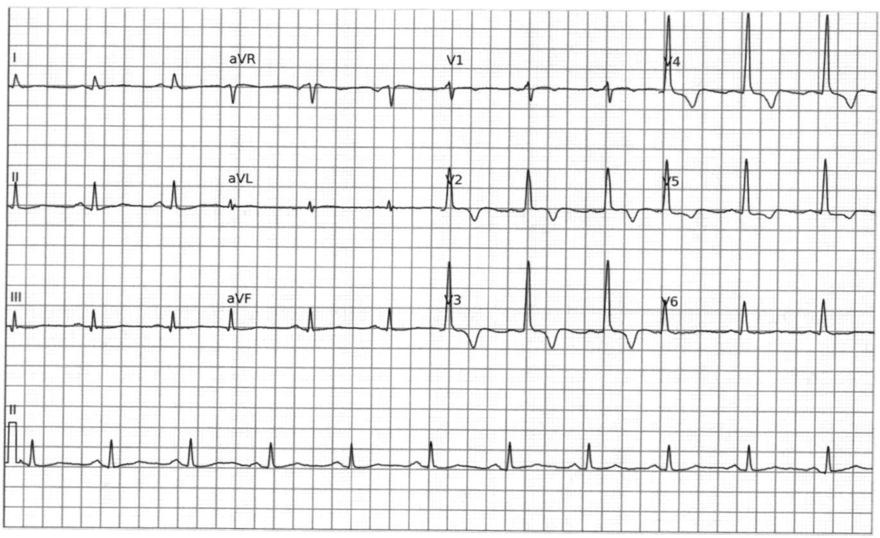

Sugestivo de bloqueio divisional anteromedial. Nele, pode haver um salto de crescimento súbito da onda r de V1 para V2 (rS em V1 para R em V2), ausência de desvio do eixo elétrico de QRS no plano frontal e ondas T negativas nas derivações precordiais direitas.

CARDIOMIOPATIA HIPERTRÓFICA

- A cardiomiopatia hipertrófica (CMP-H) é uma doença genética que leva a hipertrofia ventricular e pode se manifestar com onda R alta em V1 e V2 quando existe acometimento com predomínio septal.
- Frequentemente está associada a ondas Q profundas e rápidas em parede inferolateral e a achados eletrocardiográficos de sobrecarga ventricular esquerda (SVE) (ver Cardiomiopatia hipertrófica – capítulo 61).

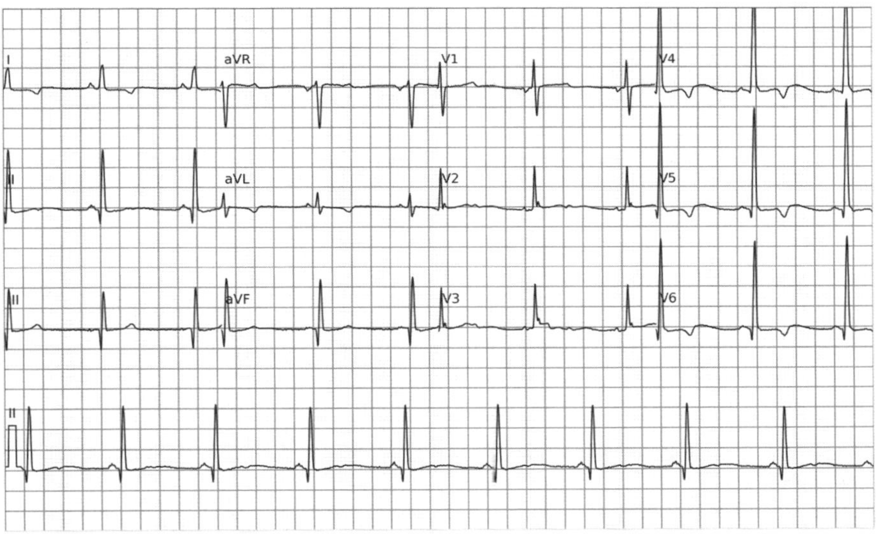

Cardiomiopatia hipertrófica. Paciente do sexo feminino, de 44 anos, com diagnóstico de cardiomiopatia hipertrófica na forma septal assimétrica. Note a presença de ondas R amplas em V1 e V2 refletindo a hipertrofia do septo.

DEXTROCARDIA

A dextrocardia é uma malformação congênita que desloca o coração para o hemitórax direito e a ponta do ápice cardíaco também fica apontada para a direita. Podem ser vistas ondas R altas em V1 e V2 com redução da voltagem até V6, desvios do eixo do QRS para a direita no plano frontal e onda P negativa em D1 e positiva em aVL (ver Dextrocardia – capítulo 63).

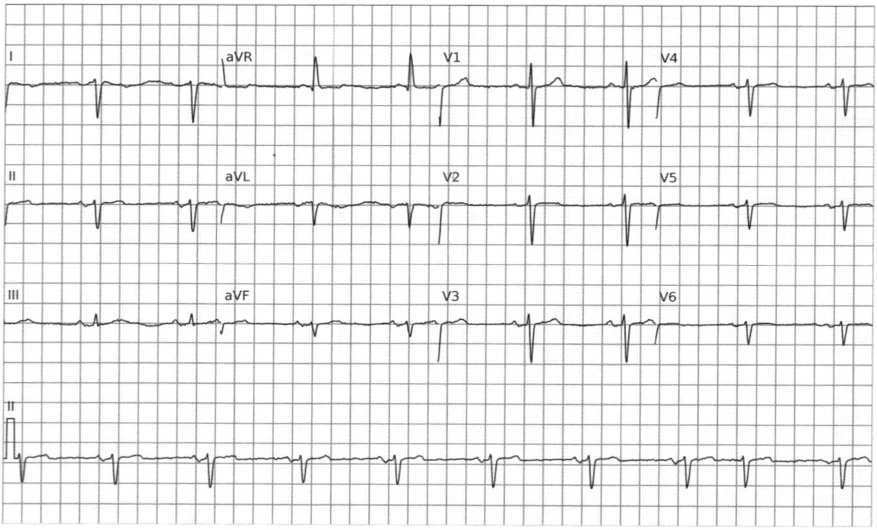

Sugestivo de dextrocardia. A presença de onda P e complexo QRS negativos em D1 e positivos em aVR e a redução da amplitude dos complexos QRS de V1 para V6 sugerem dextrocardia. Lembrar, contudo, que esses achados devem ser associados aos dados clínicos e radiográficos para estabelecer o diagnóstico definitivo da dextrocardia.

DISTROFIA MUSCULAR DE DUCHENNE

A distrofia muscular de Duchenne é uma doença genética ligada ao cromossomo X, que leva a um processo degenerativo, progressivo e irreversível do tecido muscular esquelético e pode também acometer a musculatura cardíaca, ocasionando fibrose na parede inferolateral do ventrículo esquerdo. Dessa forma, é observada a presença de onda R alta em V1 e V2 ou padrão RSr' em V1, associada a ondas Q profundas na parede lateral.[5]

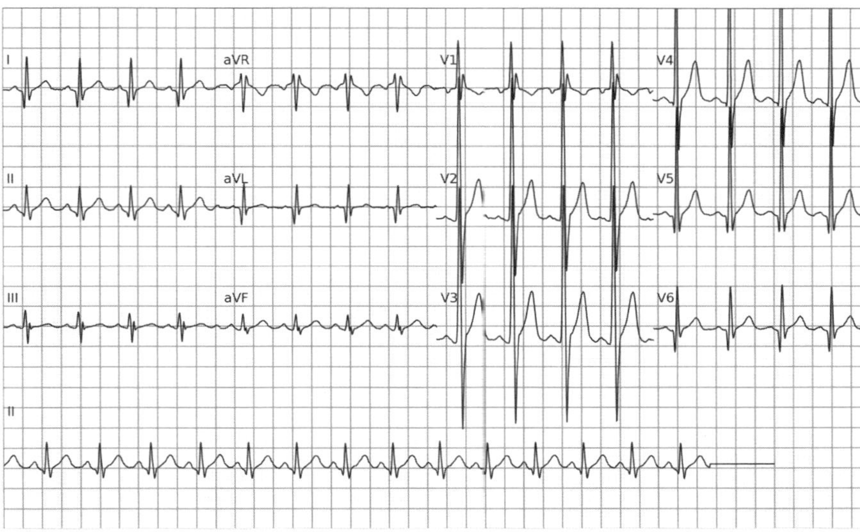

Distrofia muscular de Duchenne. Ondas R altas em V1 e V2 com complexos Rsr em V1 podem estar presentes em pacientes com diagnóstico de distrofia muscular, como observado neste eletrocardiograma.

MAU POSICIONAMENTO DE ELETRODOS PRECORDIAIS

Um erro relativamente comum é o mau posicionamento dos eletrodos precordiais. Uma troca do eletrodo de V1 com outra derivação do plano horizontal pode gerar uma onda R alta. As derivações do plano frontal não sofrem alteração (ver Mau posicionamento de V1 e V2 – capítulo 96).

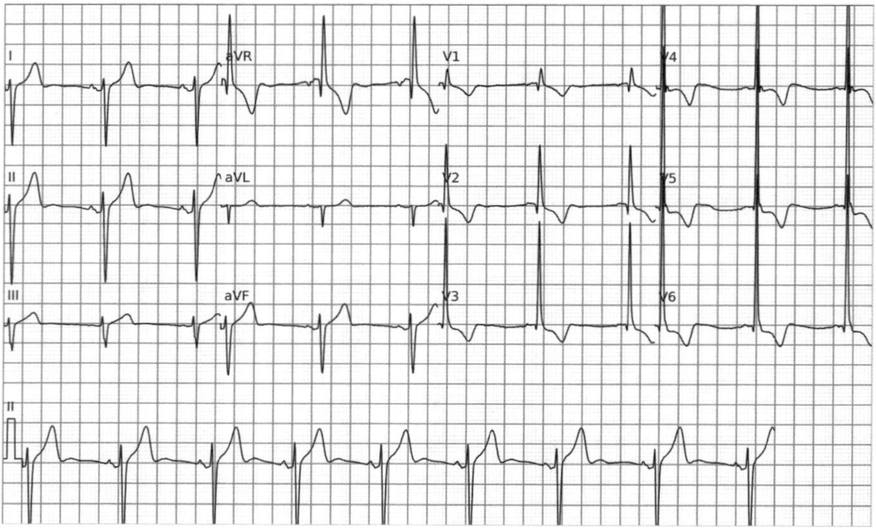

Mau posicionamento dos eletrodos precordiais. As ondas R amplas nas derivações precordiais direitas foram produzidas neste eletrocardiograma pelo mau posicionamento dos eletrodos precordiais.

PRÉ-EXCITAÇÃO VENTRICULAR

Vias acessórias podem levar ao aparecimento de R alto em V1 quando localizadas à esquerda. Apresentam ainda intervalo PR curto e empastamento inicial do QRS: a onda delta (ver Pré-excitação ventricular – capítulo 104).

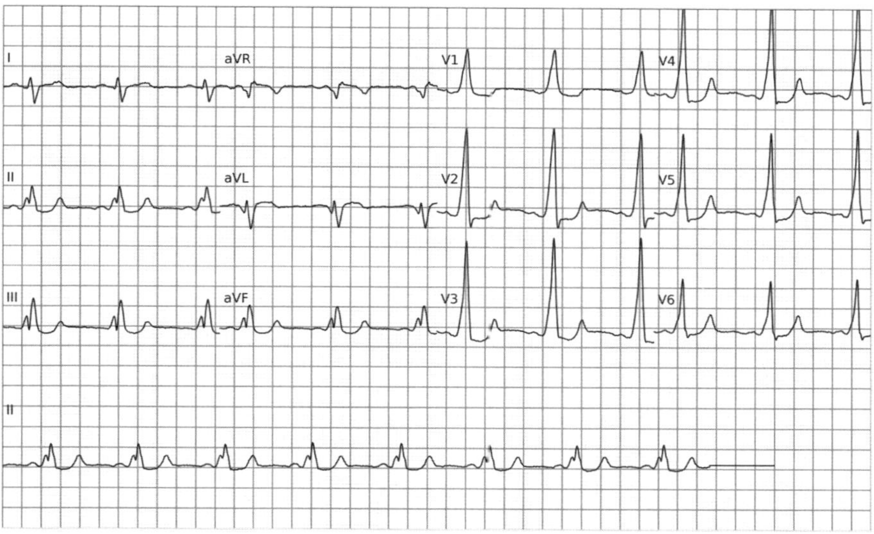

Pré-excitação ventricular. As vias esquerdas geralmente produzem uma relação R/S > 1 em V1. O intervalo PR curto, onda delta, complexos QRS largos e alterações secundárias da repolarização ventricular fazem o diagnóstico da pré-excitação ventricular.

SOBRECARGA VENTRICULAR DIREITA

A sobrecarga ventricular direita (SVD) pode se manifestar com onda R pura ou Rs em V1. Há casos em que se observam qR. Associado ao achado de onda R ampla em V1, são vistas ondas S profundas em V5 e V6 e eixo do QRS desviado para a direita. Muitas veze,s está associada à sobrecarga atrial direita (SAD) (ver Sobrecarga ventricular direita - capítulo 124).

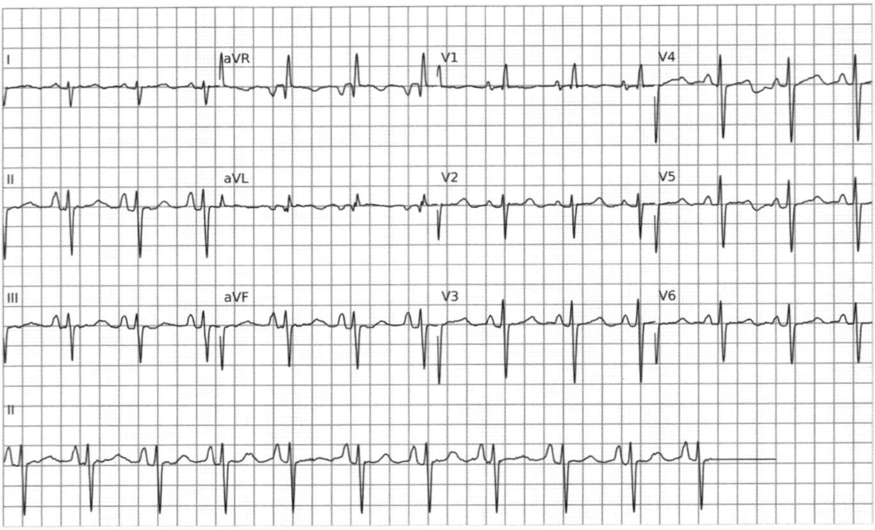

Sobrecarga ventricular direita. Uma inversão na relação normal das ondas R e S em V1 e V2. A relação R/S é > 1 em V1 e < 1 em V6. Além disso, há desvio de eixo elétrico para o quarto quadrante e sinais de sobrecarga atrial direita.

VARIANTE DA NORMALIDADE

Presença de onda R em V1 e/ou V2 pode ser vista também em corações normais. Considerada uma variante da normalidade quando existe rotação anti-horária do coração no plano horizontal e nenhuma alteração patológica está presente no ECG.

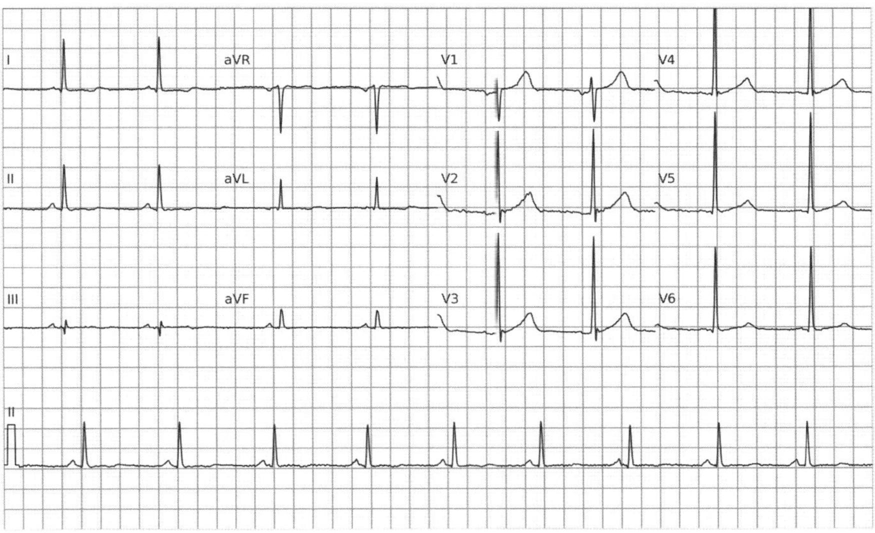

Variante da normalidade. A transição precoce da onda R no plano horizontal, já em V2, possivelmente foi provocada pela rotação anti-horária do coração.

REFERÊNCIAS

1. Mattu A, Brady WJ, Perron AD, Robinson DA. Prominent R wave in lead V1: electrocardiographic differential diagnosis. Am J Emerg Med. 2001;19(6):504-13.
2. Nagarakanti R, Glancy DL. Tall R waves in leads V1 to V3. Baylor Univ Med Cent Proc. 2010;23(4):432-3.
3. McManus K, Condos G, Lin A. Chest pain in a patient with a tall R wave in V1. BMJ Case Rep. 2014;3-6.
4. De Luna AB, Rovai D, Llado GP, Gorgels A, Carreras F, Goldwasser D, et al. The end of an electrocardiographic dogma: a prominent R wave in V1 is caused by a lateral not posterior myocardial infarction – New evidence based on contrast-enhanced cardiac magnetic resonance – Electrocardiogram correlations. Eur Heart J. 2015;36(16):959-64.
5. Mavrogeni S. Cardiac involvement in Duchenne and Becker muscular dystrophy. World J Cardiol. 2015;7(7):410.

15

Progressão lenta da onda R

José Nunes de Alencar Neto

A progressão lenta da onda R, presente em mais de 10% dos pacientes, é uma característica eletrocardiográfica que ocorre quando a onda R não apresenta crescimento progressivo de V1 até V4.[1] Essa ocorrência pode sugerir uma área inativa na região anterior do coração. O reconhecimento dessa característica é essencial, pois pode levar a implicações clínicas significativas para o paciente, incluindo a possibilidade de submissão a exames e terapias desnecessárias. O Quadro 1 reúne as causas de progressão lenta da onda R no plano horizontal.

QUADRO 1 Causas de progressão lenta da onda R no plano horizontal

• BRE.
• BDAS.
• BDPI.
• Infarto antigo da parede anterior.
• Pré-excitação ventricular.
• SVE.
• Variante da normalidade (rotação horária do coração)

BDAS: bloqueio divisional anterossuperior; BDPI: bloqueio divisional posteroinferior; BRE: bloqueio de ramo esquerdo; SVE: sobrecarga ventricular esquerda.

CRITÉRIOS ELETROCARDIOGRÁFICOS

Critérios de Marquette:[2]

- Ausência de SVE.
- Onda r em V3 ou V4 < 2 mm e redução da R de V2 para V3 ou de V3 para V4.
- Onda r em V3 < 1 mm e um aumento de apenas 0,25 mm de V2 para V3.

Critérios de Zema:[1]

- Onda r em V3 < 3 mm.
- Onda r em V2 < r em V3.

CONSIDERAÇÕES CLÍNICAS E ELETROCARDIOGRÁFICAS

- A progressão lenta da onda R não apresenta associação com infarto anterior, com um valor preditivo positivo (VPP) de apenas 7,3%.[2-4]
- A "progressão lenta da onda R" foi removida da Diretriz Brasileira de eletrocardiograma (ECG) na atualização de 2016.
- A definição de progressão lenta da onda R nas precordiais é incerta, sendo mais facilmente diagnosticada de acordo com o sistema de Marquette.
- Um estudo de 2022 demonstrou que a progressão lenta da onda R estava correlacionada a maior idade, maior prevalência de insuficiência cardíaca e doença arterial coronariana (DAC).[5] Na análise multivariada desse estudo, ela foi associada a morte súbita cardíaca, morte cardíaca e mortalidade por todas as causas. Entretanto, devem-se fazer ressalvas sobre a natureza observacional retrospectiva dessa análise e o fato de que a população com progressão lenta tinha mais idade e DAC, fatores confundidores significativos.

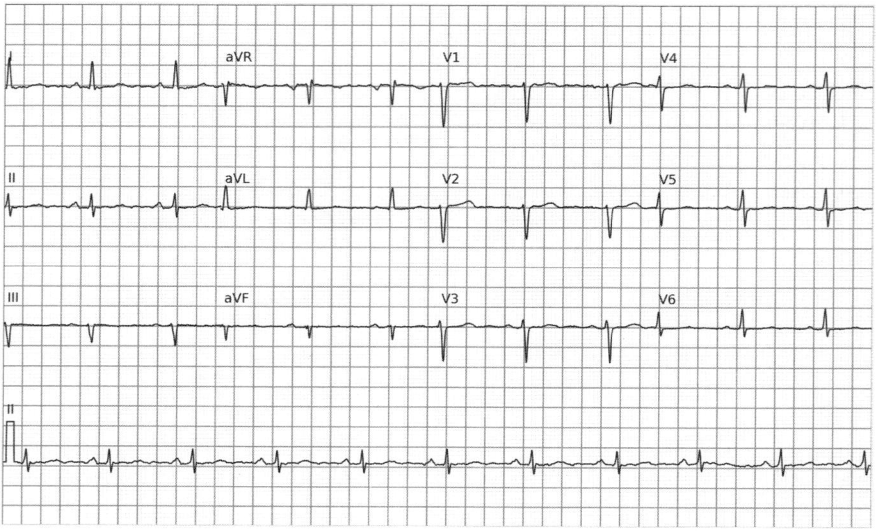

Progressão lenta da onda R. Ausência de crescimento progressivo da onda R de V1 até V4. A onda r de V3 é < 3 mm.

EXEMPLOS

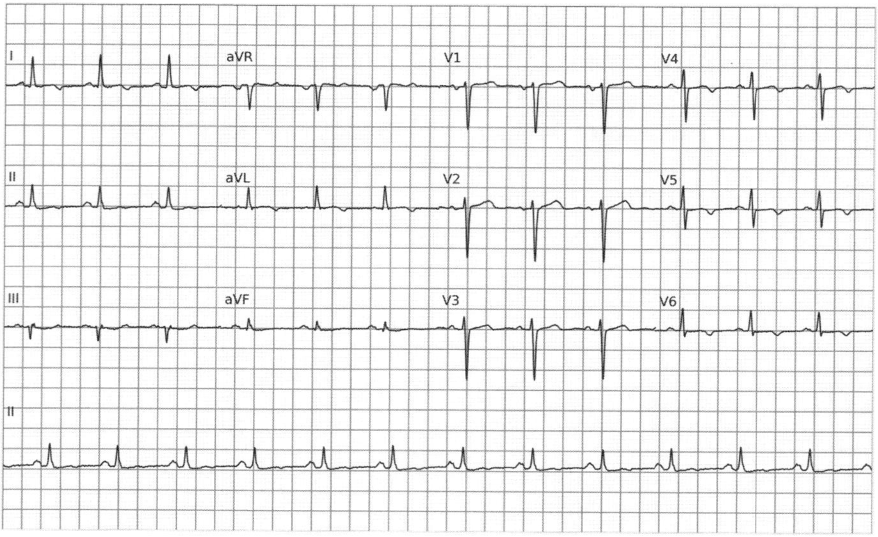

Progressão lenta da onda R. Ausência de crescimento progressivo da onda R de V1 até V4. A onda r de V3 é < 3 mm.

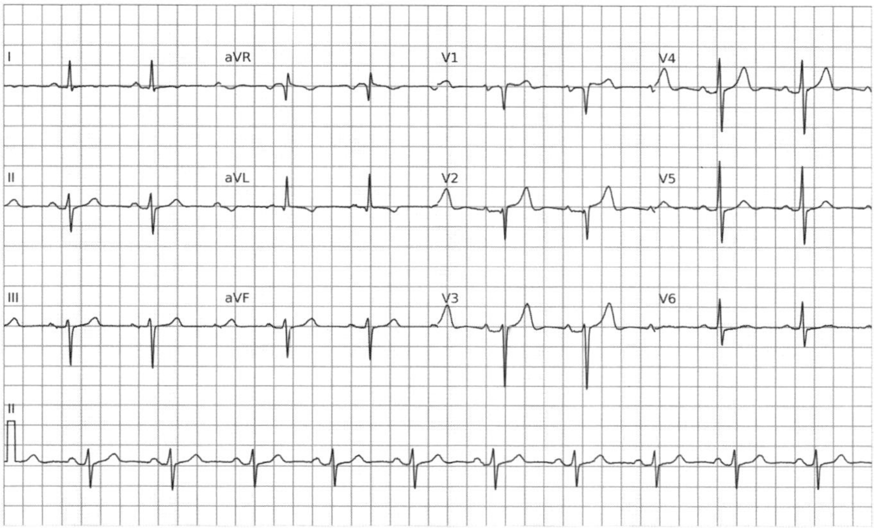

Bloqueio divisional anterossuperior. Provoca a progressão lenta da onda R no plano horizontal ao desviar o eixo elétrico do QRS para trás no plano horizontal.

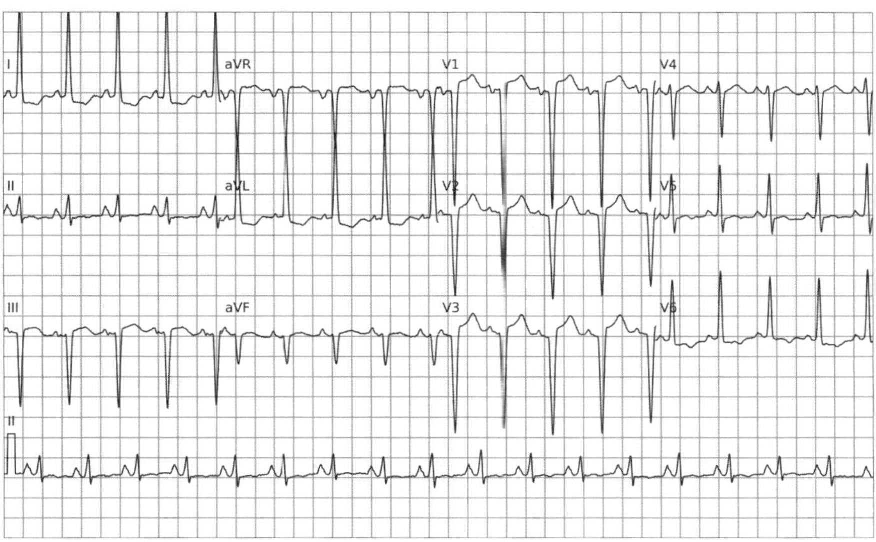

Sobrecarga ventricular esquerda. Neste eletrocardiograma, a progressão lenta da onda R no plano horizontal foi provocada pela presença de sobrecarga ventricular esquerda. Note a presença de múltiplos critérios de voltagem, como o de Peguero-Lo Presti, o R de aVL, o de Cornell e o de Gubner.

REFERÊNCIAS

1. Zema MJ. ECG Poor R-wave progression. Arch Intern Med. 1982;142(6):1145.
2. Gami AS, Holly TA, Rosenthal JE. Electrocardiographic poor R-wave progression: analysis of multiple criteria reveals little usefulness. Am Heart J. 2004;148(1):80-5.
3. Kim S-H, Kwak MH, Kim HJ, Nam G-B, Choi K-J, Kim Y-H, et al. Prevalence and positive predictive value of poor R-wave progression and impact of the cardiothoracic ratio. Korean Circ J. 2009;39(10):418-22.
4. DePace NL, Colby J, Hakki AH, Manno B, Horowitz LN, Iskandrian AS. Poor R wave progression in the precordial leads: clinical implications for the diagnosis of myocardial infarction. J Am Coll Cardiol. 1983;2(6):1073-9.
5. Schröder LC, Holkeri A, Eranti A, Haukilahti MAE, Kerola T, Kentta TV, et al. Poor R-wave progression as a predictor of sudden cardiac death in the general population and subjects with coronary artery disease. Hear Rhythm. 2022;19(6):952-9.

16

Baixa voltagem do QRS

Matheus Kiszka Scheffer

A baixa voltagem do QRS é uma alteração comum associada à ampla gama de diagnósticos diferenciais. Ela pode estar presente apenas nas derivações do plano frontal (mais comum), apenas nas derivações do plano horizontal ou em ambas, bem como pode estar associada a outras alterações eletrocardiográficas, como inversão da onda T, infradesnivelamento do segmento ST e arritmias ventriculares.[1]

A baixa voltagem também está relacionada ao aumento da mortalidade em indivíduos aparentemente sem doença cardiovascular e pode ainda impactar negativamente na acurácia dos critérios eletrocardiográficos de sobrecarga ventricular esquerda (SVE).[1-3]

CRITÉRIOS ELETROCARDIOGRÁFICOS

- Amplitude do QRS < 5 mm em todas as derivações dos membros.
- Amplitude do QRS < 10 mm em todas as derivações precordiais.
- Índice de Sokolow-Lyon: onda S de V1 + onda R de V5 ou V6 ≤ 15 mm.[4]

ETIOLOGIA E FISIOPATOLOGIA

- A voltagem do complexo QRS é afetada por condições que prejudiquem a geração ou transmissão dos sinais elétricos do coração para os eletrodos posicionados na superfície do corpo, como ocorre, por exemplo, nas cardiomiopatias infiltrativas, na presença de anasarca, no derrame pericárdico, na doença pulmonar obstrutiva crônica (DPOC) e na obesidade.[1]

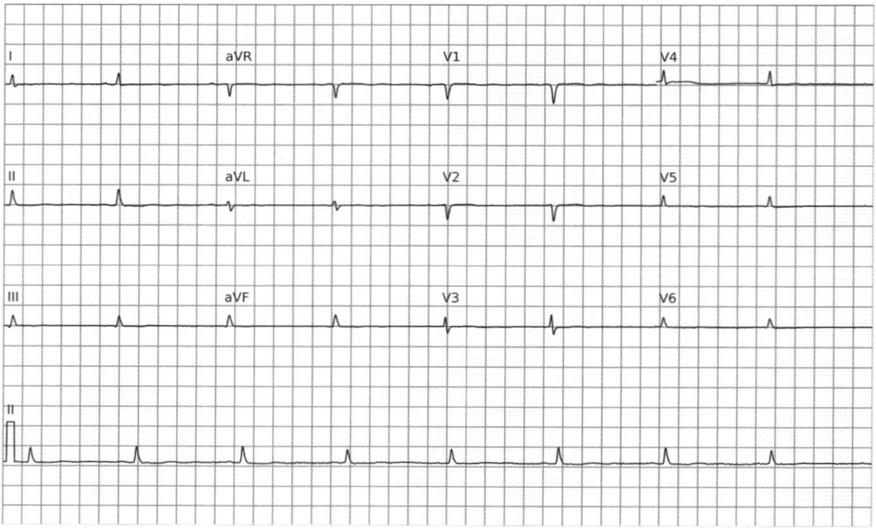

Baixa voltagem do QRS. Complexos QRS amplitude < 5 mm no plano frontal e < 10 mm no plano horizontal.

- A baixa voltagem pode ser gerada por diferentes mecanismos fisiopatológicos. Pode ocorrer em razão da redução do potencial gerado pelo miocárdio (causas cardíacas), pela influência atenuadora do pericárdico ou espaço pericárdico (causas pericárdicas) ou pelo volume condutor passivo corporal que envolve o coração (causas extracardíacas).[5] O Quadro 1 lista as principais causas de baixa voltagem do QRS.
- Ocasionalmente, a baixa voltagem pode não ter nenhuma causa aparente e, se não estiver associada a nenhuma outra alteração eletrocardiográfica, pode ser considerada uma variante da normalidade.[1]

QUADRO 1 Causas de baixa voltagem do QRS

Causas cardíacas
• Cardiomiopatia arritmogênica.
• Cardiomiopatia dilatada.
• CMP-H.
• Cardiomiopatia infiltrativa.
• Cicatriz no ventrículo esquerdo não isquêmica.
• Infarto do miocárdio.
• Miocardite.
• Síndrome de Takotsubo.

(continua)

QUADRO 1 Causas de baixa voltagem do QRS *(continuação)*

Causas pericárdicas
• Derrame pericárdico.
• Pericardite constritiva.
• Pneumopericárdio.
Causas extracardíacas
• Derrame pleural.
• DPOC.
• Edema periférico.
• Hipotireoidismo.
• Obesidade.
• Pneumomediastino.
• Pneumotórax.

CMP-H: cardiomiopatia hipertrófica; DPOC: doença pulmonar obstrutiva crônica.

EXEMPLOS

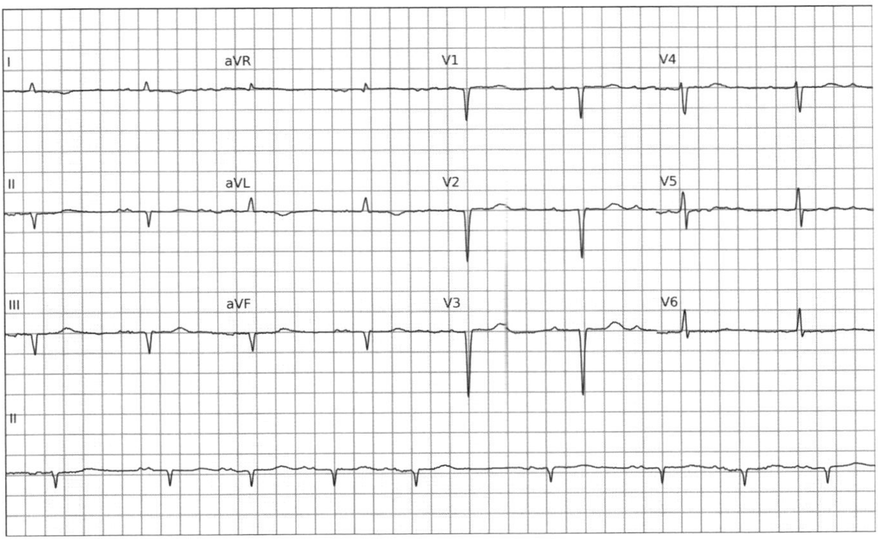

Baixa voltagem do QRS no plano frontal. Paciente com diagnóstico de amiloidose cardíaca. Além da baixa voltagem, há bloqueio atrioventricular de 1° grau, bloqueio interatrial parcial e área eletricamente inativa na parede anteroapical e inferior com desvio do eixo para a esquerda.

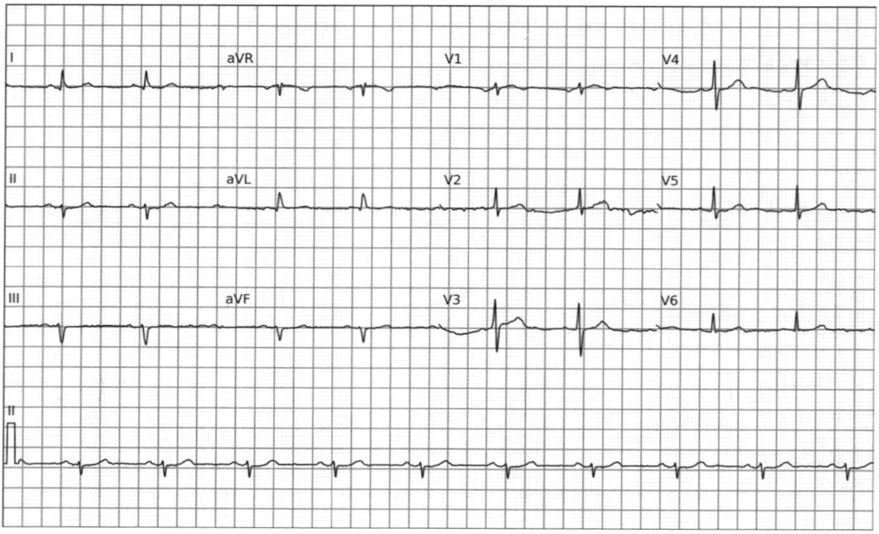

Baixa voltagem do QRS no plano frontal. Presença de bloqueio divisional anterossuperior associado à baixa voltagem nas derivações dos membros.

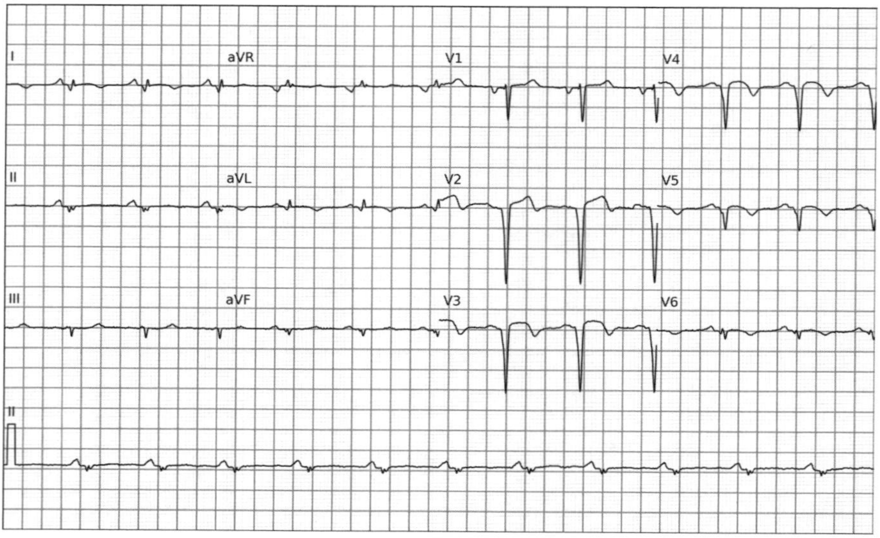

Baixa voltagem do QRS no plano frontal. Paciente com múltiplos infartos prévios. Há áreas eletricamente inativas na parede anterior extensa e inferior.

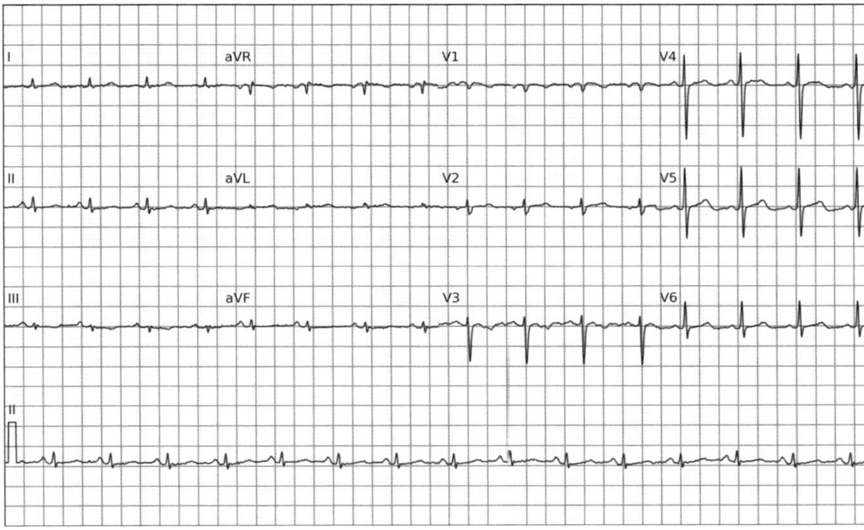

Baixa voltagem do QRS no plano frontal. Taquicardia sinusal e progressão lenta da onda R no plano horizontal. A amplitude do QRS é < 5 mm em todas as derivações do plano frontal.

REFERÊNCIAS

1. Valentini F, Anselmi F, Metra M, Cavigli L, Giacomin E, Focardi M, Cameli M, et al. Diagnostic and prognostic value of low QRS voltages in cardiomyopathies: old but gold. Eur J Prev Cardiol. 2022;29(8):1177-87.
2. Usoro AO, Bradford N, Shah AJ, Soliman EZ. Risk of mortality in individuals with low QRS voltage and free of cardiovascular disease. Am J Cardiol. 2014;113(9):1514-7.
3. Gwag H Bin, Lee SH, Kim HJ, Kim JS, On Y-K, Park S-J, et al. Low qrs voltage in limb leads indicates accompanying precordial voltage attenuation resulting in underestimation of left ventricular hypertrophy. Int J Environ Res Public Health. 2021;18(24).
4. Sokolow M, Lyon TP. The ventricular complex in left ventricular hypertrophy as obtained by unipolar precordial and limb leads. Am Heart J. 1949;37(2):161-86.
5. Madias JE. Low QRS voltage and its causes. J Electrocardiol. 2008;41(6):498-500.

17

Supradesnivelamento do segmento ST

Matheus Kiszka Scheffer

O segmento ST reflete a fase 2 da repolarização ventricular (RV) e corresponde à linha isoelétrica, que se estende do final do complexo QRS ao início da onda T. O supradesnivelamento do segmento ST ocorre quando o ponto J é deslocado acima da linha de base do eletrocardiograma (ECG), e seu reconhecimento é essencial para a instituição da terapia de reperfusão em tempo adequado nos casos de oclusão coronária aguda (OCA).[1] O ECG deve ser idealmente realizado e interpretado dentro de 10 minutos da apresentação dos casos com suspeita de infarto, e exames adicionais devem ser realizados a cada 15 a 30 minutos em pacientes sintomáticos e com ECG inicial não diagnóstico.[2]

Apesar de o supradesnivelamento de ST ser considerado uma emergência e estar relacionado à OCA, esta nem sempre é a causa. Um estudo demonstrou que 14% dos pacientes com suspeita de infarto "com supra" encaminhados para angioplastia primária não tinham nenhuma artéria culpada e se tratava de casos com outras etiologias.[3] O supradesnivelamento de ST pode ser observado em pessoas saudáveis seja imprescindível a fim de evitar terapias de reperfusão inapropriadas.[4,5] O Quadro 1 reúne as causas de supradesnivelamento do segmento ST, e os principais diagnósticos diferenciais serão comentados a seguir.

QUADRO 1 Causas de supradesnivelamento do segmento ST

• Alterações secundárias da repolarização (BRE, SVE, pré-excitação e marca-passo).
• Aneurisma ventricular esquerdo.
• Atletas.

(continua)

QUADRO 1 Causas de supradesnivelamento do segmento ST *(continuação)*

• CAVD.
• CVE.
• Dissecção aórtica.
• Distúrbios hidreletrolíticos (hipercalemia, hipercalcemia, hipocalcemia).
• Doença neuromuscular e cerebrovascular.
• Envenenamento por picada de escorpião.
• Espasmo coronariano.
• Feocromocitoma.
• Hipotermia.
• OCA.
• Pericardite aguda e miopericardite.
• Pneumotórax.
• Repolarização precoce.
• Síndrome de Brugada.
• Síndrome de Takotsubo.
• Supradesnivelamento normal e variantes da normalidade.
• Toxicidade secundária ao abuso de drogas, como cocaína.
• TEP.

BRE: bloqueio de ramo esquerdo; CAVD: cardiopatia arritmogênica do ventrículo direito; CVE: cardioversão elétrica; OCA: oclusão coronária aguda; SVE: sobrecarga ventricular esquerda; TEP: tromboembolismo pulmonar.

MEDIDA DOS DESNIVELAMENTOS DO SEGMENTO ST

- Os desvios do segmento ST são determinados no ponto J em relação à linha de base. Historicamente, ambos os intervalos, PR e TP, foram utilizados como referência para a linha de base do ECG.[1,4,6,7]
- A Quarta Definição Universal do Infarto recomenda o uso da junção PQ (ponto que determina o final do segmento PR e início do QRS) como referência (Figura 1). Em pacientes com uma linha de base estável, o segmento TP é mais acurado para determinar os desvios de ST e para distinguir a pericardite aguda (infradesnivelamento do segmento PR) do infarto. Entretanto, a presença de taquicardia e oscilações da linha de base são comuns no cenário de infarto agudo do miocárdio (IAM) e podem dificultar a análise do segmento TP.[2]
- A Figura 2 exibe a nomenclatura sugerida para os padrões morfológicos de supradesnivelamento do segmento ST.[8]

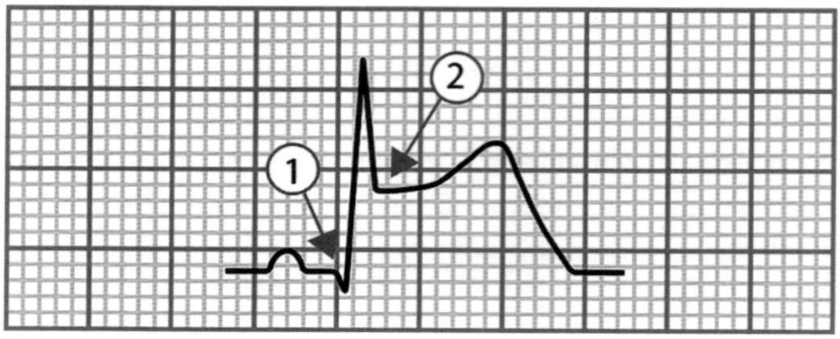

FIGURA 1 O início do QRS identificado pela seta 1 serve como ponto de referência, e a seta 2 mostra o início do segmento ST ou ponto J. A diferença entre os dois pontos determina a magnitude do desvio do segmento ST.

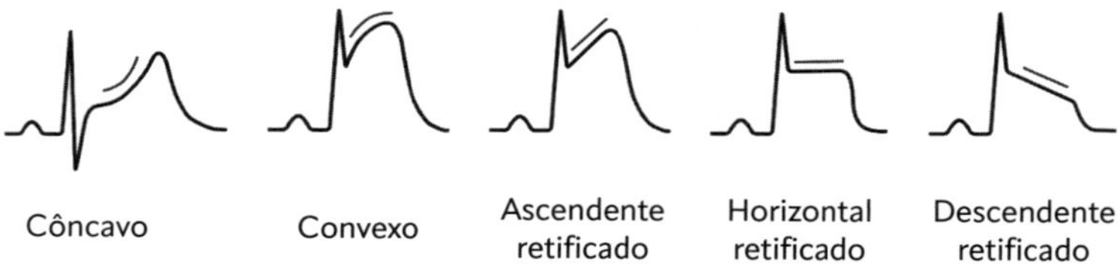

FIGURA 2 Padrões morfológicos comuns de supradesnivelamento do segmento ST.

SUPRADESNIVELAMENTO CÔNCAVO X CONVEXO NA SÍNDROME CORONARIANA AGUDA

- Tradicionalmente, a morfologia convexa ou retificada do segmento ST foi associada à OCA e a morfologia côncava a etiologias não isquêmicas. Contudo, apesar de a morfologia convexa ser altamente específica para o diagnóstico de IAM, o padrão côncavo pode estar presente em suas fases iniciais e evoluir para forma retificada e/ou convexa.[5,9]
- Smith et al. reportaram em seu estudo que 43% dos pacientes submetidos à angioplastia primária da artéria descendente anterior tinham o padrão côncavo nas derivações anteriores, concluindo que essa característica não pode ser utilizada para descartar síndrome coronariana aguda (SCA).[10]

OCLUSÃO CORONÁRIA AGUDA

- O supradesnivelamento do segmento ST que surge no contexto da SCA é dinâmico e geralmente limitado à área relacionada à artéria coronária culpada. Achados adicionais como a presença de onda Q patológica e infradesnivelamento recíproco corroboram o diagnóstico de infarto em evolução (ver Oclusão coronária aguda – capítulo 28).[11]
- Diretrizes atuais sugerem o diagnóstico de IAM (na ausência de sobrecarga ventricular esquerda – SVE – ou bloqueio de ramo esquerdo – BRE) quando há nova elevação do segmento ST no ponto J, em duas derivações contíguas, ≥ 1 mm em qualquer derivação, exceto V2 e V3. Para estas, os critérios são ≥ 2 mm em homens com 40 anos ou mais; ≥ 2,5 mm em homens com menos de 40 anos; ou ≥ 1,5 mm em mulheres de qualquer idade. Contudo, dada a baixa sensibilidade do supradesnivelamento do segmento ST para o diagnóstico de OCA (43,6%), a análise eletrocardiográfica deve considerar também outros sinais que indicam oclusão (ver Sinais eletrocardiográficos de oclusão e suboclusão coronária aguda – capítulo 30).[2]

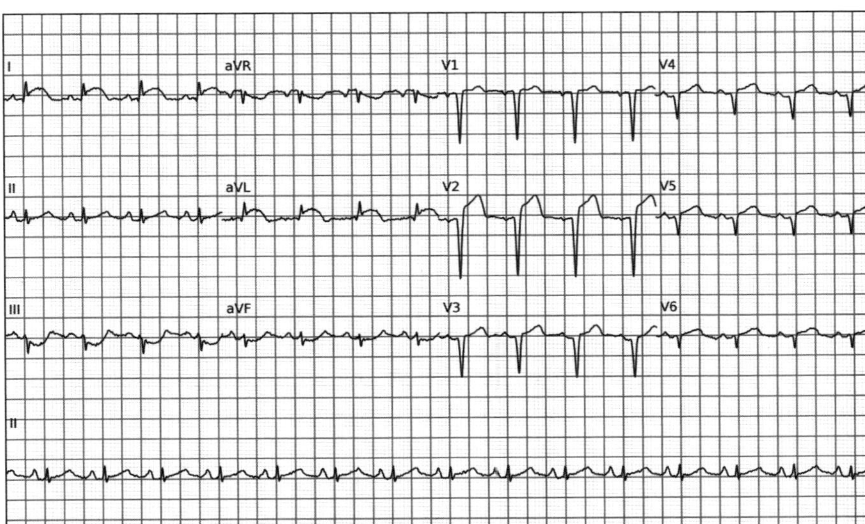

Infarto agudo da parede anterior extensa. Paciente do sexo feminino, de 56 anos, com quadro de dor torácica típica e eletrocardiograma demonstrando supradesnivelamento do segmento ST nas derivações V1 a V6, D1 e aVL. Há também ondas Q patológicas de V1 a V6 e infradesnivelamento recíproco na parede inferior, mais evidente em D3.

SUPRADESNIVELAMENTO NORMAL E VARIANTES DA NORMALIDADE

- O supradesnivelamento de ST de morfologia côncava de 1 a 3 mm nas derivações precordiais direitas (V1 a V3), mais pronunciado em V2, é considerado um achado normal em homens e denominado padrão masculino. Ele pode ser visualizado em até 90% dos adultos jovens, e sua prevalência reduz com o passar da idade.[4,12]
- Até 20% dos ECG normais em mulheres apresentam supradesnivelamento de 1 mm ou mais de V1 a V3. Essa prevalência se mantém inalterada independentemente da idade.[4]
- Em alguns indivíduos jovens e negros, o segmento ST pode encontrar-se elevado nas derivações precordiais intermediárias e associado a inversão da onda T. Essa variante da normalidade pode ser uma combinação de repolarização precoce com persistência do padrão juvenil da onda T.[4]
- O diagnóstico diferencial entre o supradesnivelamento normal e o supradesnivelamento discreto de V2 a V4 provocado por oclusão da artéria descendente anterior pode ser realizado por meio de uma fórmula de 4 variáveis (ver Infarto agudo da parede anterior – capítulo 83).

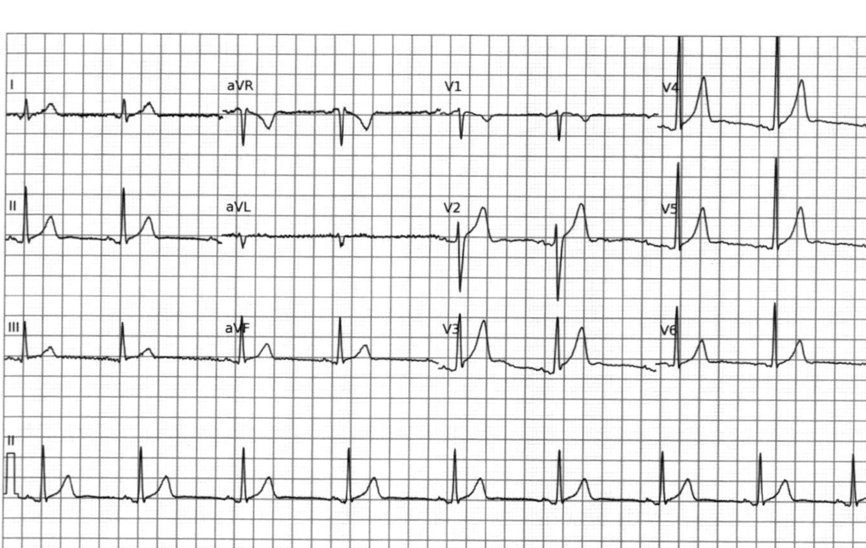

Supradesnivelamento normal do segmento ST – padrão masculino de morfologia côncava em V2 e V3 de até 2 mm em paciente jovem e assintomático do sexo masculino.

SOBRECARGA VENTRICULAR ESQUERDA

- As alterações eletrocardiográficas da SVE são estáticas, e, ao contrário do que acontece durante um evento isquêmico, a morfologia do segmento ST se mantém constante durante a realização de ECG seriados.
- Além do aumento da amplitude dos complexos QRS que ocorre na presença de SVE, observam-se alterações da repolarização como desnivelamentos do segmento ST e inversão da onda T.[6]
- O supradesnivelamento de ST secundário a SVE é tipicamente observado nas derivações V1 a V3 e está associado aos critérios de voltagem e ao infradesnivelamento de ST com onda T negativa e assimétrica nas derivações laterais (D1, aVL, V5 e V6) – conhecido como padrão em *strain* (ver Sobrecarga ventricular esquerda – capítulo 125).

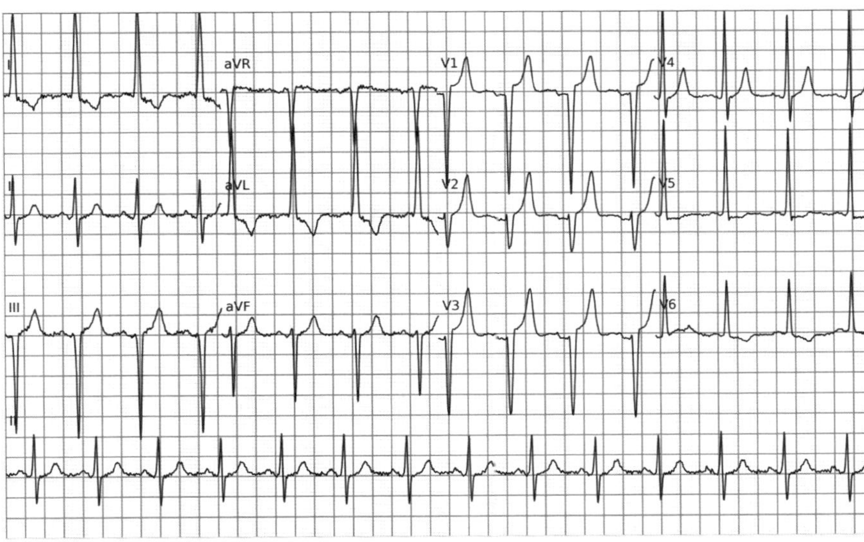

Sobrecarga ventricular esquerda, sugerida pelo aumento da voltagem do QRS. E, de fato, há diversos critérios de voltagem associados a alterações secundárias da repolarização ventricular. O supradesnivelamento do segmento ST de V1 a V3 é secundário a SVE, bem como as alterações de repolarização ventricular encontradas nas derivações laterais (padrão em *strain*).

BLOQUEIO DE RAMO ESQUERDO

- O BRE provoca alterações secundárias da RV, fazendo o segmento ST/T apresentar desvio e polaridade oposta àquela do complexo QRS (segmento ST/T discordante). Como no BRE o QRS é predominantemente negativo de V1 a V3, espera-se encontrar um supradesnivelamento, geralmente côncavo, nessas mesmas derivações[4] (ver Bloqueio de ramo esquerdo – capítulo 47).
- A presença de BRE pode ainda dificultar e mascarar o diagnóstico de infarto. Contudo, alterações concordantes do segmento ST/T na presença de BRE são altamente específicas para IAM. Critérios como o de Sgarbossa modificado ou o algoritmo de Barcelona são utilizados para a identificação de possível SCA na vigência de BRE (ver Infarto com bloqueio de ramo esquerdo – capítulo 89).

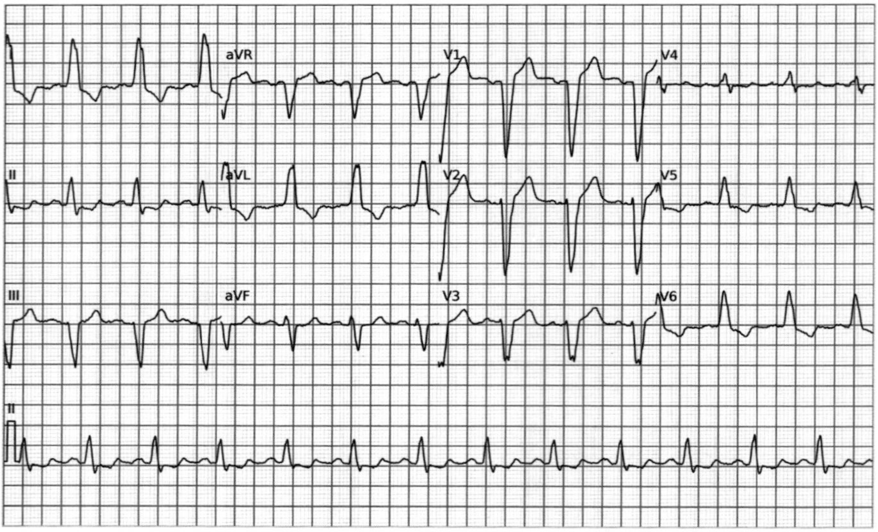

Bloqueio de ramo esquerdo. Nele, as alterações secundárias de repolarização ventricular são opostas à polaridade do QRS. Portanto, o supradesnivelamento do segmento ST, bastante evidente nas derivações V1 a V3, e o infradesnivelamento de ST em V5, V6, D1 e aVL, são secundários ao bloqueio de ramo.

PERICARDITE AGUDA E MIOPERICARDITE

- Na pericardite aguda, o supradesnivelamento de ST é classicamente difuso e está presente tanto nas derivações do plano frontal quanto do plano horizontal, indicando que ele não se encontra restrito a um território coronariano, o que raramente ocorre no IAM. Além disso, pode-se observar infradesnivelamento difuso do segmento PR e infradesnivelamento do segmento ST em V1 e aVR (ver Pericardite aguda – capítulo 103).
- A miocardite aguda pode provocar supradesnivelamento difuso, assim como ocorre na pericardite. Em algumas situações, a elevação proeminente do segmento ST pode simular o infarto.[4]

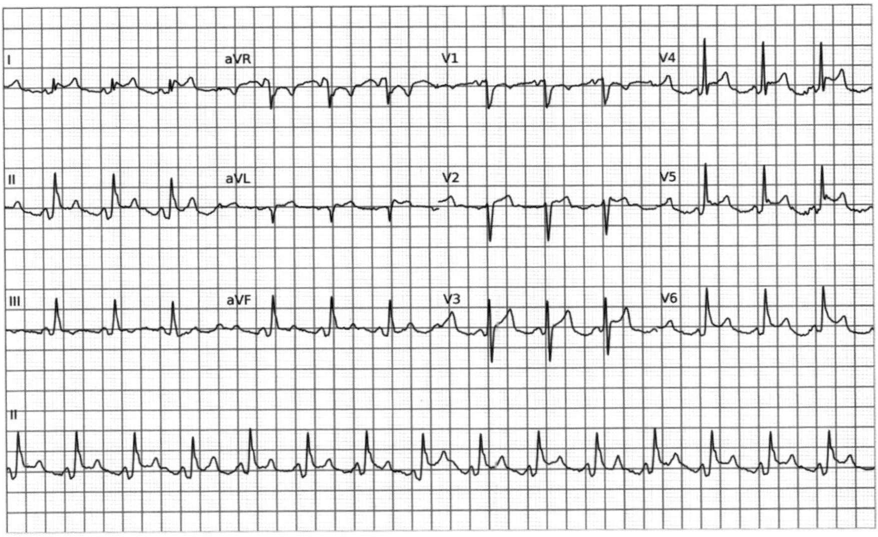

Pericardite aguda. Paciente com quadro de dor torácica e eletrocardiograma demonstrando supradesnivelamento difuso do segmento ST sem obedecer à distribuição típica de um território coronariano. Observe que há um infradesnivelamento do segmento ST em V1 e aVR e infradesnivelamento difuso do segmento PR. O sinal de Spodick também aparece em D2.

REPOLARIZAÇÃO PRECOCE

- O padrão de repolarização precoce é tradicionalmente considerado uma variante da normalidade encontrada principalmente em adultos jovens e indivíduos saudáveis, sendo mais frequente em pessoas com bradicardia, no sexo masculino, em afrodescendentes e em atletas.[4] Entretanto, algumas variantes foram associadas a maior risco de morte súbita, surgindo o termo "síndrome da repolarização precoce".[13]
- Define-se por repolarização precoce a presença de um *notch* ou *slur* na porção final do complexo QRS, associada ou não ao supradesnivelamento do segmento ST. O pico do *notch* ou o início do *slur* deve ser > 1 mm em relação à linha de base em pelo menos 2 derivações contíguas, excluindo-se V1 a V3[14] (ver Repolarização precoce – capítulo 105).

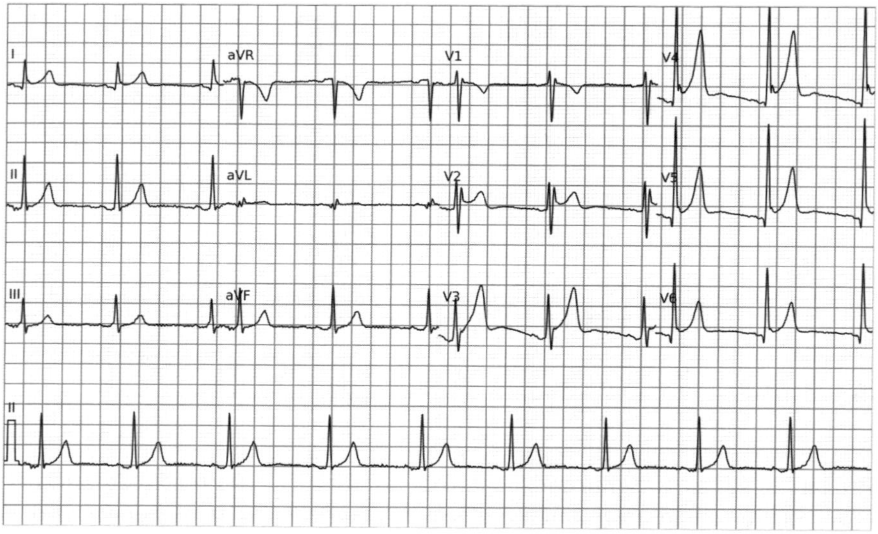

Padrão de repolarização precoce. Paciente de 33 anos, assintomático, que realizou eletrocardiograma pré-operatório. Note o supradesnivelamento do segmento ST de morfologia côncava precedido de *notch* e *slur* nas derivações V4 a V6.

ANEURISMA DE VENTRÍCULO ESQUERDO

- O aneurisma ventricular esquerdo é outro diagnóstico que pode provocar o supradesnivelamento persistente do segmento ST semanas após um infarto. Frequentemente está associado a ondas Q patológicas/complexos QS nas mesmas derivações que apresentam o supradesnivelamento. Contudo, pode ser difícil diferenciá-lo de um IAM nos casos de dor torácica quando um ECG prévio não se encontra disponível[6] (ver Aneurisma de ventrículo esquerdo – capítulo 35).
- Modalidades de imagem mais recentes demonstraram que, em pacientes com infarto antigo, a persistência do supradesnivelamento de ST também está associada a discinesia sistólica, acinesia ou grandes áreas de necrose, mesmo na ausência de aneurisma ventricular anatômico.[15]

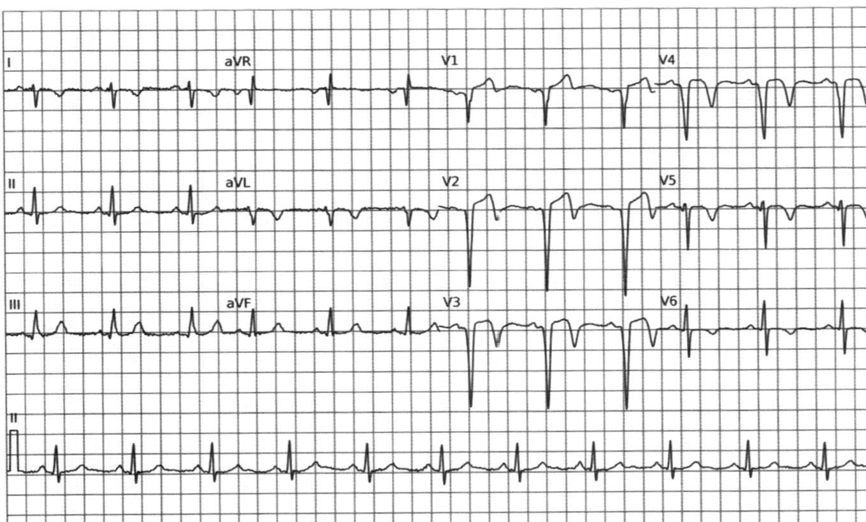

Aneurisma de ventrículo esquerdo. Paciente com histórico de infarto recente e queixa de dispneia. O eletrocardiograma exibe um supradesnivelamento persistente do segmento ST na parede anterior semanas após o infarto. Há alterações da repolarização com ondas T *plus-minus* em V2 e negativas de V3 a V6, D1 e aVL, além de ondas Q patológicas de V1 a V4 e desvio de eixo para à direita.

SÍNDROME DE BRUGADA

- O padrão eletrocardiográfico de Brugada tipo 1 é bastante característico e se refere a uma elevação em cúpula no segmento ST em uma ou mais derivações precordiais direitas (V1 a V3), de pelo menos 2 mm, seguida por um descenso côncavo ou retificado do segmento ST que cruza a linha de base e produz uma onda T negativa e simétrica[16] (ver Síndrome de Brugada – capítulo 115).
- No padrão de Brugada tipo 2, observa-se em V1 e V2 a presença de uma onda r' ≥ 2 mm e de um segmento ST ≥ 0,5 mm seguido por uma onda T positiva em V2 e de morfologia variável em V1. As características do triângulo formado pelo r' permitem definir diferentes critérios para seu diagnóstico[16] (ver Padrão rSr' em V1 e V2 – capítulo 13).

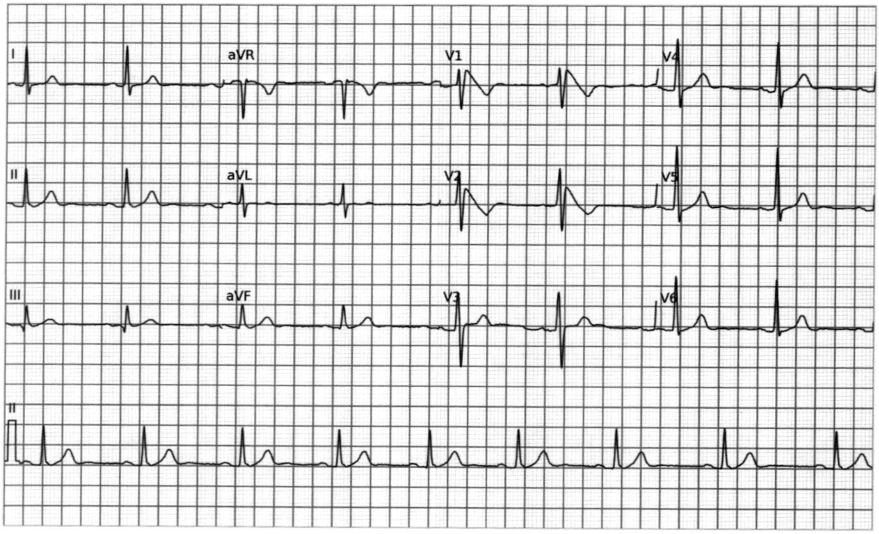

Padrão de Brugada tipo 1. É bastante característico e exibe uma elevação em cúpula do segmento ST em V1 e V2 > 2 mm, seguida por um descenso de ST retificado que cruza a linha de base e produz uma onda T negativa e simétrica nessas derivações.

ENVENENAMENTO POR PICADA DE ESCORPIÃO

- O envenenamento por picada de escorpião pode produzir um supradesnivelamento do segmento ST indistinguível do IAM. Outras alterações incluem o infradesnivelamento de ST, bloqueio divisional anterossuperior (BDAS) e ondas T em "tenda".
- Os pacientes são geralmente crianças com história de picada de escorpião, vômitos, dor intensa no local da picada, sudorese profusa e edema pulmonar cardiogênico.
- Acredita-se que a injúria miocárdica seja consequência da tempestade autonômica induzida pelo veneno, resultando em crise hipertensiva e espasmo microvascular.[17]

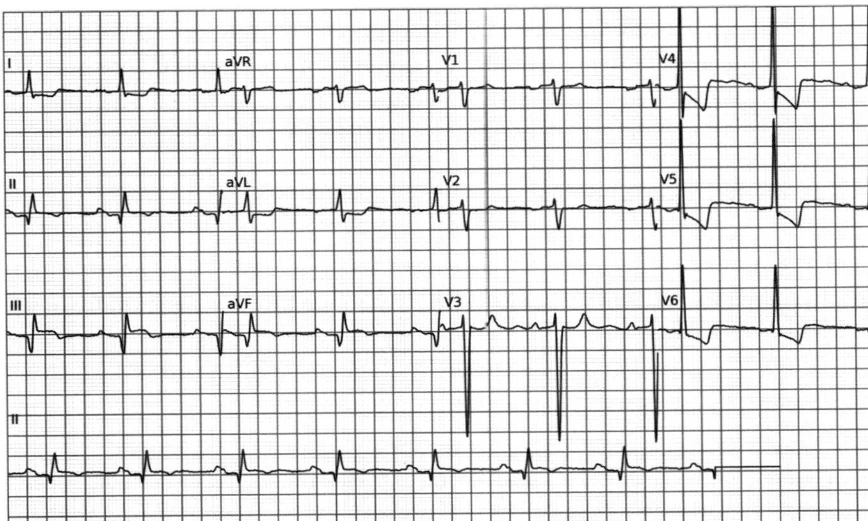

Envenenamento por picada de escorpião. Paciente com história de picada de escorpião que se apresentou no pronto-socorro com queixa de dor torácica, náuseas e dispneia. Observe o supradesnivelamento do segmento ST presente na parede inferior e o infradesnivelamento de ST na parede anterior extensa.

SÍNDROME DE TAKOTSUBO

- A diferenciação entre Takotsubo, espasmo coronariano e SCA pode ser impossível do ponto de vista clínico e eletrocardiográfico. Na síndrome de Takotsubo, mais de 90% dos pacientes são mulheres na pós-menopausa, e as alterações eletrocardiográficas incluem supradesnivelamento do segmento ST, alterações na onda T e ondas Q patológicas[2,18] (ver Síndrome de Takotsubo – capítulo 116).
- Alguns pacientes podem apresentar ainda infradesnivelamento do segmento PR, mimetizando uma pericardite aguda.[6]

DISTÚRBIOS HIDRELETROLÍTICOS

- A hipercalemia é uma causa bem conhecida de supradesnivelamento do segmento ST que pode ser confundida com infarto. Outras alterações eletrocardiográficas frequentemente estão presentes, como o alargamento do QRS, ondas T altas e pontiagudas (em tenda) e baixa amplitude da onda P.[4]
- Também foram descritos casos de hipercalcemia e hipocalcemia com supradesnivelamento do segmento ST mimetizando uma SCA.[19,20]

CARDIOVERSÃO ELÉTRICA

Logo após a cardioversão elétrica (CVE), o segmento ST pode sofrer supradesnivelamento > 5 mm.[4] Essa alteração se mantém por poucos minutos, e seu mecanismo não foi esclarecido.

REFERÊNCIAS

1. Kashou AH, Basit H, Malik A. ST segment [Internet]. StatPearls. 2022.
2. Thygesen K, Alpert JS, Jaffe AS, Chaitman BR, Bax JJ, Morrow DA, et al. Fourth universal definition of myocardial infarction (2018). Eur Heart J. 2018;40(3):237-69.
3. Larson DM, Menssen KM, Sharkey SW, Duval S, Schwartz RS, Harris J, et al. "False-positive" cardiac catheterization laboratory activation among patients with suspected ST-segment elevation myocardial infarction. JAMA. 2007;298(23):2754.
4. Wang K, Asinger RW, Marriott HJL. ST-segment elevation in conditions other than acute myocardial infarction. N Engl J Med. 2003;349(22):2128-35.
5. Huang HD, Birnbaum Y. ST elevation: differentiation between ST elevation myocardial infarction and nonischemic ST elevation. J Electrocardiol. 2011;44(5):494.e1-494.e12.
6. Fiol-Sala M, Birnbaum Y, Nikus K, Bayes de Luna A. Electrocardiography in isquemic heart disease: clinical and imaging correlations and prognostic implications. 2.ed. Wiley Blackwell; 2020.
7. Coppola G, Carità P, Corrado E, Borrelli A, Rotolo A, Nugara C, Ajello L, et al. ST segment elevations: always a marker of acute myocardial infarction? Indian Heart J. 2013;65(4):412-23.
8. Scheffer MK, Ohe LN, Alencar Neto JN de. Manual Prático de Eletrocardiograma do Setor de Emergências do Instituto Dante Pazzanese de Cardiologia. São Paulo: Editora dos Editores; 2022. 426 p.

9. Nable JV, Brady W. The evolution of electrocardiographic changes in ST-segment elevation myocardial infarction. Am J Emerg Med. 2009;27(6):734–46.
10. Smith SW. Upwardly concave ST segment morphology is common in acute left anterior descending coronary occlusion. J Emerg Med. 2006;31(1):69–77.
11. Fiol-Sala M, Bayes de Luna A. Acute coronary syndrome: What is the affected artery? Where is the occlusion located? And how important is the myocardial mass involved? Circulation. 2017;136(7):691–3.
12. Hiss RG, Lamb LE, Allen MF. Electrocardiographic findings in 67,375 asymptomatic subjects. X. Normal values*. Am J Cardiol. 1960;6(1):200–31.
13. Haïssaguerre M, Derval N, Sacher F, Jesel L, et al. Sudden Cardiac Arrest Associated with Early Repolarization. N Engl J Med. 2008;358(19):2016–23.
14. Patton KK, Ellinor PT, Ezekowitz M, Kowey P, et al. Electrocardiographic Early Repolarization: A Scientific Statement from the American Heart Association. Circulation. 2016;133(15):1520–9.
15. Smith SW. T/QRS ratio best distinguishes ventricular aneurysm from anterior myocardial infarction. Am J Emerg Med. 2005;23(3):279–87.
16. Bayés De Luna A, Brugada J, Baranchuk A, Borggrefe M, et al. Current electrocardiographic criteria for diagnosis of Brugada pattern: A consensus report. J Electrocardiol. 2012;45(5):433–42.
17. Chandra S, Singh V, Nehra M, Agarwal D, et al. ST-segment elevation in non-atherosclerotic coronaries: A brief overview. Intern Emerg Med. 2011;6(2):129–39.
18. Gianni M, Dentali F, Grandi AM, Sumner G, et al. Apical ballooning syndrome or takotsubo cardiomyopathy: A systematic review. Eur Heart J. 2006 27(13):1523–9.
19. de Bliek EC. ST elevation: Differential diagnosis and caveats. A comprehensive review to help distinguish ST elevation myocardial infarction from nonischemic etiologies of ST elevation. Turkish J Emerg Med. 2018;18(1):1–10.
20. Peiró B, Cerdán L, Diarte JA, Ortas MR, et al. Severe hypocalcemia mimicking acute ST-segment elevation myocardial infarction: Paradigmatic case and review of literature. Cardiol J. 2022;29(4):710-3.

18

Infradesnivelamento do segmento ST

Matheus Kiszka Scheffer
Sandro Pinelli Felicioni

O infradesnivelamento do segmento ST ocorre quando o ponto J é deslocado abaixo da linha de base do eletrocardiograma (ECG). Múltiplas condições estão associadas ao infradesnivelamento, incluindo isquemia miocárdica, hipocalemia, efeito de medicações, sobrecargas ventriculares e bloqueios de ramo. Alterações da onda T estão frequentemente presentes.[1] O Quadro 1 reúne as causas de infradesnivelamento do segmento ST, e os principais diagnósticos diferenciais são discutidos em seguida.

QUADRO 1 Causas de infradesnivelamento do segmento ST[2]

• Alteração recíproca (infradesnivelamento em espelho).
• Alterações secundárias da repolarização (BRE, SVE, pré-excitação e marca-passo).
• Efeito digitálico (infradesnivelamento em colher).
• Exercício físico e hiperventilação (infradesnivelamento ascendente).
• Hipocalemia.
• Isquemia circunferencial (infradesnivelamento em 7 ou mais derivações com supradesnivelamento em aVR).
• Isquemia subendocárdica (infradesnivelamento horizontal ou descendente).
• Oclusão/suboclusão coronária aguda (padrão de "de Winter" – equivalente de supra de ST).
• TSV (infradesnivelamento tipicamente em V4-V6 horizontal ou ascendente).

BRE: bloqueio de ramo esquerdo; SVE: sobrecarga ventricular esquerda ; TSV: taquicardia supraventricular.

MEDIDA DOS DESNIVELAMENTOS DO SEGMENTO ST

- No ECG convencional, deve-se medir a amplitude do desnivelamento do segmento ST através de duas linhas imaginárias tangenciando a linha de base e o ponto J. Considera-se como linha de base, preferencialmente, o ponto que representa a junção entre o segmento PR e a onda Q – ou junção PQ (Figura 1).
- No ECG de esforço, toma-se como linha de base, obrigatoriamente, a junção PQ. É frequente haver infradesnivelamento do ponto J no teste de esforço. Portanto, para o diagnóstico eletrocardiográfico de isquemia miocárdica induzida pelo exercício, é fundamental observar como se comporta o segmento ST. O comportamento normal ao exercício é aquele em que o segmento ST sobe rapidamente em direção da linha de base, ou seja, em até 80 ms atinge a linha de base. Esse ponto que dista 80 ms do ponto J recebe o nome de ponto Y, e o comportamento normal do segmento ST é denominado padrão ascendente rápido. Entretanto, existem alguns padrões de comportamento anormais do segmento ST (Figura 2). No padrão denominado horizontal, existe infradesnivelamento do ponto J, porém o ponto Y se encontra no mesmo nível do primeiro. No padrão chamado descendente, ocorre infradesnivelamento do ponto J, e o ponto Y está abaixo, e, no padrão ascendente lento, o ponto Y está acima do ponto J. Nos padrões horizontal e descendente, a medida da amplitude do infradesnivelamento é feita entre a linha de base e o ponto J. No padrão ascendente lento, considera-se para tanto o ponto Y. Ainda existe descrito um padrão chamado de convexidade superior, no qual a aferição da amplitude do infradesnivelamento é entre a linha de base e outra que tangencia o ápice da convexidade.

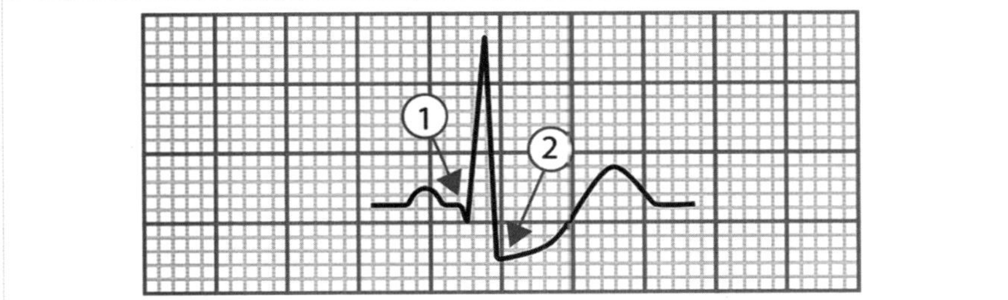

FIGURA 1 Infradesnivelamento do segmento ST. O início do QRS identificado pela seta 1 serve como ponto de referência, e a seta 2 mostra o início do segmento ST ou ponto J.

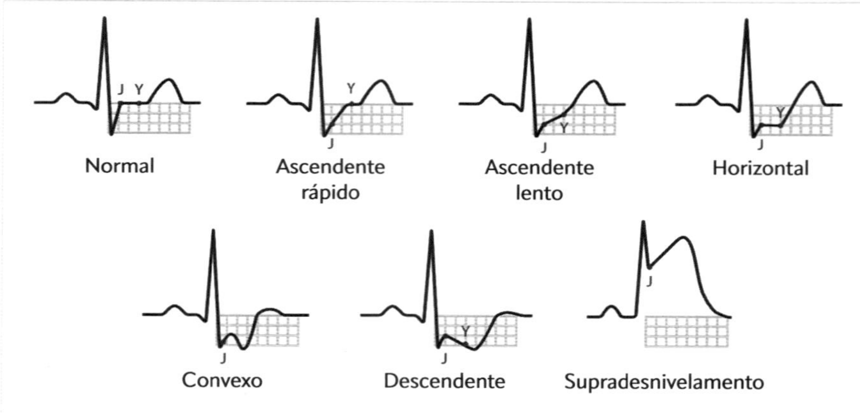

FIGURA 2 Possibilidades de resposta eletrocardiográfica durante o teste de esforço.

ISQUEMIA

Isquemia subendocárdica

- Na presença de dor torácica recente ou no decorrer da síndrome coronariana aguda (SCA), o infradesnivelamento do segmento ST ≥ 0,5 mm em 2 derivações contíguas é sugestivo de isquemia miocárdica[3,4] (ver Suboclusão coronária aguda – capítulo 29).
- No teste de esforço, ao contrário do supradesnivelamento induzido pelo exercício, o infradesnivelamento do segmento ST não localiza a isquemia. Contudo, sua extensão, duração e magnitude podem se associar com a gravidade.[5]
- Os desníveis do segmento ST são utilizados como critérios eletrocardiográficos para isquemia durante o teste de esforço. O Quadro 2 resume os critérios de positividade para isquemia miocárdica.
- No teste de esforço, os infradesnivelamentos de ST com as morfologias horizontal e descendente são as mais importantes no diagnóstico de isquemia miocárdica, ao passo que a morfologia ascendente lenta tem comparativamente menor valor, assim como a morfologia com convexidade superior, que em indivíduos de baixo risco cardiovascular tem pouca relevância.[2]

QUADRO 2 Critérios de positividade para isquemia miocárdica no teste de esforço[6]

1. Infradesnivelamento do segmento ST com morfologia horizontal ou descendente ≥ 1 mm; aferido no ponto J.
2. Infradesnivelamento do segmento ST com morfologia ascendente lenta ≥ 1,5 mm em indivíduos de risco moderado ou alto de DAC; ≥ 2,0 mm em indivíduos de risco baixo de DAC; aferido no ponto Y.
3. Supradesnivelamento do segmento ST ≥ 1 mm na ausência de onda Q em derivações não AVR e V1.

DAC: doença arterial coronariana.

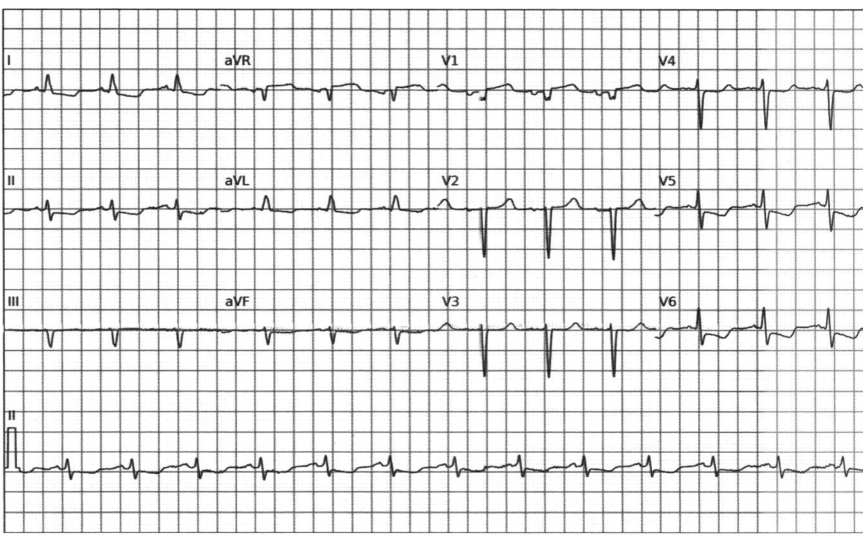

Infradesnivelamento do segmento ST. Paciente de 76 anos, queixando-se de dor torácica no momento da aquisição do eletrocardiograma. A isquemia subendocárdica pode ser observada pela presença de infradesnivelamento de ST nas derivações V4 a V6, D1, D2 e aVL.

Isquemia circunferencial

O padrão eletrocardiográfico de infradesnivelamento difuso em 7 ou mais derivações, associado ao supradesnivelamento de ST em V1 e aVR, tem sido descrito como correspondente de suboclusão de tronco de coronária esquerda ou doença multiarterial. Contudo, novo estudos questionam essa associação angiográfica, ainda que demonstrem maior mortalidade intra-hospitalar (ver Isquemia circunferencial – capítulo 91).

Infarto agudo da parede lateral

Em raras situações, a presença do infradesnivelamento de ST isolado em V1-V2 até V4 pode se tratar de imagem em espelho do supradesnivelamento da parede lateral (derivações V7-V9) e deve levar à suspeita de um infarto agudo do miocárdio (IAM) da parede lateral (ver Infarto agudo da parede lateral – capítulo 86).

Padrão de "de Winter"

- O infradesnivelamento do segmento ST de morfologia ascendente seguido por ondas T altas e simétricas nas derivações precordiais está relacionado a oclusão proximal da artéria descendente anterior.
- Atualmente é um padrão reconhecido como um equivalente de supradesnivelamento de ST e indica terapia de reperfusão de urgência (ver Padrão de "de Winter" – capítulo 99).

ALTERAÇÕES SECUNDÁRIAS DA REPOLARIZAÇÃO VENTRICULAR

- Alterações secundárias da repolarização são fáceis de serem reconhecidas, pois estão associadas a bloqueios de ramo, sobrecargas ventriculares, pré-excitação ventricular ou marca-passo com *pacing* ventricular. O segmento ST e a onda T se movem na mesma direção e são discordantes da polaridade do complexo QRS, ou seja, um complexo QRS positivo em uma determinada derivação pode estar associado ao infradesnivelamento do segmento ST com onda T negativa.[7]
- A sobrecarga ventricular esquerda (SVE) provoca alterações secundárias na repolarização ventricular (RV), principalmente nas derivações laterais esquerdas. O padrão de infradesnivelamento do segmento ST associado a ondas T negativas e assimétricas em D1, aVL, V5 e V6 é conhecido como padrão de *strain* (ver Sobrecarga ventricular esquerda – capítulo 125).
- No bloqueio de ramo esquerdo (BRE), espera-se encontrar alterações do segmento ST/T apostas à polaridade do QRS. Assim, nas derivações laterais em que o QRS é geralmente positivo e em forma de torre, observa-se o infradesnivelamento do segmento ST com ondas T negativas (ver Bloqueio

de ramo esquerdo – capítulo 47). No bloqueio de ramo direito (BRD) o segmento ST-T encontra-se em oposição ao atraso final da condução (ver Bloqueio de ramo direito – capítulo 46).

- Na pré-excitação ventricular, as alterações do segmentos ST-T estão na direção oposta à onda delta do complexo QRS (ver Pré-excitação ventricular – capítulo 104).

ALTERAÇÕES RECÍPROCAS OU IMAGEM EM ESPELHO

- No contexto de IAM "com supra", a presença associada de infradesnivelamentos de ST é geralmente referida como alterações recíprocas ou "imagem em espelho", com o objetivo de enfatizar que tanto a elevação como a depressão do segmento ST estão relacionadas ao mesmo processo eletrofisiológico.[8]
- O infradesnivelamento é registrado não derivações opostas àquelas que apresentam o supradesnivelamento (Quadro 3).[9] Esse fenômeno permite predizer qual artéria coronária sofreu oclusão e até mesmo o local da oclusão.[3]
- Alterações recíprocas ocorrem em até 80% dos casos de SCA e apresentam elevada especificidade para o infarto (> 90%).[8,10]

QUADRO 3 Alterações recíprocas ou "imagem em espelho"

Área do infarto	Supradesnivelamento	Alterações recíprocas
Anterior	V1-V4	D2, D3, aVF
Inferior	D2, D3, aVF	D1, aVL, V1-V3
Lateral	D1, aVL, V5, V6, V7-V9	V1-V3

OUTRAS CAUSAS COMUNS DE INFRADESNIVELAMENTO DO SEGMENTO ST

- O infradesnivelamento do segmento ST também pode estar presente em distúrbios hidreletrolíticos como a hipocalemia ou alterações medicamentosas provocadas pelo uso de digitálicos (ver Hipocalemia – capítulo 79; Alterações medicamentosas – capítulo 33).
- Durante a taquicardia sinusal, é frequente o surgimento de um infradesnivelamento com padrão ascendente rápido, assim como é comum observá-lo na presença de taquicardia supraventricular (TSV).

REFERÊNCIAS

1. Kashou AH, Basit H, Malik A. ST Segment [Internet]. Treasure Island (FL): StatPearls; 2024.
2. Scheffer MK, Ohe LN, Alencar Neto JN de. Manual prático de eletrocardiograma do Setor de Emergências do Instituto Dante Pazzanese de Cardiologia. São Paulo: Editora dos Editores; 2022.
3. Fiol-Sala M, Birnbaum Y, Nikus K, Bayes de Luna A. Electrocardiography in isquemic heart disease: clinical and imaging correlations and prognostic implications. 2.ed. Wiley Blackwell; 2020.
4. Thygesen K, Alpert JS, Jaffe AS, Chaitman BR, Bax JJ, Morrow DA, White HD. Fourth universal definition of myocardial infarction (2018). Eur Heart J. 2018;40(3):237-69.
5. Hanna EB, Glancy DL. ST-segment depression and T-wave inversion: classification, differential diagnosis, and caveats. Cleve Clin J Med. 2011;78(6):404-14.
6. Meneghelo RS, Araújo CGS, Stein R, Mastrocolla LE, Albuquerque PF, Serra SM, et al. III Diretrizes da Sociedade Brasileira de Cardiologia sobre teste ergométrico. Arq Bras Cardiol. 2010;95(5 Suppl 1):1-26.
7. Rautaharju PM, Surawicz B, Gettes LS. AHA/ACCF/HRS recommendations for the standardization and interpretation of the electrocardiogram. Part IV: The ST segment, T and U waves, and the QT interval a scientific statement from the American Heart Association Electrocardiography and Arrhythmias Co. J Am Coll Cardiol. 2009;53(11):982-91.
8. Kusumoto F. ECG interpretation from pathophysiology to clinical application [Internet]. 2.ed. Cham: Springer International Publishing; 2020.
9. Alencar Neto JN de. Tratado de ECG. Salvador: Sanar; 2022.
10. Brady WJ. Electrocardiographic abnormalities encountered in acute myocardial infarction. Emerg Med J. 2000;17(1):40-5.

19

Alterações da onda T

José Nunes de Alencar Neto

A repolarização ventricular (RV), representada pela onda T, é uma etapa crucial do ciclo cardíaco, com um papel decisivo na preparação dos ventrículos para o próximo batimento. No entanto, essa simplicidade aparente mascara uma complexidade inerente que reside não apenas em sua formação, mas também em sua interpretação. A onda T é moldada por uma combinação delicada de fatores, desde a fase 3 do potencial de ação até o gradiente ventricular que determina sua aparência. A verdadeira complexidade se revela quando se considera que essa deflexão eletrocardiográfica é o resultado da soma vetorial das forças elétricas que percorrem diferentes regiões do miocárdio ventricular durante a repolarização. Cada variação, por mais sutil que seja, pode indicar desde uma anomalia benigna até condições clínicas graves.

O desafio adicional se origina da subjetividade na leitura da onda T. As alterações podem ser sutis, às vezes tornando o diagnóstico uma arte tanto quanto uma ciência. Além disso, as nuances de "cancelamento" que ocorrem quando os potenciais de ação movem cargas em direções opostas tornam a interpretação ainda mais desafiadora.

Este capítulo irá aprofundar o diagnóstico diferencial de alterações na onda T, explorando as razões subjacentes, as implicações clínicas e os métodos para uma avaliação precisa e confiável.

ALTERAÇÕES PRIMÁRIAS E SECUNDÁRIAS DA ONDA T[1]

- É fundamental diferenciar entre as ondas T primárias e as secundárias, pois cada uma tem significados clínicos distintos e necessita de abordagens diagnósticas e terapêuticas específicas.

- A onda T primária surge quando há uma alteração no gradiente ventricular fisiológico e é um marcador de doenças mais urgentes e perigosas, como isquemia miocárdica aguda, canalopatias agudizadas, distúrbios metabólicos, ou ainda a interação com determinados fármacos, como os da classe III de Vaughan Willians. Nessa condição, o que se nota é uma onda T simétrica que pode ter polaridade tanto concordante quanto discordante em relação ao complexo QRS. Uma pista crucial para sua identificação pode ser a presença de um intervalo QT prolongado e até mesmo *notches* em seu traçado, características que deveriam disparar alertas imediatos para o clínico. Quando essa alteração ocorre em um ambiente de grande instabilidade elétrica, como na macroalternância da onda T, estamos perante uma situação de alto risco que pode preceder arritmias graves como a taquicardia ventricular (TV) polimórfica.
- Por outro lado, a onda T secundária apresenta-se quando há um distúrbio primário na despolarização (tipicamente manifestado no complexo QRS) ou na contratilidade cardíaca. Esse cenário é comum em condições como bloqueios de ramo, pré-excitação ventricular, padrões de sobrecarga ventricular com *strain*, entre outros. Ao contrário da onda T primária, a onda T secundária é tipicamente assimétrica e tem uma polaridade discordante do complexo QRS. Desse modo, a onda T secundária aponta para uma alteração "indireta" da repolarização ventricular.

ONDA T PRIMÁRIA

- Surgem por alterações no gradiente ventricular fisiológico ou, de maneira mais simples, na RV.
- São indicativas de condições graves como isquemia miocárdica aguda, canalopatias agudizadas e distúrbios metabólicos (ver Onda T hiperaguda – capítulo 97; Hipercalemia – capítulo 75).
- A morfologia da onda T passa a ter um formato simétrico, com polaridade que pode ser concordante (positiva) ou discordante (negativa) em relação ao complexo QRS.
- Frequentemente, acompanha um intervalo QTc prolongado.
- A presença de *notches* ou entalhes na onda T são sinais de alteração primária da repolarização em adultos.
- É um precursor potencial para TV polimórfica, fibrilação ventricular (FV) e morte súbita.

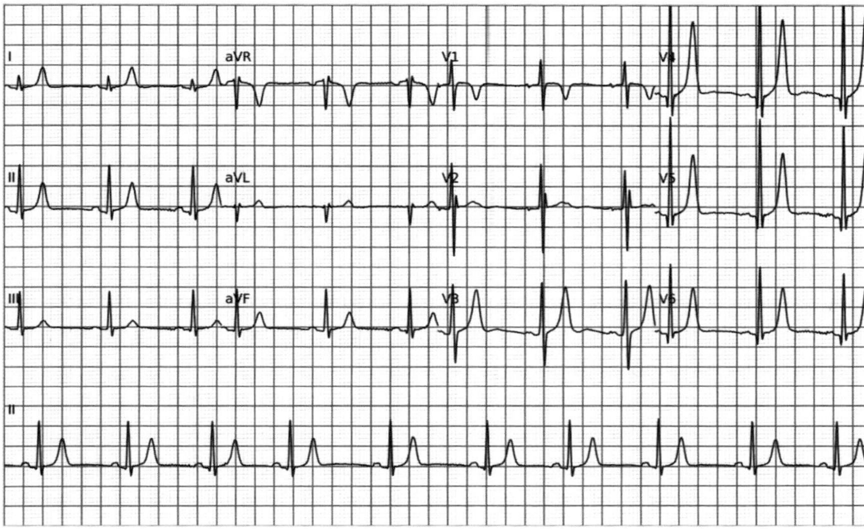

Onda T primária. Alta e simétrica, mais evidente na parede anterior.

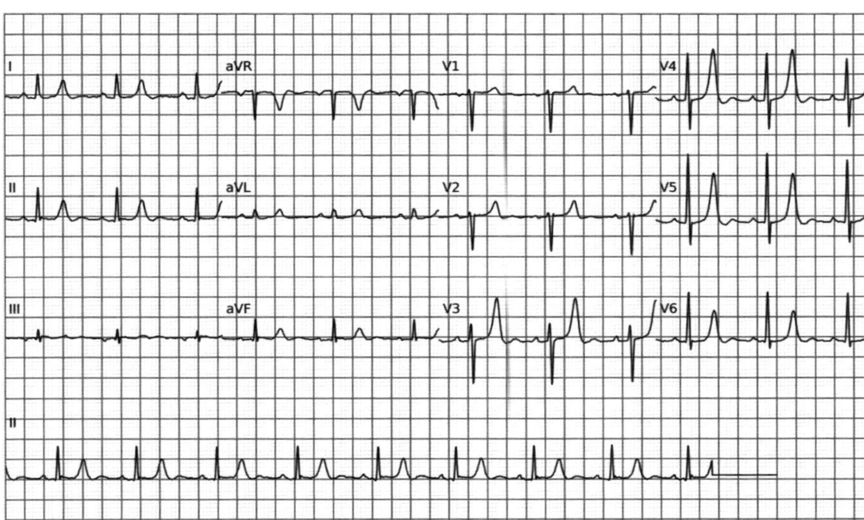

Onda T primária. Alta e simétrica, mais evidente na parede anterior. Os principais diagnósticos diferenciais são a isquemia miocárdica na fase hiperaguda e a hipercalemia.

ONDA T NEGATIVA[2]

- Pode ser de natureza permanente ou transiente. Pode ser primária ou secundária.
- Causas transientes ou paroxísticas incluem: situações agudas, dinâmicas ou reversíveis, como isquemia subaguda, edema agudo de pulmão não isquêmico, gastroenterite, hemorragia subaracnóidea, tromboembolismo pulmonar (TEP), síndrome de Takotsubo, feocromocitoma, entre outros.
- Causas permanentes estão associadas a cardiomiopatias como cardiomiopatia hipertrófica (CMP-H), doença de Chagas e cardiomiopatia arritmogênica do ventrículo direito (CAVD).
- Se houver alteração primária da repolarização se manifestando como uma onda T negativa, ela será negativa (ou discordante ao complexo QRS) e simétrica.
- A onda T primária negativa *nunca* é indicativa de isquemia aguda, mas pode representar isquemia subaguda (p. ex., síndrome de Wellens), entre outras causas de onda T primária já citadas.[3]
- A onda T primária pode permanecer com polaridade negativa por dias ou semanas após um evento isquêmico ou sua revascularização.
- Se houver alteração secundária da repolarização (mais comum), a onda T será negativa (ou discordante ao complexo QRS) e assimétrica.
- A onda T secundária negativa tem caráter inespecífico e pode significar alterações de contratilidade cardíaca.
- O Quadro 1 lista as principais causas de onda T negativa.

QUADRO 1 Causas de onda T negativa

• AVE.
• Alcoolismo.
• Alterações secundárias da repolarização (BRE, SVE, pré-excitação e marca-passo).
• CAVD.
• CMP-H.
• Hiperventilação.
• Hipocalemia.
• Hipomagnesemia.
• Miocárdio não compactado.
• Miopericardite.
• Mixedema.

(continua)

QUADRO 1 Causas de onda T negativa *(continuação)*

• Pós-isquemia (após infarto ou reperfusão).
• Pós-taquicardia.
• Síndrome de Takotsubo.
• Tromboembolismo pulmonar e *cor pulmonale*.
• Variante da normalidade (persistência do padrão infantil, sexo feminino, afrodescendente).

AVE: acidente vascular encefálico; BRE: bloqueio de ramo esquerdo; CAVD: cardiopatia arritmogênica do ventrículo direito; CMP-H: cardiopatia hipertrófica; SVE: sobrecarga ventricular esquerda.

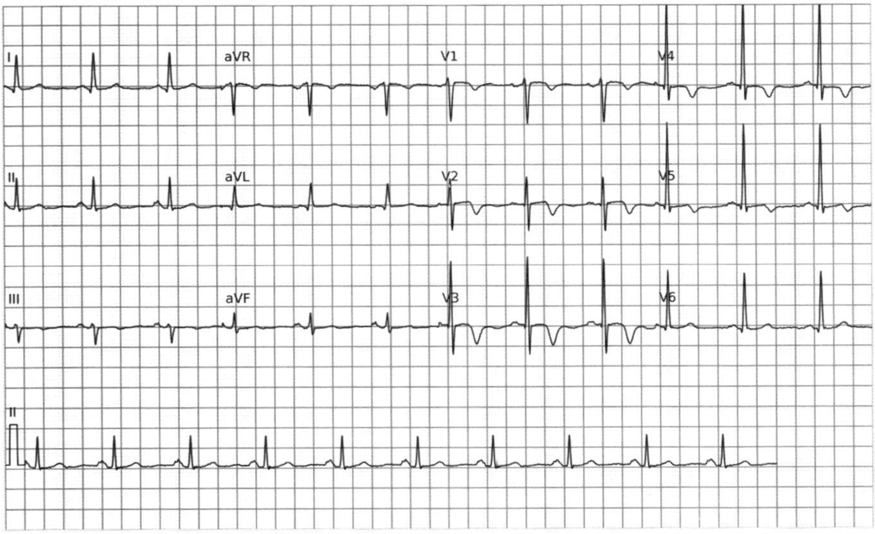

Onda T negativa, simétrica de V1 a V3. O diagnóstico diferencial é extenso e deve ser realizado em associação com os dados clínicos do paciente.

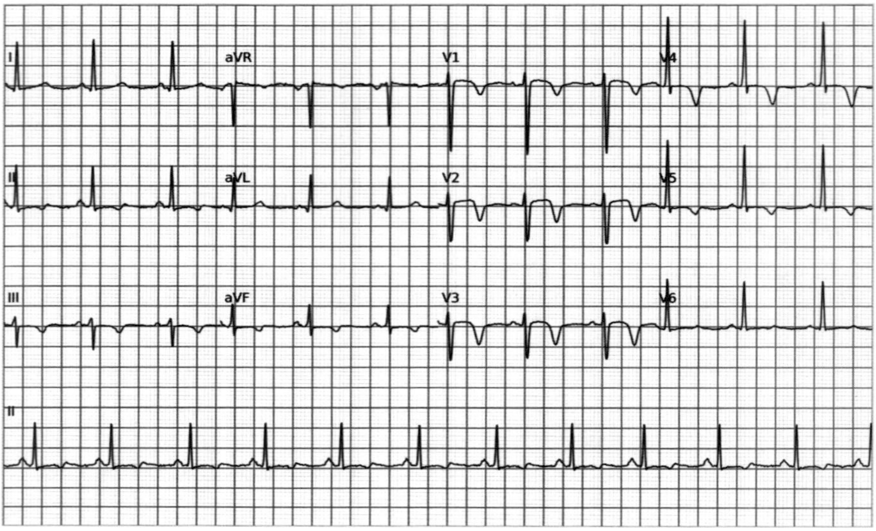

Onda T negativa, simétrica nas derivações V1 a V5, D2, D3 e aVF.

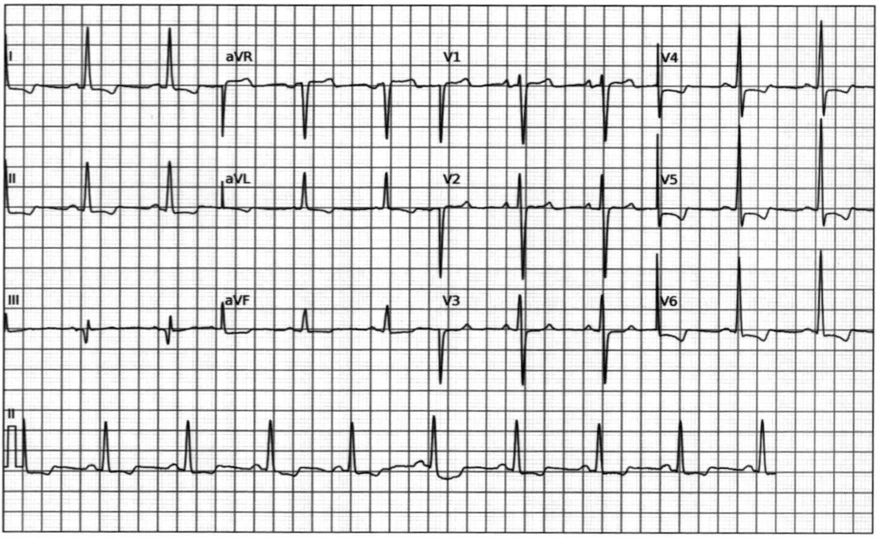

Sobrecarga ventricular esquerda. Provoca alterações secundárias na repolarização ventricular, que são evidentes neste eletrocardiograma pela presença de ondas T negativas nas derivações inferolaterais (padrão em *strain*).

ONDA T *PLUS-MINUS*[4]

- A onda T bifásica pode ser vista em várias condições, incluindo cardiomiopatias e alterações primárias e secundárias da RV. Não é exclusivo do padrão de Wellens.
- Diante de uma apresentação clínica sugestiva, a presença de uma onda T bifásica deve fazer o cardiologista suspeitar da síndrome de Wellens (ver Síndrome de Wellens – capítulo 117).
- Na síndrome de Wellens, o padrão aparece quando o paciente está sem dor, podendo ser obscurecido durante episódios de dor torácica isquêmica.
- Se a síndrome de Wellens estiver presente, existe um risco extremamente elevado de infarto extenso da parede anterior nos dias ou semanas subsequentes.
- Em razão da possível estenose crítica da artéria descendente anterior, esses pacientes geralmente requerem terapia invasiva e não respondem bem ao tratamento médico.

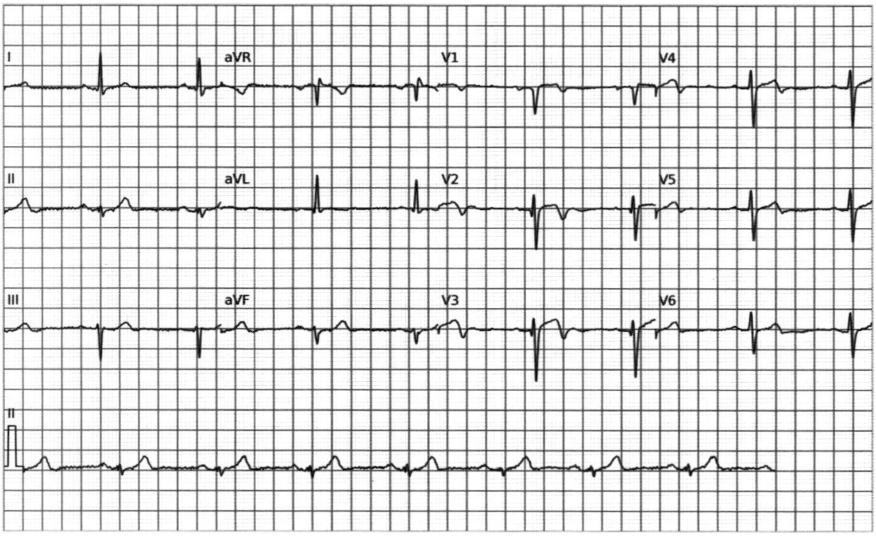

Síndrome de Wellens. O surgimento de ondas T com morfologia *plus-minus* na parede anterior (V2 a V5) pode ser indicativo da síndrome de Wellens em pacientes com quadro clínico compatível, indicando suboclusão da artéria descendente anterior.

ONDA T GIGANTE[2]

- Ondas T positivas e gigantes: por se tratar de uma provável alteração primária da repolarização, dois diagnósticos diferenciais primários devem ser considerados: isquemia ventricular em fase hiperaguda e hipercalemia (ver Onda T hiperaguda – capítulo 97; Hipercalemia – capítulo 76).
- Ondas T negativas e gigantes: pode se tratar de uma alteração primária ou secundária da repolarização:
  - CMP-H apical (síndrome de Yamaguchi) (ver Cardiomiopatia hipertrófica – capítulo 61).
  - Aumento da pressão intracraniana (p. ex., hemorragia subaracnóidea) (ver Hemorragia intracraniana – capítulo 74).
  - Síndrome de Takotsubo (ver Síndrome de Takotsubo – capítulo 116).
  - Isquemia subaguda ou crônica.
  - TEP (ver Tromboembolismo pulmonar – capítulo 139).
  - Feocromocitoma.
  - Onda T de memória.
- Comumente, as ondas T gigantes positivas ou negativas, principalmente quando primárias, e quase nunca quando secundárias, estão associadas a um prolongamento do intervalo QTc.

REFERÊNCIAS

1. Alencar Neto JN de. Tratado de ECG. Salvador: Sanar; 2022.
2. Said SA. Cardiac and non-cardiac causes of T-wave inversion in the precordial leads in adult subjects: a Dutch case series and review of the literature. World J Cardiol. 2015;7(2):86.
3. Bayes de Luna A, Zareba W, Fiol M, Nikus K, Birnbaum Y, Baranowski R, et al. Negative T wave in ischemic heart disease: a consensus article. Ann Noninvasive Electrocardiol. 2014;19(5):426-41.
4. Nikus K, Pahlm O, Wagner G, Birnbaum Y, Cinca J, Clemmensen P, et al. Electrocardiographic classification of acute coronary syndromes: a review by a committee of the International Society for Holter and Non-Invasive Electrocardiology. J Electrocardiol. 2010;43(2):91-103.

20

Taquicardias de QRS estreito

Matheus Kiszka Scheffer

A taquicardia de QRS estreito é definida por uma frequência atrial > 100 bpm e um complexo QRS com duração < 120 ms. O QRS estreito reflete a rápida ativação dos ventrículos pelo sistema de His-Purkinje.[1-3] O Quadro 1 traz as principais causas de taquicardias de QRS estreito.

QUADRO 1 Causas de taquicardia de QRS estreito

• Fibrilação atrial.
• *Flutter* atrial.
• Taquicardia atrial focal.
• Taquicardia atrial multifocal.
• Taquicardia juncional.
• Taquicardia por reentrada atrioventricular.
• Taquicardia por reentrada nodal.
• Taquicardia sinusal.

TAQUICARDIAS SUPRAVENTRICULARES

- A origem supraventricular implica o envolvimento obrigatório de uma ou mais estruturas acima da bifurcação do feixe de His, incluindo o miocárdio atrial, nó atrioventricular (AV), feixe de His proximal, seio coronário, veias pulmonares, veia cava ou ainda vias acessórias.
- Geralmente apresentam QRS estreito, mas na presença de aberrância de condução, seja por bloqueio de ramo prévio ou funcional durante a taquicardia, a taquicardia supraventricular (TSV) pode apresentar um QRS largo

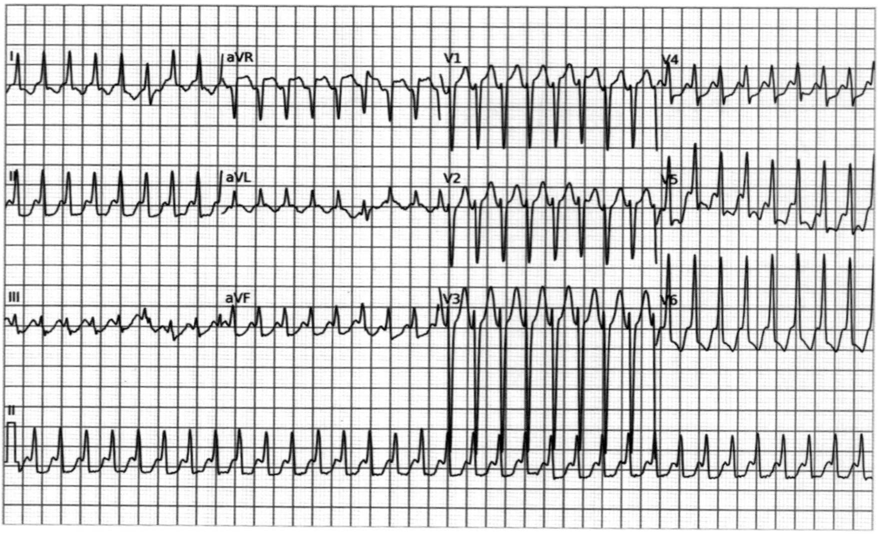

Taquicardia com QRS estreito. Definida por uma frequência cardíaca (FC) > 100 bpm e complexo QRS < 120 ms. A origem da arritmia é geralmente supraventricular. Neste eletrocardiograma, observa-se FC de 224 bpm.

> 120 ms, e se faz necessário o diagnóstico diferencial com as taquicardias ventriculares (TV) (ver Taquicardias de QRS largo – capítulo 21).

- As TSV podem ser classificadas em taquicardias atriais (TA), taquicardias relacionadas ao nó AV e taquicardias por reentrada AV, conforme demonstra o Quadro 2.[2]
- O termo "paroxístico" é aplicado às TSV intermitentes (com exceção de fibrilação atrial – FA –, *flutter* atrial – FLA – e taquicardia atrial multifocal – TAM) caracterizadas por ritmo regular com início e término súbitos.

QUADRO 2 Classificação das taquicardias supraventriculares

Taquicardias atriais
Taquicardia sinusal:
• Fisiológica.
• Inapropriada.
• Por reentrada sinoatrial.
Taquicardia atrial focal.
Taquicardia atrial multifocal.

(continua)

QUADRO 2 Classificação das taquicardias supraventriculares *(continuação)*

Taquicardias atriais
Taquicardias atriais macrorreentrantes:
• Dependentes do istmo cavotricuspídeo: • *Flutter* atrial típico anti-horário (comum) ou horário (reverso). • Outras taquicardias TAMR-dependentes do istmo cavotricuspídeo.
• Não dependentes do istmo cavotricuspídeo: • Taquicardia atrial macrorreentrante do átrio esquerdo. • Taquicardia atrial macrorreentrante do átrio direito.
Fibrilação atrial.
Taquicardias relacionadas ao nó AV
Taquicardia por reentrada nodal:
• Típica.
• Atípica.
Taquicardia juncional não reentrante:
• Taquicardia juncional focal ou ectópica (JET).
• Outras variantes.
Taquicardias por reentrada atrioventricular
• Ortodrômica (incluindo TJPR/Coumel).
• Antidrômica.

AV: atrioventricular; TAMR: taquicardia atrial macroreentrante; TJPR: taquicardia juncional recíproca permanente.

CARACTERÍSTICAS ELETROCARDIOGRÁFICAS DAS TAQUICARDIAS DE QRS ESTREITO

- Taquicardias de QRS estreitos decorrem da rápida ativação dos ventrículos pelo sistema de condução, sugerindo origem supraventricular. Contudo, vale destacar que as TV que se originam no septo alto ou ainda as TV fasciculares podem resultar em complexos QRS relativamente estreitos (110 a 140 ms) (ver Taquicardia ventricular fascicular – capítulo 135).
- O eletrocardiograma (ECG) em ritmo sinusal pode apresentar pistas quanto ao mecanismo da arritmia. A presença de pré-excitação ventricular que sugere taquicardia por reentrada atrioventricular (TRAV), por exemplo. Entretanto, ressalta-se que a ausência de pré-excitação não exclui a TRAV, visto que ela pode ocorrer através de vias acessórias com condução retrógrada exclusiva.

- Durante o episódio de arritmia, vários parâmetros eletrocardiográficos podem ser utilizados para o diagnóstico diferencial das TSV, incluindo: regularidade do QRS, atividade atrial, intervalos RP e PR, relação AV, início e término da arritmia e resposta a manobra vagal ou infusão de adenosina (Figura 1).

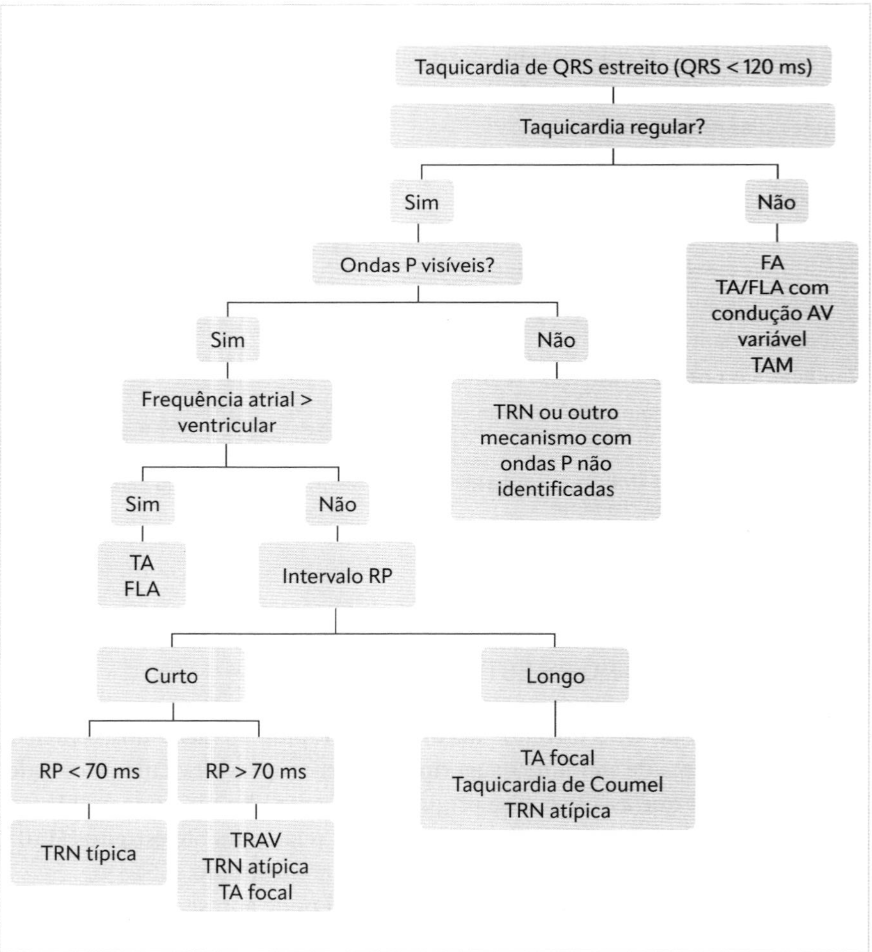

FIGURA 1 Algoritmo simplificado para o diagnóstico diferencial das taquicardias com QRS estreito.

AV: atrioventricular; FA: fibrilação atrial; FLA: *flutter* atrial; TA: taquicardia atrial; TAM: taquicardia atrial multifocal; TRAV: taquicardia por reentrada atrioventricular; TRN: taquicardia por reentrada nodal.

Início e término da taquicardia

- O prolongamento súbito do intervalo PR que ocorre logo após uma extrassístole atrial no início da TSV é característico da taquicardia por reentrada nodal (TRN) e reflete a presença de uma dupla via nodal. A TA pode ser desencadeada por extrassístoles atriais, mas não dependente do prolongamento do intervalo PR.
- As TA automáticas podem apresentar o fenômeno de aceleração gradual (*warm-up*) seguida por desaceleração (*cool down*) e ainda podem ser incessantes com pequenas interrupções por batimentos sinusais (ver Taquicardia atrial focal – capítulo 127).
- Extrassístoles ventriculares são gatilhos comuns na TRN atípica, mas raramente induzem a TRN típica.

Regularidade do QRS

- A maior parte das TSV é regular, entretanto, na presença de ritmo irregular, o ECG deve ser analisado em busca de qualquer evidência de atividade atrial e avaliado quanto ao padrão da irregularidade.
- Um padrão de irregularidade pode às vezes ser identificado no FLA conduzido com periodicidade de Wenckebach.
- Se o ritmo for irregularmente irregular, ou seja, sem nenhum padrão determinado, o mecanismo da arritmia será provavelmente TAM, FLA/TA com condução AV variável ou FA.
- A TAM é um ritmo irregular caracterizado por 3 ou mais morfologias distintas de onda P, resultando em intervalos PP, RR e PR variáveis (ver Taquicardia atrial multifocal – capítulo 128).
- A FA é caracterizada por ritmo irregular, ausência de ondas P e pequenas oscilações da linha de base (ondas f). Em algumas situações a FA pode gerar ondas f grosseiras simulando ondas P ou até mesmo a onda F do FLA (ver Fibrilação atrial – capítulo 69).

Atividade atrial

- Se as ondas P não puderem ser visualizadas, a massagem carotídea ou a administração de adenosina podem ajudar a desmascará-las.
- A presença de distorções do QRS, segmento ST ou onda T podem indicar a presença de uma onda P mascaradas nessas ondas.
- Uma onda P idêntica à onda P sinusal sugere taquicardia sinusal, taquicardia sinusal inapropriada (TSI), taquicardia por reentrada sinoatrial ou

ainda TA com origem próxima ao nó sinusal (ver Taquicardia sinusal - capítulo 133).

- Ondas P com morfologias diferentes daquelas em ritmo sinusal e conduzidas com intervalo PR igual ou superior ao ritmo sinusal são tipicamente observadas na TA focal.
- Frequência atrial > 250 bpm é geralmente provocada pelo FLA.
- As ondas F do FLA típico são frequentemente associadas a "dentes de serra" pelo padrão ondulante que ele provoca nas derivações inferiores com ausência de linha isoelétrica entre elas (ver *Flutter* atrial - capítulo 72).

Intervalo RP e PR

- As TSV podem ser classificadas de acordo com o intervalo RP em: RP curto (RP < PR) ou RP longo (RP > PR) (Figura 2).
- Nas TSV com RP curto, a onda P poderá estar presente ao final do QRS ou dentro do segmento ST-T e inclui: TRN típica (mais comum), TRAV ortodrômica, TA com condução AV prolongada e TRAN atípica (lenta-lenta). O intervalo PR curto e < 70 ms é consistente com TRN típica, enquanto o RP curto > 70 ms favorece o diagnóstico de TRAV (ver Taquicardia por reentrada nodal - capítulo 132; Taquicardia por reentrada atrioventricular - capítulo 131).
- Na TRN típica, a onda P pode não ser visível em razão da ativação simultânea dos átrios e dos ventrículos. Entretanto, quando visível na porção final do QRS, ele pode provocar distorções e mimetizar uma onda s (pseudo-s) na parede inferior e uma onda r' em V1 (pseudo-r).
- As TSV com RP longo incluem: TA (mais comum), TRN atípica (rápida-lenta) e taquicardia de Coumel.
- Quando a onda P não é visualizada, o diagnóstico mais provável é a TRN, entretanto TA com intervalo PR longo, taquicardia juncional (TJ) ou até mesmo FLA com condução 2:1 são possíveis.

Relação atrioventricular

- A relação AV é geralmente 1:1 na TRN, na TRAV e na maioria das TA, ou seja, cada onda P gera um QRS.
- Relação AV > 1 durante a TSV indica a presença de bloqueio AV e que os ventrículos não são essenciais no circuito da taquicardia, o que excluí a TRAV.
- Tanto a TA quanto o FLA podem apresentar conduções 2:1, 3:1 etc., ou ainda condução AV variável ou com fenômeno de Wenckebach.
- Frequência cardíaca (FC) próxima a 150 bpm sugere FLA com condução 2:1.

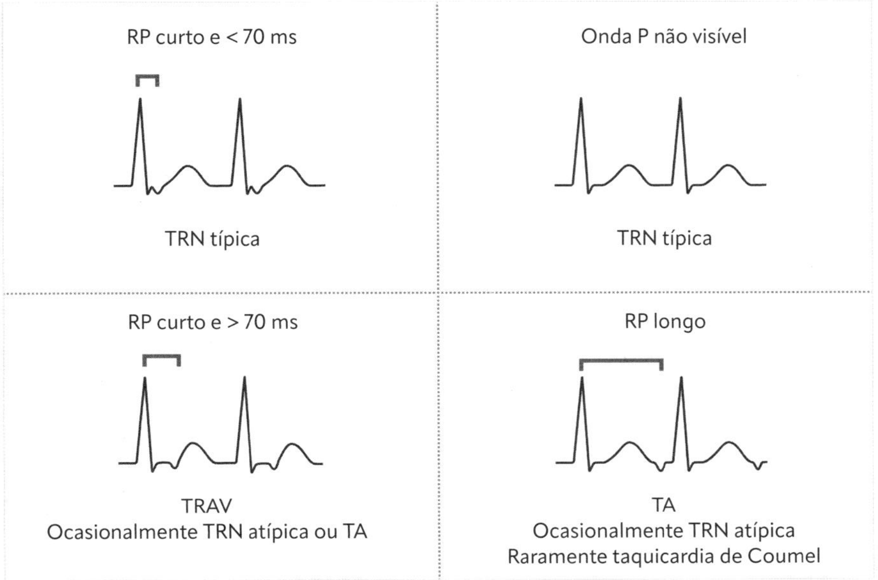

FIGURA 2 Diagnóstico diferencial das TSV com os intervalos RP e PR.

TA: taquicardia atrial; TRAV: taquicardia por reentrada atrioventricular; TRN: taquicardia por reentrada nodal; TSV: taquicardia supraventricular.

Morfologia do QRS

- Geralmente o QRS é estreito e idêntico ao do ritmo sinusal durante a TSV.
- Nos casos de bloqueio de ramo prévio, bloqueio de ramo funcional ou TSV conduzidos de forma anterógrada por uma via acessória, o QRS será largo e o diagnóstico diferencial com TV é necessário.
- Bloqueios de ramo funcionais durante a taquicardia são mais comuns na TRAV ortodrômica do que na TRN e se apresentam geralmente como bloqueio do ramo esquerdo (BRE).
- A alternância elétrica, definida por variação de voltagem entre um QRS e outro, é característica da TRAV, entretanto pode ocorrer em outras formas de TSV, principalmente na presença de FC mais elevada.

RESPOSTA A MANOBRAS VAGAIS E ADENOSINA

- A aplicação de manobras vagais ou infusão de adenosina auxiliam no diagnóstico diferencial das TSV. Quatro efeitos são possíveis com essas manobras (Quadro 3):
  - Redução temporária da frequência atrial na taquicardia sinusal ou TA automática.
  - Redução da condução AV e bloqueio AV com desmascaramento da atividade elétrica atrial que revela ondas P ou ondas F na TA e no FLA, respectivamente.
  - Término das TSV ao se interromper o circuito de reentrada na TRN e na TRAV. Mais raramente, a reentrada sinoatrial e a TA podem reduzir a frequência e cessar.
  - Ausência de efeito.
- O ECG deve ser registrado durante a realização dessas manobras.
- O término da taquicardia com onda P após o último complexo QRS é comum na TRAV e na TRN típica. Término da taquicardia com complexo QRS é mais comum na TA e TRN atípica.

QUADRO 3 Possíveis respostas da TSV a manobras vagais e adenosina

Redução gradual da frequência com reaceleração	• Taquicardia sinusal. • TA focal automática. • TJ.
Bloqueio AV transitório	• FLA. • TA por microrreentrada.
Término da taquicardia	• TRN. • TRAV. • Taquicardia por reentrada sinoatrial. • TA focal por atividade deflagrada.
Sem efeito	• Dose inadequada • TV fascicular

AV: atrioventricular; FLA: *flutter* atrial; TA: taquicardia atrial; TJ: taquicardia juncional; TRAV: taquicardia por reentrada atrioventricular; TRN: taquicardia por reentrada nodal; TSV: taquicardia supraventricular; TV: taquicardia ventricular.

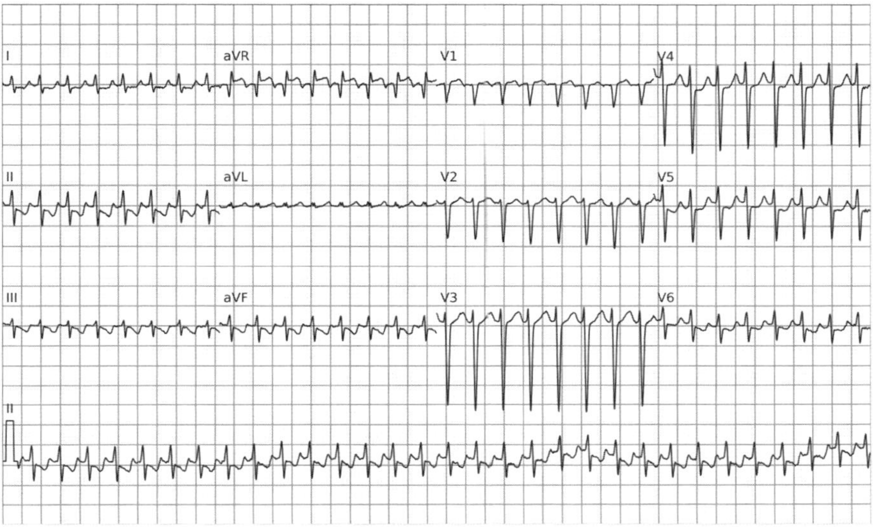

Taquicardia supraventricular. Paciente do sexo feminino, de 55 anos, com queixa de palpitações, dor torácica e dispneia. O eletrocardiograma apresenta uma taquicardia supraventricular. Pelos sinais de instabilidade hemodinâmica, prosseguiu-se a cardioversão elétrica imediata da arritmia.

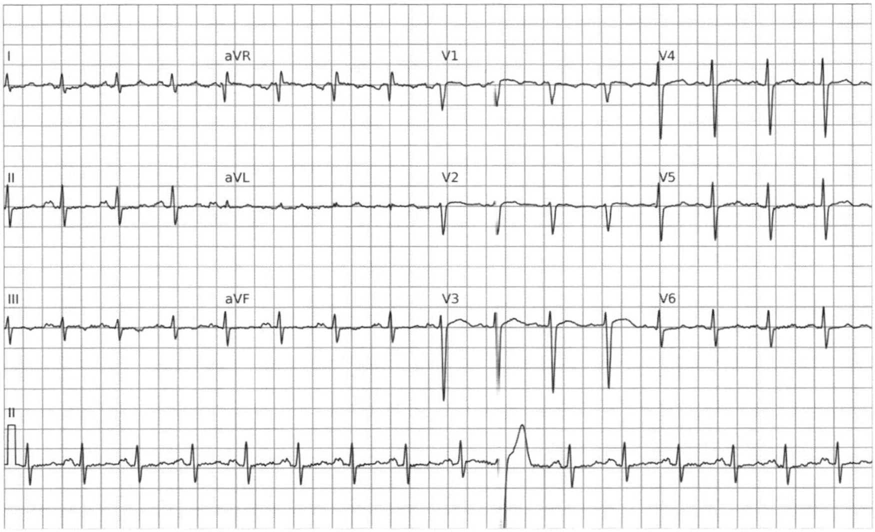

Reversão da taquicardia supraventricular após administração de adenosina. Evolução eletrocardiográfica da paciente anterior após a administração de 6 mg de adenosina e reversão do ritmo para taquicardia sinusal.

REFERÊNCIAS

1. Issa Z, Miller J, Zipes D. Clinical arrhythmology and electrophysiology: a companion to Braunwald's heart disease. 3.ed. Philadelphia: Elsevier; 2019.
2. Brugada J, Katritsis DG, Arbelo E, Arribas F, Bax JJ, Blomstrom-Lundqvist C, et al. 2019 ESC Guidelines for the management of patients with supraventricular tachycardia. Eur Heart J. 2020;41(5):655-720.
3. Page RL, Joglar JA, Caldwell MA, Calkins H, et al. 2015 ACC/AHA/HRS Guideline for the management of adult patients with supraventricular tachycardia: a report of the American College of Cardiology/American Heart Association Task Force on Clinical Practice Guidelines and the Heart Rhythm Society. J Am Coll Cardiol. 2016;67(13):e27-115.

Taquicardias de QRS largo

Matheus Kiszka Scheffer

A taquicardia de QRS largo é caracterizada por um complexo QRS com duração superior a 120 ms e frequência cardíaca acima de 100 bpm. Suas causas incluem principalmente a taquicardia ventricular (TV), que é responsável por 80% dos casos. Também pode ser causada por taquicardia supraventricular (TSV) com aberrância de condução (TSV-A), devido a bloqueio de ramo prévio ou funcional, que corresponde a 15-20% dos casos, e TSV com condução por uma via acessória, que ocorre em 1-6% dos casos, além de outras causas menos comuns (Quadro 1).[1]

QUADRO 1 Causas de taquicardia de QRS largo

• TV.
• TSV com aberrância de condução (bloqueio de ramo prévio ou funcional).
• TSV com condução através de uma via acessória (TSV pré-excitada e TRAV antidrômica).
• TSV com uso de drogas antiarrítmicas (classes IA e IC).
• Distúrbio hidreletrolítico (hipercalemia).
• Marca-passo com comando ventricular.

TRAV: taquicardia por reentrada atrioventricular; TSV: taquicardia supraventricular; TV: taquicardia ventricular.

CONSIDERAÇÕES CLÍNICAS

- Informações relevantes são coletadas por intermédio da anamnese, o que pode aumentar a probabilidade diagnóstica da TV. Dados como a idade do

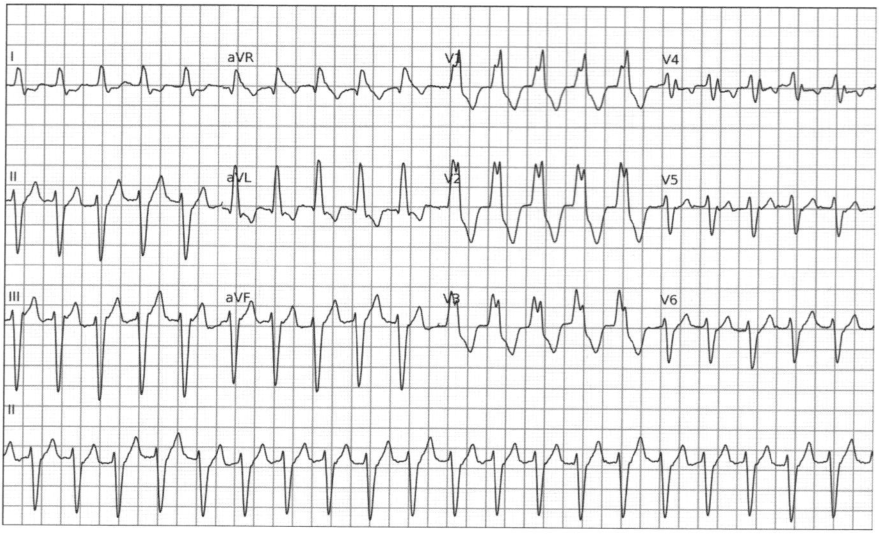

Taquicardia de QRS largo sugestiva de TV. Complexos QRS largos com morfologia de bloqueio de ramo direito em V1 e desvio de eixo para a esquerda. Nota-se aqui a presença de critérios morfológicos para taquicardia ventricular.

paciente, a presença de cardiopatia estrutural, a utilização de medicações antiarrítmicas, implante de dispositivos cardíacos (marca-passos, cardioversor/desfibrilador implantável – CDI –, ressincronizador) ou até mesmo um eletrocardiograma (ECG) prévio devem ser pesquisados.

- A idade > 35 anos e a presença de cardiopatia estrutural, como infarto prévio, aumenta a probabilidade pré-teste para TV (ver Taquicardia ventricular – capítulo 135).
- Muitas medicações têm efeitos pró-arrítmicos. Drogas antiarrítmicas, principalmente da classe IC, podem reduzir a velocidade de condução em FC mais elevada (efeito dependente do uso). Como resultado, provocam aberrância e alargamento do QRS durante qualquer taquicardia. Outras drogas podem prolongar o intervalo QTc e induzir *torsades de pointes*.
- Vale ressaltar, que a presença de instabilidade hemodinâmica não é útil para diferenciar TV de TSV-A. Entretanto, estando o paciente instável, a conduta imediata deve ser a cardioversão elétrica (CVE).

PRINCÍPIOS BÁSICOS DAS ARRITMIAS VENTRICULARES

Todos os critérios eletrocardiográficos ou algoritmos propostos são fundamentados em princípios básicos:[2-4]

- Se a morfologia do complexo QRS corresponder a qualquer combinação de bloqueio de ramo ou divisional típico, deve-se considerar uma TSV-A. Em contrapartida, se não houver qualquer combinação de distúrbios de condução intraventricular que produza uma morfologia própria de QRS, é provável que a causa seja TV ou TSV pré-excitada. Esse fenômeno é aplicado nos critérios morfológicos.
- A maioria das TV está associada a ativação ventricular inicial lenta em razão da condução do estímulo célula a célula, fora do tecido de condução especializado, o que provoca aumento do tempo de ativação ventricular. Exemplos de aplicações desse fenômeno são vistos no critério de duração do QRS, no segundo critério de Brugada (RS > 100 ms) e no critério de Pava.
- Na TSV-A, a ativação inicial costuma ser rápida, já que ocorre pelo sistema His-Purkinje, resultando em um início de QRS curto e rápido, seguido por uma parte médio-terminal significativamente mais alargada, devido à propagação do estímulo elétrico por áreas com bloqueio ou condução lenta, similar ao que acontece nos bloqueios de ramo em ritmo sinusal. Em contrapartida, na TV, a ativação inicial é tão ou mais lenta do que a fase médio-terminal. Esse fenômeno é aplicado no critério Vi/Vt.
- Na TSV-A, ambos os vetores de ativação septal e ventricular se direcionam para longe de aVR, provocando um complexo negativo ou predominantemente negativo nessa derivação. Portanto, uma onda R ou complexo Rs inicial usualmente não estará presente em aVR e o eixo elétrico não estará desviado entre –90° e ±180°, como pode ocorrer na TV. Aplicações desse fenômeno são observadas na presença de onda R ou complexo Rs inicial em aVR e critério do desvio de eixo elétrico entre –90° e ± 180°.
- Uma outra consequência da direção do impulso de propagação originado no sistema His-Purkinje é a geração de ondas R em uma ou mais derivações precordiais (de V1 a V6) durante a TSV-A. Assim, a ausência de complexos RS nas derivações precordiais é forte indicativo de TV com origem apical ou basal. Ou seja, a presença de complexos QRS totalmente positivos ou negativos de V1 a V6 sugere TV. Esse fenômeno se aplica no primeiro critério de Brugada (ausência de RS nas precordiais).
- A presença de dissociação atrioventricular (AV) ou bloqueio VA é altamente sugestiva de TV, com quase 100% de especificidade, mas não é um achado patognomônico.

CRITÉRIOS ELETROCARDIOGRÁFICOS SUGESTIVOS DE TAQUICARDIA VENTRICULAR

- O ECG não é o padrão ouro para determinar a natureza da taquicardia de QRS largo. Desse modo, um médico nunca pode dizer que diagnosticou um ou outro ritmo, mas sim estimar que pode se tratar de um ou de outro ritmo.
- Como 80% das causas de taquicardia de QRS largo são TV e o tratamento inadequado tem o potencial de provocar instabilidade hemodinâmica, o diagnóstico de TV deve ser presumido sempre que houver uma taquicardia de QRS largo.
- Na tentativa de realizar o diagnóstico diferencial entre TV e TSV-A, vários critérios eletrocardiográficos foram descritos nas últimas décadas. Muitos desses critérios, apesar de apresentarem alta especificidade para TV, possuem baixa sensibilidade.[1,4-6]
- Ao avaliar um ECG com uma taquicardia de QRS largo, recomenda-se que ele seja inicialmente classificado como apresentando um padrão de bloqueio de ramo direito – BRD – (QRS com polaridade predominantemente positiva em V1 e V2) ou um padrão de bloqueio de ramo esquerdo – BRE – (QRS com polaridade predominantemente negativa em V1 e V2). Essa diferenciação não tem valor diagnóstico, mas auxilia na avaliação dos demais critérios eletrocardiográficos.[1]

Dissociação atrioventricular
- Ondas P dissociadas.
- Batimentos de fusão.
- Batimentos de captura.
- Relação AV < 1.

Duração do QRS
- Padrão de BRE com > 160 ms.
- Padrão de BRD com > 140 ms.
- QRS mais estreito durante a taquicardia que durante o ritmo sinusal.

Eixo do QRS
- Mudança > 40° entre o ritmo sinusal e a taquicardia.
- Eixo elétrico no quadrante superior direito (–90° a ± 180°).
- BRD com desvio do eixo para a esquerda.
- BRE com desvio do eixo para a direita.

Concordância precordial do QRS:
- Concordância positiva.
- Concordância negativa.

Morfologia do QRS
- Bloqueio de ramo contralateral na taquicardia e no ritmo sinusal.
- Ausência de padrão RS em todas as derivações precordiais.
- Intervalo RS > 100 ms em derivações precordiais com morfologia RS.
- Tempo de pico da onda R em D2 ≥ 50 ms.a
- Derivação aVR:
  - Presença de onda R inicial.
  - Presença de onda r ou q iniciais com duração > 40 ms.
  - Entalhe na porção descendente da ativação inicial negativa de um QRS predominantemente negativo Vi/Vt ≤ 1.

Morfologia do QRS com padrão de BRD
- V1:
  - Complexos R, qR, Rs ou Rr'.
  - Onda R inicial larga (≥ 40 ms).
  - "Sinal da orelha de coelho": R > R'.
- V6:
  - Complexos rS, QS, QR ou R.
  - Relação RS < 1.

Morfologia do QRS com padrão de BRE
- V1 e V2:
  - Onda R inicial larga (≥ 30 ms).
  - Intervalo RS > 70 ms.
  - Onda R durante taquicardia mais alta do que onda R durante ritmo sinusal.
  - Entalhe na porção descendente da onda S.
- V6:
  - Complexos QR ou QS.

Dissociação atrioventricular

- A dissociação AV é caracterizada pela atividade atrial completamente independente da atividade ventricular (Figura 1). Nesse cenário, a frequência atrial é sempre menor do que a frequência ventricular.

- A dissociação AV pode ser reconhecida pela presença de ondas P esparsas entre os complexos QRS e ondas T ou ainda por batimentos de fusão ou captura. É um critério altamente específico (próximo a 100%), porém pouco sensível para o diagnóstico de TV. A dissociação AV estará ausente quando houver condução retrógrada VA, como ocorre em até 50% das TV.
- O batimento de fusão ocorre quando um batimento ventricular e outro supraventricular conduzido pelo sistema His-Purkinje ativam o ventrículo simultaneamente, resultando em um QRS com morfologia intermediária entre o QRS do ritmo sinusal e o QRS da TV.
- O batimento de captura corresponde a um complexo QRS normal, idêntico ao do ritmo sinusal, que ocorre no meio da TV. Resulta da despolarização ventricular desencadeada por um batimento sinusal que consegue "capturar" o ventrículo por meio do sistema His-Purkinje.

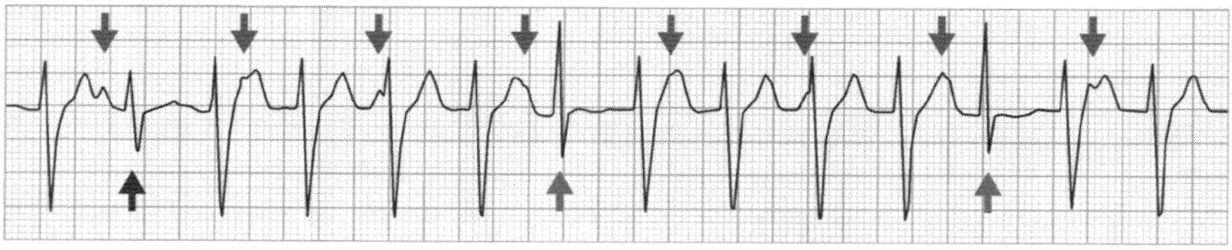

FIGURA 1 Dissociação atrioventricular com ondas P dissociadas (setas superiores), batimentos de fusão (seta inferior à direita) e batimentos de captura (setas inferiores ao centro e à esquerda).

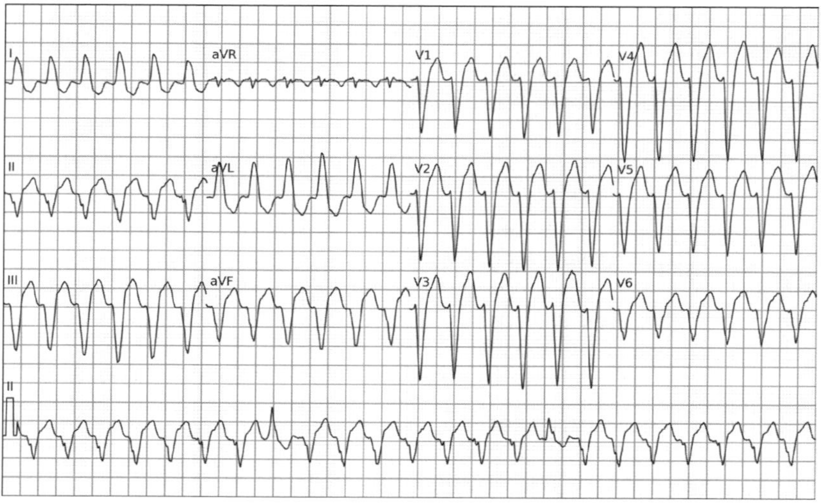

Taquicardia de QRS largo sugestiva de taquicardia ventricular. Complexos QRS largos com morfologia de bloqueio de ramo esquerdo em V1 e desvio de eixo para a esquerda. Há ondas P dissociadas e batimentos de fusão.

Duração do QRS

- Na taquicardia de QRS largo a presença de padrão morfológico de BRD com duração do QRS > 140 ms ou padrão morfológico de BRE com duração do QRS > 160 ms favorece o diagnóstico de TV.
- Entretanto, a TV pode se manifestar com duração do QRS entre 120 e 140 ms, principalmente quando sua origem é septal ou no caso da TV fascicular (ver Taquicardia ventricular fascicular – capítulo 135).

Eixo elétrico do QRS

- Desvios extremos do eixo elétrico (entre –90° e ± 180°) são raros na TSV-A e sugerem fortemente TV (sensibilidade de 20% e especificidade de 96%).
- Padrão morfológico de BRD com desvio do eixo para a esquerda ou BRE com desvio do eixo para a direita também são achados sugestivos de TV, bem como o desvio de eixo > 40° em relação ao ritmo sinusal.
- O padrão morfológico de BRD com eixo elétrico preservado é incomum na TV e sugere TSV-A.

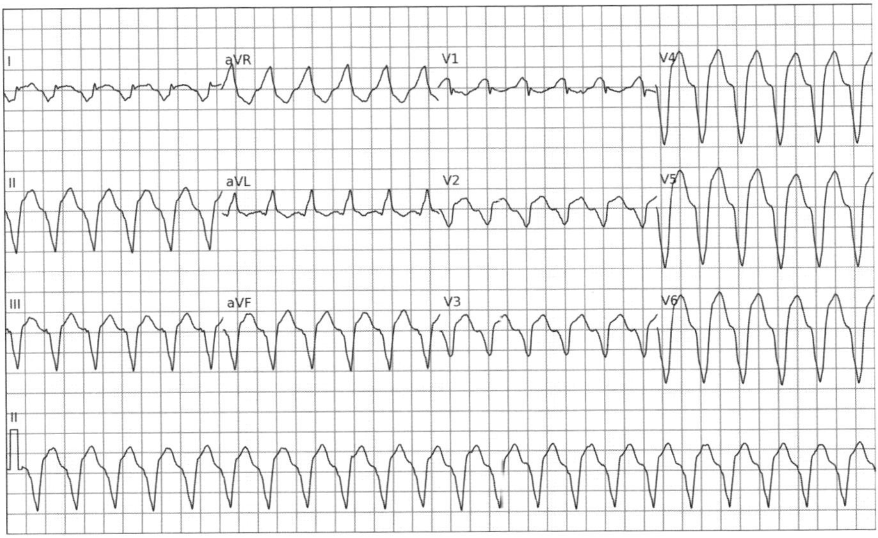

Taquicardia de QRS largo sugestiva de taquicardia ventricular. Vários critérios sugerem taquicardia ventricular, como o desvio extremo do eixo elétrico do QRS, a onda R dominante em aVR, a ausência de RS nas precordiais e as ondas P dissociadas.

Concordância precordial

- A concordância precordial ocorre quando o complexo QRS apresenta polaridade positiva (ondas R altas) ou negativa (complexos QS) em todas as derivações precordiais (V1-V6), o que sugere fortemente TV, com sensibilidade de 20% e especificidade de 90%.
- No entanto, o padrão de concordância positiva também pode ser observado na TSV-A com condução por intermédio de uma via acessória posterior esquerda.

Morfologia do QRS

- Como regra quando a configuração do complexo QRS é incompatível com os critérios clássicos de BRD ou BRE, o diagnóstico mais provável é de TV. Para análise dos critérios morfológicos utilizam-se as derivações V1-V2 e V6 (Figura 2).
- A presença de uma onda R > R' em V1 nas taquicardias de QRS largo com padrão de BRD sugere TV e é conhecida como de "sinal da orelha de coelho".
- Pelas diferenças na velocidade de condução intraventricular, que é mais lenta inicialmente na TV em razão da condução do estímulo elétrico pelos miócitos, espera-se encontrar um empastamento na porção inicial do QRS. Intervalo RS nas derivações precordiais ≥ 100 ms e pico da onda R em D2 ≥ 50 ms são alterações provocadas por essa ativação ventricular inicial mais lenta.

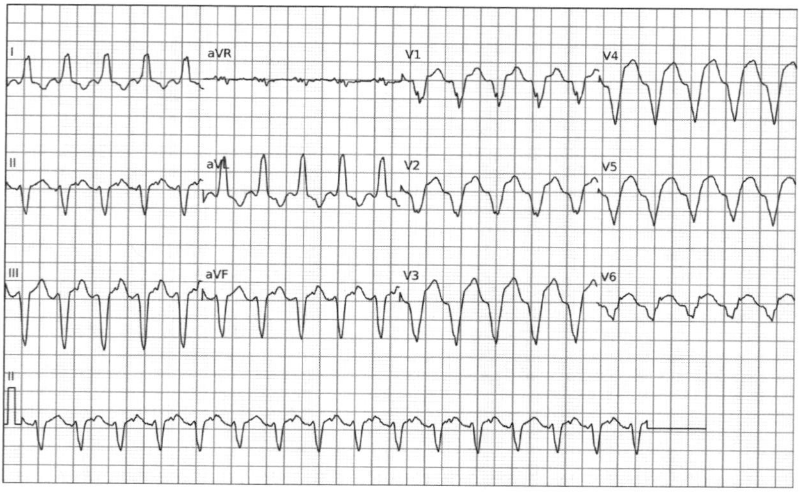

Taquicardia de QRS largo sugestiva de taquicardia ventricular. Ausência de RS nas precordiais e concordância precordial negativa – complexos QS de V1 a V6.

- O conceito Vi/Vt baseia-se na diferença entre o tempo de ativação ventricular inicial e final. O cálculo é realizado com base na medida da variação da voltagem do QRS nos 40 ms iniciais (Vi) dividida pela variação de voltagem nos 40 ms finais (Vt). Como a ativação ventricular inicial é mais lenta durante a TV, observa-se uma onda inicial mais larga e, portanto, com menor variação de voltagem. A maior velocidade de condução nos 40 ms finais se traduz como ganho de voltagem. Assim, Vi/Vt ≤ 1 sugere TV.

ALGORITMOS

- Nas últimas décadas muitos algoritmos diagnósticos foram propostos para o diagnóstico diferencial entre TV e TSV-A (Figura 3).
- O uso de algoritmos melhora até certo ponto a acuidade diagnóstica, sendo os mais utilizados o algoritmo de Brugada,[7] o algoritmo de Vereckei-aVR[8] e o critério de Pava.[9] Outros algoritmos propostos na literatura incluem os critérios de Griffith,[10] o algoritmo de Steurer,[11] o método bayesiano,[12] o primeiro algoritmo de Vereckei,[13] o escore de TV,[14] o algoritmo das derivações dos membros,[15] o algoritmo de Pachon[16] e o mais recente algoritmo de Basel.[17]

Algoritmo de Brugada

- Foi o primeiro algoritmo proposto para o diagnóstico diferencial entre TV e TSV-A. Desde sua publicação, em 1991, tornou-se o algoritmo mais utilizado.
- Consiste na aplicação de 4 etapas sequenciais. Uma resposta positiva em qualquer etapa confirma o diagnóstico de TV, enquanto respostas negativas em todas as etapas confirmam a TSV-A (Figura 4).

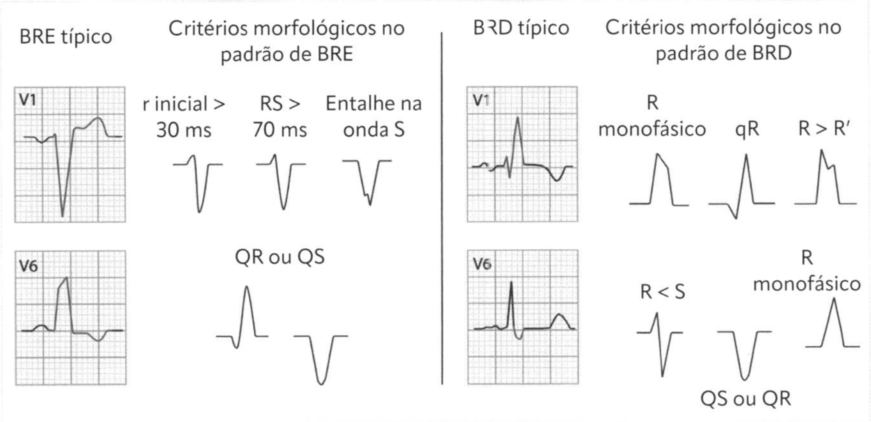

FIGURA 2 Critérios morfológicos de taquicardia ventricular.

BRD: bloqueio de ramo direito; BRE: bloqueio de ramo esquerdo.

- Em seu artigo original, o algoritmo de Brugada demonstrou acurácia de 98%, sensibilidade de 98,7% e especificidade de 96,5% para TV.[7]

Algoritmo de Vereckei-aVR

- O algoritmo simplificado de Vereckei foi publicado em 2008 e, de forma similar ao algoritmo de Brugada, traz 4 etapas sequenciais. Uma resposta po-

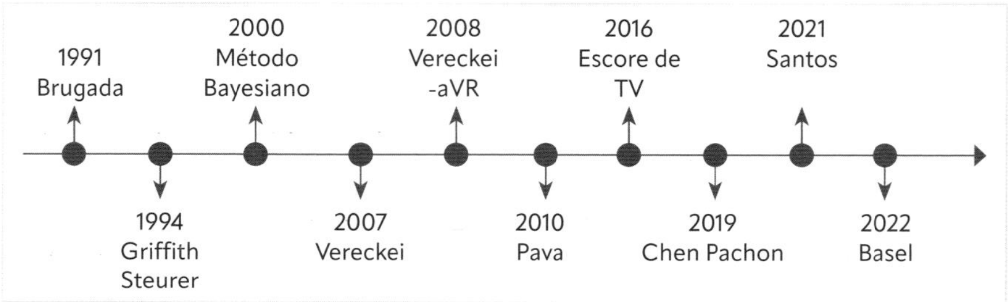

FIGURA 3 Linha do tempo dos algoritmos publicados para diagnóstico diferencial das taquicardias de QRS largo.

TV: taquicardia ventricular.

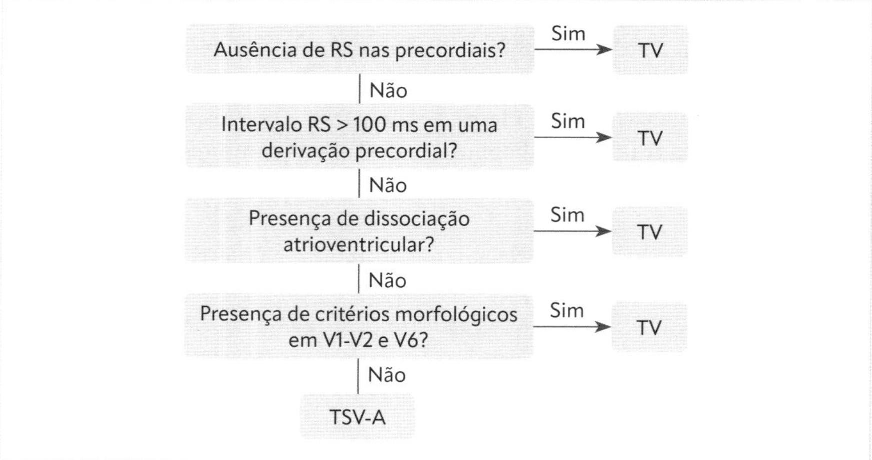

FIGURA 4 Algoritmo de Brugada. O intervalo RS refere-se ao intervalo do início da onda R até o nadir da onda S. Critérios morfológicos compatíveis com TV na presença de padrão de bloqueio de ramo direito em V1 (R monofásico, RS ou QR) e V6 (R < S, QS ou QR ou R monofásico) e padrão de bloqueio de ramo esquerdo em V1 (entalhe na onda S, R > 30 ms, > 60 ms até o nadir da onda S) e V6 (QR ou QS).

AV: atrioventricular; TSV-A: taquicardia supraventricular com aberrância; TV: taquicardia ventricular.

sitiva em qualquer etapa confirma o diagnóstico de TV, enquanto respostas negativas em todas as etapas confirmam o diagnóstico de TSV-A (Figura 5).

- O algoritmo utiliza apenas a derivação aVR em todas as suas etapas.
- No artigo original, a acurácia foi de 91,5%, a sensibilidade de 96,5% e a especificidade de 70% para TV.[8]

Critério de Pava

- O critério de Pava ou tempo de pico da onda R foi publicado em 2010 e utiliza apenas a derivação D2.
- O tempo de pico da onda R é definido pela duração do início da ativação ventricular (início do QRS) até a primeira mudança de polaridade, seja ela positiva ou negativa (Figura 6).
- Pava definiu o ponto de corte ≥ 50 ms para o diagnóstico de TV.
- No estudo original a sensibilidade foi de 93,2% e a especificidade de 99,3%.[9]

Escore de taquicardia ventricular

- O escore de TV, publicado em 2016, parte da premissa que o diagnóstico de TV é quase impossível de ser excluído, mas que ela pode ser diagnosticada

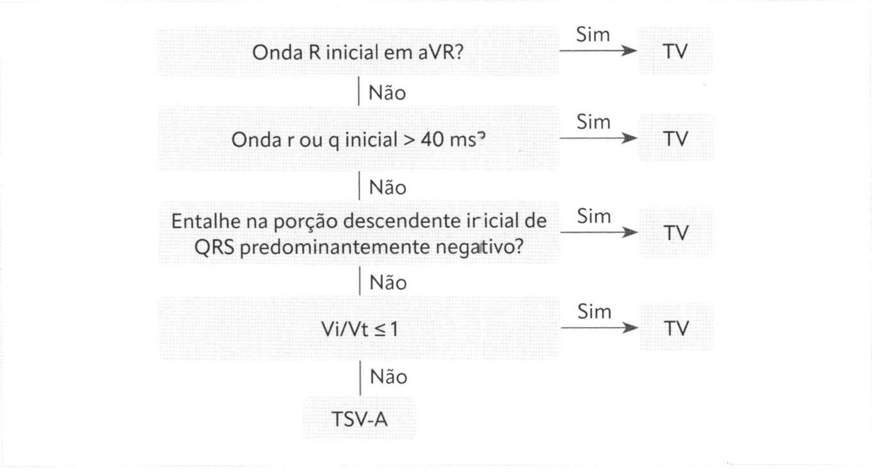

FIGURA 5 Algoritmo de Vereckei-aVR. Utiliza apenas a derivação aVR.

TSV-A: taquicardia supraventricular com aberrância; TV: taquicardia ventricular.

com quase certeza se vários critérios eletrocardiográficos altamente específicos estiverem presentes.

- O escore é uma compilação de 7 critérios conhecidos e altamente específicos para TV (Quadro 2).
- Cada critério vale 1 ponto, com exceção da dissociação AV, que soma 2 pontos. Assim, ele pode variar entre 0 e 8 pontos.
- O escore de TV ≥ 4 pontos apresentou sensibilidade de 32,6%, especificidade de 100% e RV+ de 799,1 para o diagnóstico de TV. Um escore ≥ 3 apresentou sensibilidade de 56,9%, especificidade de 99,6% e RV+ de 135,9. Com um escore ≥ 2, a sensibilidade foi de 76,4%, a especificidade de 88,3% e a RV+ de 6,52.

QUADRO 2 Escore de TV

Onda R inicial da derivação V1	1 ponto
Onda r inicial > 40 ms em V1 ou V2	1 ponto
Entalhe na onda S da derivação V1	1 ponto
Onda R inicial na derivação aVR	1 ponto
Tempo de pico da onda R ≥ 50 ms em D2	1 ponto
Ausência de complexos RS nas derivações V1-V6	1 ponto
Presença de dissociação atrioventricular	2 pontos

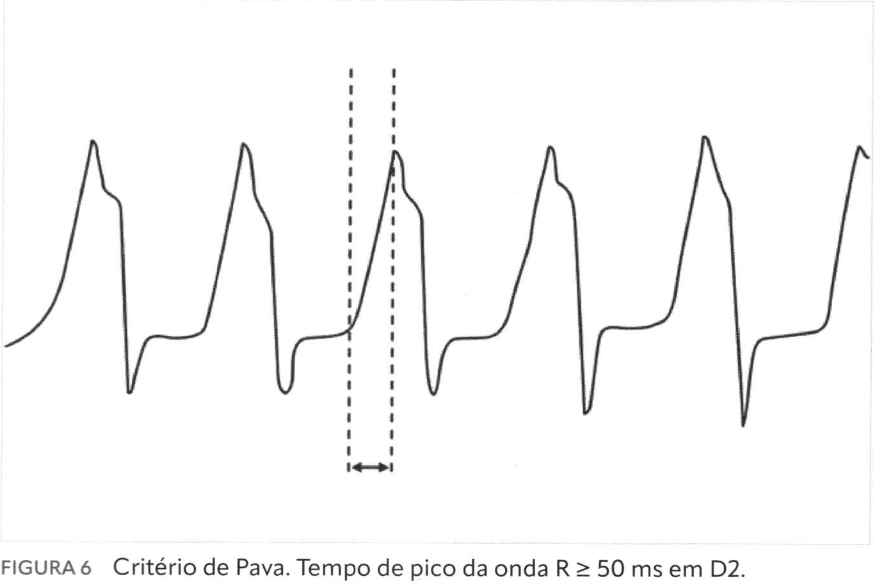

FIGURA 6 Critério de Pava. Tempo de pico da onda R ≥ 50 ms em D2.

Algoritmo de Santos ou D12V16

- O algoritmo D12V16 é um algoritmo simples, de 3 etapas, que demonstrou acurácia similar à do algoritmo de Brugada quando aplicado por avaliadores menos experientes.
- O algoritmo envolve a análise da polaridade predominante do complexo QRS nas derivações D1, D2, V1 e V6 (Figura 7).
- No entanto, deve-se enfatizar que, quando as etapas do algoritmo D12V16 não são preenchidas para TV, não se pode concluir que a TSV-A seja o diagnóstico final, dada sua baixa sensibilidade.
- A sensibilidade do algoritmo foi de 68,7%, a especificidade de 85,1% e acurácia de 73,8%.[18]

Algoritmo de Basel

- O algoritmo de Basel, publicado em 2022, consiste na avaliação de 3 critérios (um clínico e dois eletrocardiográficos) para o diagnóstico de TV (Figura 8). É de fácil aplicação e apresentou um desempenho similar ao dos algoritmos de Brugada e Vereckei-aVR.
- O algoritmo teve sensibilidade, especificidade e acurácia de 93, 90 e 93%, respectivamente.[17]

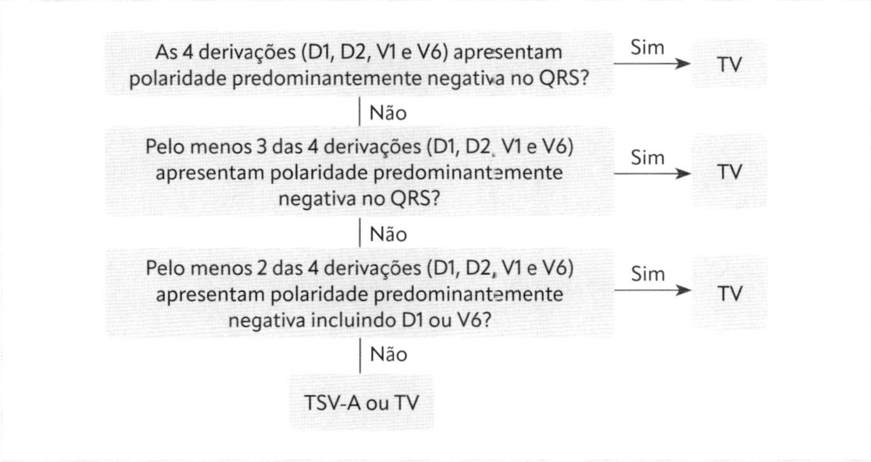

FIGURA 7 Algoritmo de Santos.

TSV-A: taquicardia supraventricular com aberrância; TV: taquicardia ventricular.

LIMITAÇÃO DOS ALGORITMOS

- Apesar de os estudos originais demonstrarem elevada sensibilidade, especificidade e acurácia, nenhum estudo realizado posteriormente conseguiu reproduzir esses dados. Em um estudo comparativo entre diversos algoritmos, a acurácia foi apenas modesta, variando entre 69 e 78%;[19]
- Os critérios de Vereckei apresentaram uma RV– de 0,34, indicando que sua aplicação a um paciente com probabilidade pré-teste de 90% resultaria em uma probabilidade pós-teste de 75% para TV. Isso significa que, em pacientes de alto risco cujo critério de Vereckei aponta para TSV, ainda há 75% de probabilidade de ser TV.
- Os critérios de Brugada resultaram em uma RV– de 0,24, correspondendo a uma probabilidade de 68% para TV no mesmo cenário citado no tópico anterior.
- A ausência de um ECG basal é uma razão adicional para não confiar exclusivamente nesses critérios, pois um paciente com doença cardíaca congênita pode apresentar desvio extremo do eixo do QRS entre outros achados únicos.
- Pacientes com bloqueios periféricos e áreas eletricamente inativas podem exibir características variadas no ECG que fogem dos critérios morfológicos descritos.

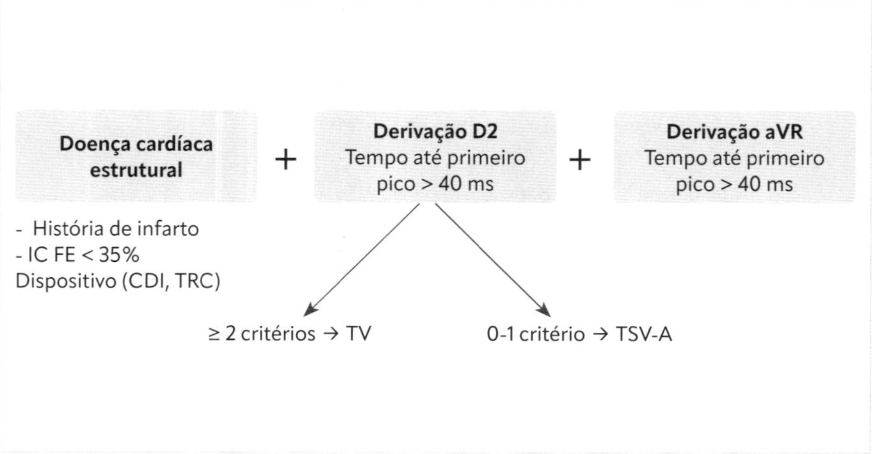

FIGURA 8 Algoritmo de Basel.

CDI: cardioversor/desfibrilador implantável; FE: fração de ejeção; IC: insuficiência cardíaca; TRC: terapia de ressincronização cardíaca; TSV: taquicardia supraventricular; TSV-A: TSV com aberrância; TV: taquicardia ventricular.

- A TV idiopática, como a TV fascicular, frequentemente mostra padrões no ECG que simulam bloqueios de ramo ou fasciculares, além de um QRS apenas sutilmente alargado, o que pode levar a interpretações equivocadas.
- Outra possibilidade emblemática é a TV por reentrada ramo a ramo, na qual o ECG durante a taquicardia exibirá critérios morfológicos BRE ou BRD, adicionando complexidade ao diagnóstico.
- Deve-se considerar ainda a dificuldade na diferenciação entre TV e TSV conduzida anterogradamente por uma via acessória como nos casos de taquicardia por reentrada atrioventricular (TRAV) antidrômica ou nas TSV pré-excitadas. Apesar de ser uma causa infrequente, ela é mais uma arritmia que não pode ser distinguida da TV com o uso dos critérios tradicionais (com exceção da dissociação AV).

EXEMPLOS DE APLICAÇÕES DOS ALGORITMOS

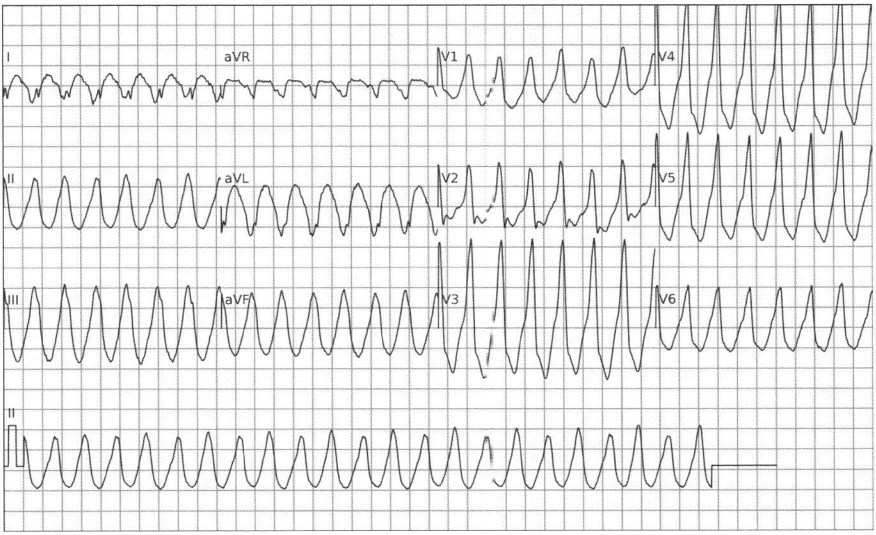

Taquicardia de QRS largo sugestiva de taquicardia ventricular. Eletrocardiograma com vários critérios sugestivos de taquicardia ventricular (TV): morfologia de bloqueio de ramo direito com > 140 ms, concordância precordial positiva, critérios morfológicos e critério de Pava. O algoritmo de Brugada estima TV pelo primeiro critério: ausência de RS nas derivações precordiais; e o algoritmo de Vereckei-aVR estima taquicardia ventricular pelo terceiro critério: presença de entalhe na porção descendente inicial de QRS predominantemente negativo.

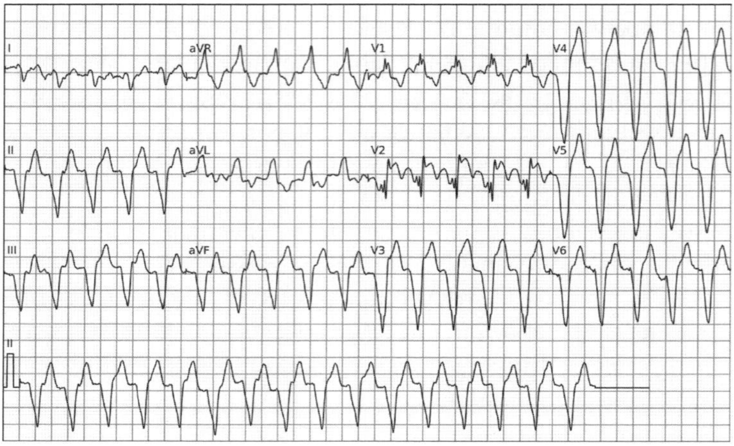

Taquicardia de QRS largo sugestiva de taquicardia ventricular. Eletrocardiograma com vários critérios sugestivos de taquicardia ventricular (TV): morfologia de bloqueio de ramo direito com > 140 ms, desvio extremo do eixo elétrico, "sinal da orelha de coelho", critérios morfológicos e critério de Pava. O algoritmo de Brugada estima TV pelo primeiro critério: ausência de RS nas derivações precordiais; e o algoritmo de Vereckei-aVR estima TV pelo primeiro critério: onda R em V1.

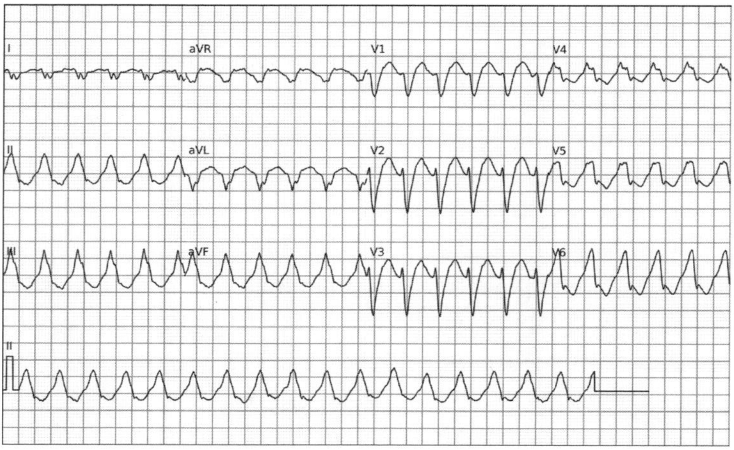

Taquicardia de QRS largo sugestiva de taquicardia ventricular. Eletrocardiograma com vários critérios sugestivos de taquicardia ventricular (TV): morfologia de bloqueio de ramo esquerdo com > 160 ms e desvio de eixo para a direita, critérios morfológicos e critério de Pava. O algoritmo de Brugada estima TV pelo segundo critério: intervalo RS > 100 ms; e o algoritmo de Vereckei-aVR estima TV pelo terceiro critério: entalhe na porção descendente inicial de QRS predominantemente negativo.

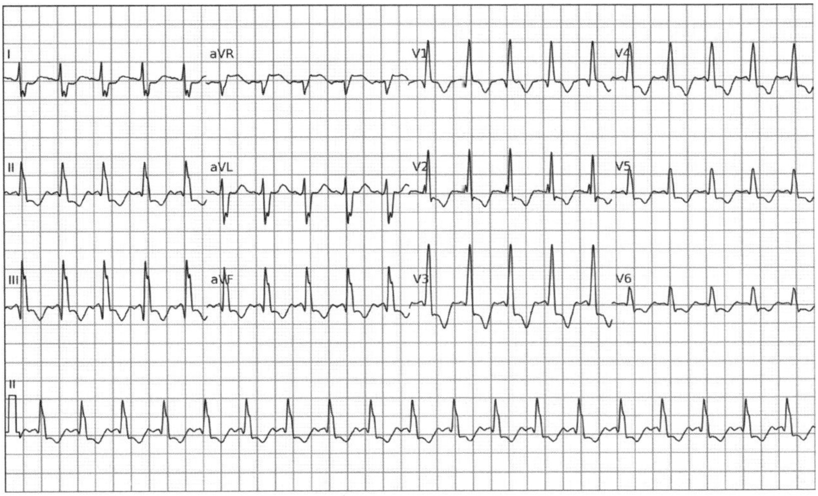

Taquicardia de QRS largo sugestiva de taquicardia supraventricular com aberrância de condução. Os complexos QRS apresentam morfologia de bloqueio de ramo direito e duração de 122 ms. Note que a ativação ventricular inicial é rápida e há um atraso médio-final da condução. Não há critérios para taquicardia ventricular pelos algoritmos de Brugada e Vereckei-aVR.

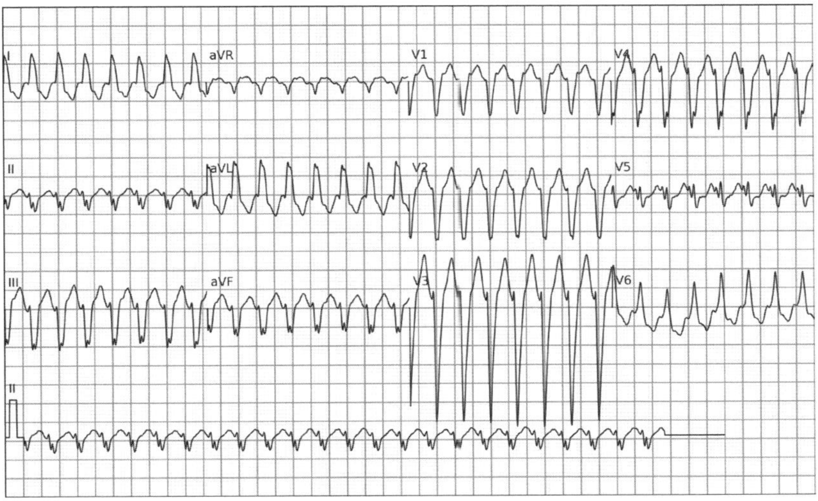

Taquicardia de QRS largo sugestiva de taquicardia supraventricular com aberrância de condução. Os complexos QRS apresentam morfologia de bloqueio de ramo esquerdo (BRE) e duração de 120 ms, além de desvio de eixo para a esquerda. Note a ativação ventricular inicial rápida com atraso médio-final da condução e características típicas do BRE. Não há critérios para taquicardia ventricular pelos algoritmos de Brugada e Vereckei-aVR.

REFERÊNCIAS

1. Issa Z, Miller J, Zipes D. Clinical arrhythmology and electrophysiology: a companion to Braunwald's heart disease. 3.ed. Philadelphia: Elsevier; 2019.
2. Scheffer MK, Ohe LN, Alencar Neto JN de. Manual prático de eletrocardiograma do Setor de Emergências do Instituto Dante Pazzanese de Cardiologia. São Paulo: Editora dos Editores; 2022.
3. Vereckei A. Current algorithms for the diagnosis of wide QRS complex tachycardias. Curr Cardiol Rev. 2014;10(3):262-76.
4. Marinucci L, Chalela WA. Wide QRS tachycardias: the rationale behind electrocardiographic diagnostic criteria. J Card Arrhythm. 2020;33(3):147-55.
5. Kashou AH, Noseworthy PA, DeSimone CV, Deshmukh AJ, Asirvatham SJ, May AM. Wide complex tachycardia differentiation: a reappraisal of the state-of-the-art. J Am Heart Assoc. 2020;9(11):162-8.
6. Garner JB, Miller JM. Wide complex tachycardia: ventricular tachycardia or not ventricular tachycardia, that remains the question. Arrhythmia Electrophysiol Rev. 2013;2(1):23.
7. Brugada P, Brugada J, Mont L, Smeets J, Andries EW. A new approach to the differential diagnosis of a regular tachycardia with a wide QRS complex. Circulation. 1991;83(5):1649-59.
8. Vereckei A, Duray G, Szénási G, Altemose GT, Miller JM. New algorithm using only lead aVR for differential diagnosis of wide QRS complex tachycardia. Hear Rhythm. 2008;5(1):89-98.
9. Pava LF, Perafán P, Badiel M, Arango JJ, Mont L, Morillo CA, Brugada J. R-wave peak time at DII: A new criterion for differentiating between wide complex QRS tachycardias. Hear Rhythm. 2010;7(7):922-6.
10. Griffith M, Mounsey P, Camm A, Garratt C. Ventricular tachycardia as default diagnosis in broad complex tachycardia. Lancet. 1994;343(8894):386-8.
11. Steurer G, Gürsoy S, Frey B, Simonis F, et al. The differential diagnosis on the electrocardiogram between ventricular tachycardia and preexcited tachycardia. Clin Cardiol. 1994;17(6):306-8.
12. Lau EW, Pathamanathan RK, André Ng G, Cooper J, Skehan JD, Griffith MJ. The Bayesian approach improves the electrocardiographic diagnosis of broad complex tachycardia. PACE – Pacing Clin Electrophysiol. 2000;23(10 I):1519-26.
13. Vereckei A, Duray G, Szénási G, Altemose GT, Miller JM. Application of a new algorithm in the differential diagnosis of wide QRS complex tachycardia. Eur Heart J. 2007;28(5):589-600.
14. Jastrzebski M, Sasaki K, Kukla P, Fijorek K, Stec S, Czarnecka D. The ventricular tachycardia score: a novel approach to electrocardiographic diagnosis of ventricular tachycardia. Europace. 2016;18(4):578-84.
15. Chen Q, Xu J, Gianni C, Trivedi C, Della Rocca DG, Bassiouny M, et al. Simple electrocardiographic criteria for rapid identification of wide QRS complex tachycardia: the new limb lead algorithm. Hear Rhythm. 2020;17(3):431-8.
16. Pachón M, Arias MA, Salvador-Montañés Ó, Calvo D, Peñafiel P, Puchol A, et al. A scoring algorithm for the accurate differential diagnosis of regular wide QRS complex tachycardia. Pace – Pacing Clin Electrophysiol. 2019;42(6):625-33.
17. Moccetti F, Yadava M, Latifi Y, Strebel I, Pavlovic N, Knecht S, et al. Simplified integrated clinical and electrocardiographic algorithm for differentiation of wide QRS-complex tachycardia. JACC Clin Electrophysiol. 2022;8(7):831-9.
18. Santos F, Pisani CF, Darrieux FC da C, Cirino CMF, Hachul DT, Santos AM. Validação de um algoritmo simples para detecção de taquicardia ventricular no eletrocardiograma. Arq Bras Cardiol. 2021;454-63.
19. Jastrzebski M, Kukla P, Czarnecka D, Kawecka-Jaszcz K. Comparison of five electrocardiographic methods for differentiation of wide QRS-complex tachycardias. EP Eur. 2012;14(8):1165-71.

22

Disfunção do nó sinusal

Mariana Carvalheiro Moretti Rodrigues

O nó sinusal está localizado na parte superior do átrio direito e é o marca-passo natural do coração.[1] A doença do nó sinusal (DNS) é caracterizada pela presença de sinais e sintomas secundários a anormalidades envolvendo a formação e/ou propagação do impulso atrial decorrente da disfunção do nó sinusal.[1,2] Uma frequência atrial anormal pode resultar na incapacidade de atender às demandas fisiológicas, especialmente em períodos de estresse ou atividade física.[3] A DNS associa-se com o envelhecimento e costuma ser a indicação mais comum de estimulação cardíaca artificial, correspondendo a cerca de 50% dos implantes de marca-passo definitivo.[4,5]

FISIOPATOLOGIA

- A fisiopatologia da DNS é variada e geralmente envolve remodelamento eletrofisiológico e estrutural complexo.[4] Sua etiologia pode ser dividida em causas intrínsecas, secundária a uma condição patológica envolvendo o nó sinusal propriamente dito (Quadro 1), e extrínsecas, causada por depressão da função do nó sinusal por fatores externos como drogas ou influências autonômicas (Quadro 2).[6]
- As causas intrínsecas da DNS incluem fibrose degenerativa, disfunção de canais iônicos e remodelamento do nó sinusal. A causa intrínseca mais comum é a fibrose degenerativa idiopática relacionada à idade. Outras causas intrínsecas conhecidas são: insuficiência cardíaca e fibrilação atrial (FA) (mudanças estruturais e anatômicas ao longo da crista *terminalis*), doenças infiltrativas (doenças do tecido conjuntivo, hemocromatose, sarcoidose e amiloidose) e coronariopatia crônica (acometimento da artéria do nó sinusal).[4,7]

- Dentre as causas extrínsecas da DNS agentes farmacológicos, distúrbios metabólicos e disfunção autonômica são os principais envolvidos. Os fármacos mais associados são: betabloqueadores, bloqueadores dos canais de cálcio, digoxina, simpatolíticos, antiarrítmicos e lítio.[4,7] Os distúrbios hidreletrolíticos mais comuns são hipercalemia, hipocalemia e hipocalcemia. Outros fatores extrínsecos incluem hipotireoidismo, hipóxia e hipotermia. A disfunção autonômica pode mimetizar ou exacerbar a DNS via bradicardia neuromediada na síncope vasovagal, síncope neurocardiogênica e na hipersensibilidade do seio carotídeo.[7,8]

QUADRO 1 Causas intrínsecas de disfunção do nó sinusal

Cardiomiopatia hipertensiva
Degeneração idiopática
Doenças do tecido conjuntivo: lúpus, artrite reumatoide, esclerodermia
Doenças infecciosas: doença de Chagas, endocardite infecciosa
Doenças infiltrativas: amiloidose, sarcoidose, hemocromatose
Doenças neuromusculares
Infarto ou isquemia
Trauma cirúrgico: correção de doenças congênitas, transplante cardíaco

QUADRO 2 Causas extrínsecas de disfunção do nó sinusal

Apneia obstrutiva do sono
Fármacos: antiarrítmicos, betabloqueadores, antagonistas dos canais de cálcio, ivabradina, digitálicos, agentes simpaticolíticos, opioides
Hipocalemia
Hipotermia
Hipotireoidismo
Hipóxia e hipercapnia
Influência autonômica: tônus vagal excessivo, síncope neuromediada, hipersensibilidade do seio carotídeo, atletas condicionados

O ELETROCARDIOGRAMA NA DISFUNÇÃO DO NÓ SINUSAL

A DNS, independentemente de a causa ser intrínseca ou extrínseca, pode ter várias apresentações eletrocardiográficas, sendo caracterizada por uma ou mais das seguintes manifestações:

- Bloqueio sinoatrial: distúrbio de condução do estímulo do nó sinusal para os átrios e ventrículos (ver Bloqueio sinoatrial – capítulo 56).
- Bradicardia sinusal: frequência cardíaca (FC) < 50 bpm (ver Bradicardia sinusal – capítulo 58).
- Dissociação isorrítmica: falta de sincronia entre a despolarização atrial (seja sinusal ou atrial ectópica) e a despolarização ventricular (seja nodal, His ou ventricular) que cursam com frequências muito próximas entre si (ver Dissociação isorrítmica – capítulo 64).
- Incompetência cronotrópica: resposta inadequada da FC ao exercício ou estresse.
- Parada sinusal: interrupção repentina da geração de impulso pelo nó sinusal (ver Parada sinusal – capítulo 101).
- Ritmo de escape juncional ou ventricular: ritmo de suplência ou de substituição originado no nó atrioventricular (AV) ou nos ventrículos (ver Ritmos de escape – capítulo 109).
- Síndrome bradicardia-taquicardia: períodos de taquiarritmias atriais, principalmente FA ou *flutter* atrial (FLA), associadas a períodos de bradiarritmias – pausas sinusais (ver Síndrome bradicardia-taquicardia – capítulo 114).

REFERÊNCIAS

1. De Ponti R, Marazzato J, Bagliani G, Leonelli FM, Padeletti L. Sick sinus syndrome. Card Electrophysiol Clin. 2018;10(2):183-95.
2. Kusumoto FM, Schoenfeld MH, Barrett C, Edgerton JR, Ellenbogen KA, Gold MR, et al. 2018 ACC/AHA/HRS guideline on the evaluation and management of patients with bradycardia and cardiac conduction delay. J Am Coll Cardiol. 2019;74(7):e51-156.
3. Hawks MK, Paul MLB, Malu OO. Sinus node dysfunction. Am Fam Physician. 2021;104(2):179-85.
4. Teixeira RA, Fagundes AA, Baggio JM, Oliveira JC de, Medeiros PTJ, Valdigem BP, et al. Diretriz brasileira de dispositivos cardíacos eletrônicos implantáveis – 2023. Arq Bras Cardiol. 2023;120(1):1-88.
5. Oliveira LH. Artigo de revisão ablação por radiofrequência como opção terapêutica na síndrome. Rev Norte Nord Cardiol. 2015;5(3):3-8.
6. Issa Z, Miller J, Zipes D. Clinical arrhythmology and electrophysiology: a companion to Braunwald's heart disease. 3.ed. Philadelphia: Elsevier; 2019.
7. Semelka M, Gera J, Usman S. Sick sinus syndrome: a review. Am Fam Physician. 2013;87(10):691-6.
8. Gauer RL. Evaluation of syncope. Am Fam Physician. 2011;84(6):640-50.

23

Bloqueios atrioventriculares

Mariana Fuziy Nogueira De Marchi

O nó atrioventricular (AV) apresenta uma característica eletrofisiológica denominada "condução decremental". Esta característica tem a capacidade de alentecer a velocidade do estímulo gerado no nó sinusal até chegar aos ventrículos. Isso é importante para que haja sincronia AV. No eletrocardiograma (ECG), percebe-se esse fenômeno ao identificar o intervalo PR.

O intervalo PR é o período que se inicia no começo da onda P e dura até o começo do complexo QRS. Corresponde ao tempo desde o início da ativação atrial até o início da despolarização ventricular. No adulto, esse intervalo varia entre 120 e 200 ms, podendo apresentar diferenças de acordo com a idade e a frequência cardíaca (FC).[1] Algumas situações podem levar a um alentecimento ainda maior do sistema de condução, que pode aumentar o intervalo PR e, por vezes, até bloquear o estímulo aos ventrículos.

CLASSIFICAÇÃO DOS BLOQUEIOS ATRIOVENTRICULARES

Os bloqueios atrioventriculares (BAV) são divididos da seguinte maneira:[1,2]

- Primeiro grau: o intervalo PR é > 200 ms (ver Bloqueio atrioventricular de 1º grau – capítulo 40).
- Segundo grau: presença de onda P não conduzida. Podem ainda ser subdivididos em:
  - Tipo 1 ou Mobitz I (fenômeno de Wenckebach) (ver Bloqueio atrioventricular de 2º grau tipo 1 – capítulo 41).
  - Tipo 2 ou Mobitz II (ver Bloqueio atrioventricular de 2º grau tipo 2 – capítulo 42).
  - 2:1 (ver Bloqueio atrioventricular de 2º grau 2:1 – capítulo 43).

  - Avançado (ver Bloqueio atrioventricular de 2º grau avançado – capítulo 44).
- Terceiro grau: completa dissociação AV, com frequência atrial > frequência ventricular (ver Bloqueio atrioventricular de 3º grau – capítulo 45).

LOCALIZAÇÃO DOS BLOQUEIOS

- Os BAV podem estar localizados no nó AV (bloqueio nodal), no tronco de His-Purkinje (intra-His) ou ainda abaixo do tronco de His (infra-His).[1,3]
- Quando o bloqueio acontece no nó AV, o curso é habitualmente benigno. Acontecem como variação da normalidade e em pacientes com tônus vagal exacerbado, sendo comum durante o sono e em atletas. O ECG é representado como BAV de 1º grau e BAV de 2º grau Mobitz I (fenômeno de Wenckebach).
- No entanto, quando o bloqueio acontece no feixe de His ou abaixo dele, denota doença no sistema de condução, e, muitas vezes, quando a causa que levou ao bloqueio não é reversível, existe a necessidade de implante de marca-passo. No ECG é representado pelo BAV de 2º grau Mobitz II, BAV avançado e bloqueio atrioventricular total (BAVT) (de 3º grau).

ETIOLOGIA

- A etiologia é muito variada, podendo corresponder à variação da normalidade, em pacientes com tônus vagal exacerbado e sem doença cardíaca estrutural, mas pode também ser secundária a doenças congênitas, isquemia, cardiopatias estruturais, uso de medicação, entre outros.[2]
- No Quadro 1, estão listadas as principais causas dos BAV.

QUADRO 1 Causas de bloqueios atrioventriculares

Associadas ao aumento do tônus vagal	Atleta. Apneia do sono. Neurogênica.
Congênitas/ genéticas	BAVT congênito (filhos de mãe com lúpus eritematoso sistêmico; anti-Ro). Distrofias musculares. Miocardiopatias hipertróficas.
Degenerativa	Doença de Lev-Lenègre.

(continua)

QUADRO 1 Causas de bloqueios atrioventriculares *(continuação)*

Iatrogênicas	Medicamentosas (betabloqueadores, bloqueadores de canais de cálcio, amiodarona, digitais). Cirurgias cardíacas (congênitas e valvares). Ablações. TAVI.
Infecciosas	Doença de Chagas. Doença de Lyme. Febre reumática. Endocardite. Miocardite. Toxoplasmose.
Inflamatórias/ infiltrativas	Miocardite. Doenças de depósito (amiloidose, sarcoidose, hemocromatose). Doenças reumatológicas (esclerodermia, artrite reumatoide, lúpus eritematoso).
Isquêmicas	Aguda. Crônica.
Metabólicas e hidreletrolíticas	Distúrbios ácido-básicos. Alterações de cálcio e potássio. Doenças tireoidianas. Doenças adrenais.
Valvar	Valvopatia mitral e aórtica.

BAVT: bloqueio atrioventricular total; TAVI: *transcatheter aortic valve implantation* (implante transcateter de válvula aórtica).

BLOQUEIOS ATRIOVENTRICULARES E INFARTO AGUDO DO MIOCÁRDIO

- Os BAV ocorrem em 12 a 25% de todos os pacientes com infarto agudo do miocárdio (IAM). O BAV de 1º grau ocorre em 2 a 12%, o BAV de 2º grau em 3 a 10% e o BAV de 3º grau em 3 a 7%.[3]
- IAM da parede inferior: o BAV 1º grau e o de 2º grau Mobitz I estão mais associados ao IAM de parede inferior. Pode surgir também BAV de 3º grau. Habitualmente surgem na fase aguda, causados pelo aumento do tônus vagal. Dessa forma, o local do bloqueio ocorre ao nível nodal, com escape juncional, QRS estreito, FC mais elevada e é responsivo a atropina. Quando aparecem de forma tardia, podem estar associados a isquemia do nó AV. Habitualmente são transitórios, com resolução em até 72 horas.

- IAM de parede anterior: o BAV 2º grau Mobitz II ocorre em apenas 1% dos pacientes com IAM, mais comumente no infarto anterior, e tem pior prognóstico. Está comumente associado à isquemia do feixe de His ou abaixo e frequentemente progride para BAVT. O ritmo de escape geralmente é ventricular com QRS alargado e FC < 40 bpm. O BAVT está associado a maior extensão da área lesada, maior possibilidade de fibrilação ventricular (FV), sinais e sintomas de insuficiência cardíaca e maior mortalidade.

ALGORITMO PARA DIAGNÓSTICO DOS BLOQUEIOS ATRIOVENTRICULARES

A Figura 1 propõe um algoritmo para auxílio no diagnóstico diferencial dos BAV.

REFERÊNCIAS

1. Samesima N, God EG, Kruse JCL, Leal MG, et al. Diretriz da Sociedade Brasileira de Cardiologia sobre a Análise e Emissão de Laudos Eletrocardiográficos – 2022. Arq Bras Cardiol. 2022;93(3 Suppl 2):2-19.
2. Kusumoto FM, Schoenfeld MH, Barrett C, Edgerton JR, Ellenbogen KA, Gold MR, et al. 2018 ACC/AHA/HRS guideline on the evaluation and management of patients with bradycardia and cardiac conduction delay. J Am Coll Cardiol. 2019;74(7):e51-156.
3. Issa Z, Miller J, Zipes D. Clinical arrhythmology and electrophysiology: a companion to Braunwald's heart disease. 3.ed. Philadelphia: Elsevier; 2019.

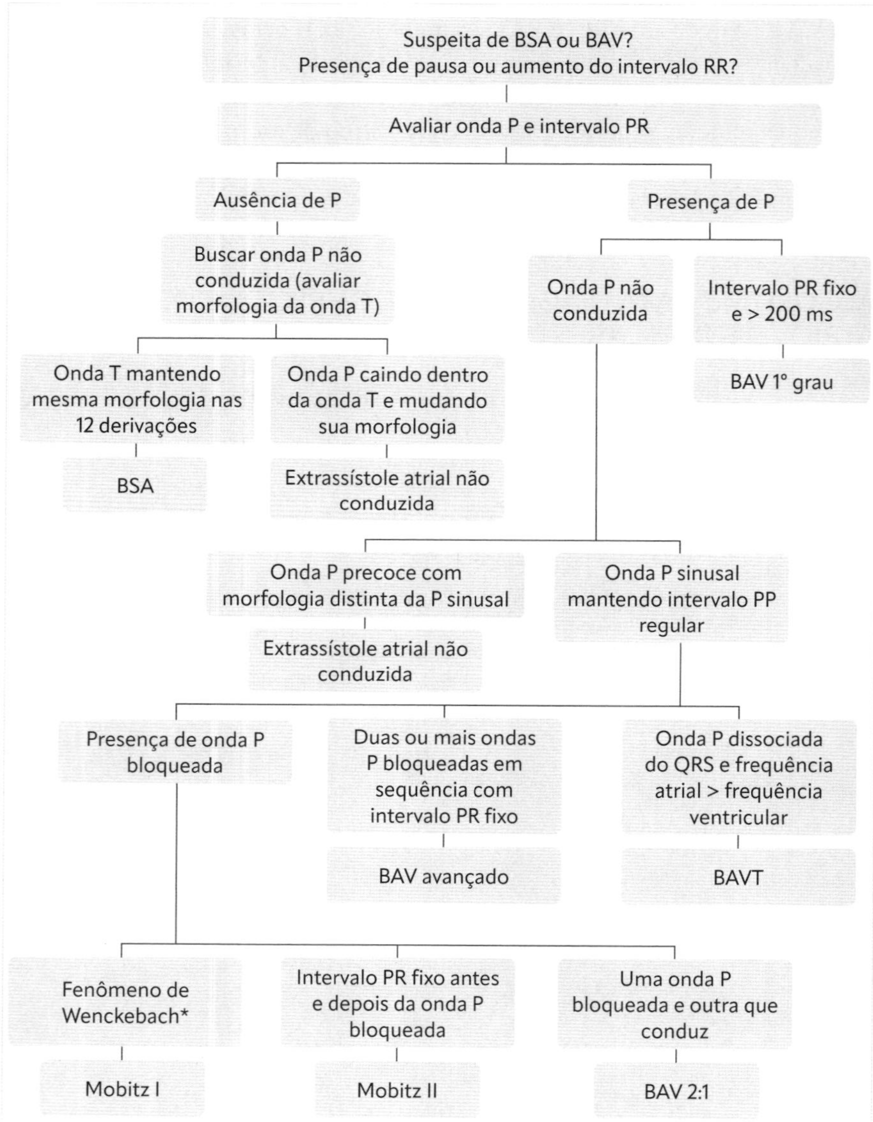

FIGURA 1 Algoritmo para diagnóstico diferencial dos BAV.

* Fenômeno de Wenckebach: aumento progressivo do intervalo PR até a ocorrência de uma onda P bloqueada; o intervalo PR após a onda P bloqueada é mais curto do que o intervalo PR que antecede o bloqueio. BAV: bloqueio atrioventricular; BAVT: bloqueio atrioventricular total; BSA: bloqueio sinoatrial.

24

Dissociação atrioventricular

Mariana Fuziy Nogueira De Marchi

Na dissociação atrioventricular (AV), a atividade atrial está dissociada da atividade ventricular, ou seja, não existe condução AV nem condução ventriculoatrial (VA). Dois marca-passos independentes coexistem, um despolarizando o átrio e outro despolarizando o ventrículo. Não existe, portanto, um intervalo PR fixo, e a onda P aparenta entrar e sair do complexo QRS. O ventrículo é despolarizado pela junção AV ou por um foco ventricular. A dissociação AV pode ser vista em diversas situações, independentemente da frequência ventricular.[1-6] No Quadro 1, são listadas as situações em que pode ocorrer a dissociação AV.

QUADRO 1 Situações em que pode ocorrer a dissociação atrioventricular

FC elevada (> 100 bpm)
• TV.
• TJ.
FC baixa (< 50 bpm)
• BAVT.
• Ritmo de escape juncional.
FC normal (50-100 bpm)
• RIVA.
• Ritmo juncional ativo.

BAVT: bloqueio atrioventricular total; FC: frequência cardíaca; RIVA: ritmo idioventricular acelerado; TJ: taquicardia juncional; TV: taquicardia ventricular.

TAQUICARDIA VENTRICULAR

- A dissociação AV pode estar presente nas taquicardias ventriculares (TV) e é reconhecida pela presença de ondas P esparsas entre os complexos QRS e/ou ondas T ou, ainda, por batimentos de fusão ou captura;
- É um critério altamente específico para o diagnóstico de TV. Entretanto, a dissociação estará ausente quando há condução retrógrada VA, ou seja, quando os ventrículos são capazes de despolarizar retrogradamente os átrios, o que ocorre em até 50% das TV.
- A aplicação de algoritmos diagnósticos como os de Brugada, Vereckei-aVR, Santos, Basel etc. pode sugerir o diagnóstico de TV (ver Taquicardias de QRS largo – capítulo 21; Taquicardia ventricular – capítulo 134).

TAQUICARDIA JUNCIONAL

A taquicardia juncional (TJ), definida como uma taquicardia de QRS estreito e regular com origem no nó AV, pode exibir ondas P dissociadas se não apresentar condução VA (ver Taquicardia juncional – capítulo 130).

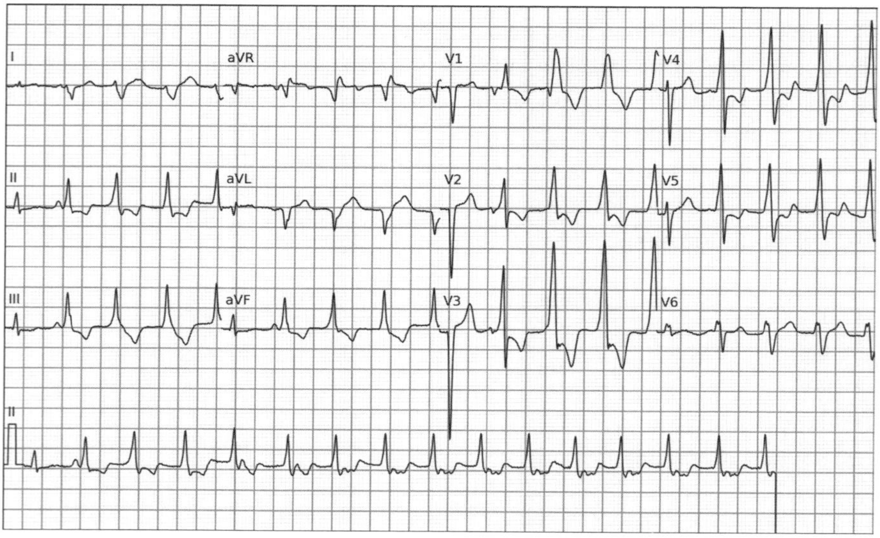

Taquicardia ventricular com a presença de dissociação atrioventricular. As ondas P encontram-se esparsas no início do traçado. Mais à frente, surge uma P retrógrada, indicando condução ventriculoatrial.

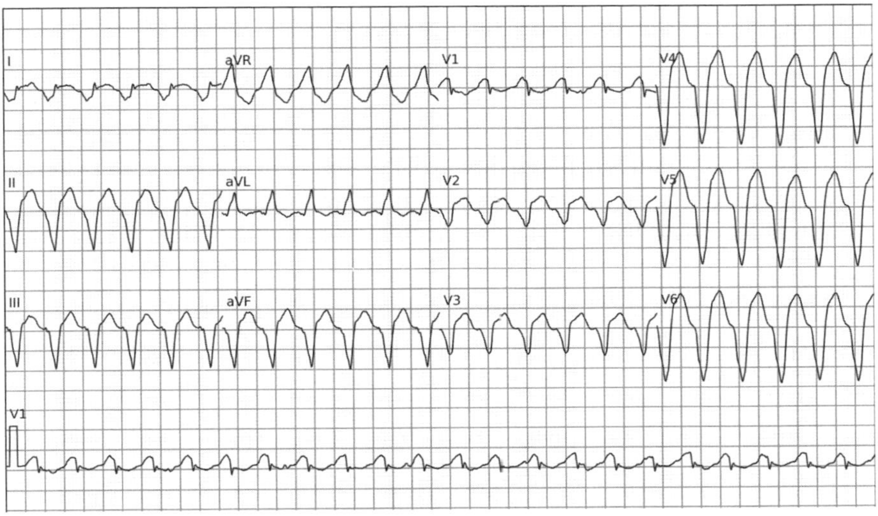

Taquicardia ventricular com dissociação atricventricular. Observe atentamente as ondas P dissociadas em V1.

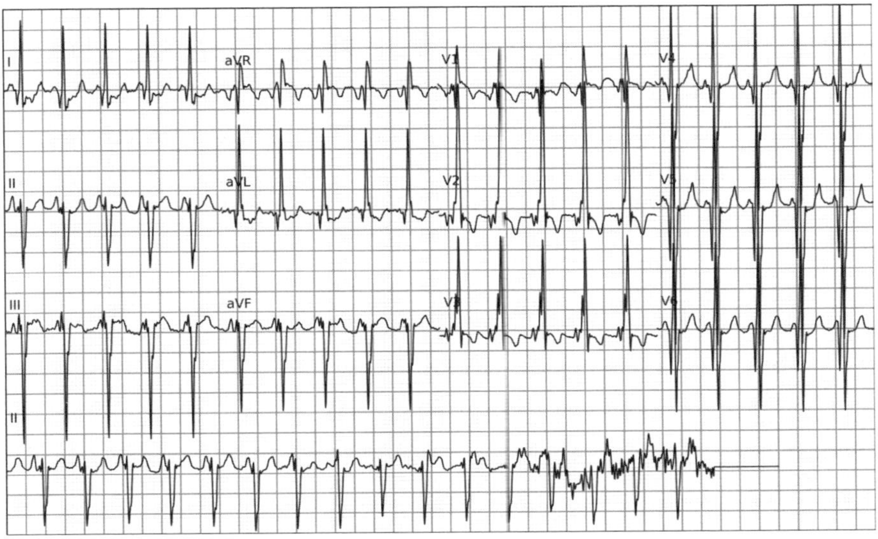

Taquicardia juncional sem condução ventriculoatrial. É possível observar as ondas P esparsas, "entrando" e "saindo" dos complexos QRS.

BLOQUEIO ATRIOVENTRICULAR TOTAL

- No bloqueio atrioventricular total (BAVT), não existe associação entre a atividade elétrica atrial e a ventricular. Ambos se despolarizam independentes um do outro. A frequência atrial é sempre maior que a do ritmo de escape (ver Bloqueio atrioventricular de 3º grau – capítulo 45).
- A frequência cardíaca (FC) geralmente se encontra < 40 bpm e com complexos QRS largos quando o ritmo de escape é ventricular, ou entre 40 e 60 bpm e com QRS estreito quando o ritmo de escape é juncional.

RITMO DE ESCAPE JUNCIONAL

- O ritmo de escape juncional é um ritmo de suplência ou de substituição originado no nó AV ou no feixe de His (ver Ritmos de escape – capítulo 109).
- Quando ocorre redução da frequência de disparo do nó sinusal, por exemplo, na bradicardia sinusal, o ventrículo passa a ser despolarizado pela junção AV decorrente da queda da frequência sinusal abaixo da frequência de automatismo do nó AV. Passam a coexistir dois marca-passos independen-

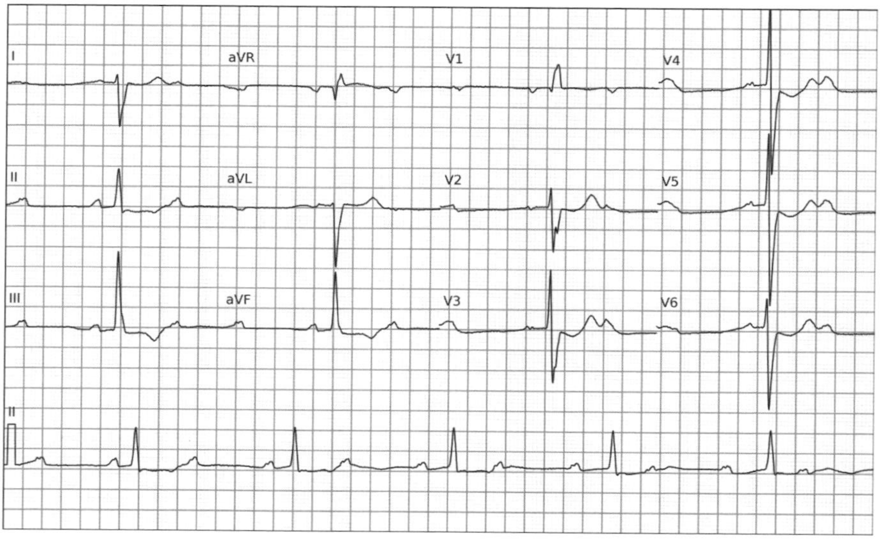

Bloqueio atrioventricular de 3° grau. Note que o intervalo PR é variável, enquanto o QRS se mantém regular, indicando que não há associação entre a atividade elétrica atrial e a ventricular, o que caracteriza a dissociação atrioventricular. O ritmo de escape tem origem infra-hissiana, sendo evidenciado pelos complexos QRS largos.

tes: um despolariza o átrio e outro despolariza o ventrículo, mantendo a dissociação AV.

- Como a frequência da despolarização atrial encontra-se muito próxima da despolarização ventricular, a onda P aparenta entrar e sair do complexo QRS, fenômeno conhecido como dissociação isorrítmica (ver Dissociação isorrítmica – capítulo 64).

RITMO IDIOVENTRICULAR ACELERADO

- O ritmo idioventricular acelerado (RIVA) é próprio do ventrículo, com frequência cardíaca inferior à TV e superior ao escape ventricular do BAVT, cujo mecanismo principal é o automatismo (ver Ritmo idioventricular acelerado – capítulo 107).
- Classicamente é associado a reperfusão miocárdica, em cenários de infarto agudo do miocárdio (IAM), mas também presente em distúrbios hidreletrolíticos e intoxicação medicamentosa (ver Marcadores de reperfusão miocárdica – capítulo 92).
- Pode acontecer em corações estruturalmente normais.
- Não se configura ritmo de suplência, pois compete diretamente com o ritmo de base do paciente.

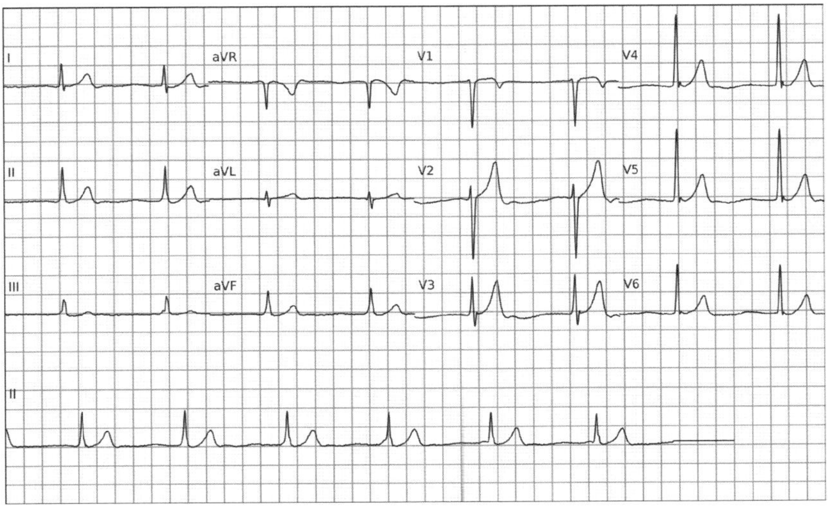

Dissociação isorrítmica. É provocada pela redução da frequência de disparo do nó sinusal abaixo da frequência de automatismo do nó atrioventricular (AV). Há dois marca-passos independentes: um despolariza o átrio e outro, o ventrículo, mantendo a dissociação AV.

- Assim como na TV, a aplicação de algoritmos diagnósticos como os de Brugada, Vereckei-aVR, Santos, Basel etc. podem sugerir o diagnóstico. Também podem ocorrer batimentos de fusão e captura.

RITMO JUNCIONAL

- O ritmo juncional, ou ritmo juncional ativo, é resultado de aumento da automaticidade de nó AV ou do feixe de His, excedendo a frequência de disparo do nó sinusal.
- Para existir dissociação AV, a frequência da despolarização atrial deve ser muito próxima à despolarização ventricular, levando a uma dissociação isorrítmica.
- Diferencia-se do BAVT por apresentar frequência atrial e ventricular semelhantes.

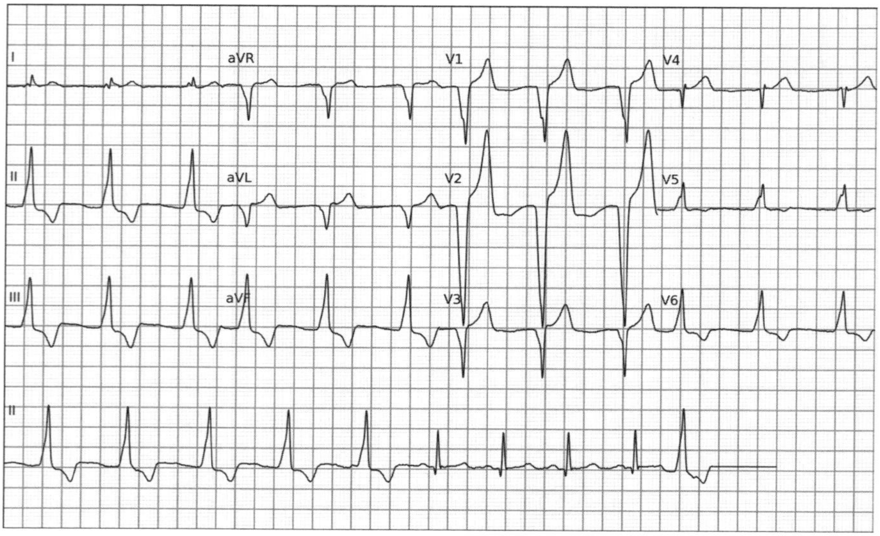

Ritmo idioventricular acelerado. Presença de ritmo idioventricular acelerado (RIVA) intercalando com ritmo sinusal. Antes do último batimento do RIVA, é possível observar uma onda P dissociada.

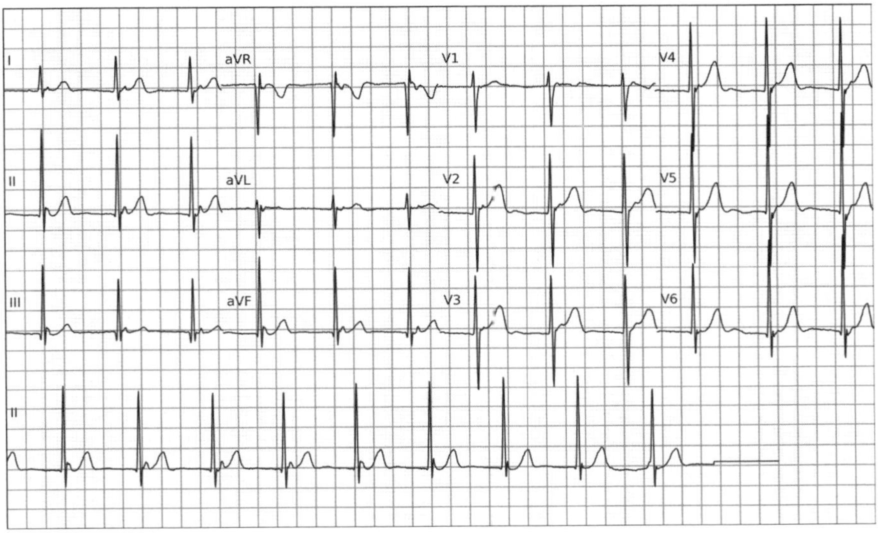

Ritmo juncional. Resultante do aumento da automaticidade de nó atrioventricular (AV), excedendo a frequência de disparo do nó sinusal. Note que há dissociação isorrítmica e a onda P sinusal "dança" entre os complexos QRS em uma frequência muito próxima à frequência de disparo do nó AV.

REFERÊNCIAS

1. Kusumoto FM, Schoenfeld MH, Barrett C, Edgerton JR, Ellenboguen KA, Gold MR, et al. 2018 ACC/AHA/HRS guideline on the evaluation and management of patients with bradycardia and cardiac conduction delay. J Am Coll Cardiol. 2019;74(7):e51-156.
2. Friedmann AA. Dissociação atrioventricular. Diagn Tratamento. 2014;19(2):89-93.
3. Rahman MFF, Yandrapalli S. Atrioventricular dissociation [Internet]. StatPearls. 2023.
4. Schubart AF, Marriott HJL, Gorten RJ. Isorhythmic dissociation. Am J Med. 1958;24(2):209-14.
5. Purvis BJ. Isorhythmic dissociation. J Insur Med. 1990;22(4):292-3.
6. Levy MN, Edflstein J. The mechanism of synchronization in isorhythmic A-V dissociation. Circulation. 1970;42(4):689-99.

SEÇÃO IV

ECG na Pediatria

25

Eletrocardiograma normal pediátrico

Cynara Milena de Carvalho Cordeiro
José Nunes de Alencar Neto

A análise do eletrocardiograma (ECG) pediátrico apresenta particularidade de acordo com a idade da criança, sendo, por isso, fundamental a diferenciação com o padrão eletrocardiográfico normal do adulto. As diferenças do ECG pediátrico estão relacionadas às evoluções que miocárdio e o sistema circulatório passam com o decorrer da idade. A dominância do ventrículo direito, decorrente da pressão pulmonar elevada durante o período fetal, é marcante no período neonatal. Com o fechamento do canal arterial e a redução progressiva da pressão pulmonar, ocorre o aumento da espessura do ventrículo esquerdo, que se torna gradualmente dominante, semelhante ao padrão do adulto.

Diante de todas as alterações fisiológicas relacionadas ao crescimento da criança, o ECG evidencia todo esse processo, incluindo as mudanças na frequência cardíaca (FC), eixo elétrico, intervalos, duração dos complexos QRS e nas ondas P e T.[1-5] O Quadro 1 traz uma síntese dos achados eletrocardiográficos normais em crianças.

QUADRO 1 Achados eletrocardiográficos normais e particulares da criança

Arritmia sinusal fásica
Frequência cardíaca mais elevada em relação à do adulto
Intervalo PR mais curto que o do adulto e complexos QRS mais estreitos
Desvio do eixo elétrico do QRS para a direita é normal no primeiro ano de vida
Ondas Q proeminentes nas derivações inferiores e laterais
T negativa de V1 a V4 (até os 12 anos de idade) – padrão juvenil
Onda T bífida ou entalhada nas precordiais direitas
Onda U proeminente

O ELETROCARDIOGRAMA NORMAL EM CRIANÇAS

Todas as considerações feitas nesta seção são meras aproximações de valores que variam de acordo com o sexo, a idade e a presença ou ausência de doenças. Portanto, esses números podem variar de referência para referência, de livro para livro e até entre os autores e editores deste livro.

Ritmo e frequência cardíaca

- O ritmo sinusal é caracterizado pela onda P positiva em D1, D2, aVF e negativa em aVR e, assim como em adultos, *plus-minus* ou *minus* em V1. Em todas as faixas etárias da vida do ser humano, pode ocorrer variação da FC de acordo com a respiração, caracterizando a arritmia sinusal fásica. Essa variação é mais pronunciada e mais comum em crianças e adolescentes.
- A FC nas crianças varia de acordo com a idade e costuma ser mais alta que nos adultos conforme a tabela de Davignon (Quadro 2). O débito cardíaco nos recém-nascidos e lactentes é mantido pela FC mais elevada em oposição a um volume sanguíneo menor. Com o crescimento, o débito cardíaco é garantido pelo aumento do volume sanguíneo e consequente FC mais baixa. Nos recém-nascidos saudáveis, a FC pode variar de 150 a 230 bpm, conforme o grau de atividade.

Eixo elétrico

- Nos recém-nascidos, como o ventrículo direito é dominante, observa-se um desvio do eixo elétrico para a direita associado a uma onda R ampla em V1 e V2, com padrão decrescente até V6.
- Com o aumento progressivo do ventrículo esquerdo, o eixo elétrico se aproxima do padrão de normalidade do adulto, e, nas derivações precordiais, observa-se padrão crescente da onda R de V1 a V6.

Onda P

- Representa a despolarização dos átrios, sendo mais bem avaliada nas derivações D2 e V1.
- A primeira porção da onda P representa a despolarização do átrio direito e a segunda do átrio esquerdo.
- O eixo da onda P sinusal se encontra entre 0 e +90 graus.
- A onda P normal costuma ter até 110 ms de duração e até 2,5 mm de amplitude nas derivações do plano frontal, com pouca variação nas diferentes faixas etárias.

QUADRO 2 Parâmetros eletrocardiográficos de acordo com a idade 6

	0-1 dia	1-3 dias	3-7 dias	7-30 dias	1-3 meses	3-6 meses	6-12 meses	1-3 anos	3-5 anos	5-8 anos	8-12 anos	12-16 anos
FC (bpm)	94-155	91-158	90-166	106-182	120-179	105-185	108-169	89- 152	73-137	65-133	62-130	60-120
P (mm)	0,1-2,8	0,3-2,8	0,7-2,9	0,7- 3	0,7-2,6	0,4-2,7	0,6-2,5	0,7-2,5	0,3-2,5	0,4-2,5	0,3-2,5	0,3-2,5
PR D2 (ms)	80-120	80-140	70-150	70-140	70-130	70-150	70-160	80-150	80-160	90-160	90-170	90-180
QRS (ms)	20-10	20-70	20-70	20-80	20-80	20-80	30-80	30-80	30-70	30-80	40-90	40-90
Eixo QRS (°)	59-189	64-197	76-191	70-160	30-115	7-105	6-98	7-102	6-104	10-139	6-116	9-128

FC: frequência cardíaca.

Intervalo PR

- O intervalo PR é mais curto nas crianças do que nos adultos.
- Na pediatria, o intervalo PR varia de 80 a 160 ms e nos adolescentes, de 120 a 200 ms.

Complexo QRS

O complexo QRS é caracteristicamente mais estreito nas crianças do que nos adultos, como resultado da menor massa muscular miocárdica. Em média, a duração do QRS aumenta de 50 para 80 ms do nascimento até a adolescência.

Segmento ST

Nos recém-nascidos, depressões do segmento ST em torno de 1 a 2 mm são consideradas normais, principalmente nas derivações precordiais. Também nos primeiros dias de vida, uma elevação do segmento ST é aceitável nas derivações precordiais, inferiores e esquerdas.

Intervalo QT

- A duração do intervalo QT varia de acordo com a FC, semelhante aos adultos. Diante disso, deve-se usar o intervalo QT corrigido (Qtc) para fazer a análise. Existem inúmeras fórmulas propostas que podem ser utilizadas para esse cálculo, porém a mais comum é a fórmula de Bazett: $QTc = QT/\sqrt{RR}$. O intervalo QT deve ser medido preferivelmente em D2, V5 ou V6 (ver Intervalo QT – capítulo 11).
- No caso de arritmia sinusal importante, o QTc deve ser calculado com base na média das medidas obtidas em vários ciclos cardíacos.
- Durante a primeira metade da infância, o QTc normal é mais prolongado do que nos adultos. Nos primeiros 6 meses de vida, o QTc é considerado normal até 490 ms. Depois da infância, o limite é geralmente até 460 ms.

Onda T

- Caracteristicamente, a onda T de V1 é a primeira mudança esperada no ECG de um ser humano em sua jornada até a fase adulta. Pela já citada predominância direita, um recém-nascido possui onda T positiva em V1. Em até 48 a 72 horas de vida, espera-se que essa onda T em V1 fique negativa.

- Após a primeira semana de vida, a onda T nas derivações precordiais de V1 a V3 ou até V4 usualmente é invertida, associada a queda da pressão pulmonar. Esse aspecto permanece até os 12 a 14 anos de idade, caracterizando o "padrão juvenil". Alguns indivíduos, principalmente do sexo feminino, podem manter esse padrão na fase adulta em cerca de 1 a 3% dos casos.

INTERPRETAÇÃO DE ACORDO COM AS FASES DA VIDA DA CRIANÇA

Como visto anteriormente, o ECG normal pediátrico sofre intensa variação de acordo com o passar dos anos, indo de uma dominância elétrica direita ao nascimento até a dominância elétrica esquerda característica da fase adulta. Assim, pode-se interpretar o ECG de uma criança de acordo com a fase da vida em que ela se encontra, em um processo muito semelhante ao que se faz para avaliar suas fases de crescimento.

Nessa intepretação, consideram-se três fases de vida: neonatal (até 1 mês de vida), infantil (1 mês até o aniversário de 3 anos) e adulto (do aniversário de 3 anos até o aniversário de 8 anos), conforme descrito a seguir.

Neonatal (até 1 mês de vida)

- Em V1: R > S, com a onda T inicialmente positiva, tornando-se difásica ou negativa após 48 a 72 horas.
- Em V6: R < S, refletindo a orientação elétrica típica do recém-nascido.

Infantil (1 mês até o aniversário de 3 anos)

Em V1 e V6: R > S, indicando uma transição e ajuste contínuos na orientação e força dos vetores elétricos do coração.

Adulto (do aniversário de 3 anos até o aniversário de 8 anos)

- Em V1: R < S, marcando a progressão para a dominância elétrica esquerda.
- Em V6: R > S, consolidando o padrão elétrico típico de um coração adulto.
- É crucial entender que essas transições são esperadas e ocorrem gradualmente até a idade correspondente. Até o aniversário de 8 anos, espera-se que a criança exiba um padrão R < S em V1 e R > S em V6, refletindo o completo desenvolvimento do padrão elétrico cardíaco.

EXEMPLOS

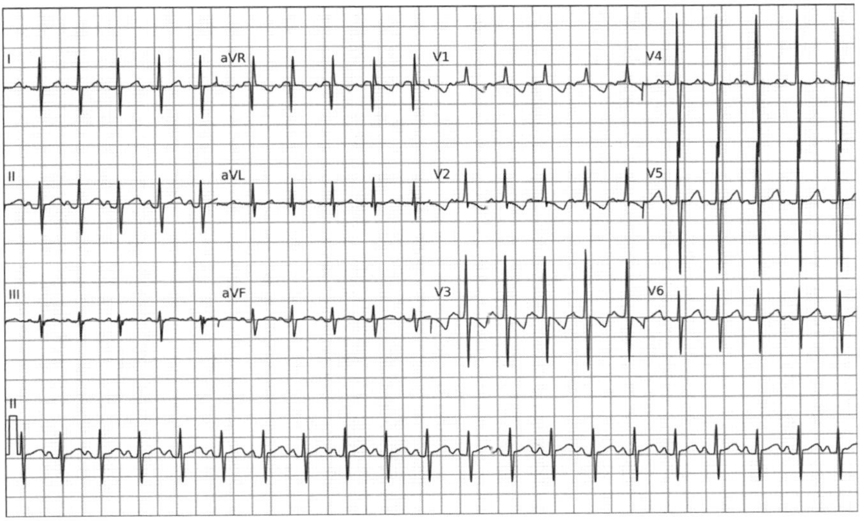

Eletrocardiograma normal pediátrico. Recém-nascido de 30 dias: padrão neonatal. Os achados eletrocardiográficos demonstram o predomínio das forças geradas pelo ventrículo direito nessa faixa etária. Note a onda R > S em V1 e onda R < S em V6, além de ondas T negativas de V1 a V3.

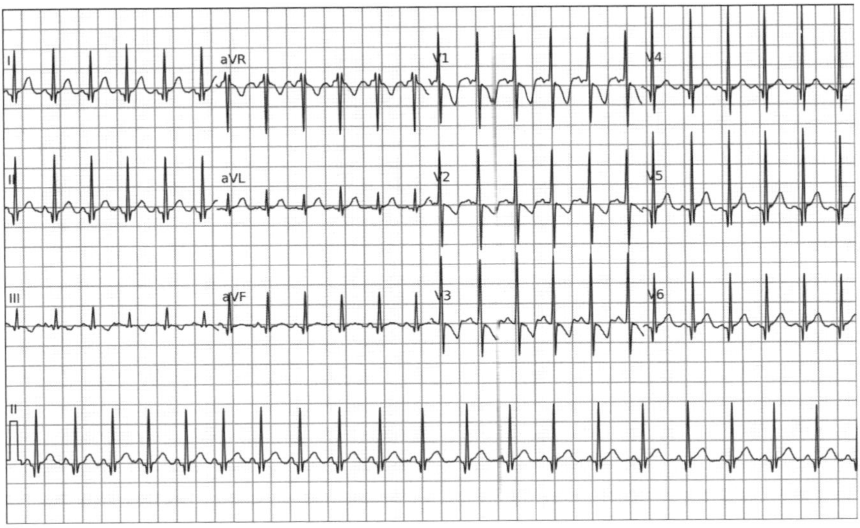

Eletrocardiograma normal pediátrico. Criança de 3 meses: padrão infantil. Observam-se uma onda R > S em V1 e ondas R > S em V6, além de ondas T negativas de V1 a V3.

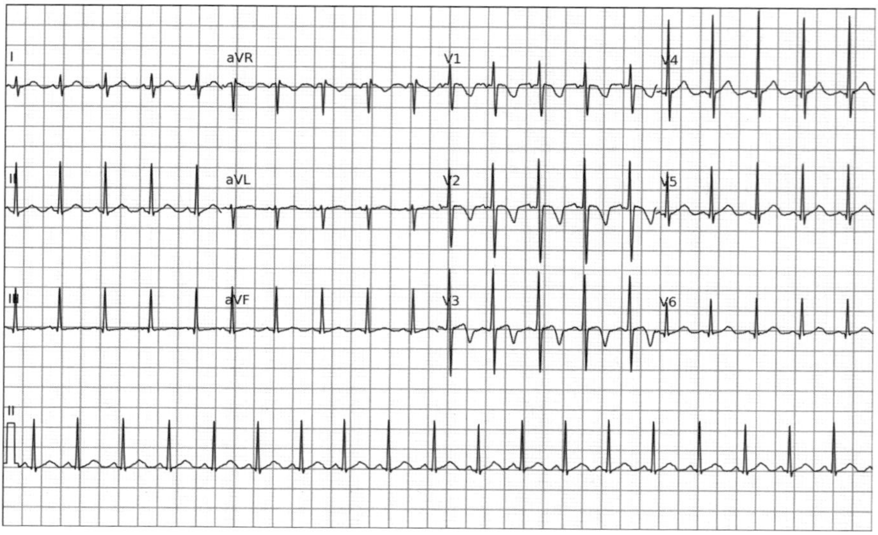

Eletrocardiograma normal pediátrico. Criança de 3 anos: padrão adulto. Neste eletrocardiograma, notam-se onda R < S em V1 e onda R > S em V6, como era de esperar em um adulto. As ondas T ainda são negativas de V1 a V3.

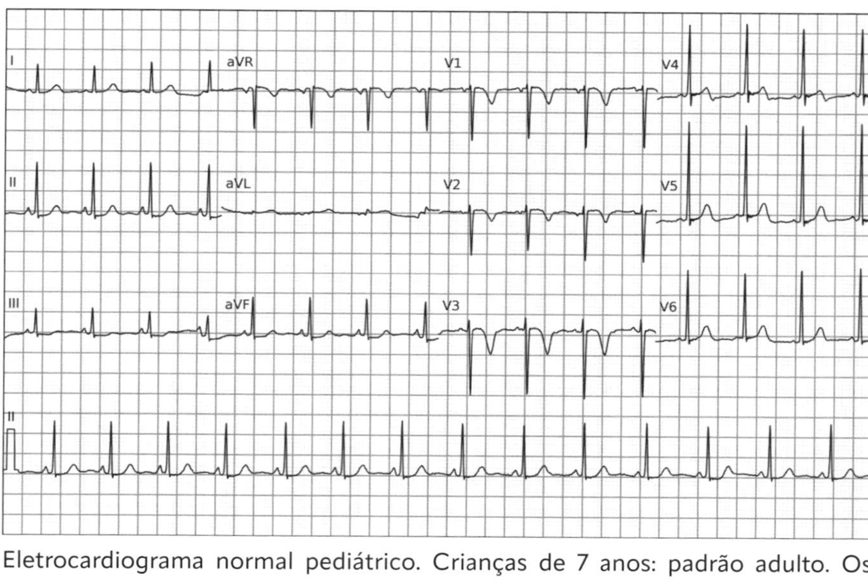

Eletrocardiograma normal pediátrico. Crianças de 7 anos: padrão adulto. Os achados já demonstram o predomínio do ventrículo esquerdo, e o eletrocardiograma adquire as características do adulto. As ondas T permanecem negativas de V1 a V3.

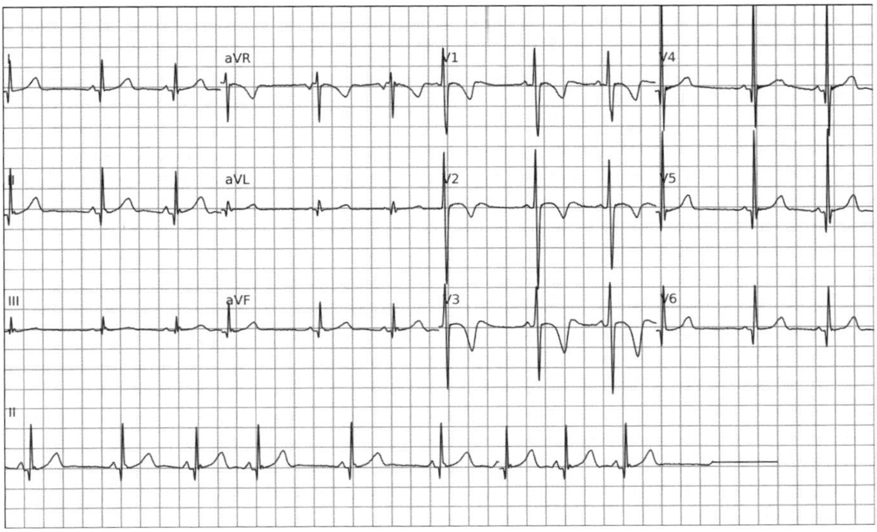

Eletrocardiograma normal pediátrico. Criança de 8 anos. Os achados já demonstram o predomínio do ventrículo esquerdo, e o eletrocardiograma adquire as características do adulto. A onda T será negativa em V1 a V3 até a adolescência. Note a presença de arritmia sinusal fásica, comum em crianças.

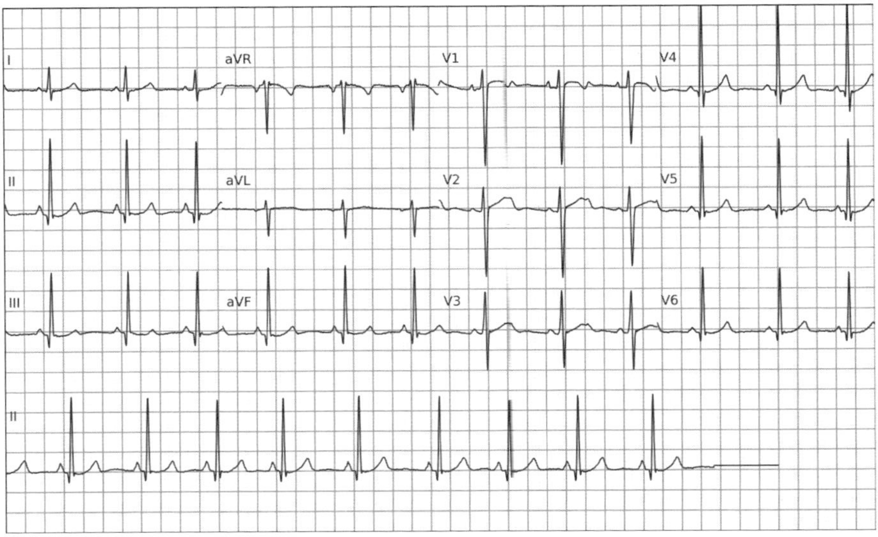

Eletrocardiograma normal pediátrico. Criança de 11 anos. O eletrocardiograma já apresenta as características de adulto com onda T positiva nas derivações precordiais.

REFERÊNCIAS

1. Sharieff GQ, Rao SO. The pediatric ECG. Emerg Med Clin North Am. 2006;24(1):195-208.
2. Chan TC, Sharieff GQ, Brady WJ. Electrocardiographic manifestations: pediatric ECG. J Emerg Med. 2008;35(4):421-30.
3. O'Connor M, McDaniel N, Brady WJ. The pediatric electrocardiogram. Part I: Age-related interpretation. Am J Emerg Med. 2008;26(2):221-8.
4. Evans WN, Acherman RJ, Mayman GA, Rollins RC, Kip KT. Simplified pediatric electrocardiogram interpretation. Clin Pediatr (Phila). 2010;49(4):363-72.
5. Bronzetti G. Atlas of pediatric and youth ECG [Internet]. Cham: Springer International Publishing; 2018.
6. Samesima N, God EG, Kruse JCL, Leal MG, et al. Diretriz da Sociedade Brasileira de Cardiologia sobre a Análise e Emissão de Laudos Eletrocardiográficos – 2022. Arq Bras Cardiol. 2022;93(3 Suppl 2):2-19.
7. Pediatric Advanced Life Support Provider Manual. American Heart Association; 2020.

26

Doenças atriais e ventriculares em pediatria

José Nunes de Alencar Neto

Não existem padrões patológicos específicos para cada doença congênita. Assim, o laudo eletrocardiográfico deve apontar para a possibilidade de doença em um ou outro ventrículo, ou ambos ao mesmo tempo, e nos átrios.

Este capítulo propõe nova abordagem para avaliar o eletrocardiograma (ECG) baseada em uma recomendação de Bacharova. Essa avaliação se desvia da noção clássica de que um aumento na massa ventricular esquerda gera um campo elétrico mais forte refletido no aumento da amplitude do QRS. Em vez disso, o paradigma de Bacharova leva em consideração que a voltagem do ECG registrada depende não apenas da extensão da frente de ativação, que é aumentada na sobrecarga ventricular esquerda (SVE), mas também das características elétricas do miocárdio.

Portanto, não apenas a amplitude dos complexos QRS, mas uma análise completa do ECG é fundamental para definir a presença de doença ventricular, assim como a análise da onda P para o átrio. Essa perspectiva abrangente informa a essência da avaliação, reforçando a necessidade de que seja integrada e sistemática para o diagnóstico de doenças atriais e ventriculares em pediatria.

CRITÉRIOS ELETROCARDIOGRÁFICOS[1,2]

Doença do ventrículo direito – sobrecarga de pressão:

- Onda R > S em V1.
- Amplitude da onda R > 20 mm em V1.
- Onda R em V1 pura > 10 mm ou padrão qR.
- Onda R < S em V6 ou uma onda S > 10 mm.
- Onda T positiva após 48 horas de vida.
- Presença de sobrecarga atrial direita (SAD) (mesmos critérios dos adultos).

Doença do ventrículo direito – sobrecarga volumétrica:

- Padrão rSR' com R' > r, associado a um desvio de eixo para a direita > 120°.
- Presença de bloqueio de ramo direito (BRD).

Doença do ventrículo esquerdo:

- Onda R < S em V1.
- Amplitude da onda S > 20 mm em V1.
- Amplitude da onda R > 25 mm entre V4 e V6.
- Desvio de eixo para a esquerda.
- Presença de bloqueio de ramo esquerdo (BRE).
- Presença de sobrecarga atrial esquerda (SAE) (mesmos critérios dos adultos).

CONSIDERAÇÕES CLÍNICAS

- A sobrecarga ventricular direita (SVD) pode estar associada a defeitos congênitos que resultam em obstruções na saída do ventrículo direito, como estenose pulmonar, atresia pulmonar e tetralogia de Fallot.
- Pode ocorrer sobrecarga volumétrica em razão do *shunt* esquerda-direita, como na comunicação interatrial e na drenagem anômala de veias pulmonares.
- A hipertensão arterial pulmonar, que aumenta a resistência vascular, pode resultar em sobrecarga pressórica no ventrículo direito, como observado nas fases finais das comunicações interventriculares não corrigidas.
- O padrão de SVD diastólica, em virtude da sobrecarga volumétrica, ocorre em condições de *shunts* esquerda-direita pré-tricuspídeos, como em defeitos do septo atrioventricular (AV), drenagem anômala de veias pulmonares e comunicação interatrial.

- A SVE pode estar presente em condições como obstrução da saída do ventrículo esquerdo, que pode ocorrer em casos de estenose ou coarctação da aorta. Pode também ocorrer em situações em que o ventrículo direito é hipoplásico ou apresenta hipofunção, como na transposição das grandes artérias ou atresia pulmonar com septo ventricular íntegro. A presença de comunicação interventricular e persistência do canal arterial também podem causar SVE.

EXEMPLOS

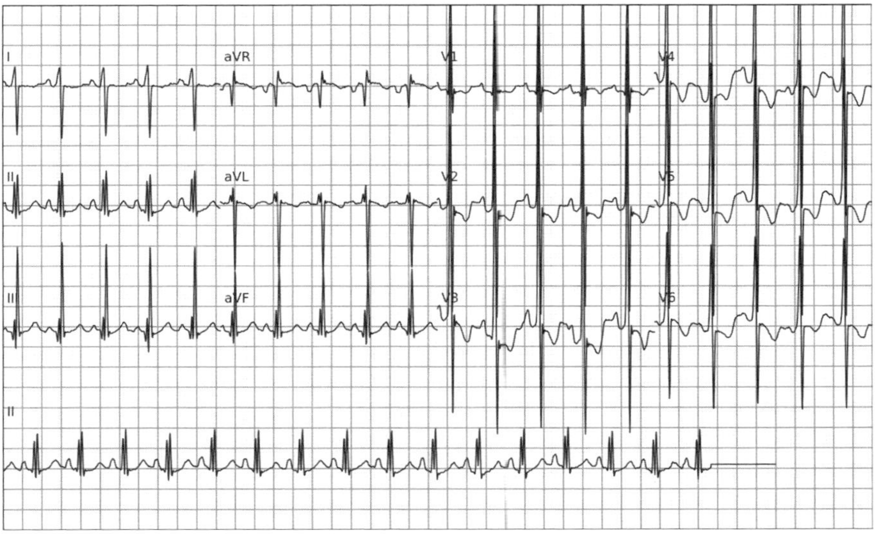

Sobrecarga ventricular direita. Criança de 2 anos de idade com sinais de doença ventricular direita. Há presença de onda R ampla em V1 > 20 mm e R > S, além de onda S > 10 mm em V6 com R < S, e desvio do eixo elétrico do QRS para a direita.

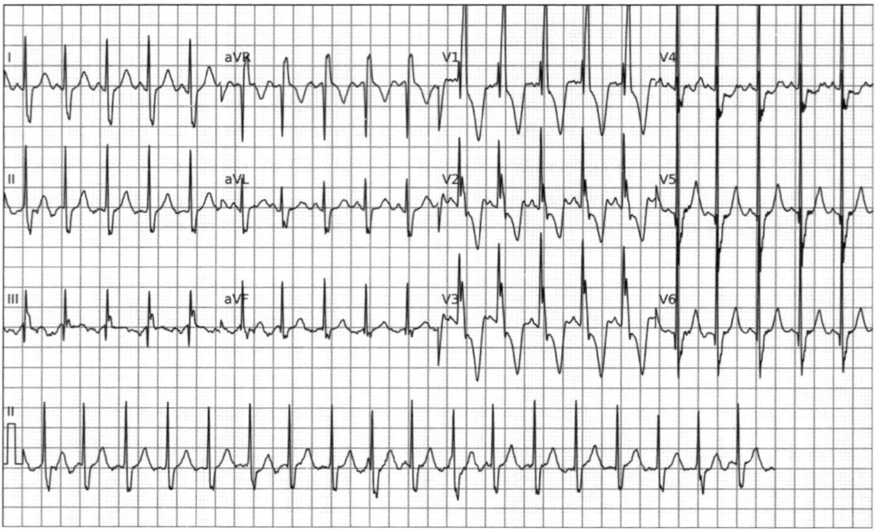

Sobrecarga ventricular direita. Criança de 11 meses com sinais de doença ventricular direita. Apresenta bloqueio de ramo direito com padrão rsR′ e onda R′ > r, associado a um desvio de eixo para a direita.

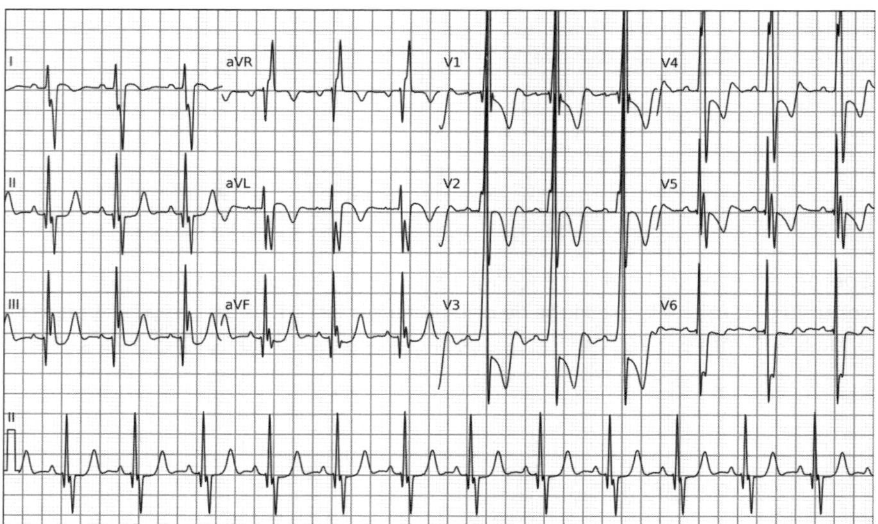

Sobrecarga ventricular direita. Criança de 8 anos com bloqueio de ramo direito e desvio do eixo elétrico para a direita.

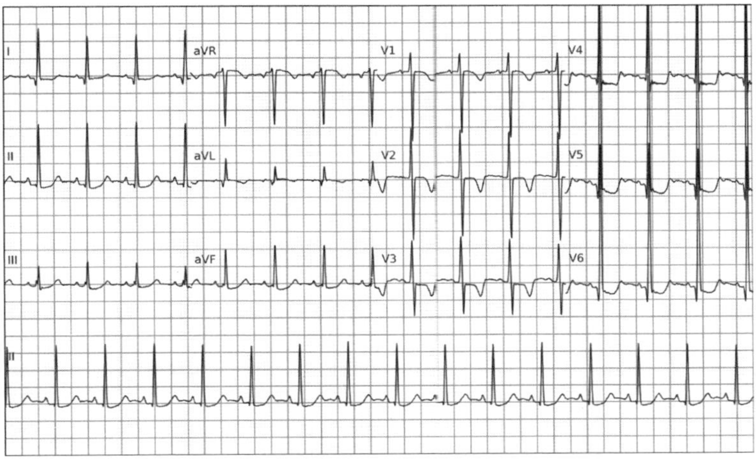

Sobrecarga ventricular esquerda. Criança de 8 anos com eletrocardiograma exibindo sinais de doença ventricular esquerda. Há ondas R com amplitude > 25 mm entre V4 e V6 e alteração da repolarização ventricular na parede anterior.

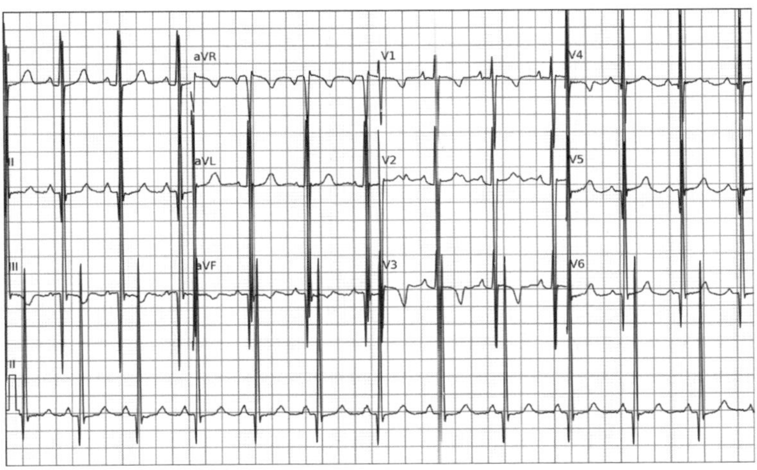

Sobrecarga ventricular esquerda. Criança de 3 anos com eletrocardiograma exibindo sinais de doença ventricular esquerda. Há ondas R com amplitude > 25 mm entre V4 e V6 e ondas Q profundas nas derivações inferolaterais.

REFERÊNCIAS

1. Galli MA, Danzi GB. A guide to neonatal and pediatric ECGs [Internet]. Milano: Springer Milan; 2013.
2. Park KM. Park's pediatric cardiology for practitioners. 6.ed. Philadelphia: Mosby/Elsevier; 2014.

27

Arritmias em pediatria

Matheus Kiszka Scheffer

Arritmias cardíacas são relativamente incomuns em crianças, mas requerem o reconhecimento imediato para instituição do tratamento adequado. A incidência das arritmias é consideravelmente maior em pacientes com cardiopatias congênitas, que podem apresentar arritmias secundárias a anormalidades estruturais, à intervenção cirúrgica ou a repercussões hemodinâmicas crônicas.[1]

ARRITMIAS BENIGNAS EM CRIANÇAS

- Algumas alterações de ritmo podem ser observadas em crianças saudáveis e não indicam necessariamente a presença de doenças cardíacas estruturais associadas. Essas alterações estão presentes em 15 a 25% dos eletrocardiogramas (ECG) de crianças saudáveis, não produzem repercussão hemodinâmica significativa, não requerem tratamento e não apresentam risco em potencial.[2] Dentre elas se destacam a arritmia sinusal, o ritmo atrial ectópico, o ritmo atrial multifocal e o ritmo juncional (ver Ritmo atrial ectópico – capítulo 106; Ritmo juncional – capítulo 108).[3]
- A arritmia sinusal é frequente em crianças e geralmente se relaciona à respiração. É menos pronunciada em frequências cardíacas (FC) mais elevadas e em neonatos, principalmente na primeira semana de vida[4] (ver Arritmia sinusal – capítulo 38).

TAQUICARDIAS SUPRAVENTRICULARES

- A taquicardia sinusal geralmente é de fácil reconhecimento e se apresenta com ondas P com morfologia sinusal, precedendo complexos QRS estreitos,

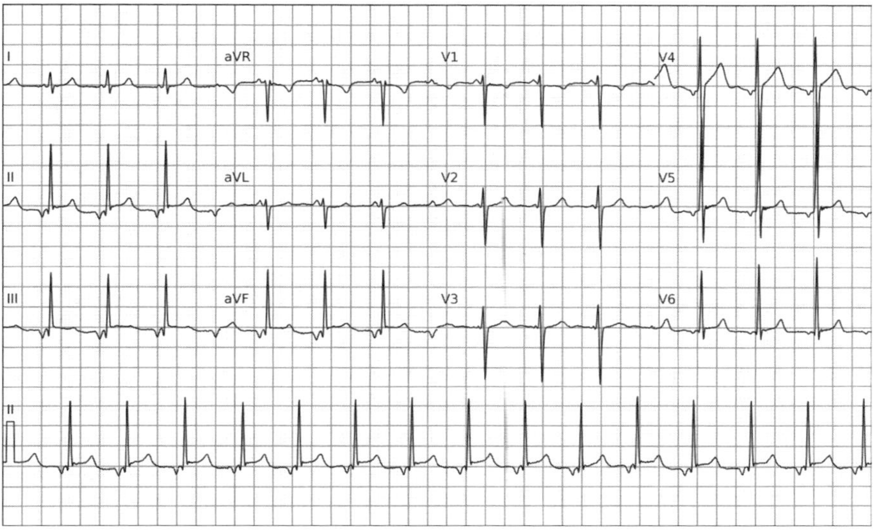

Ritmo atrial ectópico. Adolescente, de 15 anos assintomático. O ritmo atrial ectópico pode ser identificado pela presença de ondas P com polaridade negativa na parede inferior.

e com FC maior do que a esperada para a idade. É um ritmo normal durante atividade e exercício e pode ser uma resposta fisiológica normal ao estresse, como febre, desidratação, ansiedade ou dor. A FC > 160 bpm em bebês e > 140 em crianças sugere taquicardia sinusal.[5,6]

- A taquicardia supraventricular (TSV) é a forma mais comum de arritmias encontrada em crianças, com pico de incidência durante os 2 primeiros anos de vida. Manifesta-se preponderantemente como taquicardia de QRS estreito e muitas vezes é identificada pela FC > 220 bpm em recém-nascidos e bebês e > 180 bpm em crianças maiores5,6 (ver Taquicardias de QRS estreito – capítulo 20). Em crianças menores de 12 anos, a taquicardia por reentrada atrioventricular (TRAV) é a causa mais comum de TSV, enquanto em adolescentes a taquicardia por reentrada nodal (TRN) se torna mais evidente (ver Taquicardia por reentrada nodal – capítulo 133).[6]
- A pré-excitação ventricular é definida eletrocardiograficamente pela presença de intervalo PR curto, onda delta, prolongamento do QRS e alterações secundárias da repolarização ventricular. A síndrome de Wolff-Parkinson-White é diagnosticada pela presença do padrão de pré-excitação associado a sintomas de palpitações e arritmias supraventriculares, sendo a forma mais comum a TRAV ortodrômica.[5] Episódios de TSV na síndrome de Wolff-Parkinson-White apresentam dois picos de incidência: no primeiro ano de vida

e entre 8 e 12 anos. Geralmente ocorrem em crianças com coração estruturalmente normal, mas podem estar associadas a anomalia de Ebstein, prolapso da valva mitral, defeitos do septo ventricular e correção da transposição das grandes artérias.[3] A ausência de pré-excitação no ECG não descarta a TRAV, pois existem casos em que a via acessória tem apenas a propriedade de condução retrógrada (via oculta) (ver Pré-excitação ventricular – capítulo 104; Taquicardia por reentrada atrioventricular – capítulo 132).

- A TA (taquicardia atrial) focal pode ser de difícil identificação pelo fato da FC mais elevada ocultar a onda P dentro da onda T ou do complexo QRS precedente (ver Taquicardia atrial focal – capítulo 128).
- A fibrilação atrial (FA) e o *flutter* atrial (FLA) são raras na população pediátrica. Contudo, o FLA pode surgir após cirurgia para cardiopatias congênitas.[5] No período pós-operatório tardio, são mais comuns as TA por mecanismo de reentrada (FLA e FA, taquicardia reentrante intra-atrial) (ver Fibrilação atrial – capítulo 69; *Flutter* atrial – capítulo 72).[1]
- A taquicardia juncional (TJ) é comum e com frequência produz instabilidade hemodinâmica após cirurgias cardíacas. Sua incidência em recém-nascidos após cirurgia cardíaca chega a 14,3%[1,5] (ver Taquicardia juncional – capítulo 130).

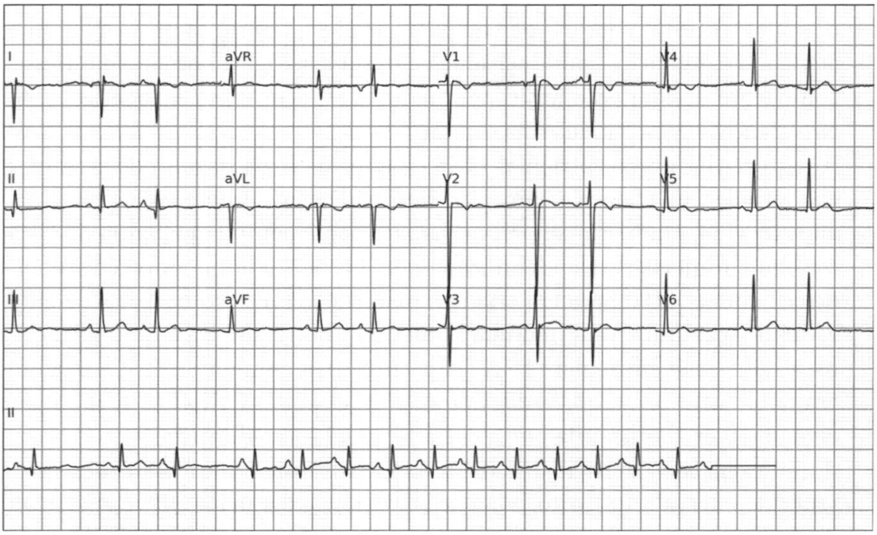

Taquicardia atrial focal. Criança de 8 anos com queixa de dor torácica e eletrocardiograma exibindo uma taquicardia de QRS estreito. Ao se observar com atenção, nota-se a presença de ondas P de morfologia distinta da sinusal, sugerindo o diagnóstico de taquicardia atrial focal.

- A taquicardia de Coumel é uma taquiarritmia que pode ter caráter incessante, que envolve uma via acessória com condução retrógrada exclusiva e propriedades decrementais e que pode levar a taquicardiomiopatia.[5] Ela apresenta um intervalo RP longo e faz diagnóstico diferencial com a TA focal e, em adultos, com TRN atípica (ver Taquicardia de Coumel – capítulo 129).

TAQUICARDIAS VENTRICULARES

- Taquicardias de QRS largo, na maior parte das vezes, implicam arritmias de origem ventricular. Entretanto, o diagnóstico diferencial inclui taquicardia supraventricular com aberrância (TSV-A) ou TSV pré-excitada (ver Taquicardias de QRS largo – capítulo 21).
- As arritmias ventriculares são raras na pediatria (a taquicardia ventricular – TV – compreende 1,8% dos casos),[1] podendo ser idiopáticas ou relacionadas a alterações estruturais como cardiomiopatia, miocardite, tumor cardíaco, distúrbios hidreletrolíticos ou canalopatias. TV idiopáticas apresentam melhor prognóstico e incluem a TV de via de saída do ventrículo direito, a TV fascicular e a TV polimórfica[3] (ver Taquicardia ventricular – capítulo 134; Taquicardia ventricular fascicular – capítulo 135).

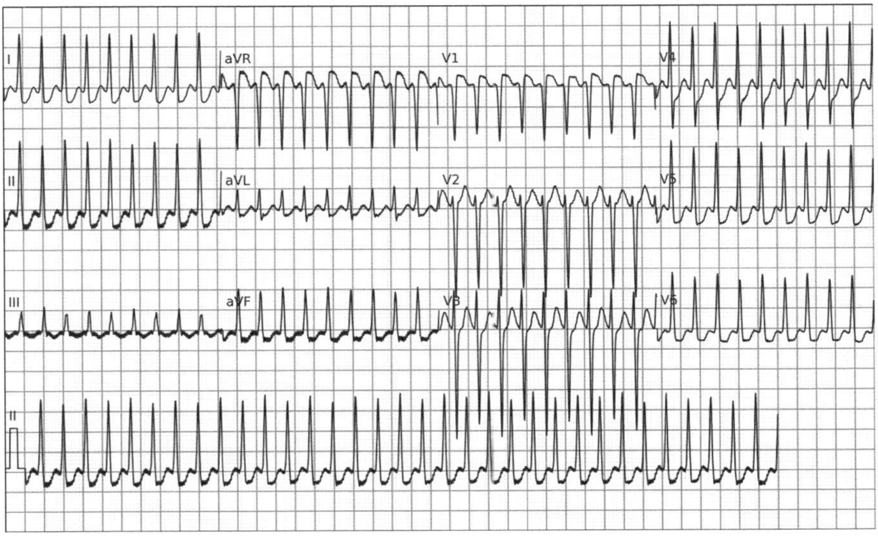

Taquicardia supraventricular. Criança de 11 anos com queixa de palpitação e dor torácica. Note a presença de uma taquicardia de QRS estreito de provável origem supraventricular com frequência cardíaca de 240 bpm. O mecanismo mais provável é a taquicardia por reentrada atrioventricular ortodrômica.

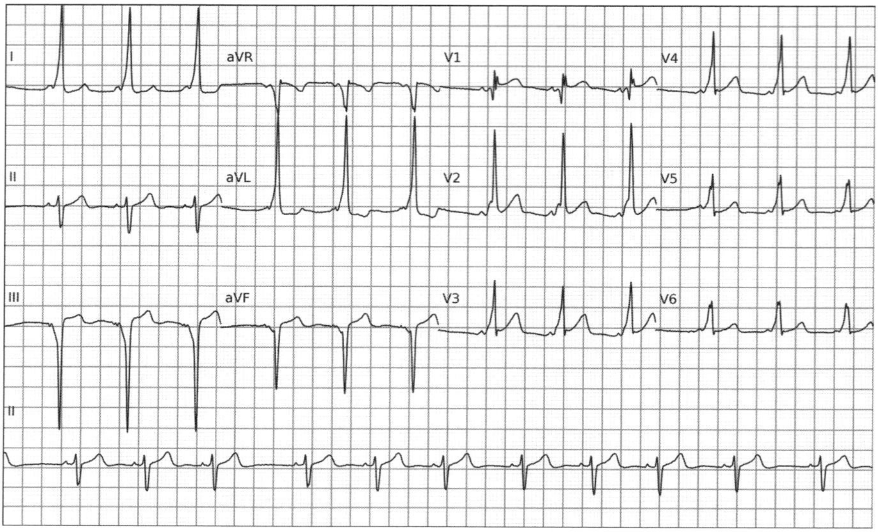

Pré-excitação ventricular. Criança de 8 anos com eletrocardiograma exibindo sinais de pré-excitação ventricular: intervalo PR < 120 ms, onda delta e QRS largo > 120 ms. Observe que a onda delta negativa nas derivações inferiores produz uma pseudo-onda Q.

- O prolongamento do intervalo QT corrigido (QTc) predispõe ao surgimento de uma arritmia ventricular polimórfica denominada *torsades de pointes*. O prolongamento do QTc pode ser congênito ou adquirido. Entre as causas adquiridas encontram-se o uso de medicações e distúrbios hidroeletrolíticos como a hipocalemia e a hipocalcemia. A síndrome do QT longo (SQTL) é uma causa de morte súbita na população pediátrica[5] (ver Síndrome do QT longo – capítulo 120).

BRADIARRITMIAS

- As bradiarritmias são incomuns em crianças sem cardiopatias congênitas.[5] Os mecanismos mais comuns são a doença do nó sinusal (DNS) e os bloqueios atrioventriculares (BAV).[1]
- A bradicardia sinusal é definida pela presença de um ritmo sinusal com FC menor do que a esperada para a idade. De maneira geral, há bradicardia sinusal quando a FC é < 100 bpm para crianças com menos de 3 anos de idade, < 60 bpm para crianças entre 3 e 9 anos e < 50 bpm para crianças entre 9 e 16 anos.[5] Dentre suas etiologias, destacam-se: infecções, insuficiência

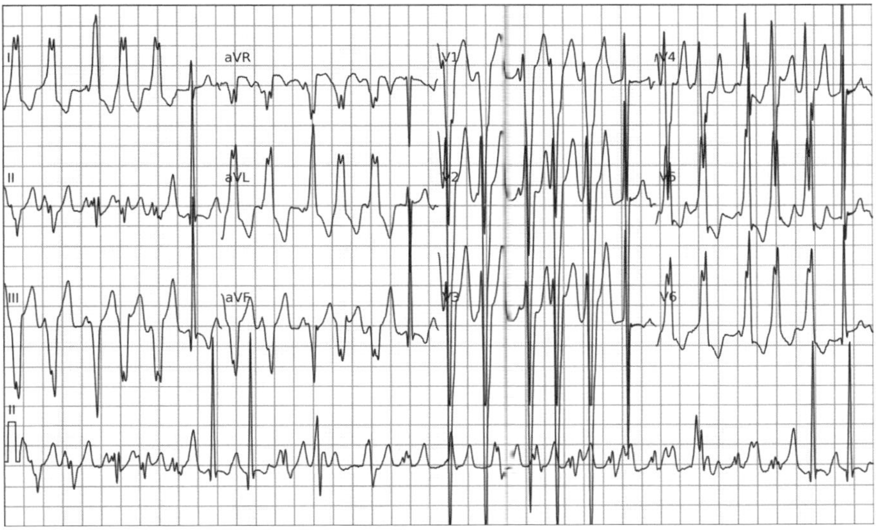

Taquicardia ventricular não sustentada. Criança de 3 anos, apresentando episódios paroxísticos de taquicardia ventricular não sustentada.

respiratória, hipotermia, hipotireoidismo e aumento da pressão intracraniana.[4] Quando transitória, não apresenta significado clínico.

- Todos os graus de BAV podem ocorrer em paciente pediátricos. Entretanto, é importante ressaltar que o intervalo PR normal em crianças é mais curto que o do adulto.[6] O limite máximo de 140 ms em crianças menores que 1 ano, 150 ms para crianças entre 1 e 5 anos, 160 ms para crianças entre 5 e 10 anos e 200 ms para crianças mais velhas (ver Bloqueios atrioventriculares – capítulo 23).[3]
- O bloqueio atrioventricular total (BAVT) congênito pode ocorrer em filhos de mães portadoras dos anticorpos anti-Ro e anti-LA e na transposição das grandes artérias. O BAV adquirido pode ser resultado da doença de Lyme, lúpus, distrofias musculares, doença de Kawasaki ou febre reumática.[5,6] O BAVT também pode ocorrer como uma complicação operatória de alguma cardiopatia congênita e tem impacto significativo na morbidade e na mortalidade[5] (ver Bloqueio atrioventricular de 3º grau – capítulo 45).

DISTÚRBIOS DA CONDUÇÃO INTRAVENTRICULAR

- O padrão eletrocardiográfico de rsr' em V1 ou o BRD de 1º grau é comum na população pediátrica.[5] É uma variante da normalidade, apresenta bom prognóstico e geralmente não está relacionado a alterações estruturais.

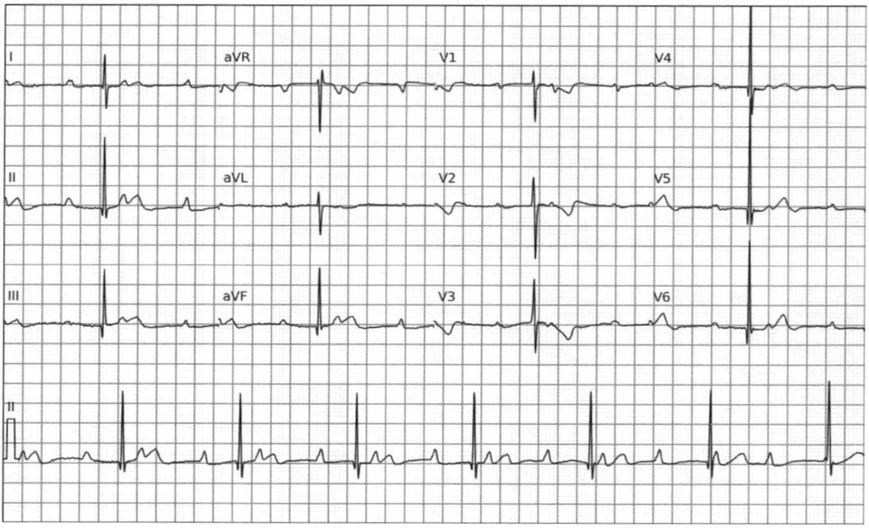

Bloqueio atrioventricular de 3° grau congênito. Criança de 3 anos, filha de mãe portadora de lúpus. O eletrocardiograma exibe dissociação atrioventricular, ou seja, as atividades atrial e ventricular são independentes entre si em razão de um bloqueio atrioventricular total. A frequência atrial é maior do que a ventricular, e o ritmo de escape apresenta QRS estreito.

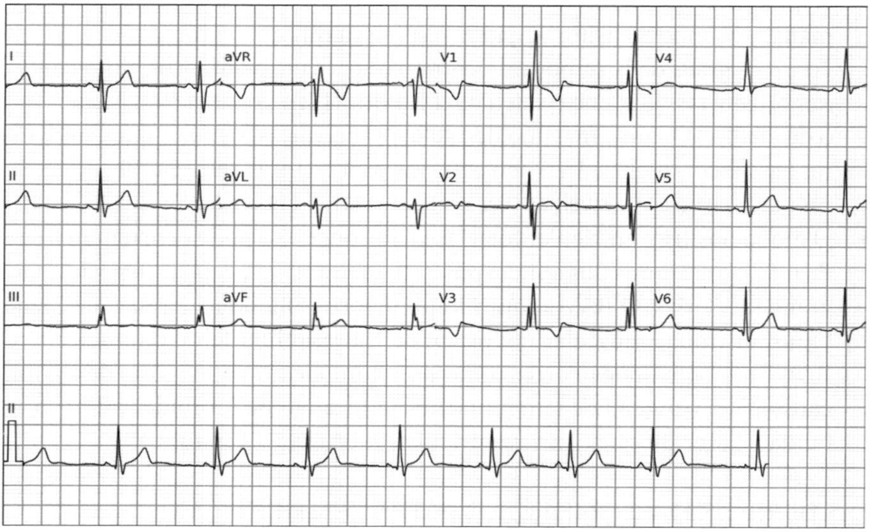

Bloqueio de ramo direito. Criança de 13 anos cujo eletrocardiograma preenche os critérios eletrocardiográficos para bloqueio de ramo direito: padrão rSR' em V1 e ondas S empastadas em D1, aVL, V5 e V6. Para essa faixa etária (4 a 16 anos), considera-se largo o QRS $\geq$ 100 ms.

- O bloqueio de ramo direito (BRD) é mais comum que o bloqueio de ramo esquerdo (BRE) e pode ser visto em uma variedade de condições. São frequentes após cirurgias para cardiopatias congênitas, particularmente naquelas nas quais há ventriculotomia, como na tetralogia de Fallot.[5] O BRE é raro em crianças e também denota alteração estrutural do ventrículo esquerdo.[6]
- Os critérios eletrocardiográficos para os bloqueios de ramo são os mesmos do adulto, com exceção da duração do QRS, que deverá ser ≥ 100 ms para crianças entre 4 e 16 anos e ≥ 90 ms em crianças menores de 4 anos[7] (ver Bloqueio de ramo direito – capítulo 46; Bloqueio de ramo esquerdo – capítulo 47).

REFERÊNCIAS

1. Magalhães LP, Guimarães ICB, Melo SL, Mateo EIP, et al Diretriz de Arritmias Cardíacas em Crianças e Cardiopatias Congênitas SOBRAC e DCC – CP. Arq Bras Cardiol. 2016;106(6).
2. Luiz R, Sá MS, Valverde ÂCB, Pinheiro M, Monteiro A, Zaher D, et al. Arritmias cardíacas em pediatria tidas como benignas: brincadeiras e verdades. [Benign pediatric cardiac arrhythmias: fun and facts.] Ver Socerj. 2000;XIII.
3. Drago F, Battipaglia I, Di Mambro C. Neonatal and pediatric arrhythmias: clinical and electrocardiographic aspects. Card Electrophysiol Clin. 2018;10(2):397-412.
4. Samesima N, God EG, Kruse JCL, Leal MG, et al. Diretriz da Sociedade Brasileira de Cardiologia sobre a Análise e Emissão de Laudos Eletrocardiográficos – 2022. Arq Bras Cardiol. 2022;93(3 Suppl 2):2-19.
5. O'Connor M, McDaniel N, Brady WJ. The pediatric electrocardiogram Part II: Dysrhythmias. Am J Emerg Med. 2008;26(3):348-58.
6. Sharieff GQ, Rao SO. The pediatric ECG. Emerg Med Clin North Am. 2006;24(1):195-208.
7. Surawicz B, Childers R, Deal BJ, Gettes LS. AHA/ACCF/HRS recommendations for the standardization and interpretation of the electrocardiogram. Part III: Intraventricular conduction disturbances. J Am Coll Cardiol. 2009;53(11):976-81.

SEÇÃO V

ECG na síndrome coronariana aguda

28

Oclusão coronária aguda

Matheus Kiszka Scheffer
José Nunes de Alencar Neto

A formação de um trombo oclusivo após a ruptura ou erosão de uma placa aterosclerótica coloca grande área de miocárdio em risco e deve ser rapidamente reconhecida para a instituição do tratamento de reperfusão com trombolítico ou angioplastia primária. O eletrocardiograma (ECG) é o exame inicial mais importante para o diagnóstico nesse cenário e deve ser realizado e interpretado em até 10 minutos após a apresentação inicial do paciente.[1] Desde que foi descrito por Pardee em 1920, o supradesnivelamento do segmento ST se tornou o sinal eletrocardiográfico mais importante que existe por denotar a oclusão aguda de uma artéria coronária.[2,3]

ESTÁ NA HORA DE MUDAR DE PARADIGMA: O PACIENTE TEM OCLUSÃO CORONÁRIA AGUDA?

- O diagnóstico de oclusão coronária aguda (OCA) requer intervenção imediata para a reperfusão coronária, seja por meio de cateterismo com angioplastia primária ou trombólise.
- O conceito didático de infarto "com supra" e "sem supra" foi introduzido no ano 2000, substituindo os anteriores termos de "infarto com q" e "infarto sem q". Essa mudança permitiu a identificação precoce de pacientes antes da evolução para onda Q (que indica necrose ou morte muscular), possibilitando a indicação da terapia de reperfusão.[4]
- O estudo *ISIS-2*, realizado em 1988, avaliou a eficácia da trombólise, com resultados positivos para redução da mortalidade, baseado apenas na clínica, sem a necessidade obrigatória de supradesnivelamento do segmento ST no ECG para inclusão no estudo.[5] Entretanto, uma análise de subgrupos

do *ISIS-2* mostrou resposta benéfica em pacientes com infartos de parede anterior e tendência ao benefício com infartos de parede inferior.[6]

- A síndrome coronariana aguda (SCA) é complexa, e seu manejo depende de mais do que apenas da presença de supradesnivelamento do segmento ST. Outros equivalentes isquêmicos e a onda T hiperaguda devem ser considerados.
- Dependência excessiva de um único exame, como o ECG, pode ser problemática, pois nenhum exame é 100% acurado. A acurácia do ECG pode ser limitada, particularmente na avaliação da OCA.
- Além disso, os critérios eletrocardiográficos usados para determinar o supradesnivelamento do segmento ST não consideram as amplitudes dos complexos QRS, o que pode ser uma limitação adicional.
- Aproximadamente 26% dos pacientes com infarto "sem supra" admitidos com dor torácica podem ter uma OCA confinada ao subendocárdio ou uma alteração recíproca (espelho) de um supradesnivelamento do ST.[7-9]
- Uma metanálise do nosso grupo identificou que a sensibilidade do supradesnivelamento do segmento ST em mais de 23 mil pacientes é de 43,6%, e a especificidade é de 96,5%.[10] Isso significa que mais da metade dos pacientes com OCA – que merecem reperfusão imediata – não apresenta supradesnivelamento do segmento ST no ECG.
- Uma das consequências negativas do foco no "supra de ST" é que ele pode ser erroneamente interpretado como um requisito para a realização de um cateterismo de urgência. Isso é problemático, uma vez que a acurácia dos atuais critérios de supradesnivelamento do ST é limitada e muitos pacientes com OCA podem não apresentar supradesnivelamento ao ECG.

EVOLUÇÃO ELETROCARDIOGRÁFICA DA OCLUSÃO CORONÁRIA AGUDA QUE SE MANIFESTA "COM SUPRA" DE ST

Embora a apresentação clássica da OCA seja o supradesnivelamento do segmento ST, o infarto "com supra" apresenta uma sequência temporal de alterações eletrocardiográficas. Inicialmente há o surgimento de uma onda T alta e apiculada (onda T hiperaguda) que rapidamente progride para o supradesnivelamento do segmento ST. Então surge a onda Q patológica, indicando a formação de uma área de necrose; e, por fim, ocorre a inversão da onda T e normalização do segmento ST (Figura 1 e Quadro 1).[11-13] Essa sequência temporal pode ser modificada por meio da intervenção terapêutica (trombólise ou angioplastia primária).

QUADRO 1 Evolução natural do infarto após a oclusão coronária aguda

1. Onda T hiperaguda	Isquemia subendocárdica	• Segundos a minutos
2. Supradesnivelamento do segmento ST	Isquemia transmural	• Minutos
3. Ondas Q de necrose	Área eletricamente inativa	• Entre poucos minutos e 24 horas
4. Inversão da onda T	Alteração pós-isquêmica/ reperfusão	• Horas a dias
5. Normalização do eletrocardiograma	Normalização do segmento ST ou complexos QS com supra persistente (aneurisma ventricular)	• Dias a semanas

Onda T hiperaguda

- A onda T hiperaguda é o padrão eletrocardiográfico de isquemia subendocárdica e surge nos primeiros minutos após a oclusão de uma artéria coronária. Pode ser difícil observá-la em razão de sua apresentação precoce e da rápida progressão para o supradesnivelamento do segmento ST.
- Ela é alta, simétrica, apiculada e de base larga, geralmente acompanhada de prolongamento do intervalo QT corrigido (QTc) (ver Onda T hiperaguda – capítulo 97).

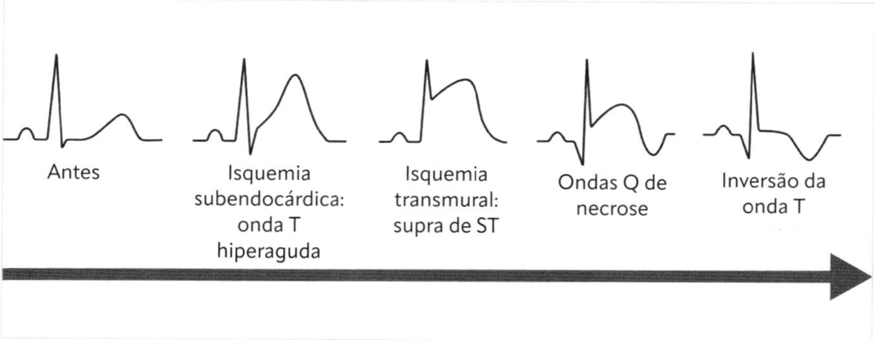

FIGURA 1 Evolução eletrocardiográfica clássica da oclusão coronária aguda.

- Se o paciente já apresenta inversão de onda T, o primeiro sinal de um novo infarto pode ser, paradoxalmente, a normalização dessa onda. Esse fenômeno é conhecido como pseudonormalização da onda T.[14]

Supradesnivelamento do segmento ST

- O supradesnivelamento do segmento ST é o padrão eletrocardiográfico de isquemia transmural e surge minutos após a OCA.
- Conforme as diretrizes atuais, considera-se manifestação sugestiva de infarto agudo do miocárdio (IAM) (na ausência de sobrecarga ventricular esquerda – SVE – ou bloqueio de ramo direito – BRE) uma nova elevação do segmento ST no ponto J, em duas derivações contíguas, ≥ 1 mm em qualquer derivação, com exceção de V2 e V3. Nessas derivações aplica-se o ponto de corte de ≥ 2 mm em homens ≥ 40 anos; ≥ 2,5 mm em homens < 40 anos, ou ≥ 1,5 mm em mulheres independentemente da idade.[15]
- A morfologia convexa do segmento ST é altamente específica para o diagnóstico de IAM, contudo ela pode evoluir de côncava para retificada e finalmente convexa.
- Embora a morfologia côncava seja menos específica, sua presença não pode ser utilizada para descartar o diagnóstico de infarto.[16] Em vez disso, deve-se procurar outros sinais que corroborem o IAM, como alterações recíprocas, alterações da onda T e alterações dinâmicas evolutivas do ECG[13] (ver Supradesnivelamento do segmento ST – capítulo 17).
- No IAM, o supradesnivelamento está localizado em uma região específica do coração, vascularizada por uma artéria coronária: região anteroapical pela artéria descendente anterior e inferolateral pelas artérias coronária direita e circunflexa[17] (ver Topografia do infarto – capítulo 31; Infarto agudo da parede anterior – capítulo 83; Infarto agudo da parede anterior média – capítulo 84; Infarto agudo da parede inferior – capítulo 85; Infarto agudo da parede lateral – capítulo 86).
- O número de derivações envolvidas e a magnitude do desnivelamento do ST são preditores do eventual tamanho do infarto e podem ser utilizados para estimar a artéria culpada e o local de oclusão com bom grau de acurácia.
- Birnbaum e Sclarovsky classificaram as alterações morfológicas que ocorrem após a oclusão de um vaso coronário em diferentes graus de isquemia (Figura 2). A onda T hiperaguda corresponde ao grau 1 de isquemia, o supradesnivelamento do segmento ST sem distorção da porção terminal

com QRS corresponde ao grau 2 de isquemia e o supradesnivelamento do segmento ST com alterações na porção terminal do QRS – definidas como ponto J > 50% da onda R em derivações com complexos qR ou desaparecimento da onda S em derivações com complexos Rs – corresponde ao grau 3 de isquemia. Pacientes com grau 3 de isquemia apresentam pior prognóstico em curto e longo prazo, maior área final de infarto e menor benefício com a terapia trombolítica ou com angioplastia primária.[12]

- A amplitude do supradesnivelamento pode variar de discreta (< 1 mm) a grosseira, excedendo 10 mm. Com elevação expressiva do segmento ST, o complexo QRS e a onda T com frequência se tornam indistinguíveis, produzindo padrões morfológicos peculiares associados a pior prognóstico como o supradesnivelamento em lápide e o sinal da "barbatana de tubarão" (ver Padrão de supradesnivelamento de ST em lápide – capítulo 100; Sinal da barbatana de tubarão – capítulo 111).
- A resolução do supradesnivelamento pode ser utilizada como critério de reperfusão miocárdica (ver Marcadores de reperfusão miocárdica – capítulo 92).
- Por fim, no curso do infarto "com supra", o infradesnivelamento do segmento ST observado em derivações opostas àquelas que se apresentam com supradesnivelamento é denominado alterações recíprocas ou em espelho (ver Infradesnivelamento do segmento ST – capítulo 18).

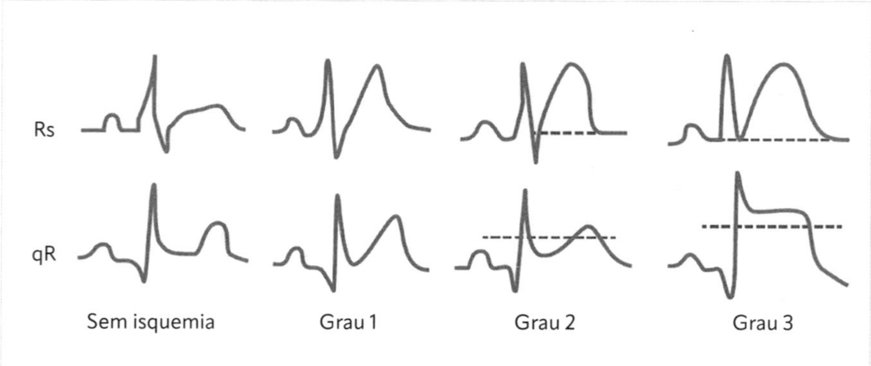

FIGURA 2 Graus de isquemia de Birnbaum-Sclarovsky. O grau 1 é o aparecimento de uma onda T primária, de base larga e simétrica; o grau 2 evidencia um supradesnivelamento do segmento ST não acompanhado de distorção da porção terminal do QRS; no grau 3, o supradesnivelamento altera a porção terminal do QRS.

Onda Q patológica ou de necrose

- A onda Q patológica é o padrão eletrocardiográfico de necrose e surge geralmente após 6 a 12 horas do início do infarto, podendo variar entre poucos minutos e 24 horas (ver Áreas eletricamente inativas – capítulo 36).
- Alguns pacientes podem apresentar ondas Q precocemente na evolução do infarto. Tal achado precoce pode estar relacionado à isquemia do sistema de condução em vez de um infarto irreversível e poderá se resolver após a reperfusão em tempo apropriado. Portanto, a presença de ondas Q não deve ser usada exclusivamente como marcador de apresentação tardia de infarto, negando ao paciente o potencial benefício da terapia de reperfusão.[17,18]
- A maioria dos pacientes sem terapia de reperfusão irá desenvolver ondas Q patológicas.[13]
- Onda R alta em V1 associada a onda T positiva pode ser considerado um equivalente de onda Q (imagem em espelho da parede lateral)[19] (ver Onda R alta em V1 e V2 – capítulo 14).

Inversão da onda T

- Horas a dias após o infarto, o ECG irá demonstrar inversão da onda T. Geralmente a inversão ocorre nas mesmas derivações que apresentaram o supradesnivelamento. Sua morfologia tende a ser simétrica.
- A presença de ondas T negativas e simétricas é uma alteração eletrocardiográfica pós-isquêmica e tardia na evolução do IAM[17] (ver Alterações da onda T – capítulo 19).

Normalização do eletrocardiograma

- O segmento ST começa a se normalizar dentro de 12 horas após o início do infarto, regredindo completamente em até 2 semanas em 95% dos pacientes com IAM de parede inferior e 40% dos pacientes com IAM de parede anterior.[13]
- A normalização do segmento ST sem terapia de reperfusão pode ocorrer como resultado de reperfusão espontânea.
- A persistência do supradesnivelamento semanas após o infarto pode ser indicativa da formação de um aneurisma no ventrículo esquerdo (ver Aneurisma de ventrículo esquerdo – capítulo 35).

REFERÊNCIAS

1. Wagner GS, Macfarlane P, Wellens H, Josephson M, et al. AHA/ACCF/HRS recommendations for the standardization and interpretation of the electrocardiogram. Part VI: Acute ischemia/infarction a scientific statement from the American Heart Association Electrocardiography and Arrhythmias Committee, Council on Clini. J Am Coll Cardiol. 2009;53(11):1003-11.
2. Pardee HEB. An electrocardiographic sign of coronary artery obstruction. Arch Intern Med. 1920;26(2):244-57.
3. Alencar Neto JN de. Tratado de ECG. Salvador: Sanar; 2022.
4. Avdikos G, Michas G, Smith SW. From Q/non-Q myocardial infarction to STEMI/NSTEMI: why it's time to consider another simplified dichotomy; a narrative literature review. Arch Acad Emerg Med. 2022;10(1):1-12.
5. Randomised trial of intravenous streptokinase, oral aspirin, both, or neither among 17.187 cases of suspected acute myocardial infarction: ISIS-2. Lancet. 1988;332(8607):349-60.
6. Fibrinolytic Therapy Trialists' (FTT) Collaborative Group. Indications for fibrinolytic therapy in suspected acute myocardial infarction: collaborative overview of early mortality and major morbidity results from all randomised trials of more than 1000 patients. Lancet. 1994;343(8893):311-22.
7. Aslanger EK, Meyers PH, Smith SW. STEMI: a transitional fossil in MI classification? J Electrocardiol. 2021;65:163-9.
8. Aslanger EK, Yıldırımtürk Ö, Şimşek B, Bozbeyoğlu E, Simsek MA, Karabay CY, et al. DIagnostic accuracy oF electrocardiogram for acute coronary OCClUsion resuLTing in myocardial infarction (DIFOCCULT Study). IJC Hear Vasc. 2020;30.
9. Khan AR, Golwala H, Tripathi A, Bin Abdulhak AA, Bavishi C, Riaz H, et al. Impact of total occlusion of culprit artery in acute non-ST elevation myocardial infarction: a systematic review and meta-analysis. Eur Heart J. 2017;38(41):3082-9.
10. de Alencar Neto JN, Scheffer MK, Correia BP, Franchini KG, Felicioni SP, De Marchi MFN. Systematic review and meta-analysis of diagnostic test accuracy of ST-segment elevation for acute coronary occlusion. Int J Cardiol. 2024;131889.
11. Scheffer MK, Ohe LN, Alencar Neto JN de. Manual prático de eletrocardiograma do Setor de Emergências do Instituto Dante Pazzanese de Cardiologia. São Paulo: Editora dos Editores; 2022.
12. Birnbaum Y, Sclarovsky S. The grades of ischemia on the presenting electrocardiogram of patients with ST elevation acute myocardial infarction. J Electrocardiol. 2001;34(4):17-26.
13. Nable JV, Brady W. The evolution of electrocardiographic changes in ST-segment elevation myocardial infarction. Am J Emerg Med. 2009;27(6):734-46.
14. Goldberger AL. Hyperacute T waves revisited. Am Heart J. 1982;104(4):888-90.
15. Thygesen K, Alpert JS, Jaffe AS, Chaitman BR, Bax JJ, Morrow DA, et al. Fourth universal definition of myocardial infarction (2018). Eur Heart J. 2018;40(3):237-69.
16. Smith SW. Upwardly concave ST segment morphology is common in acute left anterior descending coronary occlusion. J Emerg Med. 2006;31(1):69-77.
17. Fiol-Sala M, Birnbaum Y, Nikus K, Bayes de Luna A. Electrocardiography in isquemic heart disease: clinical and imaging correlations and prognostic implications. 2.ed. Wiley Blackwell; 2020.
18. Birnbaum Y, Wilson JM, Fiol M, Bayes de Luna A, Eskola M, Nikus K. ECG diagnosis and classification of acute coronary syndromes. Ann Noninvasive Electrocardiol. 2014;19(1):4-14.
19. Goldwasser D, Senthilkumar A, Bayés De Luna A, Elosua R, Carreras F, Pons-Llado G, et al. Lateral MI explains the presence of prominent R wave (R ≥ S) in V1. Ann Noninvasive Electrocardiol. 2015;20(6):570-7. xs

29

Suboclusão coronária aguda

José Nunes de Alencar Neto

O eletrocardiograma (ECG) pode ser normal em mais de 30% dos pacientes no cenário de suboclusão coronária aguda (SOCA) (infarto "sem supra"). Entretanto, alterações características incluem infradesnivelamento do segmento ST, supradesnivelamento transitório e alterações da onda T (alteração pós-isquêmica).[1]

ELETROCARDIOGRAMA NA SUBOCLUSÃO CORONÁRIA AGUDA

- O uso da terminologia oclusão coronária aguda (OCA) x SOCA proposto pelos autores é mais preciso do que o binômio infarto "com supra" x "sem supra" porque define *clinicamente* o que está acontecendo naquele paciente, observando-o de maneira realista, valorizando mais a anamnese e retirando o peso do exame na tomada de conduta.
- A suboclusão coronária remete à impossibilidade de perfusão de tecidos mais distantes da árvore coronária em decorrência de um desbalanço oferta x demanda. O tecido mais distante da árvore coronária é o endocárdio (Figura 1).
- Como a oclusão não é completa, os tecidos mais distais é que tendem a sofrer. Nesse caso, pode ocorrer isquemia e, caso não seja resolvido o desbalanço, morte celular dos tecidos endocárdicos.[2]

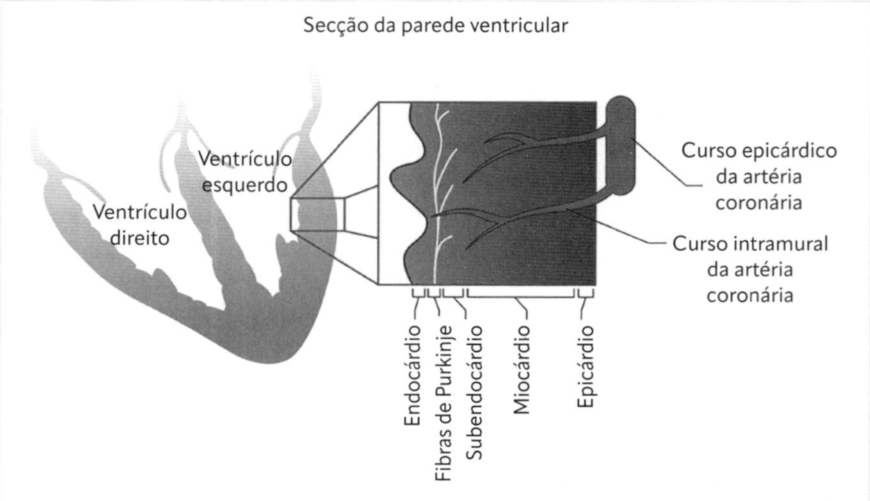

FIGURA 1 Secção transversal da parede livre do ventrículo esquerdo. Observe que o endocárdio é uma região naturalmente mais suscetível a desbalanços na relação oferta/demanda.

ACHADO MAIS IMPORTANTE DA SUBOCLUSÃO CORONÁRIA AGUDA: INFRADESNIVELAMENTO DO SEGMENTO ST

- De acordo com a Quarta Definição Universal de Infarto,[3] o infradesnivelamento do segmento ST precisa ter ≥ 0,5 mm em duas derivações contíguas que possuam R proeminente ou R > S (ver Infradesnivelamento do segmento ST – capítulo 18).
- Além desse critério eletrocardiográfico, é necessário haver comprovação clínica de isquemia.
- Isquemia é um evento clínico grave que pode levar a dois caminhos: autorresolução ou morte celular. Em ambos os casos, o ECG de isquemia aguda é paroxístico e tende a estar presente apenas no momento da dor torácica. Caso o desbalanço volte a estar presente (durante um esforço, por exemplo), o achado eletrocardiográfico reaparecerá.
- Consequentemente, o achado de um infradesnivelamento do segmento ST deve ser laudado como "infradesnivelamento do segmento ST" e não como isquemia aguda, a não ser que o médico tenha conhecimento da clínica atual do paciente.

- Pelas características descritas, o achado do infradesnivelamento de ST significando isquemia endocárdica por desbalanço de oferta x demanda é mais frequente em testes de esforço, nos quais se estabelece esse desbalanço, mas também pode ser visualizado em pacientes que têm OCA de uma artéria distal que só irriga o endocárdio (Figura 2).

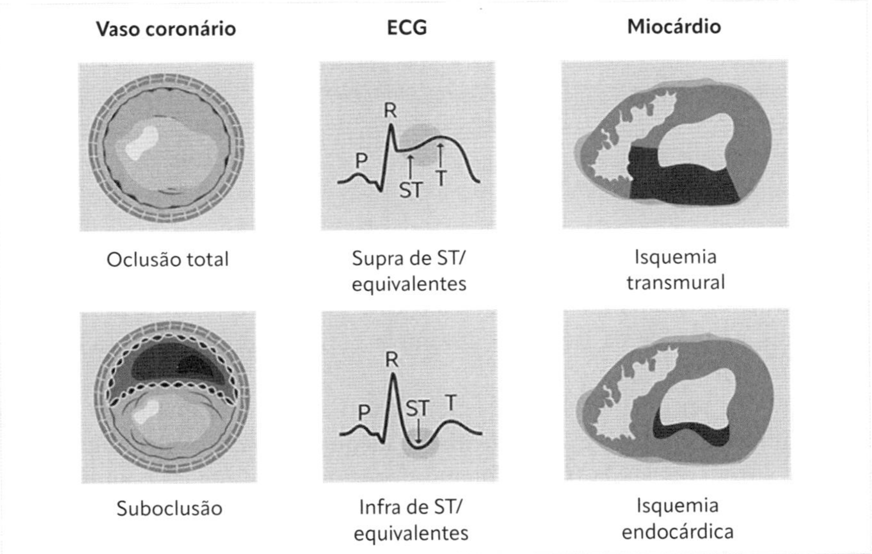

FIGURA 2 Em casos de suboclusão coronária aguda de coronária epicárdica ou de oclusão coronária aguda de coronárias mais distais, a isquemia pode ficar confinada ao endocárdio e gerar um infradesnivelamento do segmento ST e seus equivalentes. As consequências de isquemia endocárdica ainda são a geração da onda Q e a evolução para fibrose miocárdica.

REFERÊNCIAS

1. Collet JP, Thiele H, Barbato E, Bauersachs J, et al. 2020 ESC guidelines for the management of acute coronary syndromes in patients presenting without persistent ST-segment elevation. Eur Heart J. 2021;42(14):1289-367.
2. Alencar Neto JN de. Tratado de ECG. Salvador: Sanar. 2022.
3. Thygesen K, Alpert JS, Jaffe AS, Chaitman BR, et al. Fourth universal definition of myocardial infarction. Eur Heart J. 2018;40(3):237-69.

30

Sinais eletrocardiográficos de oclusão e suboclusão coronária aguda

Matheus Kiszka Scheffer
José Nunes de Alencar Neto

A síndrome coronariana aguda (SCA) pode ser afetada por múltiplos fatores, como cancelamento de forças elétricas, múltiplas estenoses, presença de colaterais, gravidade da isquemia durante a gravação do exame e frequência cardíaca (FC).

Apesar de ser uma ferramenta fenomenal, o eletrocardiograma (ECG) não apresenta sensibilidade e especificidade adequadas para a identificação da oclusão coronária aguda (OCA) quando consideramos apenas o supradesnivelamento do segmento ST.[1] Estudos apontam que aproximadamente 25% dos pacientes diagnosticados com infarto "sem supra" apresentam, na realidade, OCA e aumento de eventos adversos cardiovasculares.[2-4] Assim, a interpretação eletrocardiográfica no contexto de dor torácica não deve ficar restrita à presença ou ausência do supradesnivelamento.

A identificação de sinais eletrocardiográficos de alto risco é imprescindível para o diagnóstico de OCA nos casos em que os tradicionais critérios de infarto "com supra" não são preenchidos. Tais sinais englobam desde alterações na onda T (onda T hiperaguda), supradesnivelamentos discretos e até mesmo casos sem supradesnivelamento. O diagnóstico de infarto na presença de alterações da repolarização ou marca-passo é desafiador e também requer análise pormenorizada no ECG.[5-9]

SINAIS ELETROCARDIOGRÁFICOS DE OCLUSÃO CORONÁRIA AGUDA (QUADRO 1)

QUADRO 1 Sinais eletrocardiográficos de oclusão coronária aguda

Padrão	Alteração eletrocardiográfica	Significado

Supradesnivelamento do segmento ST	• ↑ ST ≥ 1 mm em qualquer derivação, exceto para V2 e V3.
	• Para V2 e V3:
	  • ≥ 2 mm em homens de 40 anos ou mais.
	  • ≥ 2,5 mm em homens com menos de 40 anos.
	  • ≥ 1,5 mm em mulheres de qualquer idade.
	• Aplicável na ausência de SVE ou BRE.
		Lesão oclusiva da artéria coronária correspondente

Supradesnivelamento discreto	• ↑ ST entre 0,1-1 mm. • Alterações recíprocas podem auxiliar no diagnóstico.	Lesão coronária oclusiva
Onda T hiperaguda	• Onda T ampla, positiva e simétrica. • Geralmente transitória.	Fase hiperaguda de uma OCA
Infradesnivelamento de ST de V1 a V4	• ↓ ST em V1-V2 até V4 com onda T negativa na fase aguda. • ↑ ST em V7, V8 e V9. • Onda R proeminente em V1 e V2.	Lesão oclusiva da artéria circunflexa com infarto de parede lateral
Infradesnivelamento de aVL	• ↓ ST transitório em aVL (alteração recíproca), acompanhado ou não de um supradesnivelamento discreto nas derivações inferiores.	Infarto da parede inferior
Distorção terminal do QRS	• Ausência de uma onda S que cruza a linha de base para baixo e ausência de onda J nas derivações V2 ou V3.	Lesão oclusiva da artéria descendente anterior
Padrão de "de Winter"	• ↓ ST de 1-3 mm de V1 a V6 acompanhado de uma onda T alta, positiva e simétrica. • ↑ ST em aVR.	Lesão oclusiva da artéria descendente anterior proximal

(continua)

QUADRO 1 Sinais eletrocardiográficos de oclusão coronária aguda (*continuação*)

Padrão	Alteração eletrocardiográfica	Significado
Padrão de Aslanger	• ↑ ST em D3, mas não em outras derivações inferiores. • ↓ ST de V4 a V6. • ST em V1 é maior que em V2.	Lesão oclusiva da coronária direita
Sinal da "bandeira da África do Sul" (infarto da parede anterior média)	• ↑ ST em D1 e aVL, às vezes V2-V3. • ↓ ST em espelho na parede inferior.	Lesão oclusiva do primeiro ramo diagonal
Sinal da onda N	• *Notch* ou deflexão ao final do complexo QRS ≥ 2 mm em relação à linha de base (segmento PR) em D2, D3 e aVF ou D1 e aVL. • Mudanças contínuas no *notch*: o ponto da deflexão varia ≥ 2 mm em relação ao segmento PR em ≥ 2 derivações em 24 horas, até mesmo desaparecendo ou se tornando uma onda s.	Lesão oclusiva da artéria circunflexa
BRD novo ± BDAS	• Critérios de BRD com morfologia qR em V1. • Qualquer supradesnivelamento do segmento ST.	Lesão oclusiva da artéria descendente anterior proximal
BRE (critérios de Sgarbossa modificados)	• Elevação ST ≥ 1 mm em concordância com o QRS. • Depressão ST ≥ 1 mm em V1, V2 ou V3. • Razão das amplitudes ST/S ou ST/R em qualquer derivação ≥ 0,25.	Lesão oclusiva na presença de BRE

BDAS: bloqueio divisional anterossuperior; BRD: bloqueio de ramo direito; BRE: bloqueio de ramo esquerdo; OCA: oclusão coronária aguda; SVE: sobrecarga ventricular esquerda.

Supradesnivelamento do segmento ST

- As definições universais de infarto adotaram critérios de supradesnivelamento do segmento ST oriundos de estudos do tipo caso-controle em que os casos eram definidos pelos níveis de CKMB, na época em que o diagnóstico se baseava em enzimas.[10]

- O paradigma infarto "com supra"/infarto "sem supra", ao definir uma doença por um aspecto muito impreciso ("supra") de um único teste (o ECG), acaba negligenciando a fisiopatologia subjacente da OCA. Isso conduz ao paradoxo do "nunca é falso negativo": um paciente com OCA sem supradesnivelamento de ST não se considera infarto "com supra", portanto o teste não é falso-negativo para infarto "com supra". Isso resulta na exclusão de pacientes com infarto oclusivo sem supradesnivelamento de ST das bases de dados de infarto "com supra", limitando assim os dados padronizados sobre a sensibilidade e especificidade do supradesnivelamento do ST para diagnóstico de OCA.
- Essa lacuna nos dados dificulta a tomada de decisão clínica, uma vez que os médicos acabam usando critérios potencialmente inadequados. Para solucionar essa dúvida, uma metanálise realizada pelo nosso grupo revelou que a sensibilidade do supradesnivelamento do segmento ST para OCA é de apenas 43,6%, enquanto a especificidade é de 96,5%. Isso indica que mais da metade dos pacientes com OCA não apresenta supradesnivelamento do segmento ST.[1]

Supradesnivelamento discreto

- As diretrizes atuais estabelecem como ponto de corte para o diagnóstico de infarto a elevação do segmento ST no ponto J ≥ 1 mm, em duas derivações contíguas, em qualquer derivação, com exceção de V2 e V3. Entretanto, muitos pacientes desenvolvem alterações eletrocardiográficas menores e, infelizmente, não recebem terapia de reperfusão imediata.
- O supradesnivelamento discreto é frequente na prática clínica, não é contemplado nas diretrizes e geralmente está associado a uma OCA. Ele é definido como uma elevação do ponto J entre 0,1 e 1 mm, e o ECG geralmente exibe alterações recíprocas que podem auxiliar no diagnóstico.[11]
- Para o diagnóstico diferencial entre o supradesnivelamento fisiológico do segmento ST de V2 a V4 e um eventual supradesnivelamento discreto causado pela oclusão da artéria descendente anterior, Smith el al. publicaram uma fórmula com quatro variáveis (ver Infarto agudo da parede anterior – capítulo 83).

Infradesnivelamento de V1 a V4 e sinal da bandeira da África do Sul

- O infarto agudo da parede lateral pode exibir um padrão de infradesnivelamento de ST em V1-V2 até V4 no ECG tradicional de 12 derivações. Nesse cenário, é importante diferenciar a oclusão aguda da artéria

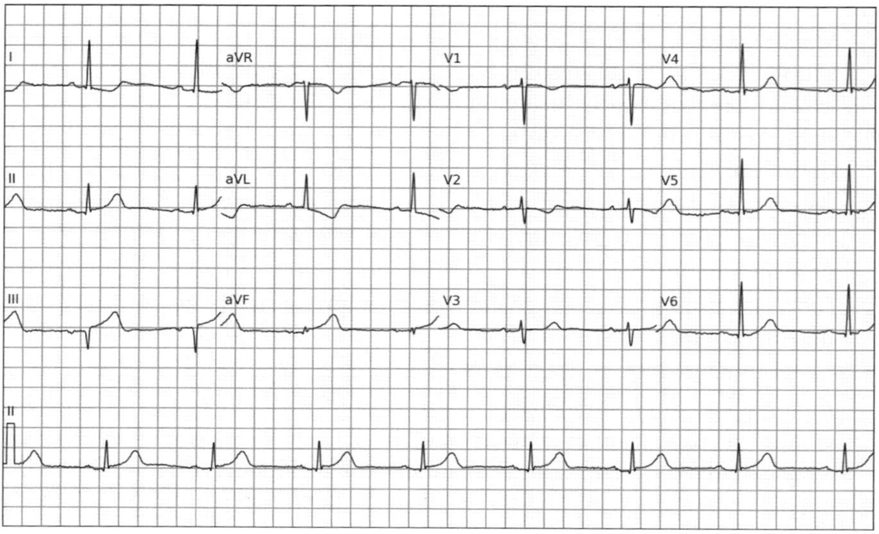

Supradesnivelamento discreto. Paciente com episódio e dor torácica e eletrocardiograma demonstrando discreto supradesnivelamento na parede inferior (< 1 mm). Note alterações recíprocas em D1 e aVL.

circunflexa da suboclusão da artéria descendente anterior. A realização das derivações V7, V8 e V9 é mandatória e poderá revelar a presença de supradesnivelamento do segmento ST (ver Infarto agudo da parede lateral – capítulo 86).

- O infarto da parede anterior média pode exibir um supradesnivelamento discreto do segmento ST ou apenas nas derivações V2 e aVL, duas derivações que foram descritas por alguns autores erroneamente como não contíguas (ver Infarto agudo da parede anterior média – capítulo 84). O sinal da "bandeira da África do Sul" é uma forma de fácil reconhecimento desse padrão de infarto (ver Sinal da bandeira da África do Sul – capítulo 110).

Infradesnivelamento de aVL

- Um percentual significativo de pacientes com infarto da parede inferior pode não apresentar supradesnivelamento do segmento ST nas derivações D2, D3 e aVF. Contudo, em muitos deles o infradesnivelamento do segmento ST será observado na derivação oposta aVL (ver Infarto agudo da parede inferior – capítulo 85).
- O infradesnivelamento transitório do segmento ST em aVL, acompanhado ou não de um supradesnivelamento discreto nas derivações inferiores, é

um sinal eletrocardiográfico sensível para diagnóstico de infarto agudo do miocárdio (IAM) da parede inferior.[12]

Outros sinais de oclusão coronária aguda

- A SCA é um processo dinâmico, e a primeira alteração que pode ser observada após uma OCA é a onda T hiperaguda, descrita como onda ampla, positiva e simétrica. Por ser uma alteração precoce e transitória, que rapidamente evolui para o supradesnivelamento de ST, é reconhecida com menos frequência no ECG (ver Onda T hiperaguda – capítulo 97).
- O padrão de "de Winter" é descrito como um infradesnivelamento do segmento ST de morfologia ascendente seguido por uma onda T alta e simétrica nas derivações precordiais. É atualmente reconhecido como um "equivalente de supra" e se associa geralmente com a oclusão proximal da artéria descendente anterior (ver Padrão de "de Winter" – capítulo 99).

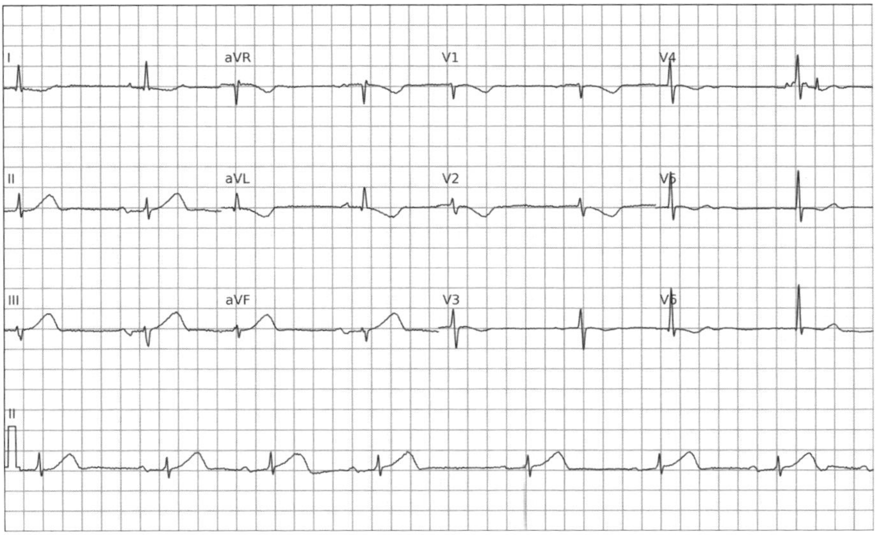

Infradesnivelamento de aVL. Paciente procurou o pronto-socorro com queixa de dor torácica típica, náuseas e sudorese. Em uma análise eletrocardiográfica minuciosa, é possível observar bradicardia sinusal, bloqueio atrioventricular de 1° grau e infradesnivelamento do segmento ST em V2 e aVL, associado à onda T negativa. As derivações D2, D3 e aVF exibem uma onda T com tendência à simetria (onda T hiperaguda). A angiografia realizada de urgência demonstrou a oclusão da artéria descendente posterior.

- O padrão de Aslanger é outro sinal de alto risco que se refere ao IAM da parede inferior em pacientes com doença coronariana multiarterial por oclusão da artéria circunflexa ou coronária direita. Nota-se supradesnivelamento do segmento ST em D3, mas não em outra derivação inferior, associado ao infradesnivelamento de ST de V4 a V6 e segmento ST em V1 mais alto do que em V2 (ver Padrão de Aslanger – capítulo 98).
- A distorção terminal do QRS é definida como ausência de uma onda S que cruza a linha de base para baixo e ausência de onda J nas derivações V2 ou V3. É um achado muito específico para oclusão da artéria descendente anterior.[13]
- Um fenômeno eletrocardiográfico curioso que pode estar associado a oclusão aguda da artéria circunflexa é o sinal da onda N. Esse fenômeno se refere ao surgimento de um entalhe (*notch*) ou deflexão na porção terminal dos complexos QRS nas derivações D2, D3 e aVF ou D1 e aVL e que sofre modificações contínuas no decorrer de horas a dias (ver Sinal da onda N – capítulo 112).

Diagnóstico de infarto em situações que alteram a repolarização ventricular

- O diagnóstico da SCA na presença de bloqueio de ramo esquerdo (BRE), marca-passo ou sobrecarga ventricular esquerda (SVE) pode ser um desafio pelas alterações secundárias da repolarização ventricular (RV). Na presença de BRE, recomenda-se a aplicação dos critérios de Sgarbossa modificados ou do algoritmo de Barcelona para o diagnóstico de infarto. As diretrizes americana e europeia de SCA não determinam "BRE novo" ou "presumivelmente novo" como equivalente de infarto desde 2013[14,15] (ver Infarto com bloqueio de ramo esquerdo – capítulo 89).
- A interpretação do ECG no cenário de dor torácica e bloqueio de ramo direito (BRD) deve ser feita com cuidado, pois o BRD pode mascarar supradesnivelamentos discretos nas derivações V1 a V3 em razão das alterações provocadas na repolarização. A presença de BRD novo na SCA, principalmente se associado ao bloqueio divisional anterossuperior (BDAS), indica pior prognóstico pela oclusão proximal da artéria descendente anterior (proximal ao 1º ramo septal) ou do tronco da coronária esquerda (ver Infarto com bloqueio de ramo direito – capítulo 88).

SINAIS ELETROCARDIOGRÁFICOS DE SUBOCLUSÃO CORONÁRIA AGUDA

- O Quadro 2 reúne os principais sinais eletrocardiográficos de suboclusão coronária aguda (SOCA) descritos na literatura.

- De acordo com a Quarta Definição Universal de Infarto,[3] o infradesnivelamento do segmento ST precisa ter ≥ 0,5 mm em duas derivações contíguas que possuam R proeminente ou R > S. Além desse critério eletrocardiográfico, é necessário haver comprovação clínica de isquemia.
- A síndrome de Wellens é um padrão de reperfusão que denota lesão suboclusiva da artéria descendente anterior identificado pela presença de ondas T com morfologia *plus-minus* ou negativas e profundas que se estendem de V1 até V4 a V6 (ver Síndrome de Wellens – capítulo 117).
- Isquemia circunferencial subendocárdica é definida pela presença de infradesnivelamento difuso do segmento ST em 7 ou mais derivações eletrocardiográficas associado ao supradesnivelamento de ST em aVR e V1. Tradicionalmente se refere a lesão suboclusiva de tronco de coronária esquerda ou a presença de doença arterial coronariana (DAC) multiarterial. Entretanto, estudos mais recentes questionam essa associação apesar de sua presença ser indicativa de pior prognóstico (ver Isquemia circunferencial – capítulo 91).

QUADRO 2 Sinais eletrocardiográficos de suboclusão coronária aguda

Padrão	Alteração eletrocardiográfica	Significado
Infradesnivelamento do segmento ST	• ↓ ST ≥ 0,5 mm em duas derivações contíguas que possuam R proeminente ou R > S.	Isquemia subendocárdica
Isquemia circunferencial	• ↓ ST difuso em 7 ou mais derivações. • ↑ ST em aVR e V1.	Pior prognóstico; aumento de mortalidade
Síndrome de Wellens	• ST isoelétrico ou minimamente elevado (até 1 mm) com onda T bifásica (*plus-minus*) ou simetricamente invertida e profunda nas derivações V2 e V3, podendo se estender para V1, V4, V5 e V6.	Lesão suboclusiva da artéria descendente anterior proximal

REFERÊNCIAS

1. de Alencar Neto JN, Scheffer MK, Correia BP, Franchini KG, Felicioni SP, De Marchi MFN. Systematic review and meta-analysis of diagnostic test accuracy of ST-segment elevation for acute coronary occlusion. Int J Cardiol. 2024;131889.
2. Aslanger EK, Meyers PH, Smith SW. STEMI: a transitional fossil in MI classification? J Electrocardiol. 2021;65:163-9.

3. Avdikos G, Michas G, Smith SW. From Q/non-Q myocardial infarction to STEMI/NSTEMI: why it's time to consider another simplified dichotomy; a narrative literature review. Arch Acad Emerg Med. 2022;10(1):1-12.
4. Miranda DF, Lobo AS, Walsh B, Sandoval Y, Smith SW. New insights into the use of the 12-lead electrocardiogram for diagnosing acute myocardial infarction in the emergency department. Can J Cardiol. 2018;34(2):132-45.
5. Scheffer MK, Ohe LN, Alencar Neto JN de. Manual prático de eletrocardiograma do Setor de Emergências do Instituto Dante Pazzanese de Cardiologia. São Paulo: Editora dos Editores; 2022.
6. Alencar Neto JN de. Tratado de ECG. Salvador: Sanar; 2022.
7. Fiol-Sala M, Birnbaum Y, Nikus K, Bayes de Luna A. Electrocardiography in isquemic heart disease: clinical and imaging correlations and prognostic implications. 2.ed. Wiley Blackwell; 2020.
8. Birnbaum Y, Bayés de Luna A, Fiol M, Nikus K, Macfarlane P, Gorgels A, et al. Common pitfalls in the interpretation of electrocardiograms from patients with acute coronary syndromes with narrow QRS: a consensus report. J Electrocardiol. 2012;45(5):463-75.
9. Macias M, Peachey J, Mattu A, Brady WJ. The electrocardiogram in the ACS patient: high-risk electrocardiographic presentations lacking anatomically oriented ST-segment elevation. Am J Emerg Med. 2016;34(3):611-7.
10. Menown I. Optimizing the initial 12-lead electrocardiographic diagnosis of acute myocardial infarction. Eur Heart J. 2000;21(4):275-83.
11. Martí Sánchez D, Mestre JL, Salido L, Esteban MJ, Casas E, Pey J, et al. Incidence, angiographic features and outcomes of patients presenting with subtle ST-elevation myocardial infarction. Am Heart J. 2014;168(6):884-90.
12. Birnbaum Y, Sclarovsky S, Mager A, Strasberg B, Rechavia E. ST segment depression in aVL: a sensitive marker for acute inferior myocardial infarction. Eur Heart J. 1993;14(1):4-7.
13. Lee DH, Walsh B, Smith SW. Terminal QRS distortion is present in anterior myocardial infarction but absent in early repolarization. Am J Emerg Med. 2016;34(11):2182-5.
14. O'Gara PT, Kushner FG, Ascheim DD, Casey DE, Chung MK, Lemos JA, et al. 2013 ACCF/AHA guideline for the management of st-elevation myocardial infarction: a report of the American college of cardiology foundation/american heart association task force on practice guidelines. J Am Coll Cardiol. 2013;61(4):78-140.
15. Byrne RA, Rossello X, Coughlan JJ, Barbato E, Berry C, Chieffo A, et al. 2023 ESC guidelines for the management of acute coronary syndromes. Eur Heart J. 2023;44(38):3720-826.

31

Topografia do infarto

Matheus Kiszka Scheffer

A terminologia atual para a topografia do infarto foi proposta em 2006 por Bayés de Luna e apresenta a melhor evidência disponível sobre o tema. Ao associar os padrões eletrocardiográficos com as áreas de necrose observadas na ressonância magnética (RM), foi possível analisar o coração em sua posição anatômica *in vivo* e modificar antigos dogmas que se mantinham desde os primeiros estudos realizados com peças anatomopatológicas.

CONSIDERAÇÕES HISTÓRICAS A RESPEITO DAS PAREDES DO VENTRÍCULO ESQUERDO

- A terminologia utilizada para descrever as paredes do ventrículo esquerdo variou com o passar do tempo e com o método de imagem utilizado.
- Os primeiros estudos da associação eletrocardiográfica e anatomopatológica de infarto foram realizados nas décadas de 1940 e 1950 por Myers.[1-3] A partir desses estudos definiu-se que as derivações V1 e V2 corresponderiam à parede septal, V3 e V4 à parede anterior, V5 e V6 à parede lateral baixa, D1 e aVL à parede lateral alta, e D2, D3 e aVF à parede inferior.
- Em 1964, Perloff definiu ainda os critérios do infarto "posterior verdadeiro" com base na presença de relação R/S > 1 e onda R com duração > 40 ms em V1.[4] Contudo, conforme sabe-se atualmente, essa "parede posterior", que seria na realidade o segmento basal da parede inferior, despolariza-se apenas após 40 a 50 ms e, portanto, não seria capaz de provocar alterações na porção inicial do complexo QRS.[5] Além disso, o segmento inferobasal raramente se dobra posteriormente. Assim, uma parede posterior verdadei-

ra dificilmente existe, e mesmo que existisse o vetor de necrose dessa região apontaria para V3-V4, não para V1[6] (Figura 1).

- A posição oblíqua do coração no tórax explica o porquê de o vetor da parede lateral se dirigir para V1 e de a RM ser o exame mais adequado para avaliação do coração *in vivo.* Além do mais, a ressonância é considerada hoje o padrão ouro para definir o local e a extensão do infarto utilizando a técnica de realce tardio. Na autópsia o coração é avaliado fora do tórax em posição anteroposterior, completamente diferente de sua orientação usual dentro da caixa torácica.
- Atualmente, conforme consenso da American Heart Association (AHA) de 2002 para exames de imagem, o ventrículo esquerdo é dividido em 4 paredes (septal, anterior, inferior e lateral) e 17 segmentos.[7] Essas paredes compreendem duas regiões: anteroapical, perfundida pela artéria descendente anterior, e inferolateral, perfundida pela coronária direita ou pela artéria circunflexa (Figura 2).[8,9] O termo "parede posterior" foi omitido.

TERMINOLOGIA ATUAL PARA LOCALIZAÇÃO DO INFARTO COM BASE NA RESSONÂNCIA MAGNÉTICA

- A terminologia atual das paredes do coração foi proposta em um consenso endossado pela Sociedade Internacional de Holter e Eletrocardiografia não invasiva em 2006 e publicado no *Circulation* como um *Special Report.*[6] Esse

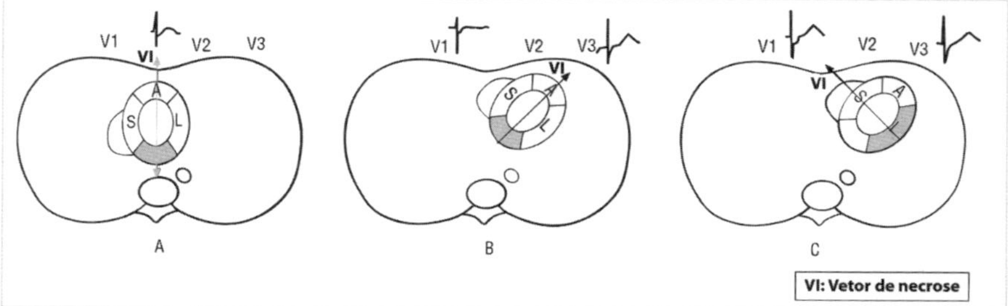

FIGURA 1 A: a parede posterior (inferobasal) em sua localização erroneamente considerada. Com essa localização, o vetor de necrose no infarto inferior (segmentos 4 e 10) é direcionado para V1 a V2, o que teoricamente explicaria a morfologia RS nessas derivações. B e C: localização anatômica real da parede inferior (inferobasal) e infarto lateral. O vetor de infarto dos segmentos inferobasal e medial é direcionado para V3 a V4 e não para V1, podendo contribuir para as ondas RS observadas nessas derivações (B). Ao contrário, o vetor de infarto da parede lateral é direcionado para V1 e explica o padrão RS nessa derivação (C).

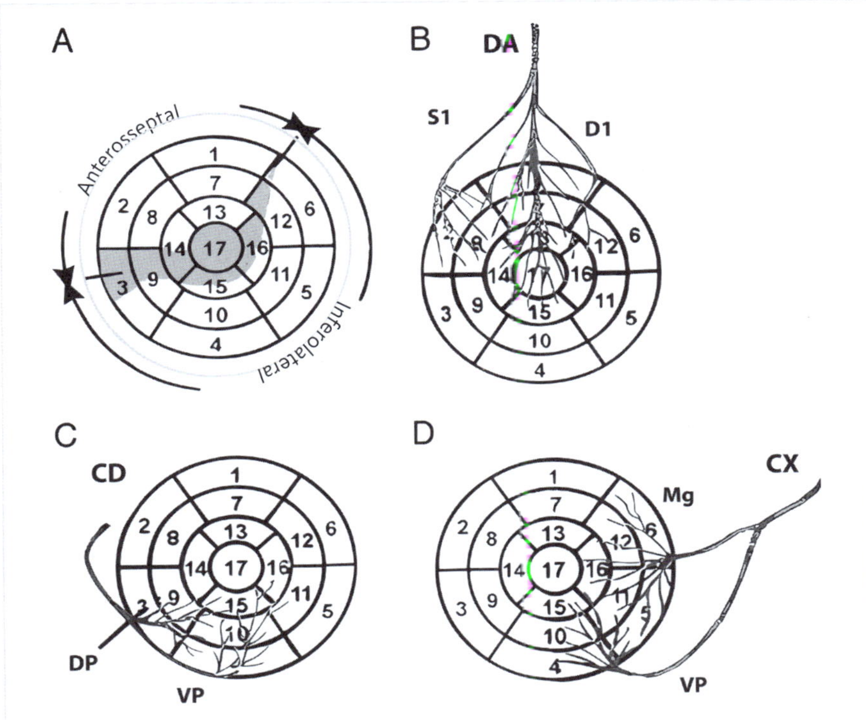

FIGURA 2 Os 17 segmentos do ventrículo esquerdo (A) e o suprimento arterial coronário: B: artéria descendente anterior. C: artéria coronária direita. D: artéria circunflexa.

CD: coronária direita; CX: circunflexa; D1: 1° ramo diagonal; DA: descendente anterior; DP: descendente posterior; Mg: marginal; S1: 1° ramo septal; VP: ventricular posterior.

trabalho do grupo de Bayés de Luna associou padrões eletrocardiográficos de ondas Q ou equivalentes com a localização do infarto com base na RM.

- O grupo decidiu classificar as diferentes localizações do infarto utilizando o nome da parede ou do segmento mais acometido. Os 7 padrões eletrocardiográficos correlacionados estão organizados no Quadro 1 e na Figura 3.[10,11]
- Diferentemente da classificação antiga, a concordância entre o padrão eletrocardiográfico e a localização do infarto mostra que uma onda R ampla em V1 e V2 (equivalente de onda Q) indica infarto antigo da parede lateral.[12-14]
- Ondas Q nas derivações D1 e aVL, e às vezes V2-V3, sem a presença de onda Q em V5 e V6, não se relaciona ao infarto da parede "lateral alta", perfundida pela artéria circunflexa, mas sim ao infarto da parede anterior média, perfundida pelo primeiro ramo diagonal da artéria descendente anterior.

- O termo anteroapical seria mais adequado do que anterosseptal, visto que estudo recente não suportou a existência de infarto basal anterosseptal ou septal isolado.[9,11]
- Nessa terminologia, o termo "parede posterior" foi omitido por estar incorreto e deve ser abandonado.

QUADRO 1 Terminologia atual para localização do infarto com base na ressonância magnética[10]

Septal	V1 e V2	Ramo septal da artéria descendente anterior
Anteroapical	V1-V2 até V3-V6	Terço médio da artéria descendente anterior
Anterior extensa	V1-V2 até V4-V6, D1 e aVL	Terço proximal da artéria descendente anterior
Anterior média	D1 e aVL, às vezes V2-V3	Primeiro ramo diagonal
Lateral	• D1, aVL, V5 e V6. • V7-V9. • Infra ST/RS V1 e V2.	Terço proximal da artéria circunflexa
Inferior	D2, D3 e aVF	Coronária direita ou artéria circunflexa
Inferolateral	• D2, D3, aVF, D1, aVL, V5 e V6. • V7-V9. • Infra ST/RS V1.	Coronária direita ou artéria circunflexa

Tipos		Área infartada (RM)	Padrão eletrocardiográfico	Nome	Locais mais prováveis de oclusão
Área anteroapical	A1	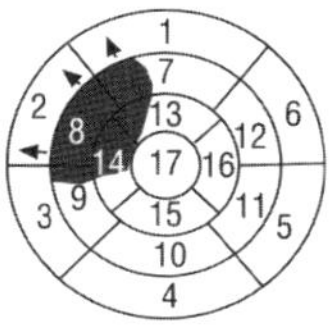	Q em V1-V2 Sensibilidade: 100% Especificidade: 97%	Septal	DA 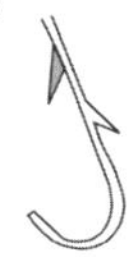
	A2	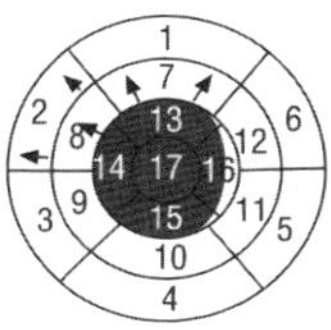	Q em V1-V2 até V3-V6 Sensibilidade: 85% Especificidade: 98%	Anteroapical	DA 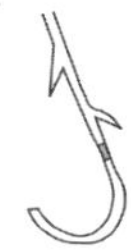
	A3	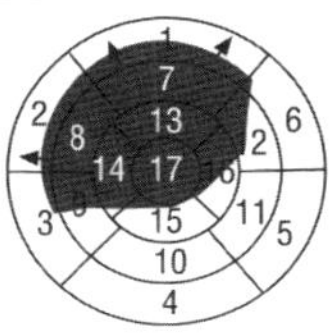	Q em V1-V2 até V3-V6, D1, aVL Sensibilidade: 83% Especificidade: 100%	Anterior extenso	DA 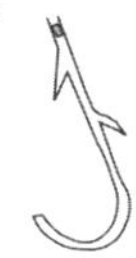
	A4	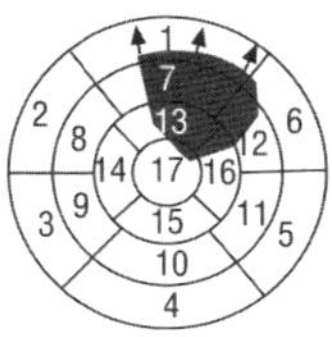	Q (qs ou qr) em aVL e/ou V1, às vezes V2-V3 Sensibilidade: 67% Especificidade: 100%	Anterior médio	DA 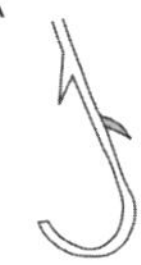

(continua)

(continuação)

Tipos		Área infartada (RM)	Padrão eletrocardiográfico	Nome	Locais mais prováveis de oclusão
Área inferolateral	B1	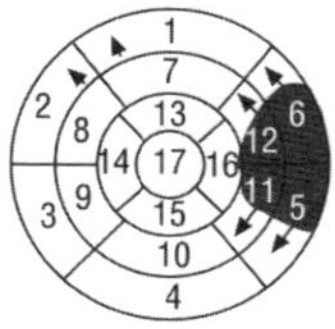	Q em V1, aVL, V5-V6 e/ou RS em V1-V2 Sensibilidade: 67% Especificidade: 99%	Lateral	CX 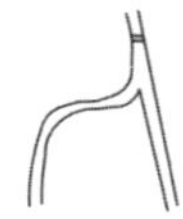
	B2	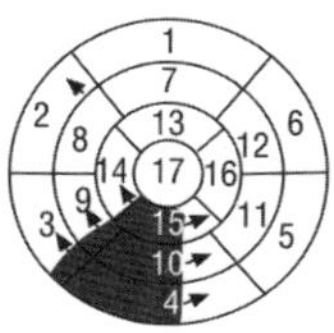	Q em V2, V3, aVF Sensibilidade: 88% Especificidade: 97%	Inferior	CD 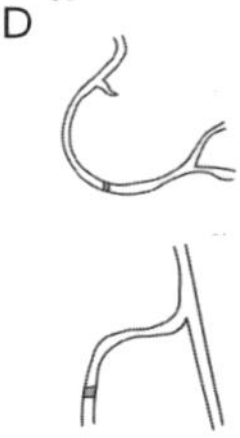
	B3	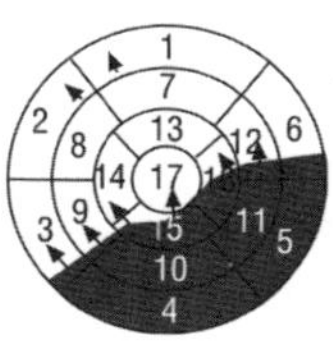	Q em V2, V3, aVF (B2) e Q em V1, aVL, V5-V5 e/ou RS em V1-V2 (B1) Sensibilidade: 73% Especificidade: 98%	Inferolateral	CD 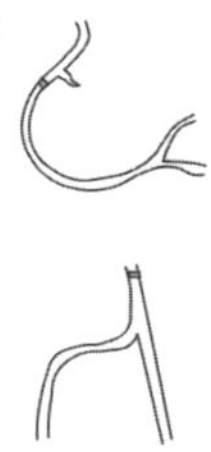

FIGURA 3 Localização e tipos de infarto de acordo com os padrões eletrocardiográficos.

CD: coronária direita; CX: artéria circunflexa; DA: descendente anterior; RM: ressonância magnética.

REFERÊNCIAS

1. Myers GB, Klein HA, Stofer BE. I. Correlation of electrocardiographic and pathologic findings in anteroseptal infarction. Am Heart J. 1948;36(4):535-75.
2. Myers GB, Klein HA, Hiratzka T. VI. Correlation of electrocardiographic and pathologic findings in posterolateral infarction. Am Heart J. 1949;38(6):837-62.
3. Myers GB, Klein HA, Stofer BE. VII. Correlation of electrocardiographic and pathologic findings in lateral infarction. Am Heart J. 1949;37(3):374-417.
4. Perloff JK. The recognition of strictly posterior myocardial infarction by conventional scalar electrocardiography. Circulation. 1964;30(Nov):706-18.
5. Durrer D, van Dam RT, Freud GE, Janse MJ, Meijler FL, Arzbaecher RC. Total excitation of the isolated human heart. Circulation. 1970;41(6):899-912.
6. Bayés de Luna A, Wagner G, Birnbaum Y, Nikus K, Fiol M, Gorgels A, et al. A new terminology for left ventricular walls and location of myocardial infarcts that present Q wave based on the standard of cardiac magnetic resonance imaging. Circulation. 2006;114(16):1755-60.
7. Cerqueira MD, Weissman NJ, Dilsizian V, Jacobs AK, Kaul S, Laskey WK, et al. Standardized myocardial segmentation and nomenclature for tomographic imaging of the heart. J Cardiovasc Magn Reson. 2002;4(2):203-10.
8. Bayés de Luna A. New heart wall terminology and new electrocardiographic classification of Q-wave myocardial infarction based on correlations with magnetic resonance imaging. Rev Esp Cardiol. 2007;60(7):683-9.
9. Allencherril J, Fakhri Y, Engblom H, Heiberg E, Carlsson M, Dubois-Rande J-L, et al. Appropriateness of anteroseptal myocardial infarction nomenclature evaluated by late gadolinium enhancement cardiovascular magnetic resonance imaging. J Electrocardiol. 2018;51(2):218-23.
10. Scheffer MK, Ohe LN, Alencar Neto JN de. Manual prático de eletrocardiograma do Setor de Emergências do Instituto Dante Pazzanese de Cardiologia. São Paulo: Editora dos Editores; 2022.
11. Fiol-Sala M, Birnbaum Y, Nikus K, Bayes de Luna A. Electrocardiography in isquemic heart disease: clinical and imaging correlations and prognostic implications. 2.ed. Wiley Blackwell; 2020.
12. Rovai D, Di Bella G, Rossi G, Pingitore A, L'Abatte A. A prominent R wave in V1 but not in V2 is a specific sign of a large lateral transmural infarction. Rev Española Cardiol (English ed). 2012;65(12):1101-5.
13. Goldwasser D, Senthilkumar A, Bayés De Luna A, Elosua R, Carreras F, Pons-Llado G, et al. Lateral MI explains the presence of prominent R wave (R $\geq$ S) in V1. Ann Noninvasive Electrocardiol. 2015;20(6):570-7.
14. Bayés de Luna A. Location of Q-wave myocardial infarction in the era of cardiac magnetic resonance imaging techniques: an update. J Electrocardiol. 2007;40(1):69-71.

32

Anatomia coronária

Louis Nakayama Ohe

O conhecimento da anatomia coronária é essencial para a avaliação eletrocardiográfica de pacientes com síndrome coronariana aguda (SCA). A distribuição do supradesnivelamento do segmento ST nas oclusões coronárias agudas (OCA) permite identificar qual a parede do miocárdio que se encontra em risco, determinar com bom grau de acurácia a artéria culpada e estimar a localização da lesão: proximal *versus* distal.

As artérias coronárias direita e esquerda se originam da raiz da aorta, e sua principal função é fornecer o aporte de oxigênio ao coração, essencial para que o miocárdio mantenha sua função e por consequência a homeostase corporal[1,2] (Figura 1).

AS CORONÁRIAS E SEUS RAMOS

Coronária direita

- A coronária direita e seus ramos levam o sangue para nutrir as câmaras direitas do coração, o ventrículo esquerdo nos segmentos posteriores do septo interventricular, o septo interatrial e os nós sinusal e atrioventricular (AV).
- Em seu trajeto, ela emite diversos ramos, sendo os principais:
  - Ramos atriais da coronária direita.
  - Ramo do nó sinusal (em 40% dos casos pode se originar da circunflexa).
  - Ramo do cone arterial.
  - Ramo marginal direito.
- Distalmente, a coronária direita trifurca-se em:

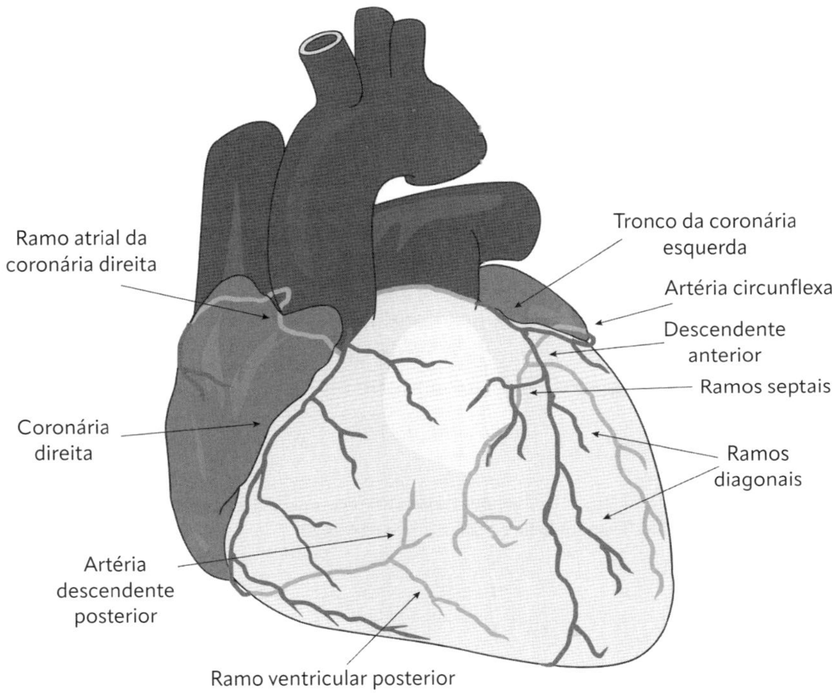

FIGURA 1 Anatomia coronária.

- Artéria descendente posterior: irriga as porções posteriores do septo interventricular.
- Ramo ventricular posterior: irriga a parede inferior e a divisão posteroinferior do ramo esquerdo. É ramo da coronária direita em 85% dos casos e da circunflexa em 15%, definindo se a dominância é direita (ramo da coronária direita) ou esquerda (ramo da coronária esquerda).
- Ramo do nó AV: supre o nó AV e o feixe de His proximal. É ramo da coronária direita em 80% dos casos e da circunflexa em 20%.

Coronária esquerda

- O tronco da coronária esquerda dá origem a duas artérias principais: a artéria descendente anterior e a artéria circunflexa. Em 30% da população, o tronco da coronária esquerda emite um terceiro ramo, o ramo intermédio. Essas artérias perfundem o átrio e os segmentos lateral e anterolateral do ventrículo esquerdo.

- A artéria descendente anterior perfunde os dois terços anteriores do septo interventricular, a parede anterior do ventrículo esquerdo e a porção apical da parede lateral. Ela pode se estender até o ápice e em alguns casos irrigar a parede inferior (descendente anterior tipo 4 ou *wrap-around*).
- A descendente anterior origina os ramos septais – que mergulham no septo, vascularizando a porção distal do feixe de His, o ramo direito e a divisão anterossuperior do ramo esquerdo – e os ramos diagonais que perfundem a parede anterior média.
- A artéria circunflexa vasculariza a parede lateral e inferolateral do ventrículo esquerdo e origina o ramo marginal esquerdo em direção ao ápice do coração. Eventualmente, emite o ramo do nó sinusal e/ou ramo do nó AV. Ela vasculariza a parede inferior em cerca de 15% dos indivíduos.

REFERÊNCIAS

1. Ogobuiro I, Wehrle CJ, Tuma F. Anatomy, thorax, heart coronary arteries [Internet]. StatPearls. 2023.
2. Alencar Neto JN de. Tratado de ECG. Salvador: Sanar; 2022.

SEÇÃO VI

ECG de A a Z

33

Alterações medicamentosas

Mariana Fuziy Nogueira De Marchi

As medicações antiarrítmicas são amplamente utilizadas, no entanto todas elas causam efeitos colaterais. É necessário reconhecer as alterações eletrocardiográficas causadas pelas medicações para melhor manejo do paciente. Vale lembrar-se de que toda medicação antiarrítmica também tem propriedades pró-arrítmicas.

DIGOXINA – EFEITO DIGITÁLICO

Alterações eletrocardiográficas

- Infradesnivelamento do ponto J e do segmento ST em "colher de pedreiro" ou na forma do "bigode do Salvador Dalí".
- Diminuição da amplitude da onda T.
- Diminuição do intervalo QT corrigido (QTc).
- Aumento da amplitude da onda U

Considerações clínicas e eletrocardiográficas

- Em 1785, William Withering publicou seu tratado sobre o uso da planta dedaleira, *Digitalis purpurea*, e descreveu seu uso terapêutico. Desde então, vem sendo utilizada em pacientes com insuficiência cardíaca.
- Os glicosídeos cardíacos, como são conhecidos, atuam no coração e têm ação inotrópica positiva e cronotrópica negativa. Seu uso pode causar tanto bradicardias como taquicardias.[1]

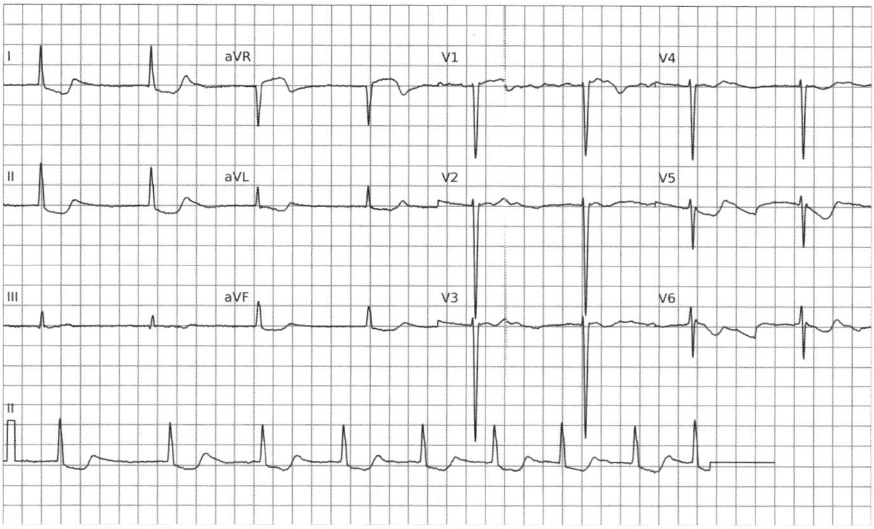

Efeito digitálico. Paciente em ritmo de fibrilação atrial que faz uso de digoxina para controle de frequência cardíaca. Note o infradesnivelamento do segmento ST em "colher de pedreiro" provocado pela impregnação digitálica.

- A digoxina inibe a bomba Na^+-K^+-ATPase dos miócitos, aumentando o sódio intracelular que impede a troca de Na^+ por Ca^{+2} e aumentando o cálcio intracelular. Também facilita a entrada do cálcio por canais lentos. O digital tem efeito vagal no sistema nervoso autônomo, atua de forma direta no nó sinusal e no nó atrioventricular (AV), reduzindo a frequência cardíaca (FC).
- Atualmente, sua utilização é controversa, e alguns estudos mostraram melhora na qualidade de vida, enquanto outros a relacionaram com aumento de mortalidade.[2-4]
- Além disso a digoxina apresenta estreita janela terapêutica, levando ao risco de intoxicação (ver Intoxicação digitálica – capítulo 90).
- Algumas alterações eletrocardiográficas podem ser vistas sem que correspondam a intoxicação digitálica. Essas alterações são reconhecidas por tornarem o segmento ST-T semelhante a uma "colher de pedreiro", e são consideradas sinais de impregnação digitálica.[5]
- Não devem ser utilizadas em pacientes com pré-excitação ventricular por encurtar o período refratário da via acessória.

AMIODARONA

Alterações eletrocardiográficas

- Redução da FC.
- Bloqueios atrioventriculares (BAV) de graus variados.
- Prolongamento do QTc.
- Alteração da repolarização ventricular (onda T bífida e achatada).

Considerações clínicas e eletrocardiográficas

- A amiodarona é um antiarrítmico da classe III de Vaughan Williams que prolonga a repolarização ventricular (RV) por bloquear canais de potássio (IKr), prolonga a duração do potencial de ação e do período refratário do átrio e do ventrículo.[6]
- Age, de forma inicial, inibindo canais de potássio, mas também tem ação inibindo canais de sódio e de cálcio, além da ação beta adrenérgica. A amiodarona reduz a automaticidade do nó sinusal, diminuindo a FC, e também reduz a condução AV, causando bloqueios.

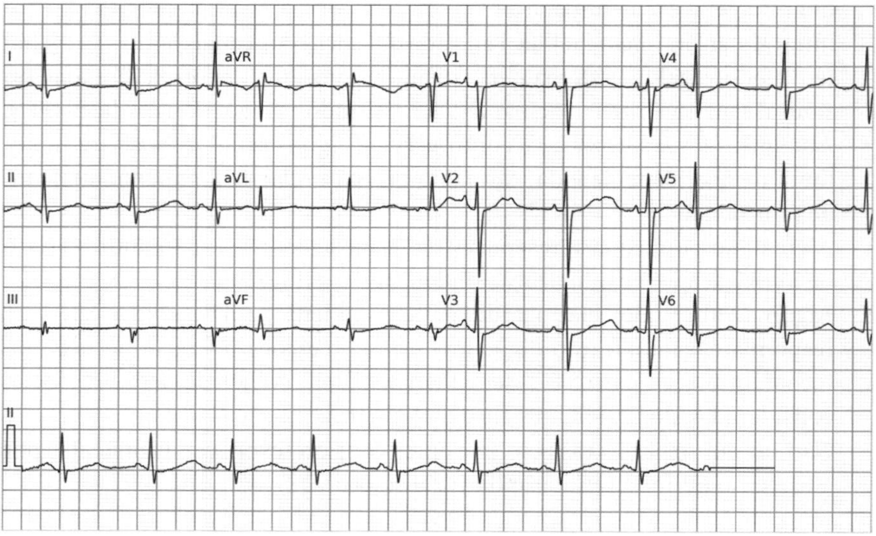

Efeito da amiodarona. No eletrocardiograma de paciente em uso de amiodarona, é possível observar uma onda T bífida nas derivações precordiais. O intervalo QT é de 560 ms, e o intervalo QTcB, de 625 ms.

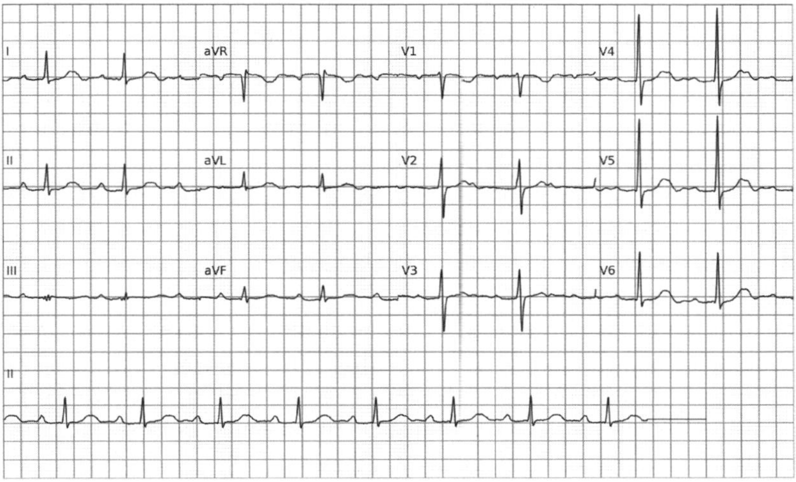

Efeito da amiodarona. No eletrocardiograma de paciente em uso de amiodarona, é possível observar ritmo sinusal, bloqueio atrioventricular de 1° grau e onda T bífida nas derivações precordiais.

- É indicado para o tratamento de arritmias ventriculares e supraventriculares.
- O uso de amiodarona está relacionado a uma série de efeitos colaterais: hipotireoidismo, hipertireoidismo, fotossensibilidade, microdepósitos em córneas, toxicidade pulmonar, hepatotoxicidade, toxicidade neurológica (neuropatia periférica, ataxia, tremores).
- A meia-vida longa (25 a 100 dias) e a possibilidade de efeitos adversos graves justificam o monitoramento cuidadoso dos pacientes e o reconhecimento precoce dos efeitos colaterais.
- Pode causar bradicardia sinusal, BAV, QTc prolongado (sem aumento na dispersão da repolarização com menor chance de *torsades de pointes*) e alterações da onda T, que pode se tornar bífida ou achatada, mais bem observadas nas derivações precordiais.[7]

PROPAFENONA

Alterações eletrocardiográficas

- Redução da FC.
- BAV.
- Arritmias ventriculares.
- *Flutter* atrial (FLA) com condução AV 1:1.

Considerações clínicas e eletrocardiográficas

- A propafenona é um antiarrítmico da classe IC de Vaughan Williams que bloqueia os canais de sódio, também possui propriedades beta adrenérgicas e bloqueadoras de canais de potássio.[6]
- É indicada para o tratamento de arritmias ventriculares e supraventriculares.
- Como efeito colateral, a propafenona pode causar alterações gastrointestinais, como náuseas e alterações de paladar, alterações neurológicas, como tontura e convulsões.
- Em relação aos efeitos cardiovasculares, pode ter um efeito inotrópico negativo e causar alargamento do QRS, bradicardias e BAV, arritmias ventriculares (de extrassístoles isoladas à taquicardia ventricular – TV) e FLA com condução 1:1.
- A propafenona não deve ser utilizada em pacientes com doença arterial coronariana (DAC) e cardiopatia estrutural.[8]

SOTALOL

Alterações eletrocardiográficas

- Redução da FC.
- BAV de graus variados.
- Prolonga o intervalo QTc.
- Arritmias ventriculares como o *torsades de pointes*.

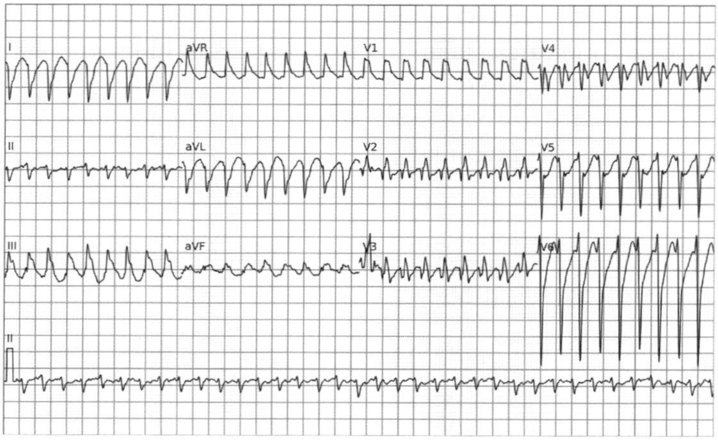

Efeito da propafenona. No eletrocardiograma de paciente em uso de propafenona, observa-se *flutter* atrial com condução 1:1.

Considerações clínicas e eletrocardiográficas

- O sotalol é um antiarrítmico da classe III de Vaughan Williams, uma mistura racêmica de dois isômeros, D-sotalol e L-sotalol, que contribuem para suas ações antiarrítmicas.[6]
- O sotalol prolonga a RV por bloquear canais de potássio (IKr), responsável pela repolarização da fase 3 do potencial de ação (efeito de classe III). Também tem ação betabloqueadora, não cardiosseletiva. Pode provocar bradicardia sinusal, BAV e aumento do intervalo QTc, que pode causar *torsades de pointes*/TV polimórfica.
- É indicado para o tratamento de arritmias ventriculares e supraventriculares.
- Contraindicado para pacientes com insuficiência cardíaca e fração de ejeção reduzida, hipertrofias ventriculares graves, QTc prolongado, asma, hipocalemia ou disfunção renal (CrCl < 30 mL/minuto).
- O *torsades de pointes* está relacionado à dose e pode ocorrer em > 2% dos pacientes.
- Deve ser suspenso se QTc > 500 ms ou se houver aumento de mais de 60 ms no QTc basal.
- O sotalol mostra efeitos dependentes do uso reverso, ou seja, o efeito máximo do bloqueio nos canais de potássio ocorre quando existe uma correlação inversa entre a FC e o intervalo QT. O intervalo QT se prolonga à medida que a FC diminui, podendo explicar a associação entre bradicardia e *torsades de pointes*. Por isso, deve ser usado com muita cautela.
- O eletrocardiograma (ECG) deve ser feito após 1 dia do início da medicação, após 1 a 2 semanas e a cada 6 meses.[7]

BETABLOQUEADORES E BLOQUEADORES DOS CANAIS DE CÁLCIO

Alterações eletrocardiográficas

- Redução da FC.
- BAV de graus variados.

Considerações clínicas e eletrocardiográficas

- Os betabloqueadores são antiarrítmicos (propranolol, carvedilol, atenolol, metoprolol, entre outros) da classe II de Vaughan Williams. São indicados para o tratamento de arritmias ventriculares e supraventriculares. Também são utilizados na DAC e na insuficiência cardíaca.[6]
- Os betabloqueadores são contraindicados em pacientes com asma e devem ser utilizados com cautela em pacientes com doença arterial periférica. Algumas medicações podem estar relacionadas com hipoglicemia, insônia, pesadelos, cansaço e disfunção erétil. Não devem ser iniciados em pacientes com insuficiência cardíaca descompensada, bradicardias sintomáticas e BAV de 2º grau (exceto Mobitz I) e de 3° grau.
- Os bloqueadores de canais de cálcio, não di-hidropiridínicos (diltiazem e verapamil), pertencem à classe IV de Vaughan Williams e são indicados principalmente para arritmias supraventriculares. O verapamil é droga de escolha para arritmia ventricular fascicular. Podem causar efeitos gastrointestinais, como constipação, e neurológicos, como tontura e cefaleia.
- Assim como os betabloqueadores, os bloqueadores de canais de cálcio não devem ser iniciados em pacientes com insuficiência cardíaca descompensada, bradicardias sintomáticas e BAV de 2º grau (exceto Mobitz I) e de 3° grau.
- Ambas as classes podem levar a bradicardia e BAV.

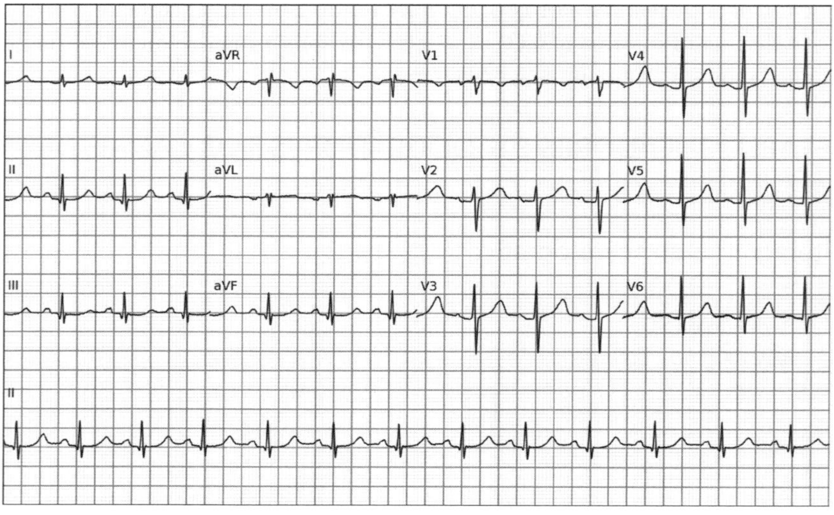

QT prolongado por sotalol. Paciente em uso de sotalol com eletrocardiograma exibindo um intervalo QTcB de 493 ms.

AUMENTO DO QTC POR FÁRMACOS

Alterações eletrocardiográficas

- QTc prolongado
- *Torsades de pointes.*

Considerações clínicas e eletrocardiográficas

- Diversas drogas usadas no dia a dia têm como efeito colateral o prolongamento do intervalo QT, que está associado a maior risco de arritmias ventriculares como a *torsades de pointes.*[9]
- Deve-se ter muito cuidado com associação de medicações que prolongam QT.
- Fluoxetina, venlafaxina, amitriptilina, citalopram, haloperidol, omeprazol, domperidona, ciprofloxacino e azitromicina são alguns exemplos de fármacos que prolongam QT.
- Uma lista das medicações que prolongam QT pode ser encontrada em https://crediblemeds.org. Este endereço eletrônico é constantemente atualizado com novas drogas.

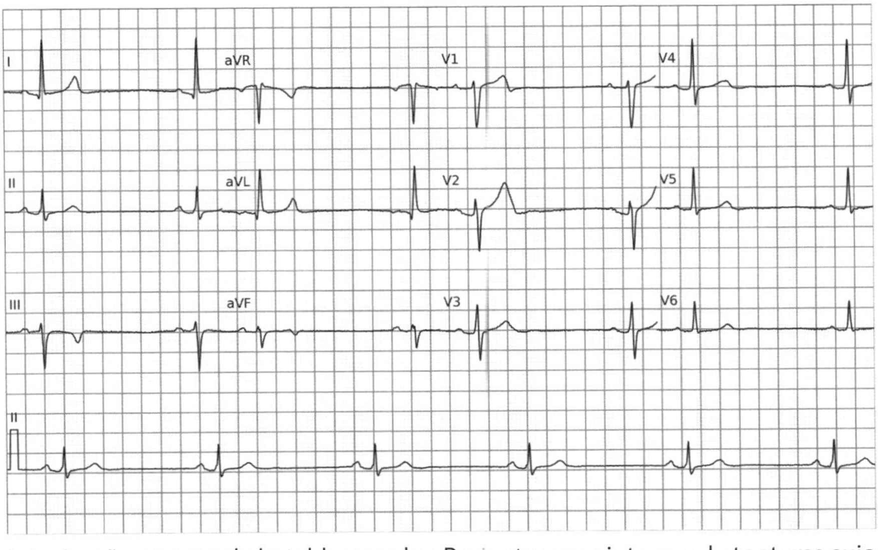

Intoxicação por uso de betabloqueador. Paciente com sintomas de tonturas cujo eletrocardiograma exibe bradicardia sinusal e bloqueio atrioventricular de 1° grau provocados pelo uso crônico de betabloqueador.

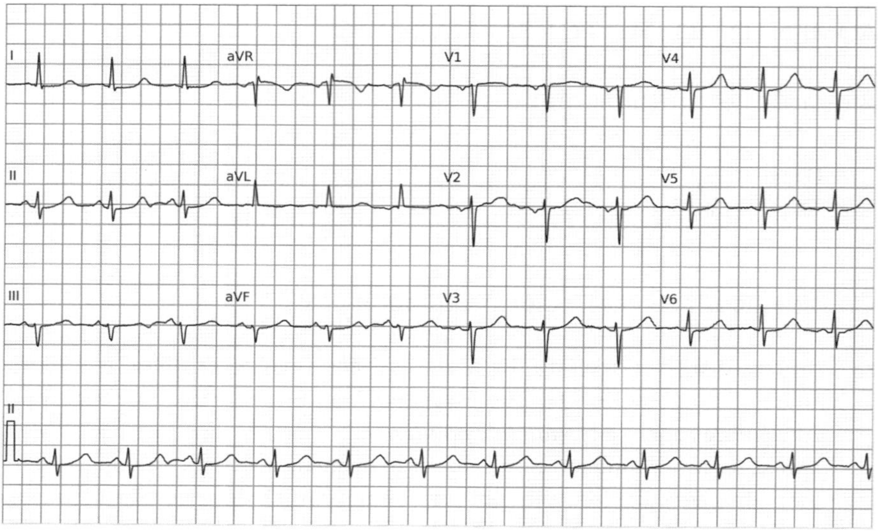

Intervalo QT longo. Prolongado pela interação medicamentosa de múltiplos fármacos. O intervalo QT é de 448 ms e o intervalo QTcB é de 516 ms.

REFERÊNCIAS

1. Goldberger AL. Cardiac arrhythmias due to digoxin toxicity. Uptodate. 2023.
2. The Digitalis Investigation Group. The effect of digoxin on mortality and morbidity in patients with heart failure. N Engl J Med. 1997;336(8):525-33.
3. Kotecha D, Bunting KV, Gill SK, Mehta S, Stanbury M, Jones JC, et al. Effect of digoxin vs bisoprolol for heart rate control in atrial fibrillation on patient-reported quality of life: the RATE-AF randomized clinical trial. JAMA. 2020;324(24):2497-508.
4. Lopes RD, Rordorf R, De Ferrari GM, Leonardi S, Thomas L, Wojdyla DM, et al. Digoxin and mortality in patients with atrial fibrillation. J Am Coll Cardiol. 2018;71(10):1063-74.
5. Sanches PCR, Moffa PJ. Eletrocardiograma: normal e patológico – Tranchesi. São Paulo: Roca; 2001.
6. Dan GA, Martinez-Rubio A, Agewall S, Boriani G, Borggrefe M, Gaita F, et al. Antiarrhythmic drugs-clinical use and clinical decision making: A consensus document from the European Heart Rhythm Association (EHRA) and European Society of Cardiology (ESC) Working Group on Cardiovascular Pharmacology, endorsed by the Heart Rhythm Soci. Europace. 2018;20(5):731-2.
7. Samesima N, God EG, Kruse JCL, Leal MG, et al. Diretriz da Sociedade Brasileira de Cardiologia sobre a Análise e Emissão de Laudos Eletrocardiográficos – 2022. Arq Bras Cardiol. 2022;93(3 Suppl 2):2-19.
8. Hindricks G, Potpara T, Dagres N, Bax JJ, Blomstrom-Lundqvist C, Boriani G, et al. 2020 ESC guidelines for the diagnosis and management of atrial fibrillation developed in collaboration with the European Association for Cardio-Thoracic Surgery (EACTS). Eur Heart J. 2021;42(5):373-498.
9. Roden DM. Drug-induced prolongation of the QT interval. Wood AJJ (ed.). N Engl J Med. 2004;350(10):1013-22.

34

Amiloidose

Mariana Fuziy Nogueira De Marchi

A amiloidose é uma doença genética, sistêmica, causada pela deposição de agregados proteicos insolúveis em diferentes tecidos, que causa disfunção de diversos órgãos, inclusive do coração.[1-6] Já foram identificados mais de 35 tipos de proteínas precursoras amiloidogênicas, e 9 delas podem levar o acometimento cardíaco. Dois tipos principais são responsáveis por mais de 98% dos casos de amiloidose cardíaca: a de cadeia leve de imunoglobulinas monoclonais (forma AL) e a transtirretina (forma ATTR), tanto em sua forma selvagem ou *wild type* (ATTRwt) ou hereditária ou variante (ATTRv).[4]

Dependendo do subtipo de amiloidose, o paciente pode apresentar manifestações extracardíacas, como neuropatia periférica e autonômica, macroglossia, proteinúria, síndrome do túnel do carpo, rotura de tendão do bíceps, entre outras manifestações.[1-5] Na amiloidose cardíaca, as proteínas amiloides acumulam-se no espaço intersticial entre os miócitos cardíacos, resultando em um aumento progressivo da espessura da parede ventricular e prejudicando a complacência, sendo caracterizada como uma cardiomiopatia restritiva, mas que pode evoluir com queda de fração de ejeção em fases mais tardias. Clinicamente, o paciente apresenta congestão sistêmica e pulmonar. A proteína amiloide também se deposita nos átrios, predispondo sobrecargas, arritmias atriais, como a fibrilação atrial (FA), e formação de trombos, sendo um fator de risco para acidente vascular encefálico (AVE) cardioembólico.

ALTERAÇÕES ELETROCARDIOGRÁFICAS

- Baixa voltagem do QRS no plano frontal (discordância entre a voltagem do QRS e a espessura da parede ventricular vista no ecocardiograma).

- Padrão de pseudoinfarto (ondas Q patológicas em 2 derivações contíguas sem doença arterial coronariana – DAC – na angiografia ou angiotomografia).
- Progressão lenta da onda R nas derivações precordiais.
- Distúrbios da condução intraventricular.
- Arritmias atriais.
- Bloqueios atrioventriculares (BAV).

CONSIDERAÇÕES ELETROCARDIOGRÁFICAS

- A infiltração amiloide pode causar doença do sistema de condução em estágios precoces da doença e se apresentar com diferentes graus BAV, por vezes com necessidade de marca-passo. Arritmias ventriculares complexas podem estar presentes em fases mais avançadas da doença.

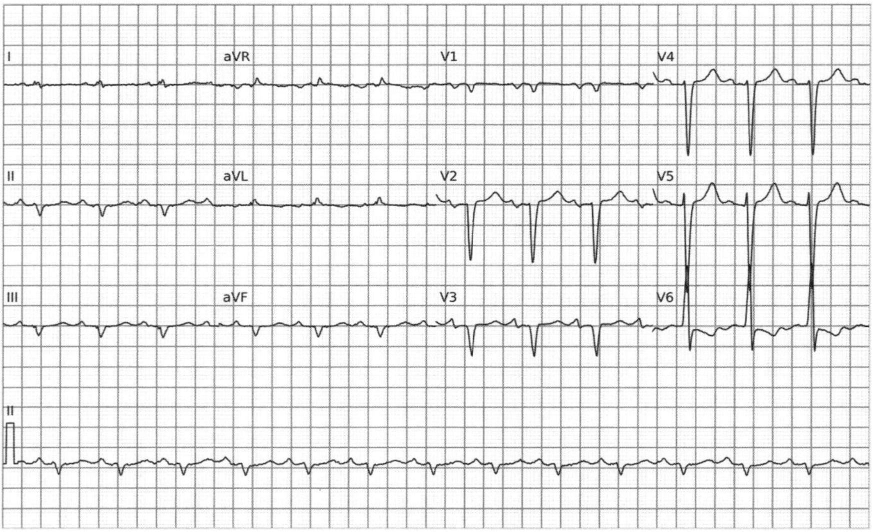

Amiloidose cardíaca. Bloqueio atrioventricular de 1° grau, baixa voltagem do QRS no plano frontal, sobrecarga atrial esquerda, sobrecarga ventricular esquerda, desvio do eixo para a esquerda e ondas Q na parede inferior (pseudoinfarto) em paciente com diagnóstico de amiloidose cardíaca.

- No eletrocardiograma (ECG), ainda podem ser observados complexos QRS de baixa amplitude no plano frontal (R + S < 5 mm) e discordância entre a voltagem do QRS e a espessura da parede ventricular vista no ecocardiograma. A progressão lenta da onda R nas derivações precordiais com padrão de pseudoinfarto (ondas Q patológicas em duas derivações contíguas sem DAC na angiografia ou angiotomografia) é um achado frequente, presente em mais de 60% dos diagnósticos confirmados.[1]
- O critério da baixa voltagem do QRS, apesar de comumente ser citado, só é observado em cerca de 30% dos ECG. Portanto, a ausência de baixa voltagem não deve afastar a possibilidade de amiloidose cardíaca.[3]
- A desproporção da voltagem do QRS no ECG em relação à espessura miocárdica observada no ecocardiograma é um achado característico, com uma prevalência maior que 70% nas amiloidoses cardíacas.[1]

CONSIDERAÇÕES CLÍNICAS

- Diante de achados eletrocardiográficos sugestivos de amiloidose, é fundamental que se faça uma busca ativa pelo diagnóstico definitivo. Atualmente, existem medicações específicas para o tratamento de amiloidose que mudam prognóstico da doença.[3,4]
- Medicações como antiarrítmicos e anticoagulantes também devem ser utilizadas, quando houver indicação.[3,4]
- Implante de dispositivo eletrônico intracardíaco, como marca-passo e cardioversor/desfibrilador implantável (CDI), deve ser avaliado caso a caso de acordo com manifestações clínicas e eletrocardiográficas.[3,4]

EXEMPLOS

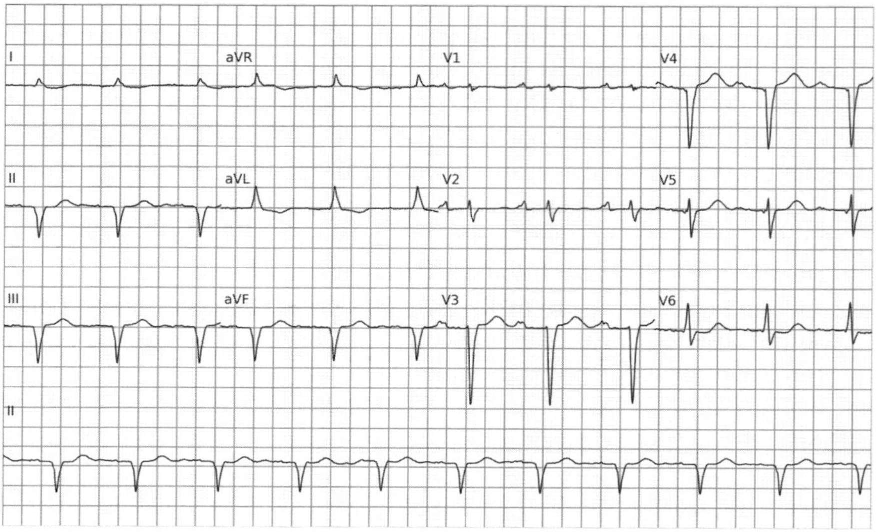

Amiloidose cardíaca tipo transtirretina hereditária [variante: c424G>A (p.Val142Ile – homozigótico)]. Bloqueio atrioventricular de 1° grau, sobrecarga atrial esquerda, desvio do eixo para a esquerda e ondas Q na parede inferior (padrão de pseudoinfarto).

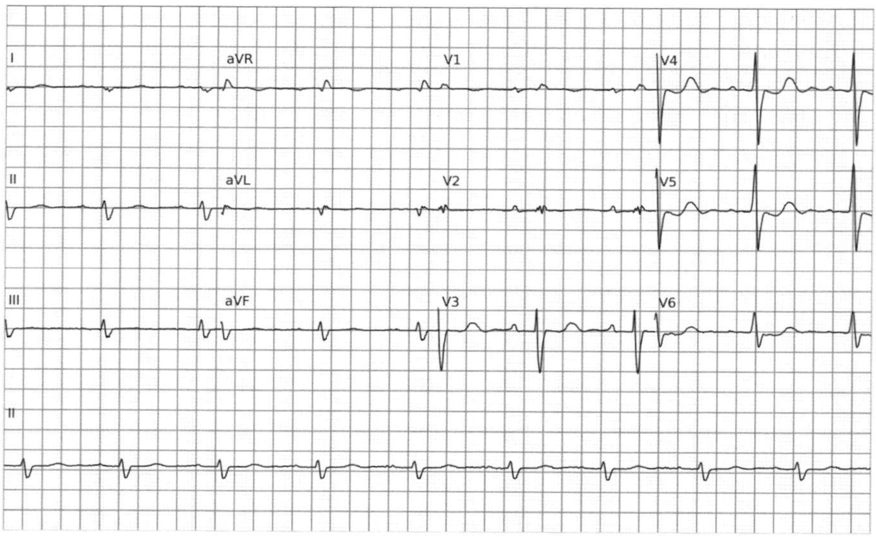

Amiloidose cardíaca ATTR selvagem não hereditária. Bloqueio atrioventricular de 1° grau, bloqueio de ramo direito, baixa voltagem do QRS no plano frontal e ondas Q em D1 e aVL (pseudoinfarto).

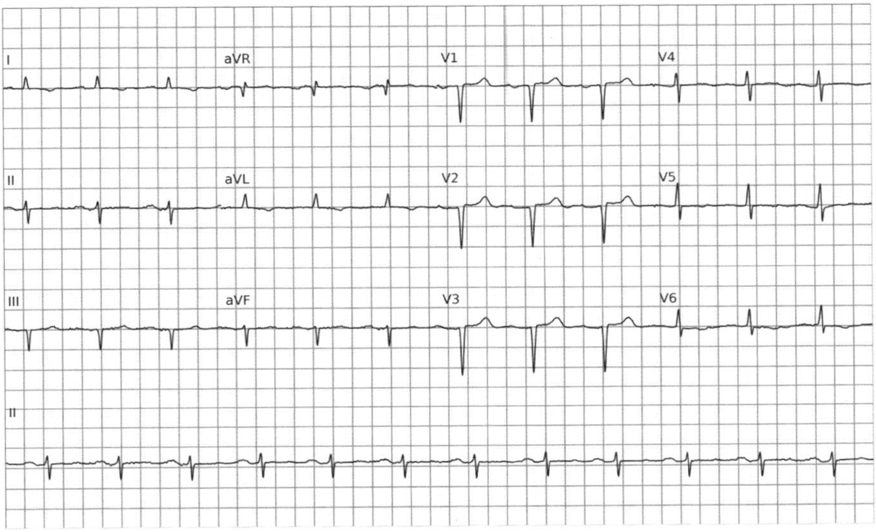

Amiloidose cardíaca TTR (mutação pVAL142). Ritmo sinusal, bloqueio atrioventricular de 1° grau, sobrecarga atrial esquerda, baixa voltagem do QRS no plano frontal, progressão lenta da onda R e desvio do eixo para a esquerda.

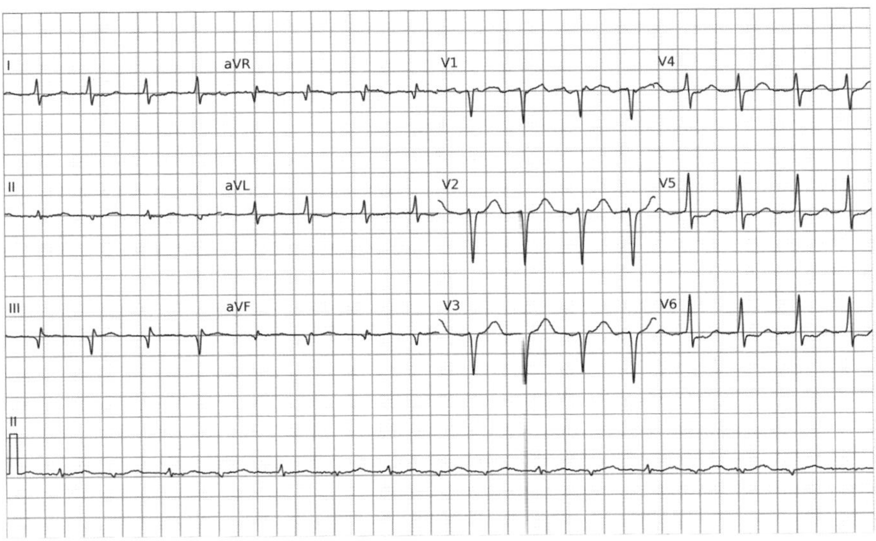

Amiloidose cardíaca tipo transtirretina (ACTTR). Ritmo de fibrilação atrial, progressão lenta da onda R e presença de ondas Q na parede inferior.

A • B

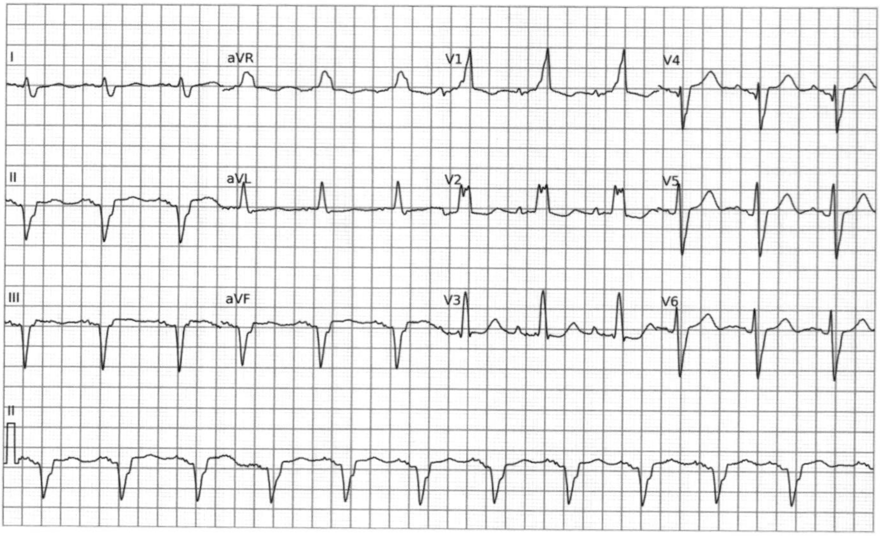

Amiloidose cardíaca. Ritmo sinusal, bloqueio atrioventricular de 1° grau, bloqueio de ramo direito e desvio do eixo para a esquerda com ondas Q na parede inferior.

REFERÊNCIAS

1. Simões MV, Fernandes F, Marcondes-Braga FG, Scheinberg P, Correia EB, Rohde LEP, et al. Posicionamento sobre diagnóstico e tratamento da amiloidose cardíaca – 2021. Arq Bras Cardiol. 2021;117(3):561-98.
2. Cheng Z, Zhu K, Tian Z, Zhao D, Cui Q, Fang Q. The findings of electrocardiography in patients with cardiac amyloidosis. Ann Noninvasive Electrocardiol. 2013;18(2):157-62.
3. Kittleson MM, Ruberg FL, Ambardekar AV, Brannagan TH, Brannagan TH, Cheng RK, et al. 2023 ACC Expert Consensus Decision Pathway on Comprehensive Multidisciplinary Care for the Patient with Cardiac Amyloidosis: a report of the American College of Cardiology Solution Set Oversight Committee. J Am Coll Cardiol. 2023;81(11):1076-126.
4. Garcia-Pavia P, Rapezzi C, Adler Y, Arad M, Basso C, Brucato A, et al. Diagnosis and treatment of cardiac amyloidosis: a position statement of the ESC Working Group on Myocardial and Pericardial Diseases. Eur Heart J. 2021;42(16):1554-68.
5. Maurer MS, Bokhari S, Damy T, Dorbala S, Drachman BM, Fontana M, et al. Expert Consensus Recommendations for the Suspicion and Diagnosis of Transthyretin Cardiac Amyloidosis. Circ Hear Fail. 2019;12(9):1-11.
6. Task A, Members F, Arbelo E, Gimeno JR, Arbustini E, Barriales-Vila R, et al. 2023 ESC guidelines for the management of cardiomyopathies developed by the Task Force on the Management of Cardiomyopathies of the European Society of Cardiology (ESC) (United Kingdom), Pablo Garcia-Pavia. 2023;1-124.

35

Aneurisma de ventrículo esquerdo

Decarthon Vitor Dantas Targino

O aneurisma de ventrículo esquerdo é uma importante complicação em cenários de infarto agudo do miocárdio (IAM), presente em cerca de 30 a 35% dos acometimentos transmurais.[1,2] Embora a maior parte dos casos desenvolva-se de forma assintomática, alguns indivíduos podem evoluir com taquicardias ventriculares (TV), insuficiência cardíaca (IC) e até mesmo morte súbita.[3] A abordagem terapêutica é direcionada a essas respectivas complicações, envolvendo desde terapia medicamentosa para IC, anticoagulação em casos de trombos intracavitários e até mesmo ressecção cirúrgica do aneurisma.[1,3]

ALTERAÇÕES ELETROCARDIOGRÁFICAS

- ↑ ST ≥ 1 mm em pelo menos duas derivações contíguas.
- ↑ ST pode estar acompanhada de ondas Q ou padrão QS, indicando áreas eletricamente inativas.
- As ondas T comumente se apresentam invertidas.
- O padrão geralmente acomete derivações precordiais.
- Ondas R proeminentes em aVR (sinal de Goldberger) pode estar presente em alguns casos.[6]

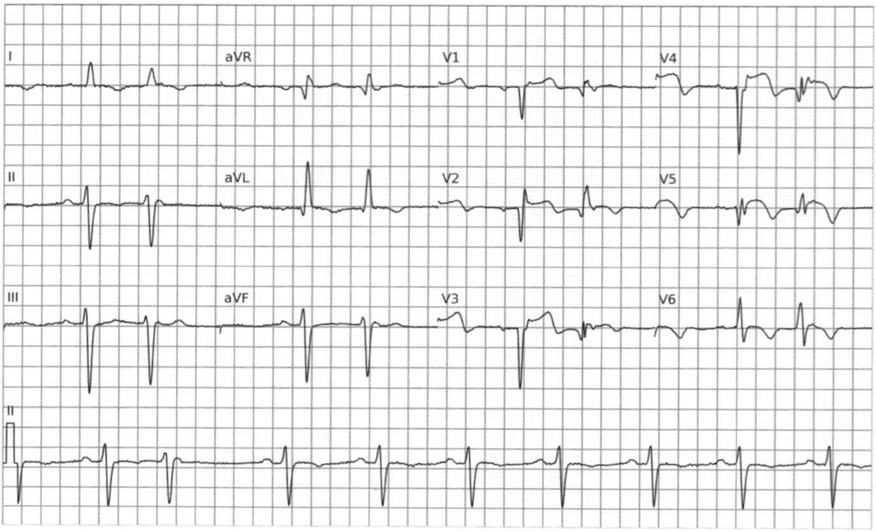

Aneurisma de ventrículo esquerdo. Presença de complexos QS nas derivações V1 a V5 indicando área eletricamente inativa anteroapical. Há supradesnivelamento persistente do segmento ST nessas mesmas derivações. Observe ainda a presença de bloqueio divisional anterossuperior e uma extrassístole ventricular isolada neste eletrocardiograma.

FISIOPATOLOGIA

- A ocorrência de aneurisma de ventrículo esquerdo dá-se na maioria das vezes de 48 horas a 2 semanas após o infarto. Geralmente, observa-se seu surgimento associado à isquemia relacionada a oclusões em artérias coronária descendente anterior ou coronária direita dominante.[4]
- A ausência de circulação colateral e reperfusão miocárdica, assim como a presença de acometimento transmural, podem propiciar a formação desses aneurismas.[3]

CONSIDERAÇÕES CLÍNICAS

- Aneurismas diminutos são tipicamente assintomáticos, porém aqueles com dimensões maiores podem ocasionar fenômenos tromboembólicos, alterações contráteis na parede ventricular, taquiarritmias e morte súbita.[2,3]
- A sintomatologia estará vinculada às complicações de base, como presença de dispneia aos esforços, edema de membros inferiores e turgência jugular em casos de falência ventricular esquerda, assim como palpitação e síncope

em cenários de taquiarritmias ventriculares. A abordagem terapêutica será direcionada individualmente às respectivas complicações.[3]

DIAGNÓSTICO DIFERENCIAL COM A SÍNDROME CORONARIANA AGUDA

- A avaliação clínica e eletrocardiográfica é crucial no momento de distinguir-se entre alterações relacionadas a processo isquêmico prévio e agudo.
- Além da comparação com exames eletrocardiográficos prévios, a ausência de alterações dinâmicas de segmento ST durante a avaliação, assim como a presença de ondas Q, tendem a favorecer o diagnóstico de aneurisma de ventrículo esquerdo, enquanto alterações clínicas substanciais como instabilidade hemodinâmica podem favorecer quadro agudo.[5]

EXEMPLOS

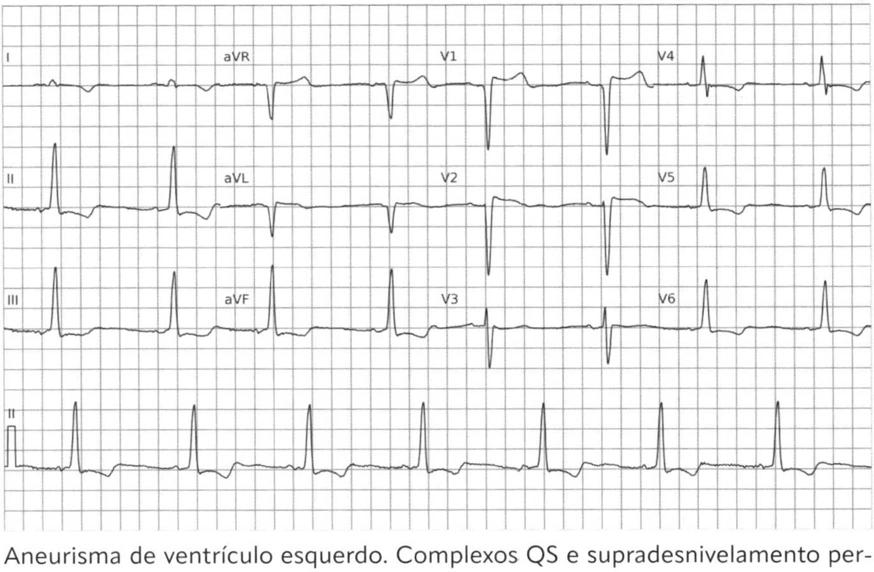

Aneurisma de ventrículo esquerdo. Complexos QS e supradesnivelamento persistente do segmento ST em V1 e V2, além de alterações difusas da repolarização ventricular.

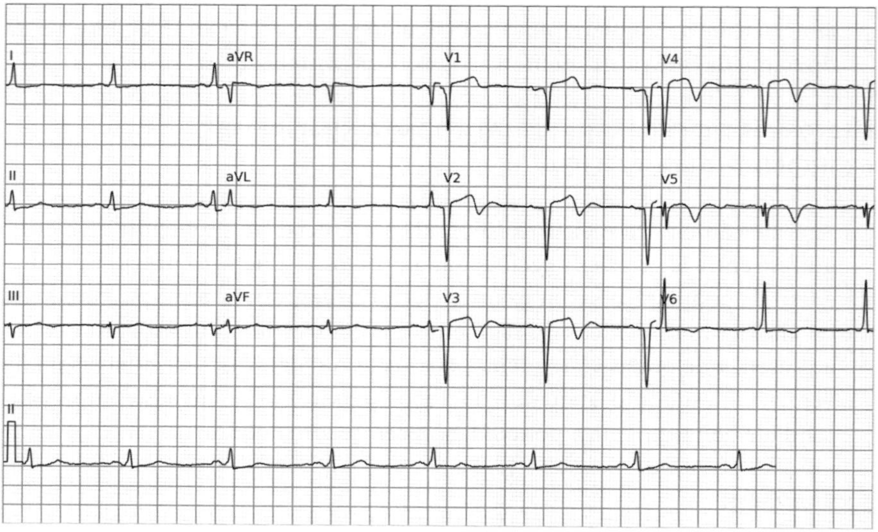

Aneurisma de ventrículo esquerdo. Complexos QS nas derivações V1 a V5 indicando área eletricamente inativa anteroapical com supradesnivelamento persistente do segmento ST. A onda T exibe morfologia *plus-minus*, há alterações difusas da repolarização ventricular e baixa voltagem do QRS no plano frontal.

REFERÊNCIAS

1. Sui Y, Teng S, Qian J, Zhao Z, Zhao Z, Zhang Q, et al. Treatment outcomes and therapeutic evaluations of patients with left ventricular aneurysm. J Int Med Res. 2019;47(1):244-51.
2. Albuquerque KS, Indiani JMC, Martin MF, Cunha BMR, Nacif NS. Asymptomatic apical aneurysm of the left ventricle with intracavitary thrombus: a diagnosis missed by echocardiography. Radiol Bras. 2018;51(4):275-6.
3. Shapira OM. Left ventricular aneurysm and pseudoaneurysm following acute myocardial infarction [Internet]. Uptodate. 2022.
4. Sattar Y, Alraies MC. Ventricular aneurysm [Internet]. StatPearls. 2022.
5. Smith SW, Zvosec DL, Henry TD, Sharkey SW. The ECG in acute MI: an evidence-based manual of reperfusion therapy. Philadelphia: Lippincott: Williams, and Wilkins; 2002.
6. Goldberger E, Schwartz SP. Electrocardiographic patterns of ventricular aneurysm. Am J Med. 1948;4(2):243-7.

36

Áreas eletricamente inativas

Matheus Kiszka Scheffer

Define-se área eletricamente inativa como aquela na qual não existe ativação ventricular da forma esperada, sem configurar distúrbio de condução intraventricular, caracterizada pela presença de ondas Q patológicas ou equivalentes em duas derivações contíguas.[1] As ondas Q são geradas como consequência de alterações produzidas nas áreas de infarto (cicatriz/fibrose) que se despolarizam nos primeiros 40 a 50 ms da ativação ventricular. Os critérios atuais utilizados para definir uma área eletricamente inativa (ou infarto antigo) foram propostos pela Quarta Definição Universal de Infarto do Miocárdio.[2]

CRITÉRIOS ELETROCARDIOGRÁFICOS

- Qualquer onda Q em V2-V3 > 20 ms ou complexo QS em V2-V3.
- Onda Q ≥ 30 ms e ≥ 1 mm de profundidade ou complexo QS em D1, D2, aVL, aVF ou V4-V6 em duas derivações contíguas (D1, aVL; V1-V6; D2, D3, aVF). O mesmo se aplica nas derivações V7-V9.
- Onda R > 40 ms em V1-V2 e R/S > 1 com onda T positiva na ausência de distúrbios de condução.

Os critérios se aplicam na ausência de sobrecarga ventricular esquerda (SVE) ou bloqueio de ramo esquerda (BRE).

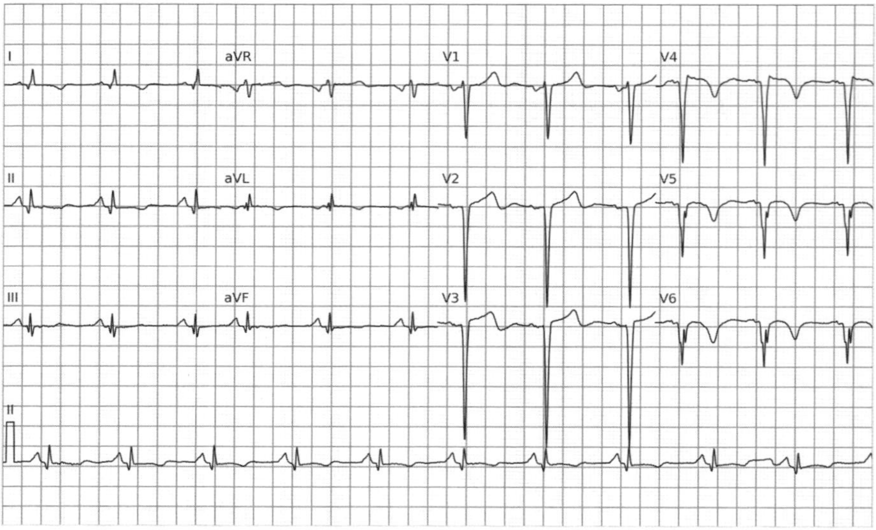

Área eletricamente inativa anteroapical. Presença de complexos QS nas derivações V2 a V6. Há também, neste eletrocardiograma, alteração da repolarização ventricular anteroapical.

TOPOGRAFIA DA NECROSE

- A terminologia atual utilizada para descrev r as áreas eletricamente inativas se baseia na associação de padrões eletrocardiográficos de ondas Q ou equivalentes com a localização do infarto com base na ressonância magnética (RM) publicada em um consenso de 2006 por Bayes de Luna[3] (ver Topografia do infarto – capítulo 31).
- O Quadro 1 relaciona a topografia com as derivações nas quais as ondas Q patológicas ou equivalentes estão presentes.

QUADRO 1 Topografia da necrose

Septal	Q em V1 e V2
Anteroapical	Q em V1-V2 até V3-V6
Anterior extensa	Q em V1-V2 até V4-V6, D1 e aVL
Anterior média	Q em D1 e aVL, às vezes V2-V3
Lateral	• Q em D1, aVL, V5 e V6 • RS em V1 e V2

(continua)

QUADRO 1 Topografia da necrose *(continuação)*

Inferior	Q em D2, D3 e aVF
Inferolateral	• Q em D2, D3, aVF, D1, aVL, V5 e V6 • RS em V1-V2

CONSIDERAÇÕES CLÍNICAS E ELETROCARDIOGRÁFICAS

- A probabilidade de a onda Q corresponder a um infarto antigo aumenta quando associada a onda T negativa nas mesmas derivações.
- Aproximadamente 30% dos infartos "sem supra" irão desenvolver ondas Q. Em contrapartida, um número similar de infarto "com supra" não irá desenvolvê-las. A presença de ondas Q de necrose no eletrocardiograma ECG indica pior prognóstico.[4]
- A progressão lenta da onda R nas derivações precordiais já foi associada ao infarto da parede anterior. Contudo, essa associação é pobre e existem outras causas que podem justificá-la, incluindo variante da normalidade (ver Progressão lenta da onda R – capítulo 15).
- Não é incomum a presença de uma onda Q isolada em D3 em pacientes sem histórico de infarto. Ela pode ser considerada um achado normal, e sua amplitude pode variar com a respiração. Para o diagnóstico de infarto antigo da parede inferior se faz necessária a presença de ondas Q em pelo menos duas derivações inferiores.
- A onda R alta em V1 e V2 é um equivalente de onda Q e se refere ao infarto antigo da parede lateral.[5] Entretanto, existem outras possibilidades diagnósticas que podem justificar esse achado (ver Onda R alta em V1 e V2 – capítulo 14).
- Outra alteração eletrocardiográfica que pode corresponder a áreas de necrose é a fragmentação do QRS. Essa alteração da porção média-distal do QRS se relaciona a áreas de necrose que não envolvem toda a parede ventricular ou que afetam porções basais do ventrículo esquerdo de forma transmural. Conforme demonstrado por Das et al., a fragmentação do QRS tem maior sensibilidade do que a onda Q nas derivações da parede anterior e maior valor preditivo negativo (VPN) para cicatriz miocárdica.[6] A fragmentação pode aparecer isolada ou na presença de ondas Q patológicas (ver Fragmentação do QRS – capítulo 73).

DIAGNÓSTICO DIFERENCIAL: ONDAS Q NÃO ISQUÊMICAS

- Nem toda onda Q é patológica, e nem toda onda Q patológica é provocada pelo infarto. Ela deve ser interpretada de acordo com o contexto clínico e eletrocardiográfico.[7]

- O Quadro 2 lista algumas possíveis causas de ondas Q de etiologia não isquêmica.

QUADRO 2 Causas de ondas Q não isquêmica
• BRE (QS em V1 e V2).
• CMP-H (simula infarto nas paredes anterior, inferior ou lateral).
• Cardiomiopatias.
• DPOC.
• Pré-excitação ventricular (onda delta simulando ondas Q).
• SVE.
• TEP (padrão S1Q3T3).
• Variante da normalidade (q "septais").
• Variante da normalidade (Q isolada em D3; QS em V1 e V2).

BRE: bloqueio de ramo esquerdo; CMP-H: cardiomiopatia hipertrófica; DPOC: doença pulmonar obstrutiva crônica; SVE: sobrecarga ventricular esquerda ; TEP: tromboembolismo pulmonar.

EXEMPLOS

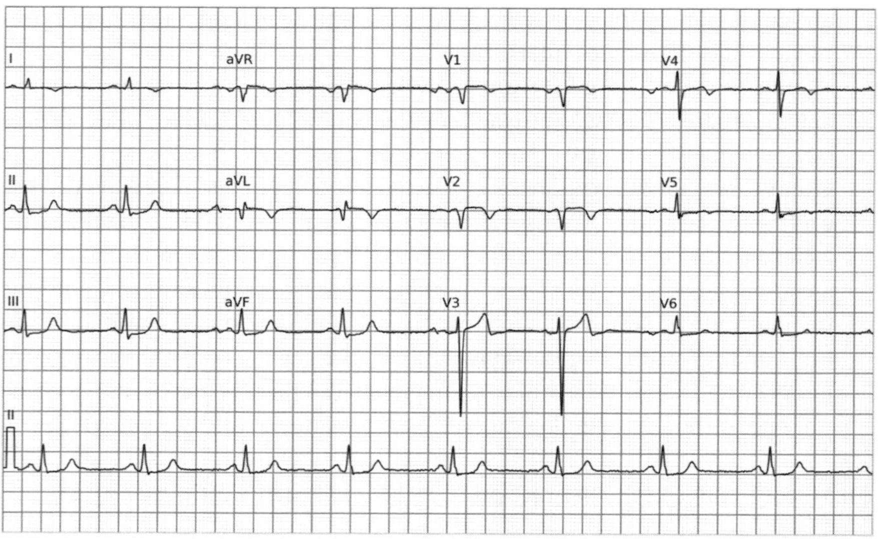

Área eletricamente inativa septal. Complexos QS em V1 e V2 associados a ondas T negativas nessas derivações.

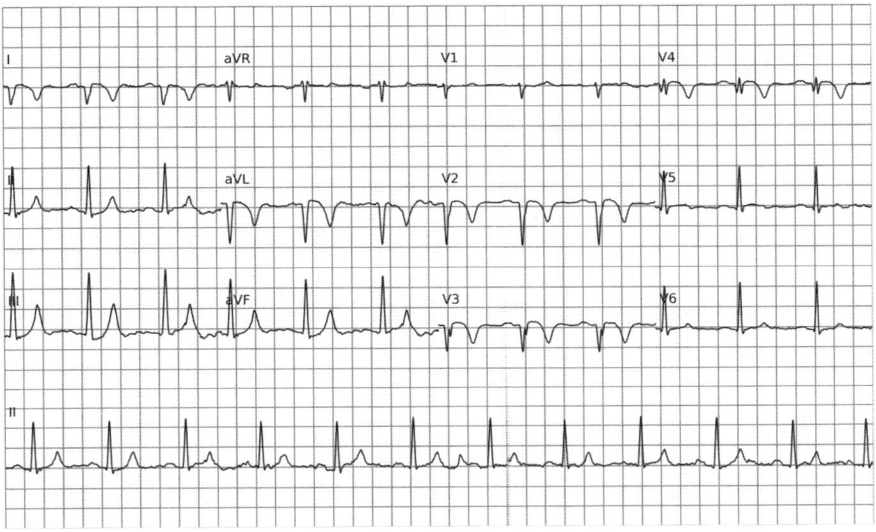

Área eletricamente inativa anterior extensa. Complexos QS nas derivações V2 a V4, D1 e aVL, além de desvio de eixo para a direita e alteração da repolarização ventricular anterior extensa com ondas T negativas ou retificadas.

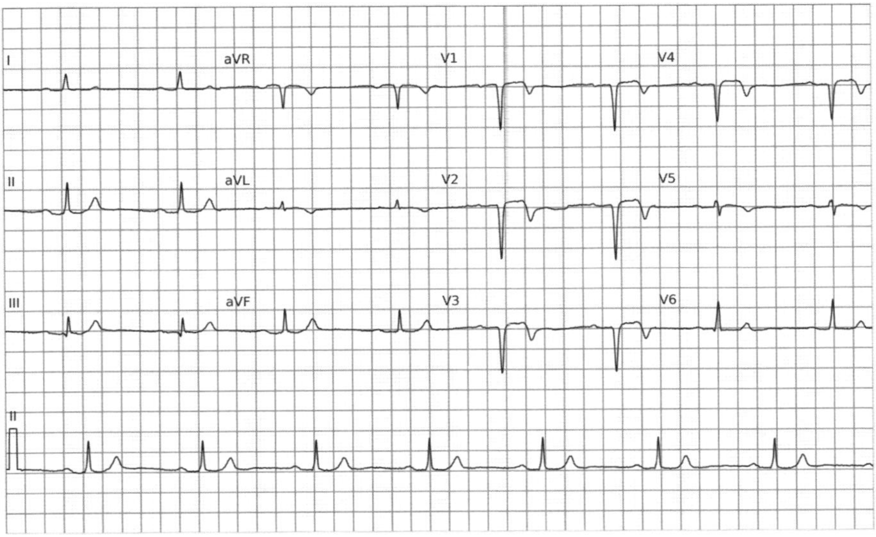

Área eletricamente inativa anteroapical. Complexos QS de V1 a V4, além de supradesnivelamento persistente do segmento ST e onda T negativa nessas mesmas derivações. Note também a presença de bloqueio atrioventricular de 1° grau.

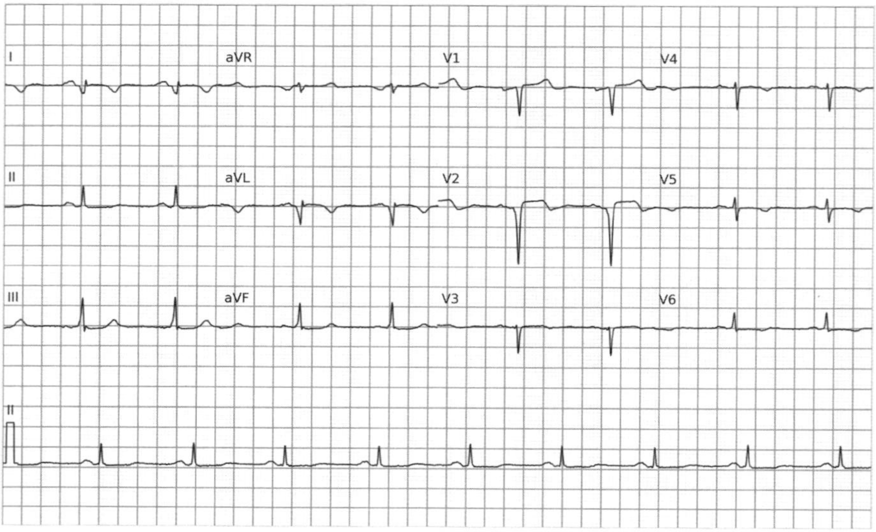

Área eletricamente inativa anterior média. Ondas Q patológicas em D1, aVL e V2, correspondendo à parede anterior média. Há alterações difusas da repolarização ventricular.

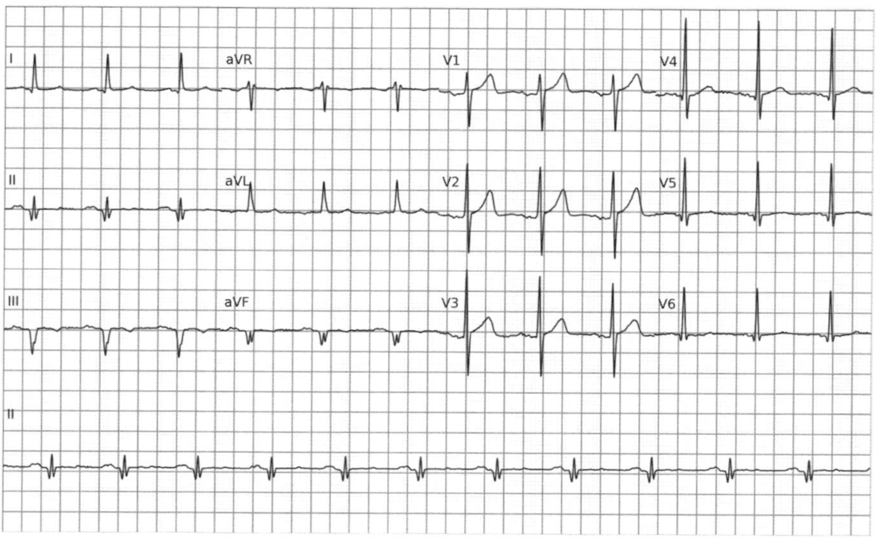

Área eletricamente inativa inferior. Ondas Q patológicas nas derivações D2, D3 e aVF e alteração da repolarização inferolateral (ondas T retificada).

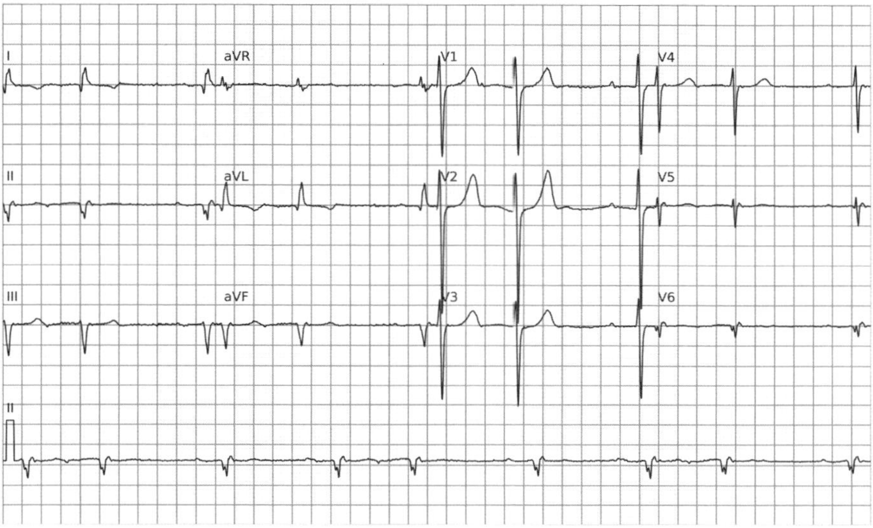

Área eletricamente inativa inferolateral. Ondas Q patológicas nas derivações D2, D3 e aVF, D1 aVL, V5 e V6. Observam-se também alteração da repolarização inferolateral, bloqueio atrioventricular de 1° grau e extrassístoles supraventriculares isoladas.

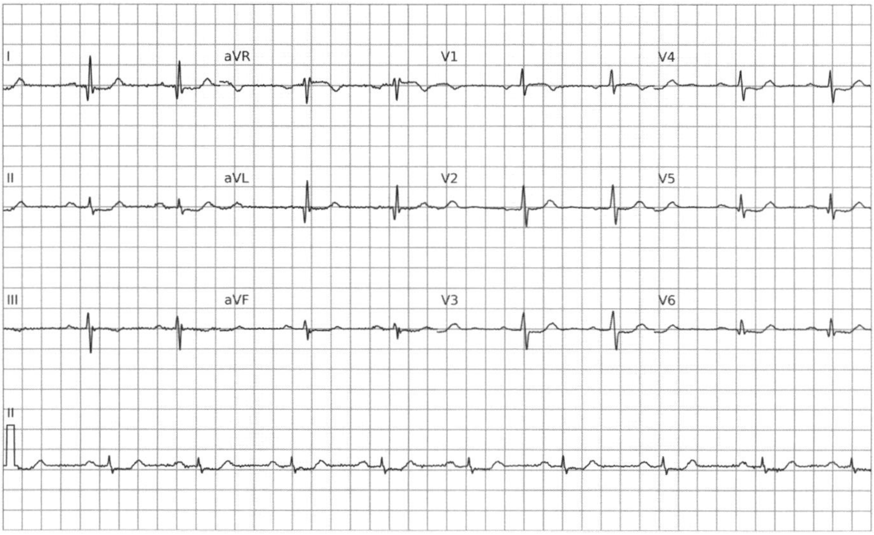

Área eletricamente inativa lateral. Ondas Q patológicas em V5, V6, D1 e aVL e onda R alta em V1 (relação R/S > 1), além de bloqueio atrioventricular de 1° grau.

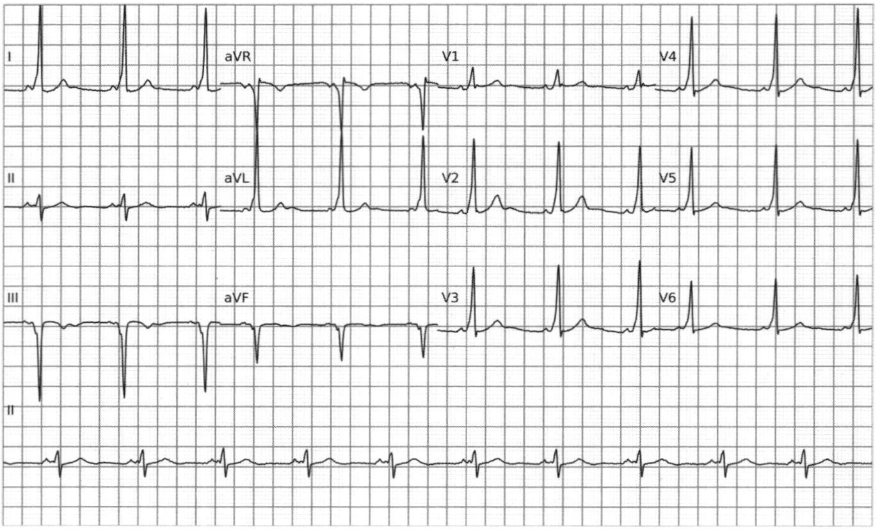

Pseudo-ondas Q provocadas pela pré-excitação ventricular. A onda delta negativa na parede inferior pode produzir um padrão de pseudo-ondas Q. Todavia, o intervalo PR curto e a identificação da onda delta permitem a realização do diagnóstico correto de pré-excitação ventricular.

REFERÊNCIAS

1. Samesima N, God EG, Kruse JCL, Leal MG, et al. Diretriz da Sociedade Brasileira de Cardiologia sobre a Análise e Emissão de Laudos Eletrocardiográficos – 2022. Arq Bras Cardiol. 2022;93(3 Suppl 2):2-19.
2. Thygesen K, Alpert JS, Jaffe AS, Chaitman BR, Bax JJ, Morrow DA, et al. Fourth universal definition of myocardial infarction (2018). Eur Heart J. 2018;40(3):237-69.
3. Bayés de Luna A, Wagner G, Birnbaum Y, Nikus K, Fiol M, Gorgels A, et al. A new terminology for left ventricular walls and location of myocardial infarcts that present Q wave based on the standard of cardiac magnetic resonance imaging. Circulation. 2006;114(16):1755-60.
4. Bayes de Luna A, Fiol-Sala M, Bayes-Genis A, Baranchuk A. Clinical electrocardiography: a textbook. 5.ed. Hoboken, NJ: Wiley; 2022.
5. Rovai D, Di Bella G, Rossi G, Pingitore A, L'Abbate A. A prominent R wave in V1 but not in V2 is a specific sign of a large lateral transmural infarction. Rev Española Cardiol (English ed.). 2012;65(12):1101-5.
6. Das MK, Khan B, Jacob S, Kumar A, Mahenthiran J. Significance of a fragmented QRS complex versus a Q wave in patients with coronary artery disease. Circulation. 2006;113(21):2495-501.
7. Goldberger AL. Pathogenesis and diagnosis of Q waves on the electrocardiogram [Internet]. Uptodate. 2022.

37

Áreas eletricamente inativas com bloqueios de ramo

Sandro Pinelli Felicioni

Os bloqueios de ramo, especialmente o bloqueio de ramo esquerdo (BRE), podem dificultar o diagnóstico de necrose miocárdica no eletrocardiograma (ECG). Neste capítulo, serão mostrados alguns sinais que podem ser úteis para essa finalidade. Entretanto, antes de entrar especificamente nessa questão, é importante uma breve descrição da ativação ventricular na presença de bloqueios de ramo.

Quanto ao BRE, a ativação septal se faz da direita para a esquerda, motivo pelo qual as derivações esquerdas D1 e V6 não apresentam ondas "q". A ativação anômala do ventrículo esquerdo produz grandes forças direcionadas para trás e para a esquerda no plano horizontal, resultando, no ECG, padrão rS de V1 a V4, ou mesmo tipo QS de V1 a V2-V3.

A última parede do ventrículo esquerdo a ser ativada é a lateral, bem como as porções basais do septo. Esse processo anômalo resulta no típico atraso médio-terminal do QRS. No bloqueio de ramo direito (BRD) a ativação se processa pelo septo esquerdo, porção apical e paredes livres do ventrículo esquerdo para, finalmente, seguir de maneira anômala para o ventrículo direito. Assim, as porções iniciais e médias do QRS não são alteradas no BRD. Na derivação V1, por exemplo, a onda "r" representa a ativação de septo médio (vetor 1), a onda "s" as paredes livres de ventrículo esquerdo (vetor 2) e a R' a despolarização anômala do ventrículo direito (vetores 3 e 4).[1]

CRITÉRIOS ELETROCARDIOGRÁFICOS

No BRE, encontraram-se descritos três padrões distintos:[1]

- Área inativa lateral: a necrose da parede lateral pode ser representada por um grande vetor que se afasta dessa parede, dirigindo-se para o quadrante posterior direito no plano horizontal. Isso resultará em grandes negatividades no final do QRS de V5 e V6, que não mostrarão o típico padrão de "torre", mas sim um padrão tipo RS. As derivações do plano frontal não mostram alterações significativas.
- Área inativa de septo esquerdo: o terço médio do septo interventricular é formado basicamente pela massa ventricular esquerda, sendo também denominado septo esquerdo. A necrose dessa porção do septo pode ser reconhecida no BRE por meio da presença de ondas "q" em D1 e/ou V6 e ondas R altas em V1.
- Área inativa de septo direito: o terço inferior do septo, ou região septoapical, é formado principalmente pela massa ventricular direita, motivo pelo qual também é chamado de septo direito. Áreas inativas dessa região podem ser sugeridas pela presença de ondas "q" em D1 e/ou V6 e padrão QS em V1-V2, podendo se estender até V4.

No BRD, os seguintes padrões são descritos na literatura:[1]

- Área inativa de septo esquerdo: a força da ativação de septo esquerdo (ou médio) é anulada. O resultado, no ECG, é a perda da onda "r" de V1 ou V1-V2.
- Área inativa de septo direito: pode ser representada por um vetor de necrose que se dirige para trás e para a direita. No ECG pode ser observado o padrão tipo QS ou QRS fragmentado apenas derivações V3 e V4, para onde aponta a negatividade do vetor de necrose.

CONSIDERAÇÕES CLÍNICAS E ELETROCARDIOGRÁFICAS

- Dos padrões de necrose descritos, apenas o BRE com área inativa lateral foi mais frequentemente estudado em experimentos animais, assim como em humanos. Desse modo, seus critérios diagnósticos no ECG são amplamente aceitos na literatura. Quanto aos padrões de necrose septais, os estudos em humanos produziram resultados divergentes, sendo seu diagnóstico eletrocardiográfico questionado por alguns autores.[1]
- Atenção especial deve ser dada ao diagnóstico de áreas inativas quando existir BRE com desvio do eixo do QRS para a esquerda. Nesses casos, é comum o aparecimento de "q" em D1 e padrão tipo RS ou rS em V5 e V6 sem, necessariamente, indicar necrose miocárdica.

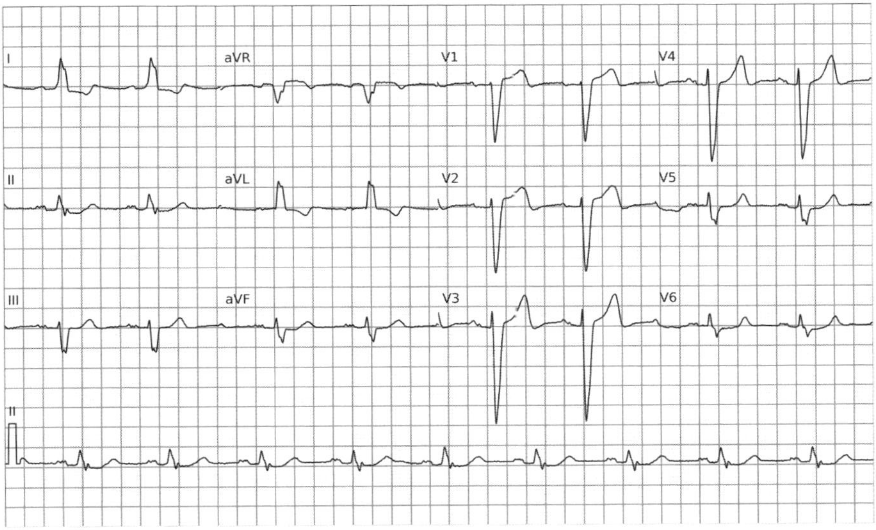

Área eletricamente inativa lateral no bloqueio de ramo esquerdo. Presença de bloqueio de ramo esquerdo com morfologia RS em V5 e V6.

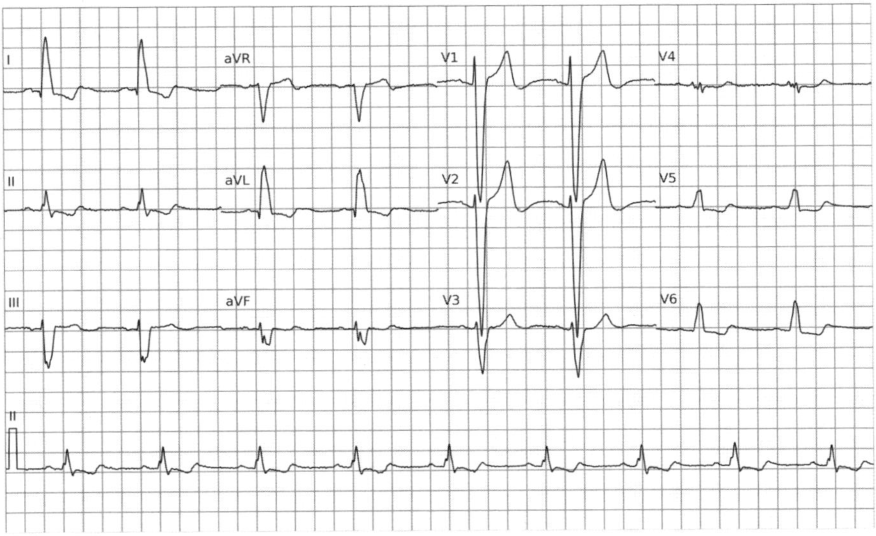

Área eletricamente inativa do septo esquerdo no bloqueio de ramo esquerdo. Presença de bloqueio de ramo esquerdo com ondas "q" em D1 e ondas R altas em V1.

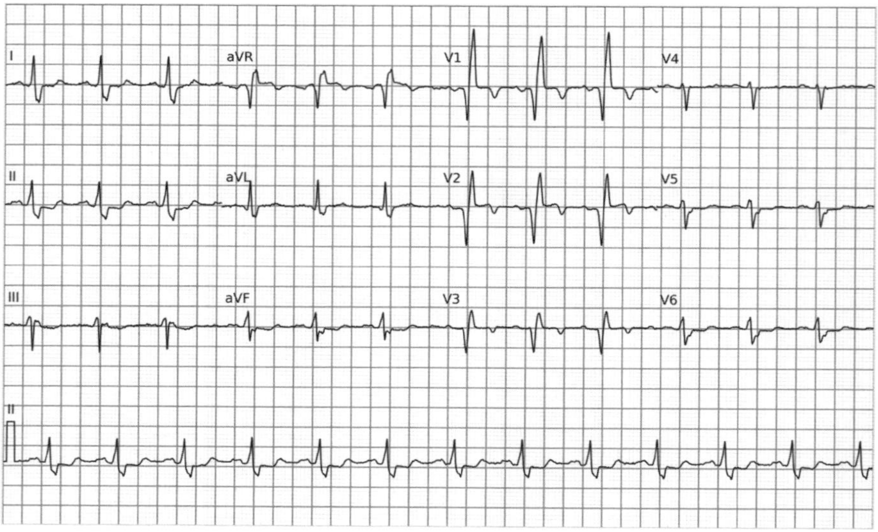

Área eletricamente inativa do septo esquerdo no bloqueio de ramo direito. Presença de bloqueio de ramo direito com perda da onda "r" de V1 a V3.

- O sinal de Cabrera é descrito como critério diagnóstico de necrose miocárdica na presença de BRE. É caracterizado como um entalhe com duração > 40 ms na porção ascendente das ondas S de V3 ou V4. Entretanto, os estudos que analisaram a acurácia desse sinal reportaram muito baixa concordância intra e interobservador, o que limita seu uso rotineiro na prática clínica.[2,3]
- O sinal de Chapman, outro critério de área inativa na presença de BRE, é classicamente definido na literatura como um entalhe no final da porção ascendente da onda R de D1, aVL ou V6. Porém, em seu clássico e pioneiro trabalho publicado em 1957, Mayron G. Chapman demonstrou que o entalhe inicial, presente nos primeiros 20 a 30 ms do QRS de D1, aVL ou V6, é que, de fato, estaria associado à necrose de parede anterosseptal. Esse sinal de necrose descrito por Chapman pode, por algum motivo, ter sido confundido com aquele mencionado por Wilson e Herrman em 1920. Estes últimos demonstraram que um entalhe no final do ramo ascendente da R de V6 pode aparecer em casos de BRE não complicados por infarto.[4,5]

EXEMPLOS

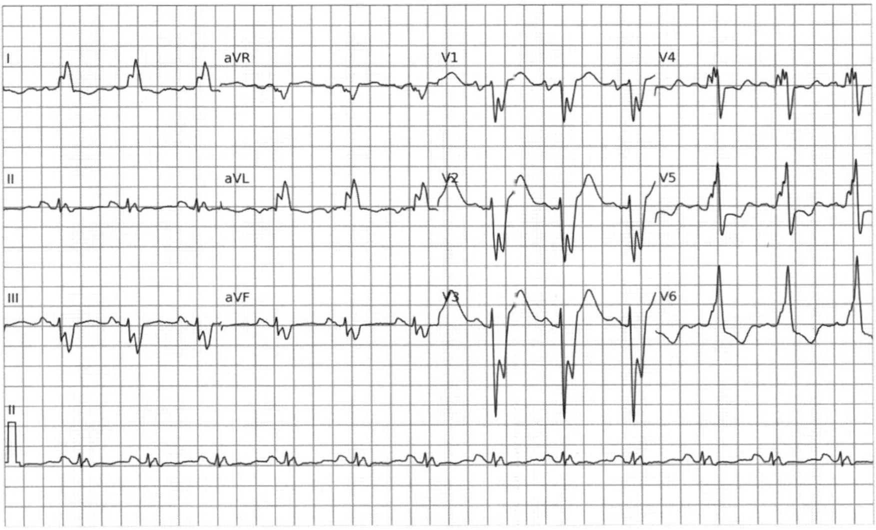

Sinal de Cabrera. Presença de entalhe com duração > 40 ms na porção ascendente das ondas S de V3 ou V4.

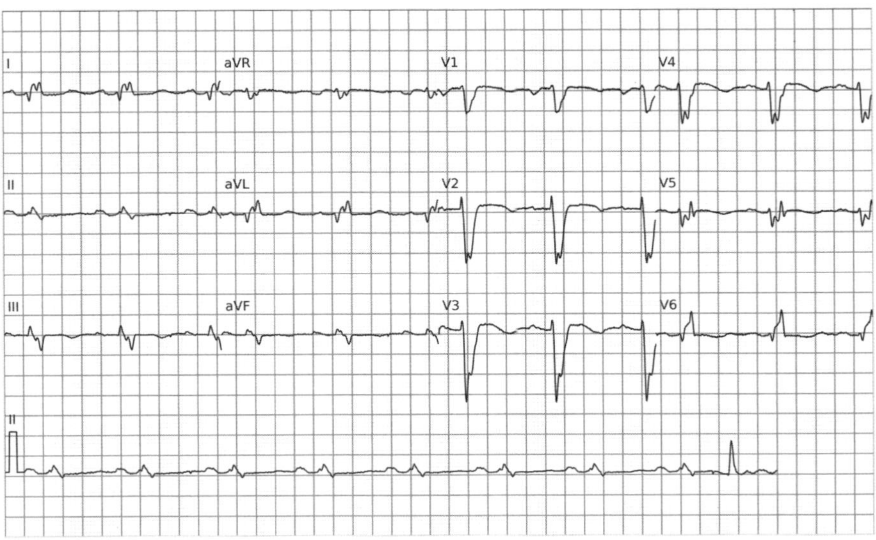

Sinal de Chapman. Presença de entalhe inicial nos primeiros 20 a 30 ms do QRS de D1, aVL ou V6.

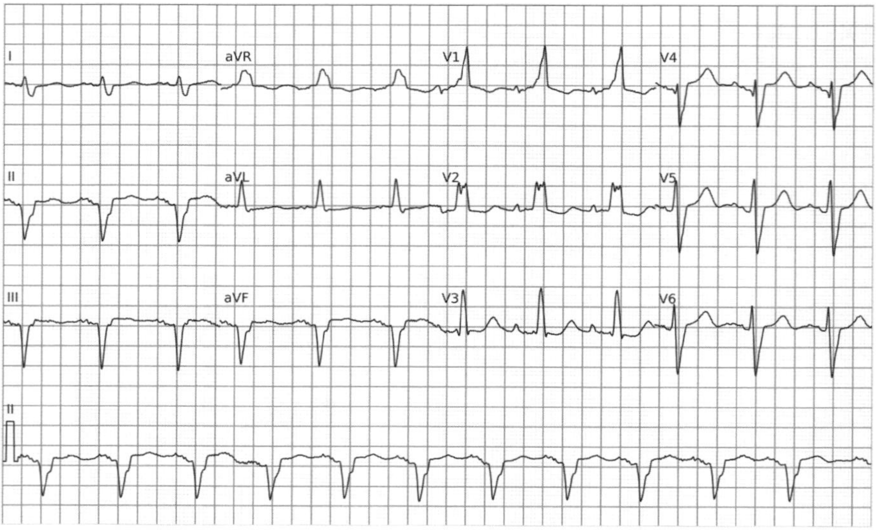

Área eletricamente inativa na parede inferior no bloqueio de ramo direito. No bloqueio de ramo direito, a área inativa na parede inferior pode ser diagnosticada pela presença de complexos QS em D2, D3 e aVF.

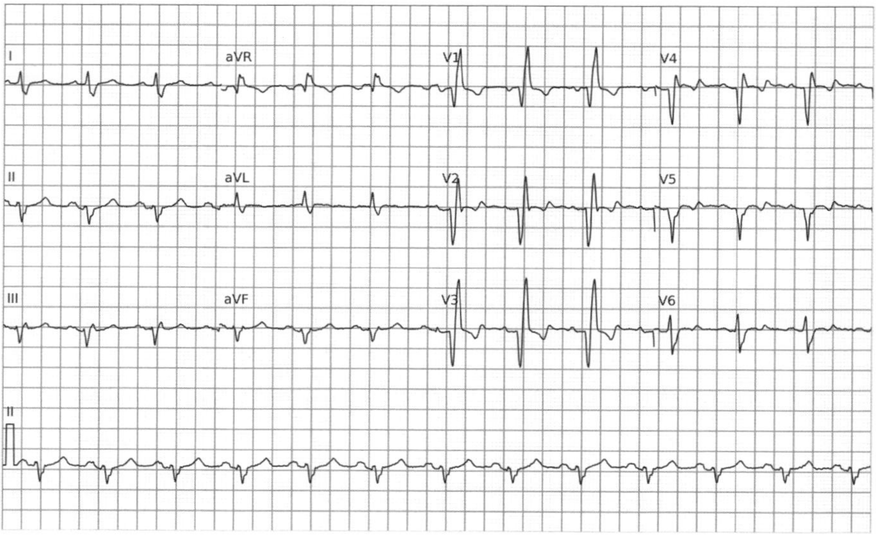

Área eletricamente inativa na parede anteroapical no bloqueio de ramo direito. Presença de bloqueio de ramo direito com ausência de onda "r" de V1 a V5.

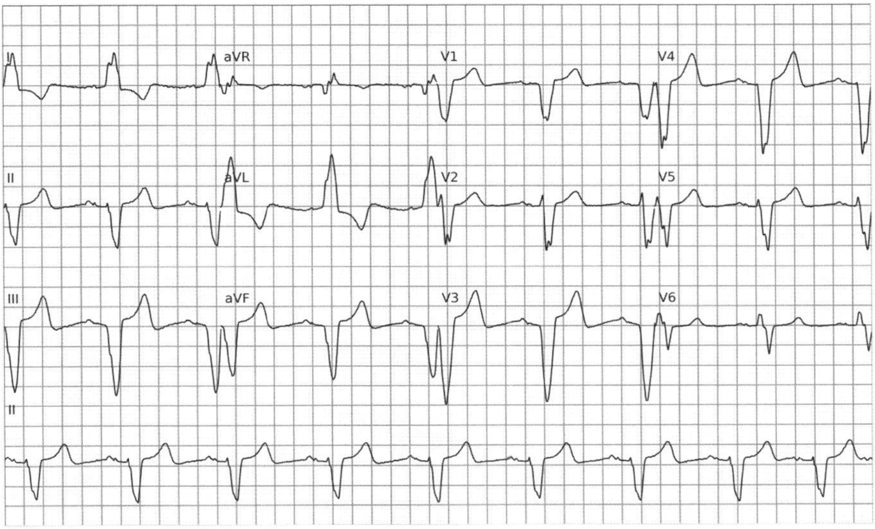

Área eletricamente inativa na parede inferior no bloqueio de ramo esquerdo. No bloqueio de ramo esquerdo, a área inativa na parede inferior pode ser diagnosticada pela presença de complexos QS em D2, D3 e aVF.

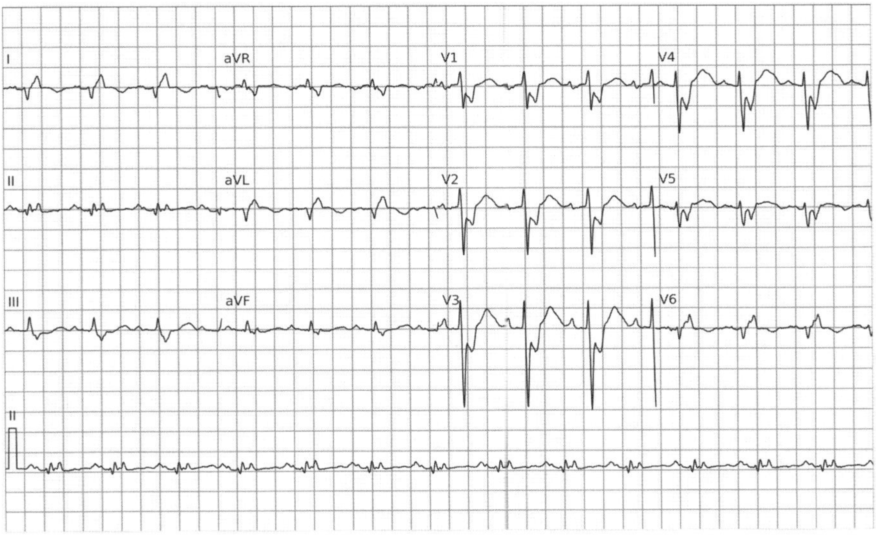

Sinal de Cabrera e sinal de Chapman. A presença desses sinais pode ser considerada fragmentação do complexo QRS.

REFERÊNCIAS

1. Sodi-Pallares D, Cisneros F, Medrano GA. Electrocardiographic diagnosis of myocardial infarction in the presence of bundle branch block (right and left), ventricular premature beats and Wolff-Parkinson-White syndrome. Cardiovasc Dis Prog. 1963;6:107.
2. Cabrera E, Friedland C. La onda de activación ventricular en el bloqueo de rama izquierda con infarto: un nuevo signo electrocardiográfico. Arch Inst Cardiol Mex. 1953;23:441.
3. Wackers FJ. Complete left bundle branch block: is the diagnosis of myocardial infarction possible? Int J Cardiol. 1983;2(5-6):521-9.
4. Chapman MG, Pearce ML. Electrocardiographic diagnosis of myocardial infarction in the presence of left bundle-branch block. Circulation. 1957;16(4):558-71.
5. Wilson FN, Herrman JR. Bundle branch block and arborization block. Arch Intern Med. 1920;26(2):153.

38

Arritmia sinusal

Cynara Milena de Carvalho Cordeiro

A arritmia sinusal se caracteriza por uma variação do intervalo PP > 120 ms, sendo considerada uma variação do ritmo sinusal. Tipicamente, pode ser encontrada em crianças e adultos jovens sem associação com doença subjacente. Ela pode ser classificada em:[1-3]

- Respiratória: observa-se variação do ritmo cardíaco gerada pela estimulação intermitente do nervo vago e por mudanças nas pressões de enchimento cardíaco durante o ciclo respiratório, sendo por isso também chamada de arritmia sinusal fásica. A inspiração inibe o tônus vagal, levando ao aumento da frequência cardíaca (FC), enquanto a expiração estimula o nervo vago, o que leva à diminuição da FC.
- Não respiratória: encontra-se morfologicamente o padrão da arritmia sinusal, porém não há relação com o ciclo respiratório. Pode ser encontrada em pacientes com doença subjacente e bloqueio sinoatrial (BSA).

CRITÉRIOS ELETROCARDIOGRÁFICOS

- Ritmo cardíaco irregular com ondas P monomórficas compatíveis com a origem do nó sinusal e intervalo PR normal.
- Variação dos intervalos PP > 120 ms.
- O intervalo PP prolonga e encurta gradualmente de forma cíclica, geralmente correspondendo às fases do ciclo respiratório.

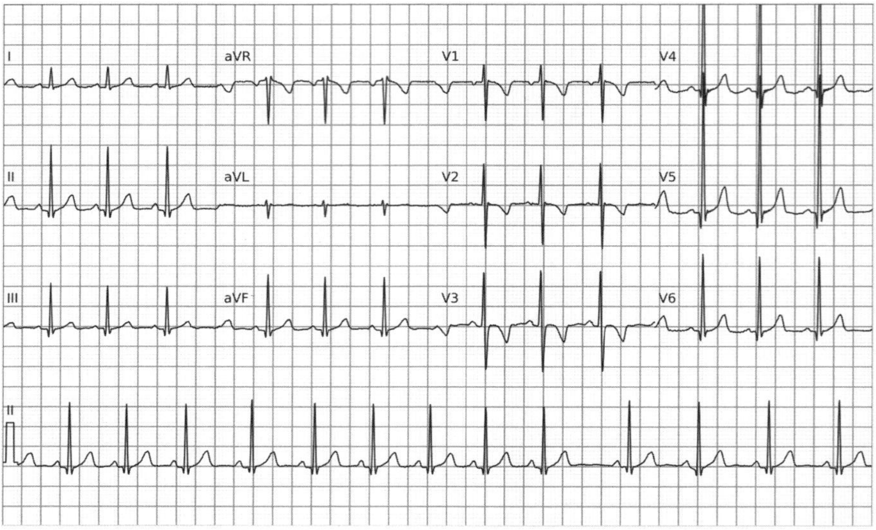

Arritmia sinusal fásica. Criança de 4 anos apresentando variações nos intervalos PP e RR de acordo com a respiração. A onda T é negativa de V1 a V3 (padrão juvenil).

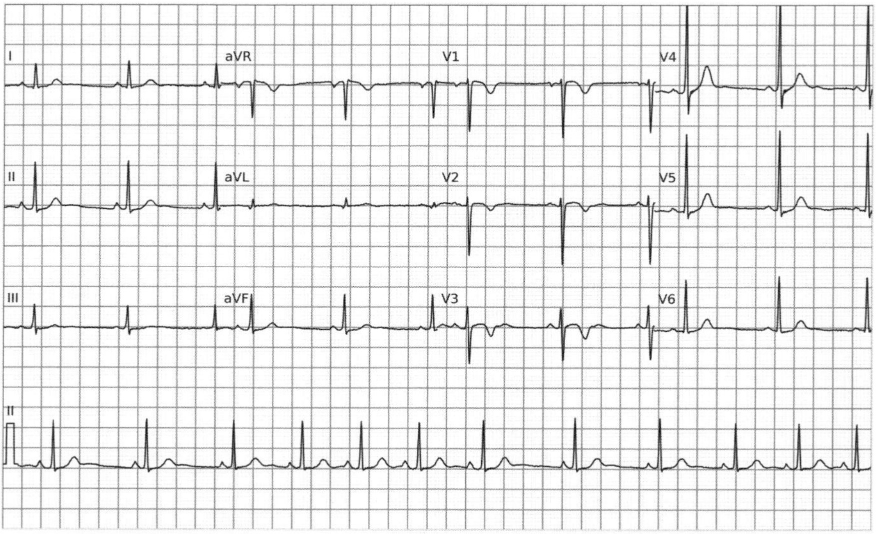

Arritmia sinusal fásica. Criança de 7 anos apresentando variações nos intervalos PP e RR de acordo com o ciclo respiratório.

REFERÊNCIAS

1. Soos MP, McComb D. Sinus arrhythmia [Internet]. Treasure Island: StatPearls; 2023.
2. Evans WN, Acherman RJ, Mayman GA, Rollins RC, Kip KT. Simplified pediatric electrocardiogram interpretation. Clin Pediatr (Phila). 2010;49(4):363-72.
3. Samesima N, God EG, Kruse JCL, Leal MG, et al. Diretriz da Sociedade Brasileira de Cardiologia sobre a Análise e Emissão de Laudos Eletrocardiográficos – 2022. Arq Bras Cardiol. 2022;93(3 Suppl 2):2-19.

39

Artefatos

José Nunes de Alencar Neto

Artefatos no eletrocardiograma (ECG) representam um desafio diagnóstico tanto para clínicos quanto para cardiologistas. Essas anomalias no traçado não se originam da atividade elétrica cardíaca, mas de variáveis externas que podem facilmente mascarar ou imitar patologias cardíacas. Com prevalência variável, esses artefatos são frequentemente inadvertidos, mas têm o potencial de levar a diagnósticos errôneos e, consequentemente, a tratamentos inadequados.

Artefatos podem surgir devido a diversas razões, desde falhas na colocação dos eletrodos até condições intrínsecas do paciente, como tremores. Além disso, o manejo inadequado do equipamento de ECG também pode ser uma fonte significativa de erro.

Para minimizar o risco de artefatos, é crucial que o profissional de saúde verifique as configurações do eletrocardiógrafo antes da realização do exame, assegure-se de uma preparação adequada da pele do paciente e confira o correto posicionamento dos eletrodos. Esse é um passo essencial para garantir a obtenção de um ECG confiável e de alta qualidade.[1]

ALTERAÇÕES ELETROCARDIOGRÁFICAS

Eletrodo solto:

- Pode resultar em oscilação da linha de base e do segmento ST, comprometendo a qualidade do traçado.

Linha de base ondulante:

- Geralmente é um artefato de movimento, seja do paciente ou de uma ambulância. A melhor solução é melhorar a aderência dos eletrodos e garantir que o paciente esteja imóvel.

Artefato de tremor:

- Pode simular pseudo-ondas F de *flutter*, pseudofibrilação atrial (FA) e até pseudotaquicardia ventricular (TV). Além disso, podem gerar ondas grossas e repetitivas na linha de base. A conduta ideal é minimizar os tremores do paciente quando possível.

Artefatos eletromagnéticos:

- São causados por interferências de rede elétrica ou dispositivos eletrônicos próximos. Geram ondas grossas e repetitivas na linha de base. Utilizar filtros e conferir aterramentos pode ajudar a mitigar esses artefatos.

Artefato de compressões torácicas:

- Ocorrem durante reanimação cardíaca e podem comprometer a análise do ritmo cardíaco. Equipamentos modernos tentam filtrar essas interferências.

Artefatos de equipamentos médicos:

- Hemodiálise e neuroestimuladores podem interferir no ECG, produzindo sinais que se confundem com ritmos cardíacos patológicos.

Artefato de pulsação arterial:

- Pode causar distorção nas ondas T, mais evidente nas derivações do plano frontal, e pode ser confundido com alterações patológicas.

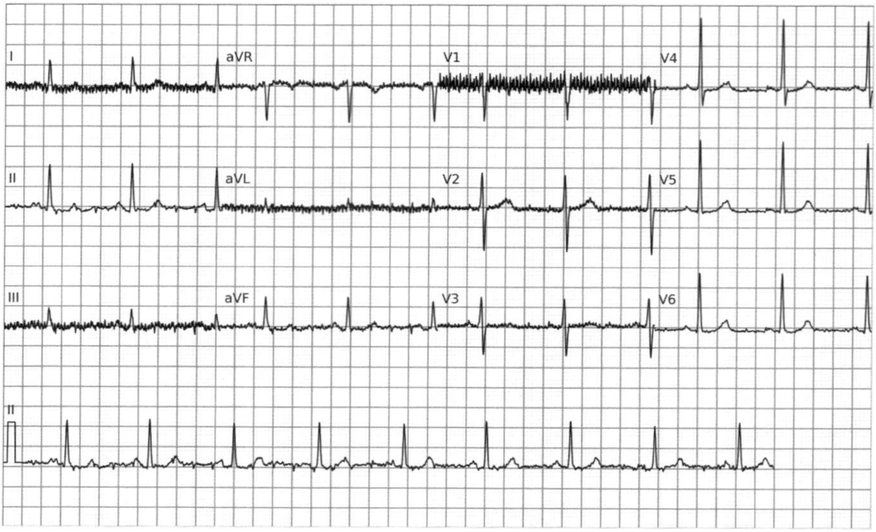

Artefato de equipamentos médicos. Paciente com doença de Parkinson e marca-passo cerebral produzindo interferências na aquisição do eletrocardiograma.

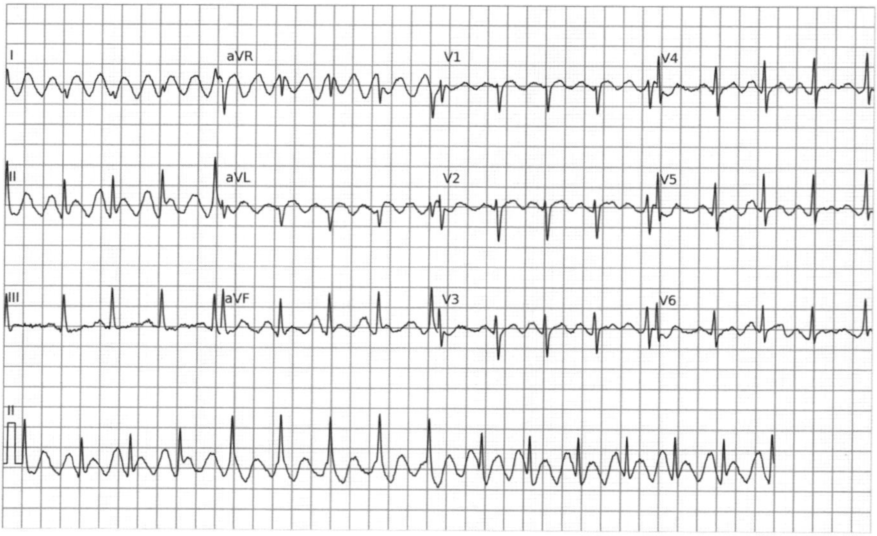

Artefato por tremores. Os tremores produziram uma oscilação da linha de base que se assemelha ao *flutter* atrial.

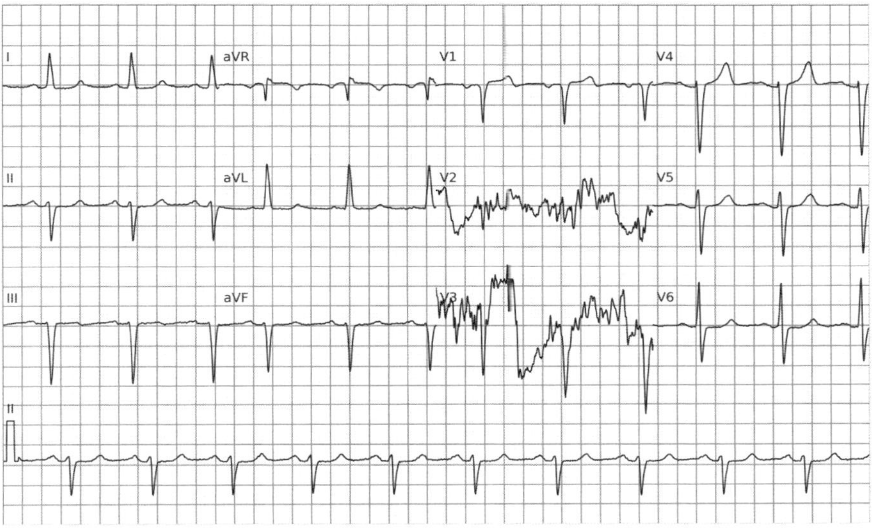

Artefato por eletrodos soltos. Eletrodos mal fixados em V2 e V3.

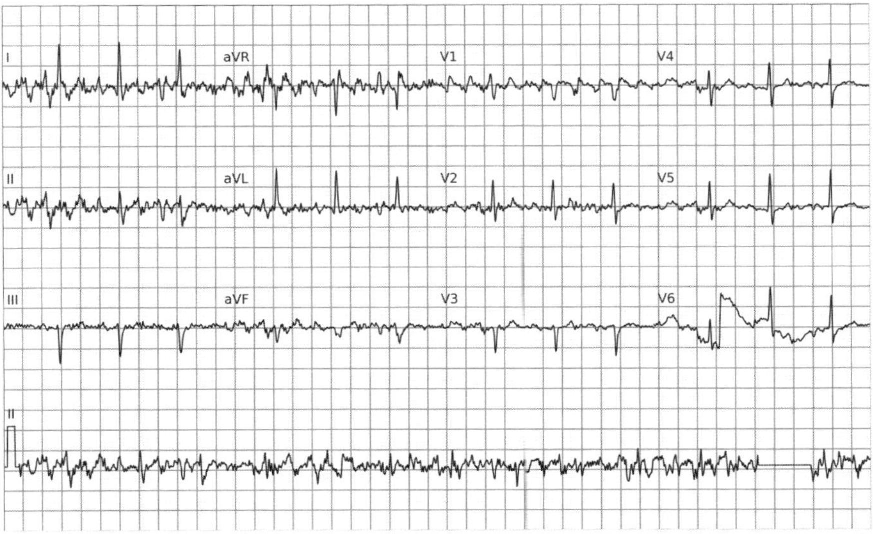

Artefatos em linha de base impossibilitam a análise adequada do ritmo cardíaco.

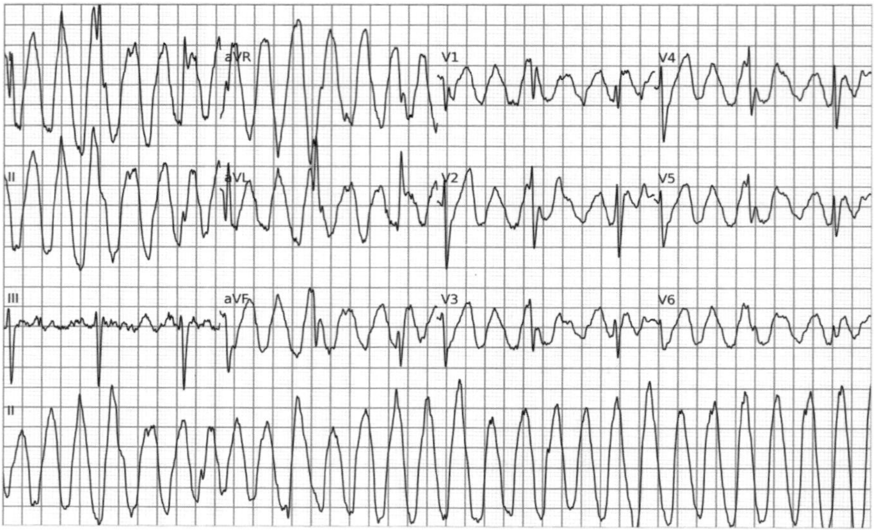

Artefato por tremores. Paciente com doença de Parkinson e tremores que simulam uma taquicardia ventricular. Note que em D3, V2 e V3 é possível discernir os complexos QRS estreitos em meio aos artefatos.

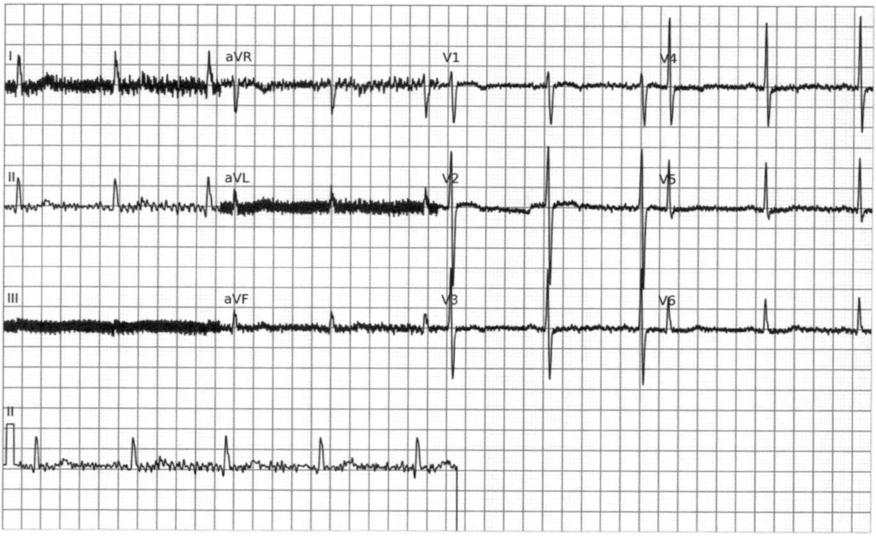

Artefato eletromagnético. Linha de base com ondas grossas e repetitivas, mais evidentes nas derivações do plano frontal.

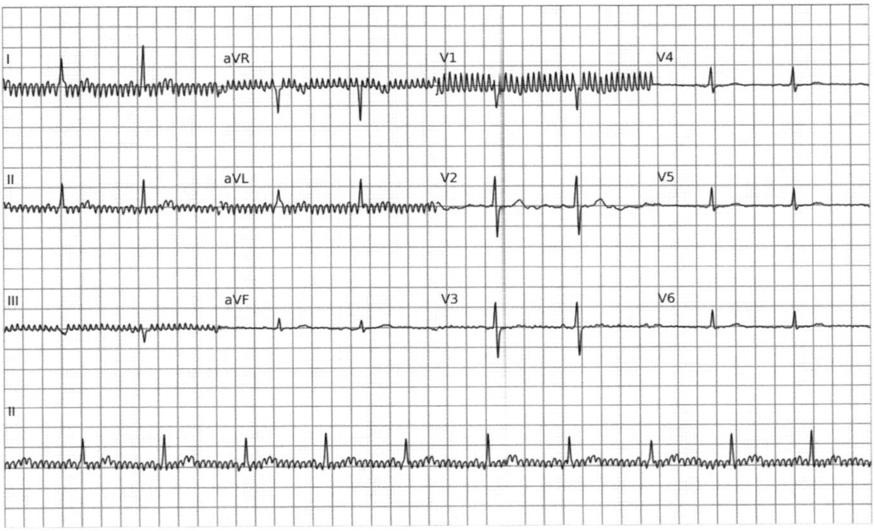

Artefato eletromagnético. Linha de base com ondas grossas e repetitivas, mais evidentes nas derivações do plano frontal e V1.

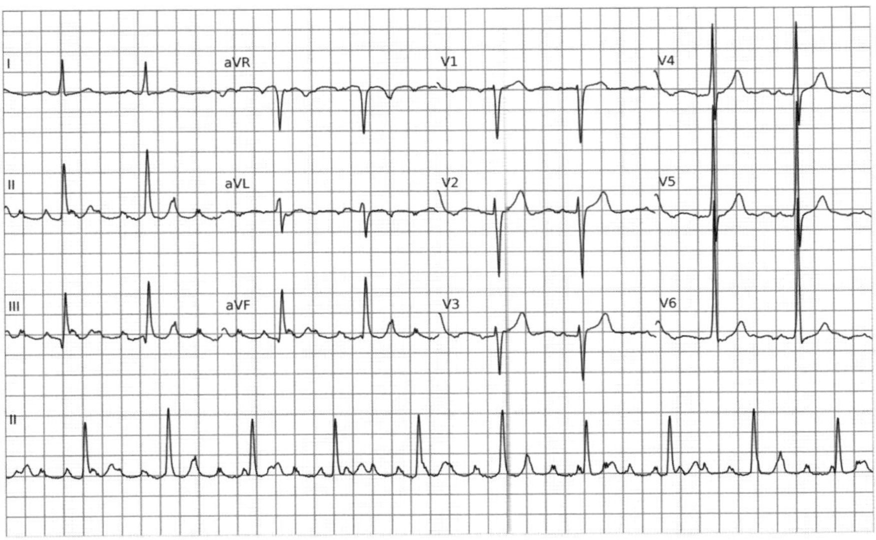

Artefato por tremores. Os artefatos na linha de base simulam uma taquicardia atrial.

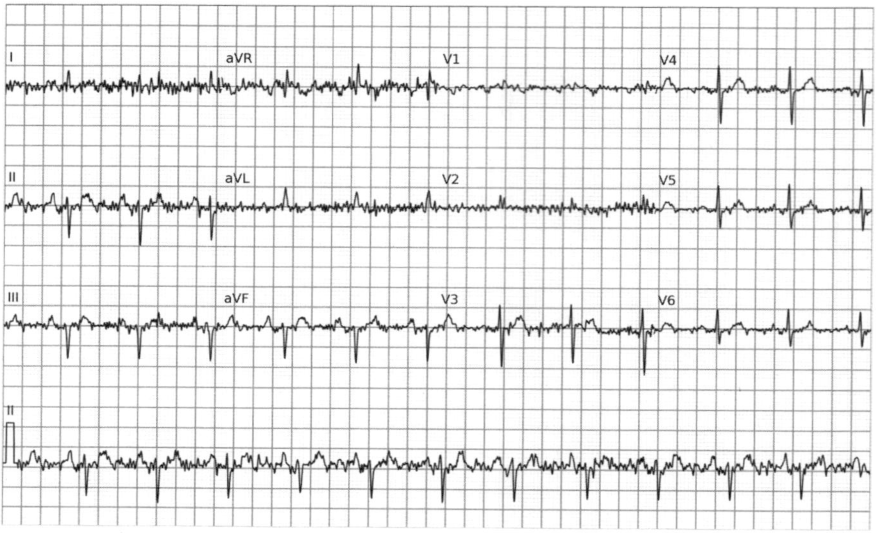

Artefatos em linha de base impossibilitam a análise adequada do ritmo cardíaco.

REFERÊNCIA

1. Alencar Neto JN de. Tratado de ECG. Salvador: Sanar; 2022.

40

Bloqueio atrioventricular de 1° grau

Mariana Fuziy Nogueira De Marchi

O bloqueio atrioventricular (BAV) de 1º grau está presente quando existe atraso da condução do estímulo do átrio para o ventrículo, caracterizado por intervalo PR > 200 ms em adultos, com frequência cardíaca (FC) entre 50 e 90 bpm, sempre mantendo condução atrioventricular (AV) 1:1.[1] O intervalo PR pode sofrer variações influenciadas pelo sistema autonômico, podendo prolongar quando há o aumento do tônus vagal, como observado durante o sono ou em atletas. Na maioria das vezes, tem caráter benigno, principalmente quando ocorre de forma isolada, em corações estruturalmente normais sem causar sintomas. No entanto, de forma menos frequente, pode ser decorrente de degeneração fibrosa no sistema de condução. Pode ser também secundário a doença arterial coronariana (DAC), alterações hidreletrolíticas, infecções, uso de medicações, doenças infiltrativas, colagenoses e doenças neuromusculares.[2]

CRITÉRIOS ELETROCARDIOGRÁFICOS

- Ondas P associadas à condução AV 1:1.
- Intervalo PR > 200 ms.

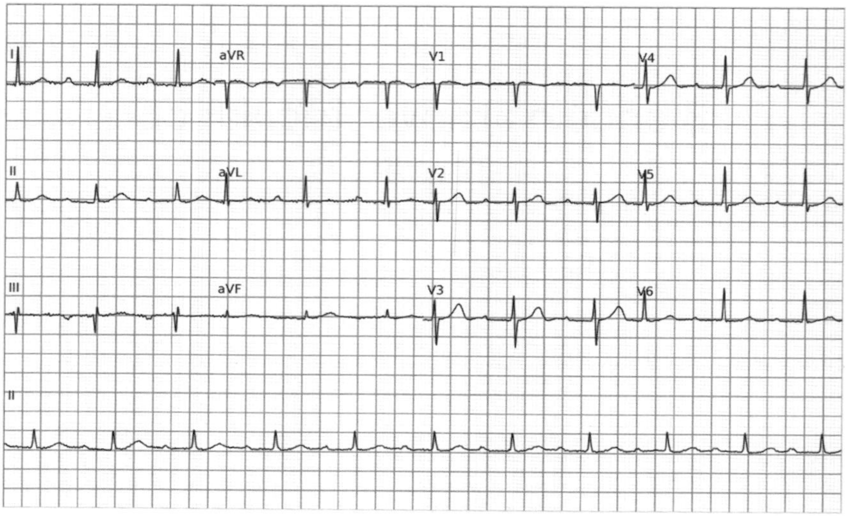

Bloqueio atrioventricular de 1° grau. Observe o prolongamento do intervalo PR > 200 ms. Neste eletrocardiograma, o intervalo PR tem duração de 346 ms.

LOCALIZAÇÃO DO BLOQUEIO

- O atraso geralmente ocorre no nó AV e aumenta com o tônus vagal. O nó AV é a localização mais comum quando acompanhado de QRS estreito (87%) e quando o intervalo PR é > 300 ms (> 90%).[4]
- Pode ocorrer no sistema His-Purkinje, sobretudo em pacientes mais velhos, em razão de fibrose e degeneração do sistema de condução.
- O BAV de 1° grau também pode ser provocado por atraso na condução intra-atrial, em pacientes com aumento importante do átrio direito, como no caso das cardiopatias congênitas (doença de Ebstein ou pós-operatório).

CONSIDERAÇÕES CLÍNICAS E ELETROCARDIOGRÁFICAS

- O prognóstico geralmente é benigno e bem tolerado, principalmente quando o intervalo PR < 300 ms.[3]
- Quando > 300 ms pode levar a pseudossíndrome do marca-passo (contração atrial com válvula AV fechada, levando à dissincronia AV), que pode causar sintomas como cansaço, tontura e intolerância ao exercício (indicação classe IIa, nível de evidência C para implante de dispositivo cardíaco).[1]
- Caso o BAV de 1° grau apareça sem mudança da FC, deve ser observado se há "salto", ou seja, o aumento súbito do intervalo > 50 ms, sugerindo dupla via de condução nodal.

ETIOLOGIA

As principais causas de BAV de 1º grau estão listadas no Quadro 1.

QUADRO 1 Principais causas de bloqueio atrioventricular de 1° grau

Principais causas
Aumento do tônus vagal
Distúrbios eletrolíticos
Dupla via nodal
Infarto inferior (coronária direita dominante)
Infeccioso: endocardite, doença de Chagas, febre reumática (critério de Jones – menor) miocardites, doença de Lyme
Medicamentoso
Padrão de atleta
Pós-cirurgias cardíacas

EXEMPLOS

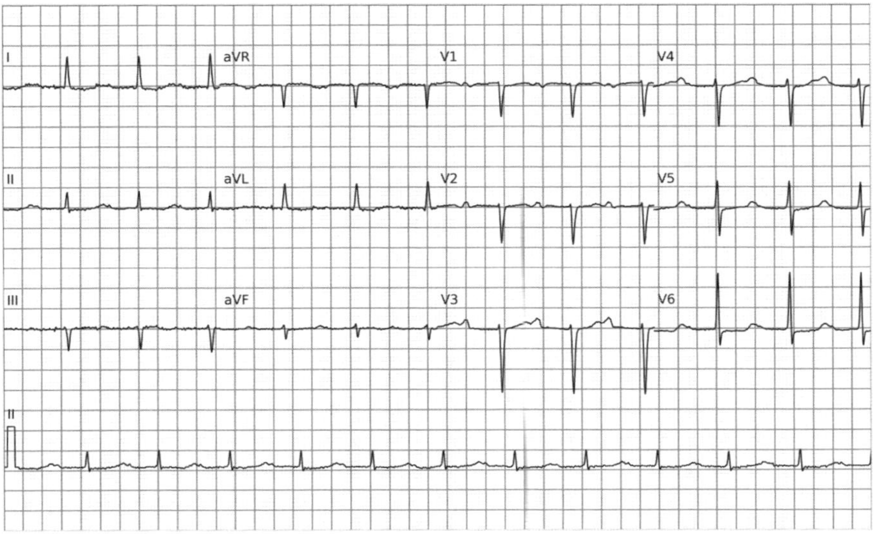

Bloqueio atrioventricular de 1° grau. O intervalo PR apresenta duração de 378 ms, e a onda P é visível ao final da onda T. Quando o intervalo PR é > 300 ms, o local do bloqueio geralmente é nodal.

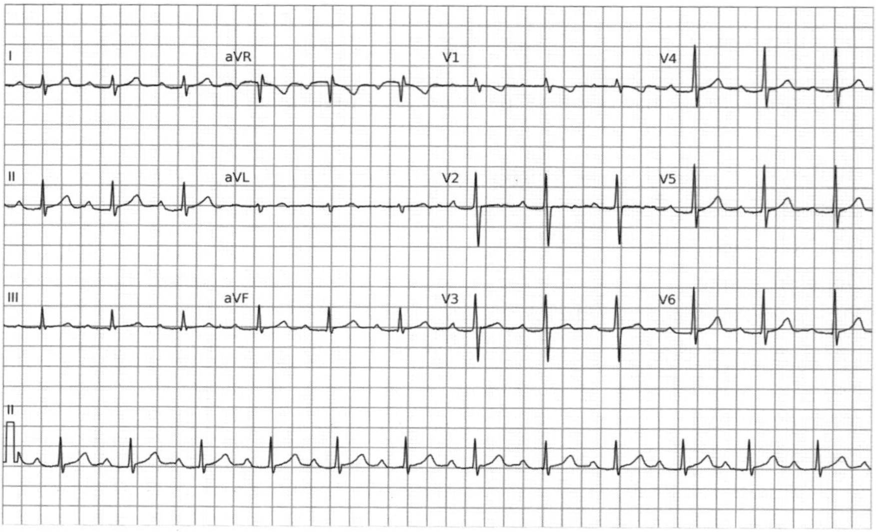

Bloqueio atrioventricular de 1° grau. Intervalo PR com duração de 252 ms.

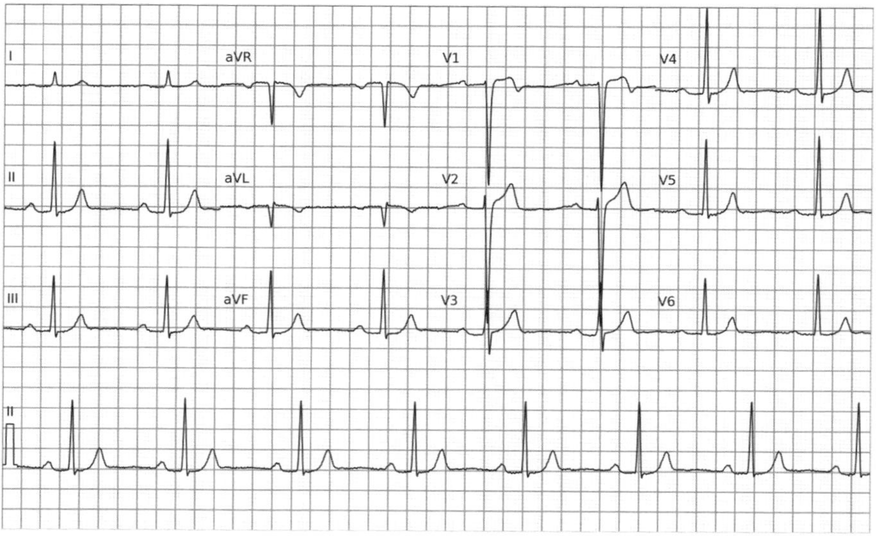

Bloqueio atrioventricular de 1° grau. Intervalo PR com duração de 258 ms.

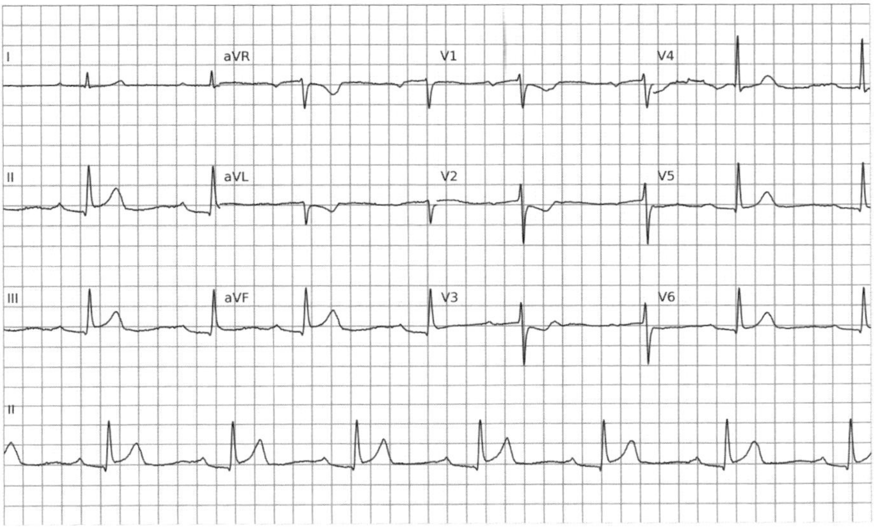

Bloqueio atrioventricular de 1° grau. Paciente do sexo masculino, de 67 anos, com queixa de dor torácica. O intervalo PR tem duração de 318 ms, e há supradesnivelamento do segmento ST na parede inferior com infradesnivelamento recíproco em aVL e V1 a V3, sugerindo infarto agudo do miocárdio (IAM) da parede inferior.

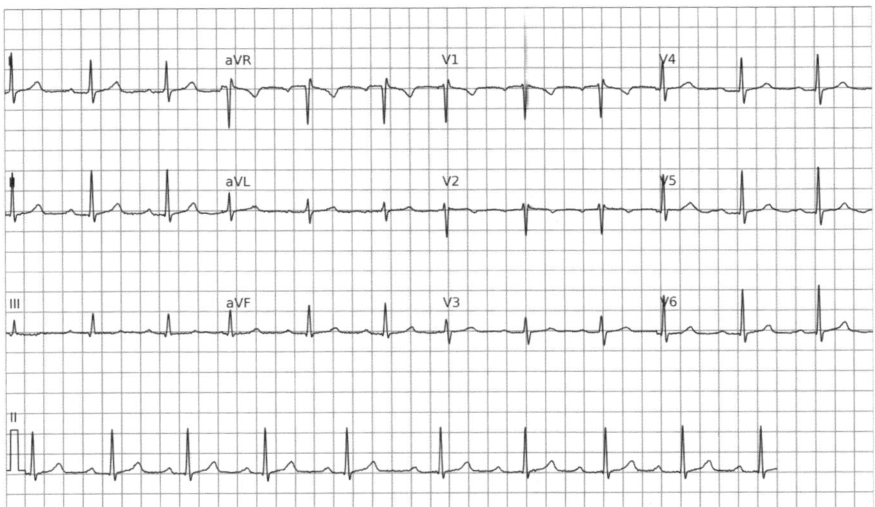

Dupla via nodal. Observe a variação súbita do intervalo PR sugerindo uma dupla via de condução nodal; uma via rápida, que conduz com intervalo PR mais curto, e uma via lenta, que conduz com intervalo PR mais prolongado.

REFERÊNCIAS

1. Teixeira RA, Fagundes AA, Baggio JM, Oliveira JC de, et al. Diretriz Brasileira de Dispositivos Cardíacos Eletrônicos Implantáveis – 2023. Arq Bras Cardiol. 2023;120(1):1-88.
2. Oldroyd SH, Quintanilla Rodriguez BS, Makaryus AN. First-degree heart block [Internet]. StatPearls. StatPearls; 2023.
3. Kusumoto FM, Schoenfeld MH, Barrett C, Edgerton JR, Ellenbogen KA, Gold MR, et al. 2018 ACC/AHA/HRS guideline on the evaluation and management of patients with bradycardia and cardiac conduction delay. J Am Coll Cardiol. 2019;74(7):e51-156.
4. Issa Z, Miller J, Zipes D. Clinical arrhythmology and electrophysiology: a companion to Braunwald's heart disease. 3.ed. Philadelphia: Elsevier; 2019.

41

Bloqueio atrioventricular de 2º grau tipo 1

Mariana Fuziy Nogueira De Marchi

O bloqueio atrioventricular (BAV) de 2º grau tipo 1 ou Mobitz I é caracterizado pelo aumento progressivo do intervalo PR, com incrementos progressivamente menores, levando a intervalos RR progressivamente menores entre si, até que haja uma onda P não conduzida. O intervalo PR que sucede a onda P bloqueada é menor que o intervalo PR que a antecede, voltando aos valores basais e podendo recomeçar o ciclo. A pausa gerada pela onda P bloqueada é sempre menor do que o dobro do intervalo PP de base. Essas características perfazem o fenômeno de Wenckebach.[1-3]

Essas propriedades são observadas no fenômeno de Wenckebach típico. No entanto, mais de 50% dos BAV de 2º grau Mobitz I podem se manifestar como Wenckebach atípico, habitualmente quando apresentam ciclos mais longos (maiores que 6:5) e em associação com aumento do tônus vagal.

A diferenciação entre padrões típicos e atípicos não apresenta significado clínico. O Wenckebach atípico se diferencia por apresentar algumas características: o segundo intervalo PR conduzido depois da pausa pode não apresentar o maior incremento, sendo observado no último batimento do ciclo; mínimos aumentos no atraso, por vezes imperceptíveis no intervalo PR, por alguns batimentos antes do término da sequência, habitualmente acompanhada por queda da frequência sinusal; o intervalo PR pode encurtar e depois alargar no meio de uma sequência; um batimento de escape juncional pode encerrar a pausa após a onda P bloqueada, resultando em um aparente encurtamento do intervalo PR.[4]

CRITÉRIOS ELETROCARDIOGRÁFICOS

- Aumento progressivo do intervalo PR, sendo tais acréscimos gradativamente menores, até que a condução atrioventricular (AV) fique bloqueada e um batimento sinusal não consiga ser conduzido.
- O intervalo PR após a onda P bloqueada é mais curto do que o intervalo PR que antecede o bloqueio.
- A pausa entre QRS englobando a onda P não conduzida é menor que a soma dos intervalos RR de batimentos conduzidos de forma consecutiva.
- A frequência de bloqueio pode ser variável (p. ex., 5:4, 4:3, 3:2) gerando batimentos agrupados, característica que identifica a periodicidade de Wenckebach.

LOCALIZAÇÃO DO BLOQUEIO

- O atraso geralmente ocorre no nó AV e aumenta com o tônus vagal.
- Pode ocorrer no sistema His-Purkinje, geralmente em pacientes mais velhos, em razão de fibrose e degeneração do sistema de condução ou a outras doenças cardíacas.[4]

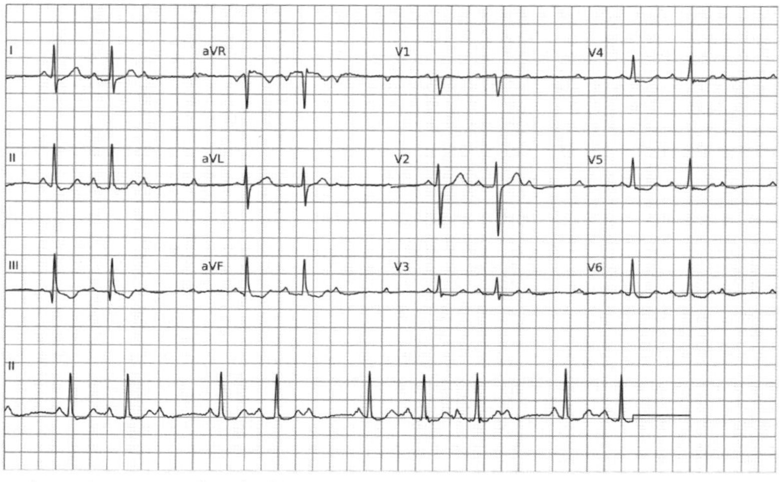

Bloqueio atrioventricular de 2° grau tipo 1. Há aumento progressivo do intervalo PR até a ocorrência de uma onda P bloqueada. O intervalo PR após a pausa é mais curto do que o intervalo PR que a antecede.

CONSIDERAÇÕES CLÍNICAS E ELETROCARDIOGRÁFICAS

- Na maioria das vezes, o bloqueio acontece no nó AV e seu curso é benigno. Pode ser observado durante o sono e em pacientes com tônus vagal exacerbado, como atletas, não necessitando de tratamento específico.
- De maneira infrequente, pode ser decorrente da degeneração fibrosa no sistema de condução, secundário a doença arterial coronariana (DAC), alterações hidreletrolíticas, infecções, uso de medicações, miocardiopatias, doenças infiltrativas, colagenoses e doenças neuromusculares, sendo necessário tratamento específico e, em casos mais raros, implante de marca-passo definitivo.

EXEMPLOS

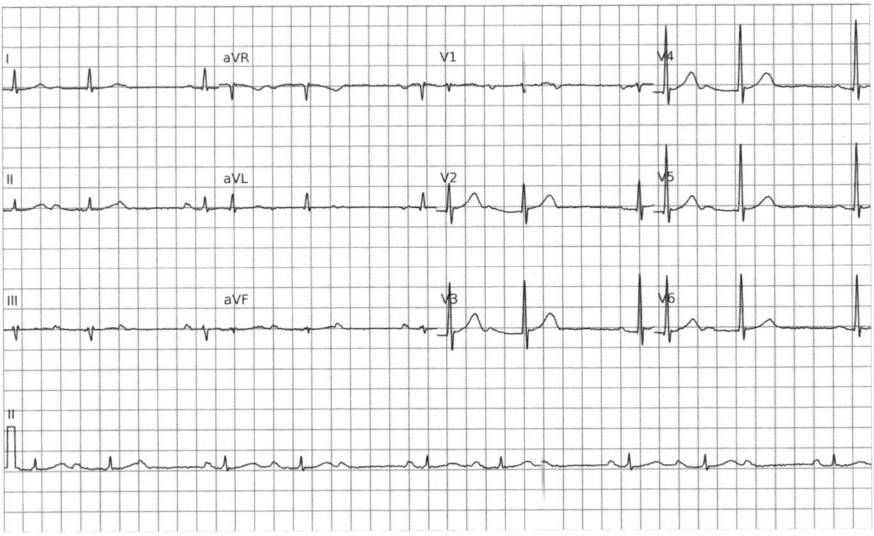

Bloqueio atrioventricular de 2º grau tipo 1. Fenômeno de Wenckebach mantendo um ciclo de 2 ondas P conduzidas e 1 onda bloqueada. Note o prolongamento do intervalo PR entre o primeiro e o segundo batimentos conduzidos e seu encurtamento após a onda P bloqueada.

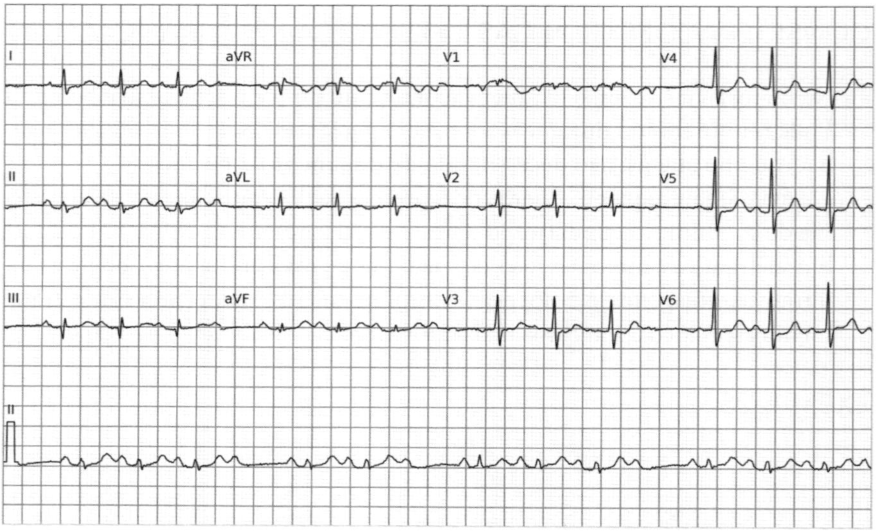

Bloqueio atrioventricular de 2° grau tipo 1 ou Mobitz I. Um fenômeno característico de Wenckebach é o agrupamento de batimentos provocados pelas pausas. Note que os complexos QRS aparecem agrupados com 3 e, às vezes, com 2 batimentos neste eletrocardiograma.

REFERÊNCIAS

1. Samesima N, God EG, Kruse JCL, Leal MG, et al. Diretriz da Sociedade Brasileira de Cardiologia sobre a Análise e Emissão de Laudos Eletrocardiográficos – 2022. Arq Bras Cardiol. 2022;93(3 Suppl 2):2-19.
2. Kusumoto FM, Schoenfeld MH, Barrett C, Edgerton JR, Ellenbogen KA, Gold MR, et al. 2018 ACC/AHA/HRS guideline on the evaluation and management of patients with bradycardia and cardiac conduction delay. J Am Coll Cardiol. 2019;74(7):e51-156.
3. Hansom SP, Golian M, Green MS. The Wenckebach phenomenon. Curr Cardiol Rev. 2020;17(1):10-6.
4. Issa Z, Miller J, Zipes D. Clinical arrhythmology and electrophysiology: a companion to Braunwald's heart disease. 3.ed. Philadelphia: Elsevier; 2019.

42

Bloqueio atrioventricular de 2° grau tipo 2

Mariana Fuziy Nogueira De Marchi

No bloqueio atrioventricular (BAV) de 2° grau tipo 2 ou Mobitz II, o intervalo PR é fixo, e, de forma súbita, uma onda P é bloqueada. O intervalo PR é constante, ou seja, não há aumento progressivo do intervalo PR. Desse modo, o intervalo PR é igual antes e depois da onda P bloqueada, e a pausa gerada pela onda P bloqueada é o dobro do intervalo PP de base.[1,2]

CRITÉRIOS ELETROCARDIOGRÁFICOS

- Interrupção súbita da condução atrioventricular (AV).
- Nota-se condução AV 1:1 com intervalo PR fixo e, repentinamente, uma onda P bloqueada, seguida por nova condução AV 1:1 com PR semelhante aos anteriores.

LOCALIZAÇÃO DO BLOQUEIO

Sua localização é infranodal (intra ou infra-His), podendo evoluir para bloqueio atrioventricular total (BAVT), com necessidade de implante de marca-passo.[3]

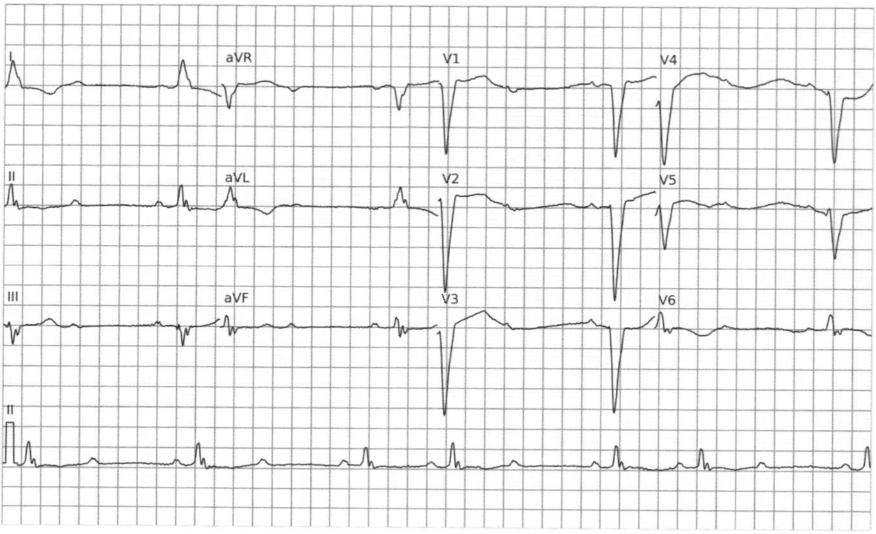

Bloqueio atrioventricular de 2° grau tipo 2. As ondas P são bloqueadas subitamente sem aumento progressivo do intervalo PR prévio ao bloqueio. Ele geralmente tem origem infranodal e está associado a distúrbio da condução intraventricular (bloqueio de ramo esquerdo neste eletrocardiograma).

CONSIDERAÇÕES CLÍNICAS E ELETROCARDIOGRÁFICAS

- Na prática clínica, o BAV de 2º grau tipo Mobitz II é mais raro que o Mobitz I e está relacionado a doenças cardiovasculares e estruturais.
- Frequentemente, apresenta-se associado a distúrbios da condução intraventricular, como bloqueio de ramo direito (BRD) e bloqueio de ramo esquerdo (BRE).
- O prognóstico é ruim, e se faz necessária a indicação de implante de marca-passo.[4]

EXEMPLOS

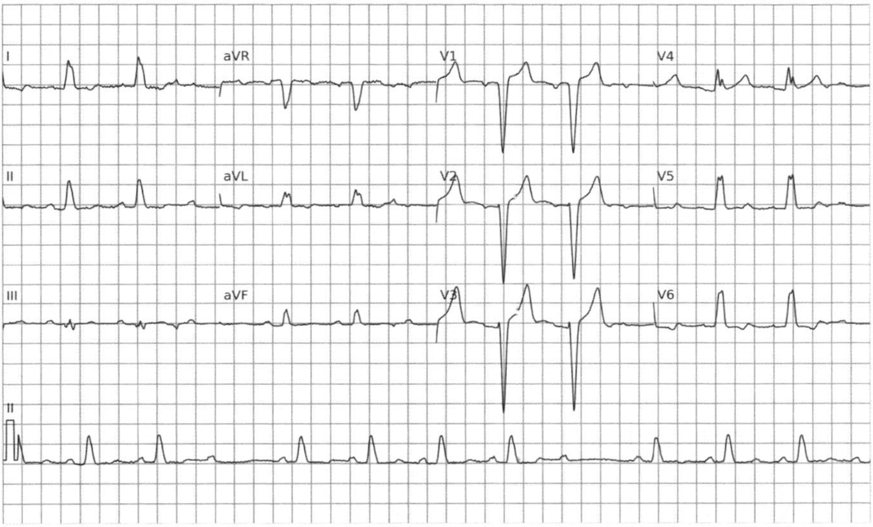

Bloqueio atrioventricular de 2º grau tipo 2. As ondas P são bloqueadas subitamente sem aumento progressivo do intervalo PR prévio ao bloqueio. Note também a presença de bloqueio de ramo esquerdo.

REFERÊNCIAS

1. Kusumoto FM, Schoenfeld MH, Barrett C, Edgerton JR, Ellenbogen KA, Gold MR, et al. 2018 ACC/AHA/HRS guideline on the evaluation and management of patients with bradycardia and cardiac conduction delay. J Am Coll Cardiol. 2019;74(7):e51-156.
2. Samesima N, God EG, Kruse JCL, Leal MG, et al. Diretriz da Sociedade Brasileira de Cardiologia sobre a Análise e Emissão de Laudos Eletrocardiográficos – 2022. Arq Bras Cardiol. 2022;93(3 Suppl 2):2-19.
3. Issa Z, Miller J, Zipes D. Clinical arrhythmology and electrophysiology: a companion to Braunwald's heart disease. 3.ed. Philadelphia: Elsevier; 2019.
4. Teixeira RA, Fagundes AA, Baggio JM, Oliveira JC de, et al. Diretriz Brasileira de Dispositivos Cardíacos Eletrônicos Implantáveis – 2023. Arq Bras Cardiol. 2023;120(1):1-88.

43

Bloqueio atrioventricular de 2° grau 2:1

Mariana Fuziy Nogueira De Marchi

No bloqueio atrioventricular (BAV) de 2º grau tipo 2:1, a cada duas ondas P uma é bloqueada. O intervalo PR é constante, assim como o intervalo PP. O BAV 2:1 pode ter origem nodal ou infranodal (sistema His-Purkinje).

Tanto o BAV de 2º grau tipo 1 quanto o tipo 2 podem progredir e se manifestar como 2:1. Dessa forma, a importância de identificar a origem do bloqueio se faz necessária, uma vez que determina diretamente a conduta: implante ou não de dispositivo intracardíaco.

Algumas características eletrocardiográficas podem sugerir o local de bloqueio. QRS estreito, presença de fenômeno de Wenckebach, melhora com exercício ou atropina e piora com manobra vagal são algumas características que podem sugerir origem nodal. Em contrapartida, a presença de QRS alargados (≥ 120 ms), BAV com intervalo PR fixo, piora do grau de bloqueio com exercício ou atropina e melhora com a manobra vagal sugerem origem infranodal.

Muitas vezes, apenas com um traçado eletrocardiográfico não é possível sugerir o local do bloqueio. A anamnese e outros exames complementares são necessários para o diagnóstico.[1,2]

CRITÉRIOS ELETROCARDIOGRÁFICOS

Alternância de uma onda P de origem sinusal conduzida e outra bloqueada, ou seja, para cada 2 ondas P existe apenas 1 QRS conduzido (2:1; bloqueio de 50% das ondas P).

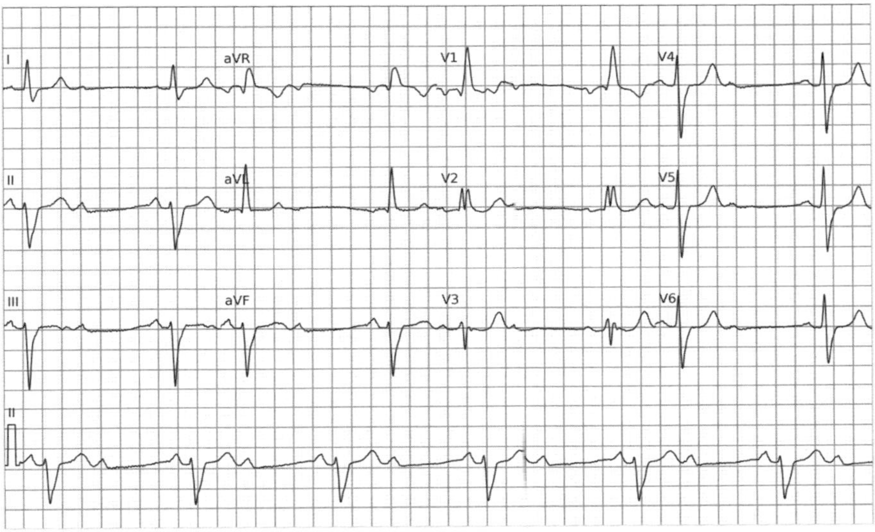

Bloqueio atrioventricular de 2º grau 2:1. A condução atrioventricular neste eletrocardiograma é de 2:1, caracterizada por uma P conduzida, que gera um complexo QRS, e outra P bloqueada, sem QRS. Há também um bloqueio de ramo direito associado ao bloqueio divisional anterossuperior.

LOCALIZAÇÃO DO BLOQUEIO: MOBITZ I OU II?

- Um BAV 2:1 não pode ser classificado especificamente como BAV de 2º grau tipo 1 ou tipo 2. É uma condição específica, não apenas pelo aspecto eletrocardiográfico distinto, mas também pela possibilidade de se originar de diferentes locais no sistema de condução. Os BAV do tipo 1 e tipo 2 podem progredir para um BAV 2:1, e um BAV 2:1 também pode regredir para um bloqueio tipo 1 ou tipo 2.[1,3]
- Muitas vezes, o traçado eletrocardiográfico de 12 derivações, pelo curto período de aquisição do exame, é insuficiente para sugerir a localização do bloqueio, sendo necessários registros mais longos, às vezes um Holter de 24 horas ou até mesmo um teste de esforço.
- Algumas características podem ser úteis na tentativa de diferenciar o BAV 2:1 de origem nodal ou infranodal (Quadro 1).

QUADRO 1 Localização anatômica do bloqueio atrioventricular 2:1

Nodal	• QRS estreito. • Presença de fenômeno de Wenckebach. • Melhora do bloqueio com exercício ou atropina.
Infranodal	• QRS alargado. • Intervalo PR constante, apesar de um intervalo RP variável. • Piora do bloqueio com exercício ou atropina.

CONSIDERAÇÕES ELETROCARDIOGRÁFICAS

- Um importante diagnóstico diferencial é o bigeminismo atrial não conduzido, ou seja, quando estamos diante de extrassístoles atriais que se apresentam de forma bigeminada e essas extrassístoles caem no período refratário absoluto do potencial de ação da célula cardíaca e não são conduzidas, podendo simular um BAV tipo 2:1. O diagnóstico correto é essencial, uma vez que o tratamento dessa condição é feito com antiarrítmicos, como betabloqueadores e bloqueadores de canais de cálcio, que podem levar à piora da bradicardia, no caso de BAV infranodais.[1]
- Para o diagnóstico correto é importante analisar a morfologia da onda P nas 12 derivações do eletrocardiograma (ECG). Mudanças de morfologia e polaridade da onda P definem o diagnóstico de extrassístoles atriais não conduzidas (ver Extrassístole supraventricular – capítulo 66).
- Para diferenciação do BAV 2:1 nodal ou infranodal, o traçado eletrocardiográfico de 12 derivações pode não ser suficiente, sendo necessários registros mais longos, como o Holter.
- A arritmia ventriculofásica é um fenômeno que pode ocorrer em pacientes com BAV de 2º grau tipo 2:1 e em pacientes com bloqueio atrioventricular total (BAVT). O ciclo atrial (intervalo PP) que contém o complexo QRS pode ser discretamente mais curto do que o intervalo que não o contém. O mecanismo é incerto, contudo uma das possíveis explicações é que a contração ventricular durante a sístole aumenta o suprimento de sangue para o nó sinusal, aumentando de forma transitória a frequência de despolarização atrial. A arritmia ventriculofásica não é considerada patológica e não deve ser confundida com extrassístoles atriais não conduzidas, quando a onda P tem morfologia diferente da onda P sinusal.

CONSIDERAÇÕES CLÍNICAS

- Assim como já discutido nos capítulos de BAV de 2º grau, dependendo do local do bloqueio, o implante de dispositivo eletrônico é mandatório.[4]
- Quando o bloqueio acontece no nó atrioventricular (AV), seu curso é benigno. Pode ser observado durante o sono e em pacientes com tônus vagal exacerbado, como atletas, e não precisa de tratamento específico.
- Quando o bloqueio se localiza abaixo do nó AV, ou seja, no sistema His-Purkinje, o implante de marca-passo definitivo é necessário.
- Diante de um bigeminismo atrial não conduzido, o tratamento é feito com o uso de antiarrítmicos.

EXEMPLOS

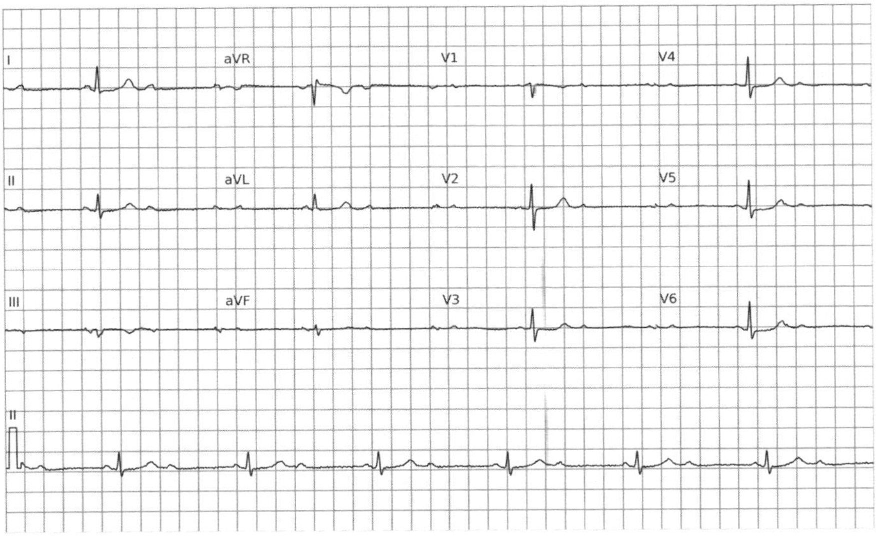

Bloqueio atrioventricular de 2° grau 2:1. Condução atrioventricular 2:1 caracterizada por uma P conduzida e outra P bloqueada.

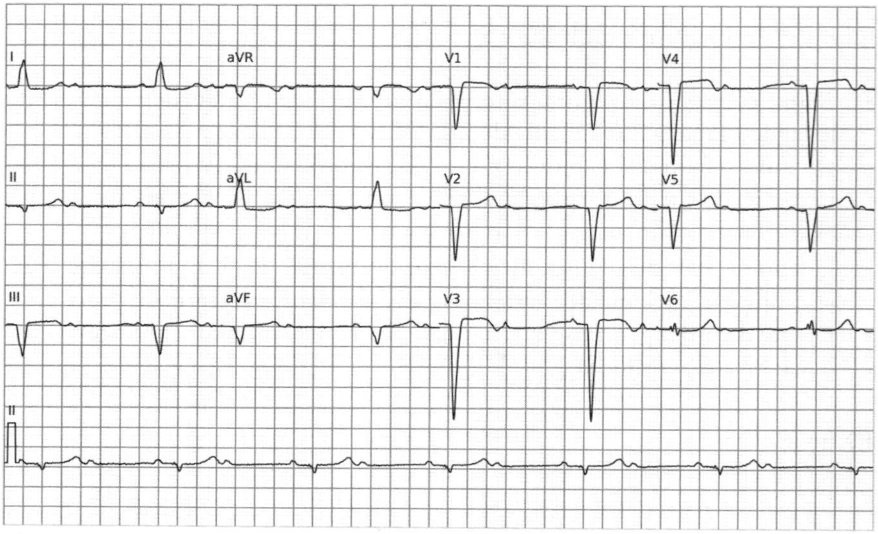

Bloqueio atrioventricular de 2° grau 2:1. Eletrocardiograma apresentando bloqueio periférico intraventricular e condução atrioventricular 2:1.

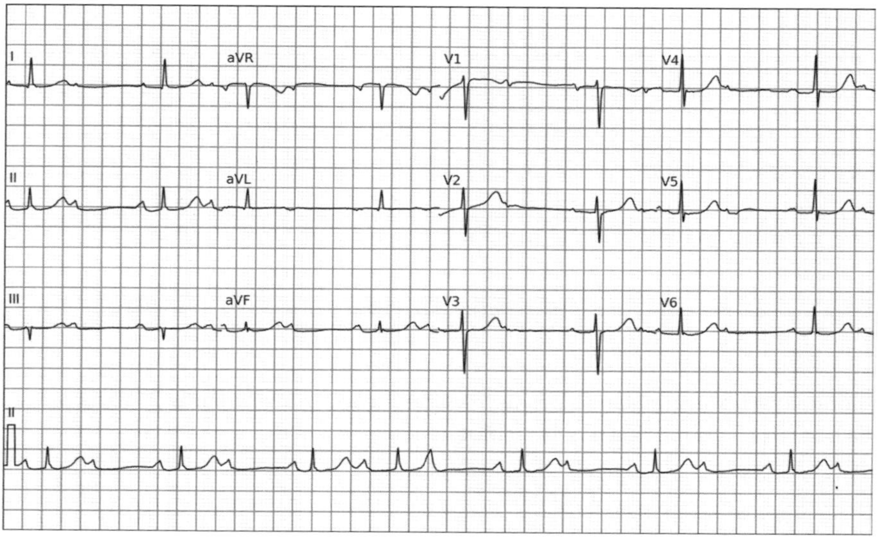

Bloqueio atrioventricular de 2° grau 2:1 e fenômeno de Wenckebach. Este eletrocardiograma exibe um bloqueio atrioventricular 2:1. Entretanto, nota-se o fenômeno de Wenckebach em um breve momento no D2 longo, sugerindo que o bloqueio tem origem nodal.

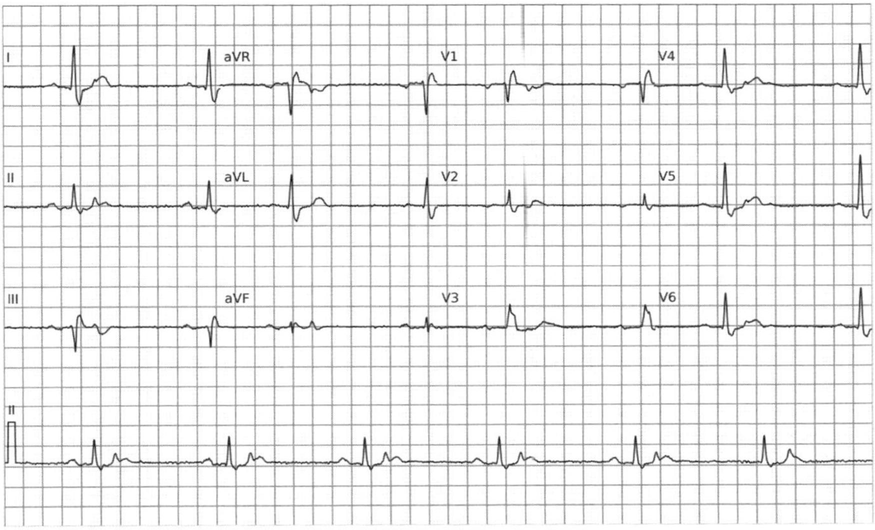

Bigeminismo atrial não conduzido. Observam-se ritmo sinusal, bloqueio de ramo direito e um bigeminismo supraventricular não conduzido. Existem ondas P precoces e de morfologia diferente da sinusal que não produzem um complexo QRS por surgirem durante o período refratário do sistema de condução intraventricular.

REFERÊNCIAS

1. Issa Z, Miller J, Zipes D. Clinical arrhythmology and electrophysiology: a companion to Braunwald's heart disease. 3.ed. Philadelphia: Elsevier; 2019.
2. Samesima N, God EG, Kruse JCL, Leal MG, et al. Diretriz da Sociedade Brasileira de Cardiologia sobre a Análise e Emissão de Laudos Eletrocardiográficos – 2022. Arq Bras Cardiol. 2022;93(3 Suppl 2):2-19.
3. Barold SS. 2:1 Atrioventricular block: order from chaos. Am J Emerg Med. 2001;19(3):214-7.
4. Kusumoto FM, Schoenfeld MH, Barrett C, Edgerton JR, Ellenbogen KA, Gold MR, et al. 2018 ACC/AHA/HRS guideline on the evaluation and management of patients with bradycardia and cardiac conduction delay. J Am Coll Cardiol. 2019;74(7):e51-156.

44

Bloqueio atrioventricular de 2° grau avançado

Mariana Fuziy Nogueira De Marchi

O bloqueio atrioventricular (BAV) de 2° grau avançado, também conhecido como BAV de alto grau, é definido pela presença de duas ou mais ondas P bloqueadas. Isso significa que mais de 50% das ondas P não são conduzidas. Dessa forma, são representadas na proporção 3:1, 4:1 ou maior.[1,2] Quando a onda P conduz através do nó atrioventricular (AV), o QRS e o intervalo PR se mantêm fixos.

CRITÉRIOS ELETROCARDIOGRÁFICOS

- Existe condução AV em menos de 50% dos batimentos sinusais, em proporção 3:1, 4:1 ou maior.
- O intervalo PR é fixo quando há condução AV.

LOCALIZAÇÃO DOS BLOQUEIOS

Geralmente são considerados infra ou intra-His. De forma mais rara, podem ser supra-His (nodal), decorrentes de uma exacerbação do tônus vagal. Nesses casos, apresentam-se durante o período do sono, com complexo QRS estreito.[3]

CONSIDERAÇÕES CLÍNICAS E ELETROCARDIOGRÁFICAS

- Trata-se de condição rara.
- Geralmente ele se associa a distúrbio da condução intraventricular.
- O prognóstico é ruim, com indicação de implante de marca-passo.[4]

EXEMPLOS

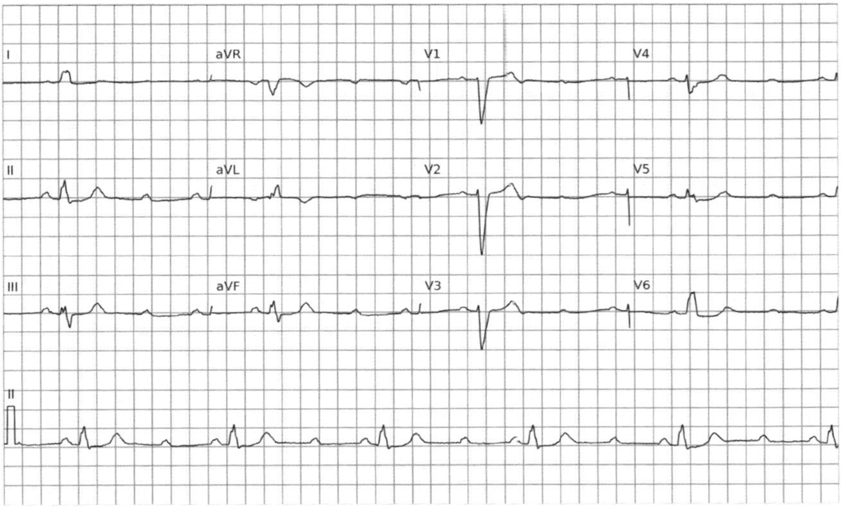

Bloqueio atrioventricular de 2° grau avançado. Observe uma condução atrioventricular 3:1. Note que uma das ondas P bloqueadas encontra-se dentro da onda T. Isso pode ser facilmente identificado pelo intervalo PP e por meio do uso de um compasso.

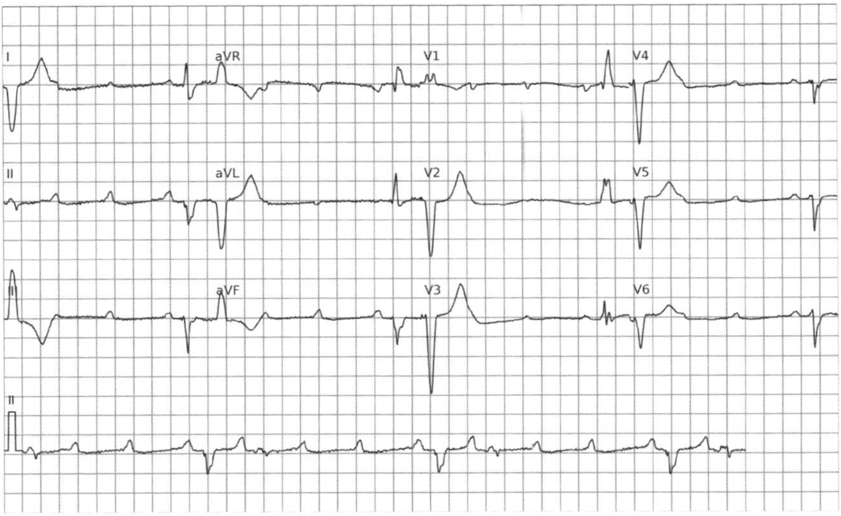

Bloqueio atrioventricular de 2° grau avançado. Condução atrioventricular 4:1. Note que o intervalo PR conduzido se mantém constante, diferenciando-o do bloqueio atrioventricular total.

REFERÊNCIAS

1. Samesima N, God EG, Kruse JCL, Leal MG, et al. Diretriz da Sociedade Brasileira de Cardiologia sobre a Análise e Emissão de Laudos Eletrocardiográficos – 2022. Arq Bras Cardiol. 2022;93(3 Suppl 2):2-19.
2. Kusumoto FM, Schoenfeld MH, Barrett C, Edgerton JR, Ellenbogen KA, Gold MR, et al. 2018 ACC/AHA/HRS guideline on the evaluation and management of patients with bradycardia and cardiac conduction delay. J Am Coll Cardiol. 2019;74(7):e51-156.
3. Issa Z, Miller J, Zipes D. Clinical Arrhythmology and electrophysiology: a companion to Braunwald's heart disease. 3.ed. Philadelphia: Elsevier; 2019.
4. Teixeira RA, Fagundes AA, Baggio JM, Oliveira JC de, et al. Diretriz Brasileira de Dispositivos Cardíacos Eletrônicos Implantáveis – 2023. Arq Bras Cardiol. 2023;120(1):1-88.

45

Bloqueio atrioventricular de 3° grau

Mariana Fuziy Nogueira De Marchi

No bloqueio atrioventricular (BAV) de 3° grau ou bloqueio atrioventricular total (BAVT), a atividade atrial está completamente dissociada da atividade ventricular. Não existe condução atrioventricular (AV), portanto não existe nenhum intervalo PR fixo.

Para que haja BAVT, além da dissociação AV, é necessário que a frequência atrial seja maior que a frequência ventricular. Habitualmente, os complexos RR são regulares, e ele pode se apresentar de forma permanente ou intermitente.[1,2]

CRITÉRIOS ELETROCARDIOGRÁFICOS

- Não existe associação entre a atividade elétrica atrial e a ventricular (dissociação AV).
- A frequência atrial é maior que a do ritmo de escape.
- Os complexos QRS podem ser estreitos (ritmo de escape juncional) ou alargados (ritmo de escape ventricular).

Localização do bloqueio

- O local do bloqueio pode ser no nó AV ou infranodal (intra-His ou infra-His).[1]
- No bloqueio nodal (supra-hissiano), o escape tem origem juncional e apresenta QRS estreito, com boa frequência de escape (40 a 60 bpm), determinando prognóstico mais favorável.

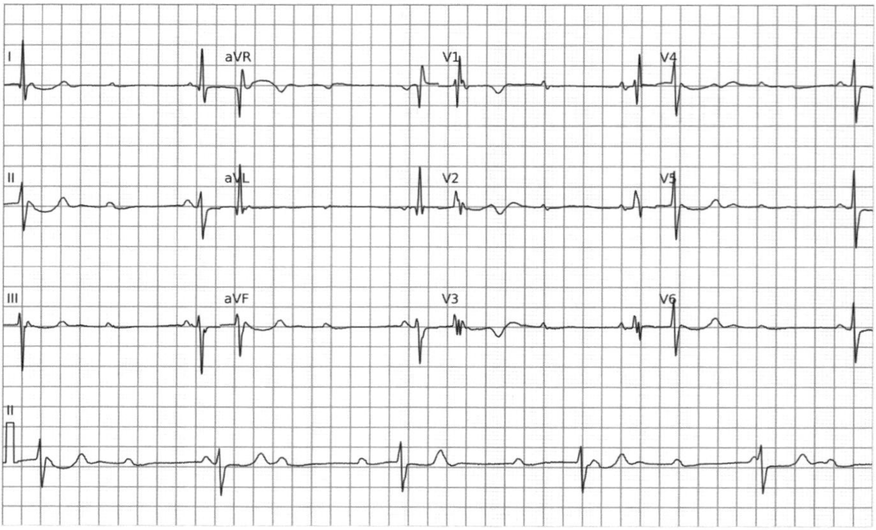

Bloqueio atrioventricular de 3° grau. No bloqueio atrioventricular total, existe dissociação atrioventricular e a frequência das ondas P é maior que a frequência ventricular de escape. Observe que o ritmo de escape deste eletrocardiograma é de origem supra-hissiana, evidenciado por complexos QRS estreitos.

- No bloqueio no sistema His-Purkinje (infranodal), o foco de escape é ventricular, com QRS alargados e menor frequência de escape (< 40 bpm).

CONSIDERAÇÕES CLÍNICAS E ELETROCARDIOGRÁFICAS

- Diversas causas podem levar a um BAVT. A determinação do motivo e do local de bloqueio conduzirá o manejo.[3]
- O bloqueio nodal apresenta melhor prognóstico. Geralmente está relacionado ao BAVT congênito, a infarto de parede inferior ou é secundário a efeitos medicamentosos, como betabloqueadores e bloqueadores de canal de cálcio.
- O bloqueio infranodal pode ser considerado de pior prognóstico. O foco de escape é instável, com frequências cardíacas (FC) mais baixas, podendo levar a sintomas de baixo débito quando a indicação de marca-passo se faz mandatória.
- Algumas considerações devem ser pontuadas em relação ao BAVT congênito. Habitualmente, o ritmo de escape é juncional, com QRS estreito e FC mais rápidas. Dessa forma, apresenta resposta à atividade física e à atropina

com aumento da FC. O paciente pode chegar até a idade adulta permanecendo assintomático. Ocorre, habitualmente, em filhos de mães com lúpus, portadoras dos anticorpos anti-Ro e anti-LA. Estes anticorpos atravessam a barreira placentária, causando lesão do sistema de condução do feto. Contudo, também pode estar associado a doença estrutural cardíaca, como transposição de grandes vasos e isomerismo atrial esquerdo, anomalia de Ebstein, entre outras.[4]

- O BAVT pode ocorrer em 3 a 7% dos casos de infarto agudo do miocárdio (IAM). O BAVT no IAM da parede inferior habitualmente surge na fase aguda, causado pelo aumento do tônus vagal. Dessa forma, o local do bloqueio ocorre ao nível nodal com escape juncional, QRS estreito, FC mais elevada e é responsivo à atropina. Tende a ser transitório, com resolução ocorrendo em até 72 horas. No IAM de parede anterior, o BAVT está comumente associado à isquemia do feixe de His ou mais distal. O ritmo de escape geralmente é ventricular com QRS alargado, e FC < 40 bpm. O BAVT está associado a maior extensão da área lesada, maior possibilidade de fibrilação ventricular (FV), sinais e sintomas de insuficiência cardíaca e maior mortalidade.[1,5]

EXEMPLOS

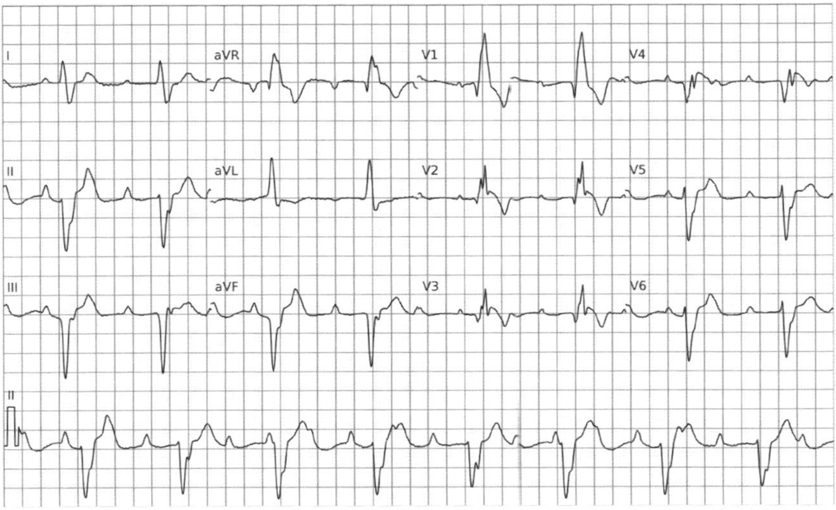

Infarto anteroapical com bloqueio atrioventricular de 3° grau. Há dissociação atrioventricular, e o ritmo de escape apresenta morfologia de bloqueio de ramo direito com bloqueio divisional anterossuperior com supradesnivelamento do segmento ST de V2 a V4, sugerindo oclusão coronária aguda.

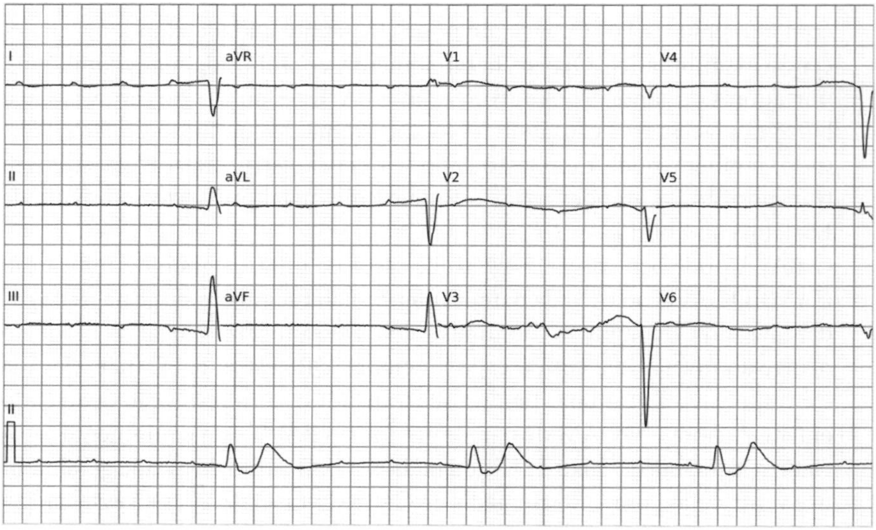

Bloqueio atrioventricular de 3° grau. Paciente masculino de 41 anos com quadro de síncope. As ondas P não conduzidas são bem evidentes em D1. O ritmo de escape é ventricular, sendo evidenciado por complexos QRS largos e bizarros com frequência de 24 bpm.

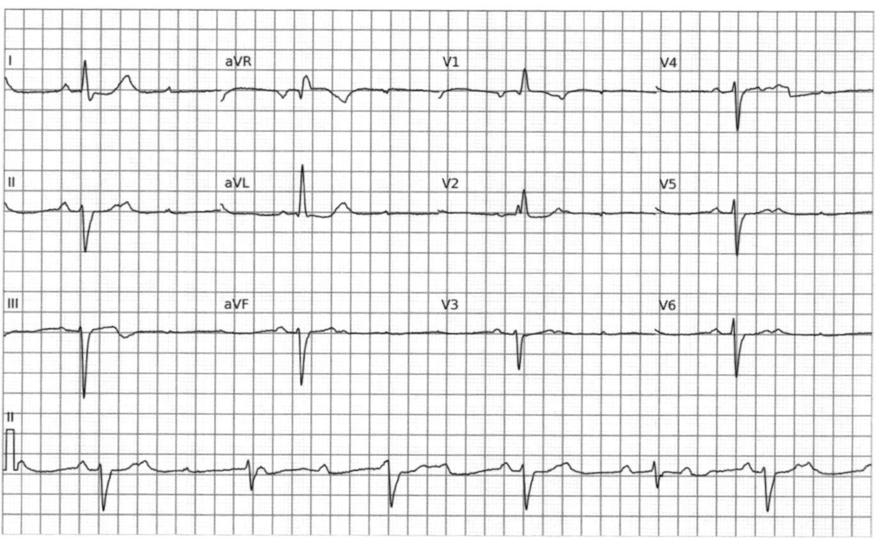

Bloqueio atrioventricular de 3° grau. A frequência das ondas P é maior que a frequência ventricular de escape, caracterizando a dissociação atrioventricular. O ritmo de escape tem origem infra-hissiana, como pode ser evidenciado pela presença de complexos QRS largos.

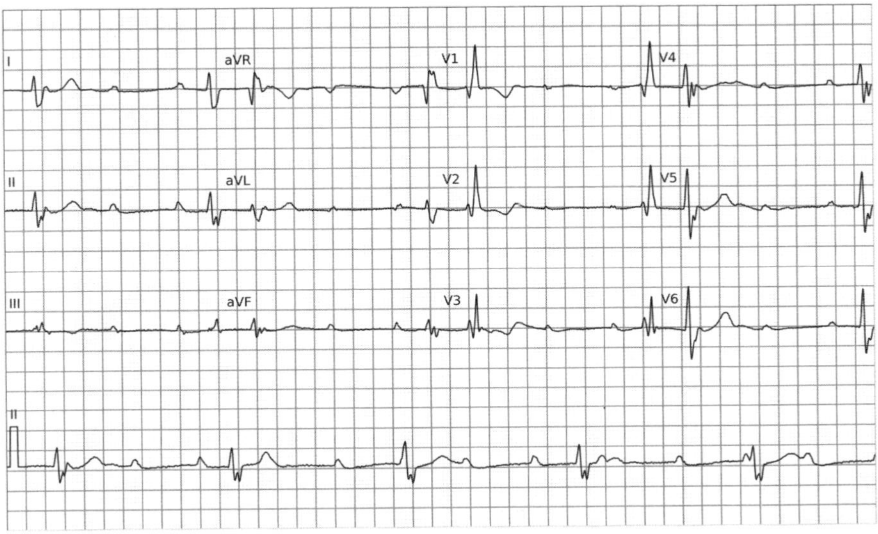

Bloqueio atrioventricular de 3° grau. Dissociação atrioventricular; a frequência das ondas P é maior que a frequência ventricular de escape. O ritmo de escape tem origem infra-hissiana.

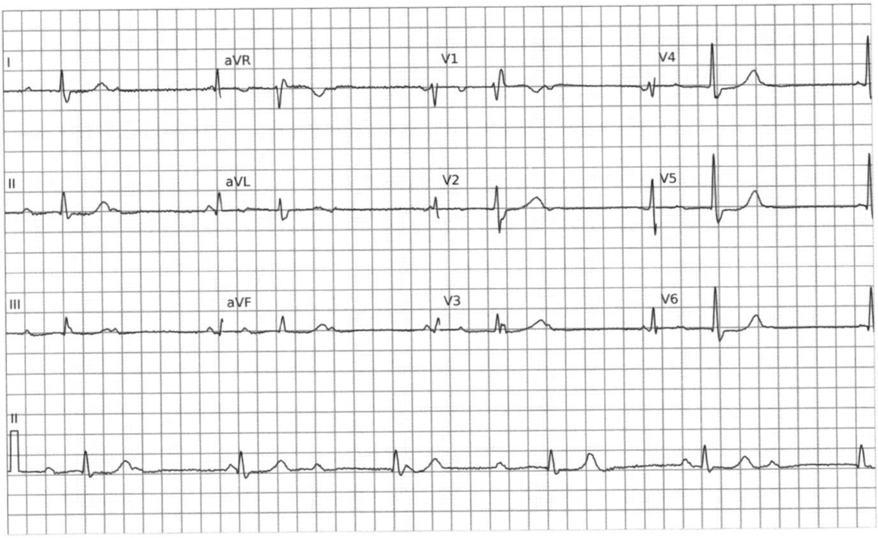

Bloqueio atrioventricular de 3° grau. Dissociação atrioventricular; a frequência das ondas P é maior que a frequência ventricular de escape. O ritmo de escape tem origem infra-hissiana.

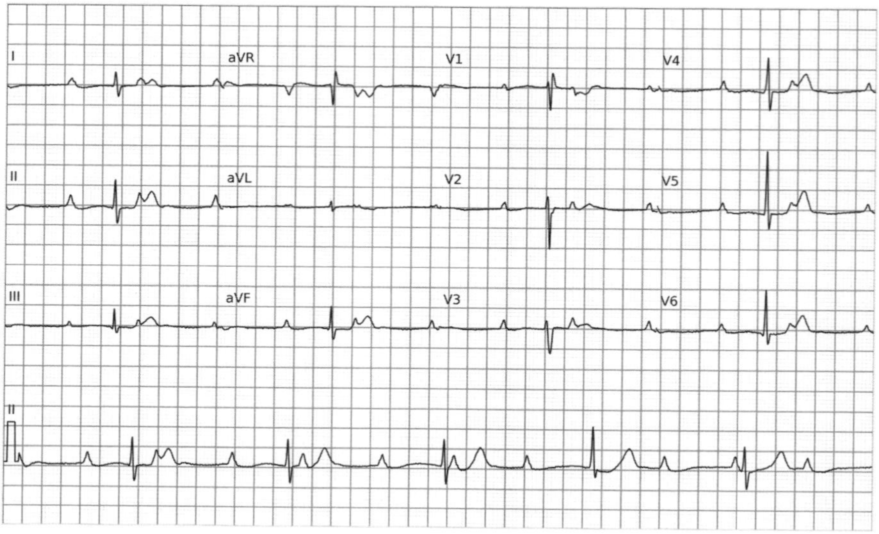

Bloqueio atrioventricular de 3° grau congênito. Criança de 14 anos com quadro de bradicardia. O ritmo de escape tem origem nodal com complexos QRS estreitos.

REFERÊNCIAS

1. Issa Z, Miller J, Zipes D. Clinical arrhythmology and electrophysiology: a companion to Braunwald's heart disease. 3.ed. Philadelphia: Elsevier; 2019.
2. Samesima N, God EG, Kruse JCL, Leal MG, et al. Diretriz da Sociedade Brasileira de Cardiologia sobre a Análise e Emissão de Laudos Eletrocardiográficos – 2022. Arq Bras Cardiol. 2022;93(3 Suppl 2):2-19.
3. Kusumoto FM, Schoenfeld MH, Barrett C, Edgerton JR, Ellenbogen KA, Gold MR, et al. 2018 ACC/AHA/HRS guideline on the evaluation and management of patients with bradycardia and cardiac conduction delay. J Am Coll Cardiol. 2019;74(7):e51-156.
4. Sauer WH, Walsh EP. Congenital third-degree (complete) atrioventricular block. Uptodate. 2022.
5. Nikus K, Birnbaum Y, Fiol-Sala M, Rankinen J, Bayés de Luna A. Conduction disorders in the setting of acute STEMI. Curr Cardiol Rev. 2021;17(1):41-9.

46

Bloqueio de ramo direito

Mariana Fuziy Nogueira De Marchi

O bloqueio de ramo direito (BRD) corresponde a um atraso de condução pelo ramo direito. Dessa forma, a sequência de ativação do ventrículo direito fica alterada, sendo a ativação do ventrículo esquerdo mantida. O septo ventricular esquerdo e a parede livre do ventrículo esquerdo são ativados antes, e o ventrículo direito é ativado com atraso, gerando um complexo QRS alargado com as morfologias eletrocardiográficas discutidas a seguir.[1]

CRITÉRIOS ELETROCARDIOGRÁFICOS[2]

- Duração do QRS ≥ 120 ms.
- Morfologia rsr, rsR, rSR, ou mais raramente qR em V1 e V2. A onda R′ ou r′ é geralmente mais larga do que a onda R inicial. Em uma minoria de pacientes, uma onda R ampla e com entalhe pode ser visualizada em V1 e/ou V2.
- Onda S com maior duração que a onda R ou > 40 ms em D1 e V6.
- Tempo de ativação ventricular normal em V5 e V6, mas > 50 ms em V1.

Os três primeiros critérios devem estar presentes para o diagnóstico de BRD. Quando uma onda R pura dominante com ou sem entalhe estiver presente em V1, o quarto critério deve estar presente.

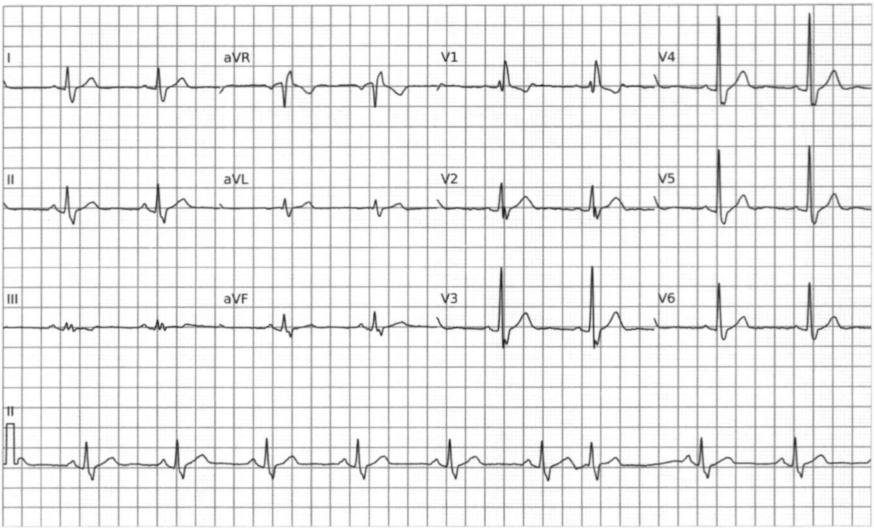

Bloqueio de ramo direito. Complexo QRS com ≥ 120 ms, morfologia rsR′ V1 e presença de ondas S empastadas em D1, aVL, V5 e V6.

MECANISMO

- Para o diagnóstico de BRD, o estímulo deve ser de natureza supraventricular.
- Como o atraso de condução se dá no ramo direito, o ramo esquerdo é ativado normalmente. Assim, a ativação inicial do QRS não sofre grandes alterações. Quando a ativação pelo ramo esquerdo está prestes a terminar, o septo direito e o ventrículo direito são despolarizados de forma transeptal e transmiocárdica, sem utilizar o sistema especializado de condução. Isso resulta em uma ativação lenta e anormal, gerando um QRS alargado (≥ 120 ms) com atraso final. O vetor atrasado, de despolarização do ventrículo direito, tem orientação para a frente e para a direita, dirigindo-se para o ventrículo "bloqueado". Assim, nas derivações precordiais direitas serão observadas ondas R' atrasadas e, nas derivações esquerdas (V5, V6, D1 e aVL), ondas S empastadas.
- O atraso na ativação do ventrículo direito é responsável pelas alterações da repolarização ventricular (RV). A alteração da repolarização é secundária ao BRD. A onda T é oposta ao atraso final dessa forma, negativa nas derivações precordiais direitas e positiva nas derivações esquerdas.
- O bloqueio não desvia o eixo do QRS no plano frontal. O eixo do QRS se mantém entre –30° e +90°.

CONSIDERAÇÕES CLÍNICAS E ELETROCARDIOGRÁFICAS

- O BRD raramente ocorre em corações estruturalmente normais.
- A prevalência estimada varia entre 0,2 e 1,3%.[3]
- O prognóstico varia de acordo com a doença cardíaca de base e a associação a outros distúrbios de condução (ver Bloqueio bifascicular – capítulo 52).
- Em pacientes sem doenças cardíacas conhecidas, o prognóstico em longo prazo parece ser bom, apesar de existirem estudos com resultados controversos.[3]
- Quando presente em pacientes com doença cardiovascular, o BRD é um preditor independente de mortalidade por todas as causas.
- A presença de BRD após um infarto agudo do miocárdio (IAM) também está associada a um aumento na mortalidade.[4]
- Nenhum tratamento é necessário se o paciente for assintomático e sem doença cardíaca estrutural.[5]
- A presença do BRD não interfere no diagnóstico de IAM (ver Infarto com bloqueio de ramo direito – capítulo 88).

ETIOLOGIA

- O trajeto do ramo direito está próximo à superfície subendocárdica. Isso o torna suscetível a estiramentos e traumas. São diversas as causas de BRD, como mostra o Quadro 1.[5]
- O BRD também pode ser funcional, secundário à aberrância de condução, visto em aumentos da frequência cardíaca (FC) – frequência-dependente – e no fenômeno de Ashman (ver Fenômeno de Ashman – capítulo 68).

QUADRO 1 Causas de bloqueio de ramo direito

Causas
Cardiomiopatias
Degeneração do sistema de condução (doença de Lev-Lenegre)
Doenças cardíacas estruturais que aumentam a pressão no ventrículo direito, como *cor pulmonale* e tromboembolismo pulmonar
Doenças congênitas
Hipertensão arterial
Intervenção cirúrgica cardíaca
Isquemia miocárdica
Miocardite

BLOQUEIO DE RAMO DIREITO INCOMPLETO OU DE 1° GRAU

- De acordo com a diretriz da American Heart Association (AHA), o BRD incompleto é definido pela duração do QRS entre 110 e 119 ms e os mesmos critérios morfológicos do QRS para o BRD "completo".[2]
- O padrão de BRD incompleto ou de 1° grau pode estar presente na ausência de doença cardiovascular, particularmente quando V1 é posicionado em posição mais alta ou mais à direita do que o habitual e o r' é < 20 ms.
- O termo rsR' não é recomendado para descrever BRD incompleto, porque seu significado pode ser interpretado de diversas maneiras (ver Padrão rSr' em V1 e V2 – capítulo 13).
- A diretriz brasileira sugere a expressão "atraso final da condução", reforçando que pode corresponder à variação da normalidade.[6]

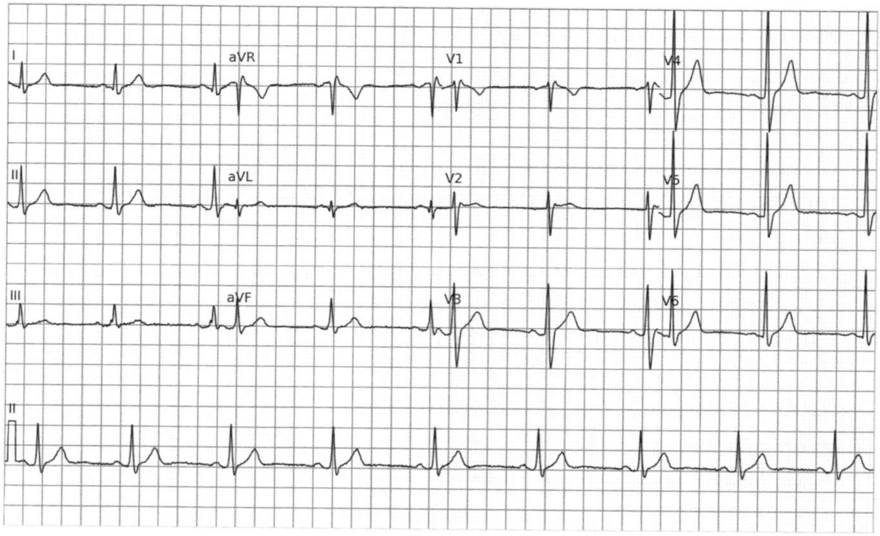

Bloqueio de ramo direito incompleto ou de 1° grau. Complexo QRS com duração entre 110 e 119 ms e demais características eletrocardiográficas do bloqueio de ramo direito: morfologia rsR' V1 e ondas S empastadas em D1, aVL, V5 e V6.

EXEMPLOS

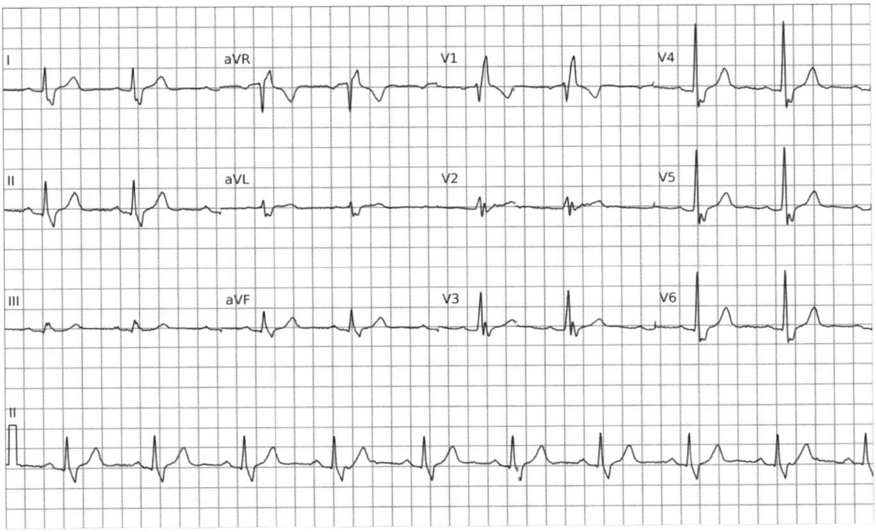

Bloqueio de ramo direito. Duração do QRS ≥ 120 ms, morfologia rsR′ V1 e ondas S empastadas em D1, aVL, V5 e V6.

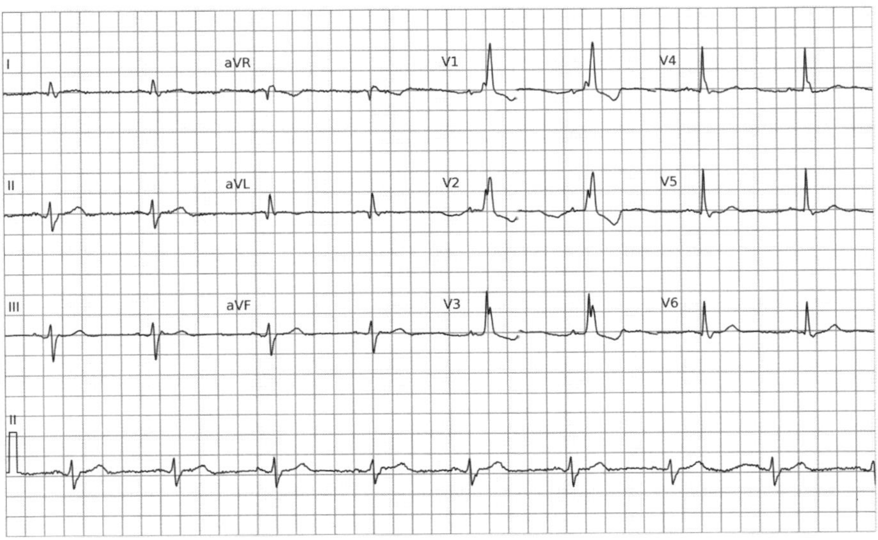

Bloqueio de ramo direito. Duração do QRS ≥ 120 ms, onda R monofásica em V1 com presença de entalhe e ondas S empastadas em D1 e V6.

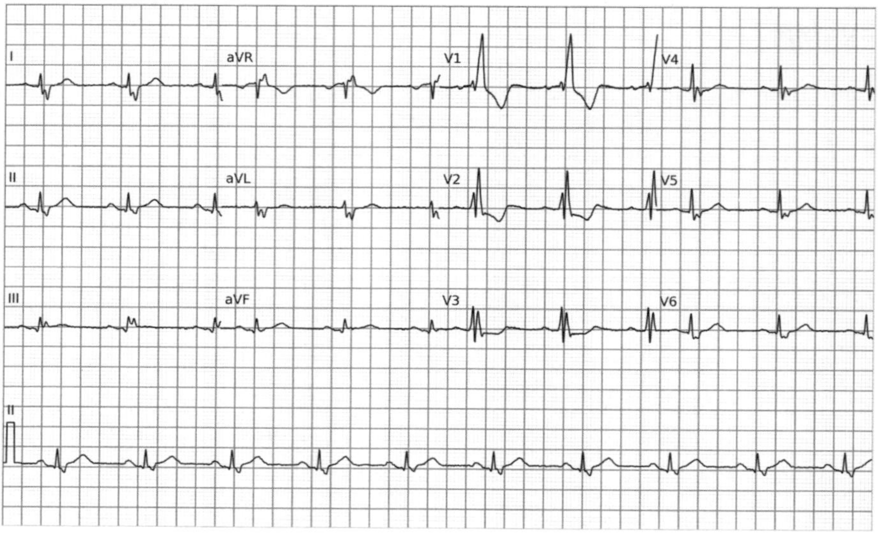

Bloqueio de ramo direito. Duração do QRS ≥ 120 ms, morfologia rsR′ V1, ondas S empastadas em D1, aVL, V5 e V6 e eixo elétrico indeterminado.

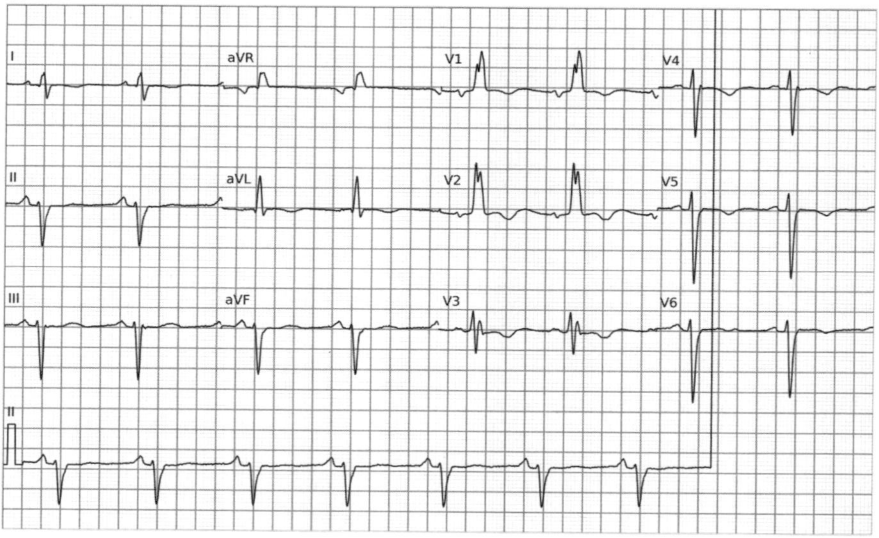

Bloqueio de ramo direito com bloqueio divisional anterossuperior. Complexo QRS com duração ≥ 120 ms, desvio do eixo elétrico para a esquerda em razão de bloqueio divisional anterossuperior, morfologia de R puro com entalhes em V1 e ondas S empastadas em D1, aVL, V5 e V6.

REFERÊNCIAS

1. Issa Z, Miller J, Zipes D. Clinical arrhythmology and electrophysiology: a companion to Braunwald's heart disease. 3.ed. Philadelphia: Elsevier; 2019.
2. Surawicz B, Childers R, Deal BJ, Gettes LS. AHA/ACCF/HRS recommendations for the standardization and interpretation of the electrocardiogram. Part III: Intraventricular conduction disturbances. J Am Coll Cardiol. 2009;53(11):996-81.
3. Gaba P, Pedrotty D, Desimone CV, Bonikowske AR, Allison TG, Kapa S. Mortality in patients with right bundle-branch block in the absence of cardiovascular disease. J Am Heart Assoc. 2020;9(19):1-7.
4. Figueroa-Triana JF, Mora-Pabón G, Quitian-Moreno J, Álvarez-Gaviria M, Idrovo C, Cabrera JS, et al. Acute myocardial infarction with right bundle branch block at presentation: prevalence and mortality. J Electrocardiol. 2021;66(Dec 2017):38-42.
5. Sauer WH. Right bundle branch block. Uptodate. 2023.
6. Samesima N, God EG, Kruse JCL, Leal MG, et al. Diretriz da Sociedade Brasileira de Cardiologia sobre a Análise e Emissão de Laudos Eletrocardiográficos – 2022. Arq Bras Cardiol. 2022;93 (3 Suppl 2):2-19.

Bloqueio de ramo esquerdo

Mariana Fuziy Nogueira De Marchi

O bloqueio de ramo esquerdo (BRE) ocorre quando existe atraso na condução da atividade elétrica pelo ramo esquerdo. A sequência de ativação normal é alterada de forma drástica, ocorrendo inicialmente pelo ramo direito; após um atraso, ocorre a despolarização do ventrículo esquerdo, gerando um complexo QRS alargado com as morfologias eletrocardiográficas discutidas a seguir.

CRITÉRIOS ELETROCARDIOGRÁFICOS[1]

- QRS alargados com duração ≥ 120 ms.
- Ausência de "q" em D1, aVL, V5 e V6; variantes podem ter onda "q" apenas em aVL.
- Ondas R alargadas e com entalhes e/ou empastamentos médio-terminais em D1, aVL, V5 e V6.
- Onda "r" com crescimento lento de V1 a V3, podendo ocorrer QS.
- Deflexão intrinsecoide em V5 e V6 ≥ 50 ms.
- Eixo elétrico de QRS entre –30° e +60°.
- Depressão de ST e T assimétrica em oposição ao retardo médio-terminal.

Strauss propôs critérios mais rigorosos para o diagnóstico eletrocardiográfico de BRE que incluem: (1) duração do QRS > 140 ms (homens) ou > 130 ms (mulheres), (2) QS ou rS em V1 e V2 e (3) porção média do QRS com entalhe ou empastamento em 2 das derivações V1, V2, V5, V6, D1 e aVL.[2,3]

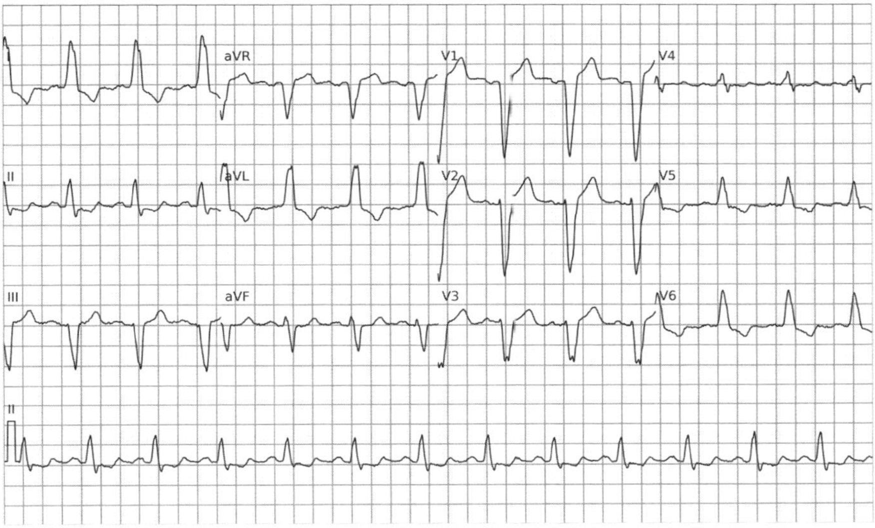

Bloqueio de ramo esquerdo. Complexos QRS com duração ≥ 120 ms, onda R com entalhe ou empastamento em D1, aVL, V5 e V6, ausência de ondas q em D1, V5 e V6 e presença de alterações secundárias da repolarização ventricular.

MECANISMO

- Para o diagnóstico de BRE, o estímulo deve ser de natureza supraventricular.
- A ativação pelo ramo direito ocorre normalmente. Após 50 ms, é iniciada a despolarização, da direita para esquerda, transeptal e transmiocárdica do septo esquerdo, e, em seguida, a despolarização da parede livre do ventrículo esquerdo. O vetor de despolarização do ventrículo esquerdo mantém orientação para a esquerda tanto no plano frontal quanto no plano horizontal. Dessa maneira, as derivações à esquerda tendem a apresentar morfologia positiva (onda R) com entalhe ou empastamento. As derivações laterais "perdem" a onda q da despolarização septal em razão do atraso de condução.[4,5]
- O atraso na ativação do ventrículo esquerdo é responsável pelas alterações da repolarização ventricular, ou seja, a alteração da repolarização é secundária ao BRE. A onda T é oposta ao atraso final, sendo, dessa forma, positiva e com supradesnivelamento nas derivações precordiais direitas, e negativa e com infradesnivelamento nas derivações esquerdas.
- O eixo do QRS no plano frontal situa-se entre –30°e +60° no BRE.
- Embora os critérios padrão incluam a ausência de ondas Q nas derivações D1, V5 e V6 para diagnosticar BRE, um grande infarto anteroapical pode le-

var a ondas Q nessas derivações na presença de BRE. A presença de ondas Q nas derivações D1, V5 e V6 não deve excluir os pacientes do diagnóstico de BRE[2] (ver Áreas eletricamente inativas com bloqueio de ramo – capítulo 37).

CONSIDERAÇÕES CLÍNICAS E ELETROCARDIOGRÁFICAS

- O BRE raramente ocorre em corações estruturalmente normais.
- Pacientes com BRE no eletrocardiograma (ECG) devem ser avaliados buscando doenças cardiovasculares.
- A prevalência estimada é menor que 1% na população geral, e sua incidência aumenta com a idade.[6]
- O prognóstico varia de acordo com a doença cardíaca de base.
- Quando presente em pacientes com doença arterial coronariana (DAC) ou doença estrutural, é um preditor independente de mortalidade por todas as causas.[6]
- Nenhum tratamento é necessário se o paciente for assintomático e sem evidência de doença cardíaca estrutural, no entanto o prognóstico é controverso.[7]
- Pacientes sintomáticos, com insuficiência cardíaca com fração de ejeção reduzida, podem ter indicação de terapia de ressincronização cardíaca (TRC) com dispositivos eletrônicos implantáveis. A diretriz da Sociedade Europeia de Cardiologia de 2021 sobre estimulação cardíaca e terapia de ressincronização recomenda a TRC como classe I e nível de evidência A para pacientes em ritmo sinusal, sintomáticos, com fração de ejeção 35%, QRS 150 ms, com morfologia de BRE, apesar do tratamento farmacológico otimizado a fim de melhorar os sintomas e reduzir morbidade e mortalidade. Essa recomendação cai para IIa nível de evidência B se o QRS tiver duração entre 130 e 149 ms.[8]
- A síndrome do BRE doloroso é definida como a presença de dor torácica associada a um BRE intermitente na ausência de isquemia miocárdica. O mecanismo fisiopatológico ainda permanece incerto, mas a provável causa da dor é decorrente de dissincronia miocárdica aguda.[9]
- A presença do BRE dificulta o reconhecimento de achados eletrocardiográficos de diagnóstico de infarto agudo do miocárdio (IAM). Diretrizes recentes não consideram que o "BRE novo ou presumidamente novo" em pacientes com dor torácica aguda seja um equivalente de infarto "com supra". O achado de BRE no ECG, no contexto clínico de dor torácica, não deve, por si só, ser considerado um equivalente de infarto "com supra". Análises adicionais do segmento ST e onda T, associadas ao contexto clínico, devem ser levadas em consideração para o diagnóstico de oclusão coronária aguda (OCA) (ver Infarto com bloqueio de ramo esquerdo – capítulo 89).

ETIOLOGIA

- O feixe de His penetra o corpo fibroso central em direção ao septo interventricular. O ramo direito é uma continuação do feixe de His. O ramo esquerdo penetra na porção membranosa do septo interventricular sob o anel aórtico e depois se divide em outros fascículos: anterossuperior e posteroinferior. Existem evidências de que alguns indivíduos apresentam ainda um terceiro fascículo: o anteromedial. O ramo esquerdo é suprido pela artéria descendente anterior esquerda e pela coronária esquerda. São diversas as causas de BRE, como mostra o Quadro 1.[10,11]
- O BRE também pode ser funcional, secundário a aberrância de condução, visto em aumentos ou reduções da frequência cardíaca (FC).[4]
- Procedimentos cirúrgicos que envolvem a válvula aórtica, pela proximidade, podem levar ao BRE. O implante transcateter da válvula aórtica (TAVI; em inglês *transcatheter aortic valve implantion*) pode causar bloqueio de ramo esquerdo em até 65% dos pacientes.[12] A miectomia septal cirúrgica também leva ao BRE, podendo chegar a 46% no pós-operatório (diferente da ablação septal alcóolica, que está mais relacionada ao bloqueio de ramo direito – BRD –, chegando a 58%).[13]

QUADRO 1 Causas de bloqueio de ramo esquerdo

Causas
Cardiomiopatias
Degeneração do sistema de condução (doença de Lev-Lenegre)
Doenças valvares
Endocardite infecciosa
Hipertensão arterial
Intervenção cirúrgica cardíaca
Isquemia miocárdica
Miocardite

BLOQUEIO DE RAMO ESQUERDO INCOMPLETO OU DE 1º GRAU

- O BRE incompleto ou de 1º grau pode resultar de menores graus de atraso no ramo esquerdo.[4]

- De acordo com a diretriz da American Heart Association (AHA), o BRE incompleto é definido de acordo com os seguintes critérios:[14]
  - Duração do QRS entre 110 e 119 ms.
  - Presença de padrão de sobrecarga ventricular esquerda (SVE).
  - Tempo de ativação ventricular > 60 ms em V4, V5 e V6.
  - Ausência de onda q em D1, V5 e V6.
- A diretriz da Sociedade Brasileira de Cardiologia (SBC) sobre análise e emissão de laudos eletrocardiográficos de 2022 não faz menção ao BRE incompleto.[1]

BLOQUEIO DE RAMO ESQUERDO COM DESVIOS DE EIXO

- O eixo do QRS no plano frontal, na presença de um BRE, varia entre –30° e + 60°. Pode ser desviado quando associado a áreas eletricamente inativas. A presença de área inativa inferior pode desviar o eixo para a esquerda além de –30°, assim como uma área inativa lateral, ou anterior média, pode desviar o eixo além de +60°. Sobrecargas ventriculares também podem levar a desvio do eixo do QRS.
- A diretriz da SBC sobre análise e emissão de laudos eletrocardiográficos de 2022 considera a possibilidade de associação de bloqueios.[1] O BRE com eixo elétrico de QRS no plano frontal orientado para a esquerda além de –30° sugere a presença de bloqueio divisional anterossuperior (BDAS) associado; quando desviado além de +60°, sugere associação com bloqueio divisional posteroinferior (BDPI).[15] Entretanto, a associação entre BRE e bloqueios divisionais é fisiologicamente implausível e eletrofisiologicamente improvável.
- Quando o bloqueio ocorre na porção proximal do ramo, todas as características comentadas anteriormente estarão presentes; no entanto, um bloqueio bifascicular, ou seja, distal no ramo esquerdo, pode levar a um QRS alargado (≥ 120 ms), associado a um desvio do eixo.[15]
- Outra possibilidade é a combinação de BDAS e SVE. Um estudo sugeriu que que um terço dos pacientes classificados pelos critérios convencionais como tendo BRE não tinham BRE completo, mas a presença de BDAS associado a SVE.[2]
- Essas associações fazem com que os critérios de BRE não sejam preenchidos, por exemplo, a presença de onda Q em D1 e aVL e a presença de RS em V5 e V6.[16]

EXEMPLOS

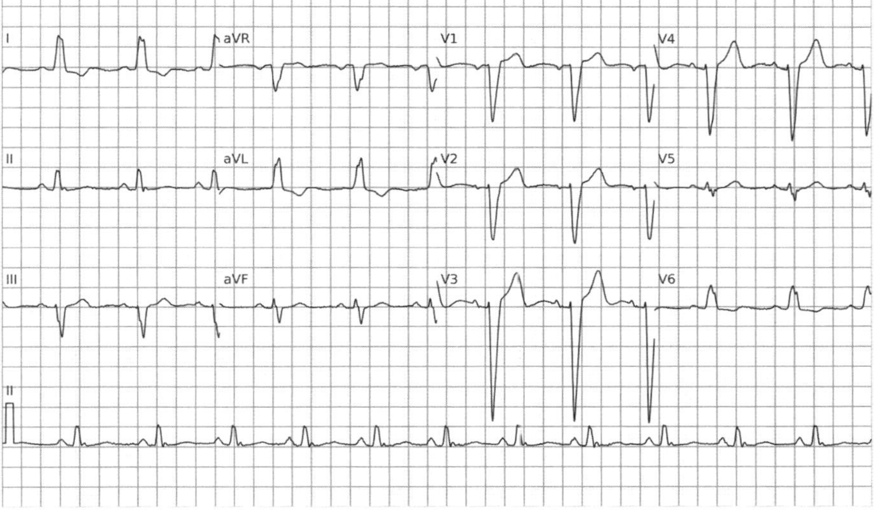

Bloqueio de ramo esquerdo. Duração do QRS ≥ 120 ms, presença de onda R com entalhe ou empastamento em D1, aVL e V6 e ausência de ondas q em D1, V5 e V6. Há alterações secundárias da repolarização ventricular.

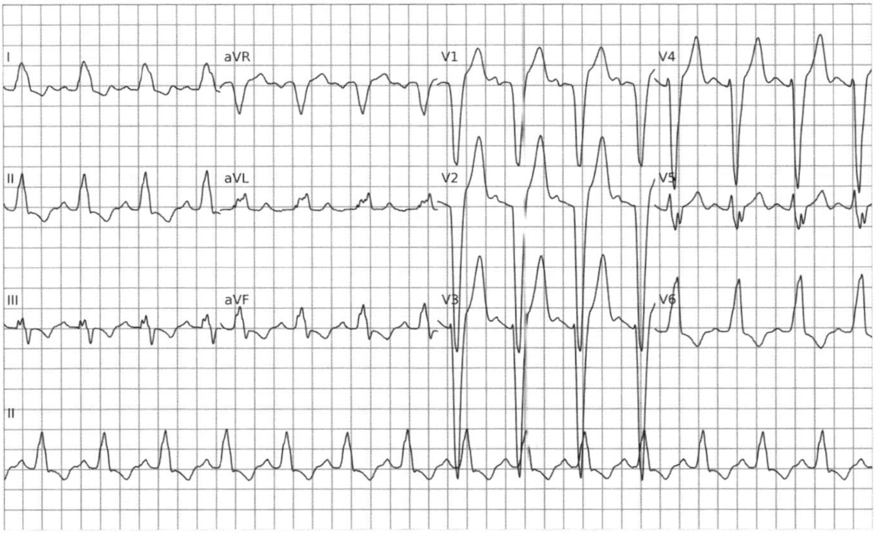

Bloqueio de ramo esquerdo. Duração do QRS ≥ 120 ms, onda R com entalhe ou empastamento em D1, aVL e V6, ausência de ondas q em D1, V5 e V6 e alterações secundárias da repolarização ventricular, além de bloqueio atrioventricular de 1° grau, sobrecarga atrial esquerda e sobrecarga ventricular esquerda.

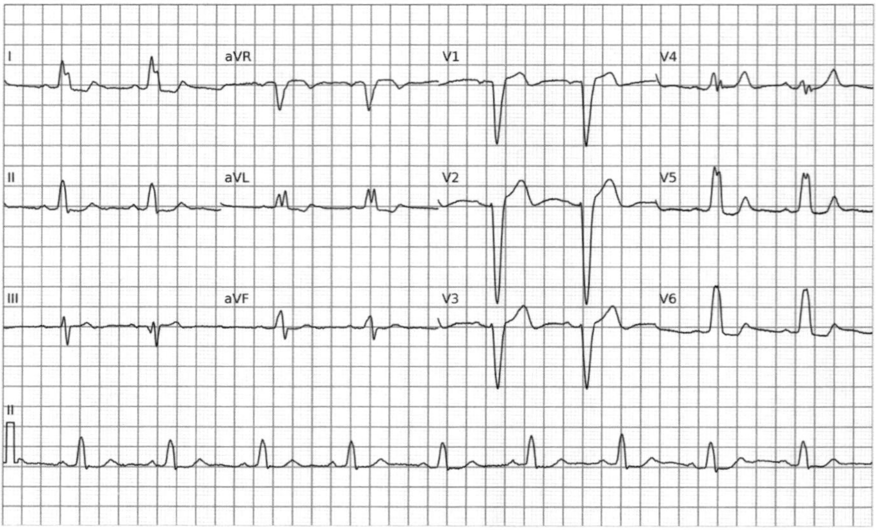

Bloqueio de ramo esquerdo. Duração do QRS ≥ 120 ms, onda R com entalhe ou empastamento em D1, aVL, V5 e V6, ausência de ondas q em D1, V5 e V6 e alterações secundárias da repolarização ventricular.

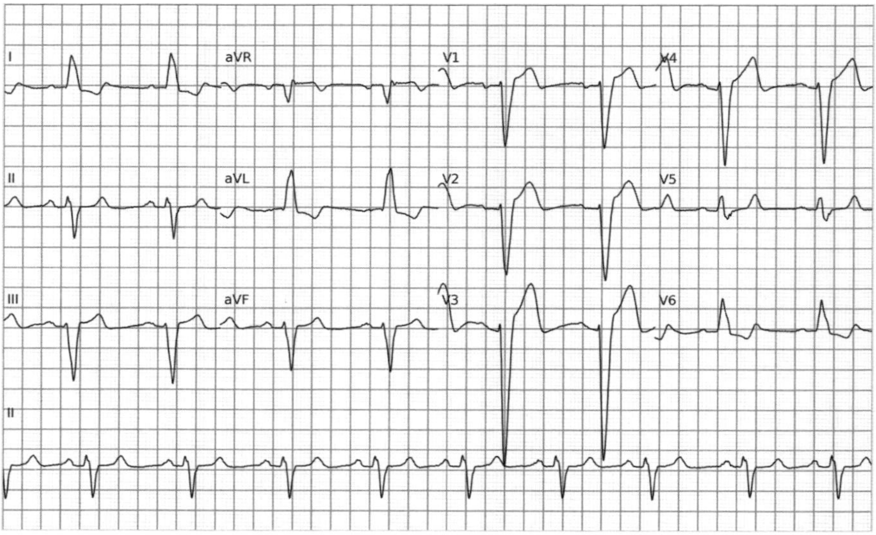

Bloqueio de ramo esquerdo com desvio do eixo elétrico para a esquerda além de –30°.

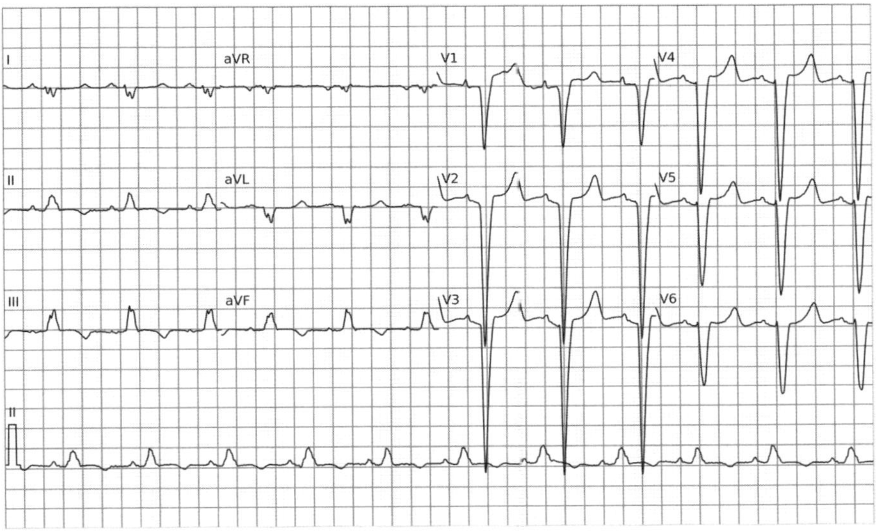

Bloqueio de ramo esquerdo com desvio do eixo elétrico para a direita além de +60°.

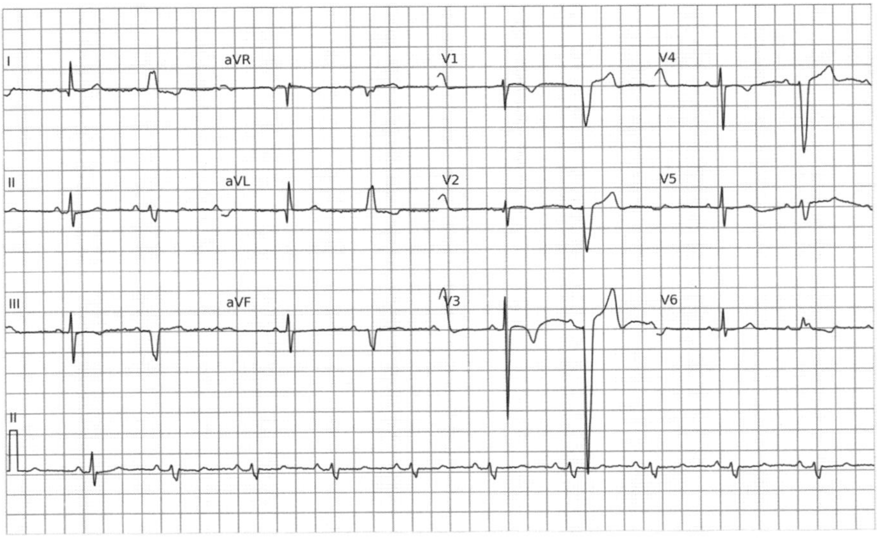

Bloqueio de ramo esquerdo intermitente. Note que o primeiro batimento apresenta um complexo QRS estreito e evolui a partir do segundo com alargamento do QRS com critérios eletrocardiográficos de bloqueio de ramo esquerdo.

REFERÊNCIAS

1. Samesima N, God EG, Kruse JCL, Leal MG, et al. Diretriz da Sociedade Brasileira de Cardiologia sobre a Análise e Emissão de Laudos Eletrocardiográficos – 2022. Arq Bras Cardiol. 2022;93(3 Suppl 2):2-19.
2. Strauss DG, Selvester RH, Wagner GS. Defining left bundle branch block in the era of cardiac resynchronization therapy. Am J Cardiol. 2011;107(6):927-34.
3. Galeotti L, Van Dam PM, Loring Z, Chan D, et al. Evaluating strict and conventional left bundle branch block criteria using electrocardiographic simulations. Europace. 2013;15(12):1816-21.
4. Issa Z, Miller J, Zipes D. Clinical arrhythmology and electrophysiology: a companion to Braunwald's heart disease. 3.ed. Philadelphia: Elsevier; 2019.
5. Leonelli FM, Bagliani G, De Ponti R, Padeletti L. Intraventricular delay and blocks. Card Electrophysiol Clin. 2018;10(2):211-31.
6. Sauer WH. Left bundle branch block. Uptodate. 2023.
7. Tan NY, Witt CM, Oh JK, Cha YM. Left bundle branch block: current and future perspectives. Circ Arrhythmia Electrophysiol. 2020;(Apr.):364-77.
8. Glikson M, Nielsen JC, Kronborg MB, Michowitz Y, Auricchio A, Barbash IM, et al. 2021 ESC guidelines on cardiac pacing and cardiac resynchronization therapy. Eur Heart J. 2021;42(35):3427-520.
9. Shvilkin A, Ellis ER, Gervino EV, Litvak AD, Buxton AE, Josephson ME. Painful left bundle branch block syndrome: clinical and electrocardiographic features and further directions for evaluation and treatment. Hear Rhythm. 2016;13(1):226-32.
10. Pérez-Riera AR, Barbosa-Barros R, de Rezende Barbosa MPC, Daminello-Raimundo R, Abreu LC, Nikus K. Left bundle branch block: epidemiology, etiology, anatomic features, electrovectorcardiography, and classification proposal. Ann Noninvasive Electrocardiol. 2019;24(2).
11. Surkova E, Badano LP, Bellu R, Aruta P, Sambugaro F, Romeo G, et al. Left bundle branch block: from cardiac mechanics to clinical and diagnostic challenges. EP Eur. 2017;19(8):1251-71.
12. Chamandi C, Barbanti M, Munoz-Garcia A, Latib A, Nombela-Franco L, Gutiérrez-Ibanez E, et al. Long-term outcomes in patients with new-onset persistent left bundle branch block following tavr. JACC Cardiovasc Interv. 2019;12(12):1175-84.
13. Valeti US, Nishimura RA, Holmes DR, Araoz PA, Glockner JF, Breen JF, et al. Comparison of surgical septal myectomy and alcohol septal ablation with cardiac magnetic resonance imaging in patients with hypertrophic obstructive cardiomyopathy. J Am Coll Cardiol. 2007;49(3):350-7.
14. Surawicz B, Childers R, Deal BJ, Gettes LS. AHA/ACCF/HRS recommendations for the standardization and interpretation of the electrocardiogram. Part III: Intraventricular conduction disturbances. J Am Coll Cardiol. 2009;53(11):996-81.
15. Bayes de Luna A, Fiol-Sala M, Bayes-Genis A, Baranchuk A. Clinical electrocardiography: a textbook. 5.ed. Hoboken, NJ: Wiley; 2022.
16. Alencar Neto JN de. Associação entre bloqueio de ramo esquerdo e bloqueio divisional anterossuperior: revisitando as evidências. Rev Latino-Americana Arritm e Estimul Cardíaca. 2018;31(1):8-12.

48

Bloqueio de ramo mascarado

Matheus Kiszka Scheffer

O bloqueio de ramo mascarado é uma forma rara de distúrbio de condução intraventricular associada a maior mortalidade e pior prognóstico.[1] O termo foi cunhado por Richman e Wolff[2] em 1954 para descrever um padrão eletrocardiográfico de bloqueio de ramo direito (BRD) nas derivações do plano horizontal e de bloqueio de ramo esquerdo (BRE) no plano frontal. Inicialmente, foi interpretado como uma forma de BRE associado à extensa fibrose septal e lateral do ventrículo esquerdo. Contudo, estudos posteriores demonstraram se tratar de lesão extensa do sistema de condução, afetando os ramos direito e esquerdo, associada à grande área de fibrose e sobrecarga ventricular esquerda (SVE) importante.

CRITÉRIOS ELETROCARDIOGRÁFICOS

- Presença de onda R proeminente em V1 (padrão de BRD), desvio do eixo para a esquerda no plano frontal e ondas S ausentes ou < 1 mm em D1 e aVL, mimetizando o BRE nas derivações do plano frontal.
- Rosenbaum[3] descreveu dois tipos de mascaramento dependendo da localização:
  - Tipo padrão: ausência de ondas S em D1 e aVL.
  - Tipo precordial: ausência de ondas S em V5 e V6.

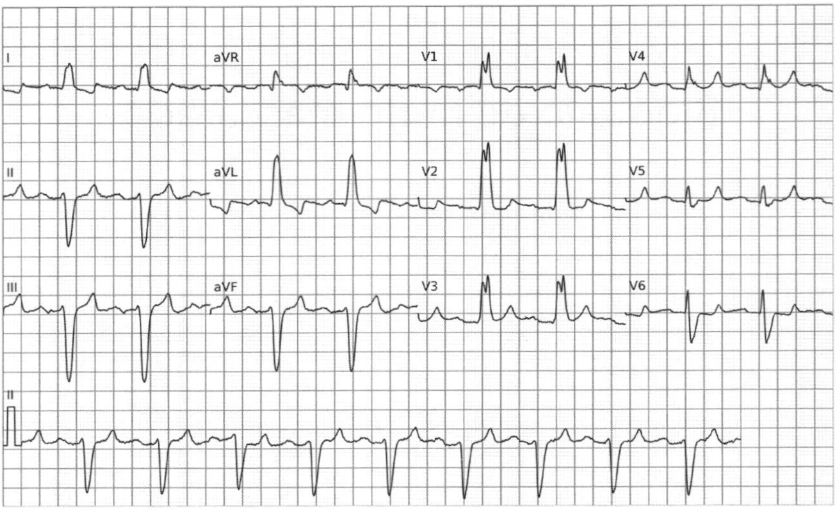

Bloqueio de ramo mascarado tipo padrão. Complexos QRS largos com padrão de bloqueio de ramo direito nas derivações precordiais, porém há ausência de ondas S em D1 e aVL mimetizando o padrão de bloqueio de ramo esquerdo no plano frontal com desvio do eixo para a esquerda. Neste eletrocardiograma, há também sobrecarga atrial esquerda e bloqueio atrioventricular de 1° grau.

MECANISMO

- O bloqueio mascarado é o resultado de um BRD associado a um grau avançado de bloqueio divisional anterossuperior (BDAS), SVE importante e/ou bloqueio focal da parede anterior extensa do ventrículo esquerdo decorrente de infarto do miocárdio ou fibrose.[4]
- A associação do BDAS avançado com fibrose anterior e SVE faz com que as forças vetocardiográficas terminais sejam direcionadas para a esquerda e cancelem as forças terminais do BRD, levando as ondas S em D1 e aVL a desaparecer.[1]

CONSIDERAÇÕES CLÍNICAS

- Este tipo de bloqueio geralmente se manifesta em pacientes idosos e com doença cardíaca estrutural avançada e disfunção ventricular importante.
- Pacientes com bloqueio de ramo mascarado apresentam maior incidência de bloqueio atrioventricular total (BAVT) ou BAV avançado em relação ao bloqueio bifascicular típico e devem ser acompanhados com maior frequência, mesmo que assintomáticos, para avaliar a necessidade de implante de marca-passo definitivo.[5-7]

- A real prevalência é desconhecida. Bayes de Luna et al., em uma revisão com mais de 100 mil eletrocardiogramas (ECG), reportou apenas 16 casos.[8]
- O pior prognóstico está relacionado a doença cardíaca avançada.

ETIOLOGIA

O Quadro 1 lista as principais doenças associadas ao bloqueio de ramo mascarado.[1,9,10]

QUADRO 1 Doenças associadas ao bloqueio de ramo mascarado

Cardiomiopatia isquêmica (doença mais associada)
Doença de Lev-Lenegre
Estenose aórtica importante
Hipertensão arterial
Miocardite chagásica

EXEMPLOS

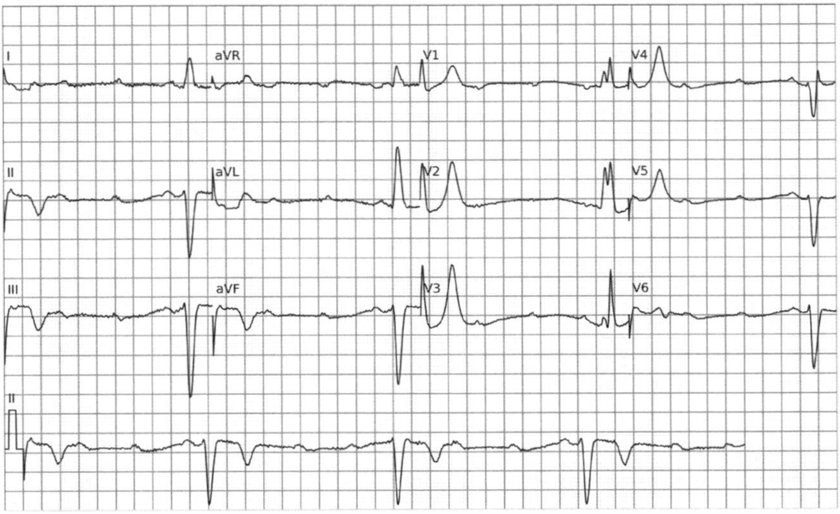

Bloqueio de ramo mascarado com evolução para bloqueio atrioventricular avançado. Evolução eletrocardiográfica do caso inicial deste capítulo. Trata-se de um paciente idoso com disfunção ventricular importante e queixa de síncopes. Durante a internação, evoluiu com episódio de bloqueio atrioventricular avançado, sendo indicado implante de marca-passo definitivo.

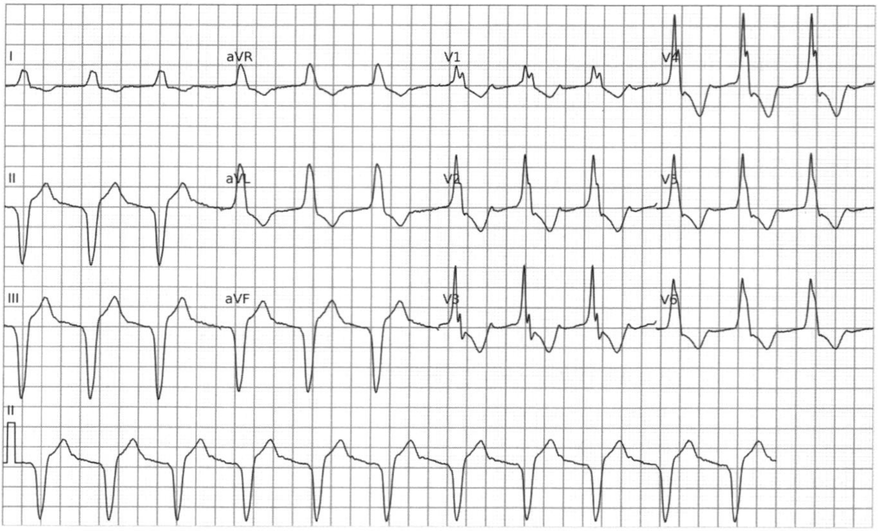

Bloqueio de ramo mascarado tipo misto. Ritmo sinusal, bloqueio atrioventricular de 1° grau (ondas P de baixa amplitude), padrão de bloqueio de ramo direito nas derivações precordiais e de bloqueio de ramo esquerdo no plano frontal com desvio de eixo para a esquerda e área eletricamente inativa na parede inferior (complexos QS). Note a ausência de ondas S em V5 e V6.

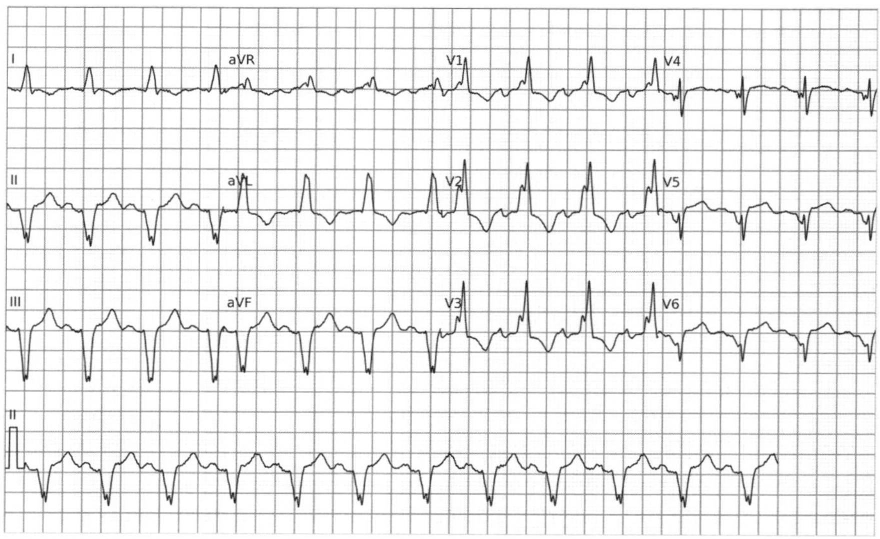

Bloqueio de ramo mascarado tipo padrão. Padrão de bloqueio de ramo direito nas derivações precordiais e padrão de bloqueio de ramo esquerdo no plano frontal com s < 1 mm em D1 e desvio de eixo para a esquerda. Observa-se também sobrecarga atrial esquerda e bloqueio atrioventricular de 1° grau.

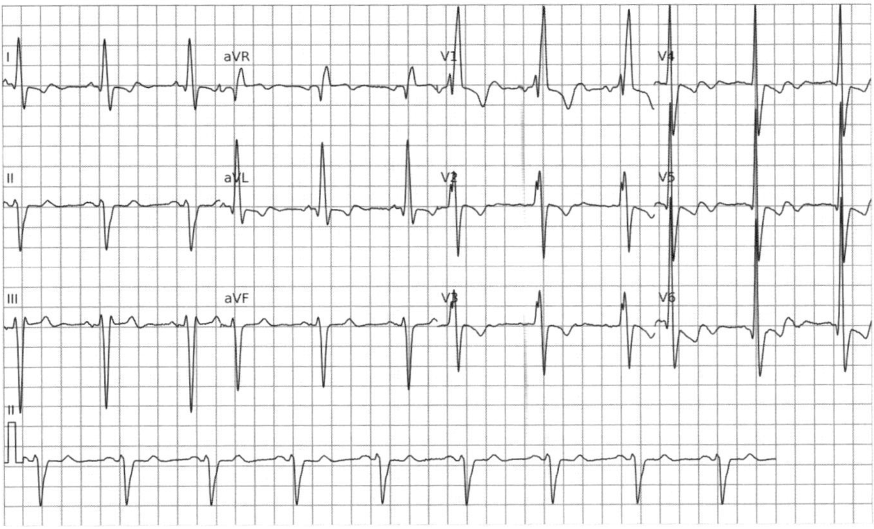

Bloqueio bifascicular típico – bloqueio de ramo direito (BRD) com bloqueio divisional anterossuperior (BDAS). A diferença entre o bloqueio bifascicular típico e o bloqueio de ramo mascarado se dá principalmente pela presença de ondas S proeminentes em D1 e aVL no BRD com BDAS.

REFERÊNCIAS

1. Elizari MV, Baranchuk A, Chiale PA. Masquerading bundle branch block: a variety of right bundle branch block with left anterior fascicular block. Expert Rev Cardiovasc Ther. 2013;11(1):69-75.
2. Richman JL, Wolff L. Left bundle branch block masquerading as right bundle branch block. Am Heart J. 1954;47(3):383-93.
3. Rosenbaum MB, Elizari MV, Lázzari JO. Los hemibloqueos. Buenos Aires: Paidos; 1968.
4. Unger PN, Lesser ME, Kugel VH, Lev M. The concept of "masquerading" bundle-branch block. Circulation. 1958;17(3):397-409.
5. Scheffer MK, De Marchi MFN, Costa ACM. Right bundle-branch block pattern in precordial leads and left bundle-branch block pattern with left axis deviation in frontal plane leads: what does this mean? JAMA Intern Med. 2022;182(12):1315.
6. Gómez Barrado JJ, Turégano Albarrán S, García Rubira JC, Hidalgo Urbano R, Pavón García M, Berjillos Cordón M, et al. Características clínicas y electrocardiográficas del bloqueo bifascicular disfrazado. Rev Española Cardiol. 1997;50(2):92-7.
7. Schroder e Souza TG, Almeida RL, Targueta GP, Felicioni SP, Pinto VBC, et Moretti MP, et al. Abstract 14845: Masquerading Bundle branch block: an electrocardiographic marker of poor prognosis. Circulation. 2015;132(Suppl 3).
8. Bayes de Luna A, Torner P, Oter R, Oca F, Guindo J, Rivera I, et al. Study of the Evolution of masked bifascicular block. Pacing Clin Electrophysiol. 1988;11(11):1517-21.
9. Schamroth L, Dekock J. The concept of "masquerading" bundle-branch block. South African Med J. 1975;49(11):399-400.
10. Puerta RC, González EC, Elizundia JMC, Torres YT. El bloqueo de rama disfrazado revisitado. Rev Fed Arg Cardiol. 2012;41(2):75-9.

49

Bloqueio divisional anteromedial

Matheus Kiszka Scheffer

Evidências apontam para a existência de uma terceira divisão do ramo esquerdo denominada fascículo septal ou anteromedial. O bloqueio divisional anteromedial (BDAM) é o termo adotado na diretriz brasileira de laudos eletrocardiográficos para descrever as alterações provocadas pelo bloqueio desse fascículo e que geram "forças anteriores proeminentes", responsáveis pelo aparecimento de ondas R amplas das derivações precordiais, principalmente V2 e V3.

CRITÉRIOS ELETROCARDIOGRÁFICOS

- Morfologia qR em V1 a V4.
- Onda R ≥ 15 mm em V2 e V3 ou desde V1, crescendo para as derivações precordiais intermediárias e diminuindo de V5 para V6.
- Salto de crescimento súbito da onda "r" de V1 para V2 ("rS" em V1 para R em V2).
- Duração do QRS < 120 ms.
- Ausência de desvio do eixo elétrico de QRS no plano frontal.
- Ondas T, em geral, negativas nas derivações precordiais direitas.

Estes critérios diagnósticos foram propostos pela Diretriz Brasileira de Laudos Eletrocardiográficos de 2022 na ausência de sobrecarga ventricular direita (SVD), hipertrofia septal ou infarto lateral.[1]
Pela ausência de critérios eletrocardiográficos universalmente aceitos, o laudo de BDAM não é recomendado pela American Heart Association (AHA), e as incertezas relacionadas a seu diagnóstico são apontadas em um consenso sobre o fascículo septal/fibras médias publicado no *Journal of Electrocardiography*.[2,3]

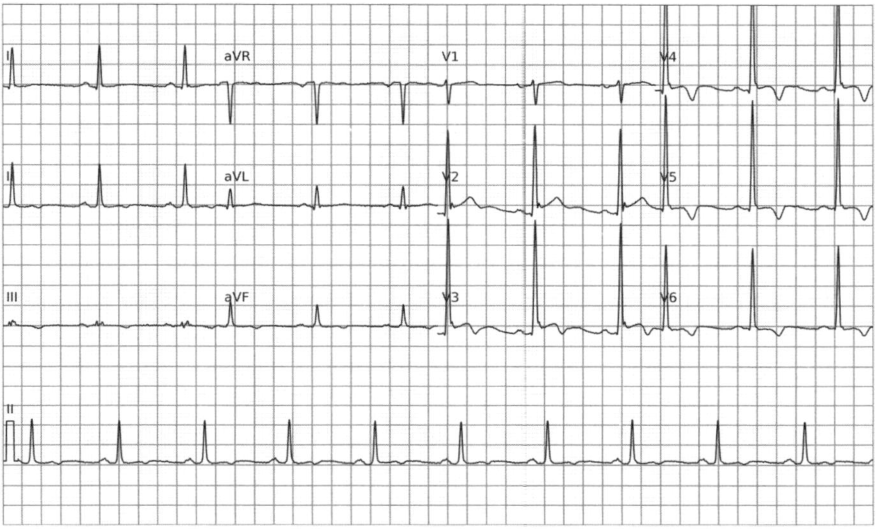

Bloqueio divisional anteromedial. Onda R ≥ 15 mm em V2 e V3, crescendo para as derivações precordiais intermediárias e diminuindo de V5 para V6. Há um salto de crescimento súbito da onda "r" de V1 para V2, e as ondas T são negativas nas derivações precordiais direitas.

A TEORIA TETRAFASCICULAR DO SISTEMA DE CONDUÇÃO INTRAVENTRICULAR

- A existência de um sistema de condução tetrafascicular é motivo de debate.[4] Segundo o trabalho clássico de Rosenbaum, o sistema de condução intraventricular apresentava 3 divisões terminais – o ramo direito e os fascículos anterossuperior e posteroinferior do ramo esquerdo –, formando o assim denominado sistema trifascicular. Entretanto, foram descritas na literatura novas fibras localizadas entre os fascículos anterossuperior e posteroinferior que receberam terminologias variadas, como fascículo septal, fascículo anteromedial ou fibras médias.[3,5]
- Há evidências anatômicas suficientes para acreditar que existe um terceiro fascículo no ramo esquerdo em boa parte da população. Em um trabalho clássico, Durrer et al. demonstraram que a ativação ventricular esquerda se inicia em 3 pontos distintos.[6] Posteriormente, Demoulin e Kulbertus demonstraram por meio de estudos patológicos a presença das 3 divisões do ramo esquerdo.[7] Apesar de esses trabalhos sustentarem a teoria tetrafascicular, os achados eletrocardiográficos do BDAM ainda são controversos e inconsistentes.

CONSIDERAÇÕES CLÍNICAS E ELETROCARDIOGRÁFICAS

- O fascículo septal, anatomicamente, é central, estende-se à região média do septo interventricular e é vascularizado por ramos septais da artéria descendente anterior ou pela artéria do nó atrioventricular (AV).[5]
- O achado mais importante do BDAM é a presença de "forças anteriores proeminentes", representadas por ondas R amplas em V2 – ocasionalmente em V1 – secundárias ao atraso na condução do potencial de ação pela região anterosseptal do ventrículo esquerdo, resultando na anteriorização das alças vetoriais do QRS no plano horizontal, com posterior incremento da amplitude em direção às derivações precordiais médias e decréscimo em V5 e V6. Esses critérios foram propostos inicialmente por Hoffman et al.[3,8]
- O diagnóstico do BDAM deveria ser clínico-eletrocardiográfico, pela necessidade de excluir outras causas de onda R alta em V1 e V2, como infarto da parede lateral, SVD e hipertrofia septal[4] (ver Onda R alta em V1 e V2 – capítulo 14).
- Um consenso de Bayés de Luna, junto com os principais proponentes desse diagnóstico eletrocardiográfico, conclui que ainda são necessários mais estudos para culpar, em termos fisiológicos, esse fascículo pelas tais forças anteriores proeminentes.[3]
- Lesão grave na artéria descendente anterior, proximal ao primeiro ramo septal, é a principal causa de BDAM e é um fator determinante de forças anteriores proeminentes de V1 a V3 durante a isquemia miocárdica aguda. Ondas R amplas também podem ser observadas durante a isquemia induzida pelo exercício.[5] Assim, o critério mais importante que indicaria a existência do BDAM seria sua natureza intermitente no contexto da isquemia aguda.[9]

ETIOLOGIA

O Quadro 1 lista as possíveis causas de BDAM descritas na literatura.

QUADRO 1 Doenças associadas ao bloqueio divisional anteromedial[5]

Doenças
Cardiomiopatia chagásica crônica
CMP-H
Diabetes *mellitus*
Isquemia coronariana
Síndrome de Kearns-Sayre

CMP-H: cardiomiopatia hipertrófica.

NOMENCLATURAS

- Diversas nomenclaturas formam utilizadas na literatura médica para se referir ao BDAM,[5] destacando-se:
  - Bloqueio fascicular septal esquerdo (nomenclatura universalmente aceita e utilizada nas publicações recentes).
  - Bloqueio das fibras médias.
  - Bloqueio divisional anteromedial (nomenclatura adotada pela Diretriz da Sociedade Brasileira de Cardiologia, em 2022).

EXEMPLOS

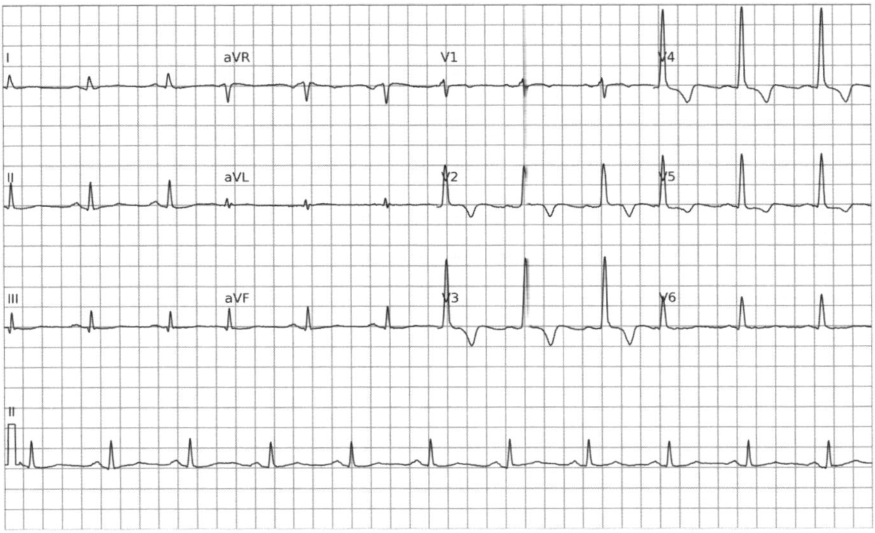

Bloqueio divisional anteromedial. Crescimento súbito da onda r de V1 para V2 (rS em V1 para R em V2), ausência de desvio do eixo elétrico de QRS no plano frontal e ondas T negativas nas derivações precordiais direitas.

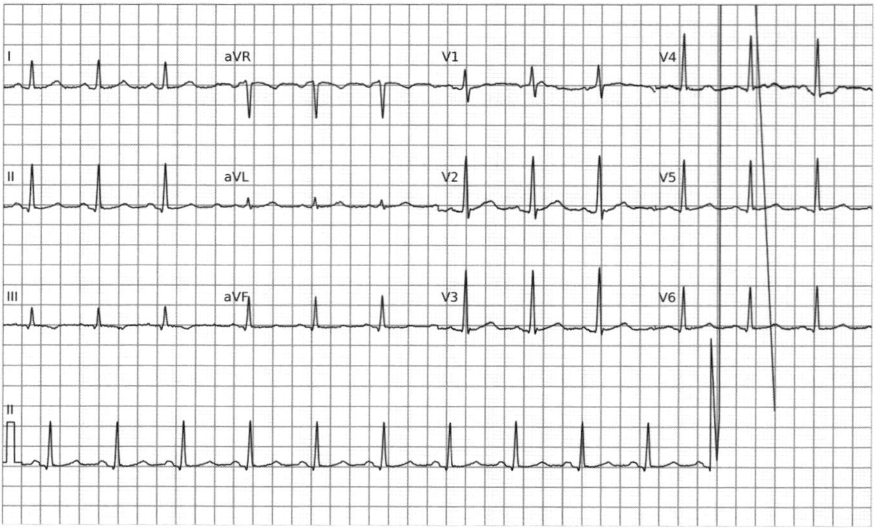

Bloqueio divisional anteromedial. Presença de onda R alta desde V1, crescendo para as derivações precordiais intermediárias e diminuindo de V5 para V6.

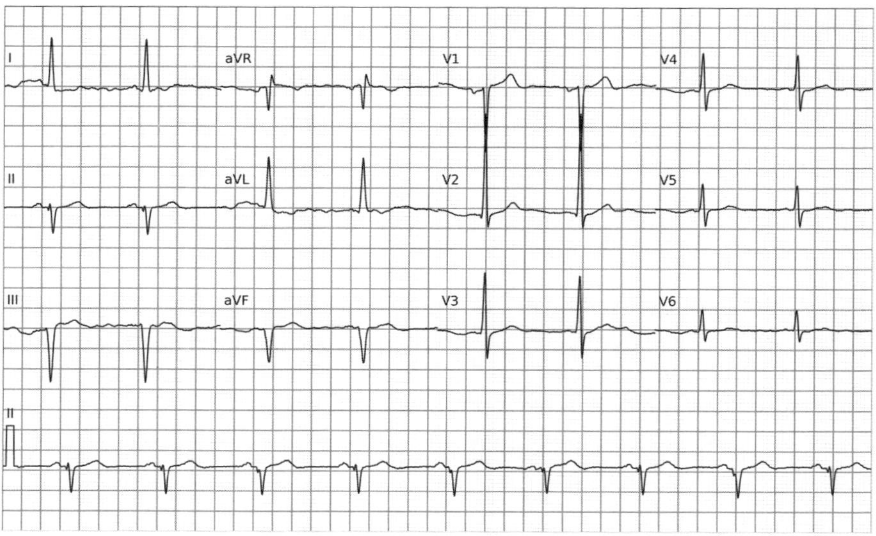

Bloqueio divisional anteromedial associado ao bloqueio divisional anterossuperior. Apresenta os critérios clássicos do bloqueio divisional anterossuperior e os propostos para o bloqueio divisional anteromedial no mesmo eletrocardiograma.

REFERÊNCIAS

1. Samesima N, God EG, Kruse JCL, Leal MG, et al. Diretriz da Sociedade Brasileira de Cardiologia sobre a Análise e Emissão de Laudos Eletrocardiográficos – 2022. Arq Bras Cardiol. 2022;93(3 Suppl 2):2-19.
2. Surawicz B, Childers R, Deal BJ, Gettes LS. AHA/ACCF/HRS recommendations for the standardization and interpretation of the electrocardiogram. Part III: Intraventricular conduction disturbances. J Am Coll Cardiol. 2009;53(11):996-81.
3. Bayés De Luna A, Riera AP, Baranchuk A, Chiale P, Iturralde P, Pastore C, et al. Electrocardiographic manifestation of the middle fibers/septal fascicle block: a consensus report. J Electrocardiol. 2012;45(5):454-60.
4. Pérez-Riera AR, Barbosa-Barros R, Daminello-Raimundo R, de Abreu LC, Nikus K. The tetrafascicular nature of the intraventricular conduction system. Clin Cardiol. 2019;42(1):169-74.
5. Pérez Riera AR, Ferreira C, Ferreira Filho C, Meneghini A, Uchida AH, Moffa PJ, et al. Electrovectorcardiographic diagnosis of left septal fascicular block: anatomic and clinical considerations. Ann Noninvasive Electrocardiol. 2011;16(2):196-207.
6. Durrer D, van Dam RT, Freud GE, Janse MJ, Meijler FL, Arzbaecher RC. Total excitation of the isolated human heart. Circulation. 1970;41(6):899-912.
7. Demoulin JC, Kulbertus HE. Histopathological examination of concept of left hemiblock. Heart. 1972;34(8):807-14.
8. Hoffman I, Mehta J, Hilsenrath J, Hamby RI. Anterior conduction delay: a possible cause for prominent anterior QRS forces. J Electrocardiol. 1976;9(1):15-21.
9. Nikus K, Birnbaum Y, Fiol-Sala M, Rankinen J, Bayés de Luna A. Conduction disorders in the setting of acute STEMI. Curr Cardiol Rev. 2021;17(1):41-9.

50

Bloqueio divisional anterossuperior

Bárbara Fontoura Dias

O bloqueio divisional anterossuperior (BDAS) refere-se à expressão do atraso de condução do impulso na divisão anterossuperior do ramo esquerdo. Os bloqueios divisionais são responsáveis pela alteração do eixo elétrico do QRS e aumentam sua duração em um grau muito menor que dos bloqueios de ramo completos, uma vez que a área bloqueada é ativada pelas fibras de Purkinje homolaterais.

O fascículo anterossuperior é estreito e sujeito à sobrecarga hemodinâmica mais intensa por estar localizado na via de saída do ventrículo esquerdo, que suporta a pressão de ejeção, sendo, portanto, um achado isolado frequente no eletrocardiograma (ECG).[1]

CRITÉRIOS ELETROCARDIOGRÁFICOS[2]

- Desvio do eixo elétrico para a esquerda no plano frontal entre –45° e –90°.
- Padrão qR em aVL.
- Padrão rS em D2, D3 e aVF com S de D3 > S de D2.
- Tempo de ativação ventricular > 45 ms em aVL.
- Duração do QRS < 120 ms.

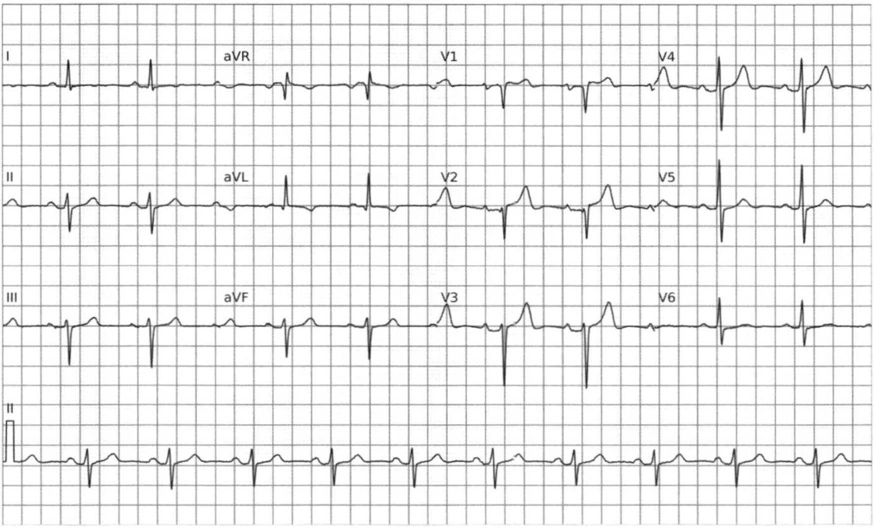

Bloqueio divisional anterossuperior. Há desvio do eixo elétrico para a esquerda no plano frontal além de –45°, morfologia qR em aVL e morfologia rS em D2, D3 e aVF com onda S de D3 maior que a onda S de D2. O tempo de ativação ventricular é > 45 ms em aVL e se nota progressão lenta da onda R no plano horizontal.

MECANISMOS

- O dano ao fascículo anterossuperior provoca alterações na sequência de despolarização ventricular (Figura 1).
- As principais alterações eletrocardiográficas ocorrem nas derivações do plano frontal: o primeiro vetor do QRS (20 ms), com direção inferior e direita, é responsável pelas ondas q nas derivações D1 e aVL e pelas ondas r em D2, D3 e aVF. O impulso chega, então, ao fascículo bloqueado e as forças principais do QRS são direcionadas superiormente e para a esquerda, produzindo ondas S profundas nas derivações D2, D3 e aVF (com onda S de D3 > D2) e deslocando o eixo elétrico do QRS entre –45° e –90°.[1,3]
- O alargamento do QRS não atinge 120 ms em um BDAS isolado não complicado, pois, ao contrário dos bloqueios de ramo, a ativação é feita pelas fibras de Purkinje homolaterais e não de forma transeptal.

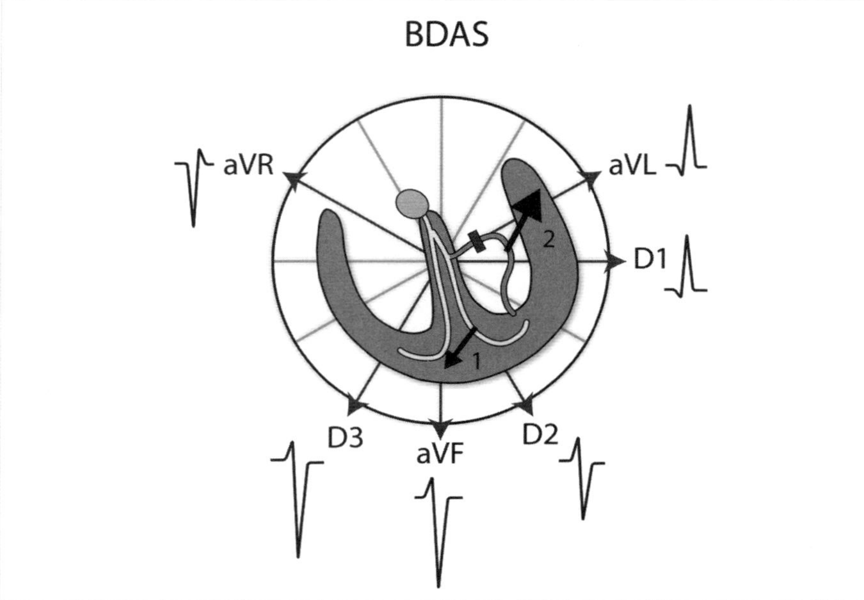

FIGURA 1 Vetores elétricos no bloqueio divisional anterossuperior (BDAS).

CONSIDERAÇÕES CLÍNICAS E ELETROCARDIOGRÁFICAS

- A prevalência do BDAS varia entre 0,9 e 1,4% e pode ser considerada um achado incidental na população em geral.[1,3]
- Na ausência de doença cardíaca associada, o BDAS não deve ser considerado um fator de risco importante para morbimortalidade cardiovascular.[1,3]
- O fascículo anterossuperior do ramo esquerdo é suprido pelos ramos septais da artéria descendente anterior e, em alguns casos, em seu segmento mais proximal, pela artéria do nó atrioventricular (AV), dividindo a irrigação parcialmente com o ramo direito. A presença de bloqueio de ramo direito (BRD), BDAS ou a associação de ambos é comum no infarto agudo da parede anterior com oclusão proximal da descendente anterior[3] (ver Infarto agudo da parede anterior – capítulo 83).
- A presença de BDAS afeta a acurácia dos critérios tradicionais de sobrecarga ventricular esquerda (SVE), e alguns critérios específicos foram estudos nesse cenário (ver Sobrecarga ventricular esquerda – capítulo 125).

- Nas derivações do plano horizontal, a zona de transição pode sofrer um deslocamento para a esquerda, produzindo uma progressão lenta da onda R, além do aumento da amplitude da onda S em V4-V6.[4,5]

ETIOLOGIA

O Quadro 1 lista as principais doenças associadas ao BDAS.

QUADRO 1 Doenças associadas ao bloqueio divisional anterossuperior

• Cardiomiopatia chagásica
• Cardiomiopatias congênitas (CIA *ostium primum*, atresia de tricúspide, ventrículo único)
• Cardiomiopatia isquêmica
• Doença de Lev-Lenegre
• Hipertensão arterial
• Infarto da parede anterior
• Síndrome da apneia obstrutiva do sono
• Valvopatia aórtica

CIA: comunicação interatrial.

DIAGNÓSTICO DIFERENCIAL

- O BDAS pode dificultar o diagnóstico de uma área eletricamente inativa na parede inferior. No BDAS típico, uma onda r é sempre observada nas derivações D2, D3 e aVF por causa da ativação precoce e sem oposição da parede inferior do ventrículo esquerdo, causada pela divisão posteroinferior do ramo esquerdo. Essa onda r desaparecerá total ou parcialmente sempre que a zona necrótica incluir as áreas de ativação precoce. Por outro lado, se o infarto poupar essas áreas, uma onda r inicial ocorrerá nas derivações inferiores e o infarto inferior poderá ser ocultado.[3,6]
- Os casos em que o eixo do QRS se encontra entre –30° e –45° podem estar relacionados aos diagnósticos diferenciais que provocam desvio de eixo do QRS para a esquerda (Quadro 2) ou a um BDAS incompleto ou de primeiro grau, e apenas a evolução com desvio além de –45° poderá confirmar o diagnóstico.[7]

QUADRO 2 Causas de desvio de eixo para a esquerda

• Área eletricamente inativa na parede inferior.
• Bloqueio zonal superior direito.
• Eixo cardíaco horizontalizado.
• Pré-excitação ventricular.
• Ritmo de marca-passo.
• SVE.

SVE: sobrecarga ventricular esquerda.

EXEMPLOS

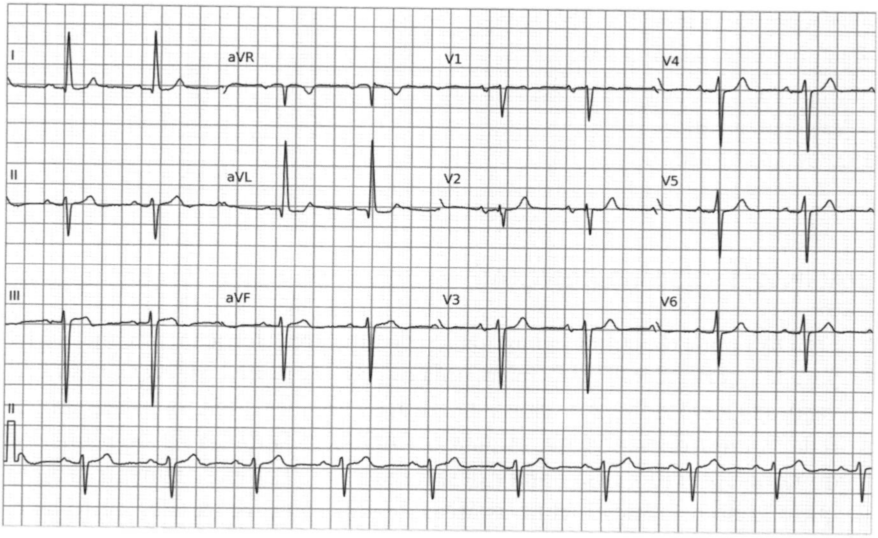

Bloqueio divisional anterossuperior com sobrecarga ventricular esquerda. Desvio do eixo elétrico para a esquerda no plano frontal além de –45°, morfologia qR em D1 e aVL e morfologia rS em D2, D3 e aVF com onda S de D3 maior que a onda S de D2 e tempo de ativação ventricular > 45 ms em aVL. Há também progressão lenta da onda R no plano horizontal. Na presença de bloqueio divisional anterossuperior, a sobrecarga ventricular esquerda pode ser diagnosticada neste eletrocardiograma pelos critérios de Gertsch e R de aVL.

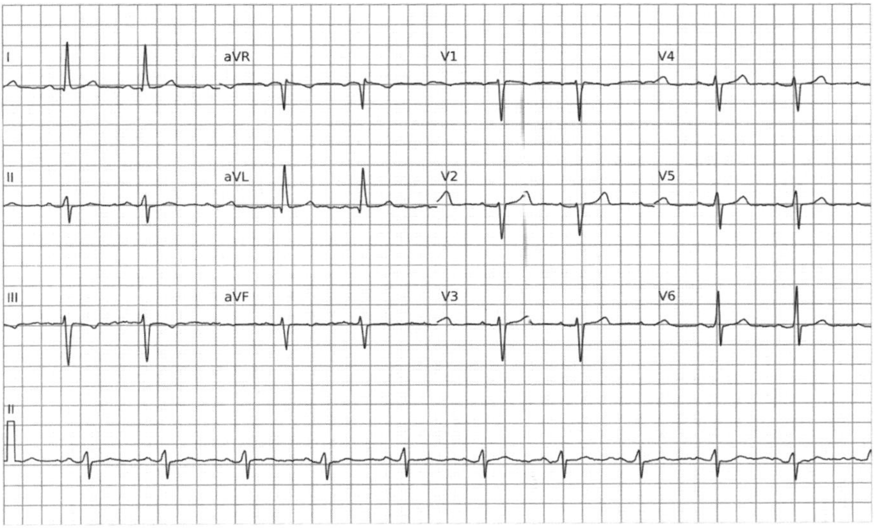

Bloqueio divisional anterossuperior. Desvio do eixo elétrico para a esquerda no plano frontal além de −45°, morfologia qR em D1 e aVL e morfologia rS em D2, D3 e aVF com onda S de D3 maior que a onda S de D2 e tempo de ativação ventricular > 45 ms em aVL. Observa-se também progressão lenta da onda R no plano horizontal e alteração da repolarização ventricular na parede inferior.

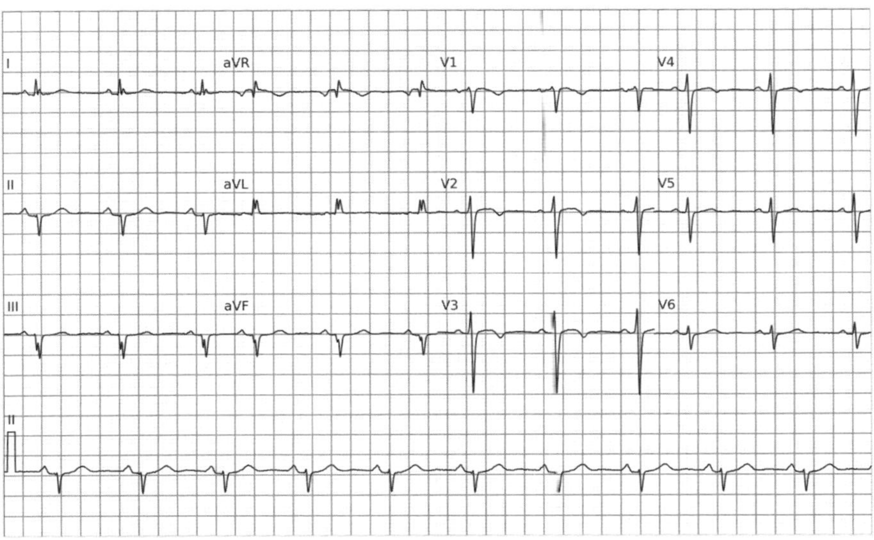

Área eletricamente inativa na parede inferior. Neste eletrocardiograma, o desvio do eixo elétrico para a esquerda foi provocado por infarto prévio e área eletricamente inativa na parede inferior. Há ondas Q patológicas em D2, D3 e aVF. Note a ausência da morfologia rS nestas derivações, critério obrigatório para o diagnóstico de bloqueio divisional anterossuperior.

REFERÊNCIAS

1. Bayes de Luna A, Fiol-Sala M, Bayes-Genis A, Baranchuk A. Clinical electrocardiography: a textbook. 5.ed. Hoboken, NJ: Wiley; 2022.
2. Surawicz B, Childers R, Deal BJ, Gettes LS. AHA/ACCF/HRS recommendations for the standardization and interpretation of the electrocardiogram. Part III: Intraventricular conduction disturbances. J Am Coll Cardiol. 2009;53(11):996-81.
3. Elizari MV, Acunzo RS, Ferreiro M. Hemiblocks revisited. Circulation. 2007;115(9):1154-63.
4. Surawicz B, Knilans TK. Chou's electrocardiography in clinical practice. 6.ed. Philadelphia: Elsevier; 2008.
5. Samesima N, God EG, Kruse JCL, Leal MG, et al. Diretriz da Sociedade Brasileira de Cardiologia sobre a Análise e Emissão de Laudos Eletrocardiográficos – 2022. Arq Bras Cardiol. 2022;93(3 Suppl 2):2-19.
6. Leonelli FM, Bagliani G, De Ponti R, Padeletti L. Intraventricular delay and blocks. Card Electrophysiol Clin. 2018;10(2):211-31.
7. Elizari MV. Fascicular blocks: update 2019. Curr Cardiol Rev. 2021;17(1):31-40.

51

Bloqueio divisional posteroinferior

Bárbara Fontoura Dias

O bloqueio divisional posteroinferior (BDPI) corresponde ao atraso da condução intraventricular da divisão posteroinferior do ramo esquerdo. Esse fascículo é mais largo e menor que o anterossuperior. Geralmente sai de modo precoce do ramo esquerdo atrás da cúspide aórtica posterior, seguindo em direção posteroinferior e atingindo a parede lateral e posterior do ventrículo esquerdo, bem como o músculo papilar posterior. É a parte menos vulnerável do sistema de condução intraventricular, sendo o achado isolado de BDPI extremamente raro.[1]

CRITÉRIOS ELETROCARDIOGRÁFICOS[2]

- Desvio do eixo elétrico no plano frontal entre 90° e 180°.
- Padrão rS de D1 e aVL.
- Padrão qR em D2, D3 e aVF com onda R de D3 > R de D2.
- Tempo de ativação ventricular > 45 ms em aVF.
- Duração do QRS < 120 ms.

Esses critérios são válidos apenas na ausência de tipo constitucional longilíneo, sobrecarga ventricular direita (SVD) ou área eletricamente inativa lateral.[3]

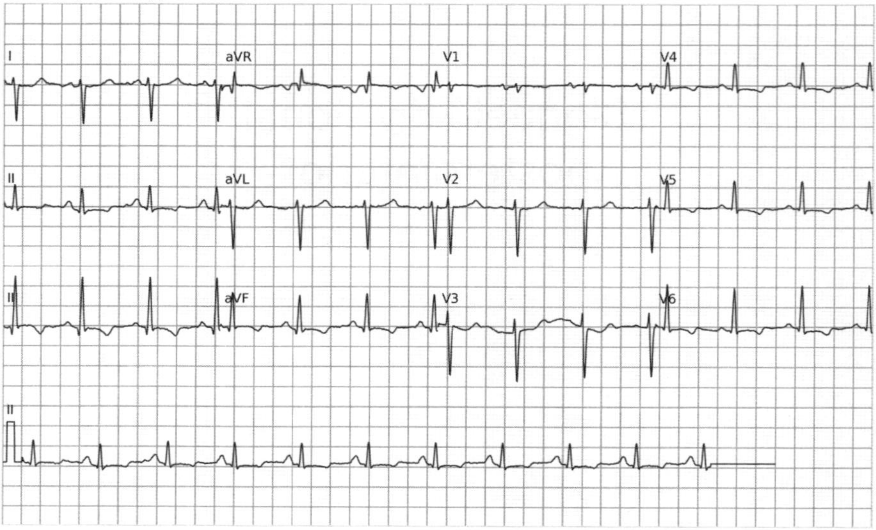

Bloqueio divisional posteroinferior. Observe o desvio do eixo elétrico para a direita no plano frontal com morfologia rS em D1 e aVL e morfologia qR em D1, D2 e aVF com onda R de D3 maior que a onda R de D2. O tempo de ativação ventricular é > 45 ms em aVF e há progressão lenta da onda R no plano horizontal.

MECANISMO

- O dano ao fascículo posteroinferior provoca alterações na sequência de despolarização ventricular (Figura 1). No BDPI, tanto o eletrocardiograma (ECG) quanto o vetocardiograma são imagens em espelho do bloqueio divisional anterossuperior (BDAS).
- O estímulo inicial atinge o ventrículo pelos vetores anterossuperior e anteromedial, iniciando a despolarização pela parede anterossuperior e centro do septo interventricular. Nos primeiros 20 ms o vetor resultante tem direção superior, para a frente e para a esquerda, o que determina uma onda r inicial em D1 e aVL e uma onda q inicial em D2, D3 e aVF.[4] A partir daí, o impulso é propagado para a parede anterolateral do ventrículo esquerdo, com a alça descrevendo uma rotação no sentido horário, sendo então a zona bloqueada despolarizada. Isso produz um segundo vetor muito poderoso direcionado para a direita, para trás e para baixo, a aproximadamente +120°, responsável pela onda S nas derivações D1 e aVL e pela onda R nas derivações D2, D3 e aVF (com onda R de D3 > R de D2).[5,6]

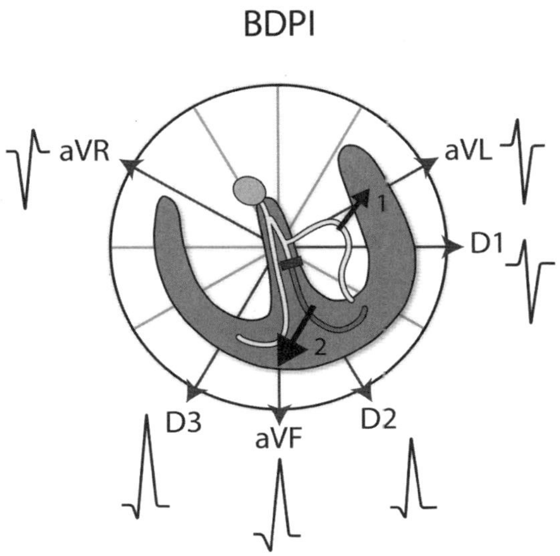

FIGURA 1 Vetores elétricos no bloqueio divisional posteroinferior (BDPI).

CONSIDERAÇÕES CLÍNICAS E ELETROCARDIOGRÁFICAS

- O BDPI isolado é um achado raro, e existem poucos estudos sobre sua prevalência na população. De acordo com Perez-Riera et al., sua prevalência é inferior a 0,1% entre os distúrbios de condução intraventriculares.[7]
- Por se tratar de um distúrbio mais complexo do sistema de condução intraventricular, teoricamente tem um pior prognóstico.[6]
- O fascículo posteroinferior é a área menos vulnerável do sistema de condução intraventricular em razão de sua anatomia (mais curto e largo que o fascículo anterossuperior), dupla irrigação sanguínea – descendente anterior esquerda e coronária direita – e topografia – localizado na via de entrada do ventrículo esquerdo –, sofrendo menos sobrecarga hemodinâmica. Portanto, é um achado isolado menos comum no ECG, e geralmente é encontrado em conjunto com bloqueio de ramo direito (BRD)[5,7] (ver Bloqueio bifascicular – capítulo 52).
- Lesões extensas são necessárias para alterar a condução do estímulo nesse fascículo. Quando elas ocorrem, presume-se que a extensão da doença também já tenha afetado o ramo direito e o fascículo anterossuperior esquerdo, sendo frequente a evolução para bloqueio atrioventricular total (BAVT).[8]

- Obrigatoriamente, o diagnóstico de um BDPI deve ser clínico-eletrocardiográfico, devendo ser descartados diagnósticos diferenciais como: coração com eixo verticalizado, sobrecarga ventricular direita (SVD) (especialmente nas doenças pulmonares crônicas) e infarto da parede anterior extensa (QS em D1 e aVL).[5,7]
- O BDPI pode provocar uma progressão lenta da onda R no plano horizontal como consequência do deslocamento posterior e para a direita das forças terminais do QRS.
- Geralmente, a duração do QRS não atinge 120 ms no BDPI isolado, pois a ativação da área bloqueada é feita de forma intraventricular e não via transeptal.

ETIOLOGIA

O Quadro 1 lista as principais doenças associadas ao BDPI.

QUADRO 1 Doenças associadas ao bloqueio divisional posteroinferior

• Cardiomiopatia chagásica
• Cardiomiopatias infiltrativas
• Doença arterial coronária
• Doença de Lev-Lenegre
• Miocardite
• Valvopatia aórtica

DIAGNÓSTICO DIFERENCIAL

O Quadro 2 apresenta outras causas de desvio de eixo para a direita.

QUADRO 2 Causas de desvio de eixo para a direita

• Área eletricamente inativa anterior extensa.
• Bloqueio zonal posterior do ramo direito.
• Coração com eixo verticalizado.
• Doença pulmonar obstrutiva crônica.
• Sobrecarga ventricular direita.
• Troca de eletrodos dos membros.

REFERÊNCIAS

1. Elizari MV, Acunzo RS, Ferreiro M. Hemiblocks revisited. Circulation. 2007;115(9):1154-63.
2. Surawicz B, Childers R, Deal BJ, Gettes LS. AHA/ACCF/HRS recommendations for the standardization and interpretation of the electrocardiogram. Part III: Intraventricular conduction disturbances. J Am Coll Cardiol. 2009;53(11):996-81.
3. Samesima N, God EG, Kruse JCL, Leal MG, et al. Diretriz da Sociedade Brasileira de Cardiologia sobre a Análise e Emissão de Laudos Eletrocardiográficos – 2022. Arq Bras Cardiol. 2022;93 (3 Suppl 2):2-19.
4. Sanches PCR, Moffa PJ. Eletrocardiograma – normal e patológico – Tranchesi. São Paulo: Roca; 2001.
5. Elizari MV. Fascicular blocks: update 2019. Curr Cardiol Rev. 2021;17(1):31-40.
6. Bayes de Luna A, Fiol-Sala M, Bayes-Genis A, Baranchuk A. Clinical electrocardiography: a textbook. 5.ed. Hoboken, NJ: Wiley; 2022.
7. Pérez-Riera AR, Barbosa-Barros R, Daminello-Raimundo R, de Abreu LC, Mendes JET, Nikus K. Left posterior fascicular block, state-of-the-art review: a 2018 update. Indian Pacing Electrophysiol J. 2018;18(6):217-30.
8. Leonelli FM, Bagliani G, De Ponti R, Padeletti L. Intraventricular delay and blocks. Card Electrophysiol Clin. 2018;10(2):211-31.

52

Bloqueio bifascicular

Matheus Kiszka Scheffer

O bloqueio bifascicular se refere a diferentes combinações de bloqueios divisionais com bloqueio de ramo direito (BRD). Desse modo, existem três situações possíveis:

1. BRD + bloqueio divisional anterossuperior (BDAS).
2. BRD + bloqueio divisional posteroinferior (BDPI).
3. BDAS + BDPI (que se manifesta como bloqueio de ramo esquerdo – BRE).[1,2]

O consenso de 2009 da AHA/ACCF/HRS não recomenda o uso dos termos "bloqueio bifascicular", "bloqueio trifascicular" ou "bloqueio multifascicular", pois há grande variação anatômica e patológica capaz de produzir esses padrões. Assim, recomenda-se sempre descrever separadamente quais as estruturas que apresentam os critérios eletrocardiográficos de bloqueio.[3]

PADRÕES ELETROCARDIOGRÁFICOS

- BRD + BDAS.
- BDR + BDPI.
- BDPI + BDAS (manifesta-se como BRE).

NATUREZA TRIFASCICULAR DO SISTEMA DE CONDUÇÃO

- A publicação de *Los hemibloqueos* por Rosenbaum, Elizari e Lazzari em 1968 trouxe grandes avanços no entendimento do sistema de condução e da anatomia do ramo esquerdo com seus fascículos anterossuperior e posteroinferior.[4] Essas duas divisões do ramo esquerdo em conjunto com o ramo direito formam o que se denomina sistema trifascicular de condução intraventricular.[5,6]
- Posteriormente, o estudo com corações humanos feito por Demoulin e Kulbertus estabeleceu a presença de um terceiro fascículo do ramo esquerdo – o fascículo septal (também denominado divisão anteromedial ou fibras médias).[7] Contudo, a existência de um sistema de condução intraventricular tetrafascicular ainda é motivo de debate.[8] Apesar dos grandes defensores do bloqueio divisional anteromedial (BDAM), não há evidências definitivas e critérios eletrocardiográficos universalmente aceitos para seu diagnóstico[5,9] (ver Bloqueio divisional anteromedial – capítulo 49).
- Assim, quando os bloqueios são classificados em bifasciculares ou trifasciculares, assume-se a existência de três fascículos: o ramo direito e os fascículos anterossuperior e posteroinferior do ramo esquerdo. Para esse propósito, o fascículo septal não é considerado.[5,6]

BLOQUEIO DE RAMO DIREITO + BLOQUEIO DIVISIONAL ANTEROSSUPERIOR

- O BRD associado ao BDAS é de longe a combinação de bloqueios mais comuns observada na prática clínica, com prevalência de quase 1%. O BDAS geralmente precede o aparecimento do BRD.[5,10]
- O eletrocardiograma (ECG) exibe os padrões comuns a ambos os bloqueios descritos individualmente[11] (ver Bloqueio de ramo direito – capítulo 46; Bloqueio divisional anterossuperior – capítulo 50).
- Sempre que o BRD apresentar desvio do eixo elétrico do QRS para a esquerda entre –60° e –120°, o BDAS deve ser considerado.[5] O BDAS se faz presente quando a primeira porção e as forças iniciais do QRS apontam para –60° com padrão rS em D2, D3 e aVF. As forças terminais que correspondem ao BRD são orientadas para a direita a aproximadamente 180°, produzindo atraso final e alargamento do QRS com as características típicas do BRD.[12]
- Em um estudo com 1.658 pacientes, foram encontrados 15 casos de BRD + BDAS (0,9%), e as causas clínicas mais comuns foram doença

arterial coronariana (DAC) (10%), hipertensão arterial (25%), DAC + hipertensão arterial (17,8%), miocardite chagásica (27,8%) e doença de Lev-Lenegre (10,7%).[5]

- Uma forma peculiar de BRD com BDAS é o bloqueio de ramo mascarado (ver Bloqueio de ramo mascarado – capítulo 48).
- O BRD novo, principalmente quando associado ao BDAS, em paciente com infarto agudo do miocárdio (IAM) pode estar associado a oclusão proximal da artéria descendente anterior (ver Infarto com bloqueio de ramo direito – capítulo 88; Infarto agudo da parede anterior – capítulo 83).

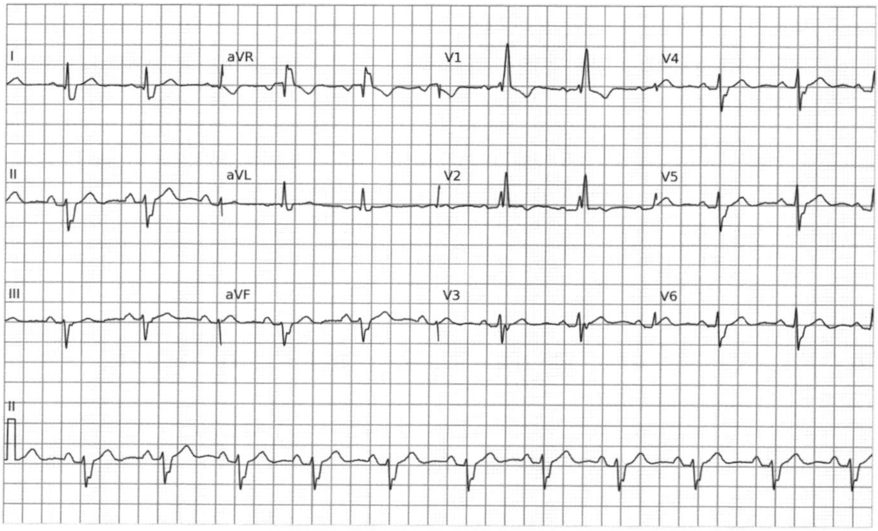

Bloqueio de ramo direito associado ao bloqueio divisional anterossuperior. O eletrocardiograma apresenta as características de ambos os bloqueios. A duração do QRS é > 120 ms com padrão rsR′ em V1 e ondas S empastadas em D1, aVL, V5 e V6, características do bloqueio de ramo direito. Além disso, há o desvio do eixo elétrico para a esquerda além de –45° com padrão rS na parede inferior, característicos do bloqueio divisional anterossuperior.

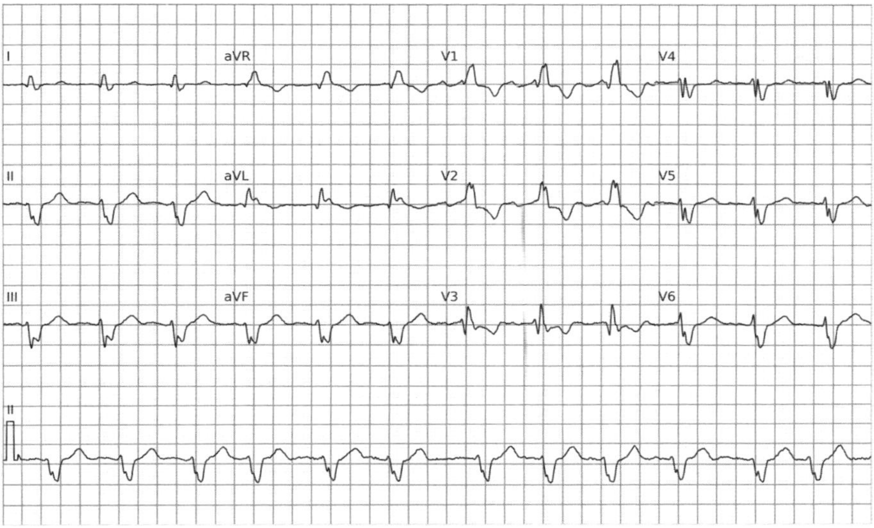

Bloqueio de ramo direito associado a bloqueio divisional anterossuperior. Ritmo de fibrilação atrial e eletrocardiograma apresentando os critérios tanto de bloqueio de ramo direito, quanto de bloqueio divisional anterossuperior.

BLOQUEIO DE RAMO DIREITO + BLOQUEIO DIVISIONAL POSTEROINFERIOR

- O BDPI é o mais raro dos bloqueios intraventriculares e extremamente incomum isoladamente.[13] Na maior parte das vezes, é visto em associação com o BRD.
- O ECG exibe os padrões comuns aos bloqueios descritos individualmente[11] (ver Bloqueio de ramo direito – capítulo 88; Bloqueio divisional posteroinferior – capítulo 51).
- A porção inicial do QRS corresponde ao BDPI, com desvio do eixo elétrico para a direita entre 100° e 135°. Já a porção final orientada entre 150° e 180° corresponde ao BRD. Da mesma forma que o BDPI isolado, a sobrecarga ventricular direita (SVD) e o coração verticalizado devem ser excluídos para seu diagnóstico.[5]
- As principais causas de BRD com BDPI são DAC e cardiomiopatias.[5] Essa combinação indica maior extensão de doença no sistema de condução e maior incidência de bloqueio atrioventricular (BAV).[10]

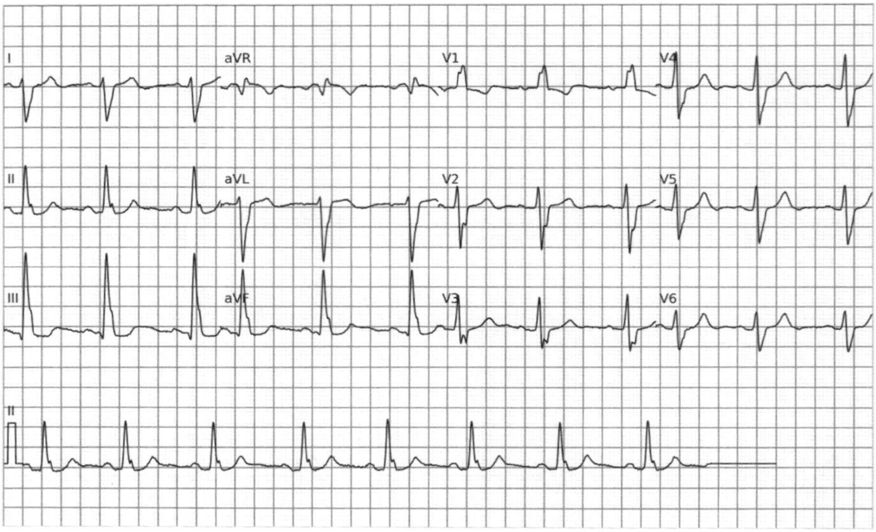

Bloqueio de ramo direito associado ao bloqueio divisional posteroinferior. O eletrocardiograma apresenta as características de ambos os bloqueios. Observe a duração do QRS > 120 ms com R puro em V1 e ondas S empastadas em D1, aVl, V5 e V6, características do bloqueio de ramo direito, além do desvio do eixo elétrico para a direita com padrão rS em D1 e aVL, característicos do bloqueio divisional posteroinferior.

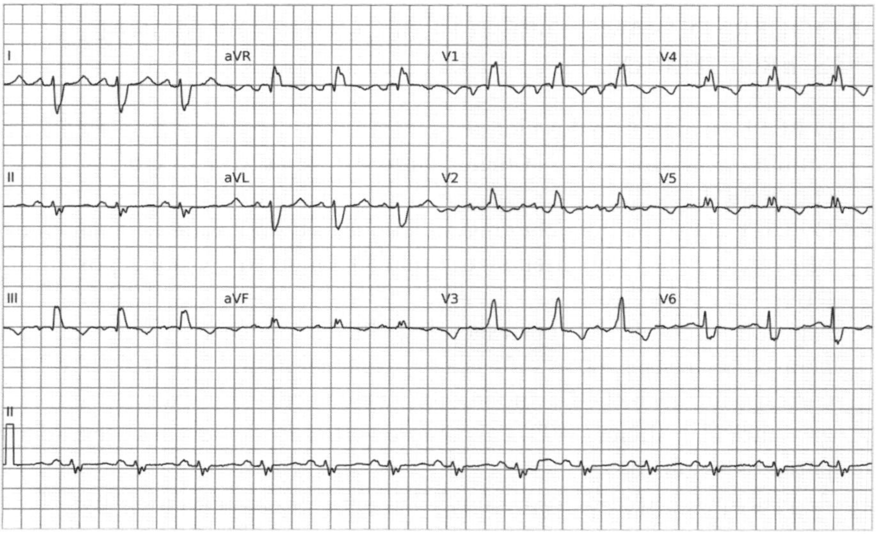

Bloqueio de ramo direito associado ao bloqueio divisional posteroinferior. O eletrocardiograma apresenta as características de ambos os bloqueios: duração do QRS > 120 ms com morfologia qR em V1 e ondas S empastadas em D1, aVl, V5 e V6 características do bloqueio de ramo direito; e desvio do eixo elétrico para a direita com padrão rS em D1 e aVL característicos do bloqueio divisional posteroinferior.

BLOQUEIO DIVISIONAL ANTEROSSUPERIOR + BLOQUEIO DIVISIONAL POSTEROINFERIOR

- A combinação de BDAS com BDPI é equivalente ao padrão de BRE.[6]
- Alguns autores acreditam que em determinados casos a ativação pelo fascículo septal pode ser responsável pela despolarização inicial normal, embora o restante do ventrículo esquerdo se despolarize com atraso. Nesses casos, o BRE poderia exibir onda r inicial em V1 e q em V6.[14]

PROGNÓSTICO

- A associação de BRD com BDAS apresenta baixa mortalidade, morbidade e progressão para bloqueio atrioventricular total (BAVT), apesar de um número limitado de estudos com seguimento de grande número de pacientes.[10]
- A progressão de bloqueio bifascicular, associado ou não ao prolongamento do intervalo PR, para BAVT parece ser infrequente entre pacientes assintomáticos. Um estudo demonstrou a progressão de 1% ao ano em pacientes com bloqueio bifascicular ou trifascicular. Entre pacientes com síncope ou outros sintomas, a probabilidade de progressão para BAV avançado parece ser mais alta.[2]
- Quando há bloqueio bifascicular em pacientes com síncope de origem inexplicada, a Diretriz da Sociedade Europeia de Cardiologia (*European Society of Cardiology* – ESC) recomenda a realização de estudo eletrofisiológico seguida de *looper* caso o estudo seja negativo para documentação de BAVT. Entretanto, o implante empírico de marca-passo pode ser aceitável em pacientes selecionados com alto risco de recorrência traumática (p. ex., idosos com síncopes imprevisíveis).[15]

REFERÊNCIAS

1. Issa Z, Miller J, Zipes D. Clinical arrhythmology and electrophysiology: a companion to Braunwald's heart disease. 3.ed. Philadelphia: Elsevier; 2019.
2. Sauer WH. Chronic bifascicular blocks [Internet]. Uptodate 2022.
3. Surawicz B, Childers R, Deal BJ, Gettes Leonard S. AHA/ACCF/HRS recommendations for the standardization and interpretation of the electrocardiogram. Part III: Intraventricular conduction disturbances. J Am Coll Cardiol. 2009;53(11):996-81.
4. Rosenbaum MB, Elizari M V, Lázzari JO. Los hemibloqueos. Buenos Aires: Paidos; 1968.
5. Elizari MV. Fascicular blocks: update 2019. Curr Cardiol Rev. 2021;17(1):31-40.
6. Bayes de Luna A, Fiol-Sala M, Bayes-Genis A, Baranchuk A. Clinical electrocardiography: a textbook. 5.ed. Hoboken, NJ: Wiley; 2022.
7. Demoulin JC, Kulbertus HE. Histopathological examination of concept of left hemiblock. Heart. 1972;34(8):807-14.

8. Pérez-Riera AR, Barbosa-Barros R, Daminello-Raimundo R, de Abreu LC, Nikus K. The tetrafascicular nature of the intraventricular conduction system. Clin Cardiol. 2019;42(1):169-74.
9. Bayés De Luna A, Riera AP, Baranchuk A, Chiale P, et al. Electrocardiographic manifestation of the middle fibers/septal fascicle block: a consensus report. J Electrocardiol. 2012;45(5):454-60.
10. Leonelli FM, Bagliani G, De Ponti R, Padeletti L. Intraventricular delay and blocks. Card Electrophysiol Clin. 2018;10(2):211-31.
11. Samesima N, God EG, Kruse JCL, Leal MG, et al. Diretriz da Sociedade Brasileira de Cardiologia sobre a Análise e Emissão de Laudos Eletrocardiográficos – 2022. Arq Bras Cardiol. 2022;93(3 Suppl 2):2-19.
12. Elizari M V, Baranchuk A, Chiale PA. Masquerading bundle branch block: a variety of right bundle branch block with left anterior fascicular block. Expert Rev Cardiovasc Ther. 2013;11(1):69-75.
13. Pérez-Riera AR, Barbosa-Barros R, Daminello-Raimundo R, de Abreu LC, Mendes JET, Nikus K. Left posterior fascicular block, state-of-the-art review: a 2018 update. Indian Pacing Electrophysiol J. 2018;18(6):217-30.
14. Pérez Riera AR, Ferreira C, Ferreira Filho C, Meneghini A, Uchida AH, Moffa PJ, et al. Electrovectorcardiographic diagnosis of left septal fascicular block: anatomic and clinical considerations. Ann Noninvasive Electrocardiol. 2011;16(2):196-207.
15. Brignole M, Moya A, de Lange FJ, Deharo J-C, Elliot PM, Fanciulli A, et al. 2018 ESC guidelines for the diagnosis and management of syncope. Eur Heart J. 2018;39(21):1883-948.

53

Bloqueio trifascicular

Matheus Kiszka Scheffer

O bloqueio trifascicular refere-se à existência de atraso de condução pelo ramo direito e tronco do ramo esquerdo ou de ambos os seus fascículos, anterossuperior e posteroinferior.

O padrão eletrocardiográfico dependerá do grau relativo de bloqueio nos fascículos afetados. Todavia, sua documentação eletrocardiográfica é rara durante uma condução atrioventricular (AV) 1:1.[1,2] O termo "bloqueio trifascicular" também tem sido usado equivocadamente na literatura para descrever a associação de bloqueio bifascicular com bloqueio atrioventricular (BAV) de 1º grau.

PADRÕES ELETROCARDIOGRÁFICOS

- BAV de 3º grau com ritmo de escape com QRS largo e bizarro.
- Bloqueio de ramo alternante.
- Bloqueio de ramo direito (BRD) fixo com alternância entre bloqueio divisional anterossuperior (BDAS) e bloqueio divisional posteroinferior (BDPI).

NATUREZA TRIFASCICULAR DO SISTEMA DE CONDUÇÃO

- Considerações a respeito da natureza trifascicular do sistema de condução foram feitas no capítulo sobre bloqueio bifascicular (ver Bloqueio bifascicular – capítulo 52).

- Para classificar o bloqueio em bifascicular ou trifascicular, assume-se a existência de 3 fascículos: o ramo direito e os fascículos anterossuperior e posteroinferior do ramo esquerdo.[3]

BLOQUEIO DE RAMO ALTERNANTE

- O bloqueio de ramo alternante se caracteriza pela presença do padrão eletrocardiográfico de BRD que se alterna com o de BRE, seja batimento a batimento ou registrado em dias diferentes.
- A maior parte desses pacientes irá evoluir com BAV avançado ou bloqueio atrioventricular total (BAVT) nas próximas semanas, especialmente quando acompanhado de alterações no intervalo PR.[2]
- Esse fenômeno raro indica doença infranodal e instabilidade do sistema His-Purkinje, sendo, portanto, indicativo para o implante de marca-passo assim que ele for detectado, mesmo na ausência de sintomas.[4]

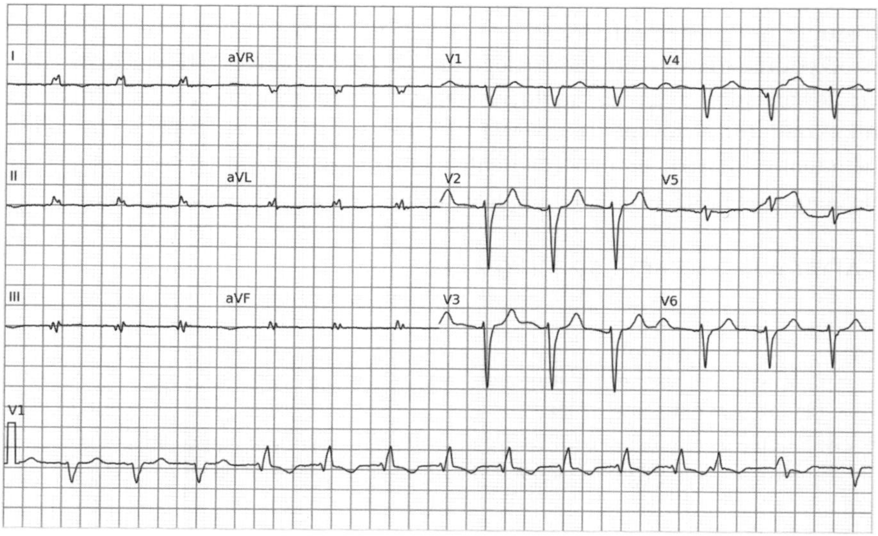

Bloqueio de ramo alternante. Ritmo juncional com a presença de alternância entre padrões de bloqueio de ramo direito e bloqueio de ramo esquerdo bastante evidentes em V1.

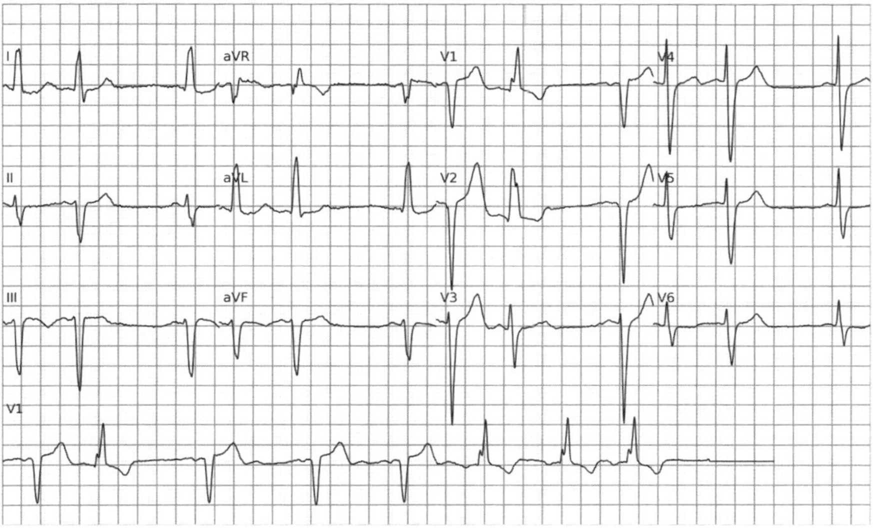

Bloqueio de ramo alternante. Alternância entre um padrão bloqueio de ramo esquerdo com desvio de eixo para a esquerda com bloqueio de ramo direito.

ASSOCIAÇÃO DE BLOQUEIOS INTRAVENTRICULARES COM BLOQUEIO ATRIOVENTRICULAR DE 1º GRAU

- Apesar de comum na literatura, a combinação de bloqueio bifascicular com BAV de 1º grau não deveria ser considerada um bloqueio trifascicular. Os BAV podem estar localizados tanto no nó AV quanto no feixe de His. Contudo, o BAV de 1º grau na maioria das vezes tem localização nodal[1,5] (ver Bloqueio atrioventricular de 1º grau – capítulo 40).
- O intervalo PR no eletrocardiograma (ECG) não parece ser útil em selecionar os pacientes que poderiam apresentar condução prolongada pelo feixe de His, mas intervalos PR muito prolongados (> 300 ms) quase sempre indicam que o atraso de condução se encontra no nó AV.[1,6]

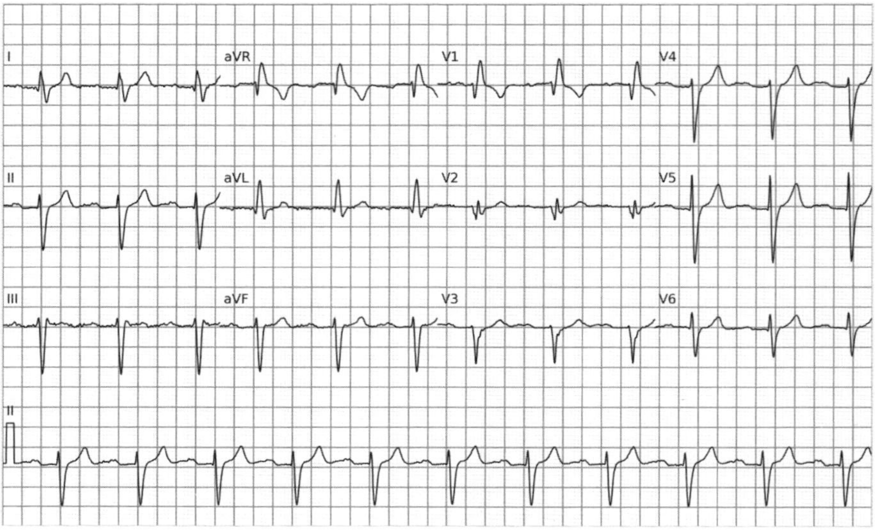

Bloqueio bifascicular – bloqueio de ramo direito (BRD) e bloqueio divisional anterossuperior (BDAS) – com bloqueio atrioventricular de 1° grau. Essa associação é erroneamente chamada na literatura com um padrão de bloqueio trifascicular. Além do BRD, do BDAS e do bloqueio atrioventricular de 1° grau, observe também, neste eletrocardiograma, a presença de área inativa anteroapical.

REFERÊNCIAS

1. Issa Z, Miller J, Zipes D. Clinical arrhythmology and electrophysiology: a companion to Braunwald's heart disease. 3.ed. Philadelphia: Elsevier; 2019.
2. Sauer WH. Chronic bifascicular blocks [Internet]. Uptodate. 2022.
3. Elizari MV. Fascicular blocks: update 2019. Curr Cardiol Rev. 2021;17(1):31-40.
4. Glikson M, Nielsen JC, Kronborg MB, Michowitz Y, Auricchio A, Barbash IM, et al. 2021 ESC guidelines on cardiac pacing and cardiac resynchronization therapy. Eur Heart J. 2021;42(35):3427-520.
5. Alencar Neto JN de. Tratado de ECG. Salvador: Sanar; 2022.
6. Leonelli FM, Bagliani G, De Ponti R, Padeletti L. Intraventricular delay and blocks. Card Electrophysiol Clin. 2018;10(2):211-31.

54

Bloqueio interatrial

José Nunes de Alencar Neto

Uma alteração frequente em pacientes com mais de 59 anos é o bloqueio interatrial (BIA). Essa condição, representada em mais de 30% dos eletrocardiogramas (ECG) quando se considera o ponto de corte de 100 ms, proposto por Spodick, é decorrente do remodelamento miocárdico e elétrico atrial.

Esse processo acarreta desafios clínicos diversos, desde dissincronia interatrial até possível ativação da cascata trombogênica. Fatores de risco cardiovasculares, incluindo diabetes *mellitus*, doença arterial coronariana (DAC), hipercolesterolemia, hipertensão, obesidade, apneia obstrutiva do sono, tabagismo, sedentarismo e idade avançada, têm um papel crítico na formação dessa condição.[1,2] Como será visto, o entendimento do BIA é essencial na prática cardiológica diária.

CRITÉRIOS ELETROCARDIOGRÁFICOS

BIA parcial ou de 1° grau:

- Onda P ≥ 120 ms em D2, D3 e aVF.

BIA de 2° grau:

- Evolução da condução interatrial normal para o padrão de 1° ou 3° grau de maneira intermitente ("aberrância atrial").

BIA avançado ou de 3° grau:

- Onda P ≥ 120 ms em D2, D3 e aVF com morfologia *plus-minus*.

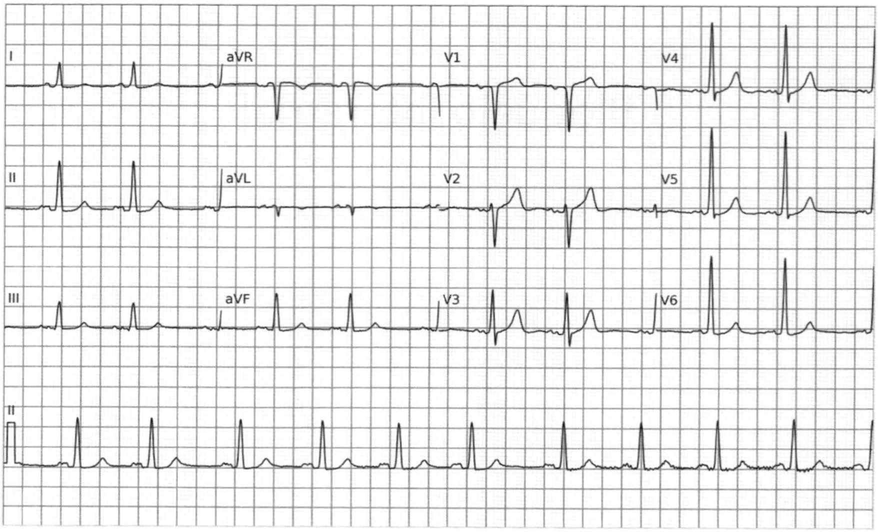

Bloqueio interatrial parcial ou de 1° grau. Paciente masculino de 79 anos exibindo onda P entalhada e com duração > 120 ms em D2, D3 e aVF.

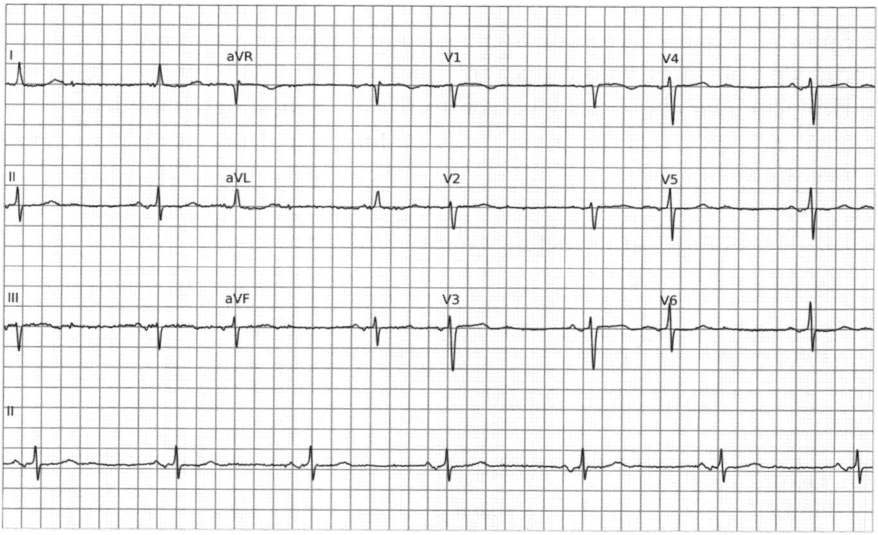

Bloqueio interatrial avançado ou de 3° grau. Paciente feminina de 91 anos exibindo bradicardia sinusal e onda P com duração > 120 ms e morfologia *plus-minus* em D2, D3 e aVF.

MECANISMO

- A condução interatrial se dá com predominância pela região de Bachmann em 2/3 dos casos, e em 1/3 dos casos essa condução ocorre, predominantemente, através da fossa oval. Raramente, é comandada pela condução através do seio coronário.[3,4]
- Atrasos na condução dessa região de Bachmann, por remodelamento elétrico ou fibrose, é que cursam com o BIA.
- O aumento de duração de complexos ou segmentos no ECG significa, na verdade, atraso de condução. O BIA, portanto, pode ocorrer na ausência de sobrecarga atrial esquerda (SAE).
- Segundo Bayés de Luna, o BIA pode ser de 1º, 2° ou 3º grau.[5] O BIA de 1º grau tem uma onda P com duração > 120 ms em qualquer derivação do ECG; ela é bífida, ou seja, possui dois picos. O BIA de 3º grau ocorre porque o impulso é bloqueado em Bachmann e, também, na fossa oval, havendo passagem apenas pelo seio coronário. O BIA de 2º grau é a evolução de condução interatrial normal para o padrão de 1º grau ou de 1º grau para 3° grau de maneira intermitente no mesmo traçado ou em momentos diferentes.
- "Mas eu aprendi que uma onda P que dura mais que 120 ms seria SAE." Esse achado possui uma RV+ de 0,94 e uma RV– de 1,14 para diagnóstico de SAE, sendo, portanto, inútil para esse diagnóstico.[6,7]

CONSIDERAÇÕES CLÍNICAS E ELETROCARDIOGRÁFICAS

- Pela associação do BIA com arritmias supraventriculares (principalmente fibrilação atrial – FA – e *flutter* atrial – FLA), Conde e Baranchuk propuseram o termo "síndrome de Bayés" para descrever o risco de possíveis fenômenos tromboembólicos em pacientes com BIA.[8,9]
- Em um estudo de 30 meses com 16 pacientes com BIA avançado (de 3º grau) e doença cardíaca estrutural, comparados a 22 pacientes com BIA parcial (de 1º grau) e achados ecocardiográficos similares ao primeiro grupo, notou-se incidência significativamente maior de arritmias supraventriculares no grupo com BIA avançado (93,7% x 27,7%, p < 0,001).[10]
- A incidência de arritmias supraventriculares no grupo com BIA parcial também é alta. Na verdade, tanto o BIA parcial como o avançado são fatores de risco para o desenvolvimento dessas arritmias.
- O Registro Bayes, publicado em 2020, também mostrou que o BIA avançado está independentemente associado a eventos isquêmicos cerebrais.[11]

EXEMPLOS

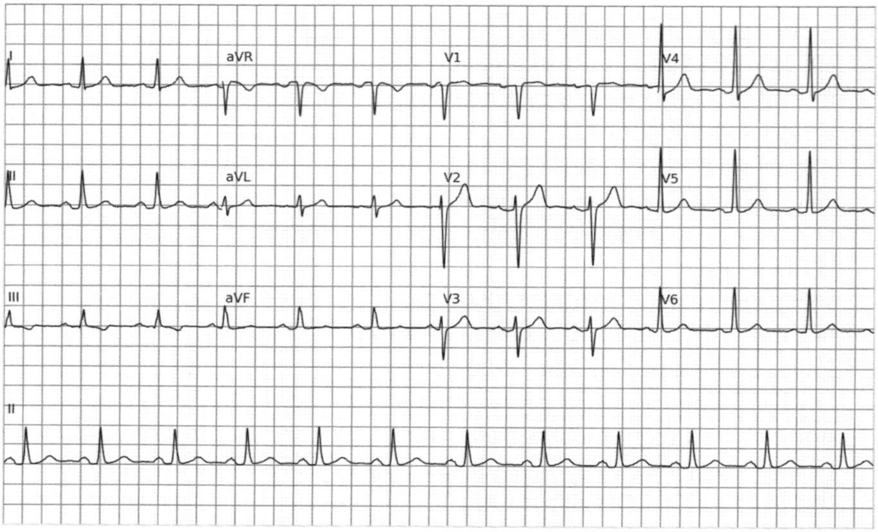

Bloqueio interatrial parcial ou de 1° grau. Paciente masculino de 61 anos. O eletrocardiograma apresenta onda P com duração > 120 ms em D2, D3 e aVF.

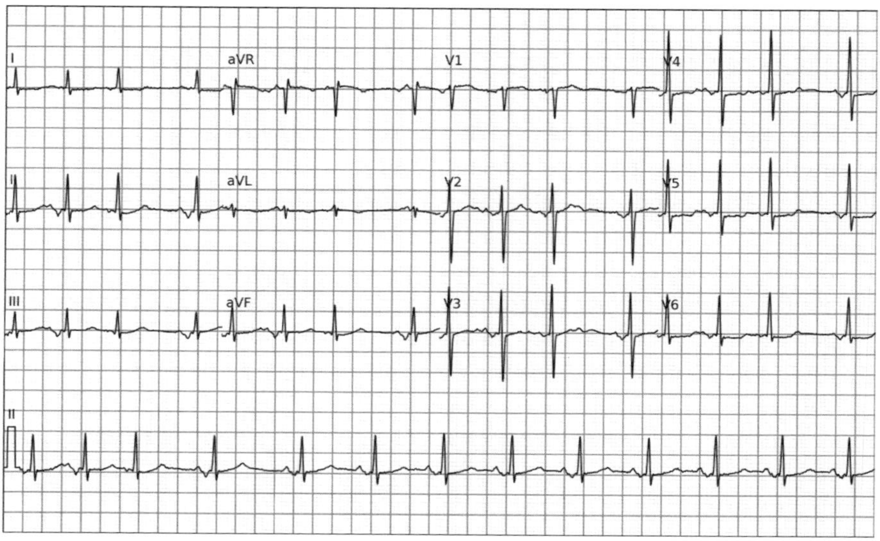

Bloqueio interatrial avançado ou de 3° grau. Paciente feminina de 70 anos. Onda P com duração > 120 ms e com morfologia *plus-minus* em D2, D3 e aVF. Há também extrassístoles supraventriculares isoladas.

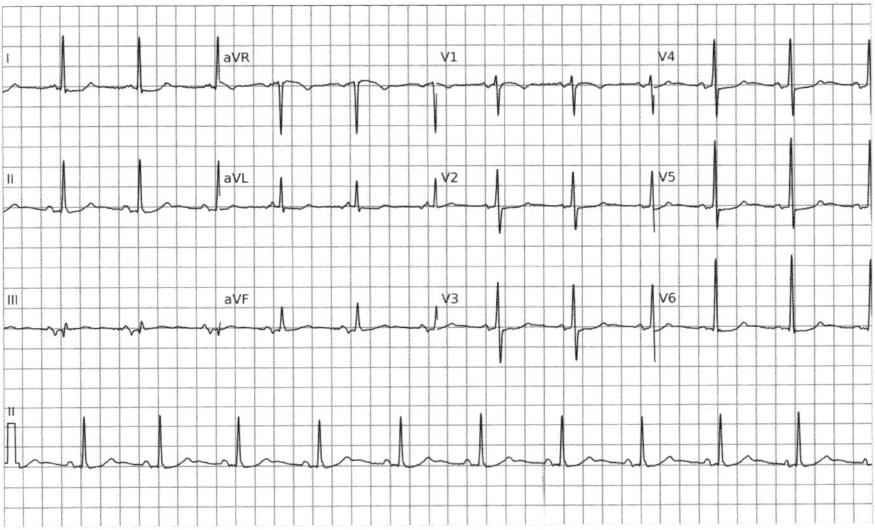

Bloqueio interatrial avançado ou de 3° grau atípico. Paciente feminina de 76 anos com bloqueio atrioventricular de 1° grau e onda P com duração > 120 ms e com morfologia *plus-minus* em D3 e aVF. Em D2 a onda P apresenta uma porção final retificada.

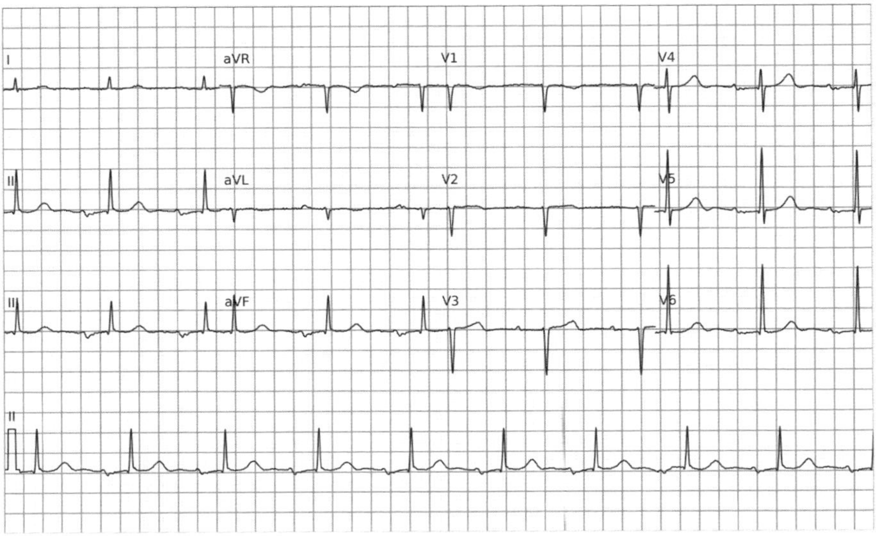

Bloqueio interatrial avançado ou de 3° grau. Paciente feminina de 83 anos apresentando bloqueio atrioventricular de 1° grau e onda P com duração > 120 ms e com morfologia *plus-minus* em D2, D3 e aVF.

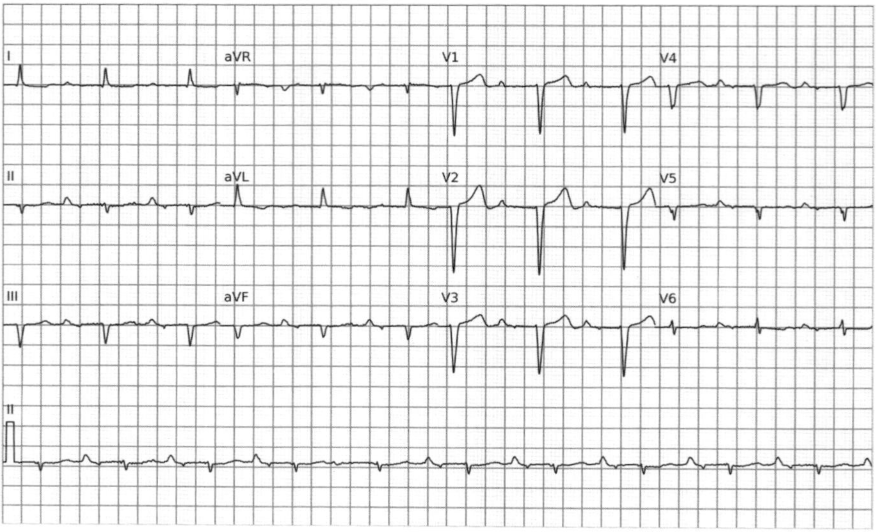

Bloqueio interatrial avançado ou de 3° grau. Paciente masculino de 62 anos com onda P > 120 ms de duração e com morfologia *plus-minus* em D2, D3 e aVF, bloqueio atrioventricular de 1° grau e áreas eletricamente inativas nas paredes anteroapical e inferior.

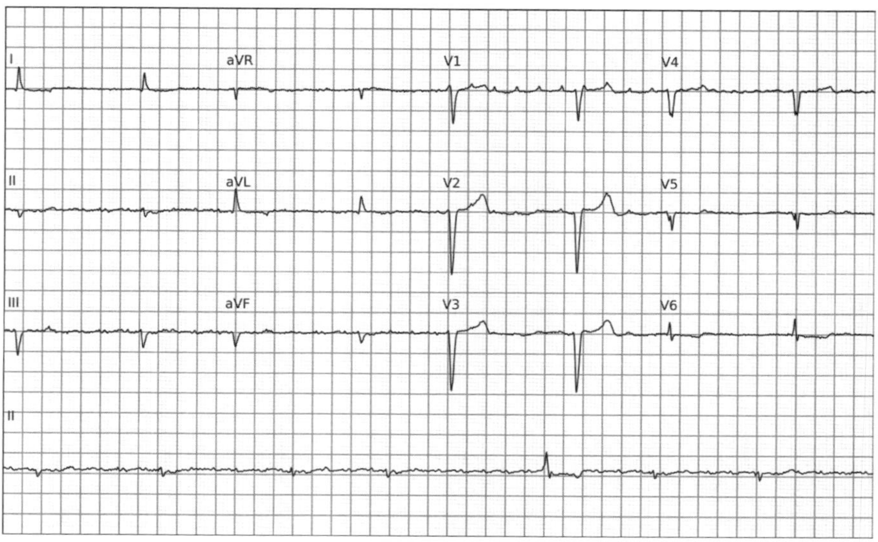

Flutter atrial – síndrome de Bayes. Evolução eletrocardiográfica do caso anterior com episódio de FLA paroxístico e alto grau de bloqueio atrioventricular. As ondas F do *flutter* atrial são evidentes em V1.

REFERÊNCIAS

1. Bayés de Luna A, Fiol-Sala M, Bayes-Genis A, Baranchuk A. Clinical electrocardiography: a textbook. 5.ed. Hoboken, NJ: Wiley; 2022.
2. Power DA, Lampert J, Camaj A, Bienstock SW, Kocovic N, Bayes-Genis A, et al. Cardiovascular complications of interatrial conduction block: JACC state-of-the-Art Review. J Am Coll Cardiol. 2022;79(12):1199-211.
3. Bayés de Luna A, Fiol-Sala M, Martínez-Sellés M, Baranchuk A. Current ECG aspects of interatrial block. Hearts. 2021;2(3):419-32.
4. Bayés de Luna A, Martínez-Sellés M, Bayés-Genís A, Elosua R, Baranchuk A. What every clinician should know about Bayés syndrome. Rev Española Cardiol (English ed.). 2020;73(9):758-62.
5. Bayés de Luna A, Platonov P, Cosio FG, Cygankiewicz I, Pastore C, Baranowski R, et al. Interatrial blocks: a separate entity from left atrial enlargement: a consensus report. J Electrocardiol. 2012;45(5):445-51.
6. Tsao CW, Josephson ME, Hauser TH, O'Halloran TD, Agarwal A, Manning WJ, et al. Accuracy of electrocardiographic criteria for atrial enlargement: validation with cardiovascular magnetic resonance. J Cardiovasc Magn Reson. 2008;10(1):1-7.
7. Alencar Neto JN de. Tratado de ECG. Salvador: Sanar; 2022.
8. Conde D, Baranchuk A. Bloqueo interauricular como sustrato anatómico-eléctrico de arritmias supraventriculares: síndrome de Bayés. Arch Cardiol México. 2014;84(1):32-40.
9. Conde D, Baranchuk A, Bayés De Luna A. Advanced interatrial block as a substrate of supraventricular tachyarrhythmias: A well recognized syndrome. J Electrocardiol. 2015;48(2):135-40.
10. Bayés de Luna A, Oter MCR, Guindo J. Interatrial conduction block with retrograde activation of the left atrium and paroxysmal supraventricular tachyarrhythmias: influence of preventive antiarrhythmic treatment. Int J Cardiol. 1989;22(2):147-50.
11. Martínez-Sellés M, Elosua R, Ibarrola M, De Andrés M, Díez-Villanueva P, Bayés-Genis A, et al. Advanced interatrial block and P-wave duration are associated with atrial fibrillation and stroke in older adults with heart disease: the Bayes registry. Europace. 2020;22(7):1001-8.

55

Bloqueio periférico intraventricular

Sandro Pinelli Felicioni

Trata-se de um tipo de bloqueio ou atraso de condução provocado por alterações nas fibras de Purkinje, nas junções e/ou nas fibras musculares dos ventrículos. Também pode ser chamado de bloqueio focal, bloqueio parietal, bloqueio de fibras de Purkinje, bloqueio reticular, arborizacional ou mesmo bloqueio (ou distúrbio) inespecífico da condução intraventricular.

Mais comumente estudado nas doenças que acometem o ventrículo esquerdo, com frequência é associado a sobrecarga ventricular esquerda (SVE), mas também pode acompanhar alterações no ventrículo direito.[1,2]

CRITÉRIOS ELETROCARDIOGRÁFICOS[2,3]

- Duração de QRS > 110 ms.
- Ausência de critérios diagnósticos de bloqueios de ramo, direito ou esquerdo.
- Alargamento no final do QRS, representado por ondas S alargadas (≥ 30 ms) ou empastamento no final das ondas R, presentes em pelo menos 3 derivações.
- Os bloqueios periféricos, por si sós, não provocam modificações nas porções iniciais ou médias do QRS. Entretanto, como é frequente a associação com SVE, todo o QRS pode se mostrar alterado.

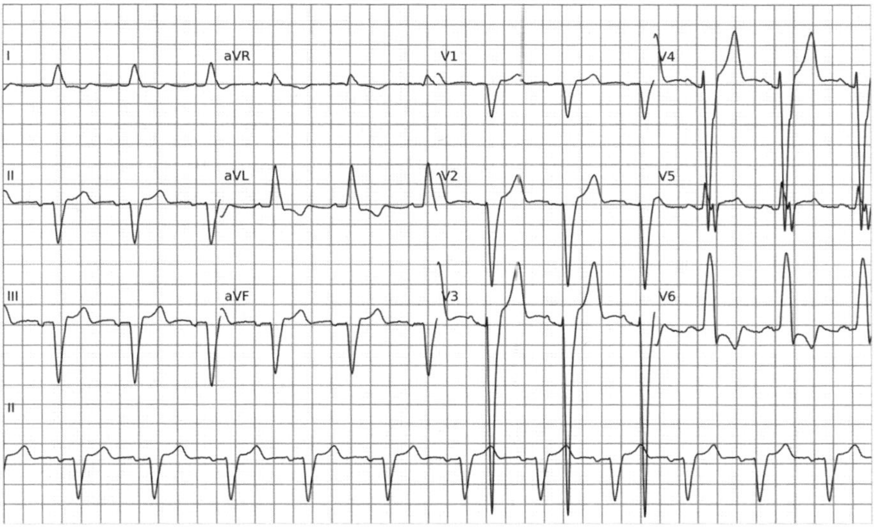

Bloqueio periférico intraventricular. Ritmo sinusal com complexos QRS largos (> 110 ms), com desvio de eixo para a esquerda e sem critérios para bloqueio de ramo esquerdo.

ETIOLOGIA

O Quadro 1 lista as principais causas de bloqueios periféricos.[2]

QUADRO 1 Causas do bloqueio periférico intraventricular

Cardiomiopatia chagásica crônica
Cardiomiopatia dilatada
Cardiopatia hipertensiva
Cardiopatia isquêmica crônica
Cardiotoxicidade por drogas
Distúrbios metabólicos e endócrinos
Doença cardíaca por valvopatias
Doenças autoimunes e degenerativas

ACHADOS PATOLÓGICOS E FISIOPATOLOGIA

- Os bloqueios periféricos muito raramente são encontrados em coração estruturalmente normal. Dentre as alterações estruturais mais comumente descritas citam-se a fibrose difusa, focos de necrose ou hemorragia, bem como áreas de inflamação acometendo principalmente a parede livre do ventrículo esquerdo.[2,4]

- Esse processo resulta em alentecimento da propagação do estímulo elétrico pelo sistema periférico de condução, podendo ocorrer na rede de Purkinje, nas junções neuromusculares, ou até mesmo nos cardiomiócitos.[2]
- Assim, observa-se no eletrocardiograma (ECG) um alargamento na porção final do QRS, sem outros critérios diagnósticos de bloqueio de ramo direito (BRD) ou bloqueio de ramo esquerdo (BRE).

CONSIDERAÇÕES CLÍNICAS

Existem evidências associando o alargamento do QRS ao maior risco de eventos. Em pacientes com doença arterial coronariana (DAC) e disfunção sistólica do ventrículo esquerdo, a presença de BRE ou de bloqueio inespecífico de condução conferiu um aumento de 50% no risco de morte arrítmica ou por qualquer causa.[5] E ainda, numa coorte de pacientes internados ou ambulatoriais sem critérios de bloqueios de ramo, o QRS com duração > 130 ms resultou em aumento de 1,8 vez no risco de morte por causas cardiovasculares quando comparado ao QRS < 110 ms.[6]

EXEMPLOS

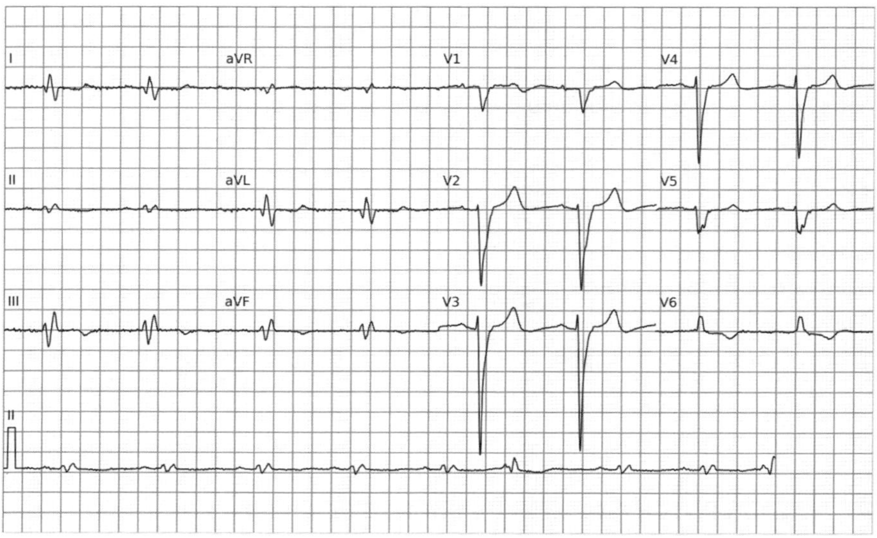

Bloqueio periférico intraventricular. Ritmo sinusal com complexos QRS largos (> 110 ms) e sem critérios para bloqueio de ramo esquerdo ou bloqueio de ramo direito. Observe que o alargamento do QRS ocorre predominantemente em suas porções finais.

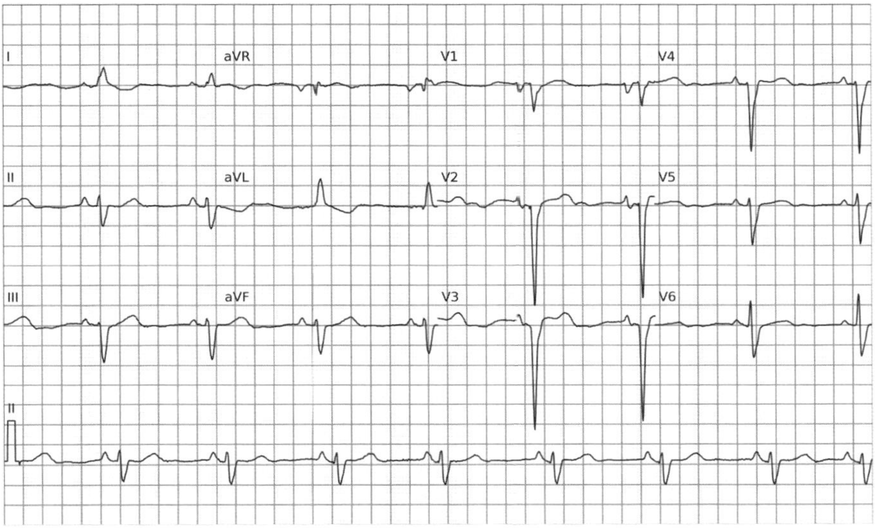

Bloqueio periférico intraventricular. Ritmo sinusal com complexos QRS largos (> 110 ms), desvio de eixo para a esquerda e sem critérios para bloqueio de ramo esquerdo ou bloqueio de ramo direito. Notam-se ondas S alargadas (≥ 30 ms) em D2, V5 e V6.

REFERÊNCIAS

1. Eschalier R, Ploux S, Ritter P, Haïssaguerre M, Ellenbogen KA, Bordachar P. Nonspecific intraventricular conduction delay: definitions, prognosis, and implications for cardiac resynchronization therapy. Hear Rhythm. 2015;12(5):1071-9.
2. Alboni P, Malacarne C, Masoni A. Physiopathological and diagnostic hypotheses in peripheral block. J Electrocardiol. 1977;10(1):87-94.
3. Alboni P, Malacarne C, Masoni A. Left ventricular parietal block: Diagnostic and clinical study. J Electrocardiol. 1976;9(2):139-46.
4. Entman ML, Estes EH, Hackel DB. The pathologic basis of the electrocardiographic pattern of parietal block. Am Heart J. 1967;74(2):202-7.
5. Zimetbaum PJ, Buxton AE, Batsford W, Fisher JD, Hafley GE, Lee KL, et al. Electrocardiographic predictors of arrhythmic death and total mortality in the multicenter unsustained tachycardia Trial. Circulation. 2004;110(7):766-9.
6. Desai AD, Yaw TS, Yamazaki T, Kaykha A, Chun C, Froelicher VF. Prognostic significance of quantitative QRS duration. Am J Med. 2006;119(7):600-6.

56

Bloqueio sinoatrial

Mariana Carvalheiro Moretti Rodrigues

O bloqueio sinoatrial (BSA) é o distúrbio de condução do estímulo do nó sinusal para os átrios.[1] O nó sinusal é composto por dois grupos principais de células: células marca-passo (células P), que produzem o estímulo elétrico, situadas no núcleo ou região central, e células transicionais (células T), situadas na periferia e responsáveis pela transmissão do impulso para o átrio direito. Como o estímulo elétrico produzido pelas células P é bloqueado na periferia, o BSA é também designado de bloqueio de saída do nó sinusal.[2]

Pode ser manifestação eletrocardiográfica da doença do nó sinusal (DNS), tendo em vista que se trata de um distúrbio de condução perissinusal. O BSA divide-se em 1º, 2º e 3º graus.[3] Entretanto, apenas o BSA de 2º grau tipo 1 (Wenckebach sinoatrial) e o tipo 2 podem ser diagnosticados pelo eletrocardiograma (ECG).

CRITÉRIOS ELETROCARDIOGRÁFICOS

BSA de 1º grau:

- Atraso entre a geração do impulso sinoatrial e sua propagação para o átrio.
- Não é visível no ECG.

BSA de 2º grau tipo 1:

- O intervalo PP vai ficando progressivamente mais curto até ocorrer o bloqueio (ausência da onda P).
- O intervalo PP pré-pausa é mais curto do que o intervalo PP pós-pausa.
- A pausa deve ser menor que o dobro do ciclo PP que a precede.

BSA de 2° grau tipo 2:

- Ausência de encurtamento progressivo do intervalo PP até ocorrer o bloqueio (ausência de onda P).
- A pausa corresponde a 2 ciclos PP prévios.

BSA de 3° grau:

- Ausência total da formação da onda P.
- Observado como ritmo de escape.

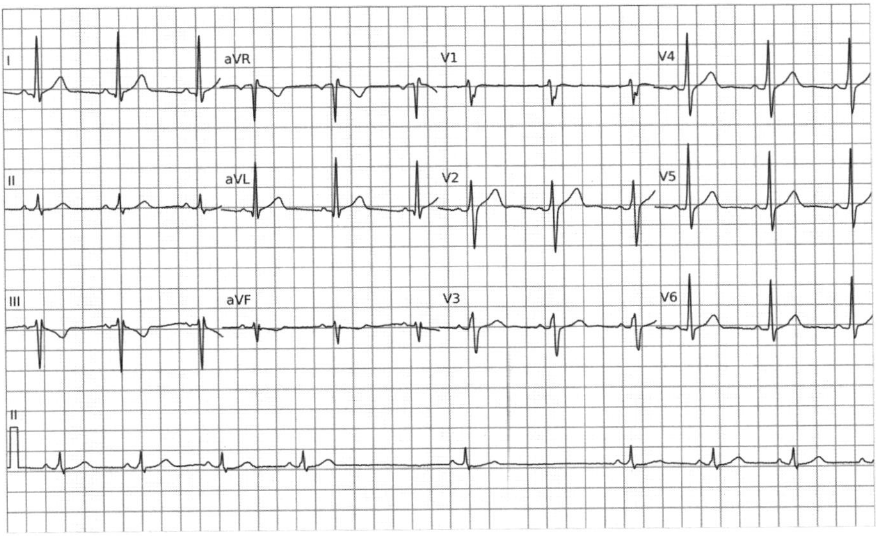

Bloqueio sinoatrial de 2° grau tipo 2. Pausas provocadas pela ausência de onda P. Observe que não há encurtamento progressivo do intervalo PP antes de ocorrer o bloqueio e a duração da pausa corresponde a aproximadamente a 2 ciclos PP prévios, portanto o diagnóstico é de bloqueio sinoatrial de 2° grau tipo 2.

REFERÊNCIAS

1. Issa Z, Miller J, Zipes D. Clinical arrhythmology and electrophysiology: a companion to Braunwald's heart disease. 3.ed. Philadelphia: Elsevier; 2019.
2. Friedman AA. Bloqueio sinoatrial: modalidade incomum de bradicardia. Diagn Trat. 2015;20(4):146-8.
3. Kashou AH, Basit H, Chhabra L. Physiology, sinoatrial node [Internet]. StatPearls. 2023.

57

Bloqueios zonais do ramo direito

Sandro Pinelli Felicioni
Matheus Kiszka Scheffer

O ramo direito se origina como uma continuação direta da porção penetrante do feixe de His. Sua parte inicial é subendocárdica, a região média é mais profunda, localizando-se na massa septal direita, e, no trajeto distal, volta a tornar-se superficial.[1]

Na sua terceira porção subendocárdica, o ramo direito atinge a base do músculo papilar anterior e se divide em três ramificações principais — anterior, média e posterior[2,3] —, que formam a rede de Purkinje do ventrículo direito. Essas ramificações dão origem a duas zonas de ativação elétrica: a anterossuperior, situada abaixo da artéria pulmonar, e a posteroinferior.[4,5]

Habitualmente, ambas as zonas se ativam de modo simultâneo, gerando o vetor 3, que se orienta para cima e levemente para a direita no plano frontal. No entanto, se uma dessas zonas se despolariza com atraso, a porção final da despolarização se direciona mais para a direita, devido à ausência de oposição das forças elétricas provenientes do ventrículo esquerdo, o que resulta nos bloqueios parietais zonais do ramo direito.[1,6]

O bloqueio experimental das zonas anterossuperior e posteroinferior da rede de Purkinje do ventrículo direito resultou, respectivamente, nos padrões S1, S2, S3 e S1, R2, R3. Tais padrões provavelmente refletem o atraso na condução no ventrículo direito, associado à sobrecarga ventricular direita (SVD) em pacientes com doença pulmonar obstrutiva crônica (DPOC), mas também podem ser observados em indivíduos saudáveis, possivelmente devido ao número reduzido ou à distribuição anormal das fibras de Purkinje.[5,7] Os critérios eletrocardiográficos recomendados para identificar os bloqueios zonais são dados a seguir.[5,8]

CRITÉRIOS ELETROCARDIOGRÁFICOS

Bloqueio zonal anterossuperior direito:

- Morfologia S1, S2, S3 com S de D2 > S de D3.
- Se não houver S em D1, essa derivação apresenta baixa voltagem.
- Morfologia rS ou rSr' em V1.
- Onda S empastada em V5-V6.
- Morfologia qR em avR com R empastado.

Bloqueio zonal posteroinferior direito:

- Morfologia S1, R2, R3 com R de D2 > R de D3
- Morfologia rS, RS ou rSr' em V1.
- Eixo elétrico de QRS no plano frontal orientado para a direita > +90°.
- Onda S empastada em V5-V6.

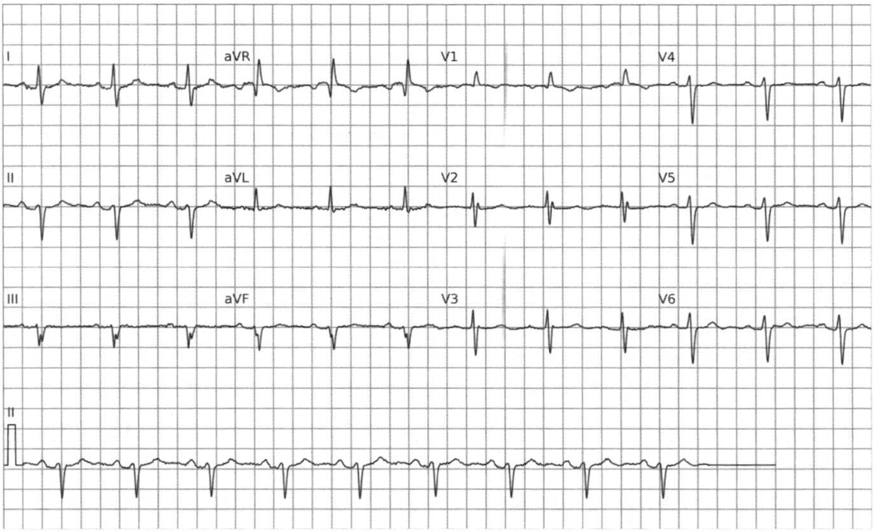

Bloqueio zonal anterossuperior direito. Morfologia S1, S2, S3 com S de D2 > S de D3. Em V1 observa-se uma onda R e há ondas S empastada em V5 e V6, bem como morfologia qR em avR com R empastado.

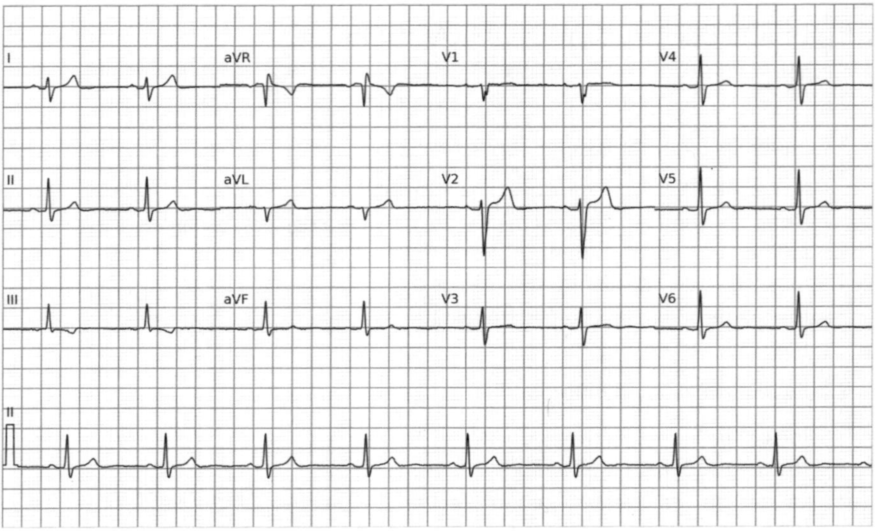

Bloqueio zonal posteroinferior direito. Morfologia S1, R2, R3 com R de D2 > R de D3, desvio do eixo elétrico de QRS no plano frontal orientado para a direita e presença de ondas S empastada em V5 e V6.

CONSIDERAÇÕES CLÍNICAS E ELETROCARDIOGRÁFICAS

- O bloqueio zonal anterossuperior do ramo direito assemelha-se ao bloqueio divisional anterossuperior (BDAS), porém as forças terminais orientadas para cima e para a direita são paralelas a D2, configurando a obrigatoriedade de a onda S de D2 ser maior que a onda S de D3.[5,6]
- Do mesmo modo, o bloqueio zonal posteroinferior do ramo direito assemelha-se ao bloqueio divisional posteroinferior (BDPI). Porém, nesse caso, as forças terminais determinam que a amplitude da onda R de D2 seja maior ou igual à onda R de D3.[5,6]
- Os bloqueios zonais direitos foram associados às comunicações interatriais, hipertensão pulmonar e miocardiopatia chagásica, mas também foram registrados em indivíduos normais e idosos hígidos.[9] É importante realizar o diagnóstico diferencial com o BDAS e BDPI do ramo esquerdo.[5]
- Os estudos sobre os bloqueios zonais do ramo direito são experimentais e escassos na literatura. Estudos adicionais para a validação desses bloqueios ainda são necessários. A própria Diretriz Brasileira de Eletrocardiografia reconhece que, "na dificuldade de reconhecimentos dos bloqueios divisionais direitos, pode ser utilizado o termo 'atraso final da condução intraventricular'".[8]

REFERÊNCIAS

1. Pastore CA, Moffa PJ, Spiritus MO, Tobias NM, Moraes AG, Nero Junior E, et al. Bloqueios divisionais do ramo direito: padronização dos achados vetoeletrocardiográficos. Arq Bras Cardiol. 1983;41(3):161-6.
2. Uhley HN, Rivkin L. Peripheral distribution of the canine A-V conduction system. Am J Cardiol. 1960;5(5):688-91.
3. Uhley HN, Rivkin L. Electrocardiographic patterns following interruption of main and peripheral branches of the canine right bundle of his. Am J Cardiol 1961;7(6):810-6.
4. Medrano GA, De Micheli A. Contribución experimental al diagnostico de los bloqueos fasciculares derechos. Arch Inst Cardiol Méx. 1975;45(6):704-19.
5. Bayes de Luna A, Fiol-Sala M, Bayes-Genis A, Baranchuk A. Clinical electrocardiography: a textbook. 5.ed. Hoboken, NJ: Wiley; 2022.
6. Pastore CA, Samesima N, Tobias NMM de O, Pereira Filho HG. Eletrocardiografia atual: curso do Serviço de Eletrocardiografia do InCor. 3.ed. São Paulo: Atheneu; 2016.
7. Bayés de Luna A, Carrió I, Subirana MT, Torner P, Cosín J, Sagués F, et al. Electrophysiological mechanisms of the SI SII SIII electrocardiographic morphology. J Electrocardiol. 1987;20(1):38-44.
8. Samesima N, God EG, Kruse JCL, Leal MG, et al. Diretriz da Sociedade Brasileira de Cardiologia sobre a Análise e Emissão de Laudos Eletrocardiográficos – 2022. Arq Bras Cardiol. 2022;93(3 Suppl 2):2-19.
9. Luna Filho B, Bocanegra JA, Pfeferman A, Andrade JL, Martinez Filho EE. Bloqueios das divisões fasciculares do feixe de His: abordagem crítica para a sua identificação. Arq Bras Cardiol. 1989;53(5):261-5.

58

Bradicardia sinusal

Mariana Carvalheiro Moretti Rodrigues

A bradicardia sinusal refere-se ao ritmo sinusal com frequência cardíaca (FC) < 50 bpm em adultos ou abaixo da faixa normal para a idade em crianças.[1] Pode ser considerada fisiológica em resposta a situações específicas, como em atletas bem condicionados, indivíduos jovens e durante o sono.

As bradiarritmias patológicas podem apresentar causas intrínsecas ou extrínsecas.[2] Independentemente da causa da bradicardia, o termo "bradicardia sintomática" é utilizado quando há documentação de que a bradiarritmia é responsável pelas manifestações clínicas (síncope, pré-síncope, tontura ou estados confusionais resultantes de hipoperfusão cerebral atribuível à diminuição da FC).[3]

CRITÉRIO ELETROCARDIOGRÁFICO

- Ritmo sinusal com FC < 50 bpm.

CAUSAS DE BRADICARDIA SINUSAL

- As bradiarritmias patológicas podem apresentar causas intrínsecas e extrínsecas. As alterações degenerativas relacionadas à idade avançada envolvem modificações na geração e/ou propagação do impulso elétrico pelo sistema de condução, fazendo parte das causas intrínsecas (ver Disfunção do nó sinusal – capítulo 22).[2]
- A etiologia pode ainda ser dividida em causas não farmacológicas e farmacológicas (Quadros 1 e 2).

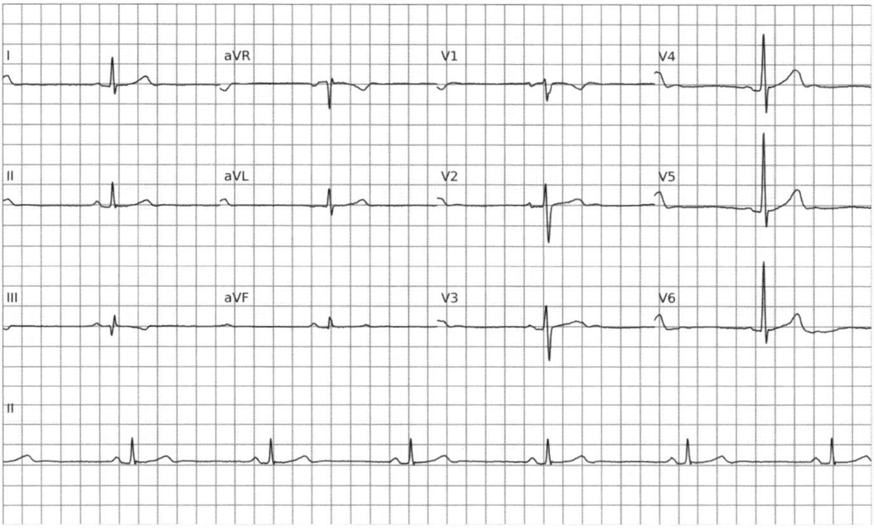

Bradicardia sinusal. Definida por frequência cardíaca < 50 bpm. Neste eletrocardiograma, ela é de 42 bpm.

QUADRO 1 Causas não farmacológicas de bradicardia sinusal

Disfunção do nó sinusal
Distúrbios hidreletrolíticos (hipercalemia e hipermagnesemia)
Herniação cerebral (reflexo de Cushing)
Hipotermia
Hipotireoidismo
Infarto do miocárdio
Miocardite
Tônus vagal aumentado (p. ex., atletas)

QUADRO 2 Causas farmacológicas de bradicardia sinusal

Amiodarona
Betabloqueadores
Bloqueadores de canal de cálcio (verapamil e diltiazem)
Digitais
Opioides

REFERÊNCIAS

1. Samesima N, God EG, Kruse JCL, Leal MG, et al. Diretriz da Sociedade Brasileira de Cardiologia sobre a Análise e Emissão de Laudos Eletrocardiográficos – 2022. Arq Bras Cardiol. 2022;93 (3 Suppl 2):2-19.
2. Heart E, Association R, Task A, Members F, et al. 2013 ESC guidelines on cardiac pacing and cardiac resynchronization therapy. Eur Heart J. 2013;34(29):2281-329.
3. Kusumoto FM, Schoenfeld MH, Barrett C, Edgerton JR, et al. 2018 ACC/AHA/HRS guideline on the evaluation and management of patients with bradycardia and cardiac conduction delay. J Am Coll Cardiol. 2019;74(7):e51-156.

59

Cardiomiopatia arritmogênica do ventrículo direito

José Nunes de Alencar Neto

A cardiomiopatia arritmogênica do ventrículo direito (CAVD) é uma condição genética que afeta predominantemente o ventrículo direito, levando à substituição de miócitos por tecido fibrogorduroso. Essa característica lipofibromatosa é crucial para o desenvolvimento de arritmias ventriculares malignas e a ocorrência de morte súbita cardíaca.

Genes desmossomais como placofilina 2 e desmoplaquina são frequentemente implicados na patogênese. Nos casos de CAVD, o atraso na despolarização foi inicialmente descrito como "ondas épsilon" em 1978. Além disso, é fundamental reconhecer que diagnósticos diferenciais podem incluir condições como sarcoidose cardíaca e taquicardias idiopáticas.

Interessante notar que, em até 12% dos casos, o eletrocardiograma (ECG) pode não apresentar anormalidades, tornando a doença um desafio diagnóstico.[1]

Atualmente, há a tendência de denominar a doença apenas como "cardiomiopatia arritmogênica", pela possibilidade de acometimento tanto do ventrículo direito quanto do ventrículo esquerdo.

CRITÉRIOS ELETROCARDIOGRÁFICOS

- Onda épsilon:
  - Presente em 10 a 35% dos casos de CAVD.
  - Mais bem visualizada nas derivações precordiais à direita.
  - Representa uma pós-excitação de células doentes na região subtricuspídea do ventrículo direito.
  - Em casos de bloqueio de ramo direito (BRD), deve-se ter atenção redobrada para identificar essa onda.

- Atraso da ativação terminal (TAD):
  - Presente em 5 a 20% dos casos.
  - Definido como o tempo do nadir da onda S até o final do complexo QRS em V1 – V3 ≥ 55 ms.

- Índice de Nasir:
  - Calculado como a duração somada dos complexos QRS de V1-V3 dividida pela duração somada dos QRS de V4-V6 > 1,2.

- Fragmentação do QRS:
  - Definida como a presença de 4 ou mais deflexões no complexo QRS.
  - Tem baixa especificidade e pode se confundir com a onda épsilon.
  - É um preditor independente de mortalidade.

- Inversão da onda T:
  - Presente em até 83 a 87% dos casos.
  - É um critério maior do *Task Force Criteria* (TFC) para diagnóstico de CAVD se o paciente tem mais de 14 anos.
  - Estendendo-se além de V3, pode indicar um estágio avançado da doença e pior prognóstico.

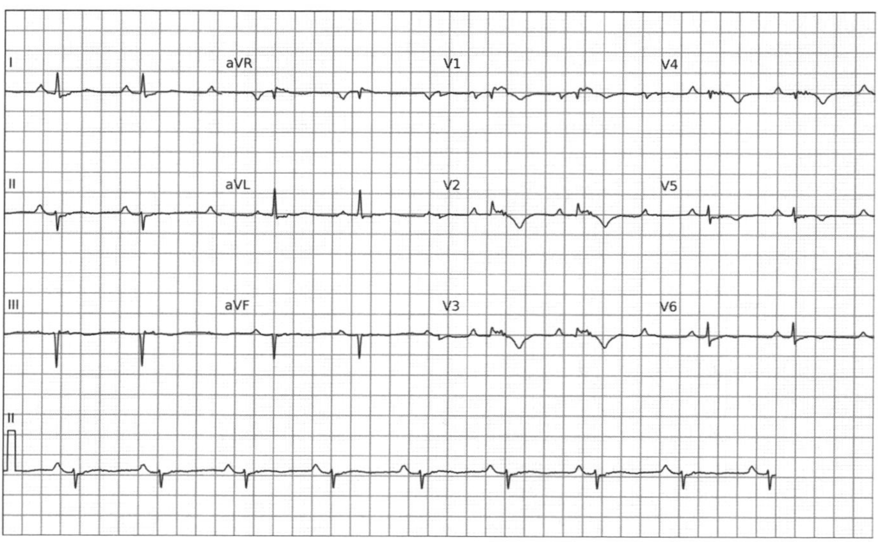

Cardiomiopatia arritmogênica do ventrículo direito. A onda épsilon é observada de V1 a V4, e há onda T negativa de V1 a V6.

CONSIDERAÇÕES CLÍNICAS

- A principal causa de morte súbita em pacientes com CAVD são as arritmias ventriculares; originam-se geralmente da base ou saída do ventrículo direito. Se o eixo da taquicardia ventricular (TV) for inferior e com padrão de bloqueio de ramo esquerdo (BRE) em V1, suspeita-se de taquicardia idiopática da via de saída do ventrículo direito. Se superior, a principal suspeita é CAVD.
- Fatores de alto risco incluem: presença de fibrilação ventricular (FV), TV sustentada e disfunção ventricular e são indicativos de cardioversor/desfibrilador implantável (CDI).
- Populações especiais incluem: atletas, familiares de primeiro grau e pacientes assintomáticos com ECG alterado. Esses grupos devem ser rigorosamente investigados.[2,3]
- O ECG apresenta limitações, e até 30% dos pacientes podem ter um "ECG oculto" que não preenche os critérios convencionais para CAVD.

CRITÉRIOS DIAGNÓSTICOS

- O *Task Force Criteria* (TFC) (Quadro 1) é a principal diretriz para diagnóstico; foi revisto em 2010 com critérios atualizados. Consiste na análise combinada de ECG, ecocardiograma, ressonância cardíaca e biópsia.[4]
- Em 2020 foram propostos os critérios de Padua.[5] O Quadro 2 traz os "critérios de Pádua" para cada categoria para o diagnóstico do envolvimento do ventrículo direito e do ventrículo esquerdo. Os critérios na coluna da esquerda representam uma atualização dos critérios diagnósticos da TFC de 2010[4] para a clássica cardiomiopatia arritmogênica dominante à direita (CAVD), enquanto aqueles descritos na coluna da direita são novos critérios para o diagnóstico de cardiomiopatia arritmogênica acometendo o ventrículo esquerdo (CAVE). A novidade dos critérios diagnósticos de Pádua consiste essencialmente na introdução da caracterização tecidual por ressonância magnética (RM) com contraste para detecção de substituição miocárdica fibrogordurosa de ambos os ventrículos, e a adição de novos critérios eletrocardiográficos que incluem anormalidades da despolarização/repolarização e arritmias ventriculares, específicos para o envolvimento do ventrículo esquerdo.

C • D

QUADRO 1 Critérios eletrocardiográficos revisados da *Task Force Criteria* 2010 para diagnóstico de CAVD*

<table>
<tr>
<td rowspan="2">Alterações estruturais e disfunção global ou regional</td>
<td>Maiores:
• Ecocardiograma:
– Acinesia, discinesia ou aneurisma regional do VD associada a uma das medidas da diástole a seguir:
▪ PLAX VSVD ≥ 32 mm (PLAX/ASC ≥ 19 mm/m²) ou
▪ PSAX VSVD ≥ 36 mm (PSAX/ASC ≥ 21 mm/m²) ou
▪ Mudança de área fracionada ≤ 33%.
• RM:
– Acinesia ou discinesia regional do VD ou dissincronismo da contração do VD associado a uma das medidas a seguir:
▪ VD VDF ASC ≥ 110 mL/m² (masc.) ou ≥ 100 mL/m² (fem.).
▪ Fração de ejeção do VD ≤ 40%.
• Ventriculografia direita:
• Acinesia, discinesia ou aneurisma do VD.</td>
</tr>
<tr>
<td>Menores:
• Ecocardiograma:
– Acinesia, discinesia do VD ou dissincronismo da contração do VD e uma das medidas da função diastólica a seguir:
▪ PLAX VSVD ≥ 29 a < 32 mm (PLAX/ASC ≥ 16 a < 19 mm/m²) ou
▪ PSAX VSVD ≥ 32 a < 36 mm (PSAX/ASC ≥ 18 a < 21 mm/m²) ou
▪ Mudança de área fracionada > 33 ≤ 40%.
• RM:
– Acinesia ou discinesia regional do VD ou dissincronia da contração do VD e uma das medidas a seguir:
– VD VDF ASC ≥ 100 a 110 mL/m² (masc.) ou ≥ 90 a 100 mL/m² (fem.)
– Fração de ejeção do VD > 40 a ≤ 45%.</td>
</tr>
</table>

(continua)

QUADRO 1 Critérios eletrocardiográficos revisados da *Task Force Criteria* 2010 para diagnóstico de CAVD* *(continuação)*

Aspectos teciduais	**Maior**: • Contagem de miócitos residuais < 60% por análise morfométrica (ou < 50%, se estimada), com substituição fibrosa da parede livre do VD em ≥ 1 amostra, com ou sem substituição gordurosa do tecido da biópsia endomiocárdica.
	Menor: • Contagem de miócitos residuais de 60 a 75% por análise morfométrica (ou 50 a 65% se estimada), com substituição fibrosa da parede livre do VD em ≥ 1 amostra, com ou sem substituição gordurosa do tecido da biópsia endomiocárdica.
Anormalidades da repolarização	**Maior:** • Ondas T invertidas nas precordiais direitas (V1, V2 e V3) ou se estendendo além de V3 em indivíduos > 14 anos de idade (na ausência de BRD).
	Menores: • Ondas T invertidas em V1 e V2 em indivíduos > 14 anos de idade (na ausência de BRD). • Ondas T invertidas em V1, V2, V3 e V4 em indivíduos > 14 anos de idade (na presença de BRD).
Anormalidades da despolarização	**Maior:** • Onda épsilon nas derivações precordiais direitas (V1 a V3).
	Menores: • Potenciais tardios no ECG-AR em pelo menos um dos três parâmetros na ausência de QRS ≥ 110 mg no ECG de 12 derivações. – Duração QRS filtrada (fQRS) ≥ 114 ms. – Duração de sinais tardios com amplitude < 40 mcV ≥ 38 ms. – Raiz quadrada da voltagem nos últimos 40 ms ≤ 20 mcV. • Duração da porção final do QRS ≥ 55 ms em V1, V2 ou V3.

(continua)

C • D

QUADRO 1 Critérios eletrocardiográficos revisados da *Task Force Criteria* 2010 para diagnóstico de CAVD* *(continuação)*

Arritmias	**Maior:** • TV não sustentada ou sustentada com morfologia tipo BRE e eixo superior.
	Menores: • TV não sustentada ou sustentada com morfologia sugestiva de VSVD (morfologia tipo BRE e eixo inferior ou indeterminado). • > 500 ectopias ventriculares em 24 horas (Holter).
História familiar	**Maiores:** • CAVD em parente do 1° grau que preencha critérios do TFC 2010. • CAVD confirmada patologicamente em parente do 1° grau (autópsia ou biópsia). • Identificação de mutação patogênica classificada como associada ou provavelmente associada com CAVD no paciente sob avaliação.
	Menores: • História de CAVD em parentes de 1° grau. • História de CAVD em parente de 1° grau para o qual não é possível determinar se cumpre os critérios do TFC. • Morte súbita prematura (< 35 anos de idade) com suspeita de CAVD em parente de 1° grau. • CAVD confirmada patologicamente ou pelo TFC em parente de 2° grau.

* O diagnóstico é feito quando se somam 4 pontos, sendo que os critérios maiores somam 2 pontos e os menores 1 ponto. Pacientes com 3 pontos são "prováveis" portadores de CAVD, e pacientes com 1 ou 2 pontos têm o diagnóstico excluído.
BRD: bloqueio de ramo direito; BRE: bloqueio de ramo esquerdo; CAVD: cardiomiopatia arritmogênica do ventrículo direito; ECG-AR: eletrocardiograma de alta resolução; RM: ressonância magnética; TFC: *Task Force Criteria*; TV: taquicardia ventricular; VD: ventrículo direito; VDF: volume diastólico final; VSVD: via de saída do ventrículo direito.

QUADRO 2 Critérios de Pádua para o diagnóstico da cardiomiopatia arritmogênica*

Categoria	VD (atualização do TFC de 2010)	VE (novos critérios diagnósticos)
I. Anormalidades ventriculares morfofuncionais	**Por ecocardiograma, RM ou angiografia** **Maior:** • Acinesia, discinesia ou aneurisma regional do VD mais um dos seguintes: – Dilatação global do VD (aumento do VDF do VD de acordo com nomogramas específicos dos exames de imagem). – Disfunção sistólica global do VD (redução da FE do VD de acordo com nomogramas específicos dos exames de imagem). **Menor:** • Acinesia, discinesia ou aneurisma da parede livre do VD por RM.	**Por ecocardiograma, RM ou angiografia** **Menor:** • Disfunção sistólica global do VE (redução da FE do VE ou redução do *strain* longitudinal global ecocardiográfico), com ou sem dilatação do VE (aumento do VDF do VE de acordo com os nomogramas específicos dos exames de imagem para idade, sexo e área de superfície corporal). **Menor:** • Hipocinesia regional do VE ou acinesia da parede livre do VE, septo ou ambos.
II. Anormalidades estruturais miocárdicas	**Por RM com contraste** **Maior:** • Realce tardio pelo gadolínio transmural (padrão estriado) de ≥ 1 região(ões) do VD (entrada, saída e ápice em 2 visualizações ortogonais). **Por biópsia endomiocárdica (indicação limitada)** **Maior:** • Substituição fibrosa do miocárdio em ≥ 1 amostra, com ou sem tecido adiposo.	**Por RM com contraste** **Maior:** • Realce tardio pelo gadolínio do VE (padrão estriado) de ≥ 1 segmento(s) *Bull's Eye* (em 2 visualizações ortogonais) da parede livre (subepicárdica ou miocárdica média), septo ou ambos (excluindo realce tardio pelo gadolínio juncional septal).

(continua)

QUADRO 2 Critérios de Pádua para o diagnóstico da cardiomiopatia arritmogênica* *(continuação)*

III. Anormalidades da repolarização	**Maior:** • Ondas T invertidas nas precordiais direitas (V1, V2 e V3) ou além em indivíduos com desenvolvimento puberal completo (na ausência de BRD completo). **Menores:** • Ondas T invertidas em V1 e V2 em indivíduos com desenvolvimento puberal completo (na ausência de BRD completo). • Ondas T invertidas em V1, V2, V3 e V4 em indivíduos com desenvolvimento puberal completo (na presença de BRD completo).	**Menor:** • Onda T invertida nas derivações precordiais esquerdas (V4-V6) (na ausência de BRE completo).
IV. Anormalidades da despolarização	**Menor:** • Onda épsilon (sinais reproduzíveis de baixa amplitude entre o final do complexo QRS e o início da onda T) nas derivações precordiais direitas (V1 a V3). **Maior:** • Duração da ativação terminal do QRS ≥ 55 ms, medida do nadir da onda S até o final do QRS, incluindo R', em V1, V2 ou V3 (na ausência de BRD completo).	**Menor:** • Baixa voltagem do QRS (< 5 mm pico a pico) nas derivações dos membros (na ausência de obesidade, enfisema ou derrame pericárdico).
V. Arritmia ventricular	**Maior:** • Extrassístoles ventriculares frequentes (> 500 em 24 horas), TV não sustentada ou sustentada com morfologia de BRE. **Menor:** • Extrassístoles ventriculares frequentes (> 500 em 24 horas), TV não sustentada ou sustentada com morfologia de BRE com eixo inferior ("padrão VSVD").	**Menor:** • Extrassístoles ventriculares frequentes (> 500 em 24 horas), TV não sustentada ou sustentada com morfologia de BRD (excluindo o "padrão fascicular").

(continua)

QUADRO 2 Critérios de Pádua para o diagnóstico da cardiomiopatia arritmogênica* *(continuação)*

VI. História familiar/genética	**Maiores:** • Cardiomiopatia arritmogênica confirmada em um parente de 1° grau que atende aos critérios diagnósticos. • Cardiomiopatia arritmogênica confirmada patologicamente na autópsia ou cirurgia em um parente de 1° grau. • Identificação de mutação patogênica ou provavelmente patogenética da cardiomiopatia arritmogênica no paciente sob avaliação. **Menores:** • História de cardiomiopatia arritmogênica em um parente de 1° grau no qual não é possível ou prático determinar se o membro da família atende aos critérios diagnósticos. • Morte súbita prematura (< 35 anos de idade) decorrente de suspeita de cardiomiopatia arritmogênica em um parente de 1° grau. • Cardiomiopatia arritmogênica confirmada patologicamente ou por critérios diagnósticos em um parente de 2° grau.

* O diagnóstico de CAVD (variante "dominante direita") é encontrado em pacientes que preenchem os critérios do VD para "definitivo", ou seja, 2 critérios maiores, 1 maior e 2 menores, ou 4 critérios menores de categorias diferentes; "limítrofe", ou seja, 1 critério maior e 1 menor, ou 3 critérios menores de categorias diferentes; ou CAVD "possível", ou seja, 1 critério maior ou 2 critérios menores de diferentes categorias (≥ 1 critério morfofuncional e/ou estrutural, maior ou menor, necessário para cada grau de diagnóstico), na ausência de envolvimento do VE. O diagnóstico de variante "biventricular" definitiva, limítrofe ou possível (ou seja, envolvimento de ambos os ventrículos) requer o cumprimento de ≥ 1 anormalidade morfofuncional e/ou estrutural tanto do VD quanto do VE. O diagnóstico de CAVE (variante "dominante esquerda") é encontrado em pacientes que apresentam anormalidades estruturais (com ou sem morfofuncionais) do VE, além da demonstração de uma mutação genética causadora de cardiomiopatia arritmogênica, na ausência de envolvimento do VD.
BRD: bloqueio de ramo direito; BRE: bloqueio de ramo esquerdo; CAVD: cardiomiopatia arritmogênica dominante à direita; CAVE: cardiomiopatia arritmogênica dominante à esquerda; FE: fração de ejeção; RM: ressonância magnética; TFC: *Task Force Criteria*; TV: taquicardia ventricular; VD: ventrículo direito; VDF: volume diastólico final; VE: ventrículo esquerdo; VSVD: via de saída do ventrículo direito.

REFERÊNCIAS

1. Nunes De Alencar Neto J, Baranchuk A, Bayés-Genís A, Bayés De Luna A. Arrhythmogenic right ventricular dysplasia/cardiomyopathy: a electrocardiogram-based review. Europace. 2018;20(FI1):f3-12.
2. Corrado D, Wichter T, Link MS, Hauer RNW, Marchlinski FE, Anastasakis A, et al. Treatment of arrhythmogenic right ventricular cardiomyopathy/dysplasia: an international task force consensus statement. Circulation. 2015;132(5):441-53.
3. Corrado D, Zorzi A. Arrhythmogenic right ventricular cardiomyopathy and sports activity. Eur Heart J. 2015;36(27):1708-10.
4. Marcus FI, McKenna WJ, Sherrill D, Basso C, Bauce B, Bluemke DA, et al. Diagnosis of arrhythmogenic right ventricular cardiomyopathy/dysplasia: proposed modification of the Task Force Criteria. Eur Heart J. 2010;31(7):806-14.
5. Corrado D, Perazzolo Marra M, Zorzi A, Beffagna G, Cipriani A, De Lazzari M, et al. Diagnosis of arrhythmogenic cardiomyopathy: the Padua criteria. Int J Cardiol. 2020;319:106-14.

60

Cardiomiopatia chagásica crônica

Sandro Pinelli Felicioni

A doença de Chagas apresenta duas fases distintas, a aguda inicial e a crônica. A aguda passa despercebida em mais de 50% dos casos. Então, os indivíduos infectados passarão para a fase crônica, cuja evolução é bastante indefinida. De fato, em torno de metade desses indivíduos jamais terá manifestações clínicas da doença, a qual será detectada apenas por exames sorológicos – a chamada forma crônica indeterminada. Porém, de 20 a 40% desenvolverão a cardiomiopatia chagásica crônica, que apresenta taxa de mortalidade anual em torno de 24/1.000 casos/ano.[1-4]

Não existem alterações eletrocardiográficas consideradas patognomônicas da forma cardíaca crônica.[1] Os principais achados estão relacionados à predileção da doença pelo sistema excitocondutor cardíaco, bem como à fibrose miocárdica associados à miocardite crônica incipiente. Assim, os principais achados serão apresentados a seguir.

ALTERAÇÕES ELETROCARDIOGRÁFICAS

- Graus variados de bloqueios atrioventriculares (BAV).
- Bloqueios de ramo, sendo bem mais comum o bloqueio de ramo direito (BRD), associado ou não ao bloqueio divisional anterossuperior (BDAS).
- Manifestações de doença do nó sinusal (DNS), como bradicardia sinusal, fibrilação atrial (FA) e bloqueio sinoatrial (BSA).
- Baixa voltagem de QRS nas derivações do plano frontal.
- Áreas eletricamente inativas podem estar presentes em até 40% dos casos.
- Arritmias ventriculares.

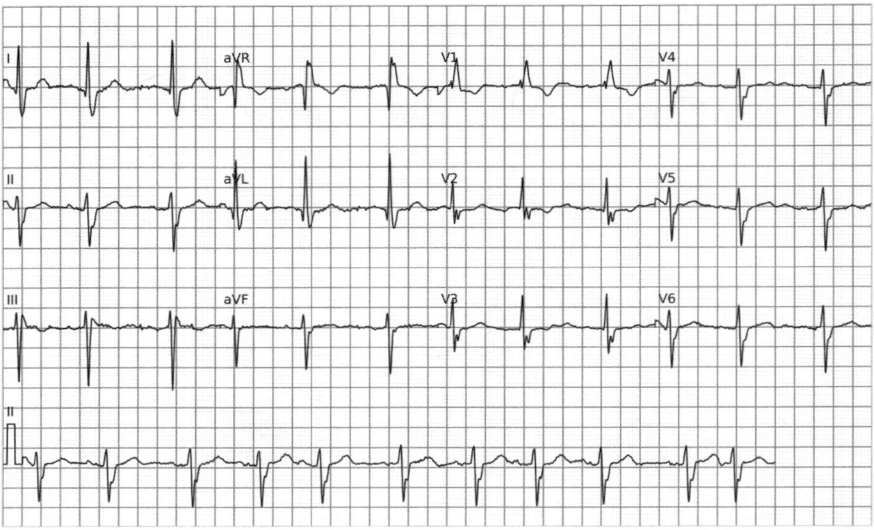

Cardiomiopatia chagásica. Ritmo sinusal com bloqueio interatrial e extrassístoles supraventriculares. O bloqueio de ramo direito com bloqueio divisional anterossuperior é um achado comum na cardiomiopatia chagásica crônica.

CONSIDERAÇÕES CLÍNICAS E ELETROCARDIOGRÁFICAS

- Pacientes infectados que tenham eletrocardiograma (ECG) totalmente normal apresentam excelente prognóstico no médio prazo. Entretanto, o surgimento no ECG de BAV, bloqueios intraventriculares (como BRD), alterações da repolarização ventricular ou extrassístoles ventriculares indica evolução da doença.[1]
- Alguns parâmetros presentes no ECG são importantes marcadores prognósticos. Dentre os mais estudados pode-se citar a baixa voltagem do QRS no plano frontal, duração aumentada do QRS, presença de ondas Q patológicas e frequência cardíaca (FC) elevada.[5-10]

EXEMPLOS

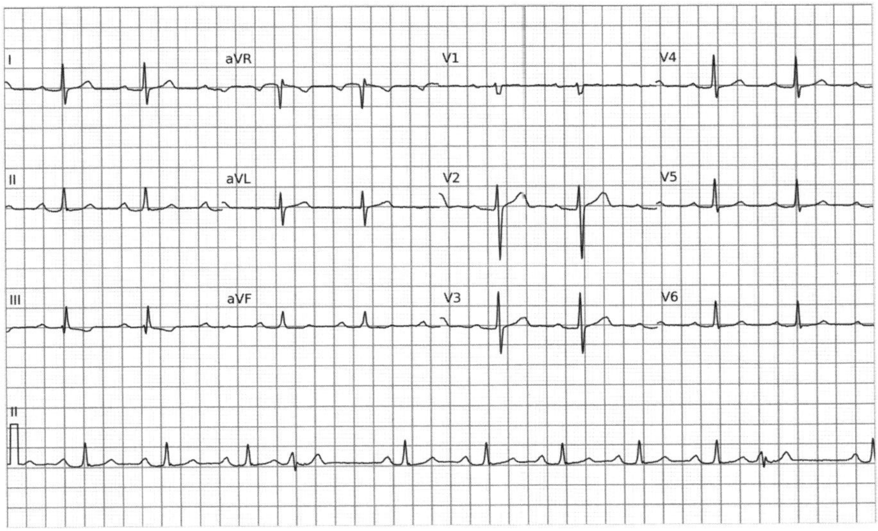

Cardiomiopatia chagásica. Eletrocardiograma exibindo bloqueio atrioventricular de 1° grau com extrassístoles ventriculares isoladas.

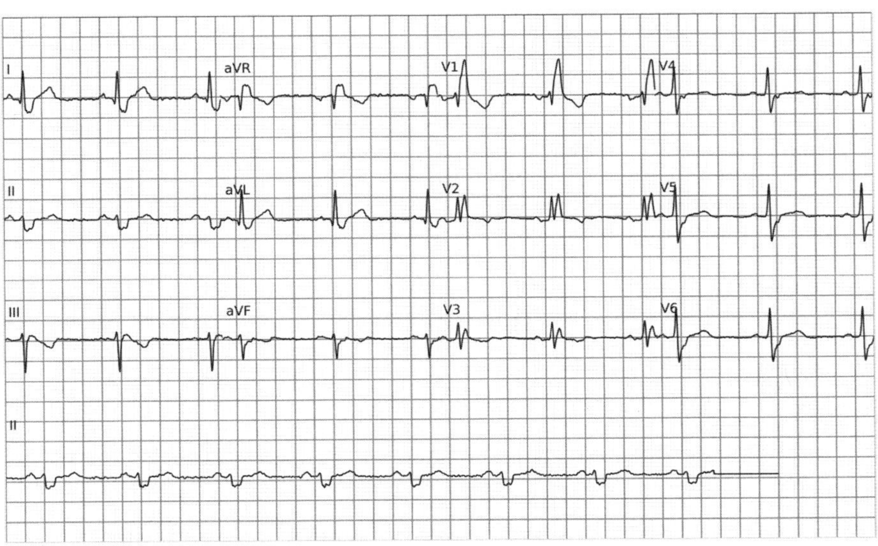

Cardiomiopatia chagásica. Bloqueio de ramo direito associado ao bloqueio divisional anterossuperior.

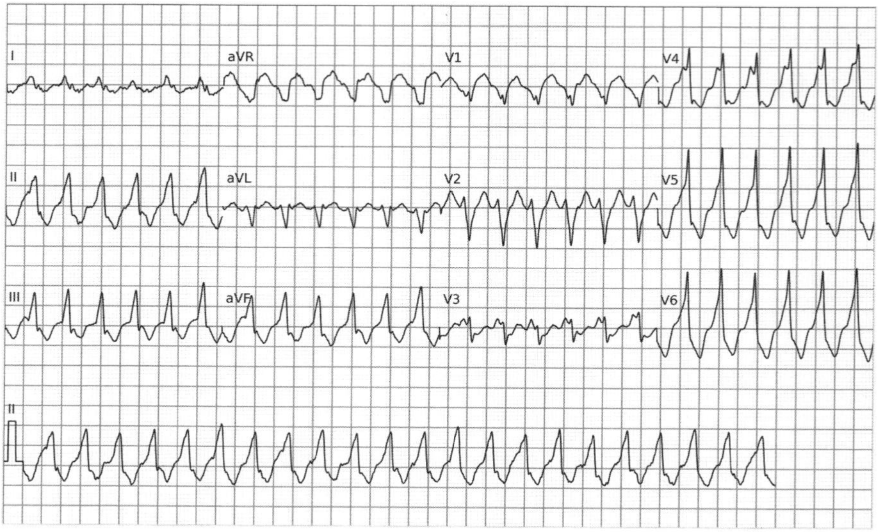

Cardiomiopatia chagásica. Taquicardia de QRS largo em paciente portador da doença de Chagas. Preenche critérios para taquicardia ventricular.

REFERÊNCIAS

1. Dias JCP, Ramos AN, Gontijo ED, Luquetti A, Shikanai-Yasuda MA, Coura JR, et al. II Consenso Brasileiro em Doença de Chagas, 2015. Epidemiol Serv Saúde. 2016;25:7-86.
2. Marin-Neto JA, Simões MV, Sarabanda ÁVL. Cardiopatia chagásica. Arq Bras Cardiol. 1999;72(3):247-63.
3. Abuhab A, Trindade E, Aulicino GB, Fujii S, Bocchi EA, Bacal F. Chagas' cardiomyopathy: the economic burden of an expensive and neglected disease. Int J Cardiol. 2013;168(3):2375-80.
4. Biolo A, Ribeiro AL, Clausell N. Chagas cardiomyopathy: where do we stand after a hundred years? Prog Cardiovasc Dis. 2010;52(4):300–16.
5. Nunes MCP, Carmo AAL Do, Rocha MOC, Ribeiro AL. Mortality prediction in Chagas heart disease. Expert Rev Cardiovasc Ther. 2012;10(9):1173-84.
6. Carrasco HA, Parada H, Guerrero L, Duque M, Durán D, Molina C. Prognostic implications of clinical, electrocardiographic and hemodynamic findings in chronic Chagas' disease. Int J Cardiol. 1994;43(1):27-38.
7. Rassi A, Rassi A, Little WC, Xavier SS, Rassi SG, Rassi AG, et al. Development and validation of a risk score for predicting death in Chagas' heart disease. N Engl J Med. 2006;355(8):799-808.
8. Theodoropoulos TAD, Bestetti RB, Otaviano AP, Cordeiro JA, Rodrigues VC, Silva AC. Predictors of all-cause mortality in chronic Chagas' heart disease in the current era of heart failure therapy. Int J Cardiol. 2008;128(1):22-9.
9. Maguire JH, Hoff R, Sherlock I, Guimarães AC, Sleight AC, Ramos NB, et al. Cardiac morbidity and mortality due to Chagas' disease: prospective electrocardiographic study of a Brazilian community. Circulation. 1987;75(6):1140-5.
10. Di Lorenzo Oliveira C, Nunes MCP, Colosimo EA, de Lima EM, Cardoso CS, Ferreira AM, et al. Risk score for predicting 2-year mortality in patients with chagas cardiomyopathy from endemic areas: Sami-trop cohort study. J Am Heart Assoc. 2020;9(6):1-13.

61

Cardiomiopatia hipertrófica

José Nunes de Alencar Neto

A cardiomiopatia hipertrófica (CMP-H) é uma afecção genética de predominância autossômica dominante, com prevalência de 1/500, o que a torna a doença cardíaca genética mais comum. Caracterizada por hipertrofia ventricular esquerda, geralmente assimétrica e não explicada por doenças sistêmicas ou cardíacas, a CMP-H é notória por ser a causa mais comum de morte súbita em jovens, incluindo atletas competitivos.

O eletrocardiograma (ECG) é fundamental para o *screening* e o diagnóstico, apresentando alterações em mais de 90% dos pacientes. Essas alterações refletem o desarranjo das células miocárdicas e a fibrose, independentemente do grau de obstrução ventricular. Além disso, a hipertrofia miocárdica exibe padrões diversos que incluem: septal assimétrica (mais comum), concêntrica, apical (síndrome de Yamaguchi) e, menos frequentemente, lateral e médio-ventricular.

A CMP-H é diagnosticada quando a espessura miocárdica é ≥ 15 mm em um ou mais segmentos do ventrículo esquerdo, medida por um exame de imagem. Espessuras entre 13 e 14 mm requerem investigação adicional para confirmação do diagnóstico.

Compreender o curso clínico e a apresentação da CMP-H é essencial para um diagnóstico e manejo adequados dessa doença complexa e potencialmente fatal.[1,2]

ALTERAÇÕES ELETROCARDIOGRÁFICAS[2,3]

- Ondas Q profundas em formato de adaga, com duração ≤ 35 ms na parede inferolateral do ventrículo esquerdo.
- Sinais de sobrecarga ventricular esquerda (SVE) são tipicamente evidentes.
- Ondas q com duração ≥ 40 ms não descartam CMP-H e podem ser indicativas de doença mais avançada, com presença de fibrose miocárdica.
- Ondas R amplas em V1 e V2 podem significar hipertrofia septal.
- Inversão da onda T em derivações inferolaterais (≥ 3 mm em V3 a V6, D1 e aVL e ≥ 5 mm em D2, D3 e AVF) é muito característica dessa doença. Ondas T negativas gigantes (> 10 mm) sugerem o padrão apical ou síndrome de Yamaguchi.[4]

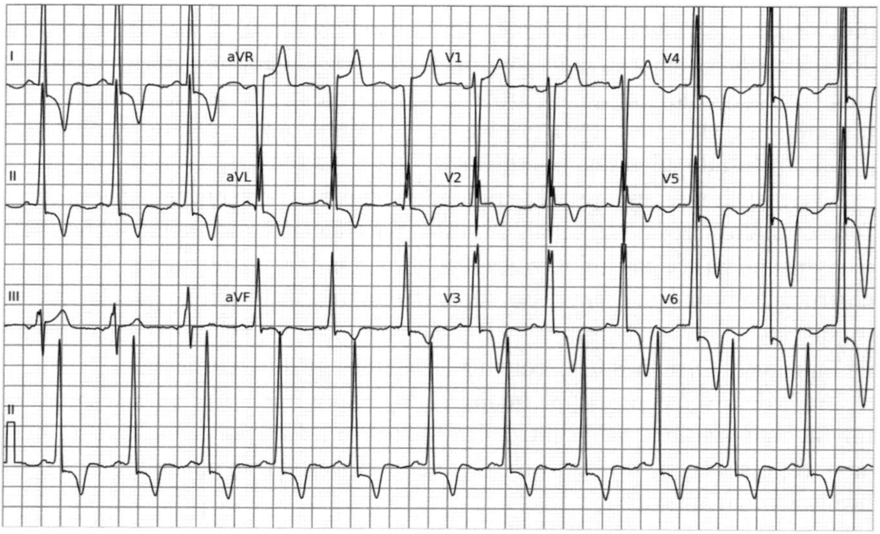

Cardiomiopatia hipertrófica – forma apical. Critérios de voltagem para sobrecarga ventricular esquerda e ondas T negativas gigantes (> 10 mm).

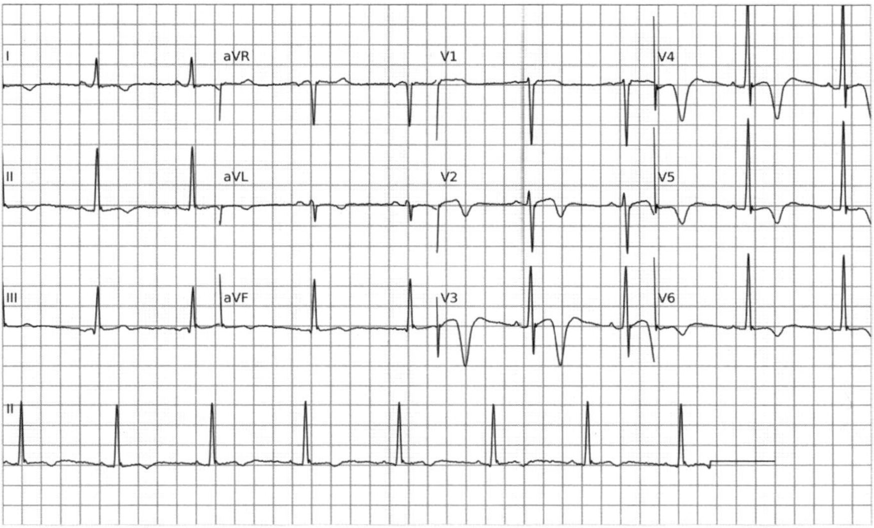

Cardiomiopatia hipertrófica. Alterações difusas da repolarização ventricular com inversão da onda T em V2-V6, D1 e aVL.

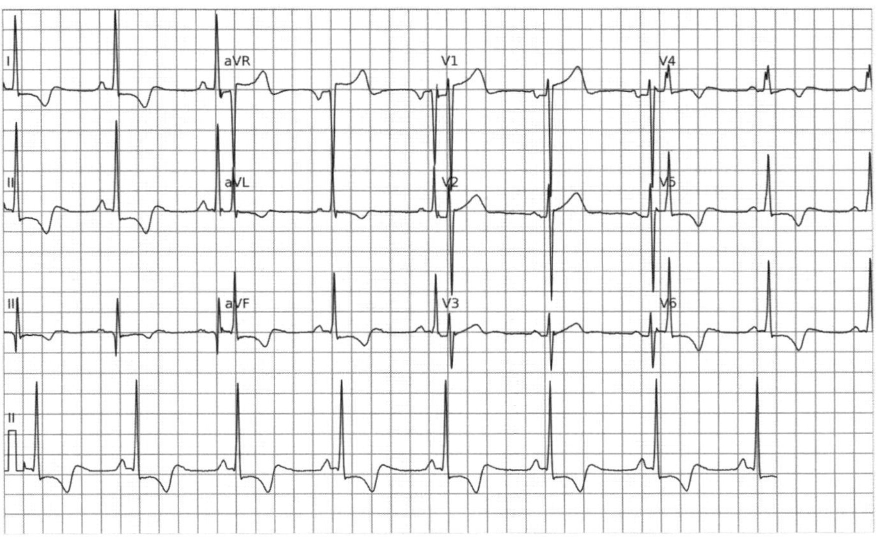

Cardiomiopatia hipertrófica. Critérios de voltagem para sobrecarga ventricular esquerda. Alteração secundária da repolarização ventricular tipo *strain* inferolateral.

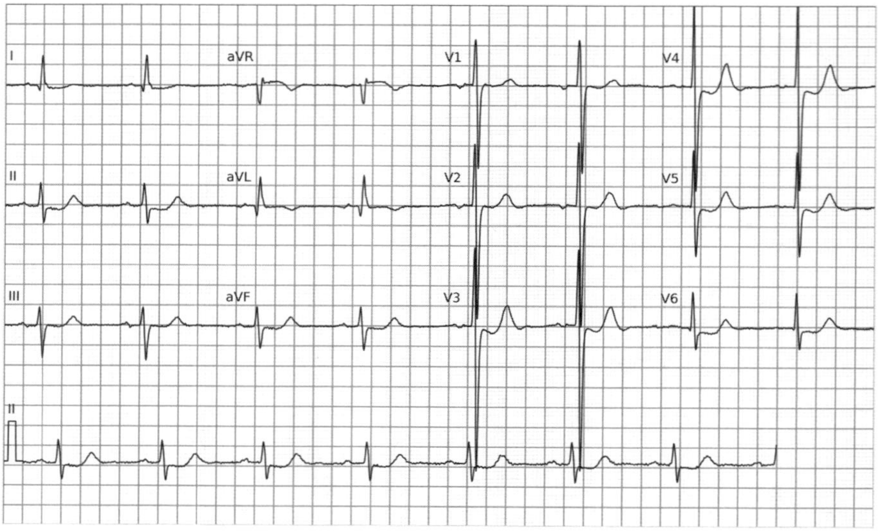

Cardiomiopatia hipertrófica – forma septal assimétrica. Critérios de voltagem para sobrecarga ventricular esquerda (Peguero-Lo Presti e Cornell), bem como ondas R altas em V1 e V2 decorrentes de hipertrofia septal.

REFERÊNCIAS

1. Maron BJ. Clinical course and management of hypertrophic cardiomyopathy. N Engl J Med. 2018;379(7):655-68.
2. Paixão GM de M, Veronesi HE, Da Silva HAGP, De Alencar Neto JN, et al. Correlation of electrocardiographic changes with cardiac magnetic resonance findings in patients with hypertrophic cardiomyopathy. Arq Bras Cardiol. 2018;110(1):52-9.
3. Kelly BS, Mattu A, Brady WJ. Hypertrophic cardiomyopathy: electrocardiographic manifestations and other important considerations for the emergency physician. Am J Emerg Med. 2007;25(1):72-9.
4. Yamaguchi H, Ishimura T, Nishiyama S, Nagasaki F, Nakanishi S, Takatsu F, et al. Hypertrophic nonobstructive cardiomyopathy with giant negative T waves (apical hypertrophy): ventriculographic and echocardiographic features in 30 patients. Am J Cardiol. 1979;44(3):401-12.

62

Coração de atleta

Ana Luíza Guimarães Ferreira

O exercício impacta no sistema cardiovascular de forma aguda e crônica. Durante a atividade física, ocorre aumento de frequência cardíaca (FC) e volume sistólico com objetivo de aumentar o débito cardíaco conforme a demanda. O treinamento físico contínuo e intenso leva a adaptações fisiológicas, estruturais e funcionais, que vão depender do volume de treino, modalidade e características individuais.[1] Dessa forma, o eletrocardiograma (ECG) do atleta apresenta alterações adaptativas e que devem ser diferenciadas de achados patológicos nessa população.

O ECG faz parte da avaliação inicial do atleta e é primordial para prevenção de morte súbita cardíaca, na maior parte dos países. Foi demonstrado que sua inclusão na avaliação pré-participação aumentou significativamente a sensibilidade e especificidade dos diagnósticos de cardiomiopatias e arritmias.[1,2] Entidades como cardiomiopatia hipertrófica (CMP-H) e cardiomiopatia arritmogênica do ventrículo direito (CAVD) têm forte relação com desfecho fatal de atletas jovens e podem ser diagnosticadas precocemente por meio da anamnese direcionada e de ECG. Já em indivíduos acima de 40 anos, há maior prevalência de doença cardiovascular.[3,4]

Uma revisão sistemática em 2015,[5] incluindo 47.137 atletas, demonstrou que o acréscimo do ECG aumentou a sensibilidade para 94% na detecção de cardiopatias associadas à morte súbita, quando comparado a história clínica e exame físico. Logo, o desenvolvimento de critérios para correta interpretação é de extrema importância para a identificação dos atletas em potencial risco cardiovascular, ao mesmo tempo minimizando investigações desnecessárias.

Com esse objetivo, as sociedades de cardiologia de esporte publicaram os critérios internacionais para a interpretação de ECG,[6] assim como a Sociedade Brasileira de Cardiologia (SBC).[1] Abrange a população de 12 a 35 anos de idade,[1] com treinamento regular e intenso, por pelo menos 4 horas por semana.[7] Segundo a Diretriz Brasileira de Esporte e Exercício da SBC as alterações do ECG do atleta podem ser divididas em dois grupos: comuns e/ou relacionadas com treinamento esportivo; ou pouco frequentes e/ou sugestivas de cardiopatias, conforme está resumido no Quadro 1. Já os critérios internacionais acrescentam achados limítrofes (Quadro 2), e quando presentes dois ou mais desses critérios é orientado a seguir com a investigação de cardiopatia.

QUADRO 1 Critérios para interpretação de ECG de atleta, segundo a Diretriz Brasileira de Cardiologia do Esporte e do Exercício da Sociedade Brasileira de Cardiologia[1]

Achados fisiológicos	Achados patológicos
Bradicardia sinusal > 30 bpm	Inversão de onda T > 1 mm em 2 ou mais derivações
Arritmia sinusal	Infradesnivelamento do segmento ST > 0,5 mm em 2 ou mais derivações
Ritmo atrial ectópico	Ondas Q patológicas > 3 mm ou 40 ms em 2 ou mais derivações (exceto D3, aVR)
Ritmo de escape juncional	BRE
BAV de 1° grau	SAE
BAV de 2° grau Mobitz I (Wenckebach)	SVD com RV1 + SV5 > 10,5 mm e desvio de eixo > +120°
Critério isolado de voltagem do QRS para sobrecarga ventricular esquerda	Pré-excitação ventricular
Repolarização precoce	Intervalo QT prolongado > 470 ms em homens e > 480 ms em mulheres
Elevação em domo do segmento ST acompanhada da inversão de onda T de V1 a V4 em atletas afrodescendentes	Intervalo QT < 320 ms
	Padrão de Brugada
	Bradicardia sinusal < 30 bpm ou pausas sinusais > 3 segundos

(continua)

QUADRO 1 Critérios para interpretação de ECG de atleta, segundo a Diretriz brasileira de cardiologia do esporte[1] *(continuação)*

	Taquiarritmias atriais
	Extrassístoles ventriculares com dois ou mais episódios em ECG de 10 segundos
	Extrassístoles ventriculares pareadas e TVNS

BAV: bloqueio atrioventricular; BRE: bloqueio de ramo esquerdo; ECG: eletrocardiograma; SAE: sobrecarga atrial esquerda; SVD: sobrecarga ventricular direita; TVNS: taquicardia ventricular não sustentada.

QUADRO 2 Achados limítrofes para interpretação de ECG de atleta, segundo a publicação de Critérios Internacionais para Interpretação de ECG de Atletas[6]

BRD
Desvio do eixo elétrico para a direita
Desvio do eixo elétrico para a esquerda
SAD
SAE

* Sugere-se a investigação de cardiopatia na presença de dois ou mais critérios.
BRD: bloqueio de ramo direito; ECG: eletrocardiograma; SAD: sobrecarga atrial direita; SAE: sobrecarga atrial esquerda.

ELETROCARDIOGRAMA NORMAL NO ATLETA

Os achados eletrocardiográficos em atletas são decorrentes do remodelamento cardíaco e do aumento do tônus vagal, que são alterações fisiológicas adaptativas do treinamento e podem variar conforme etnia e idade. Esses achados não requerem investigação adicional.

ALTERAÇÕES RELACIONADAS À ESTRUTURA CARDÍACA

Sobrecarga ventricular esquerda

- A presença de critérios de voltagem para sobrecarga ventricular esquerda (SVE), isoladamente, sem outras alterações associadas, não está associada às cardiopatias em atletas assintomáticos, e não é indicado seguir investigação, conforme já demonstrado em diferentes oportunidades.[8-14] Existem vários critérios baseados em voltagem para determinar SVE, porém o mais difundido é o critério de Sokolow-Lyon, que é considerado positivo quando a soma da amplitude da onda S na derivação V1 com a amplitude da onda R da derivação V5 ou V6 for > 35 mm. Nos jovens pode ser considerado > 40 mm.[15] Cerca de 64% dos atletas preenchem esse critério, com baixa associação com hipertrofia significativa. A presença de SVE por critério de voltagem isolado está relacionado a CMP-H em menos de 2% dos casos.[14]

- A voltagem do complexo QRS é influenciada por diversos fatores, por exemplo, sexo, biotipo, modalidade esportiva e idade. Enquanto indivíduos do sexo masculino, longilíneos e jovens podem apresentar QRS de amplitude maior, pessoas com alto índice de massa corporal (IMC), mamas volumosas e doenças pulmonares obstrutivas, como doença pulmonar obstrutiva crônica (DPOC), em que há o aumento do diâmetro anteroposterior do tórax, podem manifestar baixa voltagem no traçado eletrocardiográfico. O complexo QRS de baixa voltagem não foi abordado nos critérios internacionais de 2017, porém merece atenção, já que pode ser relacionado a CAVD. Um estudo prospectivo relacionou a presença de baixa amplitude de QRS com extrassístoles ventriculares em acompanhamento de 5 anos.[7] No entanto, nenhum evento cardiovascular foi relatado. Tal estudo é unicêntrico e possui coorte pequena, necessitando de posteriores estudos para definição.

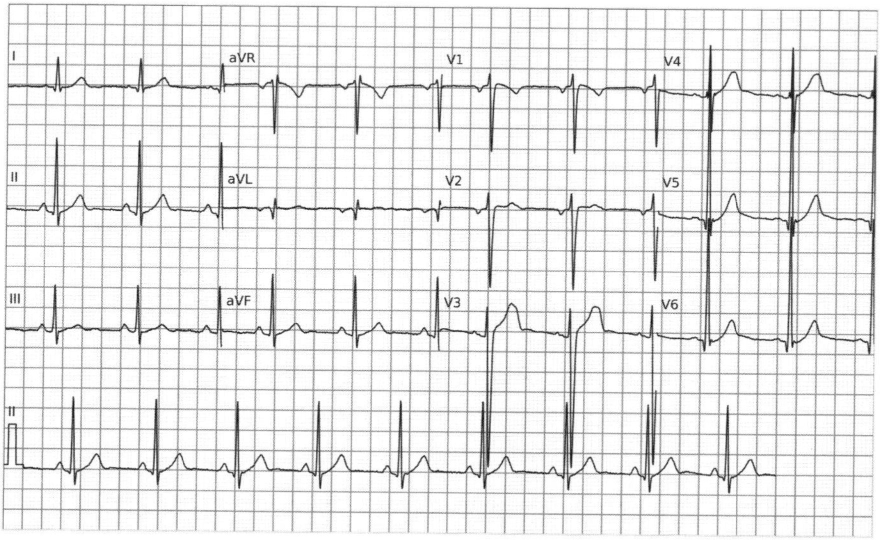

Critério isolado de voltagem para sobrecarga ventricular esquerda. Atleta com critério isolado de Sokolow-Lyon para sobrecarga ventricular esquerda.

Sobrecarga ventricular direita

A exemplo da SVE, também é comum encontrarmos atletas com ECG sugerindo sobrecarga ventricular direita (SVD) por critério de voltagem. Foi demonstrado em estudo prospectivo que o critério de Sokolow-Lyon (soma da amplitude da onda R na derivação V1 com a amplitude da onda S da derivação V5 ou V6 for > 10,5 mm) esteve presente em 11,8% do grupo de atletas, sem outras alterações eletrocardiográficas associadas, enquanto em apenas 6,2% do grupo controle, sendo estatisticamente significativo. O grupo com alteração foi estudado posteriormente com ressonância magnética (RM), e não foi encontrada nenhuma alteração patológica correspondente.[16]

Atraso final de condução pelo ramo direito

O atraso final também é decorrente do remodelamento adaptativo do ventrículo direito e não teria relação com distúrbio intrínseco do sistema His-Purkinje. Portanto, na ausência de outras características, não deve motivar investigação posterior.

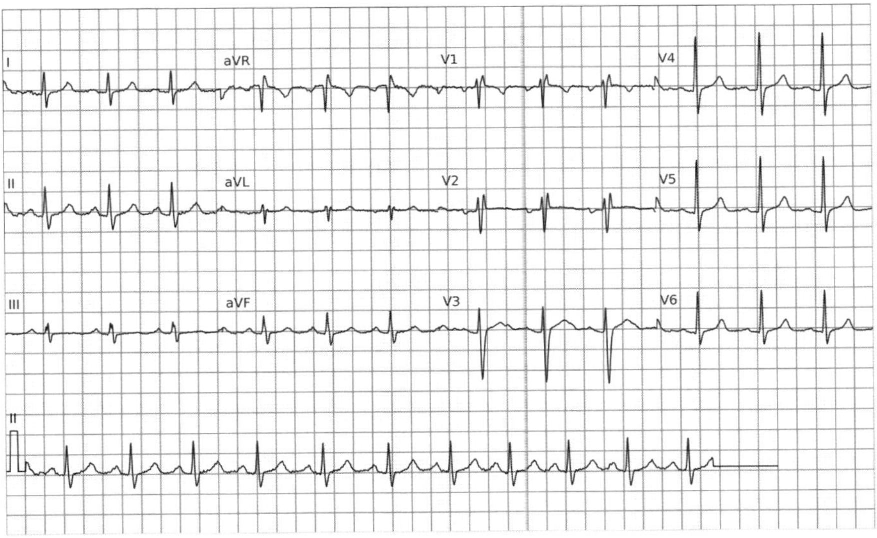

Bloqueio de ramo direito de 1° grau. Atleta de natação, 15 anos, com eletrocardiograma exibindo bloqueio de ramo direito de 1° grau.

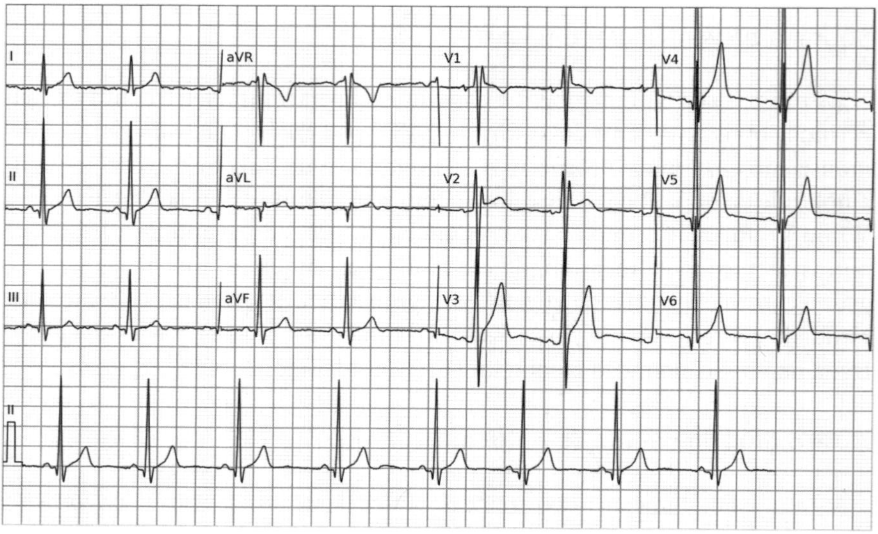

Padrão rSr′ em V1 e V2. Atleta de alto rendimento, de 13 anos, com padrão rSr′ em V1 e V2.

ALTERAÇÕES RELACIONADAS À AÇÃO VAGAL

Repolarização precoce

- O padrão de repolarização precoce é caracterizado pela presença de um entalhe (*notch*) ou um atraso (*slur*) na porção final do QRS das paredes inferior e/ou lateral, associado ou não a elevação do ponto J. Está presente em cerca de 11% da população sadia, porém é mais prevalente entre atletas, jovens, sexo masculino e afrodescendentes, e é exacerbada em hipotermia e pelo tônus vagal.[17]
- É considerado variante da normalidade da repolarização ventricular (RV), mas nos últimos anos alguns estudos o relacionaram com o desenvolvimento de taquicardias ventriculares (TV).[15,18] Porém, o risco é maior quando associado a outras características eletrocardiográficas, por exemplo, onda J ampla ou segmento ST horizontal/descendente.[17] Faltam dados sobre a relação de qualquer morfologia de repolarização precoce e eventos cardiovasculares em atletas, sendo considerado até este momento benigno e não necessitando de investigação adicional. Frequentemente estão associados a outras características típicas do atleta, como SVE e bradicardia, reforçando o carácter benigno.[19] Estudos clínicos recentes, em populações jovens e de diversas modalidades, corroboram o posicionamento das diretrizes atuais.[1,6,20-22]

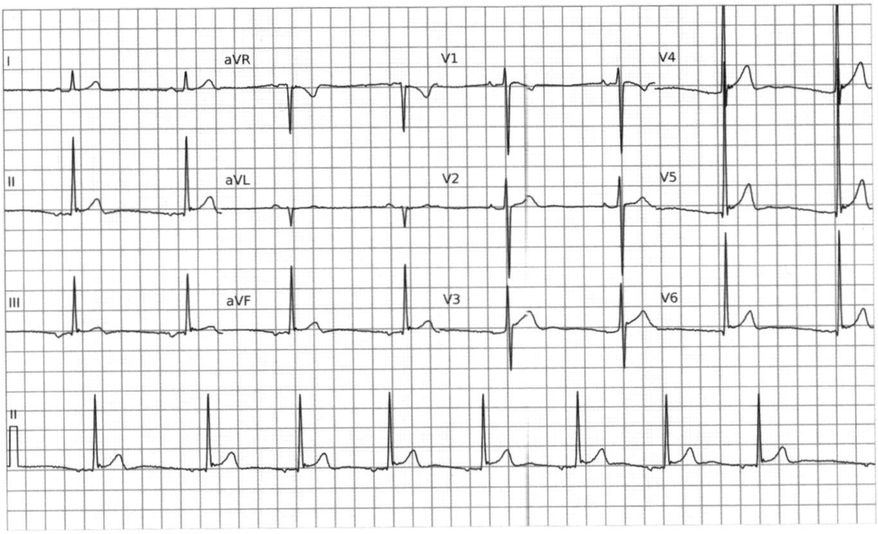

Ritmo atrial ectópico. Atleta de alto rendimento, de 13 anos, apresentando ritmo atrial ectópico evidenciado pela presença de ondas P negativas na parede inferior, além de padrão de repolarização precoce nas derivações inferolaterais.

Bradicardia sinusal

- A frequência cardíaca (FC) é resultado do balanço simpático e parassimpático, e o treinamento contínuo leva a predominância parassimpática. A ação vagal leva a FC mais baixas, portanto, entre os atletas e indivíduos bem condicionados, a bradicardia sinusal é muito comum. Acredita-se que nessa população também ocorra mudança no marca-passo do nó sinusal.[23]
- Definida como FC < 50 bpm. Nos indivíduos assintomáticos, a FC > 30 bpm deve ser interpretada como achado benigno.

Arritmia sinusal

Frequentes em jovens, também têm incidência elevada em atletas. A exemplo da bradicardia sinusal, deve ser interpretada como achado benigno.

Ritmo juncional

Presente quando o ritmo intrínseco juncional é maior que o ritmo sinusal, podendo ocorrer em atletas em consequência da predominância vagal. Durante o esforço, deve ser observado o retorno do ritmo sinusal.

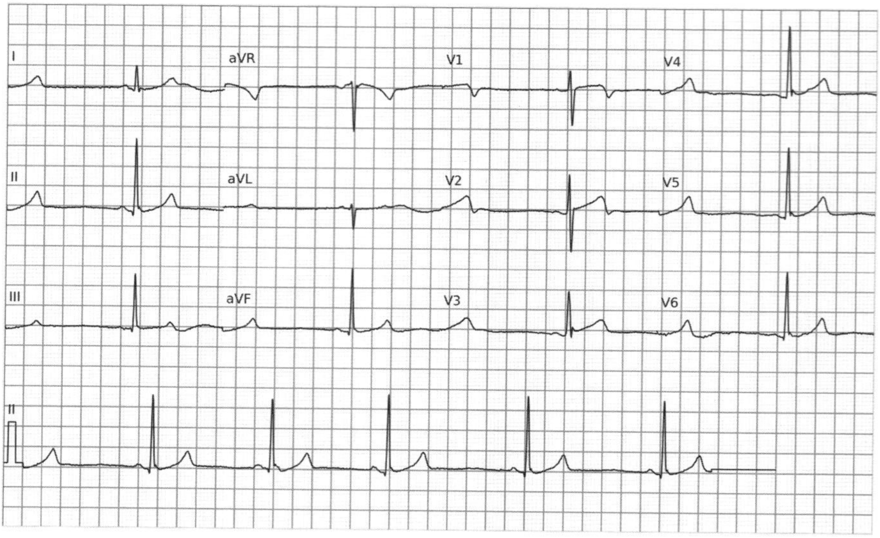

Bradicardia sinusal. Atleta de alto rendimento, de 21 anos, com bradicardia sinusal.

Ritmo atrial ectópico

Assim como o ritmo juncional, pode ser observado em atletas o ritmo atrial ectópico, também em consequência da baixa frequência sinusal. Durante o esforço, deve ser observado o retorno do ritmo sinusal.

Bloqueio atrioventricular de 1° grau e de 2° grau Mobitz I (fenômeno de Wenckebach)

O aumento do tônus vagal atrasa a condução atrioventricular (AV), levando ao aumento do intervalo PR, caracterizando o bloqueio atrioventricular (BAV) de 1º grau. Também pode levar a BAV de 2º grau Mobitz I. Em atletas assintomáticos é um achado benigno, e durante o esforço deve ser observada a normalização da condução.

SITUAÇÕES ESPECIAIS

Padrão afro-caribenho

Presente em até 15% dos atletas afrodescendentes, o padrão afro-caribenho é caracterizado por supradesnivelamento do segmento ST, seguido de onda T invertida, nas derivações V1 a V4. Caso seja observada alteração da repolarização em parede lateral ou inferior, devem ser realizados exames adicionais.[24,25]

Onda T juvenil

Onda T invertida ou bifásica pode ser considerada normal em atletas jovens até 16 anos, sendo rara a observação desse padrão após essa idade (0,1%).[10]

ELETROCARDIOGRAMA LIMÍTROFE

Antes considerados critérios anormais, as evidências mais recentes sugerem que podem ser também variantes da normalidade, e, se assintomáticos e isolados, podem dispensar investigação adicional.

Desvio de eixo elétrico e sobrecarga atrial

Diretrizes prévias consideravam desvio de eixo elétrico e sobrecarga atrial como achados anormais, porém ainda eram relacionados a uma grande parcela de falsos positivos. Um estudo observacional incluiu 2.533 atletas e evidenciou que 13% apresentavam achados considerados anormais. Destes, 42,6% corres-

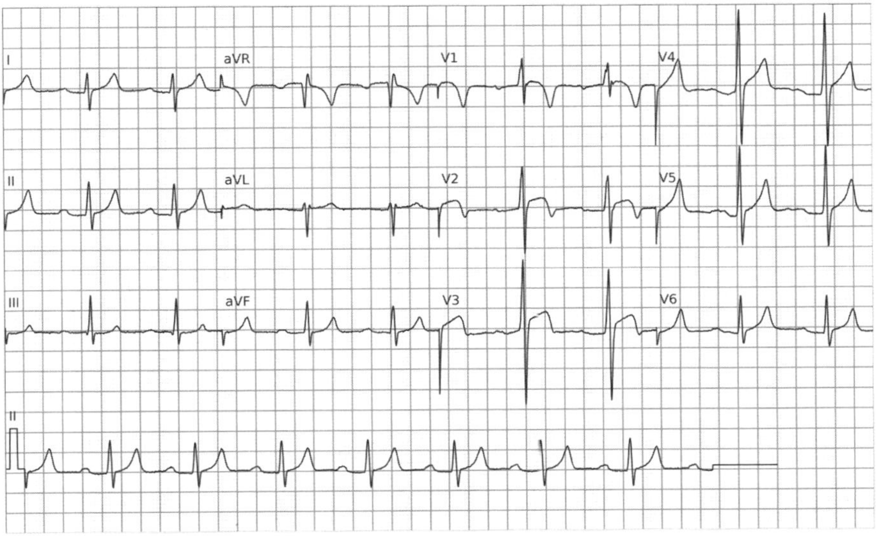

Padrão afro-caribenho. Atleta afrodescendente, de 30 anos. O eletrocardiograma exibe bloqueio atrioventricular de 1° grau e onda T com morfologia *plus-minus* em V2 e supradesnivelamento do segmento ST em V3.

pondiam a desvio de eixo elétrico e sobrecarga atrial, com maior prevalência que o grupo controle. Todos foram submetidos a ecocardiograma e não foram demonstradas alterações estruturais significativas.[26] Esses achados sugerem que, quando observadas isoladas, provavelmente é um achado de adaptação ao treinamento.

Bloqueio de ramo direito

Presente em 3% dos atletas,[27] o bloqueio de ramo direito (BRD) parece estar relacionado a alterações adaptativas ecocardiográficas, como dissincronia septal e aumento de ventrículo direito, sem relação com miocardiopatias.[28] Quando associado a alterações eletrocardiográficas, como alteração do segmento ST, alteração de repolarização, sobrecarga atrial e/ou ventricular, ou QRS com duração muito prolongada, é necessário seguir investigação. É importante nesses casos diferenciar do padrão de Brugada ou CAVD.

CONSIDERAÇÕES FINAIS

- A interpretação do ECG em atletas requer um sólido treinamento e vasta experiência para identificar de maneira precisa as adaptações fisiológicas que ocorrem em resposta ao esforço intenso. Isso é fundamental para reduzir o risco de complicações cardiovasculares, como a morte súbita cardíaca, e evitar a realização excessiva de exames, assim como o afastamento desnecessário dos atletas de suas respectivas modalidades.
- Além disso, é crucial destacar a importância do desenvolvimento de estudos adicionais, que podem aprimorar significativamente a precisão dos diagnósticos. Isso é especialmente relevante quando são considerados os grupos populacionais que ainda não estão bem representados nas pesquisas atuais, como idosos, mulheres ou sociedades altamente miscigenadas, exemplificadas pelo Brasil. Estender as investigações sobre as adaptações específicas que ocorrem em atletas pertencentes a essas populações pode aprimorar a compreensão da interpretação do ECG em contextos diversos.

REFERÊNCIAS

1. Ghorayeb N, Stein R, Daher DJ, Silveira AD da, Oliveira Filho JA, Ritt LEF, et al. Atualização da Diretriz em Cardiologia do Esporte e do Exercício da Sociedade Brasileira de Cardiologia e da Sociedade Brasileira de Medicina do Exercício e Esporte – 2019. Arq Bras Cardiol. 2019;112(3):326-68.
2. Corrado D, Basso C, Pavei A, Michieli P, Schiavon M, Thiene G. Trends in sudden cardiovascular death in young competitive athletes after implementation of a preparticipation screening Program. JAMA. 2006;296(13):1593.

3. Lippi G, Favaloro E, Sanchis-Gomar F. Sudden Cardiac and Noncardiac Death in sports: epidemiology, causes, pathogenesis, and prevention. Semin Thromb Hemost. 2018;44(08):780-6.
4. Bohm P, Scharhag J, Meyer T. Data from a nationwide registry on sports-related sudden cardiac deaths in Germany. Eur J Prev Cardiol. 2016;23(6):649-56.
5. Harmon KG, Zigman M, Drezner JA, D M. ScienceDirect. The effectiveness of screening history, physical exam, and ECG to detect potentially lethal cardiac disorders in athletes: a systematic review / meta-analysis. J Electrocardiol. 2015;48(3):329-38
6. Drezner JA, Sharma S, Baggish A, Papadakis M, Wilson MG, Prutkin JM, et al. International criteria for electrocardiographic interpretation in athletes: Consensus statement. Br J Sports Med. 2017;51(9):704-31.
7. Carré F, Schnell F. ECG in the athlete, QRS voltage value never matters, really? Eur J Prev Cardiol. 2020;27(14):1539-41.
8. Sohaib SMA, Payne JR, Shukla R, World M, Pennell DJ, Montomery ME. Electrocardiographic (ECG) criteria for determining left ventricular mass in young healthy men: data from the Large heart study. J Cardiovasc Magn Reson. 2009;11(1):9-15.
9. Pelliccia A, Maron BJ, Culasso F, Di Paolo FM, Spataro A, Biffi A, et al. Clinical significance of abnormal electrocardiographic patterns in trained athletes. Circulation. 2000;102(3):278-84.
10. Papadakis M, Basavarajaiah S, Rawlins J, Edwards C, Makan J, Firoozi S, et al. Prevalence and significance of T-wave inversions in predominantly Caucasian adolescent athletes. Eur Heart J. 2009;30(14):1728-35.
11. Ryan MP, Cleland JGF, French JA, Joshi J, Choudhury L, Chojnowska L, et al. The standard electrocardiogram as a screening test for hypertrophic cardiomyopathy. Am J Cardiol. 1995;76(10):689-94.
12. Sathanandam S, Zimmerman F, Davis J, Marek J. Abstract 2484: ECG screening criteria for LVH does not correlate with diagnosis of hypertrophic cardiomyopathy. Circulation. 2009;120:S647.
13. Weiner RB, Hutter AM, Wang F, Kim JH, et al. Performance of the 2010 European Society of Cardiology criteria for ECG interpretation in athletes. Heart. 2011;97(19):1573-7.
14. Calore C, Melacini P, Pelliccia A, Cianfrocca C, Schiavon M, Di Paolo FM, et al. Prevalence and clinical meaning of isolated increase of QRS voltages in hypertrophic cardiomyopathy versus athlete's heart: relevance to athletic screening. Int J Cardiol. 2013;168(4):4494-7.
15. Samesima N, God EG, Kruse JCL, Leal MG, et al. Diretriz da Sociedade Brasileira de Cardiologia sobre a Análise e Emissão de Laudos Eletrocardiográficos – 2022. Arq Bras Cardiol. 2022;93(3 Suppl 2):2-19.
16. Zaidi A, Ghani S, Sheikh N, Gati S, Bastiaenen R, Madden B, et al. Clinical significance of electrocardiographic right ventricular hypertrophy in athletes: comparison with arrhythmogenic right ventricular cardiomyopathy and pulmonary hypertension. Eur Heart J. 2013;34(47):3649-56.
17. El-Azrak M, Darar C, Boutaybi M, El Ouafi N, Bazid Z. Sudden cardiac death risk stratification of the early repolarization syndrome: an updated review of the literature. Curr Cardiol Rep. 2023;25(4):203-12.
18. Haïssaguerre M, Derval N, Sacher F, Jesel L, Deisenhofer I, de Roy L, et al. Sudden cardiac arrest associated with early repolarization. N Engl J Med. 2008;358(19):2016-23.
19. Noseworthy PA, Weiner R, Kim J, Keelara V, Wang F, Berkstresser B, et al. Early repolarization pattern in competitive athletes. Circ Arrhythmia Electrophysiol. 2011;4(4):432-40.
20. Vecchiato M, Baioccato V, Adami PE, Quinto G, Foccardi G, Slanzi G, et al. Early repolarization in adolescent athletes: a gender comparison of ECG and echocardiographic characteristics. Scand J Med Sci Sport. 2022;32(11):1581-91.
21. Çetin S, Akgün EZ, Babaoğlu K. Evaluation of early repolarization pattern in male teenage competitive athletes and association with left ventricular remodeling. Turkish Arch Pediatr. 2021;56(5):485-91.

C • D

22. Halasz G, Cattaneo M, Piepoli M, Biagi A, Romano S, Biasini V, et al. Early repolarization in pediatric athletes: a dynamic electrocardiographic pattern with benign prognosis. J Am Heart Assoc. 2021;10(16).
23. Stein R, Medeiros CM, Rosito GA, Zimerman LI, Ribeiro JP. Intrinsic sinus and atrioventricular node electrophysiologic adaptations in endurance athletes. J Am Coll Cardiol. 2002;39(6):1033-8.
24. Papadakis M, Carre F, Kervio G, Rawlins J, Panoulas VF, Chandra N, et al. The prevalence, distribution, and clinical outcomes of electrocardiographic repolarization patterns in male athletes of African/Afro-Caribbean origin. Eur Heart J. 2011;32(18):2304-13.
25. Hermelin MJ, Prutkin JM. Black athlete electrocardiographic repolarization pattern. J Electrocardiol. 2018;51(4):680-2.
26. Gati S, Sheikh N, Ghani S, Zaidi A, Wilson M, Raju H, et al. Should axis deviation or atrial enlargement be categorised as abnormal in young athletes? The athlete's electrocardiogram: time for re-appraisal of markers of pathology. Eur Heart J. 2013;34(47):3641-8.
27. Kim JH, Noseworthy PA, McCarty D, Yared K, Weiner R, Wang F, et al. Significance of electrocardiographic right bundle branch block in trained athletes. Am J Cardiol. 2011;107(7):1083-9.
28. Kim JH, Baggish AL. Electrocardiographic right and left bundle branch block patterns in athletes: prevalence, pathology, and clinical significance. J Electrocardiol. 2015;48(3):380-4.

63

Dextrocardia

Mariana Fuziy Nogueira De Marchi

A dextrocardia é uma malformação congênita que desloca o coração para o hemitórax direito, de modo que o ápice cardíaco fica apontado para a direita. O diagnóstico deve ser confirmado por meio de radiografia de tórax e eletrocardiograma (ECG), com o posicionamento dos eletrodos precordiais no hemitórax direito, que irá demonstrar progressão normal da onda R.[1,2]

ALTERAÇÕES ELETROCARDIOGRÁFICAS

- Onda P e complexo QRS negativos em D1 e positivos em aVR.
- Onda R alta em V1 e V2.
- Redução da amplitude dos complexos QRS de V1 para V6, diferenciando da troca de eletrodos entre o braço direito e o braço esquerdo.

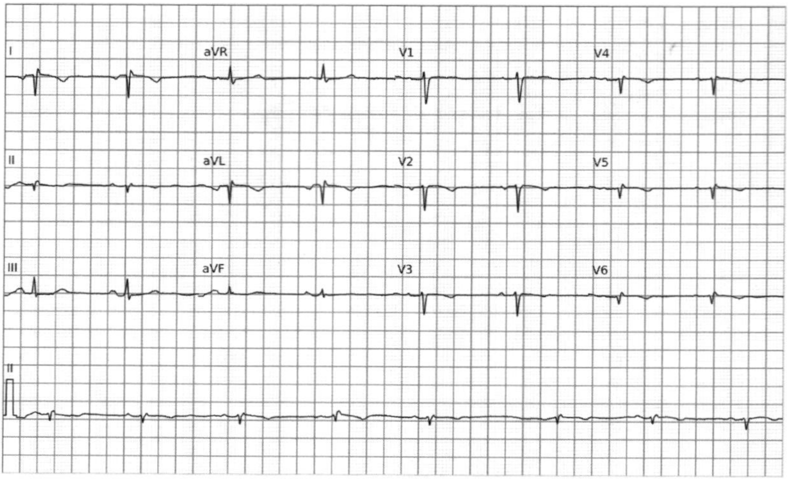

Dextrocardia. A onda P e o complexo QRS exibem polaridades negativas em D1 e positivos em aVR. Há também redução da amplitude dos complexos QRS de V1 para V6.

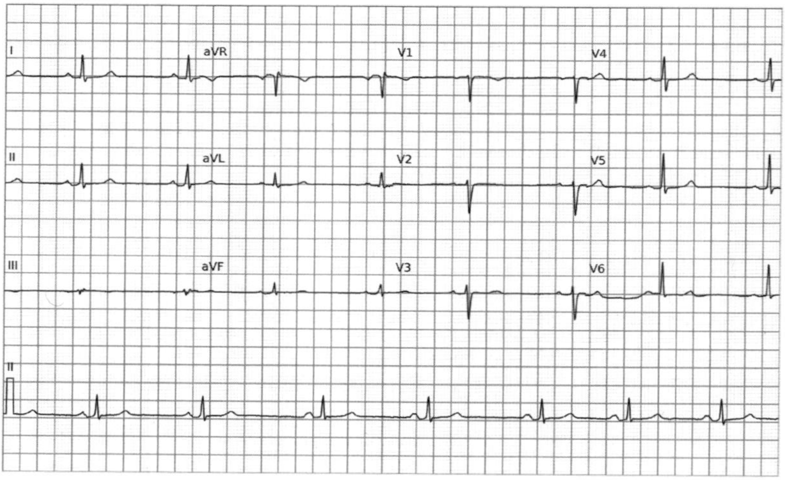

Reposicionamento dos eletrodos para dextrocardia do paciente anterior. Observe a normalização do eletrocardiograma: onda P e complexo QRS positivos em D1 e negativos em aVR e crescimento normal da onda R nas derivações precordiais.

REFERÊNCIAS

1. Prutkin JM. ECG tutorial: miscellaneous diagnoses. Uptodate. 2023.
2. Rao PS. Dextrocardia: systematic approach to differential diagnosis. Am Heart J. 1981;102(3 Part 1):389-403.

64

Dissociação isorrítmica

Mariana Fuziy Nogueira De Marchi

A dissociação isorrítmica é um tipo de dissociação atrioventricular (AV). Nesse tipo de dissociação, a frequência de despolarização atrial é semelhante à de despolarização ventricular, mas não exatamente igual, o que acaba resultando em um intervalo PR variável. A onda P aparenta entrar no complexo QRS e sair dele, "dançando em torno do QRS".

Nesse cenário, não há condução AV nem condução ventriculoatrial (VA). Diferencia-se do bloqueio atrioventricular total (BAVT) por apresentar frequências atrial e ventricular semelhantes.[1-4]

CRITÉRIOS ELETROCARDIOGRÁFICOS

- Ausência de sincronia entre a despolarização atrial e a ventricular (dissociação AV).
- Frequência da despolarização atrial muito próxima da despolarização ventricular.
- Intervalo PR variável.
- A onda P aparenta entrar e sair do complexo QRS.
- Ventrículo habitualmente despolarizado pela junção AV (ritmo juncional).
- QRS semelhante ao do ritmo sinusal. Pode ser estreito ou alargado.

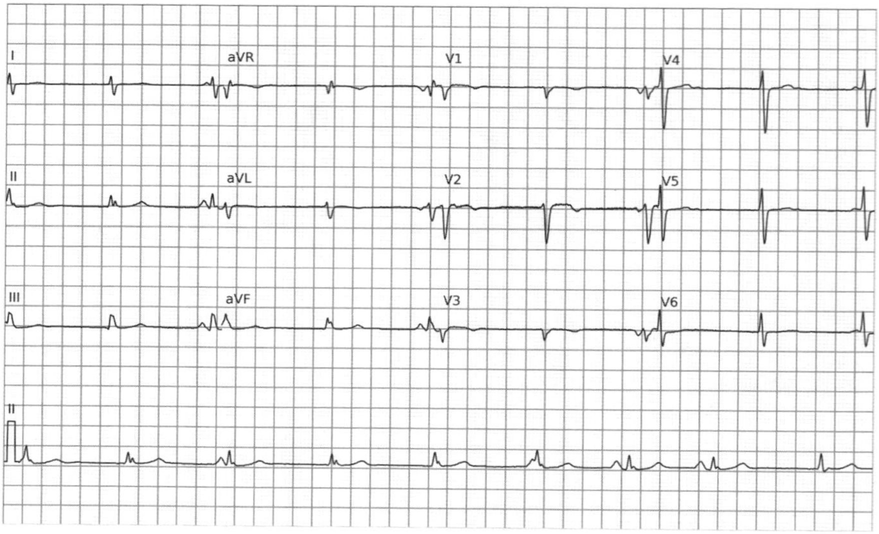

Dissociação isorrítmica. Presença de dissociação atrioventricular. Note a falta de sincronia entre a despolarização atrial e a despolarização ventricular, fazendo com que a onda P aparente entrar e sair do complexo QRS.

MECANISMO[3]

- A dissociação isorrítmica ocorre quando o ventrículo é despolarizado pela junção AV ou distal em razão da queda da frequência sinusal abaixo da frequência de automatismo do nó AV.
- Existem 2 marca-passos independentes: um despolariza o átrio e outro despolariza o ventrículo, mantendo a dissociação AV.
- A ativação atrial pelo nó sinusal não atravessa o nó AV, já que ele se encontra no período refratário em virtude da despolarização pela junção. A ativação da junção também não consegue capturar o átrio de forma retrógada, uma vez que também se encontra no período refratário em decorrência despolarização sinusal.
- Esse fenômeno se mantém enquanto a frequência sinusal for semelhante à frequência de despolarização automática da junção.
- Em alguns casos, a dissociação isorrítmica pode ser vista em ritmos ventriculares (QRS largo).

EXEMPLO

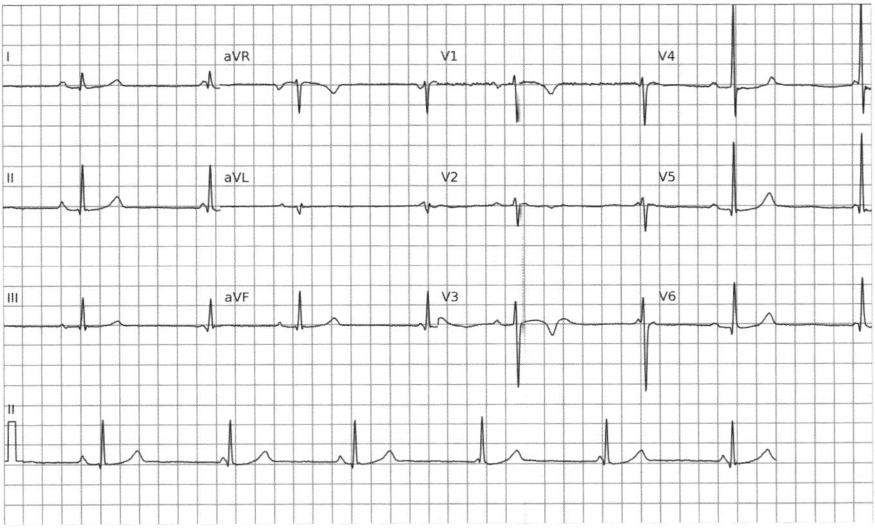

Dissociação isorrítmica. Presença de dissociação atrioventricular evidente em D2. A falta de sincronia entre a despolarização atrial (onda P sinusal) e a despolarização ventricular (ritmo juncional) faz com que a onda P "dance" em torno do QRS.

REFERÊNCIAS

1. Rahman MFF, Yandrapalli S. Atrioventricular dissociation [Internet]. StatPearls. 2023.
2. Schubart AF, Marriott HJL, Gorten RJ. Isorhythmic dissociation. Am J Med. 1958;24(2):209-14.
3. Levy MN, Edflstein J. The mechanism of synchronization in isorhythmic A-V dissociation. Circulation. 1970;42(4):689-99.
4. Purvis BJ. Isorhythmic dissociation. J Insur Med. 1990;22(4):292-3.

65

Doença pulmonar obstrutiva crônica

Bruno Pinotti Correia

A doença pulmonar obstrutiva crônica (DPOC), predominantemente enfisema, causa diversas alterações anatômicas e hemodinâmicas torácicas que podem levar a mudanças em vários parâmetros eletrocardiográficos.

Alterações importantes no eletrocardiograma (ECG) estão presentes em DPOC/enfisema e podem auxiliar no diagnóstico diferencial. Verticalização do vetor da onda P, alterações na duração do QRS, reconhecimento de padrões da progressão da onda R precordial e deslocamentos axiais podem ser considerados alguns dos marcadores mais importantes. Um conhecimento apropriado dessas alterações no ECG pode não apenas ajudar no diagnóstico, mas também contribuir imensamente no manejo clínico adequado desses pacientes.

A DPOC gera o chamado cor *pulmonale*, que consiste em uma forma de insuficiência cardíaca que afeta o ventrículo direito do coração em razão de aumento da pressão nas artérias pulmonares e, consequentemente, no lado direito, responsável por muitas das alterações eletrocardiográficas que será vista adiante.[1-3]

ALTERAÇÕES ELETROCARDIOGRÁFICAS

- Desvio do eixo elétrico da onda P para a direita além de 60°, um achado consistente com sobrecarga atrial direita (SAD) e associada à hiperinsuflação pulmonar.
- Baixa voltagem do QRS.
- Desvio do eixo elétrico do QRS para a direita.
- Progressão lenta da onda R no plano horizontal.
- Taquicardia atrial multifocal (TAM).
- Bloqueio de ramo direito (BRD).
- Sobrecarga ventricular direita (SVD).
- Padrão S1Q3T3, um sinal de ECG bem conhecido associado ao *cor pulmonale* agudo.

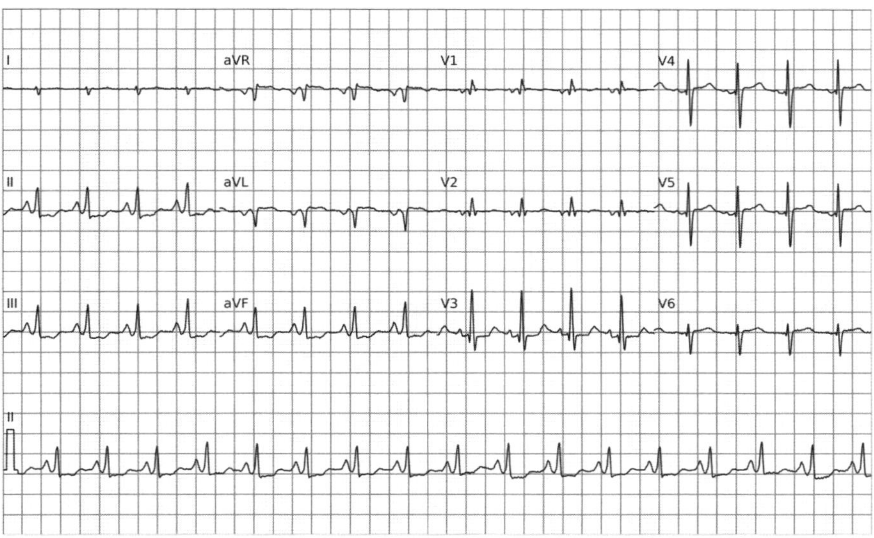

Doença pulmonar obstrutiva crônica. Eletrocarciograma com taquicardia sinusal, desvio do eixo elétrico do QRS para a direita e desvio do eixo elétrico da onda P para a direita.

MECANISMO

- A hiperinsuflação da DPOC provoca o rebaixamento do diafragma e o alongamento do coração em seu eixo vertical, com rotação horária no eixo longitudinal. A rotação horária altera a zona de transição da onda R no plano horizontal com persistência do padrão rS até V5 ou V6 (progressão lenta da onda R).
- A baixa voltagem do QRS ocorre porque os pulmões hiperinsuflados são pobres condutores elétricos.
- A onda P *pulmonale* geralmente está presente e pode surgir com ou sem evidências clínicas de *cor pulmonale*.
- A hipertensão pulmonar provoca a sobrecarga das câmaras direitas e gera sinais eletrocardiográficos de SAD e SVD, indicando a presença de *cor pulmonale*.[4]

CONSIDERAÇÕES CLÍNICAS E ELETROCARDIOGRÁFICAS

- A DPOC é uma doença respiratória comum e uma das principais causas de mortalidade em pacientes tabagistas. Ela causa limitação obstrutiva significativa do fluxo aéreo e está associada a dependência crônica de oxigênio, limitação funcional, hospitalizações recorrentes, bem como aumento da mortalidade.
- O diagnóstico e o tratamento imediatos podem prevenir o agravamento da doença e oferecer benefícios de morbimortalidade ao paciente.
- Muitas arritmias podem surgir em um paciente portador de DPOC, em particular a TAM (ver Taquicardia atrial multifocal – capítulo 128), que é frequentemente observada em pacientes com DPOC (60% dos pacientes com TAM). Esses pacientes também apresentam maior incidência de outras arritmias atriais, como fibrilação atrial (FA) e *flutter* atrial (FLA).[3]

EXEMPLOS

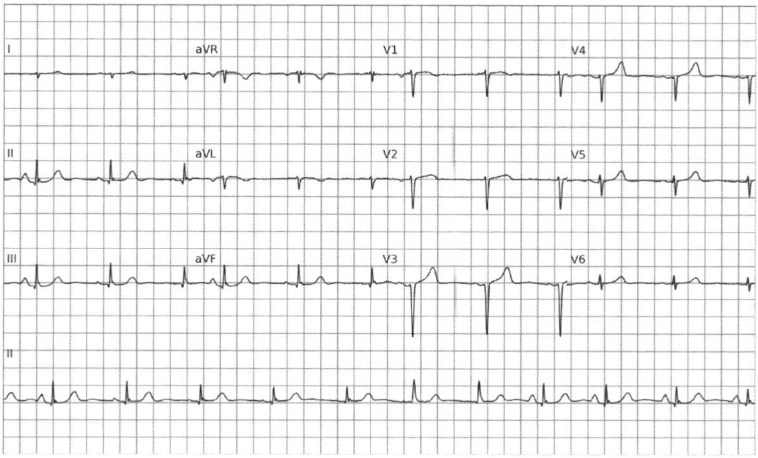

Doença pulmonar obstrutiva crônica. Paciente com enfisema e eletrocardiograma demonstrando os sinais de desvio do eixo elétrico do QRS para a direita, baixa voltagem do QRS no plano frontal e progressão lenta da onda R no plano horizontal. Há ainda dois focos de comando atrial: ritmo sinusal intercalado com ritmo atrial ectópico.

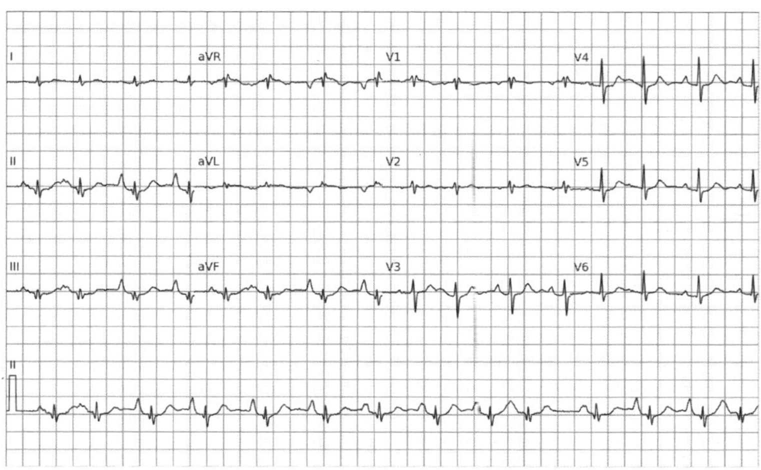

Doença pulmonar obstrutiva crônica. A doença pulmonar obstrutiva crônica provocou o desvio do eixo elétrico da onda P para a direita com critérios de sobrecarga atrial direita, baixa voltagem do QRS no plano frontal e progressão lenta da onda R no plano horizontal. Há extrassístoles supraventriculares isoladas. Note 3 morfologias distintas de onda P em D2, caracterizando ritmo atrial multifocal.

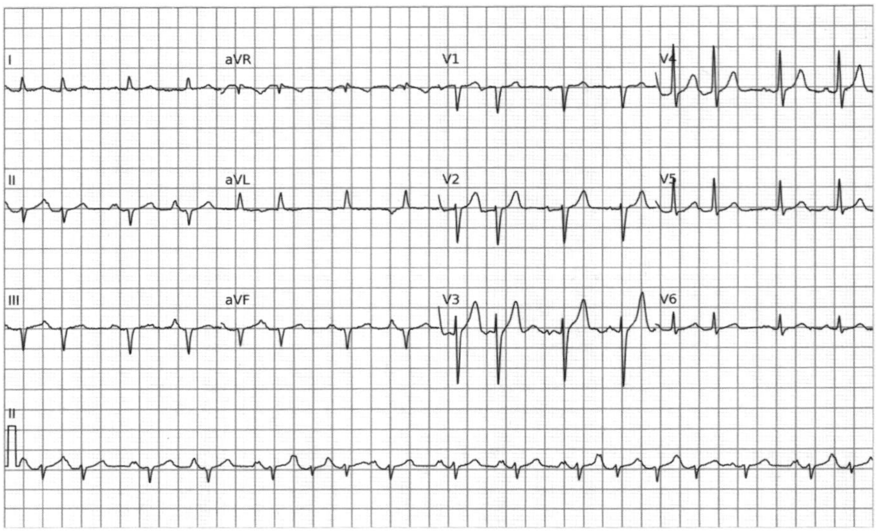

Doença pulmonar obstrutiva crônica. Eletrocardiograma exibindo diversas alterações que podem ser atribuidas à doença pulmonar obstrutiva crônica, como baixa voltagem do QRS no plano frontal, progressão lenta da onda R no plano horizontal, extrassístoles supraventriculares pareadas e isoladas, além de um episódio de taquicardia atrial com três batimentos consecutivos. Há também desvio do eixo elétrico do QRS para a esquerda, sugerindo bloqueio divisional anterossuperior associado.

REFERÊNCIAS

1. Gupta P, Jain H, Gill M, Bharaj G, Khalid N, Chaudhry W, et al. Electrocardiographic changes in emphysema. World J Cardiol. 2021;13(10):533-45.
2. Larssen MS, Steine K, Hilde JM, Skjørten I, Hodnesdal C, Liestol K, et al. Mechanisms of ECG signs in chronic obstructive pulmonary disease. Open Hear. 2017;4(1):e000552.
3. Goudis CA, Konstantinidis AK, Ntalas IV, Korantzopoulos P. Electrocardiographic abnormalities and cardiac arrhythmias in chronic obstructive pulmonary disease. Int J Cardiol. 2015;199:264-73.
4. Harrigan RA. ABC of clinical electrocardiography: conditions affecting the right side of the heart. BMJ. 2002;324(7347):1201-4.

66

Extrassístole supraventricular

Matheus Kiszka Scheffer

Extrassístoles supraventriculares são batimentos que representam a ativação prematura dos átrios por um foco que não seja o nó sinusal. A maior parte é assintomática e se origina nos átrios, embora algumas possam se originar no nó atrioventricular (AV).

As extrassístoles atriais são comuns e ocorrem tanto em jovens quanto em idosos, bem como nos pacientes com ou sem doença cardíaca estrutural; já as extrassístoles juncionais são mais raras dos que as ectopias atriais e ventriculares.[1]

CRITÉRIOS ELETROCARDIOGRÁFICOS[2,3]

Extrassístole atrial:

- Batimento ectópico de origem atrial com presença de ondas P prematuras em relação ao ciclo basal e com morfologias diferentes da onda P sinusal.
- A onda P de origem ectópica pode estar eventualmente oculta na onda T precedente.
- Complexo QRS geralmente com morfologia semelhante ao ritmo basal.
- Geralmente apresenta pausa compensatória incompleta.
- Extrassístole atrial com aberrância de condução é reconhecida quando a onda P ectópica é seguida de QRS com morfologia de bloqueio de ramo, bloqueio divisional ou associação de ambos.
- Extrassístole atrial bloqueada ou não conduzida ocorre quando um batimento ectópico de origem atrial não consegue ser conduzido ao ventrículo, não gerando, portanto, complexo QRS. A não condução pode ser decorrente da precocidade acentuada da ectopia, que encontra o sistema de condução intraventricular em período refratário, ou causada pela doença do sistema de condução His-Purkinje.

Extrassístole juncional:

- Batimento ectópico precoce originado no nó AV.
- São três as possíveis apresentações eletrocardiográficas: onda P negativa nas derivações inferiores com intervalo PR curto; ausência de atividade atrial pregressa ao QRS (onda P dentro do QRS); ou onda P negativa nas derivações inferiores após o complexo QRS.
- O complexo QRS tem morfologia e duração similares às do ritmo basal, embora aberrâncias de condução possam ocorrer.

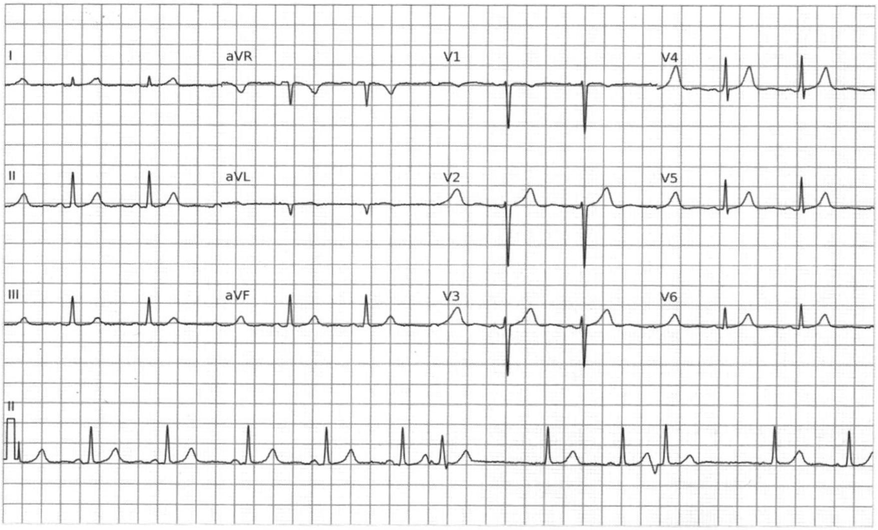

Extrassístoles supraventriculares isoladas. Note a presença de complexos QRS precoces com relação ao intervalo PP de base, precedidos por ondas P com morfologias diferentes da onda P sinusal. Essas ondas P ectópicas se encontram ao final da onda T do batimento anterior, provocando distorções em sua morfologia.

MECANISMO

- Os mecanismos das extrassístoles atriais são pouco estudados, visto que estudos invasivos raramente são realizados em pacientes com simples ectopias atriais. Contudo, parece provável que múltiplos mecanismos sejam responsáveis pelas extrassístoles em diferentes pacientes, dependendo da situação clínica. Possíveis mecanismos incluem: reentrada nos átrios, automaticidade anormal e atividade deflagrada.[1,4]
- O mecanismo mais provável das extrassístoles juncionais é a automaticidade anormal.

CONSIDERAÇÕES CLÍNICAS E ELETROCARDIOGRÁFICAS

- Como as extrassístoles atriais ocorrem com frequência em pacientes com coração normal e com doença cardiovascular, é difícil estabelecer uma relação definitiva com outras doenças ou delinear os fatores que predispõem às extrassístoles. Além disso, a incidência das extrassístoles atriais é variável em diferentes formas de cardiopatias.[1]
- Logo após o encurtamento do ciclo cardíaco provocado pelas extrassístoles, tende a existir uma pausa compensatória. Essas pausas são ditas "completas" quando o intervalo é igual ou maior que o dobro do PP precedente e são provocadas por ectopias mais tardias que não conseguem despolarizar o nó sinusal (geralmente extrassístoles ventriculares). Quando esse intervalo é menor que o dobro do ciclo básico, a pausa é dita incompleta, visto que ocorre a despolarização de parte do nó sinusal e o reinício de seu ciclo.
- O bigeminismo atrial bloqueado deve ser diferenciado do bloqueio atrioventricular (BAV) 2:1 (ver Bloqueio atrioventricular de 2º grau 2:1 – capítulo 43). No caso das ectopias atriais bloqueadas, elas serão mais precoces em relação ao ciclo de base, e as ondas P apresentarão morfologia distinta da onda P sinusal, podendo estar escondidas dentro da onda T ou produzir entalhes nessa onda, ou ainda aparecer no segmento ST.
- As extrassístoles atriais, apesar de supraventriculares, caracterizam-se não pela morfologia do complexo QRS, mas pela presença da onda P ectópica. Assim, o QRS pode ser estreito ou largo pela aberrância de condução. A aberrância ocorre quando um estímulo elétrico encontra parte do sistema de condução em período refratário, mais comumente o ramo direito ou o fascículo anterossuperior do ramo esquerdo.[2]
- Em pacientes assintomáticos, nenhum tratamento é indicado, exceto se houver taquicardiomiopatia. O tratamento é guiado para o controle dos sintomas e envolve a correção de fatores desencadeantes (estresse e tabagismo), tratamento de doenças de base e comorbidades associadas, uso de antiarrítmicos e ablação por cateter.[1]
- O prognóstico das extrassístoles atriais depende da presença de doença cardíaca estrutural de base. Porém, em populações aparentemente saudáveis, elas foram associadas ao aumento de morbidade e mortalidade cardiovascular. Além disso, extrassístoles frequentes podem predizer fibrilação atrial (FA) e eventos adversos cardiovasculares futuros.[1]

EXEMPLOS

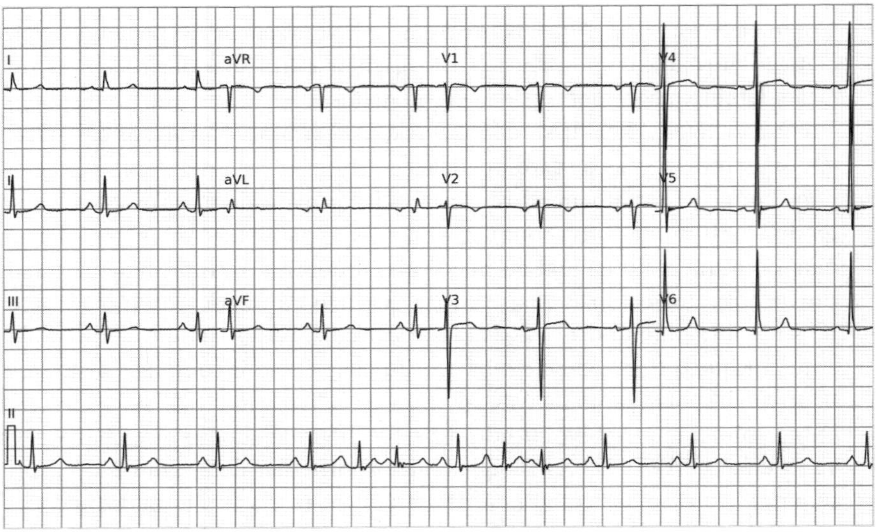

Extrassístoles supraventriculares pareadas. São assim consideradas quando se apresentam com dois batimentos consecutivos.

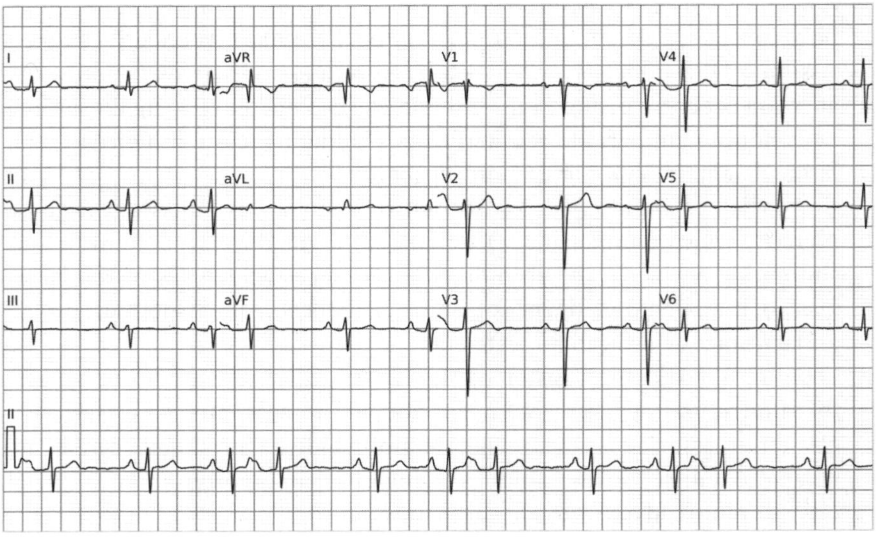

Trigeminismo supraventricular. Neste eletrocardiograma, há complexos QRS precoces em relação ao intervalo PP de base, precedidos por ondas P de morfologias diferentes da onda P sinusal que provocam distorções na onda T. Note que, a cada três batimentos, um é de extrassístole atrial, caracterizando o trigeminismo.

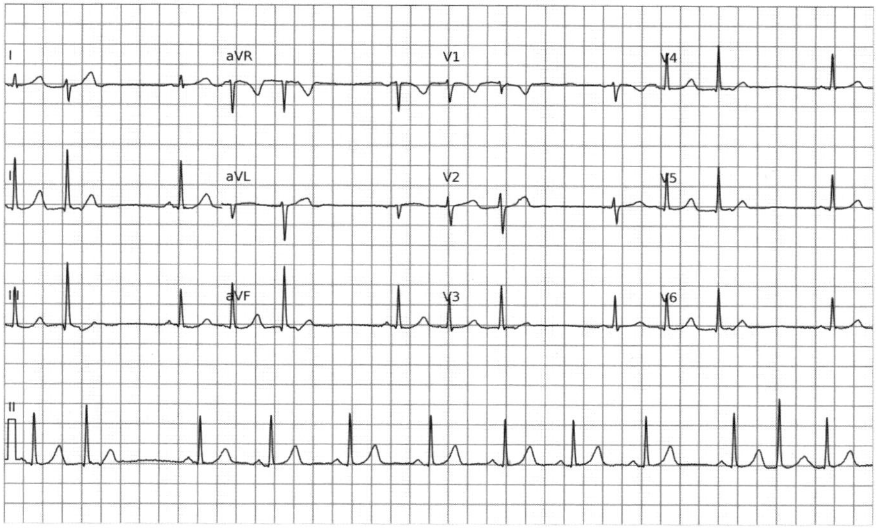

Extrassístoles supraventriculares isoladas e pareadas. No início do traçado, há uma extrassístole isolada, e ao final dele, ela ocorre de forma pareada.

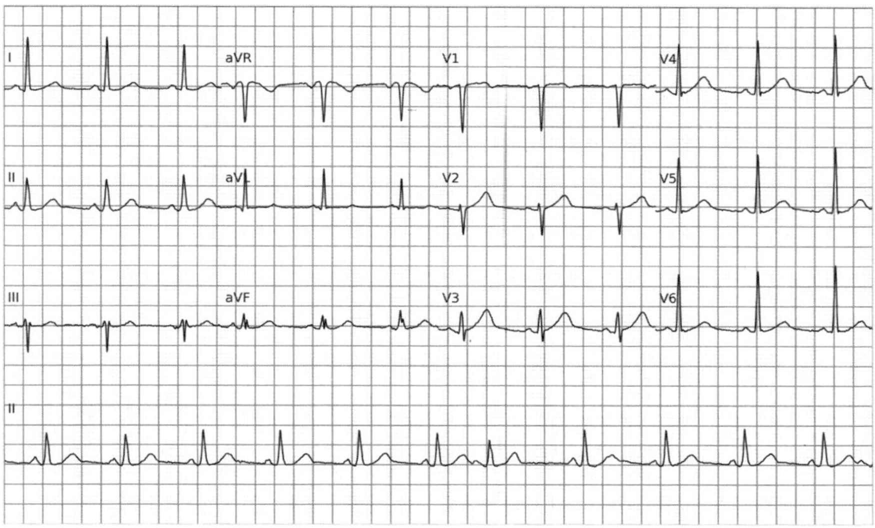

Extrassístoles supraventriculares isoladas. Presença de batimentos precoces precedidos por ondas P ectópicas. A morfologia do QRS é semelhante à dos batimentos sinusais.

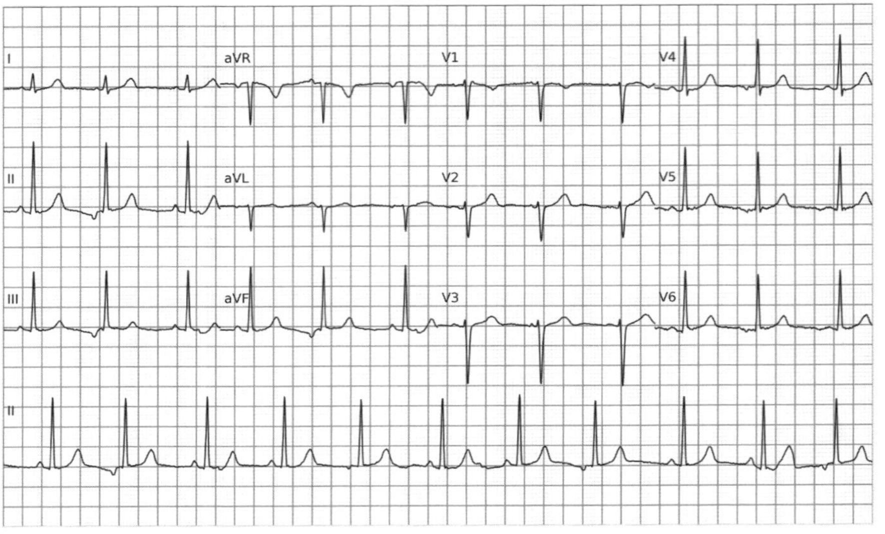

Extrassístoles supraventriculares isoladas. O reconhecimento das ectopias atriais neste eletrocardiograma pode ser feito ao se observar complexos QRS ligeiramente precoces em relação ao ciclo de base precedidos por ondas P negativas nas derivações inferiores.

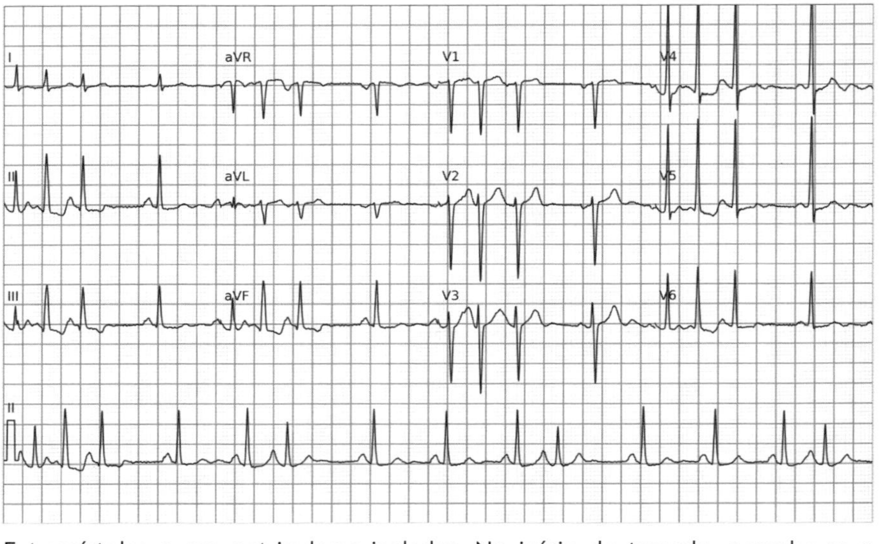

Extrassístoles supraventriculares isoladas. No início do traçado, percebe-se a presença de batimentos ectópicos, entretanto não é possível definir se são extrassístoles atriais pareadas ou até mesmo uma taquicardia atrial. Na sequência, observam-se outras extrassístoles atriais. A onda P ectópica aparece dentro da onda T, tornando-a apiculada.

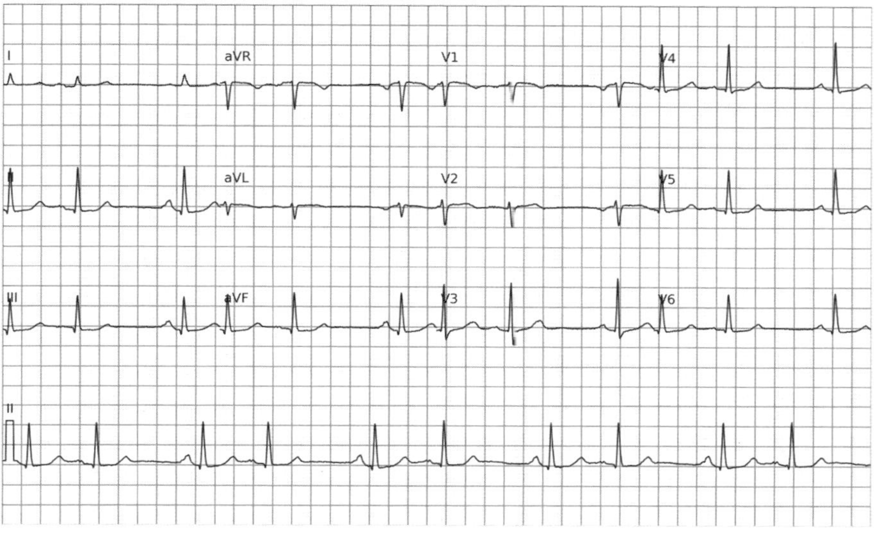

Bigeminismo supraventricular. No bigeminismo, a cada dois batimentos, um representa uma extrassístole atrial, definida por sua precocidade e presença de onda P ectópica.

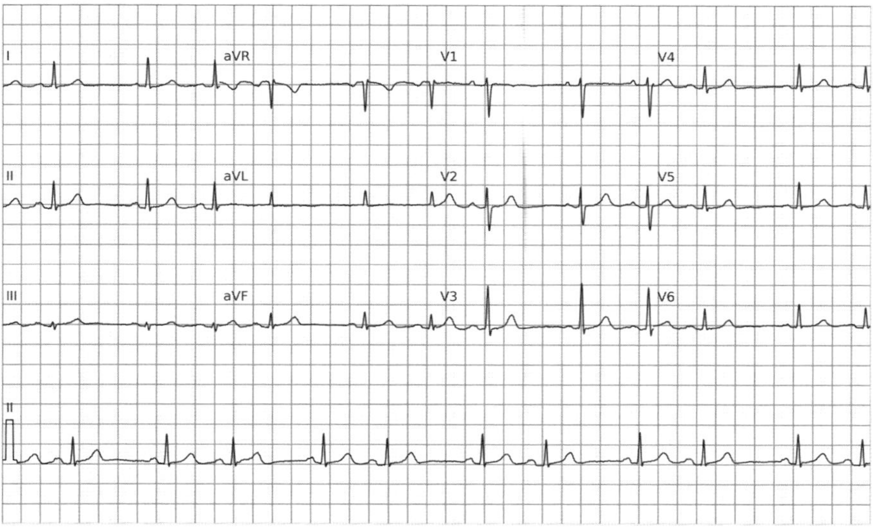

Bigeminismo supraventricular. De maneira semelhante ao eletrocardiograma prévio, nota-se que, a cada dois batimentos, um representa uma extrassístole atrial.

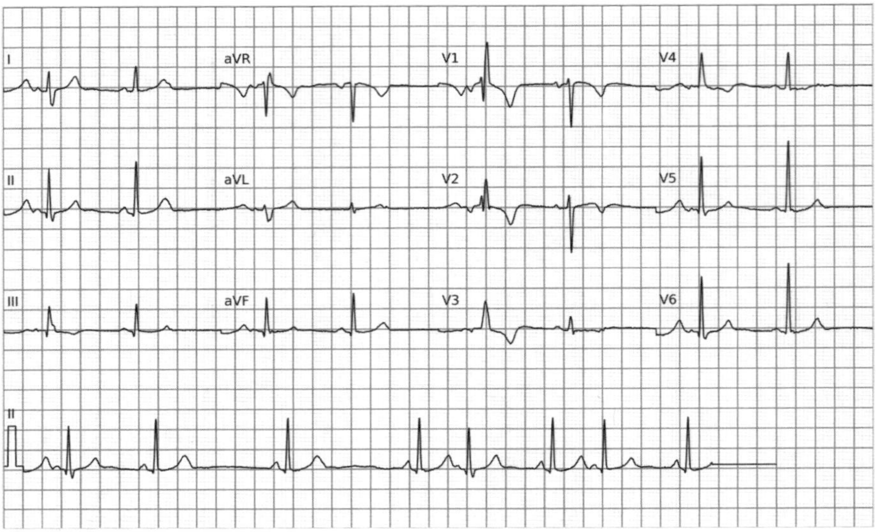

Extrassístole supraventricular não conduzida e conduzida com aberrância de condução. Na extrassístole atrial com aberrância de condução, podem-se reconhecer as ondas P ectópicas precedendo complexos QRS que se apresentam com morfologia de bloqueio de ramo. Neste traçado, também são observadas as extrassístoles atriais conduzidas sem aberrância e as extrassístoles atriais não conduzidas (mudança da morfologia de onda T, evidente no segundo batimento em D1).

REFERÊNCIAS

1. Manolis AS. Supraventricular premature beats [Internet]. Uptodate. 2023.
2. Scheffer MK, Ohe LN, Alencar Neto JN de. Manual prático de eletrocardiograma do Setor de Emergências do Instituto Dante Pazzanese de Cardiologia. São Paulo: Editora dos Editores; 2022.
3. Samesima N, God EG, Kruse JCL, Leal MG, et al. Diretriz da Sociedade Brasileira de Cardiologia sobre a Análise e Emissão de Laudos Eletrocardiográficos – 2022. Arq Bras Cardiol. 2022;93(3 Suppl 2):2-19.
4. Heaton J, Yandrapalli S. Premature atrial contractions [Internet]. StatPearls. 2023.

67

Extrassístole ventricular

Matheus Kiszka Scheffer

Extrassístoles ventriculares são batimentos precoces originados de um foco ectópico presente nos ventrículos. São muito comuns e geralmente assintomáticas, mas podem provocar palpitações, dispneia, pré-síncope ou fadiga em determinadas situações.[1-3]

CRITÉRIOS ELETROCARDIOGRÁFICOS

- Batimento precoce com QRS largo (> 120 ms). Excepcionalmente, extrassístoles com origem no septo ventricular ou próximas do sistema de condução podem apresentar-se com duração < 120 ms.
- Morfologia diferente do padrão usual de aberrância (bloqueio de ramo direito – BRD – ou de ramo esquerdo – BRE – típicas).
- Podem apresentam mais de um tipo de morfologia (polimórficas).
- O segmento ST e a onda T apresentam alterações opostas ao vetor principal do complexo QRS.
- Pausas compensatórias geralmente são completas, ou seja, o intervalo PP que engloba a extrassístole é o dobro do intervalo PP do ciclo básico. Se a extrassístole apresenta condução retrógrada ventriculoatrial (VA), ocorre o *reset* do nó sinusal e a pausa é não compensatória. Menos frequente, a extrassístole ocorre de forma interpolada, encontrando-se entre dois batimentos normais sem alterar o intervalo PP de base.
- Extrassístoles ventriculares unifocais apresentam intervalo de acoplamento fixo com o batimento normal que as precede. O intervalo de acoplamento refere-se à medida da duração entre o QRS do ciclo básico e o QRS da extrassístole ventricular.

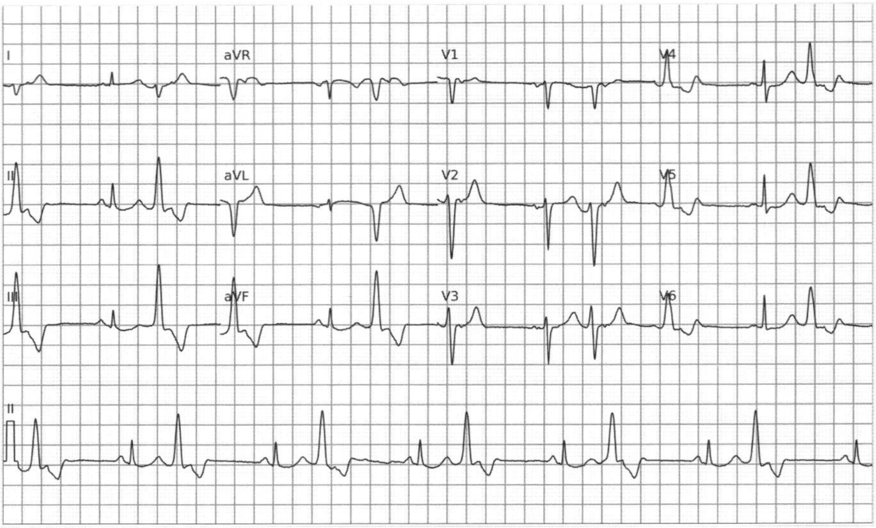

Bigeminismo ventricular. As extrassístoles ventriculares possuem QRS largo com duração > 120 ms e ocorrem precocemente em relação ao ciclo PP de base. Quando uma extrassístole intercala com um batimento normal, tem-se um bigeminismo ventricular.

MECANISMO

- Há três mecanismos básicos que podem gerar as extrassístoles ventriculares: reentrada, automaticidade anormal e atividade deflagrada.[1,4]
- A reentrada é um mecanismo potencial, particularmente em pacientes com doença cardíaca estrutural como no cenário de pós-infarto agudo do miocárdio (IAM).
- A automaticidade anormal é o mecanismo mais provável nos distúrbios hidroeletrolíticos ou na isquemia aguda e é aumentada pelas catecolaminas.
- A atividade deflagrada por pós-potenciais precoces ou tardios podem surgir em diversas condições, incluindo: hipocalemia, isquemia, infarto, cardiomiopatia, hipercalcemia e intoxicação medicamentosas (digoxina ou agentes que prolongam a repolarização ou intervalo QTc).

CLASSIFICAÇÃO

- Em relação à morfologia, as extrassístoles ventriculares podem ser classificadas em:
  - Monomórficas: quando apresentam a mesma morfologia.
  - Polimórficas: apresentam mais de uma morfologia.

- De acordo com a frequência, podem ser:
  - Isoladas.
  - Pareadas: duas extrassístoles consecutivas.
- Conforme sua inter-relação com os complexos do ritmo de base, podem ser:
  - Bigeminadas: uma extrassístole intercalada com um batimento normal.
  - Trigeminadas: após 2 batimentos normais, o terceiro é uma extrassístole.
  - Quadrigeminadas: após 3 batimentos normais, o quarto é uma extrassístole.
- A parassístole é uma forma menos comum de extrassístole ventricular repetitiva, na qual o foco das ectopias não sofre interferência do ritmo sinusal (ver Parassístole – capítulo 102).

CONSIDERAÇÕES CLÍNICAS E ELETROCARDIOGRÁFICAS

- A presença de extrassístoles ventriculares frequentes deve alertar para a potencial existência de uma cardiomiopatia. Em pacientes sem histórico de doença cardiovascular, as extrassístoles foram associadas ao aumento da mortalidade. Entretanto, o tratamento profilático em pacientes assintomáticos sem cardiomiopatia não mostrou benefício clínico.[5]
- O tratamento das extrassístoles ventriculares deve ser realizado quando elas forem sintomáticas, apresentarem incidência > 10% no Holter de 24 horas ou forem responsáveis pela taquicardiomiopatia. Ele consiste na administração de betabloqueadores, antiarrítmicos ou ablação por cateter.[5]

EXTRASSÍSTOLES VENTRICULARES DE VIA DE SAÍDA

- As vias de saída dos ventrículos direito e esquerdo são os locais mais comuns de origem das arritmias ventriculares idiopáticas. Essas arritmias são tipicamente encontradas em pacientes jovens, sem cardiopatia estrutural, e são de natureza benigna e focal. No entanto, quando muito frequentes, alguns casos podem evoluir para taquicardiomiopatia. Aproximadamente 70 a 80% das extrassístoles ocorrem na via de saída do ventrículo direito e 15 a 25% na via de saída do ventrículo esquerdo.[2]
- A definição do local de origem da extrassístole com base na análise eletrocardiográfica é importante para definir a facilidade técnica e o planejamento da ablação. Para localizar a origem, é fundamental avaliar o padrão do bloqueio de ramo, a transição precordial, o eixo do QRS no plano frontal e a largura do QRS, além de outros padrões que possam sugerir determinadas origens.
- Nas ectopias das vias de saída, o eixo do QRS no plano frontal estará sempre desviado inferiormente, o que significa que os complexos QRS serão positivos nas derivações D2, D3 e aVF.

- Extrassístoles originadas na via de saída do ventrículo direito possuem morfologia típica de BRE, e a transição da polaridade do complexo QRS ocorre em V4 ou adiante.
- Extrassístoles originadas na via de saída do ventrículo esquerdo possuem morfologia de BRE com transição da polaridade do QRS até V2. Conforme o sítio da ectopia progressivamente se origina mais posterior à cúspide coronariana direita, como a continuidade mitroaórtica e o anel mitral, o padrão de V1 será modificado para BRD.
- Quando a transição precordial ocorre em V3, determinar se ela se origina da via de saída do ventrículo direito ou esquerdo pode ser um desafio. Quando a transição do QRS ocorre mais precocemente na extrassístole do que no QRS em ritmo sinusal, provavelmente a origem será no ventrículo esquerdo; quando ocorre mais tardiamente, será no ventrículo direito.[6]

EXEMPLOS

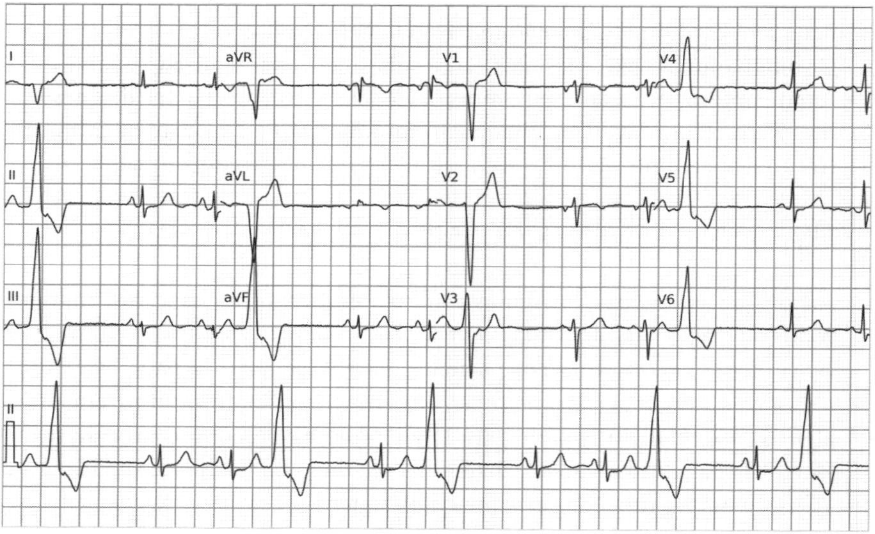

Extrassístoles ventriculares isoladas. Neste eletrocardiograma, elas apresentam um eixo inferior, ou seja, são positivas na parede inferior, têm morfologia de bloqueio de ramo esquerdo e a transição precordial ocorre em V4. Assim, sua provável origem encontra-se na via de saída do ventrículo direito.

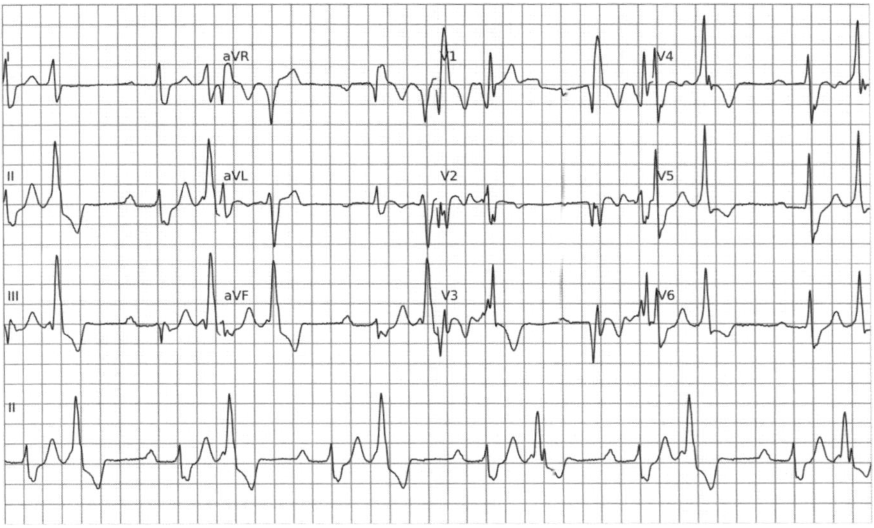

Bigeminismo ventricular. Paciente com bloqueio de ramo direito, bloqueio atrioventricular de 1° grau e área eletricamente inativa anteroapical cursando com extrassístoles ventriculares bigeminadas. Note a mudança na morfologia dos complexos QRS originados nos ventrículos.

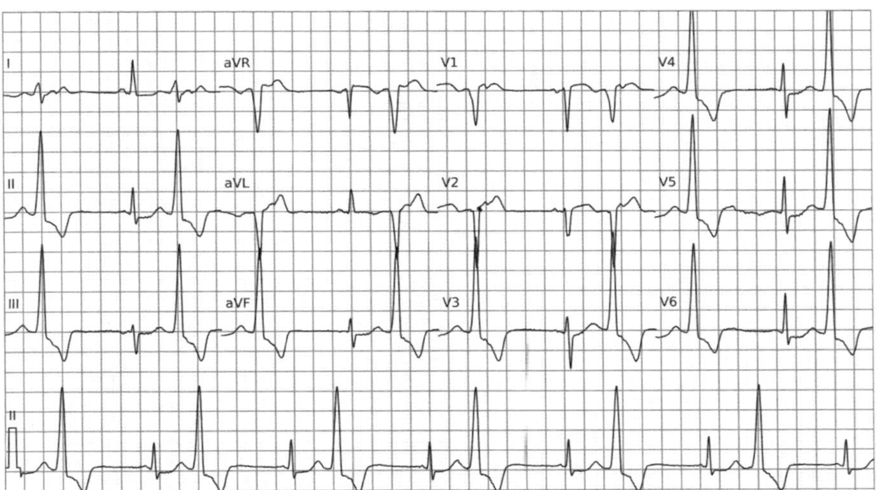

Bigeminismo ventricular. Nele, cada extrassístole intercala com um batimento normal.

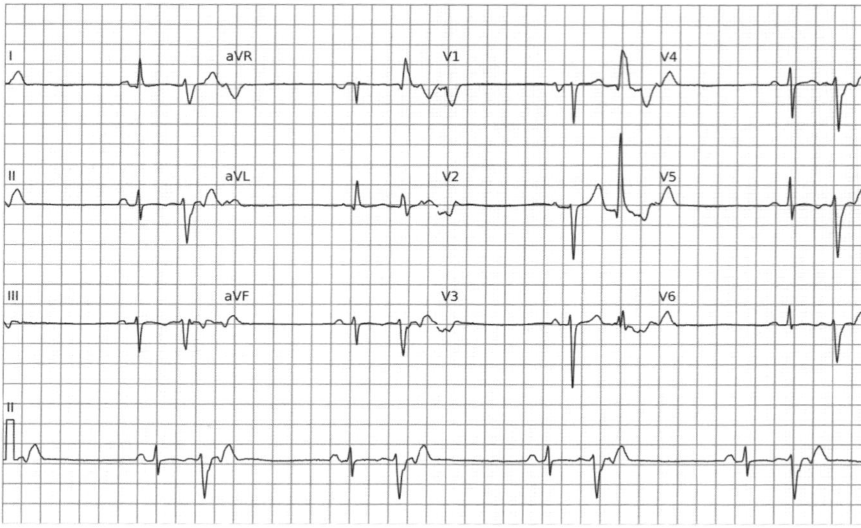

Bigeminismo ventricular. A morfologia de bloqueio de ramo direito e o eixo superior (complexos negativos na parede inferior) sugerem que a origem das extrassístoles seja o ápice do ventrículo esquerdo.

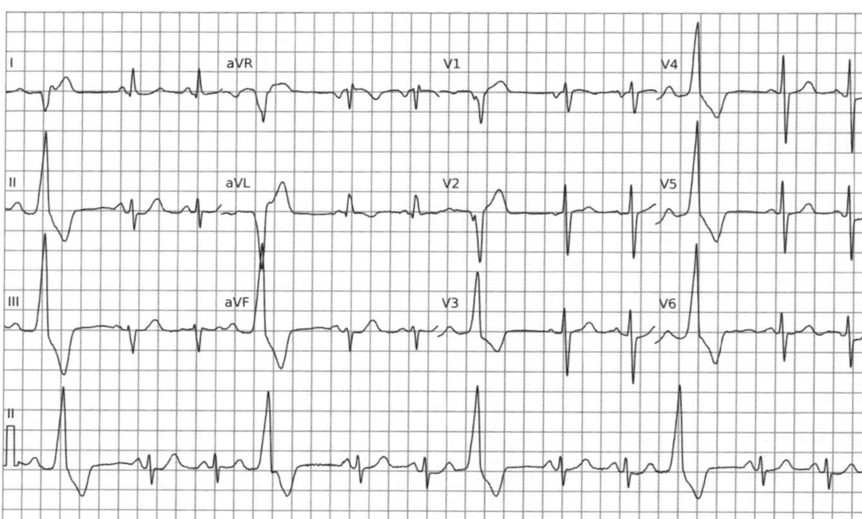

Trigeminismo ventricular. Note que as extrassístoles ventriculares apresentam um eixo inferior, por serem positivas na parede inferior, morfologia de bloqueio de ramo esquerdo e transição em V3. Como a transição do QRS ocorre mais precocemente na extrassístole do que no QRS em ritmo sinusal, provavelmente sua origem é na via de saída do ventrículo esquerdo.

E • F

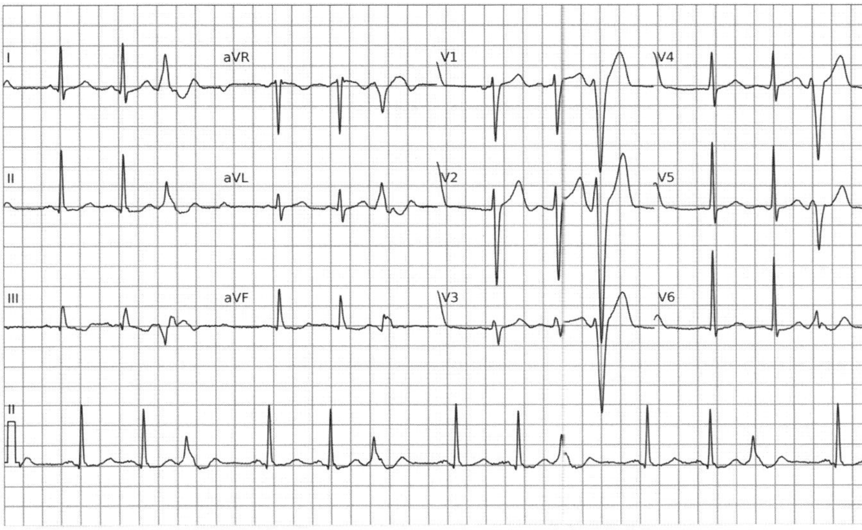

Trigeminismo ventricular. Nele, a cada três batimentos, um é provocado por uma extrassístole.

REFERÊNCIAS

1. Manolis AS. Premature ventricular complexes: clinical presentation and diagnostic evaluation [Internet]. Uptodate. 2023.
2. Scheffer MK, Ohe LN, Alencar Neto JN de. Manual prático de eletrocardiograma do Setor de Emergências do Instituto Dante Pazzanese de Cardiologia. São Paulo: Editora dos Editores; 2022.
3. Samesima N, God EG, Kruse JCL, Leal MG, et al. Diretriz da Sociedade Brasileira de Cardiologia sobre a Análise e Emissão de Laudos Eletrocardiográficos – 2022. Arq Bras Cardiol. 2022;93(3 Suppl 2):2-19.
4. Marcus GM. Evaluation and management of premature ventricular complexes. Circulation. 2020;1404-18.
5. Manolis AS. Premature ventricular complexes: treatment and prognosis. Uptodate. 2023.
6. Hachul DT, Kuniyoshu RR, Darrieux FCC. Tratado de arritmias cardíacas: fisiopatologia, diagnóstico e tratamento. Rio de Janeiro: Atheneu; 2019.

68

Fenômeno de Ashman

Daniela Bruno Conforti

O fenômeno de Ashman é um tipo de distúrbio de condução intraventricular dependente da variação da frequência cardíaca (FC) descrito em 1947 por Gouaux e Ashman.[1] Ocorre em um batimento que segue um intervalo RR curto após um intervalo RR longo (sequências de ciclos longo-curto) em razão do aumento do período refratário no sistema de condução.[2] Pode ser observado em taquicardias com ritmo muito irregular, como a fibrilação atrial (FA), porém, não é exclusivo dessa arritmia. Pode ocorrer também em outras taquiarritmias, como no *flutter* atrial (FLA) com bloqueio atrioventricular (BAV) variável e na taquicardia atrial (TA) com ritmo irregular por hiperautomatismo.

CRITÉRIOS ELETROCARDIOGRÁFICOS

- Intervalo RR relativamente longo seguido de intervalo RR curto que termina com complexo QRS aberrante.
- Condução aberrante geralmente pelo ramo direito, mas também ocorre pelo ramo esquerdo (podem-se observar ambos no mesmo paciente). Às vezes, o fenômeno de Ashman pode se dar em um fascículo, causando um bloqueio divisional intermitente (de 2° grau). Nesse cenário, o QRS não se alarga, mas muda de eixo elétrico no plano frontal, adquirindo, naquele batimento, critérios de bloqueio divisional.
- Pode existir variação no grau de aberrância.
- Podem existir vários complexos QRS largos consecutivos pela perpetuação da aberrância.
- Acoplamentos irregulares dos QRS aberrantes.
- Ausência de pausa compensatória.

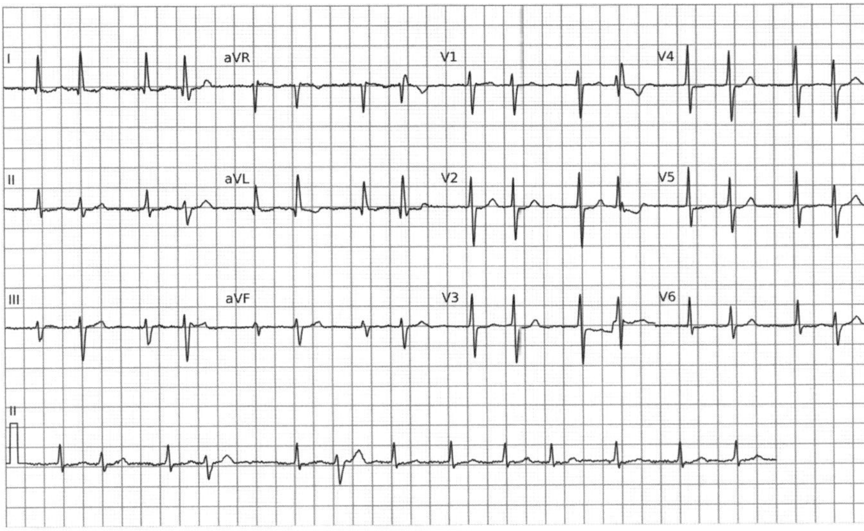

Fibrilação atrial e fenômeno de Ashman. Batimentos com aberrância de condução e morfologia de bloqueio de ramo direito após ciclos longo-curto.

MECANISMO

- O período refratário do sistema His-Purkinje é proporcional ao intervalo RR do batimento anterior. Assim, quando 2 batimentos são separados por um longo intervalo RR, o período refratário subsequente será relativamente mais longo.
- Se um estímulo supraventricular prematuro (intervalo RR curto) segue um intervalo RR longo enquanto o sistema His-Purkinje ainda está refratário, o batimento conduzido parecerá anormal. Como o período refratário do feixe direito é ligeiramente mais longo que o esquerdo, o batimento aberrante normalmente demonstra uma morfologia de BRD.[3]

DIAGNÓSTICO DIFERENCIAL: EXTRASSÍSTOLES VENTRICULARES

- Esses batimentos com aberrância de condução na maioria das vezes são erroneamente interpretados como extrassístoles ventriculares, e, quando o fenômeno permanece durante certo tempo, enquanto os ciclos permanecem curtos com frequência ventricular elevada, ele pode ser confundido com taquicardia ventricular (TV).

- Alguns dados podem ajudar no diagnóstico diferencial, como:
  – Se o QRS alargado é precedido por onda P, indica origem supraventricular.
  – Um acoplamento regular favorece o diagnóstico de extrassístoles ventriculares.
  – A presença de pausa compensatória é indicativa de extrassístoles ventriculares, enquanto sua ausência é mais indicativa de condução aberrante.
  – O polimorfismo dos QRS alargados, sobretudo se são diferentes formas de BRD, favorece mais o diagnóstico de fenômeno de Ashman.

EXEMPLOS

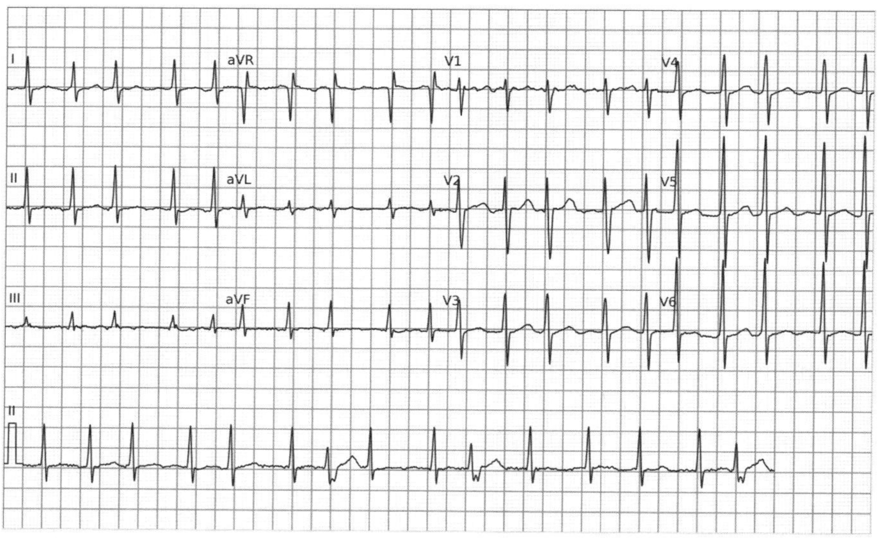

Fibrilação atrial e fenômeno de Ashman. Batimentos com aberrância de condução e morfologia de bloqueio de ramo direito após ciclos longo-curto.

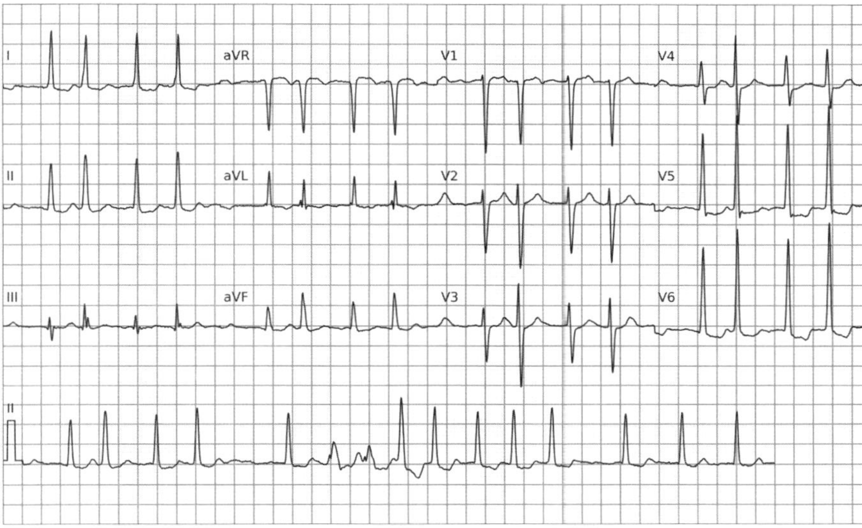

Fibrilação atrial e fenômeno de Ashman. Batimentos pareados com aberrância de condução e morfologia de bloqueio de ramo esquerdo após ciclos longo-curto.

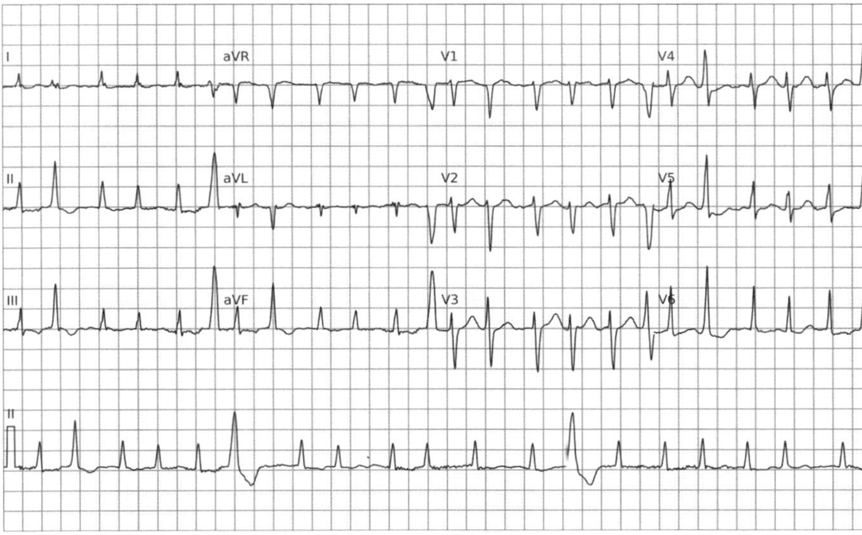

Fibrilação atrial com extrassístoles ventriculares. Note a ausência de ciclos longo-curto precedendo os batimentos com QRS largos, além do intervalo de acoplamento fixo.

REFERÊNCIAS

1. Gouaux JL, Ashman R. Auricular fibrillation with aberration simulating ventricular paroxysmal tachycardia. Am Heart J. 1947;34(3):366-73.
2. Grigg WS, Nagalli S. Ashman phenomenon [Internet]. StatPearls. 2023.
3. Issa Z, Miller J, Zipes D. Clinical arrhythmology and electrophysiology: a companion to Braunwald's heart disease. 3.ed. Philadelphia: Elsevier; 2019.

69

Fibrilação atrial

Daniela Bruno Conforti

A fibrilação atrial (FA) é definida por atividade elétrica atrial desorganizada com ausência de ondas P, gerando irregularidades finas, grosseiras ou um misto dessas alterações na linha de base. Apresenta frequência atrial entre 450 e 700 ciclos por minuto com resposta ventricular variável, que produz intervalos RR irregulares. Pode ser considerada:

- FA de baixa resposta ventricular, quando a frequência cardíaca (FC) estiver ≤ 50 bpm.
- FA com controle adequado da FC (em repouso), quando a resposta ventricular estiver entre 60 e 80 bpm.
- FA com controle inadequado da FC (em repouso), quando a resposta ventricular estiver entre 90 e 110 bpm.
- FA com resposta ventricular elevada, quando a FC estiver > 110 bpm.[1,2]

A FA é considerada a arritmia sustentada mais comum na prática clínica, com predileção pelas faixas etárias mais avançadas. Apresenta, atualmente, crescimento de sua incidência e prevalência em razão da longevidade na população geral e da intensificação da busca por FA não diagnosticada. Está associada a consideráveis morbidade e mortalidade, predizendo impacto significativo na qualidade de vida dos pacientes e nas condições socioeconômicas em saúde. Suas complicações incluem instabilidade hemodinâmica, cardiomiopatia, insuficiência cardíaca e eventos embólicos, como o acidente vascular encefálico (AVE).[1]

CRITÉRIOS ELETROCARDIOGRÁFICOS

- Ausência de ondas P.
- Intervalos RR irregulares.
- Ondas f podem ou não estar presentes.
- A linha de base pode se apresentar isoelétrica ou com irregularidades finas ou grosseiras.
- Frequência atrial entre 450 e 700 ciclos por minuto e resposta ventricular variável.

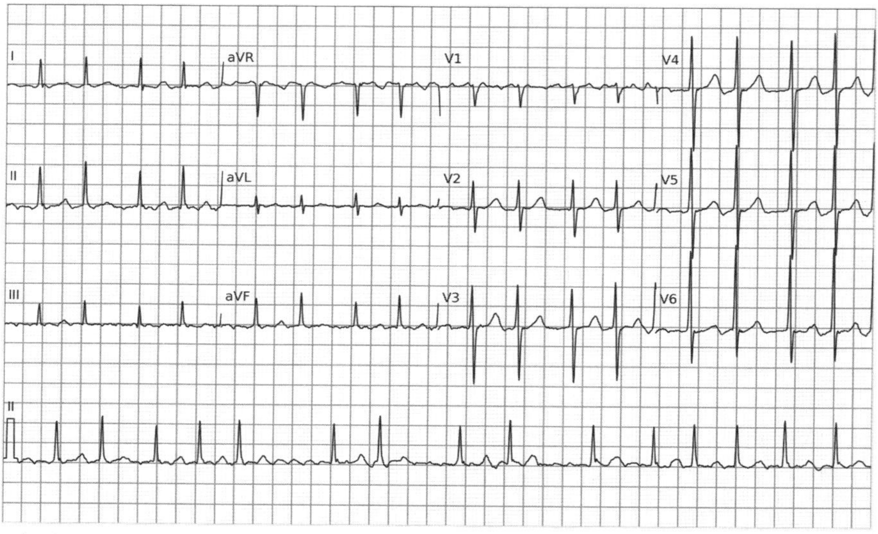

Fibrilação atrial. Ausência de ondas P, presença de oscilações na linha de base (ondas f) e intervalos RR irregulares.

CLASSIFICAÇÃO

A classificação atual da FA distingue cinco padrões baseados na apresentação, duração e término espontâneos dos episódios de arritmia (Quadro 1).[1]

QUADRO 1 Classificação da fibrilação atrial

Padrão de FA	Definição
Diagnóstico recente	FA não diagnosticada antes, independentemente de sua duração ou da presença/gravidade dos sintomas relacionadas com a FA.
Paroxística	FA que cessa espontaneamente ou com intervenção dentro de 7 dias após o início.
Persistente	FA mantida continuamente por mais de 7 dias, incluindo episódios cessados por cardioversão (medicamentos ou cardioversão elétrica) após ≥ 7 dias.
Persistente de longa duração	FA contínua de duração > 12 meses quando se decide adotar uma estratégia de controle do ritmo.
Permanente	FA aceita pelo paciente e pelo médico, e nenhuma outra tentativa de restaurar/manter o ritmo sinusal será realizada. O termo não deve ser usado no contexto de uma estratégia de controle do ritmo (terapia antiarrítmica ou ablação). Caso adotada uma estratégia de controle do ritmo, a arritmia deve ser reclassificada como "FA persistente de longa duração".

FA: fibrilação atrial.

MECANISMOS

- Os mecanismos subjacentes à FA requerem um evento iniciador (atividade atrial focal) e um substrato para manutenção (p. ex., átrio esquerdo dilatado). Características estruturais, anatômicas e eletrofisiológicas são fundamentais para a ocorrência e a manutenção de circuitos de microrreentrada, que são tidos, atualmente, como fundamentais na manutenção da arritmia. O principal foco de microreentradas são as veias pulmonares.[1,3]
- A reentrada pode ser anatômica (com obstáculos criando zonas de condução lenta, como fibrose) ou funcional (refratariedade heterogênea, decorrente de propagação errática da frente de onda de ativação elétrica atrial). Essas condições aumentam a probabilidade de ocorrência de múltiplas ondas simultâneas de reentrada, facilitando a perpetuação da FA.[1,3]

CONSIDERAÇÕES CLÍNICAS E ELETROCARDIOGRÁFICAS

- A prevalência atualmente estimada de FA em adultos está entre 2 e 4%. A incidência ajustada por idade, prevalência e risco de FA ao longo da vida é menor em mulheres quando comparadas aos homens.[1]

- O aumento da idade é um fator de risco importante de FA, assim como hipertensão arterial, diabete melito, insuficiência cardíaca, doença arterial coronariana (DAC), doença renal crônica, obesidade e apneia obstrutiva do sono. Uma intervenção precoce e o controle dos fatores de risco modificáveis podem reduzir a incidência de FA.
- A FA está associada à contração atrial desorganizada e estase dentro do apêndice atrial esquerdo, levando à formação de trombos e risco de AVE embólico. Portanto, a avaliação de elegibilidade para prevenção de eventos tromboembólicos é mandatória nessa arritmia.[1]
- A estratificação do risco de AVE requer avaliação dos fatores de risco ou a aplicação de uma pontuação de risco, por exemplo, por meio do escore de CHA_2DS_2VASc (insuficiência cardíaca congestiva, hipertensão arterial, idade ≥ 75 anos, diabete melito, AVE, doença vascular, idade de 65 a 74 anos, sexo feminino). O anticoagulante previne a maioria dos eventos tromboembólicos e prolonga a sobrevida, devendo ser instituído a todos os pacientes portadores de FA, exceto quando classificados com muito baixo risco ou na vigência de alguma contraindicação ao uso dessa classe de medicamentos.
- Tem sido reconhecida na literatura uma conexão entre a doença do nó sinusal (DNS) e a FA desde a década de 1960. Há evidências demonstrando que a FA pode levar à DNS e que a DNS causa e promove o desenvolvimento de FA. A DNS ocorre consequente ao comprometimento do nó sinusal e do miocárdio atrial adjacente e, dessa forma, pode dificultar a saída do estímulo do nó sinusal para o átrio. Um distúrbio típico do ritmo cardíaco proveniente dessa doença é a síndrome bradicardia-taquicardia, caracterizada pela instalação de bradiarritmia após uma taquicardia supraventricular – TSV – (taquicardia atrial – TA –, *flutter* atrial – FLA – ou FA)[4] (ver Síndrome bradicardia-taquicardia – capítulo 114).

FIBRILAÇÃO ATRIAL DE ONDAS FINAS E DE ONDAS GROSSAS

- A FA pode ser classificada em dois tipos, de acordo com a amplitude das ondas fibrilatórias no eletrocardiograma (ECG): FA de ondas finas e FA de ondas grossas. Foram reportadas associações em relação à predição de resultados com tratamentos instituídos: FA com ondas f finas estão mais propensas à recorrência em pacientes submetidos a ablação por cateter, e FA de ondas f grossas apresenta maior chance de reversão durante o procedimento, e pacientes portadores de FA de ondas grossas (onda f máxima ≥ 1 mm em V1) mantêm mais frequentemente o ritmo sinusal após 6 semanas da cardioversão elétrica (CVE) quando comparados com FA de ondas finas.[5]
- A FA de ondas grossas pode, frequentemente, ser confundida com o FLA. Porém, existem algumas diferenças importantes entre essas arritmias a serem leva-

das em consideração no ECG. No FLA, os átrios são despolarizados sempre com a mesma frequência e pela mesma via, pois o circuito da arritmia está localizado no átrio direito e se dá por um mecanismo de macrorreentrada. Assim, no ECG, há a presença de ondas F sempre da mesma morfologia e com intervalo regular entre elas. Em relação à FA, são vistas ondas f com morfologias diferentes e com intervalo irregular, já que a despolarização atrial ocorre de forma caótica através de inúmeros focos diferentes de microrreentrada localizados no átrio esquerdo.[6]

FENÔMENO DE ASHMAN

- Em taquicardias com ritmo muito irregular, como a FA, observa-se ocasionalmente o fenômeno de Ashman (ver Fenômeno de Ashman – capítulo 68), um tipo de distúrbio de condução intraventricular dependente da variação da FC, descrito por Gouaux e Ashman em 1947.[7]
- O fenômeno de Ashman não é exclusivo da FA, podendo ocorrer também em outras taquiarritmias, como o FLA com BAV variável e a TA com ritmo irregular por hiperautomatismo.

EXEMPLOS

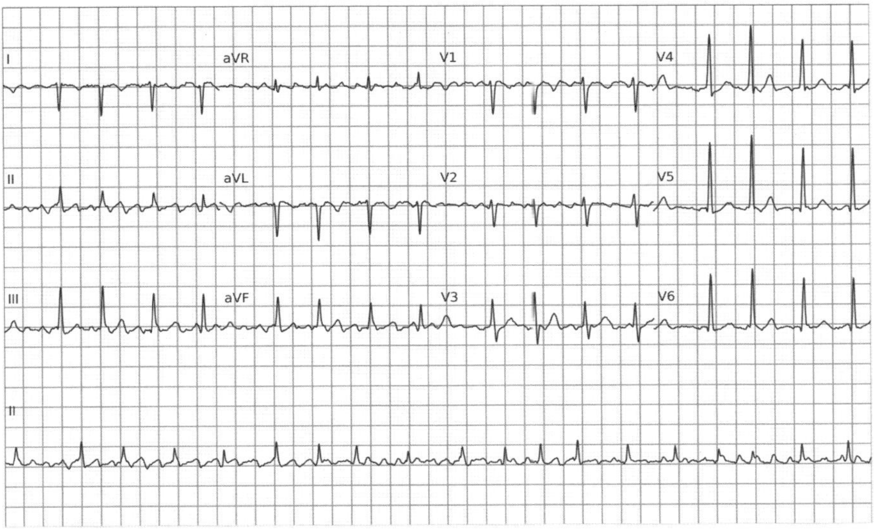

Fibrilação atrial com ondas grossas. Observe diferentes morfologias das ondas f indicando atividade atrial caótica, que por vezes pode simular as ondas F do *flutter* atrial. Na presença de fibrilação atrial também é difícil definir se há troca de cabos dos eletrodos dos membros superiores ou apenas desvio do eixo elétrico para a direita decorrente da presença de complexo QRS negativo em D1, pois não se tem a onda P negativa como parâmetro para suspeitar da troca de cabos.

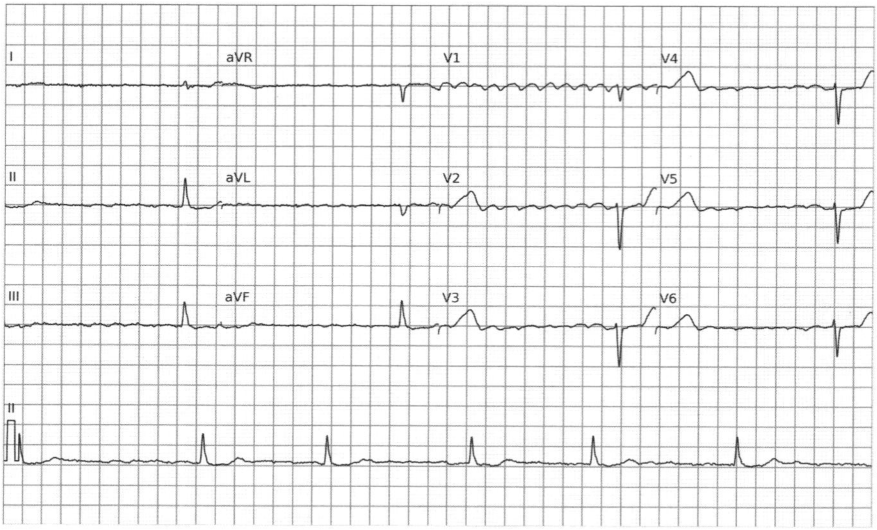

Fibrilação atrial com baixa resposta ventricular. A baixa resposta ventricular na fibrilação atrial é definida pela frequência cardíaca < 50 bpm. Neste eletrocardiograma, a FC encontra-se em 39 bpm, indicando algum grau de bloqueio atrioventricular.

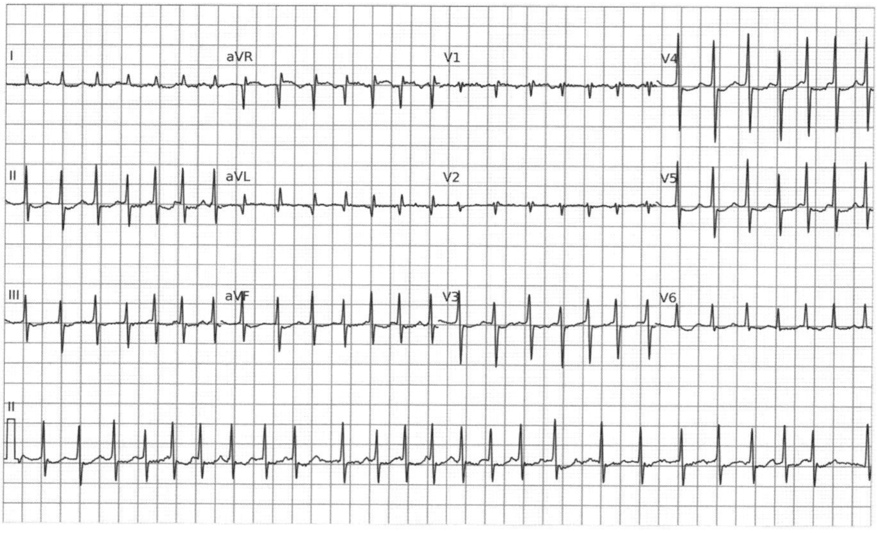

Fibrilação atrial com alta resposta ventricular. A alta resposta ventricular na fibrilação atrial é definida pela frequência cardíaca > 110 bpm. Neste eletrocardiograma, a frequência cardíaca encontra-se em 175 bpm, o que pode gerar instabilidade hemodinâmica.

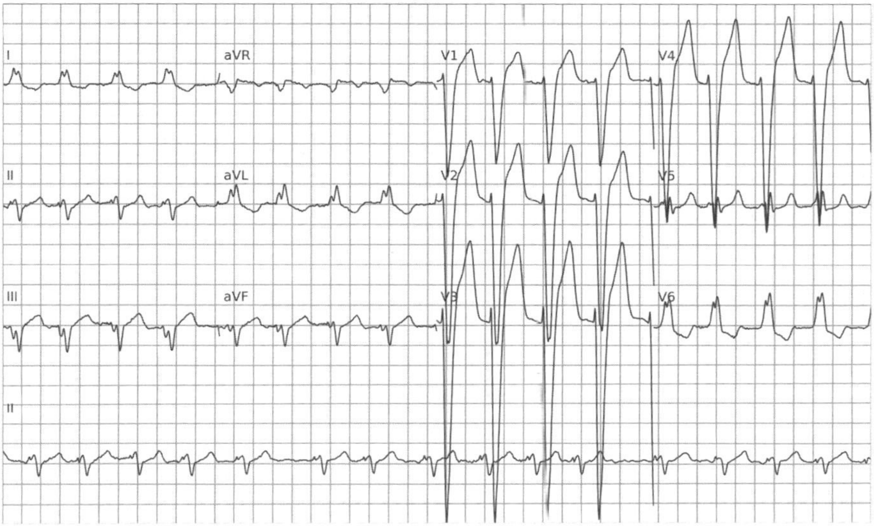

Fibrilação atrial. Intervalos RR irregulares com ausência de onda P. Há bloqueio de ramo esquerdo com desvio de eixo para a esquerda e área eletricamente inativa na parede inferior pela presença de complexos QS em D3 e aVF.

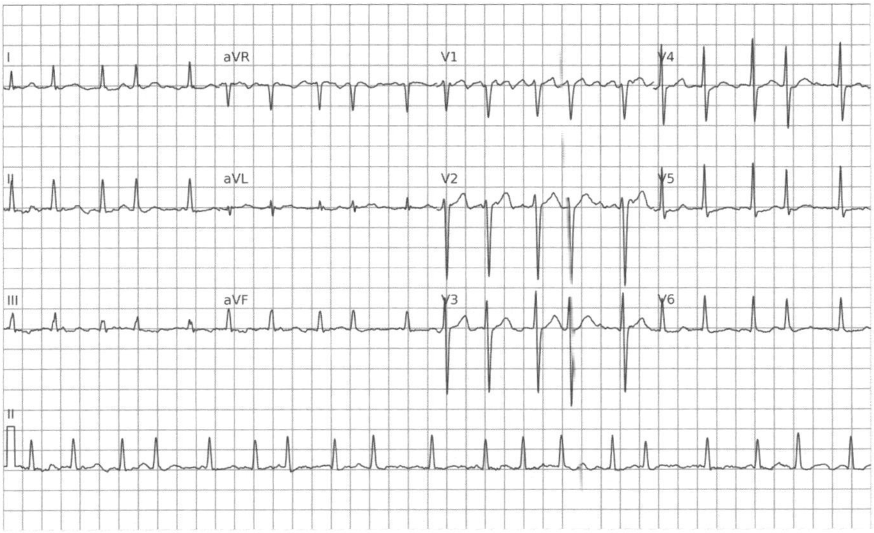

Fibrilação atrial com alta resposta ventricular e instabilidade hemodinâmica. Paciente cursando com quadro de dor torácica e fibrilação atrial com alta resposta ventricular e frequência cardíaca de 147 bpm.

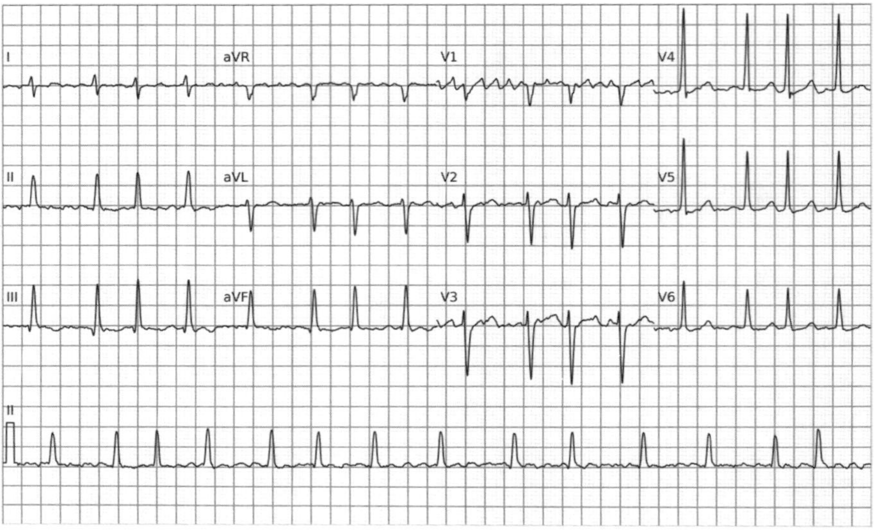

Fibrilação atrial. Ritmo irregular com presença de ondas f. Em V1, observam-se ondas f mais grosseiras.

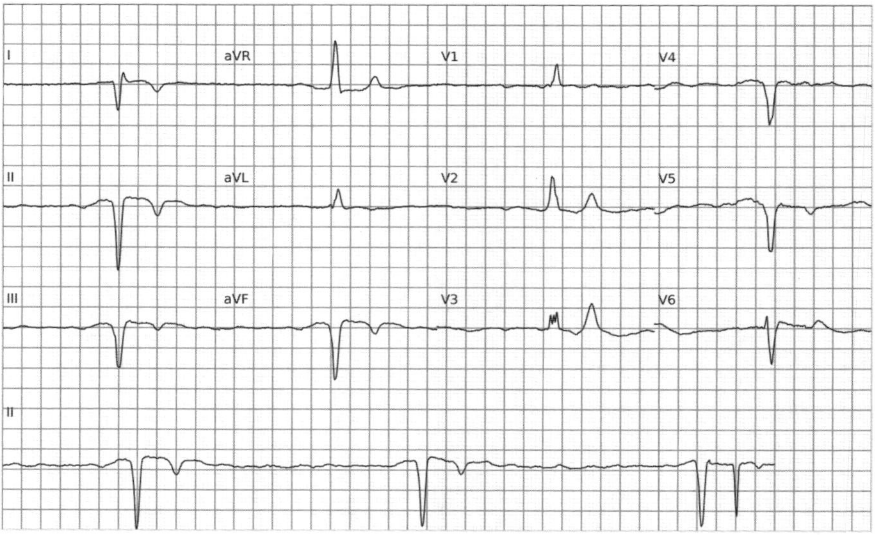

Fibrilação atrial com bloqueio atrioventricular de 3° grau. Paciente com fibrilação atrial persistente que evoluiu com regularização dos intervalos RR e complexos QRS largos e de morfologia bizarra caracterizando um ritmo de escape ventricular. Esse fenômeno se justifica pela evolução do paciente com bloqueio atrioventricular total.

REFERÊNCIAS

1. Hindricks G, Potpara T, Dagres N, Bax JJ, Blomstrom-Lundqvist C, Boriani G, et al. 2020 ESC guidelines for the diagnosis and management of atrial fibrillation developed in collaboration with the European Association for Cardio-Thoracic Surgery (EACTS). Eur Heart J. 2021;42(5):373-498.
2. Scheffer MK, Ohe LN, Alencar Neto JN de. Manual prático de eletrocardiograma do Setor de Emergências do Instituto Dante Pazzanese de Cardiologia. São Paulo: Editora dos Editores; 2022.
3. Issa Z, Miller J, Zipes D. Clinical arrhythmology and electrophysiology: a companion to Braunwald's heart disease. 3.ed. Philadelphia: Elsevier; 2019.
4. Tse G, Liu T, Christien Li KH, Laxton V, Wong AOT, Chan YWF, et al. Tachycardia-bradycardia syndrome: ectrophysiological mechanisms and future therapeutic approaches (review). Int J Mol Med. 2017;39(3):519-26.
5. Campelo RT, Armaganijan L, Moreira DAR, Scheffer MK, Carvalho GD, França JID, et al. Amplitude das ondas F como preditor de tromboembolismo e de sucesso da cardioversão elétrica em pacientes com fibrilação atrial persistente. Arq Bras Cardiol. 2022.
6. Alencar Neto JN de. Tratado de ECG. Salvador: Sanar; 2022.
7. Gouaux JL, Ashman R. Auricular fibrillation with aberration simulating ventricular paroxysmal tachycardia. Am Heart J. 1947;34(3):366-73.

70

Fibrilação atrial pré-excitada

Decarthon Vitor Dantas Targino

A fibrilação atrial (FA) consiste na taquiarritmia sustentada mais frequente no mundo, com prevalência estimada de 2 a 4% em adultos.

O controle da resposta ventricular na FA por intermédio do nó atrioventricular (AV) constitui um mecanismo fundamental para evitar a deterioração hemodinâmica que ocorreria caso o caos elétrico atrial fosse transmitido aos ventrículos. Quando esse mecanismo é comprometido pela existência de uma via acessória, sobretudo se houver um período refratário curto, podem ocorrer arritmias graves, com risco de morte súbita por aumento da resposta ventricular e degeneração para fibrilação ventricular (FV).

CRITÉRIOS ELETROCARDIOGRÁFICOS

- Presença do característico padrão de FA: ausência de ondas P e ritmo irregularmente irregular.
- Complexos QRS com duração alternante, habitualmente ≥ 120 ms. Essa alteração batimento a batimento ocorre pela transmissão do estímulo atrial para o tecido ventricular através das duas vias possíveis: nó AV e via acessória. Entre um batimento e outro, é possível observar um estímulo passando mais pela via acessória (com QRS mais longo e pré-excitado) ou mais pelo nó AV (com um QRS menos longo e menos pré-excitado).
- Alta resposta ventricular, com frequências > 200 bpm, são comumente encontradas nesse contexto.
- Por vezes, o paciente traz consigo exames antigos, com registros prévios à instalação da FA, evidenciando ritmo sinusal com intervalo PR curto e presença de onda delta, corroborando o diagnóstico de pré-excitação ventricular, mesmo que intermitente.

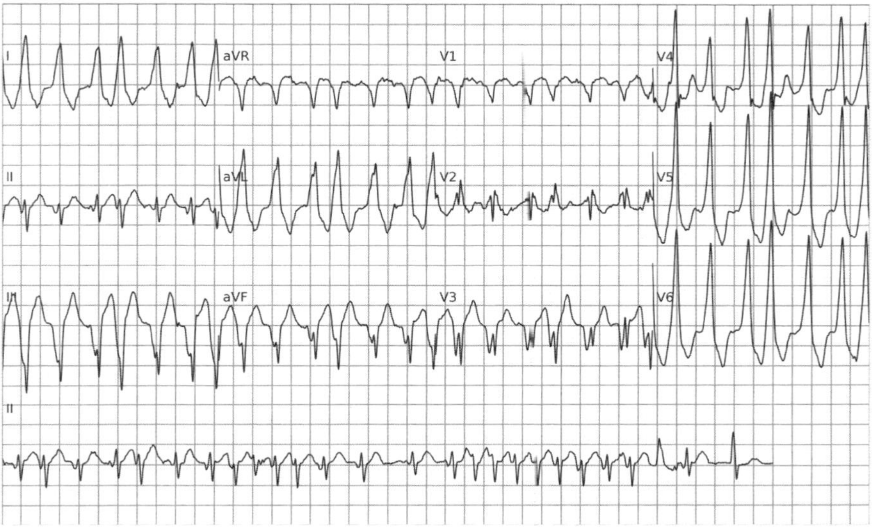

Fibrilação atrial pré-excitada. Ritmo irregular com complexos irregulares pleomórficos característicos da fibrilação atrial pré-excitada.

CONSIDERAÇÕES CLÍNICAS E ELETROCARDIOGRÁFICAS

- Sintomas como palpitação, síncope e tontura poderão servir como indícios do quadro, porém o comprometimento do *status* hemodinâmico associado à FA pré-excitada eleva sobremaneira o risco de morte súbita, por isso é exigida a conduta médica imediata, com cardioversão elétrica (CVE) sincronizada sob sedação e suporte de oxigênio.[1]
- Diante da facilidade de condução elétrica através da via anômala, é importante buscar evitar quaisquer artifícios que possam retardar a condução pelo nó AV, consequentemente facilitando a transmissão pelo feixe. Fármacos como adenosina, digoxina, bloqueadores de canais de cálcio não di-hidropiridínicos e outros vagolíticos deverão ser evitados.
- O tratamento definitivo deverá ser buscado de forma invasiva com ablação cardíaca.[2]

EXEMPLOS

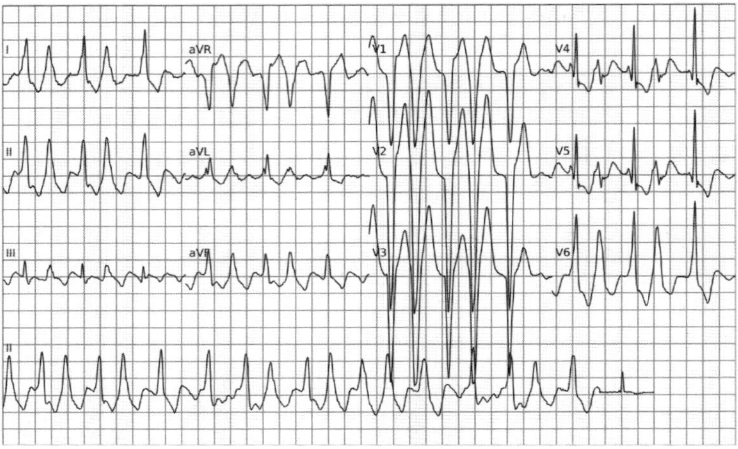

Fibrilação atrial pré-excitada. Ritmo irregular com complexos irregulares pleomórficos.

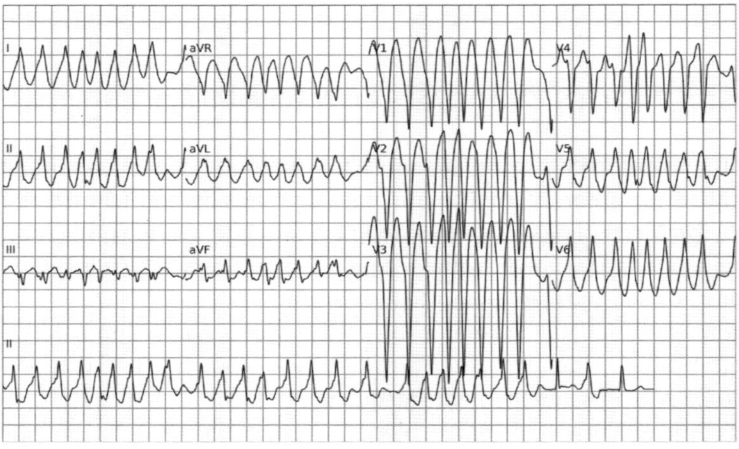

Fibrilação atrial pré-excitada. Ritmo irregular com complexos irregulares pleomórficos. A frequência cardíaca muito elevada aumenta o risco de degeneração para fibrilação ventricular e morte súbita.

REFERÊNCIAS

1. Brugada J, Katritsis DG, Arbelo E, Arribas F, Bax JJ, Blomstrom-Ludqvist C, et al. 2019 ESC guidelines for the management of patients with supraventricular tachycardia. Eur Heart J. 2020;41(5):655-720.
2. Scheinman MM. The history of the Wolff-Parkinson-White syndrome. Rambam Maimonides Med J. 2012;3:e0019.

Fibrilação e *flutter* ventricular

José Nunes de Alencar Neto

A fibrilação ventricular (FV) é uma condição cardíaca caracterizada por um ritmo cardíaco caótico e rápido, tipicamente com frequência superior a 300 bpm. Este é um estado de emergência médica em que não há batimento cardíaco nem, por consequência, geração de pulso. Por ser um ritmo de parada cardíaca, requer intervenção imediata, mais especificamente desfibrilação, para restabelecimento do ritmo cardíaco normal.

O eletrocardiograma (ECG) de um paciente em FV mostra complexos QRS de durações, morfologias e ciclos variáveis, retratando o caos elétrico instalado no coração. A FV pode ocorrer tanto em pacientes com coração estruturalmente normal, como resultado de canalopatias congênitas ou adquiridas (como isquemia) ou mesmo de maneira idiopática, quanto em pacientes com doenças cardíacas preexistentes, sendo esta última situação a mais comum.[1,2] A arritmia ventricular monomórfica, conhecida como *flutter* ventricular, é outra condição que apresenta complexos de mesma voltagem a uma frequência entre 250 e 300 bpm. Essa condição pode, muitas vezes, evoluir para FV, aumentando a complexidade e a gravidade da situação clínica.[3]

CRITÉRIOS ELETROCARDIOGRÁFICOS

Fibrilação ventricular:

- Atividade ventricular caótica e aberrante.
- Impossibilidade de detectar complexos QRS.

Flutter ventricular:

- Taquicardia ventricular (TV) rápida com frequência entre 250 e 300 bpm.
- QRS com configuração sinusoidal, impedindo a identificação da morfologia do QRS.

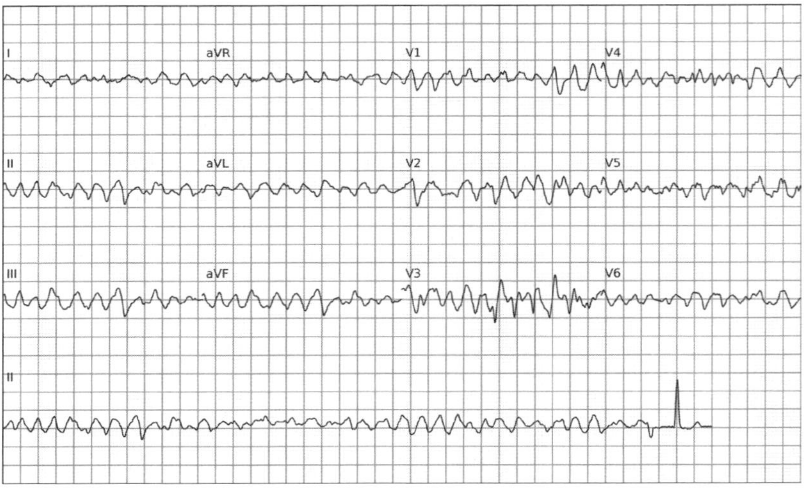

Fibrilação ventricular. Ritmo de PCR com atividade elétrica rápida e desorganizada, não sendo possível identificar complexos QRS.

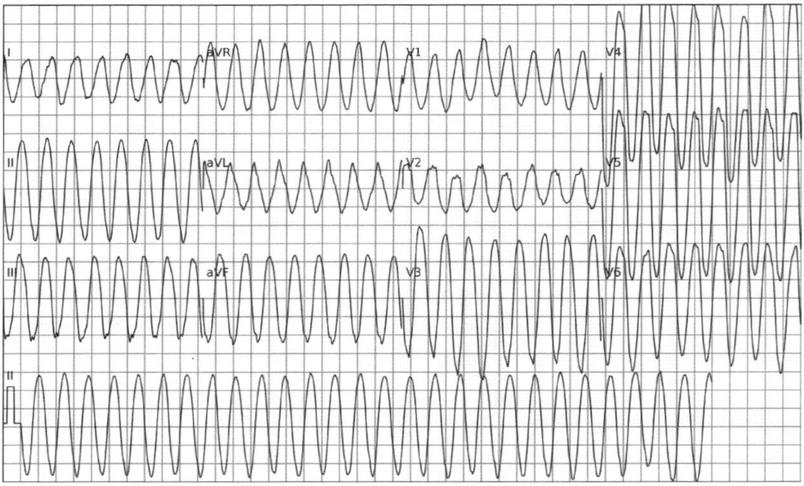

Flutter ventricular. Taquicardia ventricular monomórfica com frequência muito alta, superior a 250 bpm. O QRS adquire conformação sinusoidal.

REFERÊNCIAS

1. Alencar Neto JN de. Tratado de ECG. Salvador: Sanar; 2022.
2. Scheffer MK, Ohe LN, Alencar Neto JN de. Manual prático de eletrocardiograma do Setor de Emergências do Instituto Dante Pazzanese de Cardiologia. São Paulo: Editora dos Editores; 2022.
3. Issa Z, Miller J, Zipes D. Clinical arrhythmology and electrophysiology: a companion to Braunwald's heart disease. 3.ed. Philadelphia: Elsevier; 2019.

E • F

72

Flutter atrial

José Nunes de Alencar Neto

O *flutter* atrial (FLA) é uma arritmia atrial de caráter macrorreentrante que apresenta frequência atrial entre 240 e 330 ciclos por minuto. A variação dessa frequência é influenciada pelo tamanho do circuito percorrido pelo impulso reentrante e pelo uso de medicamentos antiarrítmicos.

A ocorrência de FLA indica a presença de uma doença estrutural atrial e, assim como na fibrilação atrial (FA), está associada a risco aumentado de formação de coágulos no apêndice atrial esquerdo, acarretando maior risco de tromboembolismo. A arritmia pode ser iniciada por uma extrassístole atrial que, oportunamente, cai em uma área com bloqueio unidirecional, desencadeando o circuito de reentrada.

O FLA é caracterizado pela presença de ondas F, e existem duas formas conhecidas: típico e atípico. O *flutter* típico tem seu circuito dependente da condução do estímulo pelo istmo cavotricuspídeo (e pode ser horário, anti-horário, *lower loop* e intraistmo), e o *flutter* atípico é dependente de qualquer outra barreira anatômica atrial.[1-5]

CRITÉRIOS ELETROCARDIOGRÁFICOS

Flutter atrial típico:

- O FLA típico é reconhecido pelas ondas F em formato de "dente de serra", que representam um início lento e gradual seguido por uma parte média rápida e "pontiaguda".
- Ao contrário do que alguns podem afirmar, o FLA típico possui linha de base isoelétrica nas derivações precordiais.
- Intervalo RR regular se condução atrioventricular (AV) fixa (1:1, 2:1, 3:1 etc.) ou irregular se bloqueio AV variável.
- Uma maneira simples de suspeitar de FLA típico é observar a onda F. Ela deve ser discordante de D2, D3 e aVF para V1, e novamente discordante para V6. Por exemplo, se for negativa em D2, D3 e aVF, será positiva em V1 e negativa em V6.

Flutter atrial atípico:

- Onda F da parede inferior (D2, D3 e aVF) concorda com V1. Por exemplo, se onda F positiva na parede inferior, também será positiva em V1.

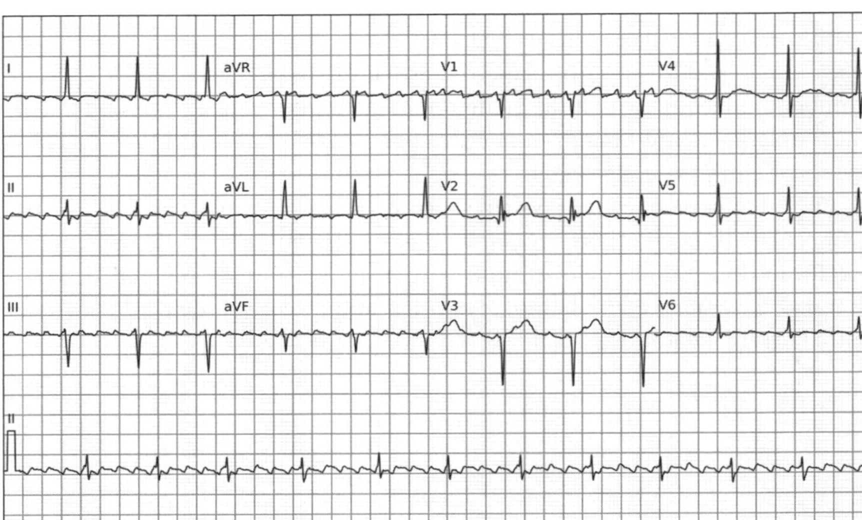

Flutter atrial típico com condução 4:1. Presença de ondas F em formato de "dente de serra", regulares, negativas na parede inferior e positivas em V1, caracterizando o *flutter* atrial típico com circuito anti-horário.

CONSIDERAÇÕES CLÍNICAS E ELETROCARDIOGRÁFICAS DO *FLUTTER* ATRIAL TÍPICO

- Contrariando um mito comum, o FLA pode ser uma arritmia de complexos QRS irregulares, dependendo da condução pelo nó AV. Sua regularidade não serve para distingui-lo da FA.
- A suspeita de FLA deve ser considerada caso a frequência cardíaca (FC) esteja por volta de 150 bpm. Isso se deve à frequência de ondas F no FLA, que gira em torno de 300 bpm. O nó AV, como na FA, bloqueia 1 a cada 2 impulsos atriais (o chamado FLA 2:1). Isso pode variar dependendo do uso de drogas antiarrítmicas ou idade.
- FLA típico anti-horário: esta é a forma mais comum de FLA, ocorrendo em cerca de 90% dos casos. O impulso elétrico "sobe" pelo septo interatrial e "desce" pela parede lateral do átrio direito. No eletrocardiograma (ECG), apresenta ondas F em formato de "dentes de serra", geralmente negativas nas derivações inferiores (D2, D3 e aVF) e em V6, mas positivas em V1. As derivações precordiais usualmente apresentam linhas de base isoelétricas.
- FLA típico horário (ou reverso): esta variação ocorre quando o impulso elétrico "sobe" pela parede lateral do átrio direito e "desce" pelo septo interatrial. No ECG, demonstra uma polaridade de ondas F predominantemente positiva nas derivações inferiores e em V6, mas negativa ou em formato de W em V1. Apesar de menos comum, essa apresentação também é relevante e deve ser identificada corretamente para o tratamento apropriado.

EXEMPLOS

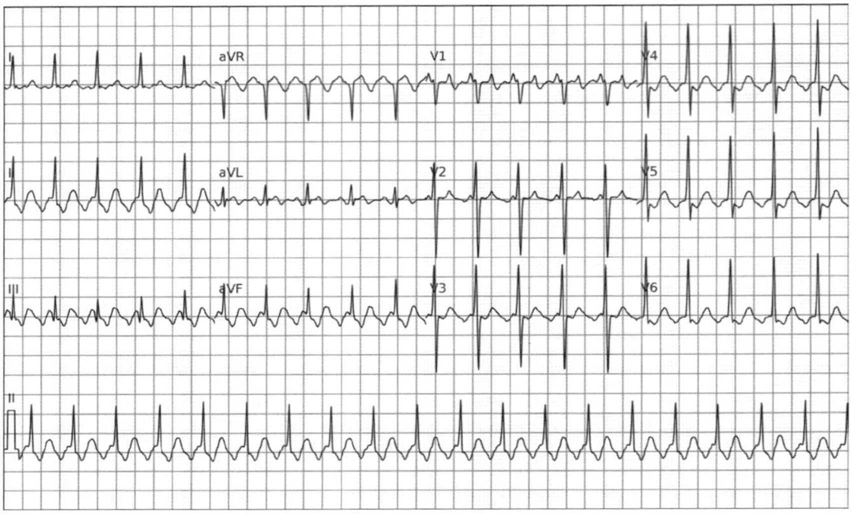

Flutter atrial típico com condução 2:1. Presença de oscilações características da linha de base (ondas F) que se encontram negativas na parede inferior e positivas em V1 (circuito anti-horário). Note a frequência cardíaca próxima a 150 bpm em razão da condução 2:1.

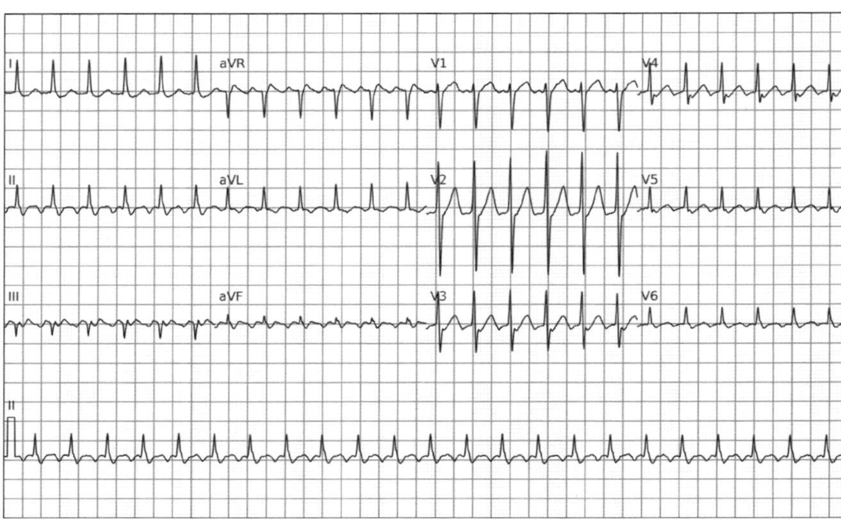

Flutter atrial típico com condução 2:1, de difícil reconhecimento. Note a presença de oscilações características da linha de base (ondas F) que se encontram negativas na parede inferior, em especial na derivação D2, e a frequência cardíaca próxima a 150 bpm.

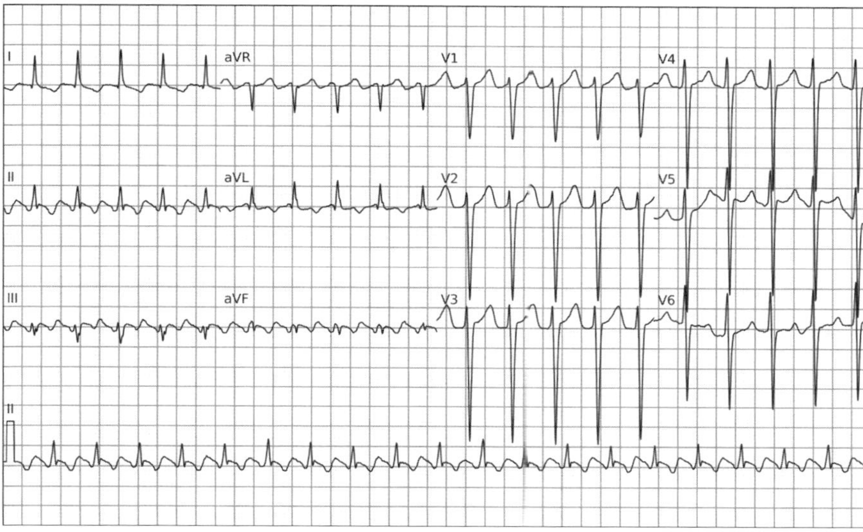

Flutter atrial típico com condução 2:1. Presença de oscilações características da linha de base (ondas F) que se encontram negativas na parede inferior e positivas em V1 – circuito anti-horário. Note a frequência cardíaca próxima a 150 bpm em razão da condução 2:1.

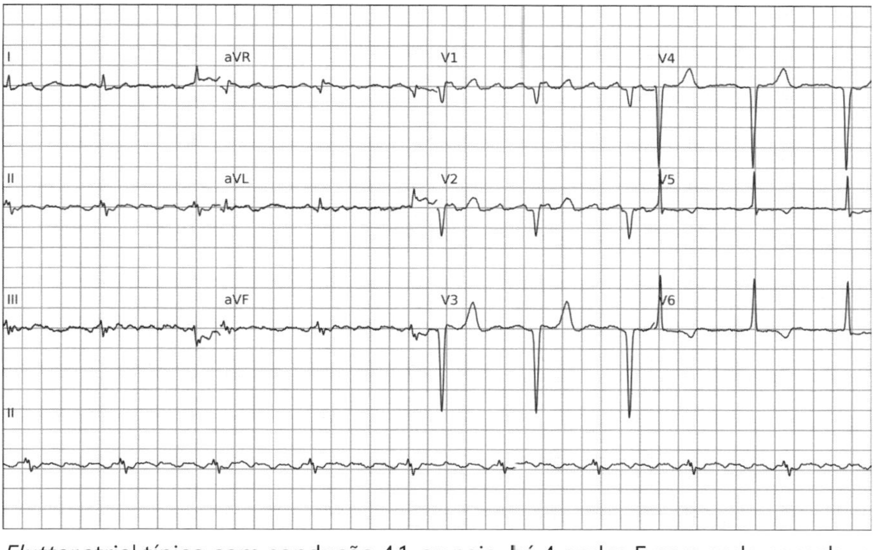

Flutter atrial típico com condução 4:1, ou seja, há 4 ondas F para cada complexo QRS.

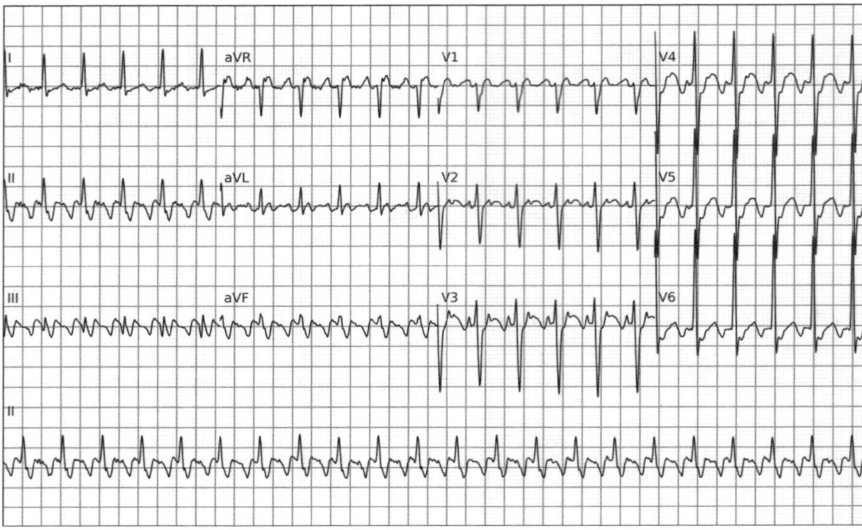

Flutter atrial típico com condução 2:1. Presença de ondas F na parede inferior e frequência cardíaca próxima a 150 bpm.

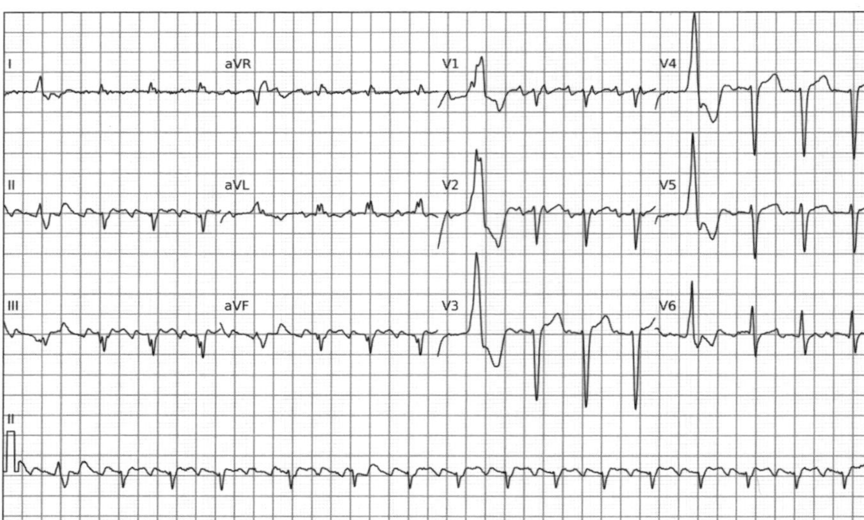

Flutter atrial típico com condução AV variável. Típico com circuito anti-horário e condução atrioventricular variável, provocando irregularidade nos intervalos RR. Há uma extrassístole ventricular no início do traçado.

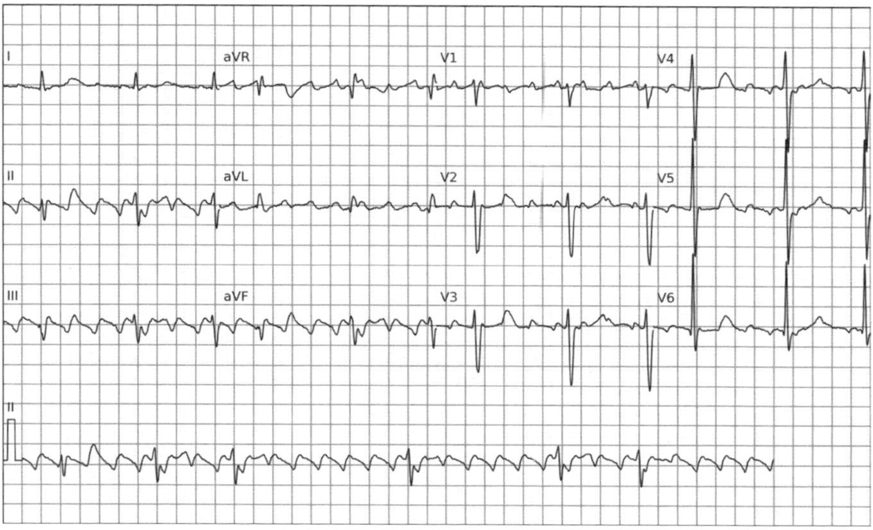

Flutter atrial típico com condução AV variável. Típico com circuito anti-horário e condução atrioventricular variável, provocando irregularidade nos intervalos RR.

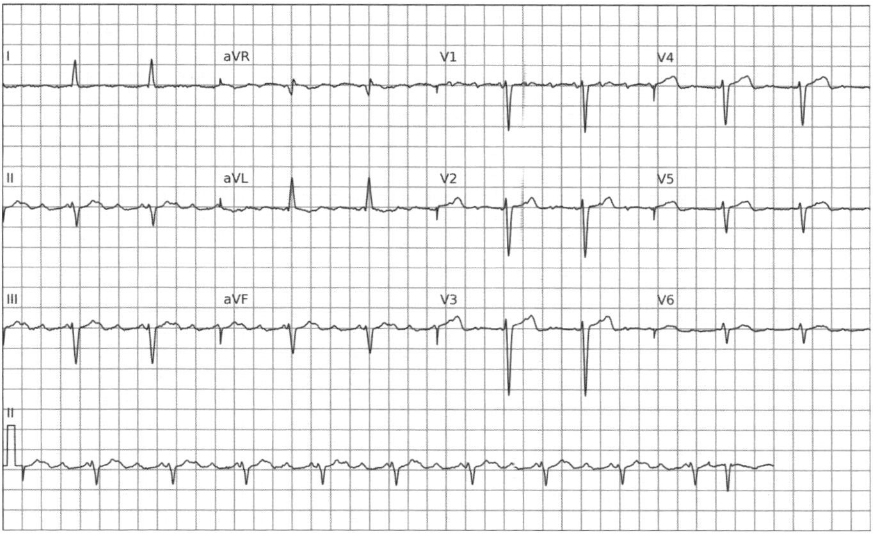

Flutter atrial atípico com condução 3:1. Presença de ondas F positivas na parede inferior e *plus-minus* em V1. Os intervalos RR são regulares, e a condução atrioventricular encontra-se fixa na proporção 3:1.

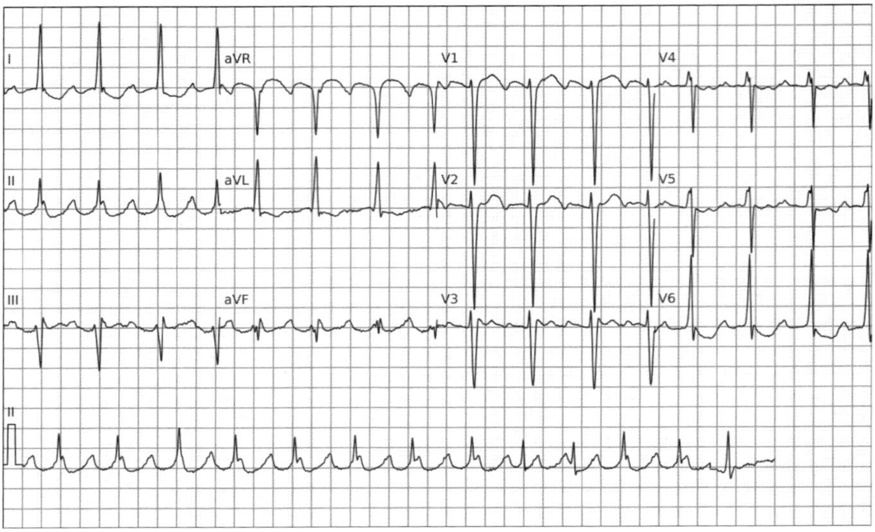

Flutter atrial típico reverso com condução 2:1. Ondas F positivas na parede inferior e negativas em V1 sugerindo *flutter* atrial típico com circuito horário. A condução atrioventricular é 2:1.

REFERÊNCIAS

1. Alencar Neto JN de. Tratado de ECG. Salvador: Sanar; 2022.
2. Scheffer MK, Ohe LN, Alencar Neto JN de. Manual Prático de Eletrocardiograma do Setor de Emergências do Instituto Dante Pazzanese de Cardiologia. São Paulo: Editora dos Editores; 2022.
3. Issa Z, Miller J, Zipes D. Clinical arrhythmology and electrophysiology: a companion to Braunwald's heart disease. 3.ed. Philadelphia: Elsevier; 2019.
4. Brugada J, Katritsis DG, Arbelo E, Arribas F, et al. 2019 ESC guidelines for themanagement of patients with supraventricular tachycardia. Eur Heart J. 2020;41(5):655-720.
5. Cosío FG. Atrial flutter, typical and atypical: a review. Arrhythmia Electrophysiol Rev. 2017;6(2):55-62.

73

Fragmentação do QRS

José Nunes de Alencar Neto

A onda Q e o complexo QRS são componentes essenciais da análise eletrocardiográfica, pois oferecem percepções valiosas sobre a saúde do miocárdio.

Uma onda Q só será produzida se a área necrótica for despolarizada dentro de 40 ms do início da ativação ventricular. Caso contrário, pode ocorrer uma modificação no meio ou no final do complexo QRS, com o surgimento de características como fragmentações, *notches* ou *slurs*.

A fragmentação do QRS (fQRS), termo introduzido em 1973 a partir de um estudo experimental com corações caninos, caracteriza-se pela presença de potenciais de alta frequência dentro do complexo QRS.[1] Essa condição pode ser provocada por qualquer situação que interfira na despolarização do miocárdio e reduza a velocidade de condução. Entre as possíveis causas, estão isquemia, formação de cicatrizes, fibrose, desarranjo das miofibrilas, inflamação e anormalidades microvasculares.[2] Portanto, entender esses conceitos e sua aplicação no eletrocardiograma (ECG) é fundamental para a análise precisa das condições cardíacas.

CRITÉRIOS ELETROCARDIOGRÁFICOS[3,4]

- Onda R adicional (R′) ou *notch* na onda R ou no nadir da onda S (fragmentação) em duas derivações contíguas correspondendo a um território coronário com QRS < 120 ms (fQRS).
- Dois ou mais *notches* nas ondas R ou S em duas derivações contíguas correspondendo a um território coronário com QRS > 120 ms (f-wQRS).

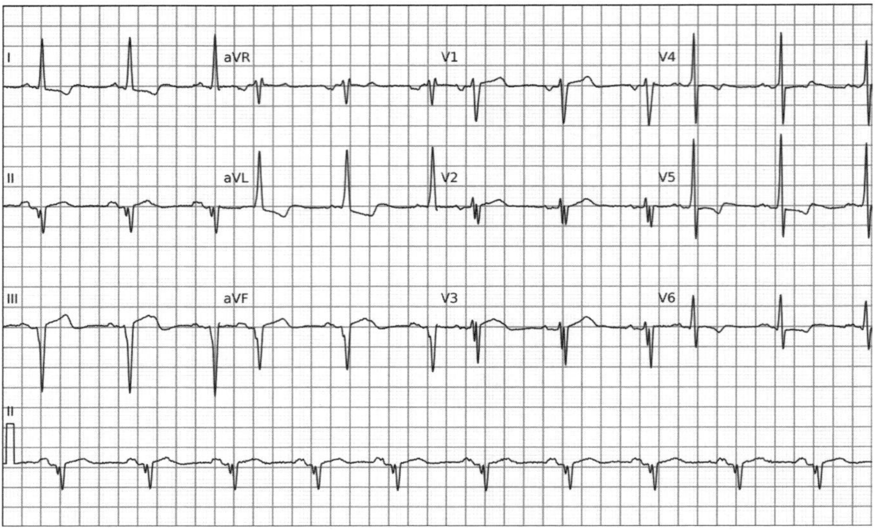

Fragmentação do QRS (fQRS) nas derivações V2 e V3, além de área eletricamente inativa na parede inferior (complexos QS).

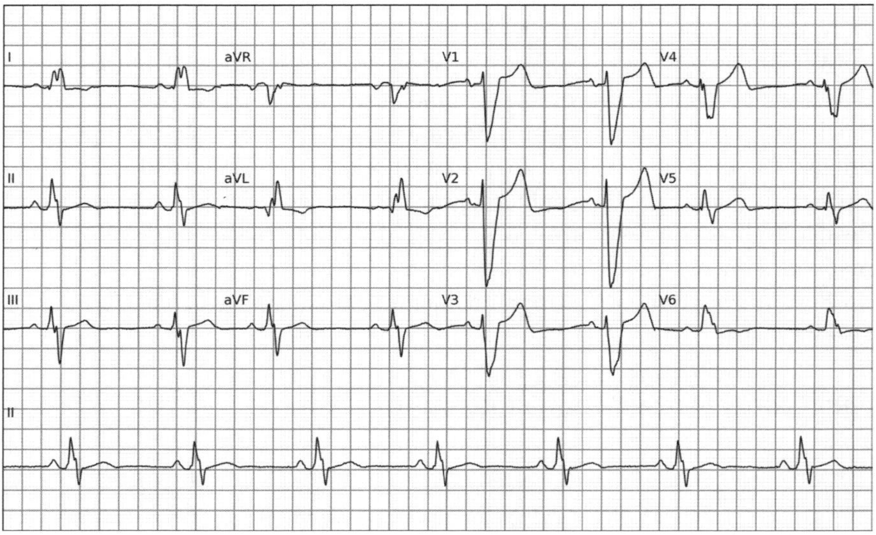

Fragmentação do QRS (f-wQRS). Bloqueio de ramo esquerdo com fragmentação do QRS nas derivações D2, D3 e aVF.

CONSIDERAÇÕES CLÍNICAS E ELETROCARDIOGRÁFICAS

- O fQRS é um marcador reconhecido de cicatriz e fibrose miocárdica, aparecendo em diversas condições cardíacas que causam tais alterações, incluindo: doença arterial coronariana (DAC), cardiopatias congênitas, cardiomiopatia hipertrófica (CMP-H), cardiomiopatia arritmogênica do ventrículo direito (CAVD) e doença de Chagas.[5,6]
- Em pacientes com DAC, a presença de fQRS apresenta alta especificidade para identificar a presença de cicatrizes miocárdicas. Isso o torna um indicador útil para a avaliação da condição do miocárdio nesses pacientes.
- Quando comparado à presença de ondas Q, o fQRS demonstrou maior sensibilidade e um valor preditivo positivo (VPP) superior, sugerindo seu papel relevante na detecção e avaliação de condições cardíacas relacionadas à fibrose e a cicatrizes miocárdicas.[3]
- Além disso, o fQRS foi identificado como preditor independente de mortalidade, indicando seu valor prognóstico em pacientes com condições cardíacas que causam fibrose e cicatrizes.[7]
- Embora frequentemente associado ao infarto do miocárdio, o fQRS pode ser encontrado em qualquer condição que cause fibrose miocitária. Essa versatilidade sublinha sua utilidade em ampla gama de contextos clínicos.

EXEMPLOS

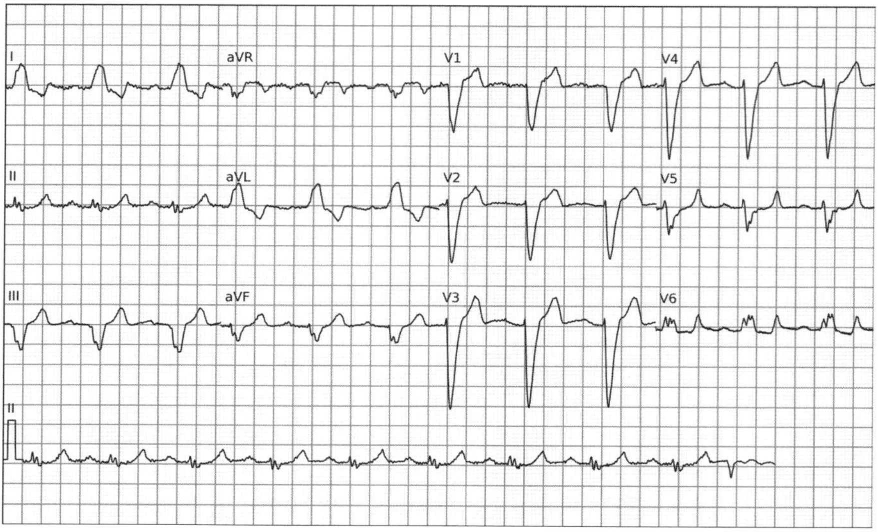

Fragmentação do QRS (f-wQRS). Bloqueio de ramo esquerdo com fragmentação do QRS presente em V5 e V6.

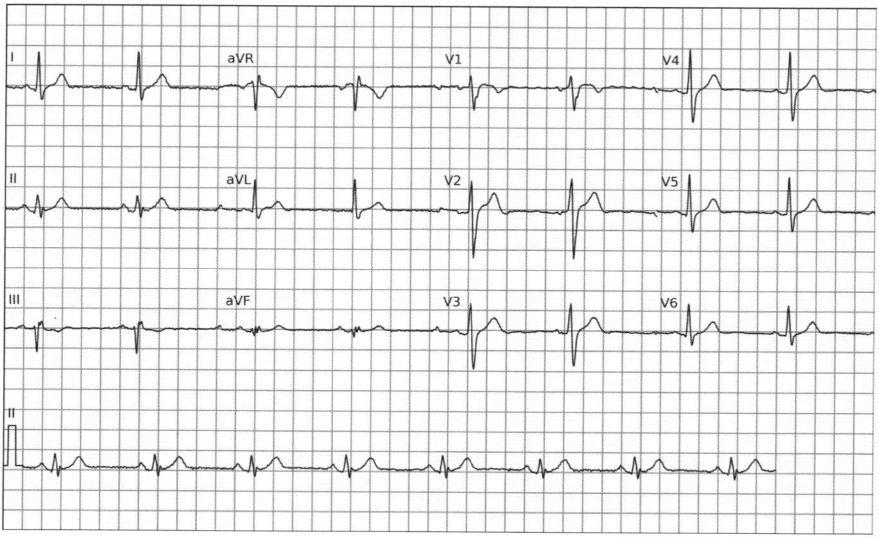

Fragmentação do QRS (fQRS) presente em D3 e aVF.

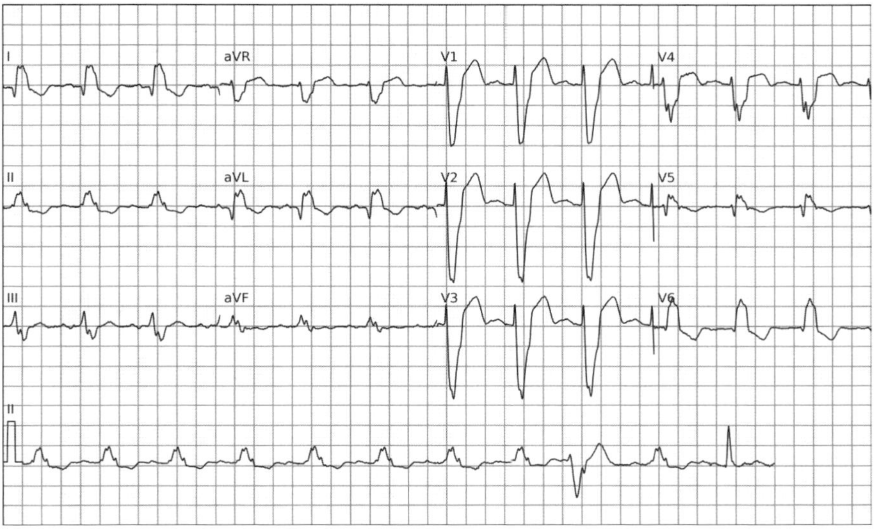

Fragmentação do QRS (f-wQRS). Bloqueio de ramo esquerdo com fragmentação do QRS presente em D2, D3, aVF, V4 e V5.

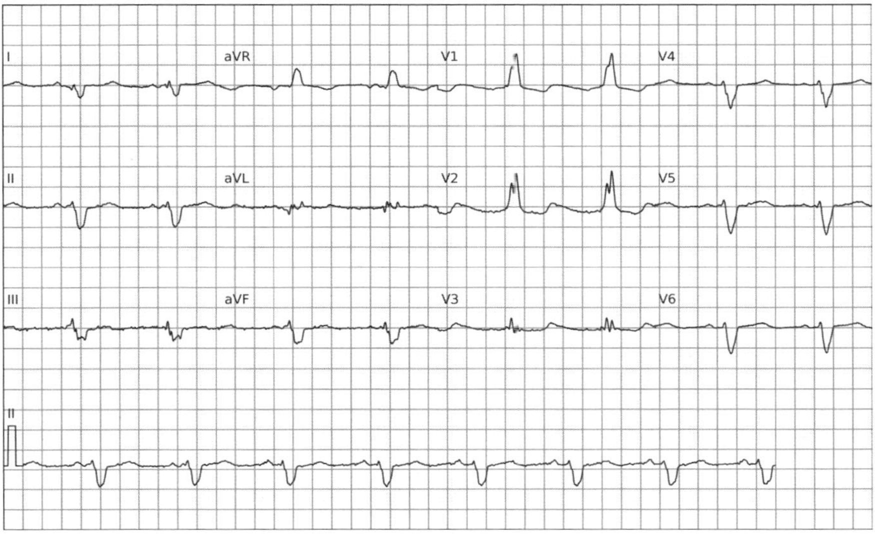

Fragmentação do QRS (f-wQRS). Bloqueio de ramo direito com fragmentação do QRS presente em D3, aVF e aVL.

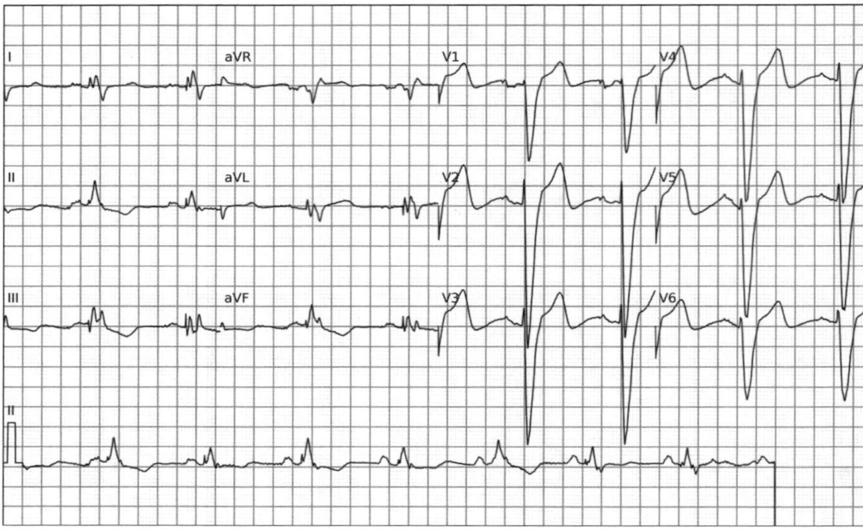

Fragmentação do QRS (f-wQRS). Bloqueio de ramo esquerdo com fragmentação do QRS presente em D1, aVL, D2, D3 e aVF.

REFERÊNCIAS

1. Boineau JP, Cox JL. Slow ventricular activation in acute myocardial infarction. Circulation. 1973;48(4):702-13.
2. Alencar Neto JN de. Tratado de ECG. Salvador: Sanar; 2022.
3. Das MK, Khan B, Jacob S, Kumar A, et al. Significance of a fragmented QRS complex versus a Q wave in patients with coronary artery disease. Circulation. 2006;113(21):2495-501.
4. Das MK, Suradi H, Maskoun W, Michael MA, Shen C, Peng J, et al. Fragmented wide QRS on a 12-lead ECG: a sign of myocardial scar and poor prognosis. Circ Arrhythm Electrophysiol. 2008;1(4):258-68.
5. Brohet C. Fragmentation of the QRS complex: the latest electrocardiographic craze? Acta Cardiol. 2019;74(3):185-7.
6. Illescas-González E, Araiza-Garaygordobil D, Sierra Lara JD, Ramirez-Salazar A, et al. QRS-fragmentation: case report and review of the literature. Arch Cardiol México. 2018;88(2):124-8.
7. Das MK, Zipes DP. Fragmented QRS: a predictor of mortality and sudden cardiac death. Hear Rhythm. 2009;6(3 Suppl):S8-14.

74

Hemorragia intracraniana

Louis Nakayama Ohe

A hemorragia intracraniana ocorre por mecanismos traumáticos ou não traumáticos. Sangramentos não traumáticos envolvem o parênquima cerebral e o espaço subaracnóideo. A hemorragia subaracnóidea é definida como o sangramento que ocorre abaixo da membrana aracnoide e acima da pia-máter, causado geralmente pela ruptura de um aneurisma ou por malformação arteriovenosa cerebral; já a hemorragia intraparenquimatosa é resultado do sangramento de pequenas artérias, secundário a hipertensão arterial.

Pode ser acompanhada de alterações eletrocardiográficas, elevação de marcadores de necrose miocárdicos, alteração da contratilidade segmentar e arritmias. O mecanismo é inexplicado, mas a principal hipótese sugere que a estimulação simpática sustentada, causada pela disfunção do córtex insular, provoca lesão neurogênica estrutural reversível ao miocárdio.

O prolongamento do intervalo QTc aparece com frequência e, juntamente com alterações do segmento ST, representa fator de risco para mortalidade intra-hospitalar.[1-4]

ALTERAÇÕES ELETROCARDIOGRÁFICAS

- Prolongamento do intervalo QTc.
- Desnivelamentos do segmento ST, mais comumente infradesnivelamento.
- Bradicardia sinusal.
- Ondas T invertidas e profundas (neste cenário, são chamadas de "onda T cerebral").

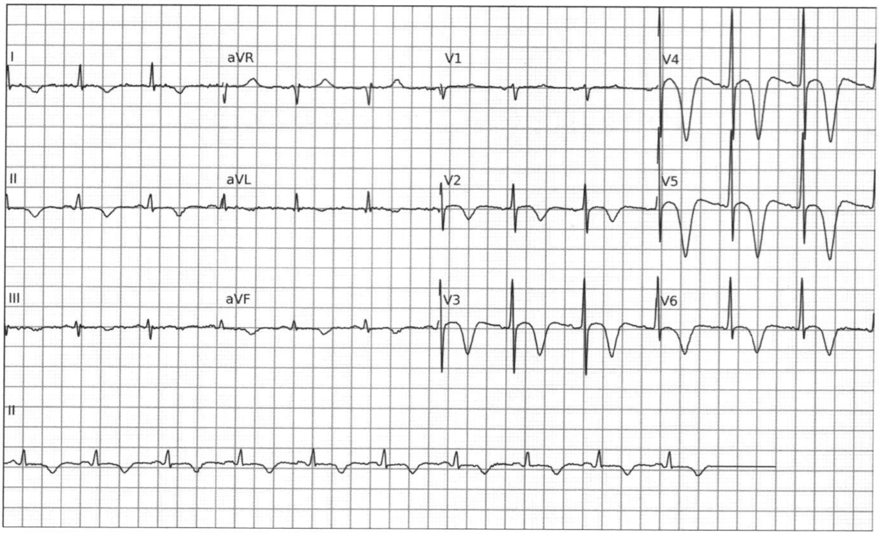

Hemorragia intracraniana. Paciente com rebaixamento do nível de consciência cujo eletrocardiograma demonstra ondas T negativas e profundas nas derivações precordiais – "ondas T cerebrais". Há prolongamento do intervalo QTc (intervalo QT = 460 ms e QTcB = 534 ms).

REFERÊNCIAS

1. Popescu D, Laza C, Mergeani A, Bajenaru OA, Antochi FA. Lead electrocardiogram changes after supratentorial intracerebral hemorrhage. Maedica (Buchar). 2012;7(4):290-4.
2. Khechinashvili G, Asplund K. Electrocardiographic Changes in Patients with Acute Stroke: A systematic review. Cerebrovasc Dis. 2002;14(2):67-76.
3. Yaghmoor BE, Alotaibi SM, Enani MZ, Alqudsi HS, Aljehani MA, Althomali MH, et al. Electrocardiographic changes following intracranial haemorrhage: A retrospective cohort study. Neurosciences. 2020;25(2):104-11.
4. Takeuchi S, Nagatani K, Otani N, Wada K, Mori K. Electrocardiograph abnormalities in intracerebral hemorrhage. J Clin Neurosci Off J Neurosurg Soc Australas. 2015;22(12):1959-62.

75

Hipercalcemia

Murilo Heidy Ichikawa

O cálcio é um eletrólito fundamental para o funcionamento normal do cardiomiócito. Além de sua já bem conhecida ação na contração muscular, sua ação sob a célula especializada de condução elétrica cardíaca envolve, principalmente, a abertura de canais iônicos que controlam a repolarização ventricular.

A hipercalcemia pode ser definida como níveis de cálcio iônico acima dos valores de referência ou níveis de Ca^{2+} sérico, corrigidos pela albumina, > 10,5 mEq/L. No entanto, alterações eletrocardiográficas só costumam ocorrer em situações extremas, com níveis de cálcio bem acima dos citados.[1-4]

ALTERAÇÕES ELETROCARDIOGRÁFICAS

- Encurtamento do intervalo QT, principalmente à custa da diminuição do segmento ST, podendo cursar com fusão da onda T ao QRS nos casos mais graves.

CONSIDERAÇÕES CLÍNICAS E ELETROCARDIOGRÁFICAS

- Dentre as principais causas de hipercalcemia é possível citar: hiperparatireoidismo (primário e terciário), sarcoidose, neoplasias, síndrome de lise tumoral, presença de metástase óssea, síndromes paraneoplásicas etc.
- Arritmias cardíacas também podem acontecer de forma semelhante ao QT curto congênito, podemos observar: fibrilação atrial (FA), arritmias ventri-

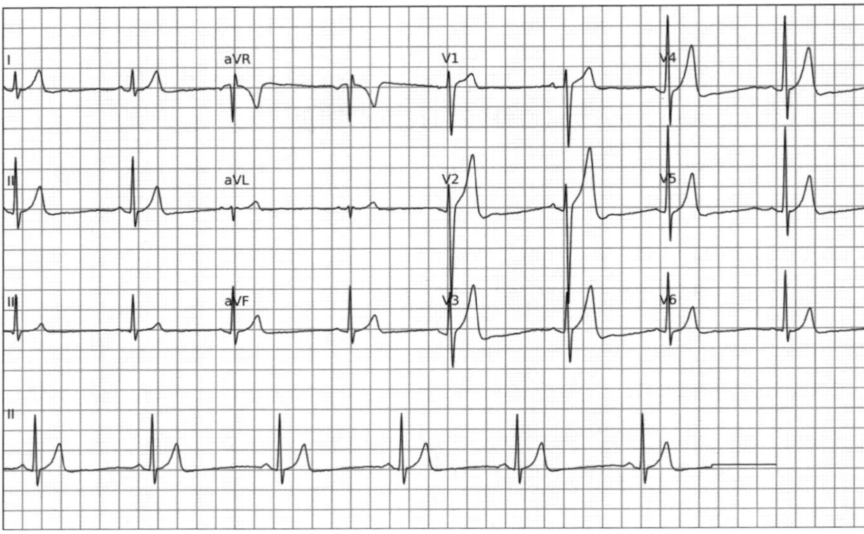

Hipercalcemia. Encurtamento do intervalo QTc com desaparecimento do segmento ST secundário à hipercalcemia. O intervalo QT é de 360 ms, e o intervalo QtcB é de 326 ms.

culares graves, como a fibrilação ventricular (FV), podendo se apresentar como morte súbita.

- Como alterações eletrocardiográficas adicionais é possível observar: aumento da duração do QRS, aumento da amplitude da onda T e da onda U e a presença de *notching* ao final do QRS, semelhante à onda J de Osborn em casos mais extremos.
- Seu tratamento, de forma bem resumida, consiste em garantir um estado de hidratação e diurese adequados, tratamento da causa base, medicações que agem no metabolismo do cálcio, levando à redução de seus níveis séricos.

REFERÊNCIAS

1. Sanches PCR, Moffa PJ. Eletrocardiograma: uma abordagem prática. São Paulo: Roca; 2010.
2. Sanches PCR, Moffa PJ. Eletrocardiograma: normal e patológico – Tranchesi. São Paulo: Roca; 2001.
3. Bayes de Luna A, Fiol-Sala M, Bayes-Genis A, Baranchuk A. Clinical electrocardiography: a textbook. 5.ed. Hoboken, NJ: Wiley; 2022.
4. Thaler MS. The only EKG book you'll ever need. 5.ed. Lippincott Williams & Wilkins; 2007.

76

Hipercalemia

Murilo Heidy Ichikawa

O potássio é o íon mais abundante no interior das células humanas, por isso desempenha papel fundamental na manutenção do potencial transmembrana e, consequentemente, na deflagração do potencial de ação das células cardíacas. Por esse motivo, é de imaginar que alterações relevantes em seu nível sérico podem produzir alterações na atividade elétrica do coração e no eletrocardiograma (ECG).

A hipercalemia pode ser definida como a presença de níveis séricos de K^+ > 5,5 mEq/L. Suas manifestações eletrocardiográficas acontecem mais comumente com níveis de K^+ a partir de 6 mEq/L.[1-4]

ALTERAÇÕES ELETROCARDIOGRÁFICAS

- Onda T com alta amplitude, simétrica e com base estreita, gerando o aspecto apiculado (onda T em "tenda").
- Diminuição progressiva da onda P (podendo até levar a seu desaparecimento completo), associado a um aumento progressivo do intervalo PR.
- Aumento da duração do QRS (atraso da condução intraventricular), podendo vir associado a uma diminuição de sua amplitude/voltagem e alterações do segmento ST.
- Conformação sinusoidal do traçado, com fusão dos complexos QRS largos com a onda T ampla, frequentemente precedendo arritmias malignas como a fibrilação ventricular (FV) e a assistolia.

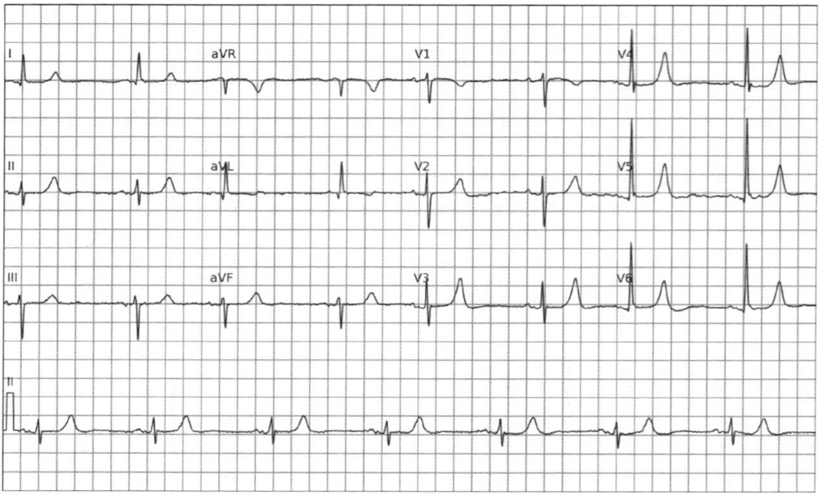

Hipercalemia. Paciente com disfunção renal e potássio sérico de 5,9 mEq/L. Observe as ondas T apiculadas e simétricas.

H • I

ALTERAÇÕES ELETROCARDIOGRÁFICAS CONFORME O NÍVEL SÉRICO DE POTÁSSIO

As alterações eletrocardiográficas na hipercalemia podem variar conforme o nível sérico de potássio (Quadro 1 e Figura 1). A qualquer momento dessa evolução, podem ocorrer, concomitantemente, alterações no ritmo (bradicardia sinusal, ritmo atrial ectópico, ritmo juncional, fibrilação atrial – FA), extrassístoles supraventriculares ou ventriculares e graus variados de bloqueio sinoatrial (BSA) e bloqueio atrioventricular (BAV) de 1º grau, 2º grau e até mesmo total.

QUADRO 1 Alterações eletrocardiográficas na hipercalemia

Nível sérico de potássio	Alterações eletrocardiográficas
5,5-6,5 mEq/L	Alterações da RV – onda T ampla, simétrica e de base estreita (em tenda)
6,5-7 mEq/L	Alterações de onda P e intervalo PR – a onda P vai perdendo sua amplitude e há aumento progressivo do intervalo PR
7-9 mEq/L	Alterações do complexo QRS e segmento ST – alargamento progressivo do complexo QRS, podendo vir associado a alterações do segmento ST
> 9 mEq/L	Arritmias graves – padrão sinusoidal, FV e/ou assistolia

FV: fibrilação ventricular; RV: repolarização ventricular.

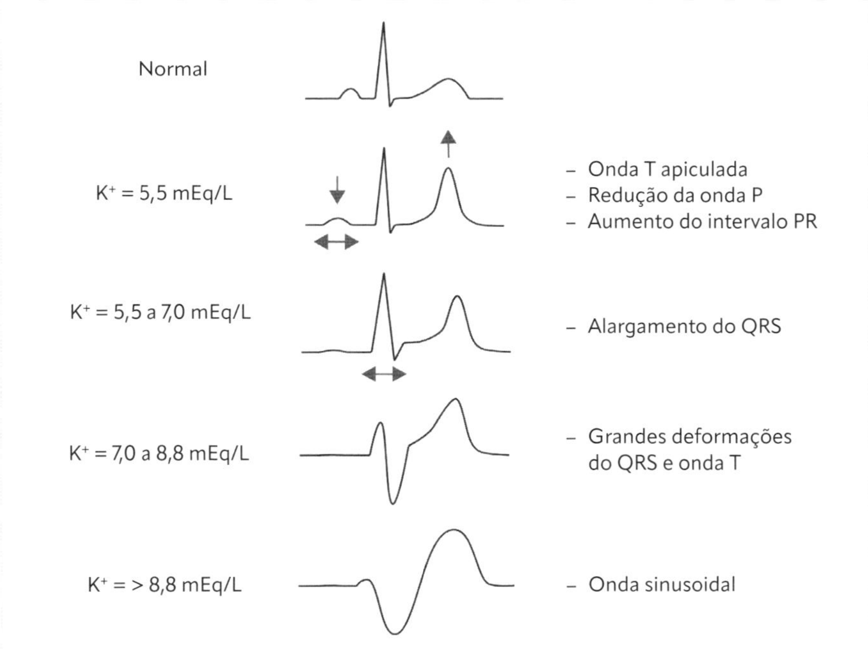

FIGURA 1 Alterações eletrocardiográficas na hipercalemia conforme o nível sérico de potássio.

CONSIDERAÇÕES CLÍNICAS E ELETROCARDIOGRÁFICAS

- A hipercalemia é um dos distúrbios hidreletrolíticos mais comuns na prática clínica e com um desfecho potencialmente grave.
- Dentre as principais etiologias, encontram-se: injúria renal crônica ou aguda, uso de medicações (inibidores da enzima conversora da angiotensina, bloqueadores dos receptores da angiotensina, diuréticos poupadores de potássio, anti-inflamatórios não hormonais etc.), reposição externa ou iatrogênica, insuficiência adrenal (doença de Addison), rabdomiólise, síndrome de lise tumoral, dentre muitas outras.
- O tratamento consiste em medidas para expoliar potássio de forma definitiva ou transitória, como: diuréticos de alça, inalação com beta-2-agonistas, bicarbonato de sódio, solução polarizante (composta por parte de insulina e parte de solução glicosada) e resinas de troca ou diálise. Além dessas medidas, vale citar o gluconato de cálcio, que é um estabilizador de membrana para quando as alterações eletrocardiográficas já se apresentam, e é de fundamental importância para evitar as complicações da hipercalemia.

EXEMPLOS

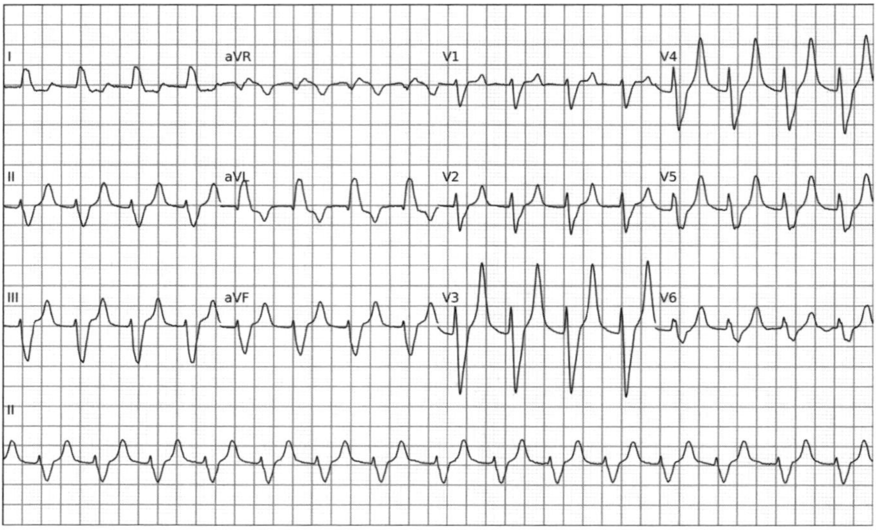

Paciente com potássio sérico de 9 mEq/L. Observe o desaparecimento da onda P, o alargamento dos complexos QRS e a presença de ondas T apiculadas e simétricas. A morfologia do segmento ST-T se assemelha ao padrão de "de Winter" neste caso em particular.

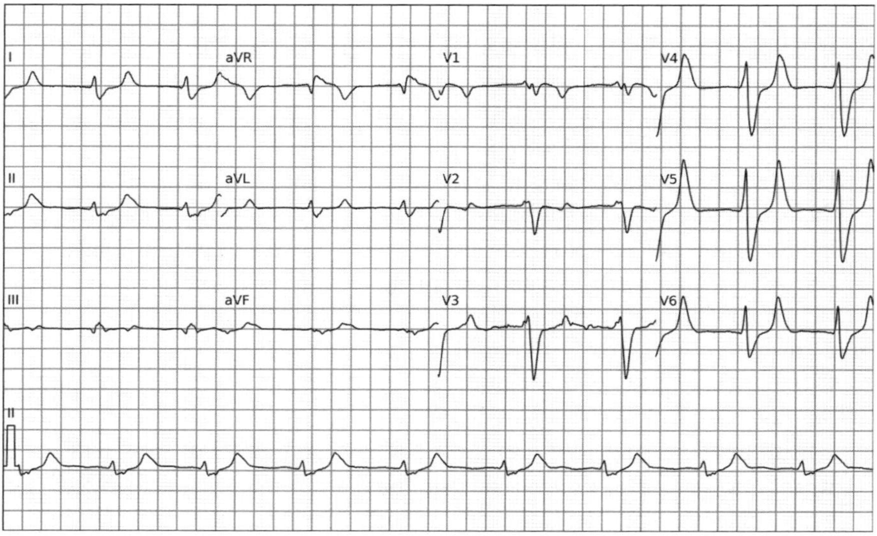

Paciente com potássio sérico de 8,4 mEq/L. Eletrocardiograma cursa com desaparecimento da onda P, alargamento dos complexos QRS e ondas T apiculadas e simétricas.

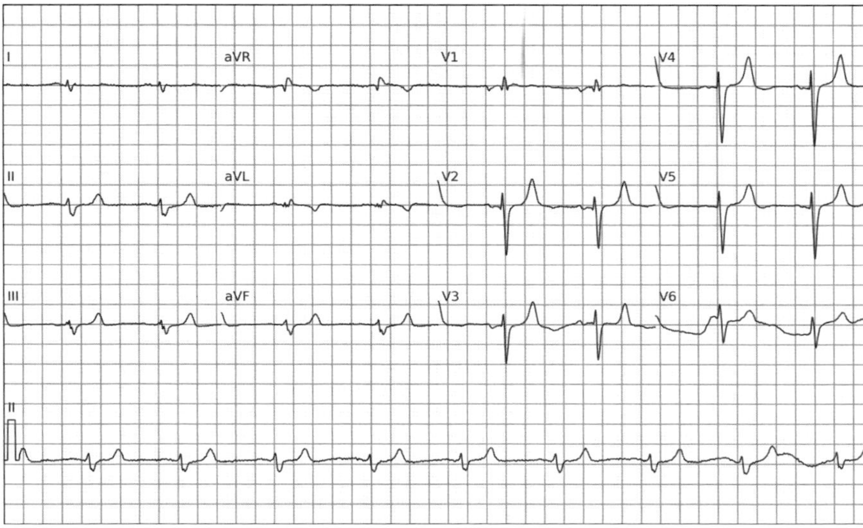

Paciente com potássio sérico de K 6. Note o achatamento da onda P e as ondas T apiculadas e simétricas.

REFERÊNCIAS

1. Sanches PCR, Moffa PJ. Eletrocardiograma: uma abordagem prática. São Paulo: Roca; 2010.
2. Sanches PCR, Moffa PJ. Eletrocardiograma: normal e patológico – Tranchesi. São Paulo: Roca; 2001.
3. Bayes de Luna A, Fiol-Sala M, Bayes-Genis A, Baranchuk A. Clinical electrocardiography: a textbook. 5.ed. Hoboken, NJ: Wiley; 2022.
4. Thaler MS. The only EKG book you'll ever need. 5.ed. Lippincott Williams & Wilkins; 2007.

77

Hipertireoidismo

Sandro Pinelli Felicioni

O hipertireoidismo é uma condição clínica cuja principal causa é a doença de Graves.

A elevada concentração sérica de hormônios tireoidianos pode afetar vários sistemas orgânicos, levando, geralmente, a grande conjunto de sintomas. Aqueles mais característicos incluem intolerância ao calor, ansiedade, palpitações, tremores, emagrecimento, peristaltismo aumentado e dispneia.[1] Quanto ao sistema cardiovascular, o hipertireoidismo apresenta efeitos diretos sobre o músculo cardíaco e a circulação periférica, além de ação estimulante sobre o sistema nervoso simpático.[1-3]

ALTERAÇÕES ELETROCARDIOGRÁFICAS

- Taquicardia sinusal.[2]
- Fibrilação atrial (FA).[4,5]
- Distúrbios da condução intraventricular.[1-3]
- Alterações inespecíficas da repolarização ventricular (RV).[1-3]
- Alterações de ondas P e prolongamento de intervalo PR.[1-3]
- *Flutter* atrial (FLA) e taquicardia ventricular (TV).[4]

MECANISMO

O efeito do hipertireoidismo se faz pela ligação da tri-iodotironina (T3), não da tiroxina (T4), aos receptores nucleares dos cardiomiócitos. Ocorre, então, a expressão de genes, em especial aqueles que regulam a movimentação de cálcio

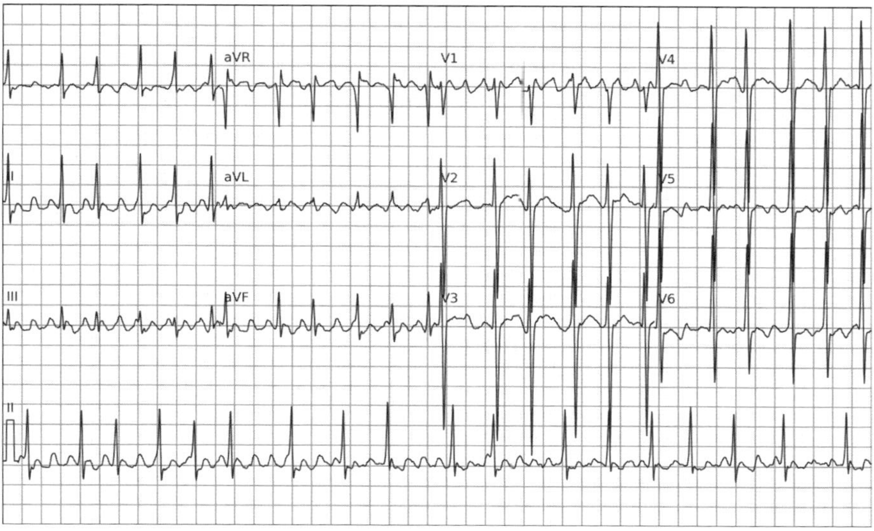

Fibrilação atrial. Episódios de fibrilação atrial paroxística com alta resposta ventricular em paciente com hipertireoidismo descompensado.

no interior das células cardíacas. Além disso, existe interação entre T3 e o sistema nervoso simpático, provavelmente por meio do aumento da densidade de receptores beta-adrenérgicos, aumento da expressão da proteína G e inibição da subunidade catalítica da adenilil ciclase cardioespecífica. Como resultado, virtualmente todas as medidas de função cardíaca estão aumentadas, podendo elevar o débito cardíaco em até 250%. E, ainda, a resistência vascular periférica diminui significativamente, contribuindo para ampliar a pressão de pulso.[6,7]

CONSIDERAÇÕES CLÍNICAS E ELETROCARDIOGRÁFICAS

- A alteração mais frequentemente encontrada é a taquicardia sinusal, presente em até 40% dos casos.[2]
- A FA é encontrada em 10 a 22% dos pacientes, com resposta ventricular elevada na maioria dos casos. Embora seja rara antes dos 40 anos, ocorre com mais frequência nos indivíduos com hipertireoidismo após os 60 anos, sexo masculino e história prévia de hipertensão arterial ou cardiopatia reumática. Porém, a presença de FA nesse grupo de indivíduos deve também levar à busca de uma doença cardíaca estrutural subjacente.[4,5]

- Distúrbios da condução intraventricular, mais comumente bloqueio de ramo direito (BRD) e bloqueio divisional anterossuperior (BDAS), podem ocorrer em até 15% dos pacientes sem uma cardiopatia estrutural associada.[1-3]
- Alterações inespecíficas da RV ocorrem em 25% dos casos.[1-3]
- Alterações de ondas P e prolongamento de intervalo PR são raros.[1-3]
- O surgimento de FLA ou TV é bem incomum e exige investigação adicional.[4]

REFERÊNCIAS

1. Klein I, Ojamaa K. Thyroid hormone and the cardiovascular system. N Engl J Med. 2001;344(7):501-9.
2. Klein I, Danzi S. Thyroid disease and the heart. Circulation. 2007;116(15):1725-35.
3. Fadel BM, Ellahham S, Ringel MD, Lindsay J, Wartofsky L, Burman KD. Hyperthyroid heart disease. Clin Cardiol. 2000;23(6):402-8.
4. Frost L, Vestergaard P, Mosekilde L. Hyperthyroidism and risk of atrial fibrillation or flutter: a population-based study. Arch Intern Med. 2004;164(15):1675-8.
5. Sawin CT, Geller A, Wolf PA, Belanger AJ, Baker E, Wilso PW, et al. Low serum thyrotropin concentrations as a risk factor for atrial fibrillation in older persons. N Engl J Med. 1994;331(19):1249-52.
6. Epstein FH, Brent GA. The molecular basis of thyroid hormone action. N Engl J Med. 1994;331(13):847-53.
7. Ojamaa K, Klein I, Sabet A, Steinberg SF. Changes in adenylyl cyclase isoforms as a mechanism for thyroid hormone modulation of cardiac β-adrenergic receptor responsiveness. Metabolism. 2000;49(2):275-9.

78

Hipocalcemia

Murilo Heidy Ichikawa

A hipocalcemia pode ser definida como níveis de cálcio iônico abaixo dos valores de referência ou níveis de Ca^{2+} sérico, corrigidos pela albumina, < 8,5 mEq/L. Assim como na hipercalcemia, alterações eletrocardiográficas só costumam ocorrer em situações extremas, com níveis de cálcio bem abaixo dos citados.[1-4]

ALTERAÇÕES ELETROCARDIOGRÁFICAS

- Alargamento do intervalo QT, principalmente à custa de um aumento na duração do segmento ST.

CONSIDERAÇÕES CLÍNICAS E ELETROCARDIOGRÁFICAS

- As principais causas de hipocalcemia são: hipoparatireoidismo, deficiência de vitamina D, pancreatite aguda, secundária a hiperfosfatemia ou hipomagnesemia, efeito de medicações (bifosfonados, diuréticos de alça) etc.
- Apesar de a onda T costumeiramente manter seu padrão usual, em alguns casos ela pode aumentar discretamente de amplitude e se apresentar apiculada, fazendo diagnóstico diferencial com a onda T da hipercalemia.
- *Torsades de pointes* secundário ao intervalo QT prolongado pode ocorrer, mas tem incidência significativamente menor que em outros distúrbios eletrolíticos, como hipocalemia ou hipomagnesemia.
- Seu tratamento consiste na reposição de cálcio e no tratamento da causa-base.

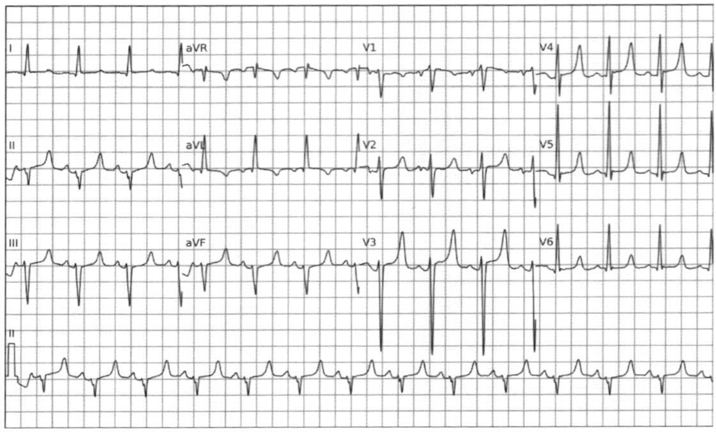

Hipocalcemia. Paciente masculino, de 44 anos, com cálcio sérico de 5,9 mg/dL e bloqueio divisional anterossuperior. Observe o prolongamento do intervalo QT (QT = 394 ms e QTcB = 489 ms).

EXEMPLOS

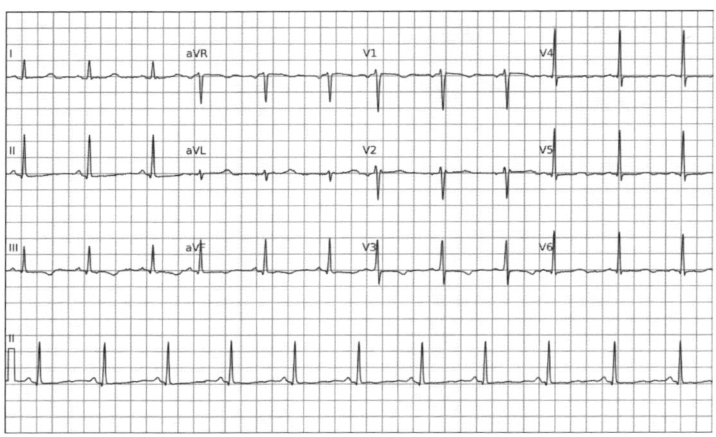

Hipocalcemia. Paciente do sexo feminino, de 39 anos, com histórico de tireoidectomia total e hipocalcemia. O intervalo QT encontra-se prolongado (QT = 448 ms e QtcB = 494 ms).

REFERÊNCIAS

1. Sanches PCR, Moffa PJ. Eletrocardiograma: uma abordagem prática. São Paulo: Roca; 2010.
2. Sanches PCR, Moffa PJ. Eletrocardiograma: normal e patológico – Tranchesi. São Paulo: Roca; 2001.
3. Bayes de Luna A, Fiol-Sala M, Bayes-Genis A, Baranchuk A. Clinical electrocardiography: a textbook. 5.ed. Hoboken, NJ: Wiley; 2022.
4. Thaler MS. The only EKG book you'll ever need. 5.ed. Lippincott Williams & Wilkins; 2007.

79

Hipocalemia

Murilo Heidy Ichikawa

A hipocalemia é definida como a presença de níveis séricos de $K^+ < 3,5$ mEq/L.

Tal como na hipercalemia, o eletrocardiograma (ECG) também pode apresentar alterações sugestivas de tal doença. Em geral, as alterações eletrocardiográficas são encontradas apenas com níveis de $K^+ < 3$ mEq/L.[1-4]

ALTERAÇÕES ELETROCARDIOGRÁFICAS

- Aumento da amplitude da onda P.
- Aumento da amplitude e duração do QRS.
- Diminuição da amplitude (retificação, por vezes até inversão) da onda T, associada a aumento da amplitude da onda U (tipicamente na hipocalemia: onda U > 1 mm ou com amplitude maior que a onda T) e infradesnivelamento do segmento ST. Muitas vezes, pode-se observar a fusão da onda U na onda T, provocando a sensação de um intervalo QT prolongado (intervalo QTU).

CONSIDERAÇÕES CLÍNICAS E ELETROCARDIOGRÁFICAS

- Dentre as causas de hipocalemia, pode-se citar: perdas gastrointestinais (diarreia ou vômitos), nefropatia perdedora de sal, hiperaldosteronismo primário, medicações (diuréticos de alça e tiazídicos, beta-2-agonistas, insulina).
- Arritmias podem acontecer independentemente dos achados morfológicos eletrocardiográficos: taquiarritmias atriais, bloqueios atrioventriculares

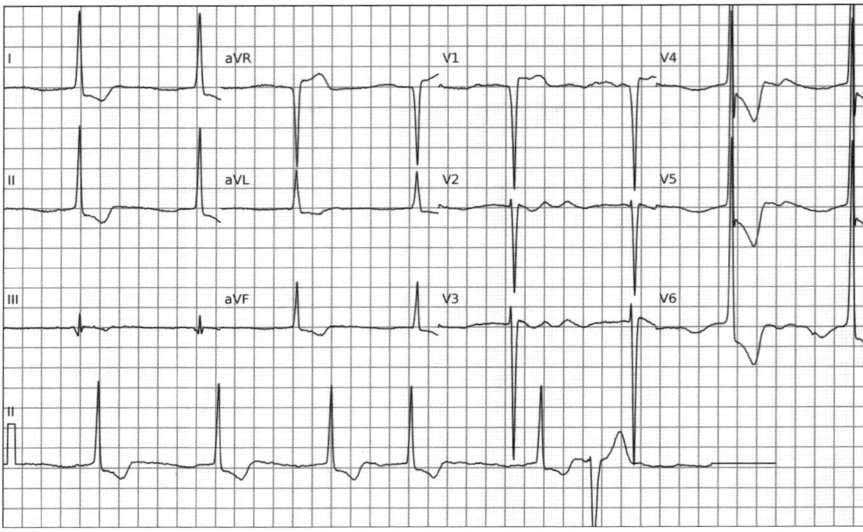

Hipocalemia. Eletrocardiograma exibindo onda U com aumento de amplitude nas derivações V2 a V6, além de sobrecarga ventricular esquerda.

(BAV) de 1º e 2º graus, arritmias ventriculares, fibrilação ventricular (FV) e *torsades de pointes*.

- A medida do intervalo QT na hipocalemia deve ser realizada preferencialmente na derivação aVL – derivação esta onde a onda U tipicamente se faz menos presente e a medida pode ser realizada com maior acurácia, minimizando o efeito confundidor da presença da onda U (calcular do QT traçando uma linha tangente seguindo a inclinação da onda T e passando pela linha de base).
- O tratamento consiste na reposição de potássio por via oral em casos leves (normalmente K > 3 mEq/L) e endovenoso para os casos moderados a graves (cautela com a velocidade/tempo de infusão e concentração da solução para evitar efeitos adversos).

REFERÊNCIAS

1. Sanches PCR, Moffa PJ. Eletrocardiograma: uma abordagem prática. São Paulo: Roca; 2010.
2. Sanches PCR, Moffa PJ. Eletrocardiograma: normal e patológico – Tranchesi. São Paulo: Roca; 2001.
3. Bayes de Luna A, Fiol-Sala M, Bayes-Genis A, Baranchuk A. Clinical electrocardiography: a textbook. 5.ed. Hoboken, NJ: Wiley; 2022.
4. Thaler MS. The only EKG book you'll ever need. 5.ed. Lippincott Williams & Wilkins; 2007.

80

Hipomagnesemia

Murilo Heidy Ichikawa

O magnésio é o segundo cátion mais abundante no interior das células humanas, ficando atrás somente do potássio. Hipomagnesemia pode ser definida como a presença de níveis séricos de magnésio < 1,7 mg/dL.

As manifestações eletrocardiográficas acontecem mais comumente com hipomagnesemia grave (níveis séricos de Mg^{+2} < 1,2 mg/dL).[1-4]

ALTERAÇÕES ELETROCARDIOGRÁFICAS

- Aumento da duração da onda P (podendo aumentar consequentemente o intervalo PR).
- Aumento do intervalo QTc.
- Aumento da dispersão do intervalo QT.
- Predisposição a ectopias supraventriculares e ventriculares.
- Predisposição a arritmias graves, como taquicardia ventricular (TV), *torsades de pointes* e fibrilação ventricular (FV).

CONSIDERAÇÕES CLÍNICAS E ELETROCARDIOGRÁFICAS

- Alterações dos níveis séricos de magnésio na prática clínica frequentemente se associam com outros distúrbios hidreletrolíticos, principalmente com os de potássio e cálcio, de tal forma que o acontecimento de hipomagnesemia isolada não é tão frequente. Por esse motivo, muitas vezes, as alterações

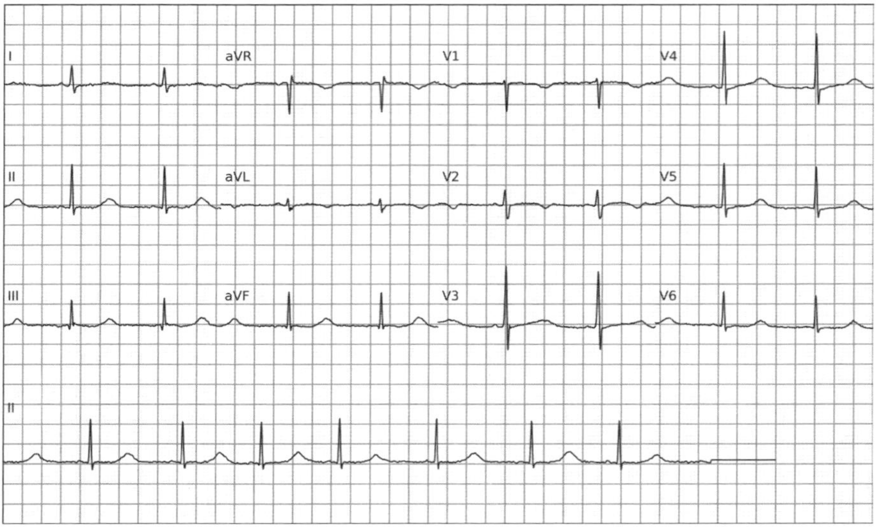

Hipomagnesemia. Aumento do intervalo QTc secundário a hipomagnesemia. O intervalo QT é de 520 ms, e o intervalo QTcB é de 551 ms.

clínicas e eletrocardiográficas da hipomagnesemia vêm acompanhadas de alterações sugestivas de hipocalemia e hipocalcemia.

- Suas principais etiologias envolvem a ingestão ou absorção inadequadas, como nos casos de desnutrição, alcoolismo crônico, uso de inibidores de bomba de prótons por longos períodos etc.; excreção aumentada como em casos de poliúria (uso de diuréticos de alça) e diarreia crônica; e associada ao uso de alguns fármacos, por exemplo, a cisplatina e a anfotericina B.
- O tratamento envolve a reposição de magnésio por via oral e/ou endovenosa.

REFERÊNCIAS

1. Sanches PCR, Moffa PJ. Eletrocardiograma: uma abordagem prática. São Paulo: Roca; 2010.
2. Sanches PCR, Moffa PJ. Eletrocardiograma: normal e patológico – Tranchesi. São Paulo: Roca; 2001.
3. Bayes de Luna A, Fiol-Sala M, Bayes-Genis A, Baranchuk A. Clinical electrocardiography: a textbook. 5.ed. Hoboken, NJ: Wiley; 2022.
4. Yang Y, Chen C, Duan P, Thapaliya S, Gao L, Dong Y, et al. The ECG characteristics of patients with isolated hypomagnesemia. Front Physiol. 2021;11:1-9.

Hipotermia

Rinaldo Carvalho Fernandes

A hipotermia é definida como uma queda na temperatura corporal central abaixo de 35°C.[1] As manifestações clássicas e bem conhecidas no eletrocardiograma (ECG) incluem a presença de ondas J (Osborn), prolongamento dos intervalos (PR, QRS, QT) e arritmias atriais e ventriculares.[2] A maioria das alterações eletrocardiográficas se desenvolve quando ocorre hipotermia moderada ou grave.[3]

Os sintomas variam com a gravidade da hipotermia, que é definida com base na temperatura central como leve (32°-35°C), moderada (28°-32°C) e grave (abaixo de 28°C).[4]

A mortalidade geral da hipotermia acidental é estimada entre 25 e 40% na maioria dos estudos, e adultos com idades entre 30 e 49 anos são mais propensos a serem afetados, sendo os homens 10 vezes mais propensos do que as mulheres.[4,5]

ALTERAÇÕES ELETROCARDIOGRÁFICAS

- Entalhe no final do QRS de convexidade superior – ondas J de Osborn.
- Bradicardia sinusal.
- Arritmias atriais e ventriculares.
- Prolongamento dos intervalos PR, QRS e QTc.
- Artefato de tremor.

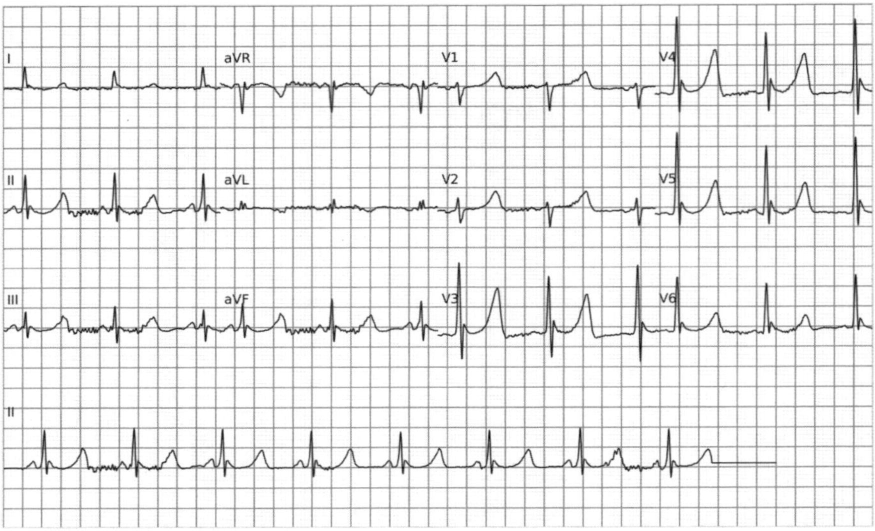

Hipotermia. Paciente masculino, de 34 anos, usuário de cocaína, hipotérmico e em intubação orotraqueal e ventilação mecânica. As ondas J estão evidentes em várias derivações.

ONDA J (OSBORN)

- O achado eletrocardiográfico mais comum e talvez o mais conhecido é a onda J, uma onda extra que se apresenta no final do QRS e do segmento ST. Apesar de ser uma característica da hipotermia, não é exclusiva dessa condição.[6]
- Também é conhecida por várias denominações: o sinal da corcunda, a corcunda de camelo, a deflexão em forma de corcova, o potencial de lesão e a mais conhecida, a onda de Osborn. Esta última constitui uma designação injusta, porque o primeiro a descrevê-la foi Tomaszewski, em 1938, e 5 anos depois Grosse-Brockhoff e Schoedel, na Alemanha. A descrição original de Osborn apareceu apenas 15 anos depois,[6] quando ele a associou com acidose, e não com a hipotermia.[7]
- É detectada em 80% dos pacientes com temperatura corporal central abaixo de 30°C, geralmente ocorrendo nas derivações precordiais.[3]
- Também pode ser observada em outras condições, incluindo hipercalcemia, distúrbios do sistema nervoso central ou periférico, como traumatismo cranioencefálico, hemorragia subaracnóidea e irritação do gânglio simpático cervicotorácico esquerdo e condições associadas às arritmias potencialmente fatais, como nas síndromes da onda J.[8]

- A causa provável da onda J é a despolarização tardia e lenta de uma região significativa do ventrículo imediatamente após o complexo QRS ou, inversamente, uma repolarização precoce de uma área do ventrículo. Ambos os casos criam uma área do ventrículo que é polarizada em relação ao restante. Tanto em estudos humanos como experimentais, a ocorrência de ondas J e as temperaturas em que surgem variam muito.[9]
- As ondas J não têm nenhuma implicação prognóstica na hipotermia.[10]

CONSIDERAÇÕES ELETROCARDIOGRÁFICAS

Onda P e ritmo cardíaco

As ondas P diminuem de amplitude gradualmente à medida que a temperatura corporal diminui, em torno de 25°C, tornando às vezes difícil a determinação do ritmo cardíaco apenas pelo ECG convencional, pois pode haver ainda oscilação fina da linha de base em razão do tremor muscular, tornando mais difícil o seu reconhecimento.[11]

Intervalo PR

- Os efeitos da hipotermia na condução cardíaca foram descritos pela primeira vez em 1892 (Bayliss W. M.), e a primeira observação das alterações no ECG em um paciente com hipotermia não intencional foi relatada em 1938 por Tomaszewski W., sendo o prolongamento do intervalo PR um achado comum.[12]
- Pacientes com hipotermia leve apresentam, inicialmente, taquicardia sinusal decorrente do aumento da atividade simpática; entretanto, a hipotermia prolongada ou de grau moderado pode causar bradicardia sinusal e bloqueio atrioventricular (BAV) de 1º grau, que geralmente se resolve após a terapia de reaquecimento.[8]
- Níveis crescentes de hipotermia resultam em desaceleração progressiva da condução miocárdica, produzindo prolongamento do ciclo cardíaco. O atraso na condução atrioventricular (AV) resulta no prolongamento do intervalo PR, podendo ocorrer vários graus de BAV.[2,5]

Complexo QRS e intervalo QT

- Níveis progressivos de hipotermia resultam em desaceleração progressiva da condução miocárdica, produzindo prolongamento do ciclo cardíaco.[2] Esse efeito parece ser não linear e só é observado consistentemente após resfriamento abaixo de 30°C, o que parece ser um limite de temperatura para que isso ocorra.[5]

- O prolongamento das fases de despolarização e repolarização do potencial de ação produz aumentos nos intervalos QRS e QT, respectivamente, assim que a hipotermia se intensifica, o que geralmente se resolve com a correção da temperatura para os níveis fisiológicos.[2]
- Foi observada em um estudo retrospectivo e observacional uma incidência de prolongamento do intervalo QTc de 72,8% dos pacientes. Tal achado é, na maioria dos casos, consequência da onda extra no local do ponto J, além da desaceleração da repolarização ventricular.[6]

Segmento ST

- A elevação do segmento ST pode ser observada em pacientes com hipotermia, muitas vezes com o aparecimento de ondas de Osborn, porque está parcialmente enterrada na onda R com elevação descendente do segmento ST.[3]
- A depressão do segmento ST ocorre significativamente menos quando comparada com a elevação do segmento ST em pacientes com hipotermia.[3] No estudo de Graham, a depressão do segmento ST foi observada em 17,8% dos pacientes com hipotermia.[10]
- Vários casos foram relatados com ECG mostrando alterações do segmento ST consistentes com síndrome coronariana aguda (SCA) observados em pacientes com hipotermia e completamente normalizados após correção da temperatura corporal.[8]

Onda T

- As alterações na onda T foram observadas em cerca de 47,4% dos pacientes com hipotermia.[6]
- Como as ondas T correspondem à repolarização ventricular (RV), o gradiente de voltagem transmural secundário às mudanças na intensidade da corrente de saída no epicárdio proveniente da hipotermia também poderia ser especulado como a causa das inversões das ondas T. No entanto, não existe nenhuma evidência definitiva neste momento.[13]

ARRITMIAS

- Está associada à presença de maior incidência de arritmias, tanto supraventriculares quanto ventriculares. Contudo, arritmias significativas não foram observadas com temperaturas corporais acima de 32,8°C.[6]

- Arritmias ventriculares e parada cardíaca contribuem para as altas taxas de mortalidade observadas em pacientes com hipotermia acidental, ocorrendo entre 29 e 80% dos casos.[5]
- Em humanos, a fibrilação ventricular (FV) ou assistolia são mais comuns em pacientes com hipotermia acidental admitidos com temperaturas centrais baixas.
- Arritmias ventriculares graves são incomuns na hipotermia terapêutica.

Bradiarritmias

- A bradicardia sinusal é a bradiarritmia mais comum associada à hipotermia, podendo ocorrer na hipotermia leve, porém mais comumente na moderada ou grave, quando as células marca-passo diminuem a despolarização diastólica espontânea.[3,8]
- Em um estudo foi observada uma incidência de 52,5% de bradicardia sinusal e correlação estatisticamente significativa entre a frequência cardíaca (FC) e a temperatura central.[6]
- Na hipotermia leve (> 32°C), predomina o ritmo sinusal, e, com a progressão da hipotermia (26°-32°C), podem ocorrer ritmos juncionais e arritmias reentrantes atriais.[2]

Taquiarritmias

- Clinicamente, os efeitos cardiovasculares mais importantes da hipotermia são secundários a distúrbios de condução e irritabilidade miocárdica aumentada principalmente com temperaturas centrais < 30°C.[14]
- A fibrilação atrial (FA) é a taquiarritmia mais comum na hipotermia grave, sendo observada em algumas séries em até 50 a 60% dos casos de hipotermia moderada, raramente na hipotermia leve (> 32°C) e reversão para o ritmo sinusal espontaneamente durante o período de reaquecimento ou logo após a restauração da normotermia. As pessoas idosas apresentam maior prevalência dessa arritmia.[6,11]
- O risco de arritmias ventriculares depende da gravidade da hipotermia.[5]
- A eletrofisiologia da FV associada ao frio ainda não é bem compreendida. Na hipotermia induzida em humanos, a FV geralmente ocorre a 23°C e a assistolia a 20°C.[15]
- Estudos experimentais sugerem que a hipotermia resulta em aumento na dispersão temporal da recuperação da excitabilidade, aumentando a chance de reentrada e FV.[16] Outros sugeriram que o resfriamento resulta de uma

redução acentuada da velocidade de condução não contrabalançada com um prolongamento proporcional do período refratário.[17]

EXEMPLOS

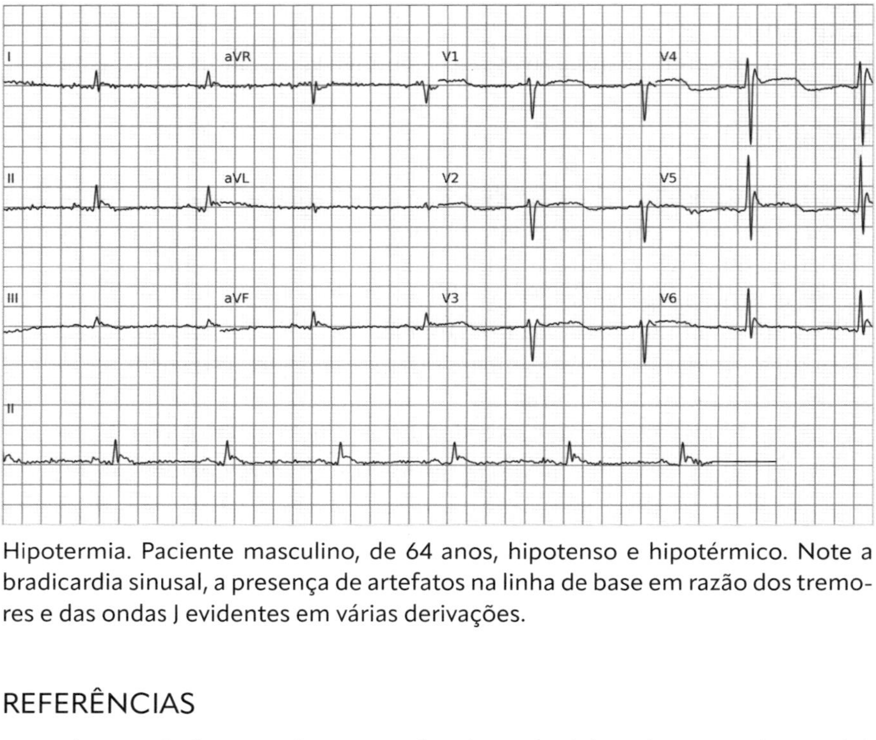

Hipotermia. Paciente masculino, de 64 anos, hipotenso e hipotérmico. Note a bradicardia sinusal, a presença de artefatos na linha de base em razão dos tremores e das ondas J evidentes em várias derivações.

REFERÊNCIAS

1. Doshi HH, Giudici MC. The EKG in hypothermia and hyperthermia. J Electrocardiol. 2015;48(2):203-9.
2. Mattu A, Brady WJ, Perron AD. Electrocardiographic manifestations of hypothermia. Am J Emerg Med. 2002;20(4):314-26.
3. Wang H, Hollingsworth J, Mahler S, Arnold T. Diffuse ST segment depression from hypothermia. Int J Emerg Med. 2010;3(4):451-4.
4. Duong H, Patel G. Hypothermia. 2024 Jan 19. In: StatPearls [Internet]. Treasure Island (FL): StatPearls Publishing; 2024 Jan–.
5. Dietrichs ES, Tveita T, Smith G. Hypothermia and cardiac electrophysiology: a systematic review of clinical and experimental data. Cardiovasc Res. 2019;115(3):501-9.
6. de Souza D, Riera ARP, Bombig MT, Francisco YA, Brollo L, Luna Filho B, et al. Electrocardiographic changes by accidental hypothermia in an urban and a tropical region. J Electrocardiol. 2007;40(1):47-52.
7. Osborn JJ. Experimental hypothermia; respiratory and blood pH changes in relation to cardiac function. Am J Physiol. 1953;175(3):389-98.

8. Chhabra L, Devadoss R, Liti B, Spodick DH. Electrocardiographic changes in hypothermia: a review. Ther Hypothermia Temp Manag. 2013;3(2):54-62.
9. Van Der Linde HJ, Van Deuren B, Teisman A, Towart R, Gallacher DJ. The effect of changes in core body temperature on the QT interval in beagle dogs: a previously ignored phenomenon, with a method for correction. Br J Pharmacol. 2008;154(7):1474-81.
10. Graham CA, McNaughton GW, Wyatt JP. The electrocardiogram in hypothermia. Wilderness Environ Med. 2001;12(4):232-5.
11. Okada M. The cardiac rhythm in accidental hypothermia. J Electrocardiol. 1984;17(2):123-8.
12. Vassallo SU, Delaney KA, Hoffman RS, Slater W, Goldfrank LR. A prospective evaluation of the electrocardiographic manifestations of hypothermia. Acad Emerg Med. 1999;6(11):1121-6.
13. Glusman A, Hasan K, Roguin N. Contraindication to thrombolytic therapy in accidental hypothermia simulating acute myocardial infarction. Int J Cardiol. 1990;28(2):269-72.
14. Carden D, Doan L, Sweeney PJ, Nowak RM. Hypothermia. Ann Emerg Med. 1982;11(9):493-6.
15. Southwick FS, Dalglish PH. Recovery after prolonged asystolic cardiac arrest in profound hypothermia: a case report and literature review. JAMA J Am Med Assoc. 1980;243(12):1250-3.
16. Han J, Moe GK. Nonuniform recovery of excitability in ventricular muscle. Circ Res. 1964;14(Jan):44-60.
17. Covino BG, D'Amato HE. Mechanism of ventricular fibrillation in hypothermia. Circ Res. 1962;10:148-55.
18. Paal P, Pasquier M, Darocha T, Lechner R, Kosinski S, Wallner B, et al. Accidental hypothermia: 2021 update. Int J Environ Res Public Health. 2022;19(1).

82

Hipotireoidismo

Sandro Pinelli Felicioni

O hipotireoidismo é uma síndrome caracterizada pela diminuição da utilização de oxigênio e substratos energéticos pelos diversos sistemas orgânicos. Os sinais e os sintomas cardiovasculares não são comuns nessa síndrome, mas podem incluir dispneia aos esforços, bradicardia, hipertensão arterial e edema duro periférico. O derrame pericárdico ocorre em até 25% dos casos e pode ser volumoso.[1,2]

ALTERAÇÕES ELETROCARDIOGRÁFICAS[3,4]

- Baixa voltagem do QRS.
- Bradicardia sinusal.
- Redução da amplitude ou inversão da onda T.
- Infradesnivelamento do segmento ST.
- Bloqueio atrioventricular (BAV).
- Aumento do intervalo QTc.
- Distúrbios de condução atrial ou ventricular são 3 vezes mais comuns.

MECANISMOS

As principais alterações cardiovasculares que podem estar presentes no hipotireoidismo são consequentes à redução da contratilidade miocárdica e ao aumento da resistência vascular periférica. A diminuição da contratilidade possivelmente se deve à alteração na expressão de genes que regulam a entrada de cálcio no cardiomiócito, bem como à redução da expressão de receptores beta-adrenérgicos. Os hormônios tireoidianos ainda promovem o relaxamento da musculatura lisa de vasos periféricos. Assim, a carência desses hormônios leva ao enrijecimento arterial e ao consequente aumento da resistência periférica, provavelmente por inibir a liberação de óxido nítrico pelo endotélio.[2,5]

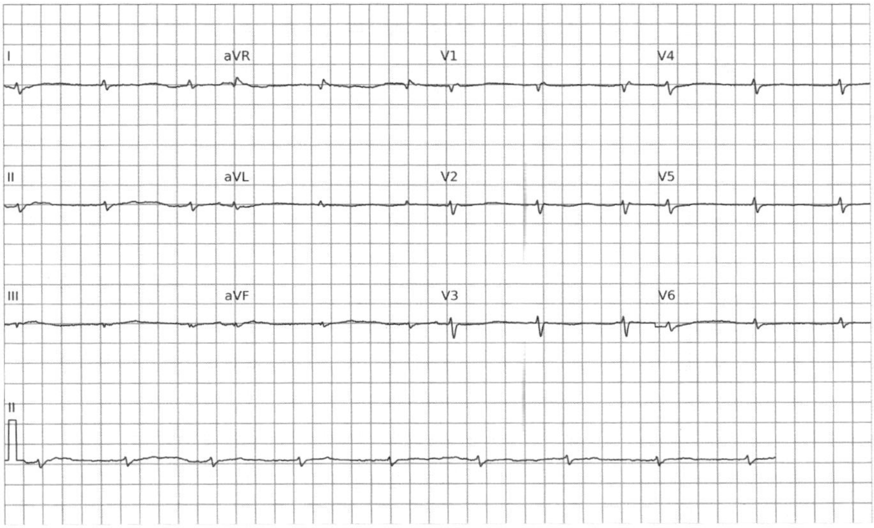

Hipotireoidismo. Paciente do sexo feminino, de 25 anos, com TSH de 150 mUI/L. As alterações eletrocardiográficas no hipotireoidismo são inespecíficas e podem incluir baixa voltagem do QRS e alterações da repolarização ventricular.

REFERÊNCIAS

1. Klein I, Danzi S. Thyroid disease and the heart. Circulation. 2007;116(15):1725-35.
2. Klein I, Ojamaa K. Thyroid hormone and the cardiovascular system. N Engl J Med. 2001;344(7):501-9.
3. Fredlund BO, Olsson SB. Long QT interval and ventricular tachycardia of "torsade de pointe" type in hypothyroidism. Acta Med Scand. 1983;213(3):231-5
4. Barsness GW, Feinglos MN. Endocrine systems and the heart. In: Topol EJ, Califf RM, Isner JM (eds.). Comprehensive cardiovascular medicine. Baltimore: Lippincott Raven; 1998. p.952-69.
5. Taddei S, Caraccio N, Virdis A, Dardano A, Versari D, Ghiadoni L, et al. Impaired endothelium-dependent vasodilatation in subclinical hypothyroidism: beneficial effect of levothyroxine therapy. J Clin Endocrinol Metab. 2003;88(8):3731-7.

83

Infarto agudo da parede anterior

Matheus Kiszka Scheffer

O infarto agudo do miocárdio (IAM) da parede anterior é a mais relevante forma de infarto, pois está associada à maior mortalidade em curto prazo e à maior deterioração da função ventricular.

A região anteroapical é perfundida pela artéria descendente anterior e seus ramos septais e diagonais. A gravidade do infarto varia conforme o local da oclusão coronária e com a presença de colaterais. Como regra, quanto mais proximal o local de oclusão, pior o prognóstico.[1]

CRITÉRIOS ELETROCARDIOGRÁFICOS

- ↑ST nas derivações precordiais V1-V2 a V3-V6.
- ↓ST recíproco na parede inferior pode estar presente.
- De acordo com as derivações envolvidas, pode-se classificar a área sob risco com a seguinte terminologia:
  - Infarto da parede anteroapical: V1-V2 até V3-V6.
  - Infarto da parede anterior extensa: V1-V2 até V4-V6, D1 e aVL.
  - Infarto da parede anterior média: D1 e aVL, às vezes V2-V3.

ARTÉRIA CULPADA

- A artéria descendente anterior e seus ramos perfundem a parede anterior e porção anterior do septo, grande parte do septo inferior e porções médias e distais dos segmentos anterolaterais do ventrículo esquerdo.[1]

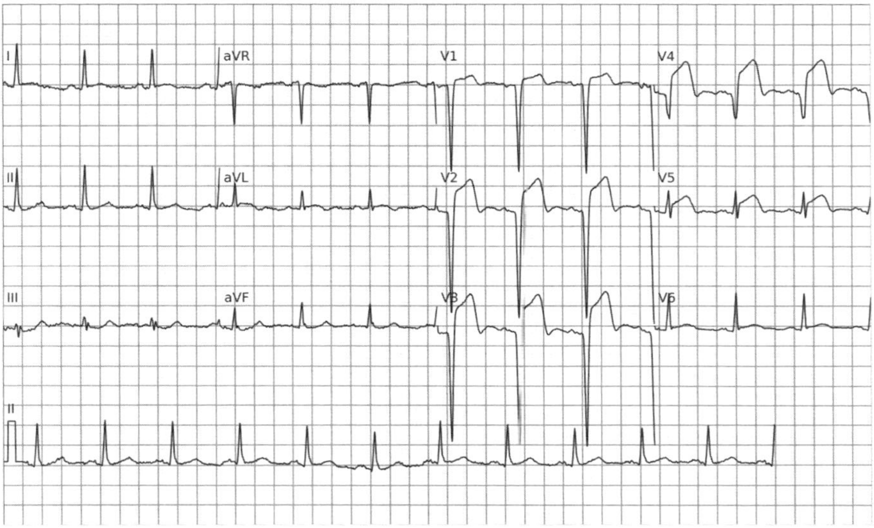

Infarto agudo da parede anteroapical. Supradesnivelamento do segmento ST de V1 a V5 com presença de ondas Q de V1 a V4.

- O primeiro ramo septal e o primeiro ramo diagonal se originam da porção proximal da artéria descendente anterior. Geralmente o ramo diagonal está localizado distalmente ao ramo septal. Contudo, o contrário pode ocorrer em até 10% dos indivíduos.[1]
- Com frequência (80%) a artéria descendente anterior envolve o ápice e perfunde parte da parede inferior (descendente anterior tipo 4 ou *wraparound left anterior descending artery*).[1,2]

CONSIDERAÇÕES CLÍNICAS E ELETROCARDIOGRÁFICAS

- O infarto de parede anterior apresenta pior prognóstico em relação aos outros infartos em razão da maior área de miocárdio em risco.
- Comparado ao infarto inferior, o infarto de parede anterior apresenta maior incidência de mortalidade intra-hospitalar, mortalidade total, insuficiência cardíaca, atividade ventricular ectópica importante e fração de ejeção reduzida do ventrículo esquerdo.[3]
- A presença de bloqueio de ramo direito (BRD) é um marcador independente de pior prognóstico. Isso se deve a mais à extensão do dano miocárdico do que ao próprio distúrbio de condução em si (ver Infarto com bloqueio de ramo direito – capítulo 88).

- Os sinais da "barbatana de tubarão" e o padrão em lápide são alterações morfológicas peculiares que estão associadas a pior prognóstico (ver Padrão de supradesnivelamento de ST em lápide – capítulo 100; Sinal da barbatana de tubarão – capítulo 111).
- Outros padrões eletrocardiográficos importantes que podem indicar oclusão ou suboclusão da artéria descendente anterior e devem ser reconhecidos são: a síndrome de Wellens (ver Síndrome de Wellens – capítulo 117), o padrão de "de Winter" (ver Padrão de "de Winter" – capítulo 99), a distorção terminal do QRS e a isquemia circunferencial (ver Isquemia circunferencial – capítulo 91).

PREDIZENDO O LOCAL DE OCLUSÃO DA ARTÉRIA DESCENDENTE ANTERIOR

- O infarto da parede anterior é identificado pela presença do supradesnivelamento do segmento ST nas derivações V1, V2 e V3.[4] Neste caso, o supradesnivelamento em V3 é maior do que em V1, e o contrário pode ser observado raramente no infarto do ventrículo direito (ver Infarto do ventrículo direito – capítulo 87).
- O local de oclusão da artéria descendente anterior (proximal x distal) pode predizer tanto o tamanho da área de miocárdio em risco quanto o prognóstico.
- O ramo septal perfunde o septo interventricular, e sinais de oclusão proximal a esse ramo incluem:[1,5]
  - Supradesnivelamento de ST em aVR.
  - Supradesnivelamento de ST em V1 > 2,5 mm.
  - Infradesnivelamento de ST em V6.
  - BRD novo com morfologia qR em V1.
- O ramo diagonal perfunde a parede anterior média, e sinais de oclusão proximal a esse ramo incluem:[1,5,6]
  - Supradesnivelamento de ST/formação de onda Q em D1 e aVL.
  - Infradesnivelamento de ST > 1 mm na parede inferior.
- O ramo direito e o fascículo anterossuperior recebem sangue pelo primeiro ramo septal. O BRD pode ser observado em 5 a 10% dos infartos da parede anterior, enquanto o bloqueio divisional anterossuperior (BDAS) se desenvolve em 7 a 15% dos casos. Os bloqueios aparecem frequentemente associados, visto que apresentam suprimento sanguíneo em comum.[7]
- O terço distal da artéria descendente anterior perfunde a porção inferoapical, e, quando envolve o ápice (80% dos casos), perfunde também parte da parede inferior. Assim, o supradesnivelamento do segmento ST nas deriva-

H • I

ções precordiais associado ao supradesnivelamento nas derivações inferiores (infarto anterior-inferior) sugere oclusão distal de um vaso que envolve o ápice e supre a região inferoapical do ventrículo esquerdo.[1,2,7]

- A Figura 1 reúne os principais achados eletrocardiográficos de acordo com o local de oclusão da artéria descendente anterior em relação aos ramos septal e diagonal.[8]
- Ainda, a oclusão do tronco da coronária esquerda é uma situação dramática que rapidamente desencadeia choque cardiogênico e fibrilação ventricular (FV), e o paciente geralmente morre antes de alcançar o serviço de emergência. Contudo, o padrão eletrocardiográfico é semelhante ao da oclusão proximal da artéria descendente anterior, frequentemente associado a BRD e/ou BDAS, porém não há supradesnivelamento em aVR e V1 pelo envolvimento concomitante da artéria circunflexa.[1]

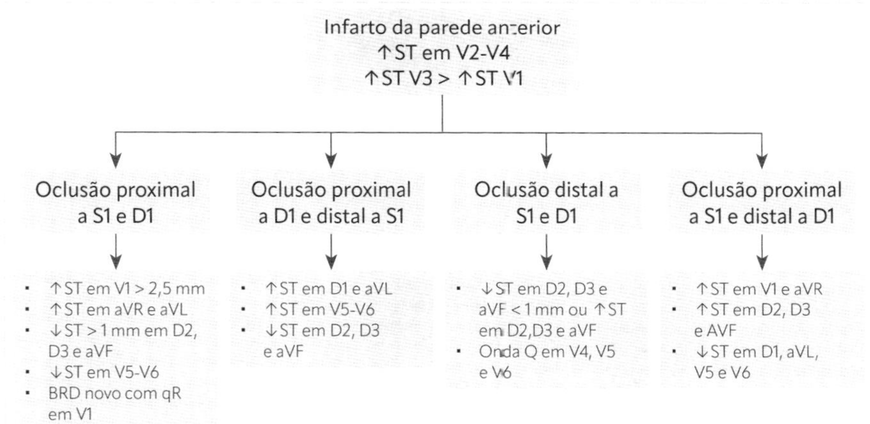

FIGURA 1 Padrões eletrocardiográficos de infarto anterior conforme o local de oclusão da artéria descendente anterior.

BRD: bloqueio de ramo direito; S1: primeiro ramo septal. D1: primeiro ramo diagonal.

O algoritmo de Fiol

- O uso de um algoritmo pode ser mais fácil de aplicar do que avaliar os critérios eletrocardiográficos separadamente. O algoritmo de Fiol (Figura 2) demonstrou ter boa acurácia e alto valor preditivo positivo (VPP) para determinar o local de oclusão da artéria descendente anterior.[1,9,10]
- Conforme o algoritmo, o segmento ST é avaliado inicialmente em D2, D3 e aVF, e posteriormente são analisados os desnivelamentos de ST em aVR, V1 e V6. De acordo com as alterações do segmento ST, o local de oclusão

pode ser predito como proximal ou distal ao primeiro ramo diagonal e/ou ao primeiro ramo septal.

SUPRADESNIVELAMENTO FISIOLÓGICO *VERSUS* OCLUSÃO DA ARTÉRIA DESCENDENTE ANTERIOR

- Smith et al. publicaram uma fórmula com 4 variáveis para o diagnóstico diferencial entre o supradesnivelamento fisiológico do segmento ST de V2 a V4 e um eventual supradesnivelamento discreto causado pela oclusão da

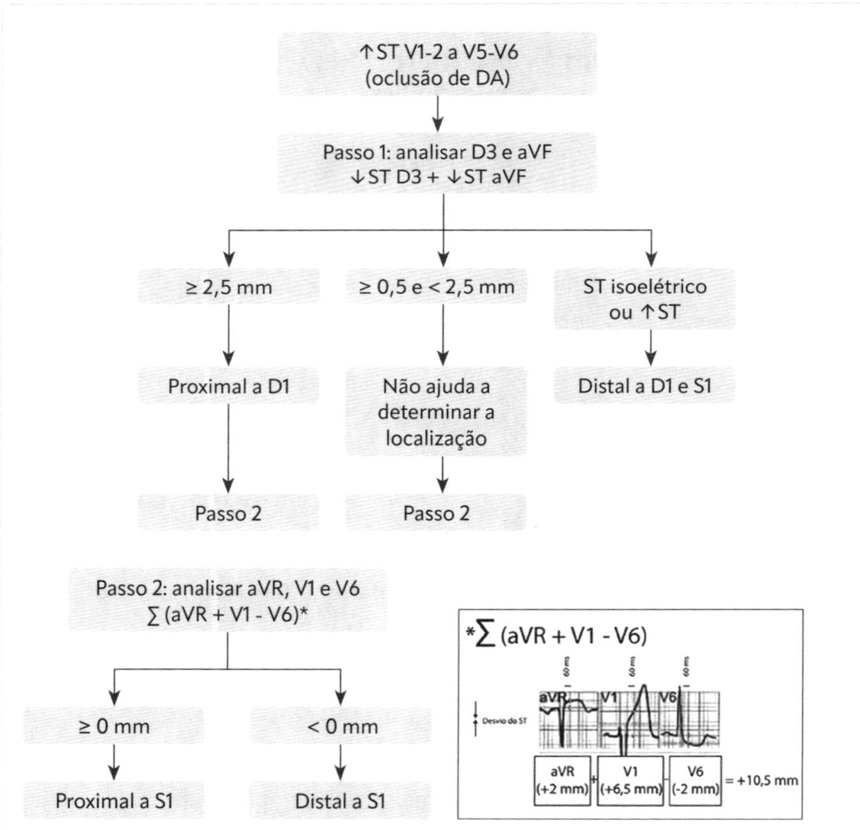

FIGURA 2 Algoritmo de Fiol para predizer o local de oclusão da artéria descendente anterior.

S1: primeiro ramo septal; D1: primeiro ramo diagonal; DA: descendente anterior. Exemplo de cálculo da fórmula de somatório dos desvios do segmento ST em aVR, V1 e V6 (lembre-se de que – [– 2 mm] = + 2 mm).

artéria descendente anterior.[11] Essa fórmula teve validação externa em outro estudo.[12]

- O supradesnivelamento "normal" foi abordado entre os diagnósticos diferenciais de supradesnivelamento do segmento ST (ver Supradesnivelamento do segmento ST – capítulo 17).
- Smith et al. sugerem a aplicação da fórmula na presença de supradesnivelamento de ST em qualquer derivação de V2 a V4 $\geq$ 1 mm e quando houver preocupação de que um eletrocardiograma (ECG) com um supradesnivelamento aparentemente normal possa ser na realidade uma oclusão da descendente anterior.
- A fórmula não se aplica quando houver sinais óbvios de IAM da parede anterior como: supradesnivelamento de ST $>$ 5 mm, supradesnivelamento não côncavo, infradesnivelamento recíproco na parede inferior, infradesnivelamento de ST na parede anterior, distorção terminal do QRS em V2 e V3, onda Q em qualquer uma das derivações de V2 aV4 ou qualquer inversão da onda T nas derivações V2 a V6.
- O cálculo é realizado por meio da fórmula:
  - 0,052 x (QTcBazett, ms) – 0,151 x (amplitude do QRS em V2, mm) – 0,268 x (amplitude da onda R em V4, mm) + 1,062 x (elevação do segmento ST 60 ms após o ponto J em V3, mm).
  - Recomenda-se o uso de calculadoras *online*, como a disponível em: aprendaecg.com.br/formula-de-4-variaveis.
  - O ponto de corte $\geq$ 18,2 apresentou acurácia de 92%, sensibilidade de 88,8%, especificidade de 94,7%, RV+ de 16,9 e RV– de 0,12 para o diagnóstico de oclusão da artéria descendente anterior.
- Há também uma fórmula simplificada desenvolvida por Aslanger et al., baseada na fórmula de 4 variáveis original.[13] O benefício dessa fórmula simplificada é o de que ela não depende de qualquer correção para o intervalo QT:
  - (amplitude da onda R em V4 + amplitude do QRS em V2) – (intervalo QT em mm + elevação do segmento ST 60 ms após o ponto J em V3).
  - O valor $<$ 12 indica oclusão da descendente anterior.
  - A acurácia foi de 87%, a sensibilidade de 92% e a especificidade de 90%.

EXEMPLOS

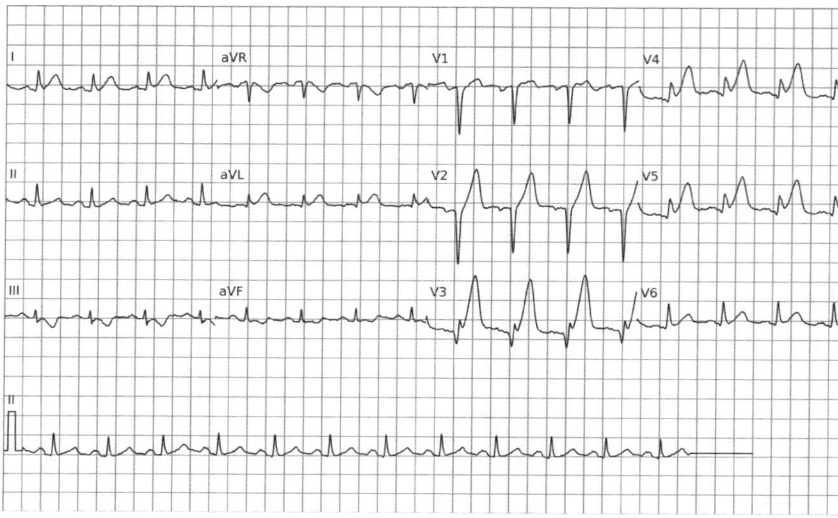

Infarto agudo da parede anteroapical. Ondas T hiperagudas das derivações precordiais com supradesnivelamento do segmento ST de V2 a V5 e infradesnivelamento recíproco na parede inferior. Há ondas Q de V1 a V3.

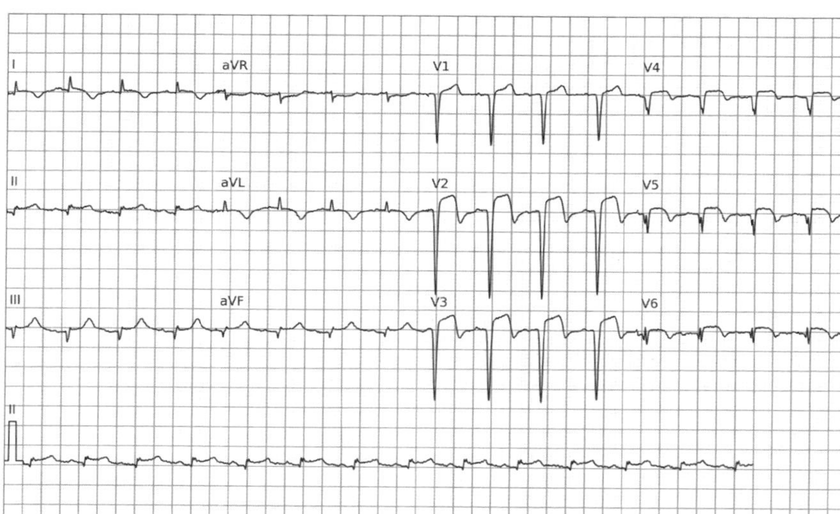

Infarto agudo da parede anteroapical. Supradesnivelamento do segmento ST de V1 a V6, associado a discreto supradesnivelamento de ST na parede inferior. Estes achados são sugestivos de oclusão distal da descendente anterior. Na evolução do infarto ocorre a inversão das ondas T, que, neste eletrocardiograma, apresenta-se com morfologia *plus-minus* de V2 a V6. Há também ondas Q de V1 a V6.

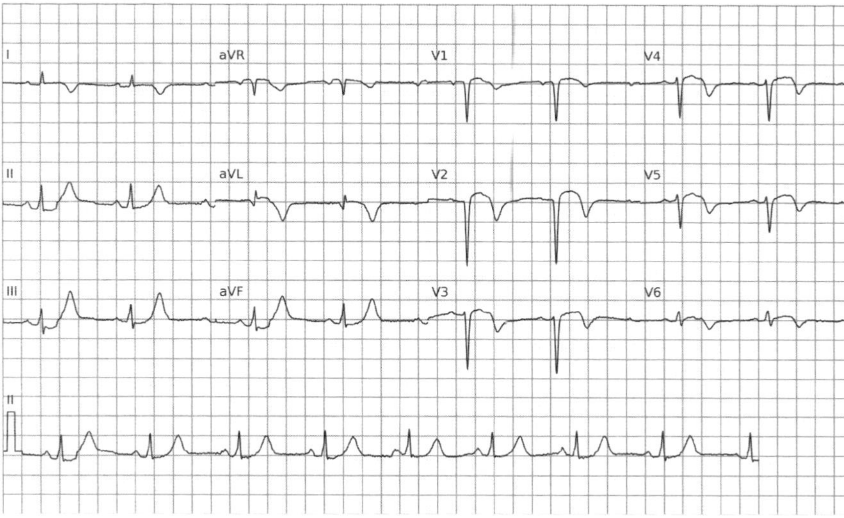

Infarto agudo da parede anterior extensa. Supradesnivelamento do segmento ST de V1 a V6, D1 e aVL e infradesnivelamento recíproco na parede inferior, além de ondas Q em V1 e V2. Tais achados se relacionam com a oclusão da descendente anterior, proximal ao primeiro ramo diagonal. As ondas T negativas e simétricas são alterações observadas na evolução do infarto agudo do miocárdio.

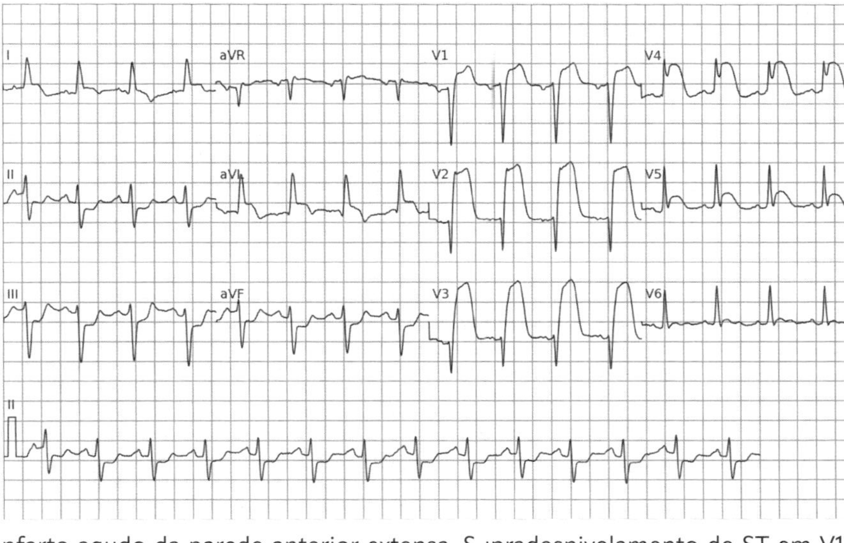

Infarto agudo da parede anterior extensa. Supradesnivelamento de ST em V1 a V5, D1 e aVL com padrão morfológico em lápide. Nota-se também a presença de supra de ST > 2,5 mm em V1, infradesnivelamento recíproco na parede inferior e bloqueio divisional anterossuperior. Essas alterações são sugestivas de oclusão proximal aos ramos septal e diagonal da artéria descendente anterior.

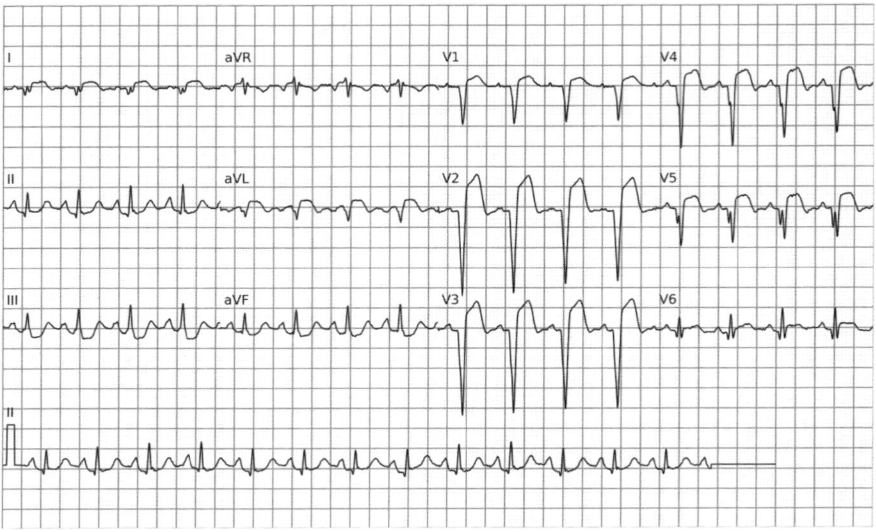

Infarto agudo da parede anterior extensa. Supradesnivelamento do segmento ST em V1 a V6 , D1 e aVL, infradesnivelamento recíproco na parede inferior e presença de ondas Q em V1 a V6, D1 e aVL. Estes achados eletrocardiográficos sugerem oclusão proximal ao primeiro ramo diagonal da artéria descendente anterior.

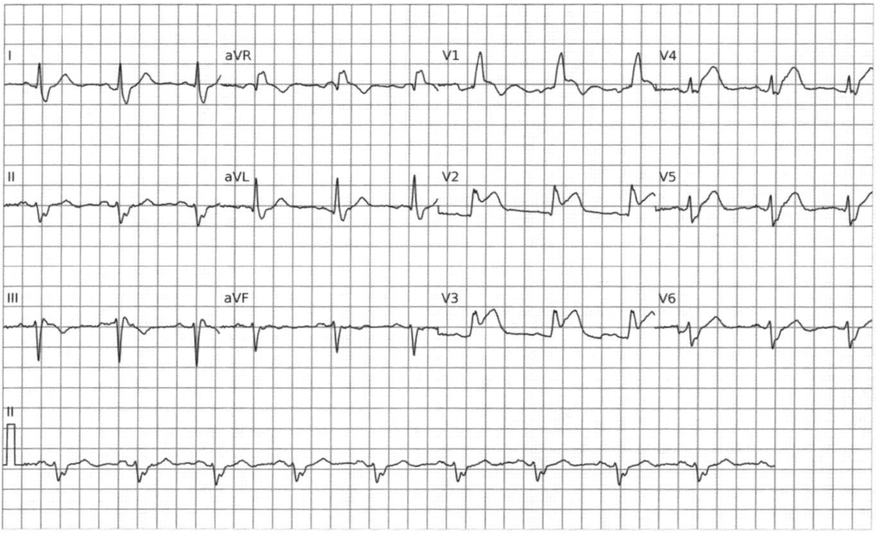

Infarto agudo da parede anterior associado a bloqueio bifascicular (BRD + BDAS). Supradesnivelamento do segmento ST em V1 a V3 na presença de BRD com BDAS. O bloqueio bifascicular novo indica oclusão proximal ao primeiro ramo septal da artéria descendente anterior.

REFERÊNCIAS

1. Fiol-Sala M, Birnbaum Y, Nikus K, Bayes de Luna A. Electrocardiography in isquemic heart disease: clinical and imaging correlations and prognostic implications. 2.ed. Wiley Blackwell; 2020.
2. Sapin PM, Musselman DR, Dehmer GJ, Cascio WE. Implications of inferior ST-segment elevation accompanying anterior wall acute myocardial infarction for the angiographic morphology of the left anterior descending coronary artery morphology and site of occlusion. Am J Cardiol. 1992;69(9):860-5.
3. Stone PH, Raabe DS, Jaffe AS, Gustafson N, Muller JE, Zuri ZG, et al. Prognostic significance of location and type of myocardial infarction: independent adverse outcome associated with anterior location. J Am Coll Cardiol. 1988;11(3):453-63.
4. Zimetbaum PJ, Josephson ME. Use of the electrocardiogram in acute myocardial infarction. N Engl J Med. 2003;348(10):933-40.
5. Engelen DJ, Gorgels AP, Cheriex EC, De Muinck ED, Ophuis AJ, Dassen WR, et al. Value of the electrocardiogram in localizing the occlusion site in the left anterior descending coronary artery in acute anterior myocardial infarction. J Am Coll Cardiol. 1999;34(2):389-95.
6. Birnbaum Y, Sclarovsky S, Solodky A, Tschori J, Herz I, Sulkes J, et al. Prediction of the level of left anterior descending coronary artery obstruction during anterior wall acute myocardial infarction by the admission electrocardiogram. Am J Cardiol. 1993;72(11):823-6.
7. Kusumoto F. ECG interpretation from pathophysiology to clinical application [Internet]. 2.ed. Cham: Springer International Publishing; 2020.
8. Capucci A. New concepts in ECG interpretation. Springer; 2019.
9. Fiol M, Carrillo A, Cygankiewicz I, Velasco J, Riera M, Bayés-Genis A, et al. A new electrocardiographic algorithm to locate the occlusion in left anterior descending coronary artery. Clin Cardiol. 2009;32(11):1-6.
10. Fiol-Sala M, Bayes de Luna A. Acute coronary syndrome: what is the affected artery? Where is the occlusion located? And how important is the myocardial mass involved? Circulation. 2017;136(7):691-3.
11. Driver BE, Khalil A, Henry T, Kazmi F, Adil A, Smith SW, et al. A new 4-variable formula to differentiate normal variant ST segment elevation in V2-V4 (early repolarization) from subtle left anterior descending coronary occlusion – adding QRS amplitude of V2 improves the model. J Electrocardiol. 2017;50(5):561-9.
12. Bozbeyoğlu E, Aslanger E, Yıldırımtürk Ö, Şimşek B, Karabay CY, Simsek MA, et al. A tale of two formulas: differentiation of subtle anterior MI from benign ST segment elevation. Ann Noninvasive Electrocardiol. 2018;23(6):1-6.
13. Aslanger E, Yıldırımtürk Ö, Bozbeyoğlu E, Şimşek B, Karabay CY, Cabbar AT, et al. A simplified formula discriminating subtle anterior wall myocardial infarction from normal variant ST-segment elevation. Am J Cardiol. 2018;122(8):1303-9.

84

Infarto agudo da parede anterior média

Matheus Kiszka Scheffer

O infarto agudo da parede anterior média é infrequente, contudo pode ser diagnosticado no eletrocardiograma (ECG) pela presença de supradesnivelamento do segmento ST em aVL e/ou D1 e, às vezes, V2-V3.[1,2] No passado, considerava-se que esse padrão eletrocardiográfico de infarto correspondia à parede lateral alta do ventrículo esquerdo. Mais recentemente, demonstrou-se que esse padrão corresponde, na realidade, ao infarto agudo da parede anterior média, perfundida pelo ramo diagonal da artéria descendente anterior.

CRITÉRIOS ELETROCARDIOGRÁFICOS

- ↑ST em D1 e aVL, às vezes V2-V3.
- ↓ST recíproco na parede inferior.

ARTÉRIA CULPADA

- O infarto da parede anterior média é geralmente provocado pela oclusão do 1º ramo diagonal. As alterações do segmento ST e as ondas Q surgem isoladas em D1 e aVL, e às vezes V2-V3.
- Aproximadamente 90% dos indivíduos possuem entre 1 e 3 ramos diagonais provenientes da artéria descendente anterior. Menos de 1% não possui nenhum ramo.

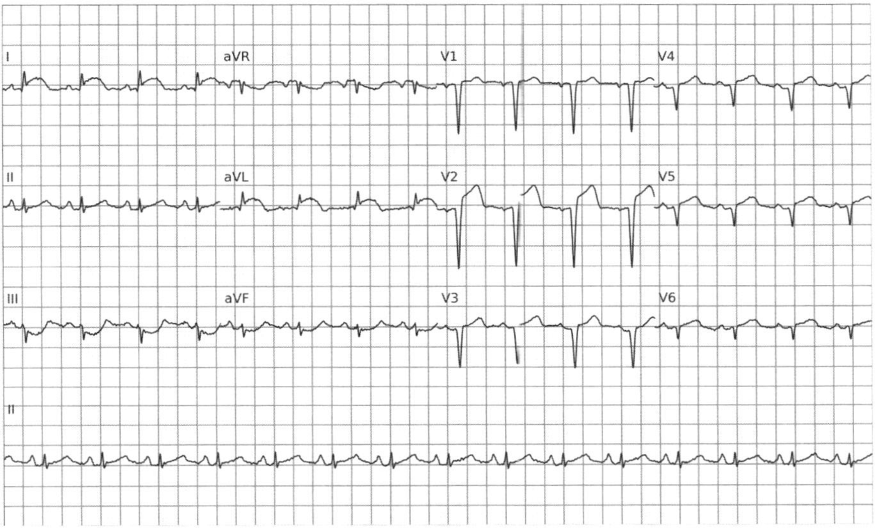

Infarto agudo da parede anterior média. Supradesnivelamento do segmento ST em D1, aVL e V2 e infradesnivelamento recíproco na parede inferior.

CONSIDERAÇÕES CLÍNICAS E ELETROCARDIOGRÁFICAS

- No infarto da parede anterior média não há supradesnivelamento de ST ou presença de ondas Q patológicas nas derivações V5 e V6, como ocorre no infarto da parede lateral provocado pela oclusão da artéria circunflexa.
- A ressonância magnética mostra que o infarto abrange especialmente os segmentos médio-baixo (7 e 13) da parede anterior.[3,4]
- Há relatos na literatura de casos com supradesnivelamento apenas em V2 e aVL.[5,6] Sclarovsky et al. descreveram esse achado como um subtipo eletrocardiográfico especial de infarto agudo do miocárdio (IAM) que se apresenta com elevação do ST em duas derivações "não contíguas".[7] Em contrapartida, Birnbaum et al. demonstraram que, quando o supra de ST em aVL é acompanhado de infradesnivelamento do ST em V2, a artéria culpada pode ser o 1º ramo marginal da artéria circunflexa.[8]
- A oclusão do ramo diagonal pode ser de difícil identificação. As alterações eletrocardiográficas são muitas vezes discretas, e o supradesnivelamento pode ser pequeno (de apenas 1 mm). Entretanto, esse padrão deve ser reconhecido prontamente, dada a grande área de miocárdio em risco, para proporcionar ao paciente o tratamento de reperfusão adequado.
- O sinal da "bandeira da África do Sul" é uma forma didática e de fácil memorização para o reconhecimento desse padrão eletrocardiográfico de infarto (ver Sinal da bandeira da África do Sul – capítulo 110).

EXEMPLOS

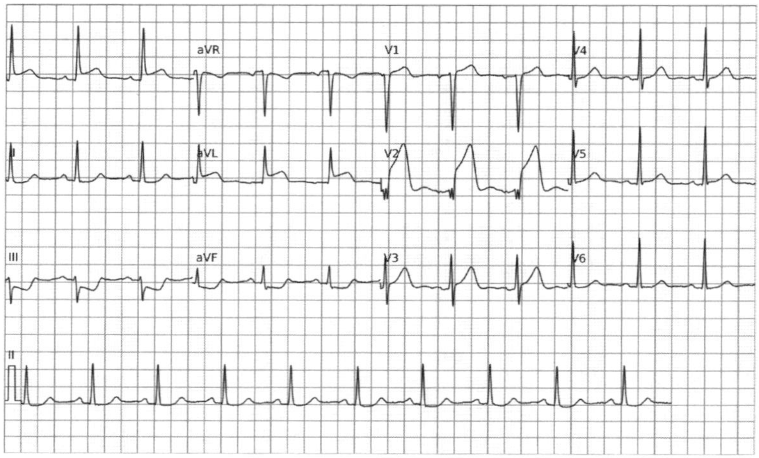

Infarto agudo da parede anterior média. Este eletrocardiograma evidencia de maneira bastante clara o acometimento da parede anterior média. Note o supradesnivelamento do segmento ST nas derivações D1, aVL e V2 e o infradesnivelamento recíproco em D3. Essas alterações foram provocadas pela oclusão do 1° ramo diagonal.

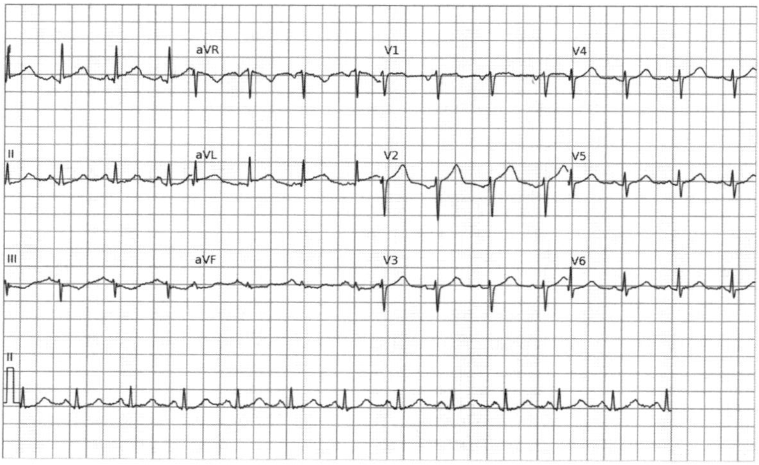

Infarto agudo da parede anterior média. Caso de infarto agudo do miocárdio "com supra" evidenciando o supradesnivelamento discreto do segmento ST em D1, aVL e V2, além do infradesnivelamento recíproco em D3 e aVF. A angiografia demonstrou lesão de 30% no terço proximal da artéria descendente anterior, com calcificação acentuada e lesão suboclusiva no terço médio envolvendo bifurcação com 1° ramo diagonal.

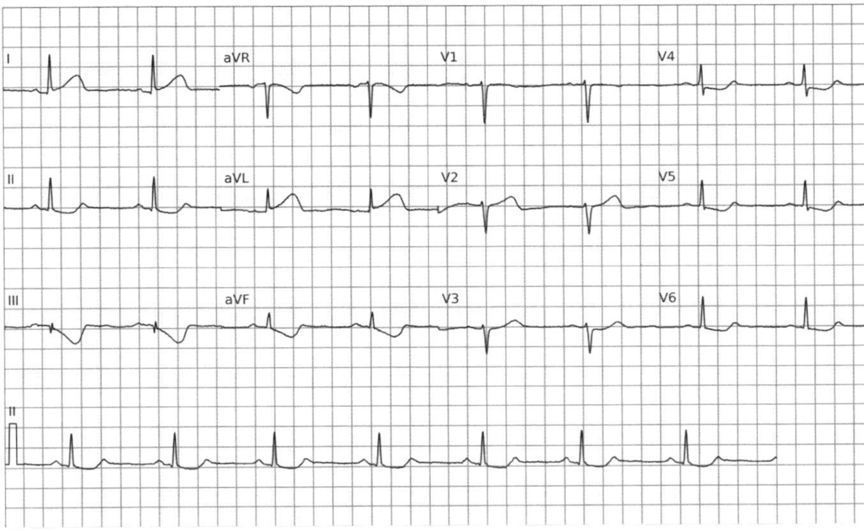

Infarto agudo da parede anterior média. Presença de supradesnivelamento discreto do segmento ST em D1 e aVL e infradesnivelamento recíproco na parede inferior. Há também infradesnivelamento de ST de V4 a V6. A angiografia demonstrou lesão oclusiva proximal do 1° ramo diagonal com grande importância anatômica.

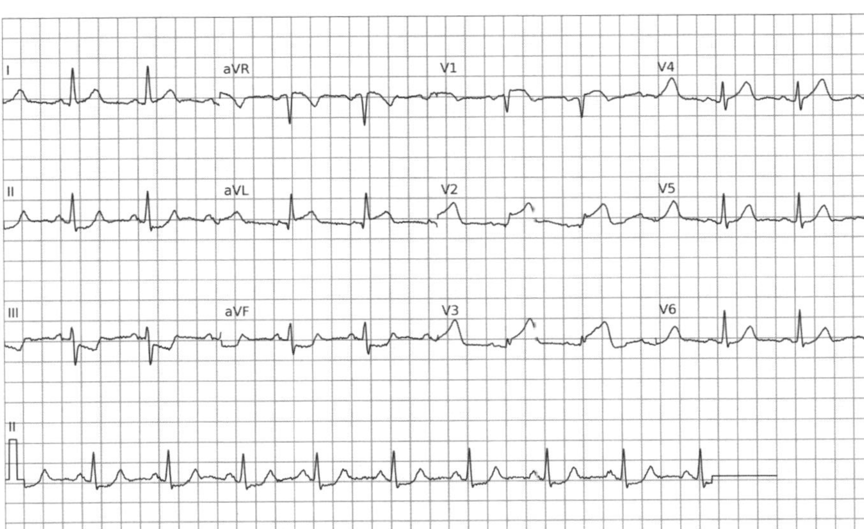

Infarto agudo da parede anterior média. Supradesnivelamento do segmento ST observado nas derivações aVL, V2 e V3. Há também o característico infradesnivelamento recíproco na parede inferior.

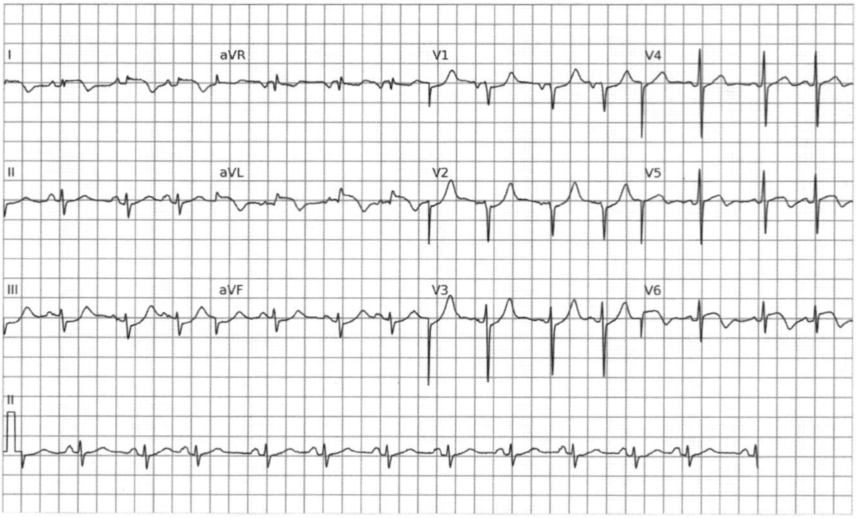

Infarto agudo da parede lateral. Observa-se neste eletrocardiograma o supradesnivelamento do segmento ST em D1, AVL, V5 e V6 com infradesnivelamento do segmento ST em V1 a V3 e infradesnivelamento recíproco na parede inferior. A presença do infradesnivelamento de ST nas derivações precordiais direitas e o supradesnivelamento do segmento ST em V5 podem indicar a oclusão do 1° ramo marginal da artéria circunflexa, fato confirmado pela angiografia, que demonstrou oclusão no óstio do 1° ramo marginal.

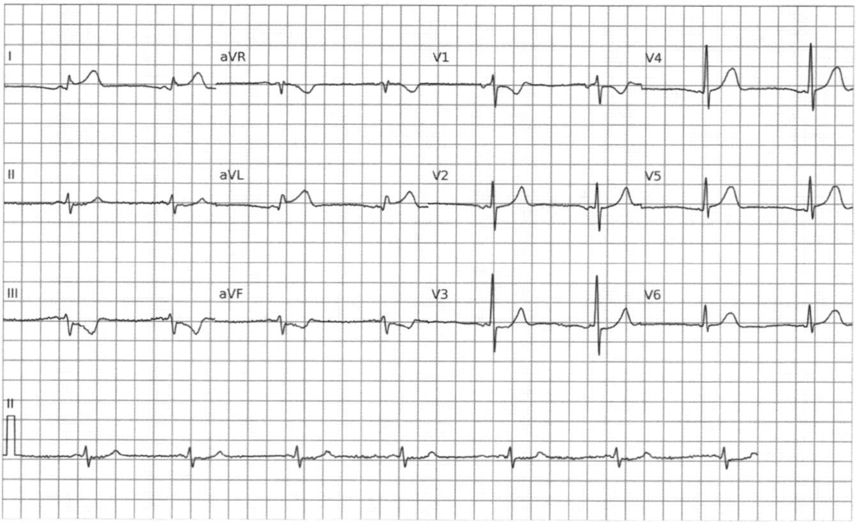

Infarto agudo da parede lateral. Supradesnivelamento do segmento ST em D1 e aVL, infradesnivelamento do segmento ST de V1 a V3 e infradesnivelamento recíproco em D3 e aVF. A angiografia demonstrou oclusão ostial da artéria circunflexa.

REFERÊNCIAS

1. Iwasaki K, Kusachi S, Kita T, Taniguchi G. Prediction of isolated first diagonal branch occlusion by 12-lead electrocardiography: ST segment shift in leads I and aVL. J Am Coll Cardiol. 1994;23(7):1557-61.
2. Szymański FM, Grabowski M, Filipiak KJ, Karpiński G, Malek LA, Stolarz P, et al. Electrocardiographic features and prognosis in acute diagonal or marginal branch occlusion. Am J Emerg Med. 2007;25(2):170-3.
3. Bayés de Luna A, Wagner G, Birnbaum Y, Nikus K, Fiol M, Gorgels A, et al. A new terminology for left ventricular walls and location of myocardial infarcts that present Q wave based on the standard of cardiac magnetic resonance imaging. Circulation. 2006;114(16):1755-60.
4. Bayés de Luna A. Location of Q-wave myocardial infarction in the era of cardiac magnetic resonance imaging techniques: an update. J Electrocardiol. 2007;40(1):69-71.
5. Durant E, Singh A. Acute first diagonal artery occlusion: a characteristic pattern of ST elevation in noncontiguous leads. Am J Emerg Med. 2015;33(9):1326.e3-1326.e5.
6. Macias M, Peachey J, Mattu A, Brady WJ. The electrocardiogram in the ACS patient: high-risk electrocardiographic presentations lacking anatomically oriented ST-segment elevation. Am J Emerg Med. 2016;34(3):611-7.
7. Sclarovsky S, Birnbaum Y, Solodky A, Zafrir N, Wurzel M, Rechavia E. Isolated mid-anterior myocardial infarction: a special electrocardiographic sub-type of acute myocardial infarction consisting of ST-elevation in non-consecutive leads and two different morphologic types of ST-depression. Int J Cardiol. 1994;46(1):37-47.
8. Birnbaum Y, Hasdai D, Sclarovsky S, Herz I, Strasberg B, Rechavia E. Acute myocardial infarction entailing ST-segment elevation in lead aVL: electrocardiographic differentiation among occlusion of the left anterior descending, first diagonal, and first obtuse marginal coronary arteries. Am Heart J. 1996;131(1):38-42.

85

Infarto agudo da parede inferior

Ana Carolina Muniz Costa

A oclusão da artéria coronária direita ou a da artéria circunflexa são responsáveis pelo infarto agudo do miocárdio (IAM) da parede inferior. A identificação da artéria culpada tem importantes implicações prognósticas nesse tipo de infarto, uma vez que, quando a coronária direita é a artéria culpada, existe pior prognóstico em decorrência de complicações como infarto do ventrículo direito, choque, arritmias e bloqueios atrioventriculares (BAV).[1,2]

No IAM inferior, ocorre elevação do segmento ST > 1 mm em pelo menos duas das derivações D2, D3 e aVF.[3] No entanto, existem padrões diferentes de elevação causados nessas derivações pelas duas artérias, o que permite determinar com elevado grau de precisão a artéria culpada pelo evento.

CRITÉRIOS ELETROCARDIOGRÁFICOS

- ↑ST nas derivações inferiores D2, D3 e aVF.
- ↓ST recíproco pode estar presente em D1, aVL, V1-V3.

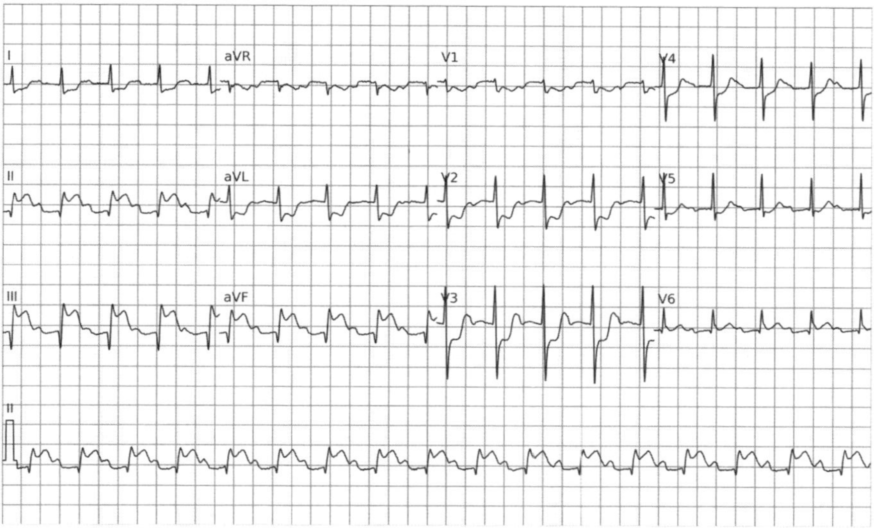

Infarto agudo da parede inferior. Supradesnivelamento do segmento ST nas derivações D2, D3 e aVF. Nota-se um infradesnivelamento recíproco em D1, aVL, V1 a V3, além de bloqueio atrioventricular de 1° grau decorrente do aumento do tônus vagal.

ARTÉRIA CULPADA

- A coronária direita é responsável por 80% dos casos de infarto da parede inferior, e o eletrocardiograma (ECG) é uma ferramenta útil para a identificação da artéria culpada.[4] O algoritmo de Fiol é um instrumento simples e de fácil aplicação que pode ser utilizado para predizer a artéria culpada nos infartos da parede inferior ou inferolateral (Figura 1).[5,6]
- Os achados eletrocardiográficos complementares que sugerem a coronária direita como artéria culpada são:[7-9]
  - Supradesnivelamento do segmento ST de D3 > D2.
  - Infradesnivelamento do segmento ST de aVL > D1.
  - Supradesnivelamento do segmento ST ≥ 1 mm em V1, ou segmento ST isoelétrico em V1 com infradesnivelamento de segmento ST em V2.
- Os achados eletrocardiográficos complementares que sugerem a artéria circunflexa como artéria culpada do IAM são:[2,6,10]
  - Supradesnivelamento do segmento ST de D2 > D3.
  - Supradesnivelamento das derivações laterais (D1, aVL, V5, V6).

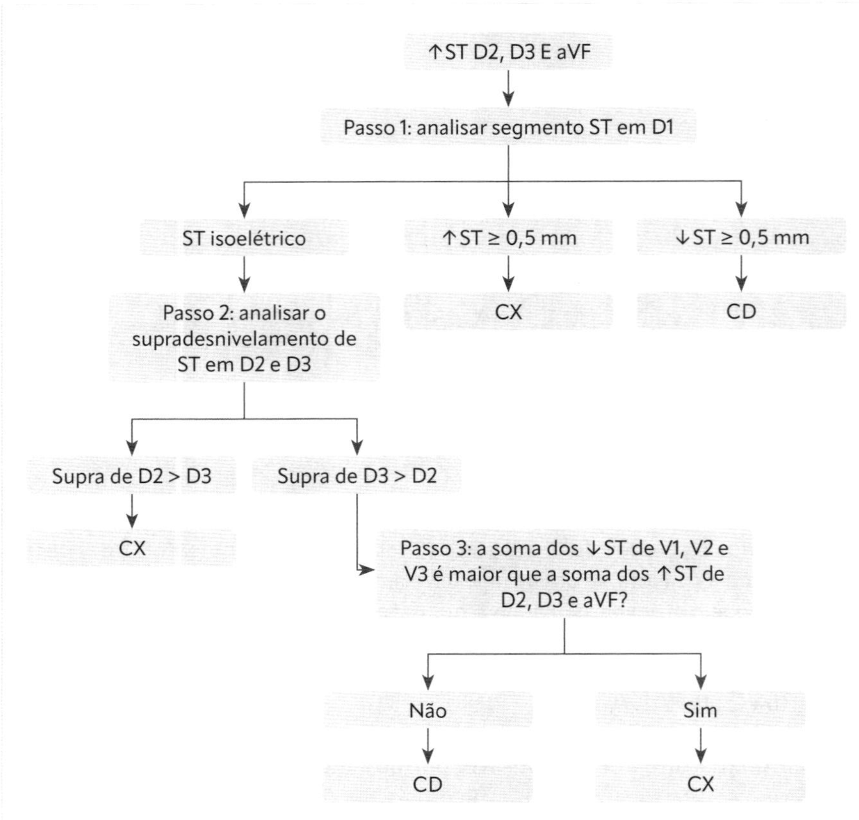

FIGURA 1 Algoritmo de Fiol para localização anatômica do IAM inferior ou inferolateral.

CX: artéria circunflexa; CD: coronária direita; IAM: infarto agudo do miocárdio.

CONSIDERAÇÕES CLÍNICAS E ELETROCARDIOGRÁFICAS

- As alterações recíprocas (infradesnivelamentos de segmento ST) no infarto inferior apresentam correlação direta com a extensão da injúria miocárdica.
- A presença de infradesnivelamento de segmento ST nas derivações precordiais esquerdas de V4-V6, na vigência de infarto inferior, está associada a pior prognóstico e maior risco de complicações. Há maior prevalência de acometimento da artéria circunflexa quando há infradesnivelamento de segmento ST de V4-V6.[11]

- Mais recentemente, depressão do segmento ST em aVL associada a inversão de onda T e sintomas isquêmicos deve ser interpretado como sinal de alta suspeita para IAM inferior.[12,13]
- Dominância coronária esquerda e doença multiarterial estão relacionados com ECG sem parâmetros típicos que permitam a identificação da artéria culpada pelo ECG.[14]

BRADIARRITMIAS NO INFARTO DA PAREDE INFERIOR

- Os infartos inferiores originados de lesão da coronária direita podem cursar com bradicardia e BAV que são identificados facilmente no ECG com alterações características das duas condições ocorrendo de forma simultânea.
- Essas alterações ocorrem logo nas primeiras horas após o infarto e são resultado do aumento do tônus vagal. Geralmente, elas se resolvem dentro de 24 horas.[3]

EXEMPLOS

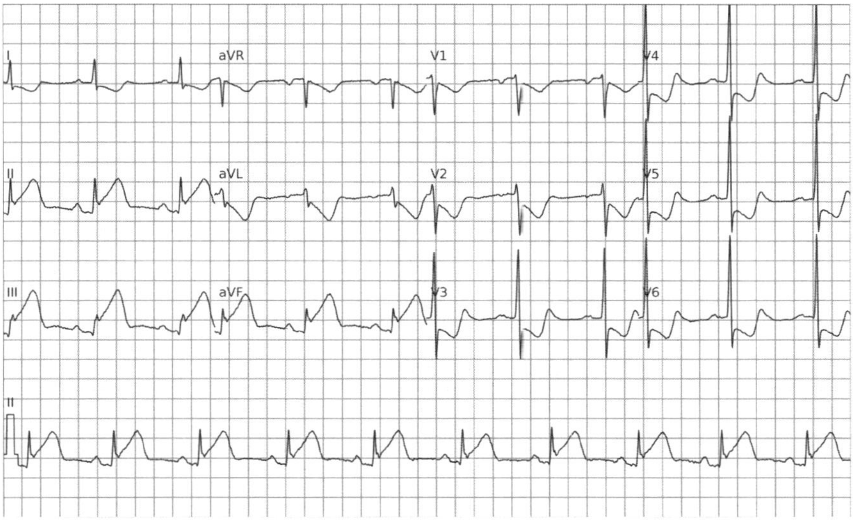

Infarto agudo da parede inferior. Eletrocardiograma realizado precocemente na evolução da oclusão coronária aguda. Note as ondas T hiperagudas associadas ao supradesnivelamento do segmento ST na parede inferior. Há infradesnivelamento recíproco na parede anterior extensa.

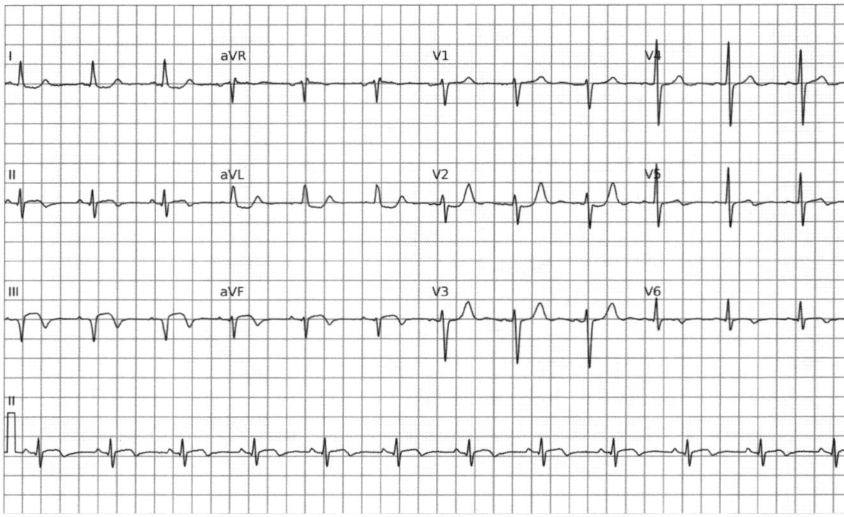

Infarto agudo da parede inferior em evolução. Supradesnivelamento do segmento ST em D2, D3 e aVF, associado ao infradesnivelamento recíproco em D1, aVL, V2 e V3. A onda T encontra-se negativa na parede inferior.

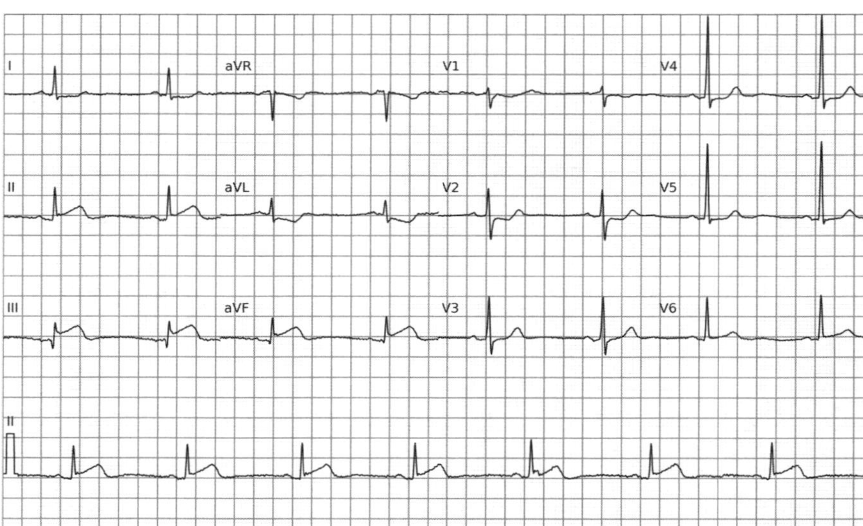

Infarto agudo da parede inferior. Supradesnivelamento do segmento ST em D2, D3 e aVF e infradesnivelamento recíproco em D1, aVL, V1 a V3. Conforme avaliação pelo algoritmo de Fiol, a provável artéria culpada é a coronária direita.

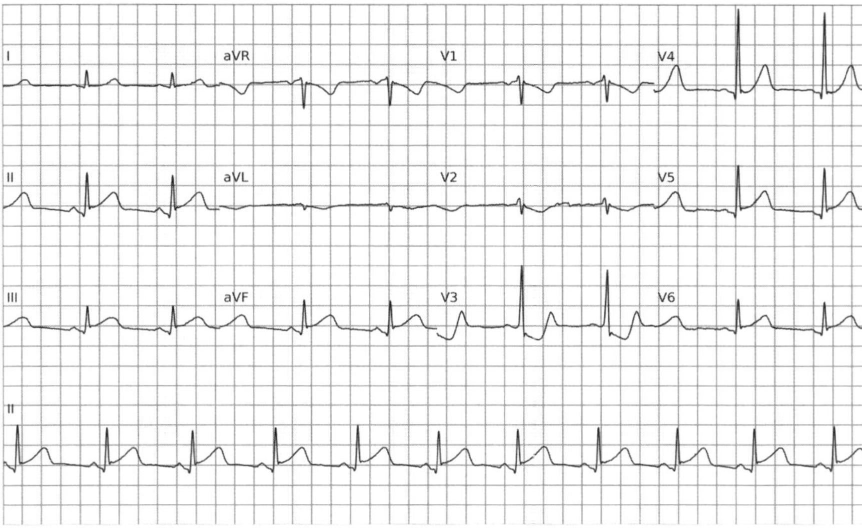

Infarto agudo da parede inferolateral. Supradesnivelamento do segmento ST em D2, D3, aVF, V5 e V6 e infradesnivelamento recíproco de V1 a V3. Conforme avaliação pelo algoritmo de Fiol, a provável artéria culpada é a circunflexa.

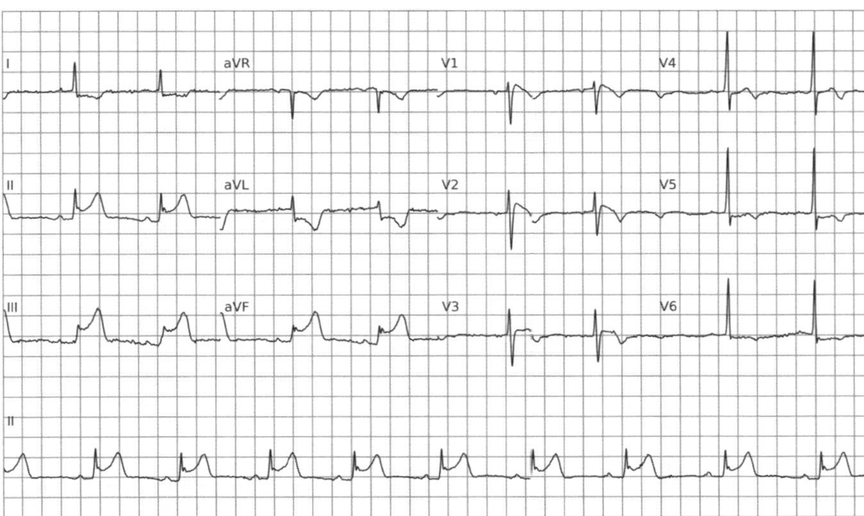

Infarto agudo da parede inferior. Supradesnivelamento do segmento ST em D2, D3 e aVF e infradesnivelamento recíproco em D1 e aVL. Conforme avaliação pelo algoritmo de Fiol, a provável artéria culpada é a coronária direita. Em V1 e V2 nota-se um padrão morfológico de Brugada tipo 1 em V1 e V2.

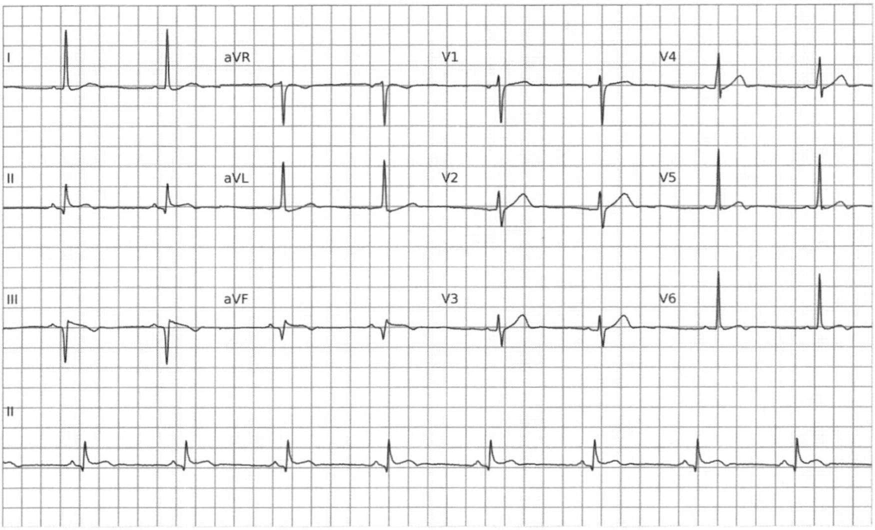

Infarto agudo da parede inferior. Evolução eletrocardiográfica do caso anterior. Observe o aparecimento de área eletricamente inativa na parede inferior e o desaparecimento do padrão de Brugada em V1 e V2.

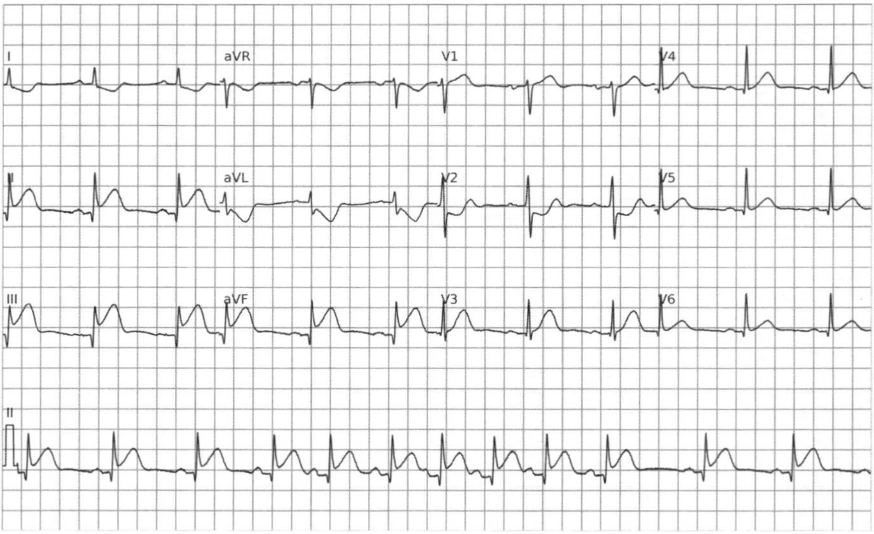

Infarto agudo da parede inferior. Supradesnivelamento do segmento ST em D2, D3 e aVF e infradesnivelamento recíproco em D1, aVL, V2 e V3. Conforme avaliação pelo algoritmo de Fiol, a provável artéria culpada é a coronária direita.

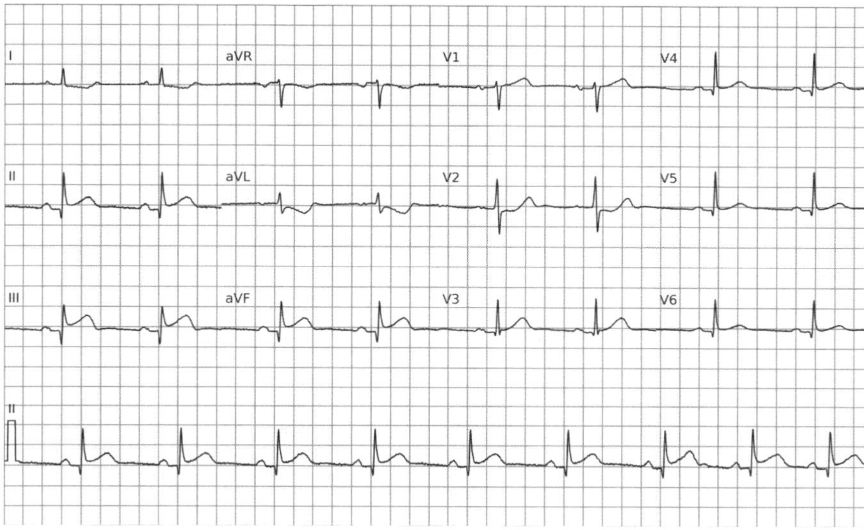

Infarto agudo da parede inferior. Evolução eletrocardiográfica do caso anterior após trombólise. Note a redução do supradesnivelamento do segmento ST na parede inferior.

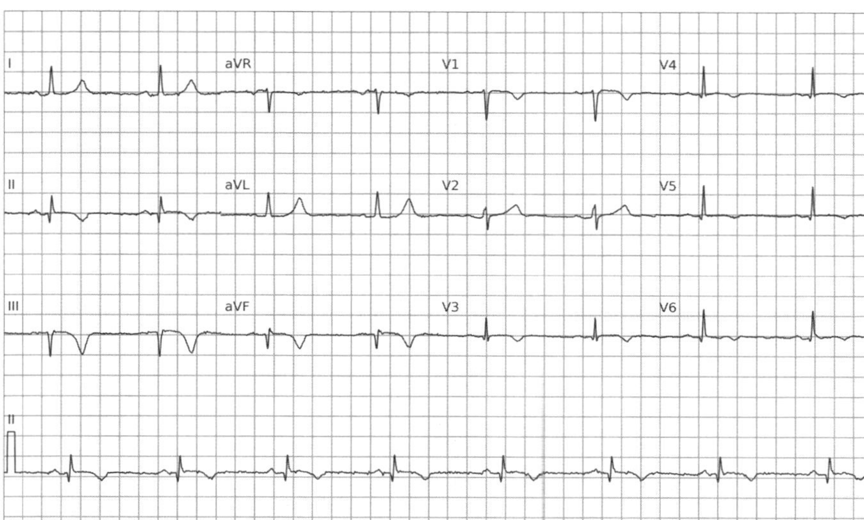

Área eletricamente inativa na parede inferior. Evolução eletrocardiográfica do caso do eletrocardiograma anterior após algumas semanas. A presença de ondas Q em D2, D3 e aVF e onda T negativa denotam uma área eletricamente inativa na parede inferior.

REFERÊNCIAS

1. García-Niebla J, Pérez-Riera AR, Barbosa-Barros R, Díaz-Muñoz J, Daminello-Raimundo R, Abreu LC, et al. Acute inferior myocardial infarction with right ventricular involvement and several clinical-electrocardiographic markers of poor prognosis. Ann Noninvasive Electrocardiol. 2019;24(1):4-7.
2. Li Q, Wang D-Z, Chen B-X. Electrocardiogram in patients with acute inferior myocardial infarction due to occlusion of circumflex artery. Medicine (Baltimore). 2017;96(42):e6095.
3. Zimetbaum PJ, Josephson ME. Use of the electrocardiogram in acute myocardial infarction. N Engl J Med. 2003;348(10):933-40.
4. Miyauchi E, Kuwazuru K, Arikawa R, Tokutake D, Chaen H, Oketani N, et al. Clinical features of the Aslanger Pattern to compensate for the limitation of ST-elevation myocardial infarction (STEMI) criteria. Cureus. 2023;15(1):1-7.
5. Fiol M, Cygankiewicz I, Guindo J, Flotats A, Bayés Genis A, Carreras F, et al. Evolving myocardial infarction with ST elevation: ups and downs of ST in different leads identifies the culprit artery and location of the occlusion. Ann Noninvasive Electrocardiol. 2004;9(2):180-6.
6. Fiol M, Cygankiewicz I, Carrillo A, Bayés-Genis A, Santoyo O, Gómez A, et al. Value of electrocardiographic algorithm based on "ups and downs" of ST in assessment of a culprit artery in evolving inferior wall acute myocardial infarction. Am J Cardiol. 2004;94(6):709-14.
7. Liang H, Wu L, Li Y, Zeng Y, et al. Electrocardiogram criteria of limb leads predicting right coronary artery as culprit artery in inferior wall myocardial infarction: A meta-analysis. Med (United States). 2018;97(24):1-10.
8. Zhou P, Wu Y, Wang M, Zhao Y, Yu Y, Waresi M, et al. Identifying the culprit artery via 12-lead electrocardiogram in inferior wall ST-segment elevation myocardial infarction: a meta-analysis. Ann Noninvasive Electrocardiol. 2022;(Sept 2022):1-13.
9. Herz I, Assali AR, Adler Y, Solodky A, Sclarovsky S. New electrocardiographic criteria for predicting either the right or left circumflex artery as the culprit coronary artery in inferior wall acute myocardial infarction. Am J Cardiol. 1997;80(10):1343-5.
10. Bairey CN, Shah PK, Lew AS, Hulse S. Electrocardiographic differentiation of occlusion of the left circumflex versus the right coronary artery as a cause of inferior acute myocardial infarction. Am J Cardiol. 1987;60(7):456-9.
11. Namdar H, Imani L, Ghaffari S, Aslanabadi N, Reshadati N, Samani Z, et al. ST-segment depression in left precordial leads in electrocardiogram of patients with acute inferior myocardial infarction undergoing primary percutaneous coronary intervention. Interv Med Appl Sci. 2018;10(4):191-7.
12. Miranda DF, Lobo AS, Walsh B, Sandoval Y, Smith SW. New insights into the use of the 12-lead electrocardiogram for diagnosing acute myocardial infarction in the emergency department. Can J Cardiol. 2018;34(2):132-45.
13. Birnbaum Y, Sclarovsky S, Mager A, Strasberg B, et al. ST segment depression in aVL: A sensitive marker for acute inferior myocardial infarction. Eur Heart J. 1993;14(1):4-7.
14. Tahvanainen M, Nikus KC, Holmvang L, Clemmensen P, et al. Factors associated with failure to identify the culprit artery by the electrocardiogram in inferior ST-elevation myocardial infarction. J Electrocardiol. 2011;44(5):495-501.

86

Infarto agudo da parede lateral

Matheus Kiszka Scheffer

O infarto agudo do miocárdio (IAM) que acomete a parede lateral/inferolateral é provocado pela rotura de uma placa aterosclerótica, com consequente formação de trombo na artéria circunflexa ou um de seus ramos.[1,2] Contudo, a sensibilidade para detecção da oclusão coronária aguda (OCA) da artéria circunflexa é baixa no eletrocardiograma (ECG) de 12 derivações (aproximadamente de 50%), e a maioria dos casos acaba sendo classificada como infarto "sem supra".[3]

CRITÉRIOS ELETROCARDIOGRÁFICOS

IAM lateral isolado:

- ↑ST em V5, V6, D1, aVL.
- ↓ST recíproco na parede inferior pode estar presente.

IAM inferolateral:

- ↑ST em V5, V6, D1, aVL.
- ↑ST em D2, D3 e aVF.
- ↓ST recíproco em V1-V3.

ARTÉRIA CULPADA

O infarto de parede lateral/inferolateral ocorre em razão da oclusão da artéria circunflexa ou um de seus ramos marginais.[4]

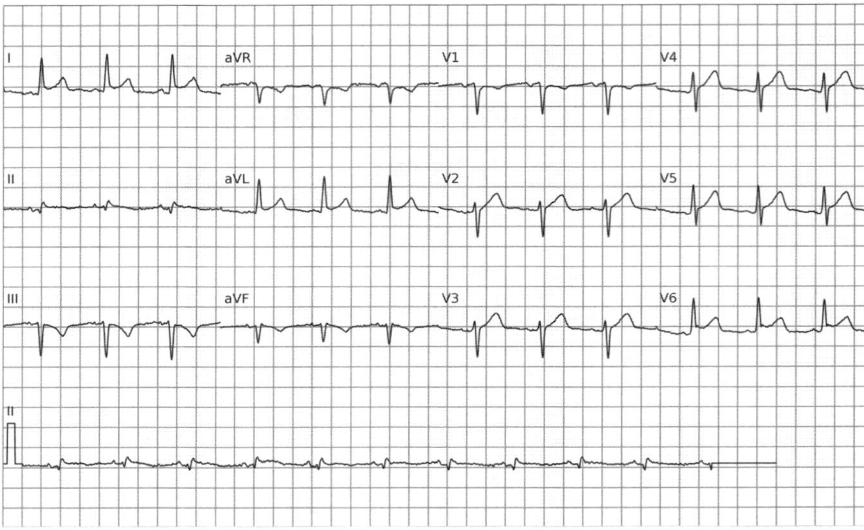

Infarto agudo da parede lateral. Supradesnivelamento do segmento ST em D1, aVL e V6.

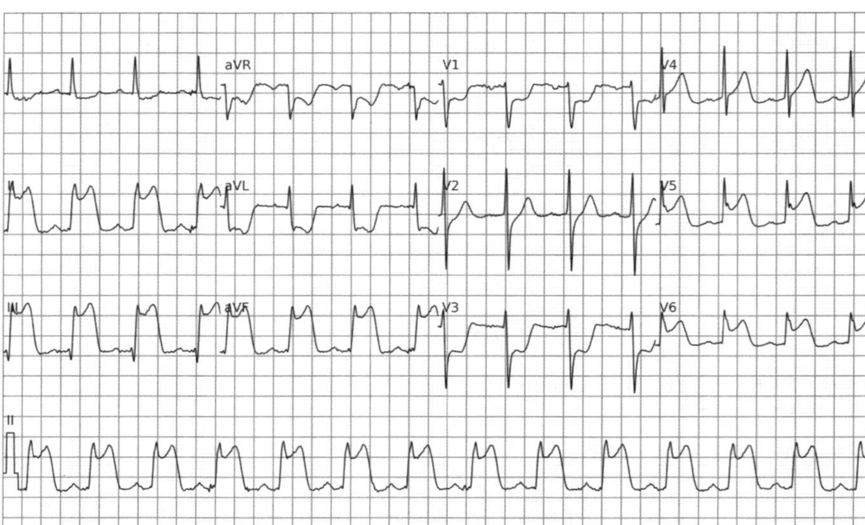

Infarto agudo da parede inferolateral. Supradesnivelamento do segmento ST em D2, D3, aVF, V5 e V6 e infradesnivelamento recíproco de V1 a V3.

CONSIDERAÇÕES CLÍNICAS E ELETROCARDIOGRÁFICAS

- O ECG é menos sensível para a detecção de IAM envolvendo a artéria circunflexa. Em muitos casos o supradesnivelamento de ST nas derivações laterais pode ser mínimo ou ausente, embora em certas situações o supradesnivelamento de ST possa ser detectado nas derivações V7, V8 e V9.
- A oclusão proximal da artéria circunflexa geralmente provoca o infarto da parede inferolateral. Nesse cenário nota-se o supradesnivelamento do segmento ST nas derivações em D1, aVL, V5 e V6. Pode haver também supradesnivelamento em D2, D3 e aVF (com supra de D2 > D3), além de infradesnivelamento recíproco de V1 a V3.[4] O diagnóstico diferencial entre oclusão aguda da coronária direita e artéria circunflexa é sugerido pela análise do ECG conforme o algoritmo de Fiol (ver Infarto agudo da parede inferior – capítulo 85).
- O infarto lateral isolado – supradesnivelamento do segmento ST em D1, aVL, V5 e V6 – é menos comum e pode ser provocado pela oclusão do 1º ramo marginal da artéria circunflexa (geralmente com infradesnivelamento recíproco de V1 a V3), pela oclusão do ramo intermédio ou em razão da oclusão do 1º ramo diagonal na artéria descendente anterior (neste último caso o supradesnivelamento é visto de D1, aVL e V2 e corresponde ao infarto da parede anterior média; ver Infarto agudo da parede anterior média – capítulo 84).[5]
- Quando se observa infradesnivelamento do segmento ST em V1 a V4, sem outros achados relevantes, é importante diferenciar se o padrão eletrocardiográfico corresponde a lesão transmural provocada pela oclusão aguda da artéria circunflexa (imagem em espelho da parede lateral) com onda T negativa em V1 e V2 e supradesnivelamento do segmento ST em V7, V8 e V9, ou se decorre da lesão subendocárdica provocada pela suboclusão da artéria descendente anterior (Figura 1).[4,6,7]
- Uma alteração eletrocardiográfica descrita mais recentemente que indica oclusão da artéria circunflexa é o sinal da onda N (ver Sinal da onda N – capítulo 112).
- O infarto antigo da parede lateral pode ser identificado pela presença de ondas Q em V5, V6, D1 e aVL, ou ondas R proeminentes com onda T positiva em V1 e V2 (imagem em espelho das derivações V7, V8 e V9 que apresentam onda Q patológica e onda T negativa)[8,9] (ver Áreas eletricamente inativas – capítulo 36).

DERIVAÇÕES TORÁCICAS POSTERIORES: V7, V8 E V9

- As derivações torácicas posteriores são recomendadas em todos os pacientes com suspeita de oclusão aguda da artéria circunflexa, como ocorre, por exemplo, na presença de um ECG não diagnóstico com infradesnivelamento do segmento ST de V1 a V3.
- O ponto de corte de 0,5 mm para o supradesnivelamento do segmento ST é recomendado para as derivações V7 a V9. A especificidade aumenta com o ponto de corte > 1 mm e deve ser usada para < 40 anos.[10]
- Os eletrodos devem ser posicionados no 5º espaço intercostal: V7 na linha axilar posterior esquerda, V8 na linha médio-escapular esquerda e V9 na borda paravertebral esquerda (Figura 2).

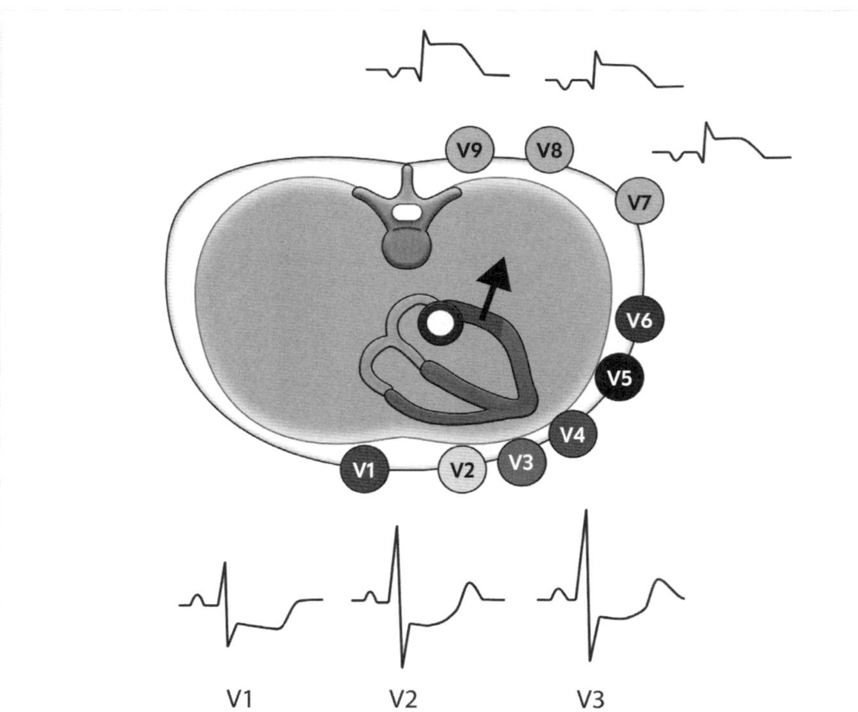

FIGURA 1 Infradesnivelamento do segmento ST em V1 a V3 no infarto da parede lateral.

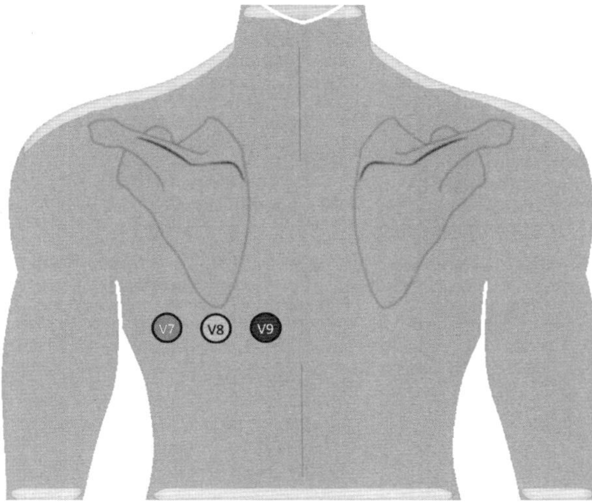

FIGURA 2 Derivações torácicas posteriores – V7, V8 e V9.

EXEMPLOS

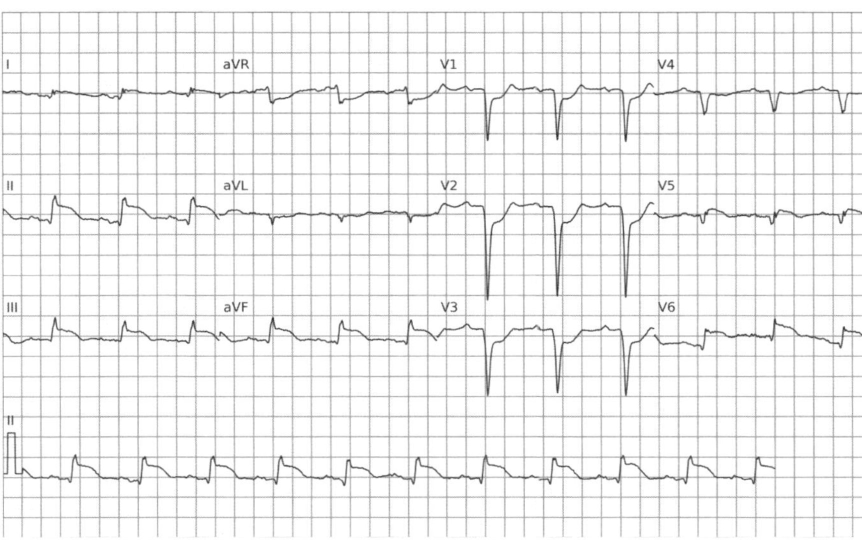

Infarto agudo da parede inferolateral. Supradesnivelamento do segmento ST em D2, D3, aVF, V5, V6, D1 e aVL. O supradesnivelamento de D2 é > D3. Observe o infradesnivelamento recíproco de V1 a V3.

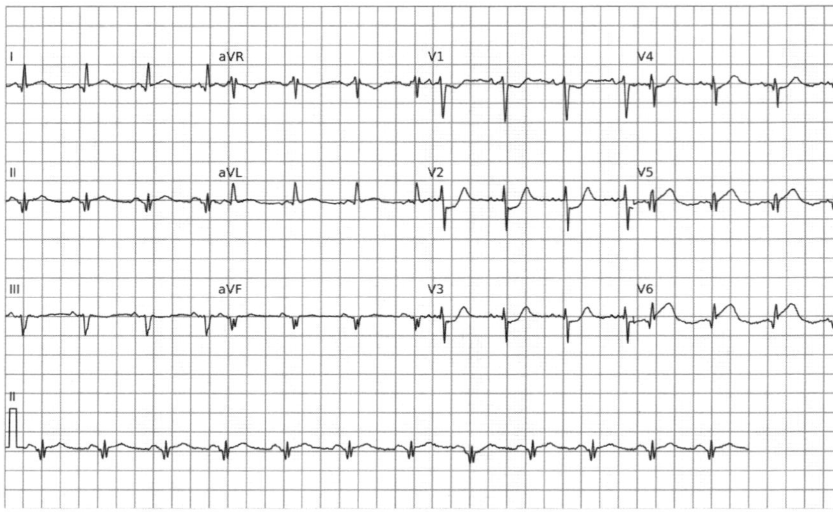

Infarto agudo da parede lateral. Neste eletrocardiograma, observa-se um infradesnivelamento do segmento ST evidente de V1 a V4, sugerindo uma imagem em espelho da parede lateral. Neste cenário é obrigatória a realização das derivações torácicas posteriores. O supradesnivelamento do segmento ST em V5 e V6 já é um indicativo de um infarto agudo da parede lateral.

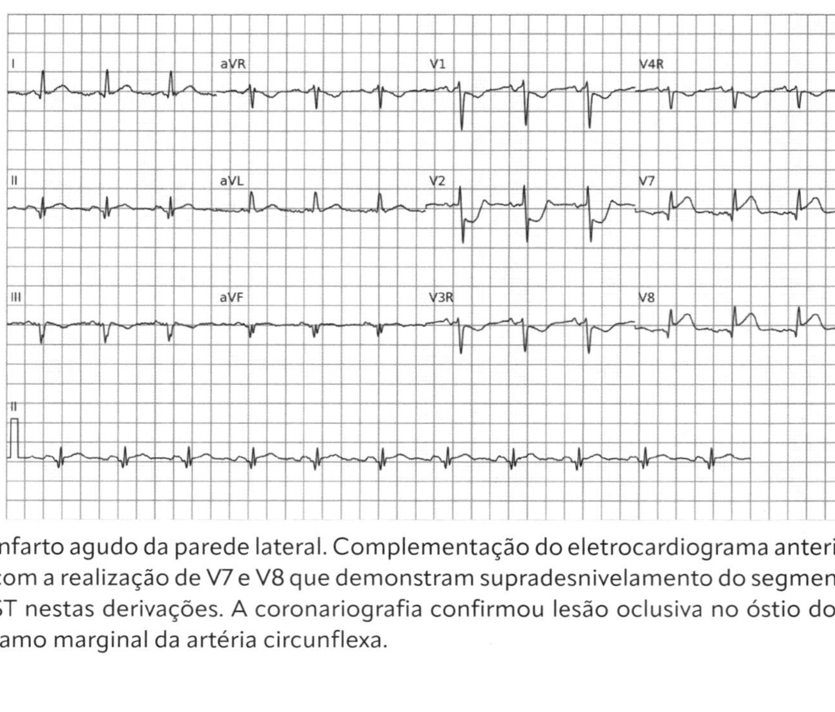

Infarto agudo da parede lateral. Complementação do eletrocardiograma anterior com a realização de V7 e V8 que demonstram supradesnivelamento do segmento ST nestas derivações. A coronariografia confirmou lesão oclusiva no óstio do 1° ramo marginal da artéria circunflexa.

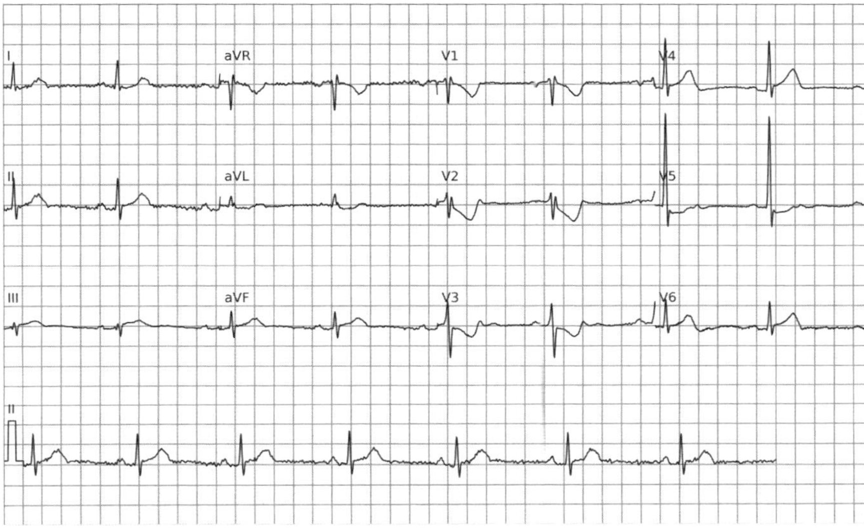

Infarto agudo da parede lateral. A presença de infradesnivelamento do segmento ST de V1 a V3 pode corresponder a uma imagem em espelho da parede lateral (infradesnivelamento recíproco). Nesse cenário, é obrigatória a realização das derivações torácicas posteriores, como será visto a seguir.

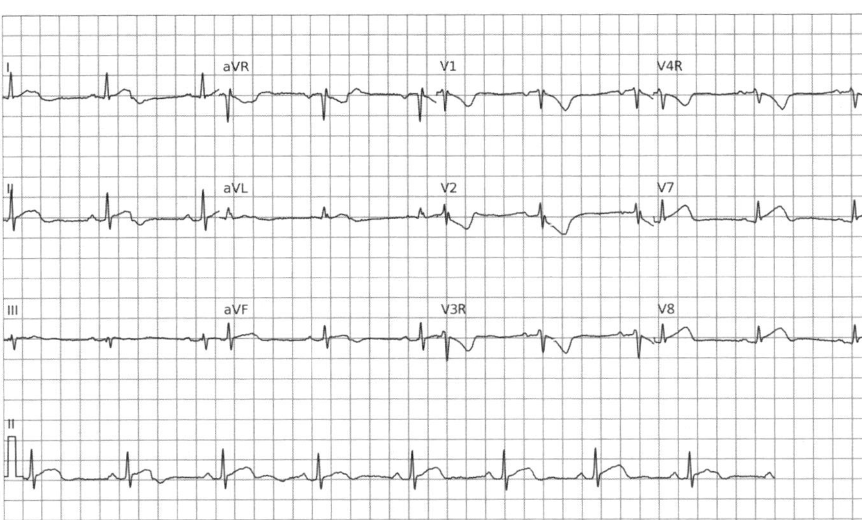

Infarto agudo da parede lateral. Complementação do eletrocardiograma anterior com a realização de V7 e V8, que demonstram um pequeno supradesnivelamento do segmento ST nessas derivações.

REFERÊNCIAS

1. Ludhwani D, Chhabra L, Goyal A, Quintanilla Rodriguez BS, Gupla N. Lateral wall myocardial infarction [Internet]. StatPearls. 2022.
2. Kusumoto F. ECG interpretation from pathophysiology to clinical application [Internet]. 2.ed. Cham: Springer International Publishing; 2020.
3. Schmitt C, Lehmann G, Schmieder S, Karch M, Neumann FJ, Schömig A. Diagnosis of acute myocardial infarction in angiographically documented occluded infarct vessel: limitations of ST-segment elevation in standard and extended ECG leads. Chest. 2001;120(5):1540-6.
4. Fiol-Sala M, Birnbaum Y, Nikus K, Bayes de Luna A. Electrocardiography in isquemic heart disease: clinical and imaging correlations and prognostic implications. 2.ed. Wiley Blackwell; 2020.
5. Birnbaum Y, Hasdai D, Sclarovsky S, Herz I, Strasberg B, Rechavia E. Acute myocardial infarction entailing ST-segment elevation in lead aVL: electrocardiographic differentiation among occlusion of the left anterior descending, first diagonal, and first obtuse marginal coronary arteries. Am Heart J. 1996;131(1):38-42.
6. Birnbaum Y, Bayés de Luna A, Fiol M, Nikus K, Macfarlane P, Gorgels A, et al. Common pitfalls in the interpretation of electrocardiograms from patients with acute coronary syndromes with narrow QRS: a consensus report. J Electrocardiol. 2012;45(5):463-75.
7. Macias M, Peachey J, Mattu A, Brady WJ. The electrocardiogram in the ACS patient: high-risk electrocardiographic presentations lacking anatomically oriented ST-segment elevation. Am J Emerg Med. 2016;34(3):611-7.
8. De Luna AB, Rovai D, Llado GP, Gorgels A, Carreras F, Goldwasser D, et al. The end of an electrocardiographic dogma: a prominent R wave in V1 is caused by a lateral not posterior myocardial infarction – new evidence based on contrast-enhanced cardiac magnetic resonance – electrocardiogram correlations. Eur Heart J. 2015;36(16):959-64.
9. Goldwasser D, Senthilkumar A, Bayés De Luna A, Elosua R, Carreras F, et al. Lateral MI explains the presence of prominent R wave (R ≥ S) in V1. Ann Noninvasive Electrocardiol. 2015;20(6):570-7.
10. Thygesen K, Alpert JS, Jaffe AS, Chaitman BR, Bax JJ, Morrow DA, et al. Fourth universal definition of myocardial infarction (2018). Eur Heart J. 2018;40(3):237-69.

87

Infarto do ventrículo direito

Willian Perussi Lessa

O infarto agudo do miocárdio (IAM) envolvendo o ventrículo direito acontece quando há oclusão da coronária direita proximal ao ramo marginal agudo do ventrículo direito. Com menor frequência ocorre por oclusão da coronária circunflexa. Seu diagnóstico pode ser desafiador, e o eletrocardiograma (ECG) de 12 derivações complementado com as derivações precordiais direitas permanece como a principal ferramenta diagnóstica do cenário de emergência.[1]

CRITÉRIOS ELETROCARDIOGRÁFICOS[2-4]

- ↑ST ≥ 1 mm em derivações direitas (V1R a V6R), principalmente em V4R.
- Onda T positiva em V4R.
- Segmento ST isoelétrico ou com ↑ST em V1.
- Quando há ↑ST em V1, V2 e V3, observa-se redução de amplitude de V1 para V2, depois de V2 para V3 e finalmente para V4, diferentemente do que acontece no infarto anteroapical.
- O ↑ST nas precordiais direitas é um evento transitório que pode estar ausente em até 50% dos pacientes após 12 horas do início da dor precordial.
- ↑ST ≥ 1 mm em derivações inferiores, com maior magnitude em D3, associado a ↓ST da parede lateral (sinais de infarto agudo da parede inferior provocado pela oclusão da coronária direita).
- Pode haver bradicardia sinusal e bloqueio atrioventricular (BAV).

CONSIDERAÇÕES CLÍNICAS

- O acometimento isolado do ventrículo direito é um evento incomum. Ele está associado, mais frequentemente, ao infarto "com supra" da parede in-

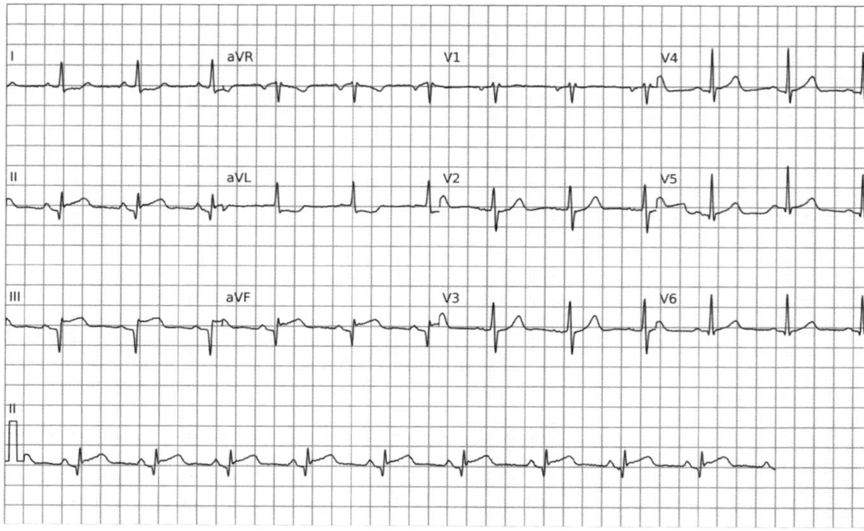

Infarto agudo da parede inferior. Supradesnivelamento do segmento ST nas derivações inferiores, com supra de D3 > D2. Há alterações recíprocas em D1 e aVL e ondas Q patológicas em D2, D3 e aVF. Essas alterações são sugestivas de oclusão da coronária direita.

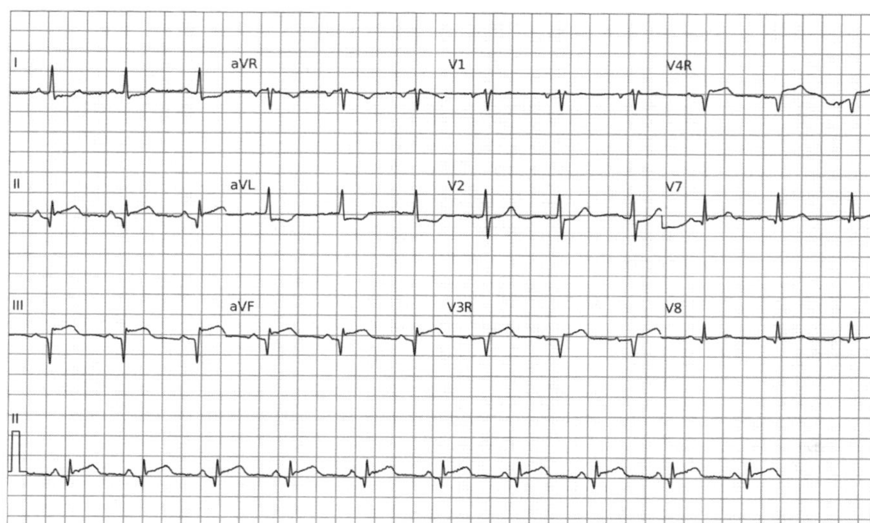

Infarto agudo da parede inferior com infarto do ventrículo direito. Complementação do caso anterior com realização das derivações precordiais direitas. Observe o supradesnivelamento do segmento ST > 1 mm em V3R e V4R.

ferior do ventrículo esquerdo, ocorrendo em 30 a 50% desses casos (ver Infarto da parede inferior – capítulo 85).[5]

- O infarto do ventrículo direito é frequentemente silencioso, e apenas 25% dos pacientes desenvolverão sinais clínicos evidentes de comprometimento hemodinâmico.[1]
- Em relação ao prognóstico, observa-se aumento do risco de morte em 2,6 vezes nos pacientes com IAM do ventrículo direito, além de aumento nas arritmias ventriculares, nos BAV de alto grau e nas complicações mecânicas.[6]
- A presença de supradesnivelamento do ST nas precordiais direitas, especialmente em V4R, associa-se com disfunção do ventrículo direito e maior mortalidade hospitalar.[1,7]
- A maioria dos infartos do ventrículo direito diagnosticados pelo ECG não progride para necrose e formação de fibrose. O motivo de o miocárdio do ventrículo direito se recuperar mais rapidamente, comparado ao tecido lesado do ventrículo esquerdo, pode ser decorrente da perfusão colateral da artéria coronária esquerda e da maior irrigação sanguínea ventricular pelas veias tebesianas. Além disso, o miocárdio do ventrículo direito se contrai contra uma pressão mais baixa e provavelmente tem uma demanda de trabalho menor do que a do ventrículo esquerdo.[5]

DERIVAÇÕES PRECORDIAIS DIREITAS: V3R E V4R

- As derivações precordiais direitas deveriam ser realizadas em todos os pacientes com supradesnivelamento do segmento ST na parede inferior para avaliar a presença de infarto do ventrículo direito concomitante.
- O supradesnivelamento de ST em V4R é altamente sugestivo de oclusão proximal da coronária direita e infarto do ventrículo direito. Entretanto, o supradesnivelamento de V4R é transitório, e sua ausência não pode ser utilizada para excluir o infarto do ventrículo direito.[1,8]
- As derivações são posicionadas do lado direito do tórax como uma imagem em espelho de V1 a V6 (Figura 1).

DIAGNÓSTICO DIFERENCIAL

- Tromboembolismo pulmonar (TEP) com supradesnivelamento de ST nas derivações precordiais direitas causado por *strain*.
- Pericardite com tamponamento pericárdico com supradesnivelamento de ST em muitas derivações, incluindo direitas e laterais.
- IAM da parede anteroapical com supradesnivelamento de V1 a V3.

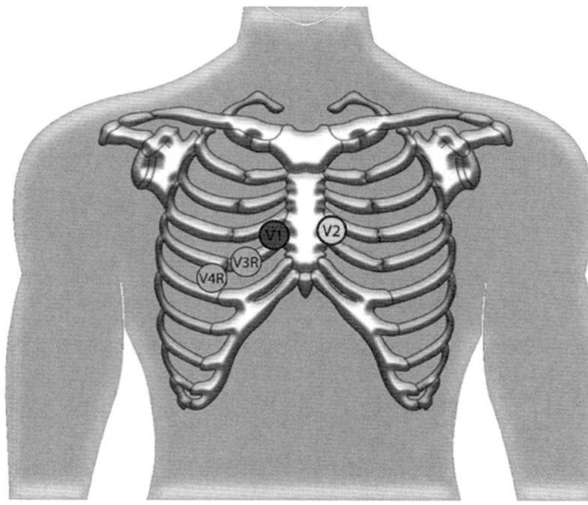

FIGURA 1 Derivações precordiais direitas – V3R e V4R.

REFERÊNCIAS

1. Namana V, Gupta SS, Abbasi AA, Raheja H, Shani J, Hollander G. Right ventricular infarction. Cardiovasc Revascularization Med. 2018;19(1):43-50.
2. Kakouros N, Cokkinos DV. Right ventricular myocardial infarction: pathophysiology, diagnosis, and management. Postgrad Med J. 2010;86(1022):719-28.
3. Moye S, Carney MF, Holstege C, Mattu A, Brady WJ. The electrocardiogram in right ventricular myocardial infarction. Am J Emerg Med. 2005;23(6):793-9.
4. Robalino BD, Whitlow PL, Underwood DA, Salcedo EE. Electrocardiographic manifestations of right ventricular infarction. Am Heart J. 1989;118(1):138-44.
5. Albulushi A, Giannopoulos A, Kafkas N, Dragasis S, Pavlides G, Chatzizisis C. Acute right ventricular myocardial infarction. Expert Rev Cardiovasc Ther. 2018;16(7):455-64.
6. Hamon M, Agostini D, Le Page O, Riddell JW, Hamon M. Prognostic impact of right ventricular involvement in patients with acute myocardial infarction: meta-analysis. Crit Care Med. 2008;36(7):2023-33.
7. Zehender M, Kasper W, Kauder E, Schonthaler M, Geibel A, Olschewski M, et al. Right ventricular infarction as an independent predictor of prognosis after acute inferior myocardial infarction. N Engl J Med. 1993;328(14):981-8.
8. Thygesen K, Alpert JS, Jaffe AS, Chaitman BR, Bax JJ, Morrow DA, et al. Fourth universal definition of myocardial infarction (2018). Eur Heart J. 2018;40(3):237-69.

88

Infarto com bloqueio de ramo direito

José Nunes de Alencar Neto

A oclusão de uma artéria coronária é um evento grave que pode levar a várias complicações, incluindo bloqueio de ramo direito (BRD).

O ramo direito recebe seu suprimento sanguíneo de um ramo septal da artéria descendente anterior, seja sozinho ou em conjunto com a artéria do nó atrioventricular (AV) (ramo da coronária direita). Portanto, uma oclusão proximal da artéria descendente anterior pode resultar em um novo BRD, que pode ser acompanhado de bloqueio divisional anterossuperior (BDAS), pois o ramo direito e esse fascículo recebem essencialmente o mesmo suprimento sanguíneo.[1,2] Além disso, o paciente com BRD crônico também pode infartar, e, nesse cenário, o bloqueio de ramo será coincidente com o infarto.

ALTERAÇÕES ELETROCARDIOGRÁFICAS

- Apesar de ser propagado que o BRD mascara o supradesnivelamento do segmento ST especialmente em V1-V3, alguns autores não concordam com isso. O BRD, portanto, não interfere no diagnóstico de oclusão coronária aguda (OCA), e os critérios de eletrocardiograma (ECG) para OCA são os mesmos para pacientes sem bloqueios de ramos.
- O diagnóstico de elevação de ST nas derivações anterior, inferior e lateral pode ser feito facilmente em pacientes com BRD.
- No entanto, o diagnóstico de OCA lateral com espelho anterior em pacientes com BRD com consequente infradesnivelamento de segmento ST em V1 a V3 é um desafio, e estudos prospectivos são necessários para definir o limiar para desvios de ST nesse cenário.

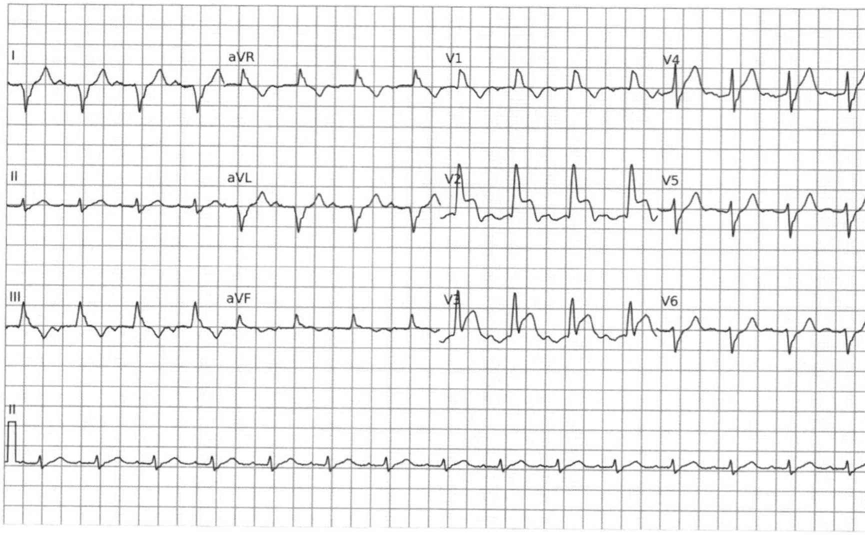

Infarto agudo da parede anterior com bloqueio de ramo direito. Eletrocardiograma exibindo um bloqueio de ramo direito com desvio do eixo para a direita associado a supradesnivelamento do segmento ST de V1 a V3, além de um bloqueio atrioventricular de 1° grau.

CONSIDERAÇÕES CLÍNICAS E ELETROCARDIOGRÁFICAS

- Mesmo com a maior mortalidade intra-hospitalar que o BRE "novo" (18,8% x 13,2%), a atenção dada para alterações agudas do ramo direito era escassa até pouco tempo atrás.
- A Quarta Definição Universal de Infarto considera que a presença de um BRD, mesmo sem alterações de segmento ST, acompanhada de dor torácica anginosa refratária, deve indicar a realização de cateterismo de urgência.[3]
- No estudo de Widimsky, 47% dos pacientes com BRD e infarto agudo do miocárdio (IAM) não apresentaram alterações de segmento ST.[4]
- É surpreendente que o BRD sem elevação de ST tenha sido adicionado como uma manifestação de ECG equivalente a OCA nesta última definição universal.
- Lesões significativas na artéria coronária em pacientes com BRD não são necessariamente novas lesões culpadas. Portanto, são necessários dados de desfecho em pacientes com dor torácica, presumivelmente BRD novo e sem alterações significativas de ST.
- A utilidade das estratégias de intervenção coronária percutânea primárias para pacientes apresentando BRD e sintomas atípicos (falta de ar, insufi-

ciência cardíaca aguda etc.) deveria ser testada prospectivamente antes de tal afirmação por parte dos autores da Definição Universal de Infarto.

- Um artigo mais recente de Neumann et al. incluiu 4.067 pacientes com suspeita de IAM. O BRD foi encontrado em 3,1% dos pacientes, e, destes, apenas 20,8% tiveram um diagnóstico final de infarto. A mortalidade para pacientes com BRD em 1 ano de acompanhamento foi de 10,7%, em comparação com 3,2% nos pacientes sem QRS largo. Os dados do estudo desafiam o conceito de BRD como uma indicação para angiografia coronariana emergente, pois a probabilidade de infarto era semelhante à dos pacientes sem bloqueio de ramo.[5]

EXEMPLOS

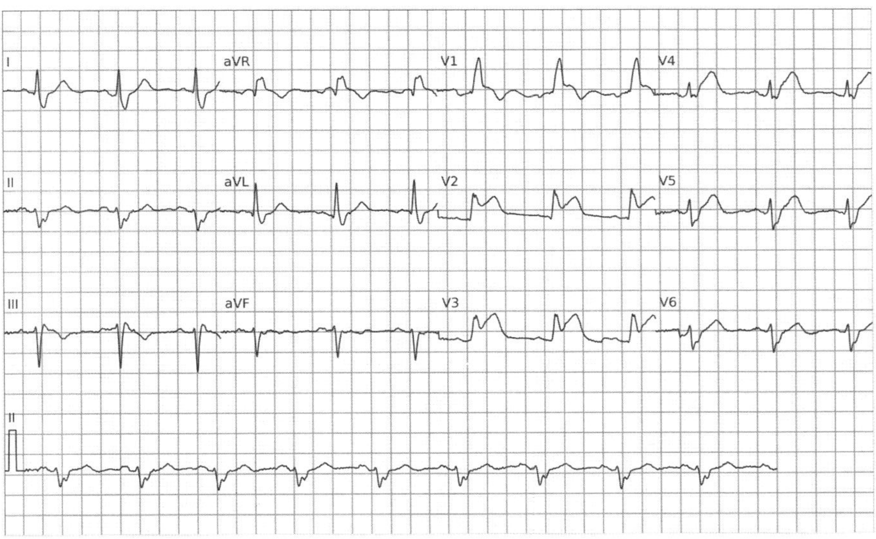

Infarto agudo da parede anterior com bloqueio de ramo direito. Bloqueio de ramo direito com bloqueio divisional anterossuperior associado a supradesnivelamento do segmento ST de V1 a V3.

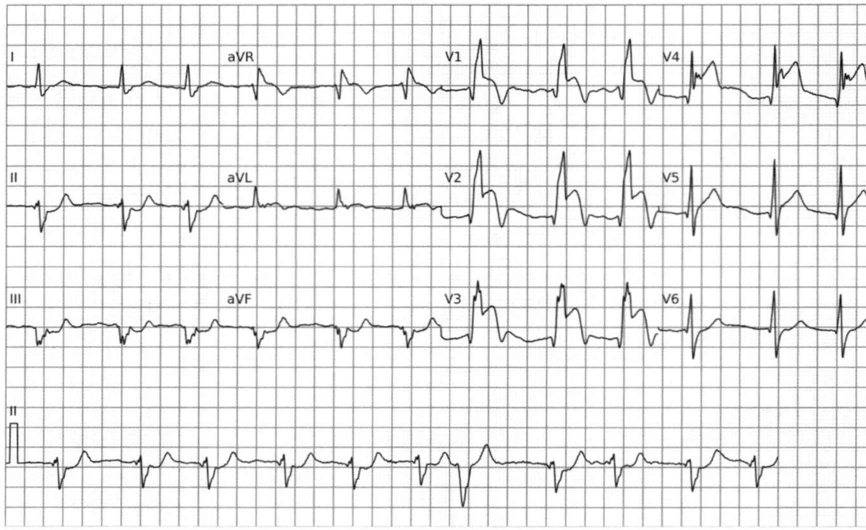

Infarto agudo da parede anterior com bloqueio de ramo direito. Ritmo de fibrilação atrial com bloqueio de ramo direito e bloqueio divisional anterossuperior. Note o supradesnivelamento do segmento ST de V1 a V4 e o infradesnivelamento recíproco na parede inferior.

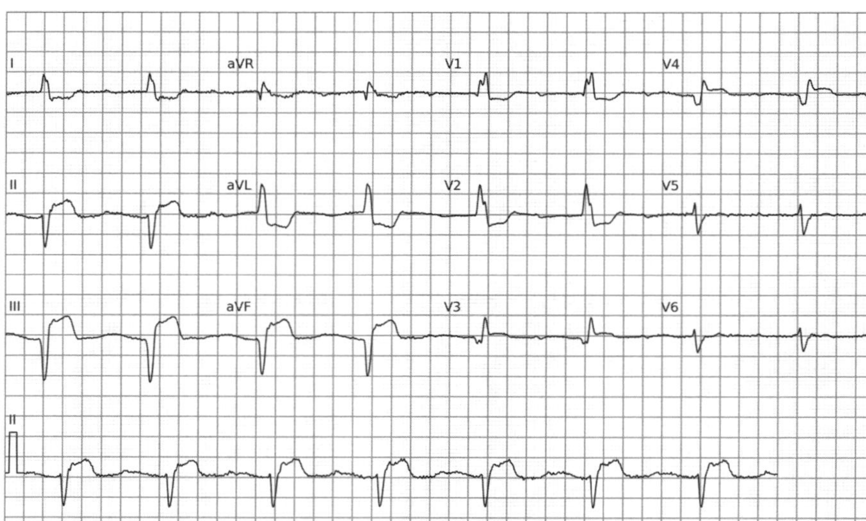

Infarto agudo da parede inferior com bloqueio de ramo direito. Supradesnivelamento do segmento ST em D2, D3 e aVF e infradesnivelamento recíproco em D1, aVL, V1 e V2. Há também desvio de eixo elétrico para a esquerda.

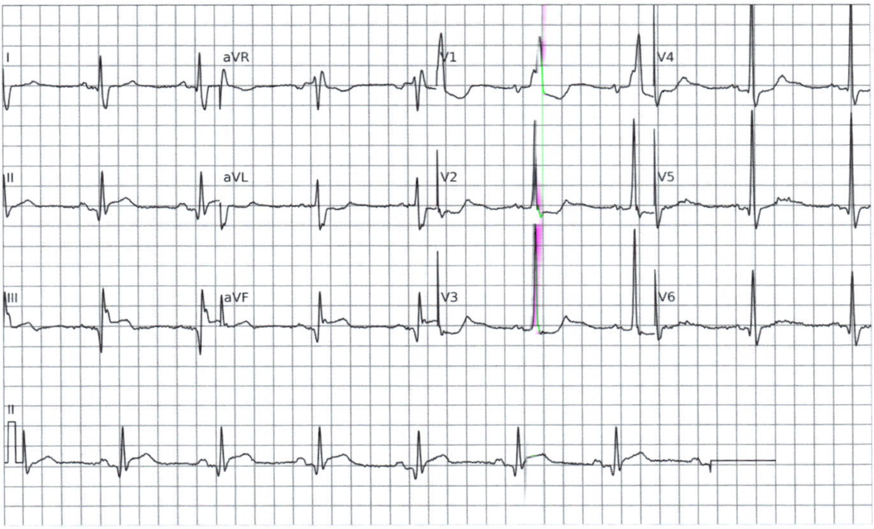

Infarto agudo da parede inferior com bloqueio de ramo direito. Supradesnivelamento do segmento ST em D2, D3 e aVF e infradesnivelamento recíproco em aVL, V1 a V3.

REFERÊNCIAS

1. Horton CL, Brady WJ. Right bundle-branch block in acute coronary syndrome: diagnostic and therapeutic implications for the emergency physician. Am J Emerg Med. 2009;27(9):1130-41.
2. Nikus K, Birnbaum Y, Fiol-Sala M, Rankinen J, Baypes de Luna A. Conduction disorders in the setting of acute Stemi. Curr Cardiol Rev. 2020;17(1):41-9.
3. Thygesen K, Alpert JS, Jaffe AS, Chaitman BR, Bax JJ, Morrow DA, et al. Fourth universal definition of myocardial infarction (2018). Eur Heart J. 2018;40(3):237-69.
4. Widimsky P, Roháč F, Štásek J, Kala P, Rokyta R, Kuzmanov B, et al. Primary angioplasty in acute myocardial infarction with right bundle branch block: should new onset right bundle branch block be added to future guidelines as an indication for reperfusion therapy? Eur Heart J. 2012;33(1):86-95.
5. Neumann JT, Sörensen NA, Rübsamen N, Ojeda F, Schafer S, Keller T, et al. Right bundle branch block in patients with suspected myocardial infarction. Eur Heart Journal Acute Cardiovasc Care. 2019;8(2):161-6.

Infarto com bloqueio de ramo esquerdo

Sandro Pinelli Felicioni

O bloqueio de ramo esquerdo (BRE) impõe grande desafio na interpretação do eletrocardiograma (ECG) nos pacientes com dor torácica suspeitamente isquêmica na sala de emergência. As alterações secundárias de repolarização ventricular (RV) presentes podem confundir a análise dos desvios de segmento ST.

No BRE crônico sem isquemia, o segmento ST e ondas T são habitualmente discordantes do QRS. Assim, onde o QRS é tipicamente negativo (V1 a V4) deve haver supradesnivelamento de ST e ondas T positivas; por outro lado, nas derivações em que o QRS é positivo são esperados infradesnivelamentos de ST seguido por ondas T negativas. A presença de desvios do segmento ST concordantes com a polaridade do QRS, ou seja, supradesnivelamento de ST com QRS positivo, ou ainda infradesnivelamento de ST com QRS negativo, estão fortemente associados com OCA. Entretanto, os desvios discordantes exagerados do segmento ST (supra ou infradesnivelamentos) não são esperados e podem estar associados à oclusão coronária aguda (OCA).

BLOQUEIO DE RAMO ESQUERDO NOVO OU PRESUMIDAMENTE NOVO

- As recomendações de diretrizes do passado sobre síndrome coronariana aguda (SCA) com supradesnivelamento de ST consideravam o BRE novo ou presumidamente novo em pacientes com dor torácica aguda como um equivalente de infarto "com supra".[1] Basearam-se em ensaios clínicos que mostraram benefício da reperfusão coronária de emergência nesse grupo.[2] Entretanto, algumas questões dúbias emergiram com essas recomendações. Primeiramente, considerar um BRE novo só é possível se houver um ECG recente prévio sem distúrbio de condução ventricular, ou se o ECG inicial da admissão apresentar duração normal do QRS. Tal fato não é a regra na

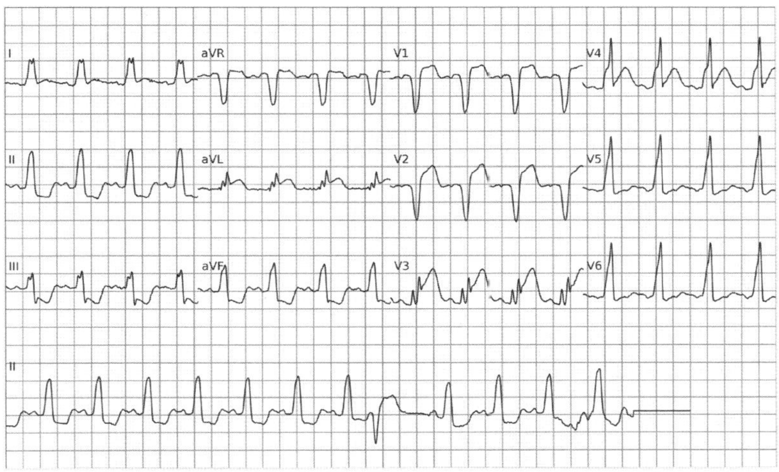

Infarto agudo do miocárdio na presença de BRE. Supradesnivelamento do segmento ST ≥ 1 mm em concordância com o QRS nas derivações aVL, V3 e V4.

sala de emergência, mas sim a exceção. E, ainda, os ensaios clínicos que embasaram essa recomendação tinham grupos com BRE muito pouco representativos dentro da coorte total, e alguns desses ensaios sequer distinguiam o tipo de bloqueio presente. Adicionalmente, novos estudos mostraram que a presença de BRE em indivíduos com dor torácica aguda na sala de emergência está associada, na maioria dos casos, ao bloqueio crônico causado por cardiopatia já existente. Como exemplo, Jain et al., por meio da análise de um registro de infarto "com supra", mostrou que apenas 14% (5/36) dos pacientes com BRE novo ou presumidamente novo e suspeita de IAM tinham OCA na coronariografia de emergência.[3]

- Diante disso, atualmente o BRE, no contexto clínico de dor torácica aguda na sala de emergência, não deve ser considerado um equivalente de infarto "com supra". Entretanto, a análise minuciosa do ECG pode trazer indícios de OCA que serão discutidos neste capítulo.

CRITÉRIOS PARA DIAGNÓSTICO DE INFARTO NA PRESENÇA DE BLOQUEIO DE RAMO ESQUERDO

Critérios de Sgarbossa

- Em 1996, Sgarbossa et al. objetivaram estudar critérios eletrocardiográficos na presença de BRE para o diagnóstico de infarto "com supra". Para tanto, analisaram duas coortes independentes oriundas do ensaio clínico Gusto. De uma delas (n = 262) derivaram três variáveis independentes associadas ao infarto "com supra" definido por critérios enzimáticos (chamada "coorte de derivação"): elevação do ST ≥ 1 mm concordante com o QRS em qualquer derivação, depressão do ST ≥ 1 mm nas derivações V1, V2 ou V3 e elevação do ST ≥ 5 mm em discordância com o QRS em qualquer derivação. Em outro grupo (n = 45), essas variáveis foram reestudadas, a chamada "coorte de validação".[4]

- Baseando-se em cálculos estatísticos, os autores atribuíram uma pontuação para essas variáveis, como mostrado no Quadro 1. O melhor valor de corte para o diagnóstico de infarto "com supra" foi uma pontuação ≥ 3. Desse modo, obteve-se na "coorte de derivação" uma sensibilidade de 78% e especificidade de 90%. Porém, na "coorte de validação" a sensibilidade desse valor de corte caiu significativamente para 36%, o que resultou em uma RV+ de 9 e RV– de 0,7.
- Na Figura 1 estão esquematizados os critérios de Sgarbossa.

QUADRO 1 Critérios de Sgarbossa

Elevação do ST ≥ 1 mm concordante com o QRS em qualquer derivação	5 pontos
Depressão do ST ≥ 1 mm nas derivações V1, V2 ou V3	3 pontos
Elevação do ST ≥ 5 mm em discordância com o QRS em qualquer derivação	2 pontos

Critérios de Sgarbossa modificados por Smith

- Como já pontuado, o terceiro critério de Sgarbossa (Quadro 1) não é considerado diagnóstico de infarto "com supra". Assim, em 2012, Smith et al. propuseram tornar esse critério, que se baseia em um número absoluto (≥ 5 mm), em um número relativo. Em outras palavras, os autores estudaram a razão entre a amplitude do desvio do segmento ST e a amplitude do QRS, conforme esquematizado na Figura 2, usando como padrão a demonstração angiográfica de oclusão coronária.[5]
- Os resultados desse estudo foram reanalisados por Meyers et al. em 2015, em uma "coorte de validação". Demonstrou-se que as razões entre as amplitudes de supra-ST/S ou de infra-ST/R ≥ 0,25 em qualquer derivação (mesmo que não contíguas) apresentaram especificidade de 99% e sensibilidade de 80% para OCA (Quadro 2).[6]

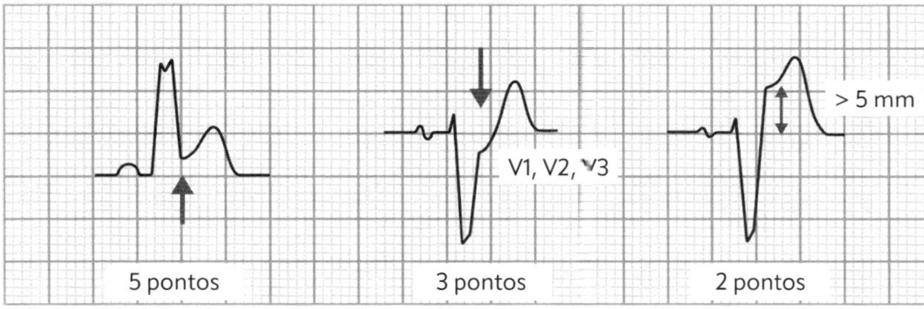

FIGURA 1 Critérios de Sgarbossa.

QUADRO 2 Critérios de Sgarbossa modificados por Smith

Elevação do ST ≥ 1 mm em concordância com o QRS
Depressão do ST ≥ 1 mm em V1, V2 ou V3
Razão das amplitudes ST/S ou ST/R em qualquer derivação ≥ 0,25

Algoritmo de Barcelona

Proposto por estudo de Di Marco et al. em 2020, possui os critérios apresentados no Quadro 3. Entretanto, os resultados desse trabalho ainda não foram validados em coortes externas independentes.[7]

QUADRO 3 Algoritmo de Barcelona

Desnivelamento do segmento ST ≥ 1 mm concordante com a polaridade do QRS em qualquer derivação: • Infradesnivelamento do ST ≥ 1 mm concordante com a polaridade do QRS em qualquer derivação. • Supradesnivelamento do ST ≥ 1 mm concordante com a polaridade do QRS em qualquer derivação.
Desnivelamento do segmento ST ≥ 1 mm discordante com a polaridade do QRS em qualquer derivação com voltagem máxima (RS) ≤ 6 mm.

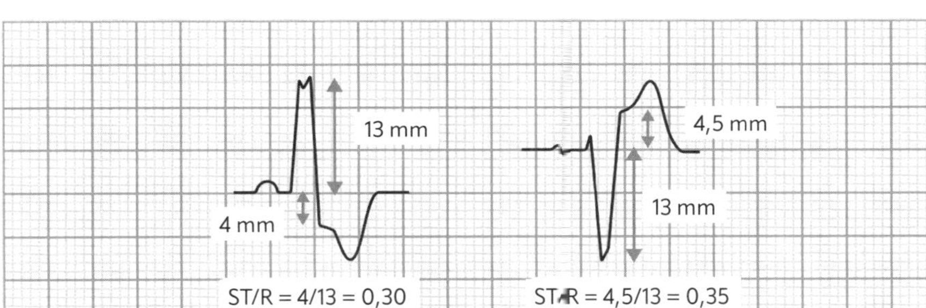

FIGURA 2 Critério modificado por Smith.

EXEMPLOS

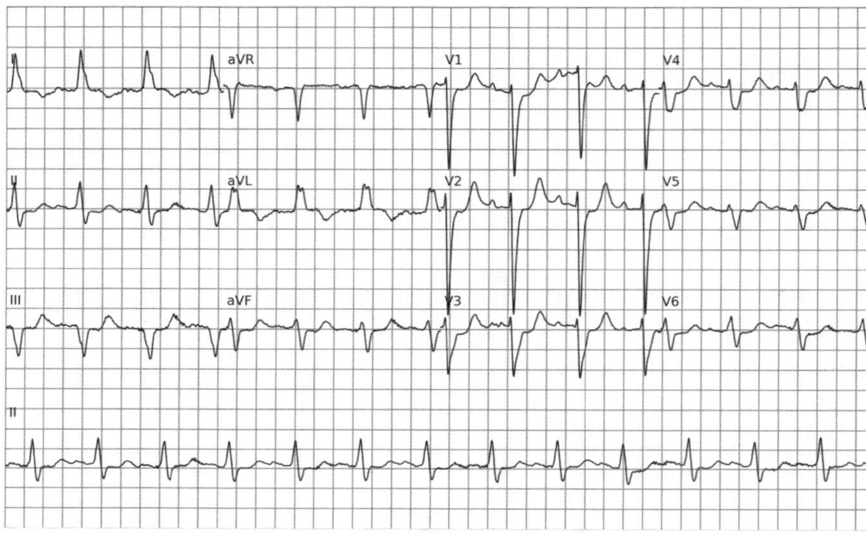

Infarto agudo do miocárdio diante de bloqueio de ramo esquerdo. Presença de infradesnivelamento do segmento ST ≥ 1 mm em V1, V2 e V3.

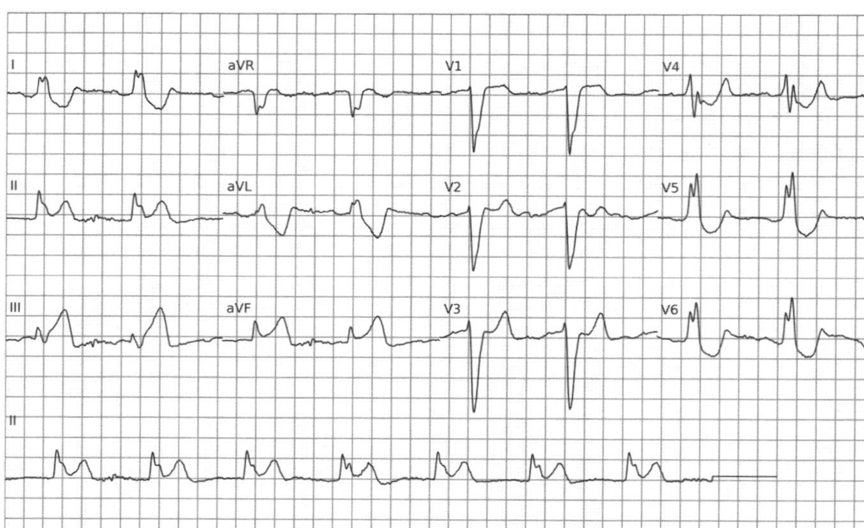

Infarto agudo do miocárdio na presença de bloqueio de ramo esquerdo. Supradesnivelamento do segmento ST ≥ 1 mm em concordância com o QRS em D3 e aVF.

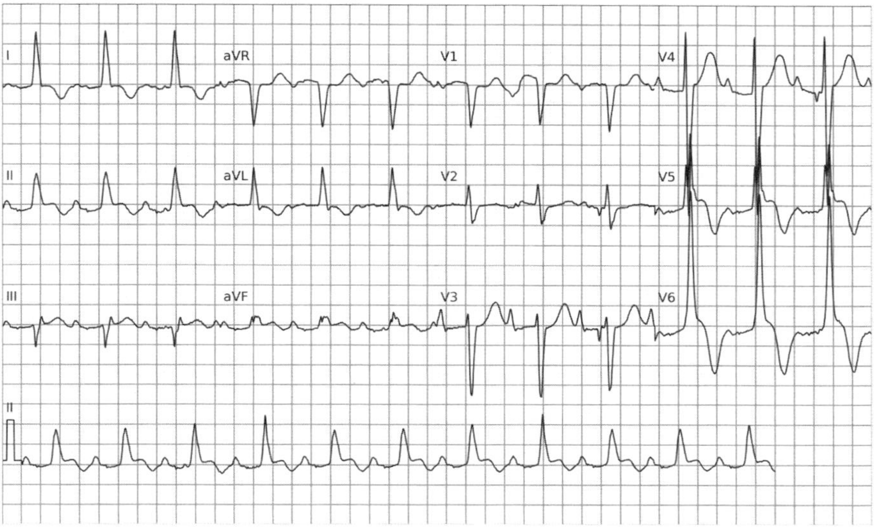

Infarto agudo do miocárdio na presença de bloqueio de ramo esquerdo. Supradesnivelamento do segmento ST ≥ 1 mm em concordância com o QRS em D2, D3, aVF, V5 e V6.

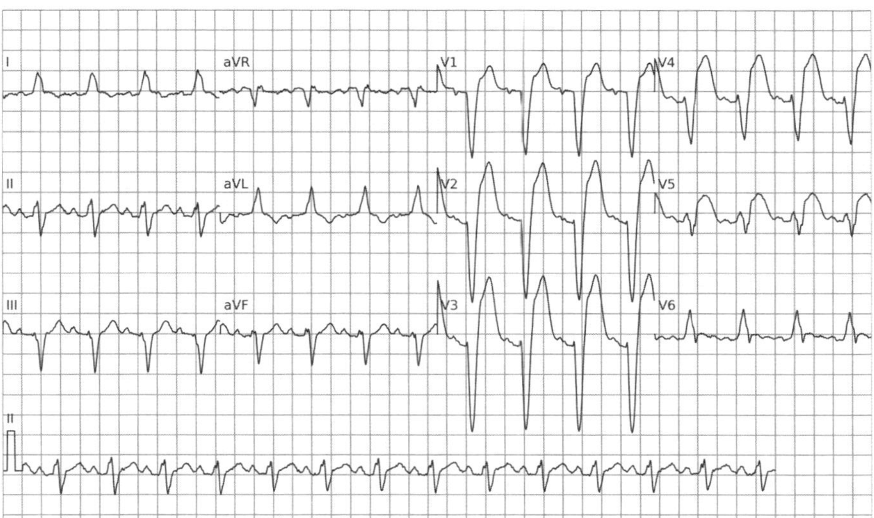

Infarto agudo do miocárdio na presença de bloqueio de ramo esquerdo. Diagnóstico de infarto agudo de miocárdio pelo critério modificado de Smith. A razão das amplitudes ST/S de V1 a V5 é ≥ 0,25.

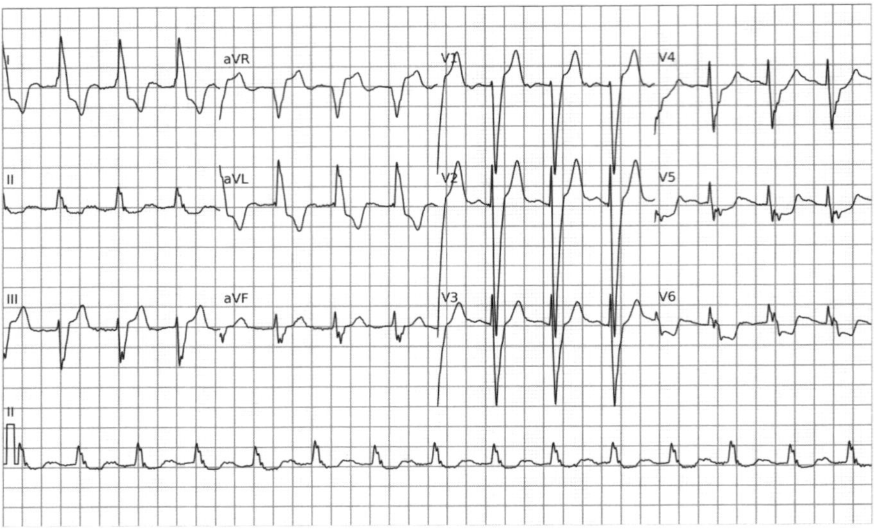

Infarto agudo do miocárdio na presença de bloqueio de ramo esquerdo. Paciente com dor torácica típica e eletrocardiograma com bloqueio de ramo esquerdo e a presença de infradesnivelamento do ST ≥ 1 mm concordante com a polaridade do QRS em V4 e V5 (critério de Barcelona). A angiografia coronária confirmou a oclusão coronária aguda.

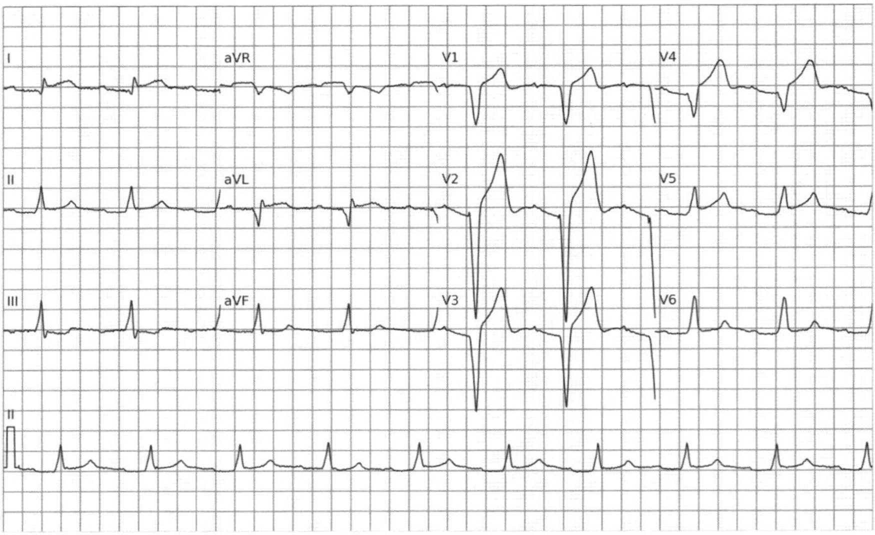

Infarto agudo do miocárdio na presença de marca-passo com comando ventricular. Ritmo de marca-passo com comando ventricular seguindo o átrio. Presença de critérios de Sgarbossa (supradesnivelamento concordante em D1, V5 e V6) compatível com oclusão coronária aguda.

H • I

REFERÊNCIAS

1. Antman EM, Anbe DT, Armstrong PW, Bates ER, Green LA, Hand M, et al. ACC/AHA guidelines for the management of patients with ST-elevation myocardial infarction – executive summary: a report of the American College of Cardiology/American Heart Association Task Force on Practice Guidelines (writing committee to revise the 1999 guidelines for the management of patients with acute myocardial infarction). Circulation. 2004;110:588-636.
2. Fibrinolytic Therapy Trialists' (FTT) Collaborative Group. Indications for fibrinolytic therapy in suspected acute myocardial infarction: collaborative overview of early mortality and major morbidity results from all randomised trials of more than 1000 patients. 1994;343(8893):311-22.
3. Jain S, Ting HT, Bell M, Bjerke CM, Lennon RJ, Gersh BJ. Utility of left bundle branch block as a diagnostic criterion for acute myocardial infarction. Am J Cardiol. 2011;107(8):1111-6.
4. Sgarbossa EB, Pinski SL, Barbagelata A, Underwood DA, Gates KB, Topol EJ, et al. Electrocardiographic diagnosis of evolving acute myocardial infarction in the presence of left bundle-branch block. N Engl J Med. 1996;334(8):481-7.
5. Smith SW, Dodd KW, Henry TD, Dvorak DM, Pearce LA. Diagnosis of ST-elevation myocardial infarction in the presence of left bundle branch block with the ST-elevation to S-wave ratio in a modified Sgarbossa rule. Ann Emerg Med. 2012;60(6):766-76.
6. Pendell Meyers H, Limkakeng AT, Jaffa EJ, Patel A, Theling BJ, Rezaie SR, et al. Validation of the modified Sgarbossa criteria for acute coronary occlusion in the setting of left bundle branch block: a retrospective case-control study. Am Heart J. 2015;170(6):1255-64.
7. Marco A Di, Rodriguez M, Cinca J, Bayes-Genis A, Ortiz-Peres JT, Ariza-Solé A, et al. New electrocardiographic algorithm for the diagnosis of acute myocardial infarction in patients with left bundle branch block. J Am Heart Assoc. 2020;9(14).

90

Intoxicação digitálica

Mariana Fuziy Nogueira De Marchi

O uso terapêutico do digital teve início em 1785,[1] porém sua utilização é atualmente controversa. O estudo *DIG* mostrou que esse uso não altera a mortalidade em pacientes com insuficiência cardíaca, mas pode levar a menor número de hospitalizações e melhora na qualidade de vida.[2] Em contrapartida, a medicação não mostrou benefício no prognóstico ou na qualidade de vida do paciente com insuficiência cardíaca de fração de ejeção reduzida (ICFEr) e fibrilação atrial (FA) de alta resposta, podendo até estar associada com risco aumentado de morte em alguns estudos.[3-5]

ALTERAÇÕES ELETROCARDIOGRÁFICAS

- Bradicardia sinusal.
- Bloqueio sinoatrial (BSA).
- Bloqueio atrioventricular (BAV) de graus variados.
- Arritmias atriais.
- Ritmo juncional (taquicardia e bradicardia).
- Extrassístoles ventriculares.
- Taquicardia ventricular (TV)/fibrilação ventricular (FV).
- TV bidirecional.

CONSIDERAÇÕES CLÍNICAS E ELETROCARDIOGRÁFICAS

- Os achados clínicos da intoxicação por digitálicos podem incluir alterações neurológicas como confusão, xantopsia (visão amarelada) e fraqueza.

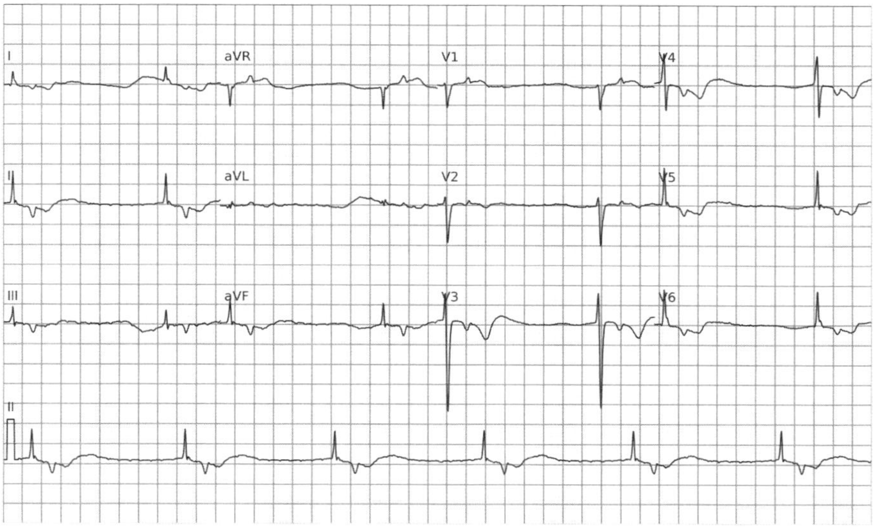

Ritmo de escape juncional. Paciente em uso de digoxina apresentando sintomas de náuseas e tonturas. O eletrocardiograma demonstra um ritmo de escape juncional. É possível observar uma onda P retrógrada inscrita no segmento ST.

Também podem levar a manifestações gastrointestinais, como desconforto abdominal, anorexia, náuseas e vômitos.[1]

- No coração, tem ação inotrópica positiva e cronotrópica negativa. Seu uso pode causar tanto bradicardias como taquicardias.[1]
- São dois os principais mecanismos de ação do digital no coração:
  - A digoxina compete com o potássio e inibe a bomba Na^+-K^+-ATPase da membrana plasmática dos miócitos, aumentando o sódio intracelular. Esse acúmulo inibe o gradiente de concentração que leva à troca de Na^+ por Ca^{+2}, aumentando o cálcio intracelular. Também existe o aumento do influxo de cálcio pela difusão facilitada dos canais lentos de Ca^{+2}. A maior disponibilidade de cálcio intracelular leva ao efeito inotrópico positivo e diminui a duração da fase 2 do potencial de ação do miócito, especialmente na região subendocárdica, encurtando o intervalo QTc.
  - O digital tem um efeito predominantemente vagal no sistema nervoso autônomo e atua de forma direta no nó sinusal e no nó atrioventricular (AV), aumentando o período refratário que leva à lentificação do impulso ao ventrículo.
- A redução da condução associada ao aumento da automaticidade é responsável pelas arritmias.

- As arritmias são consideradas sinais de intoxicação, e é necessária a suspensão da droga, tratamento de suporte e, em casos selecionados, anticorpo antidigoxina. A hipocalemia é um importante fator de risco para as arritmias.[1]
- As extrassístoles ventriculares são as arritmias mais frequentemente encontradas na intoxicação digitálica,[1] mas é possível encontrar bradicardias, arritmias atriais, arritmias juncionais e ventriculares.
- A *TV bidirecional* é uma arritmia rara, que não é exclusiva da intoxicação digitálica, mas quando presente é necessário afastar a possibilidade de intoxicação digitálica. Apresenta morfologia de bloqueio de ramo direito (BRD) com mudança no eixo elétrico do QRS no plano frontal. Por vezes, apresenta-se como padrão alternante de BRD e bloqueio de ramo esquerdo (BRE). Pode ser confundida com bigeminismo ventricular, no entanto não existe batimento prematuro. Na intoxicação digitálica o intervalo RR é regular, uma vez que os estímulos surgem do mesmo foco.[1]
- Algumas alterações eletrocardiográficas podem acontecer e não são consideradas intoxicação digitálica. Essas alterações tornam o segmento ST-T semelhante a uma "colher de pedreiro" e são consideradas impregnação da medicação, sem necessidade de suspender a droga (ver Alterações medicamentosas – capítulo 33).

EXEMPLOS

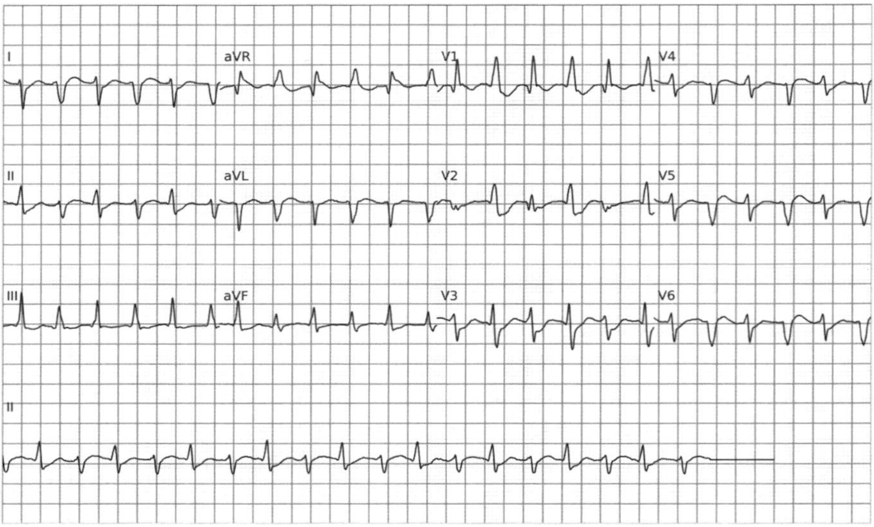

Taquicardia ventricular bidirecional. Arritmia característica da intoxicação digitálica. Note a morfologia de bloqueio de ramo direito em V1 e a mudança no eixo elétrico do QRS no plano frontal.

REFERÊNCIAS

1. Goldberger AL. Cardiac arrhythmias due to digoxin toxicity. Uptodate. 2023.
2. The Digitalis Investigation Group. The effect of digoxin on mortality and morbidity in patients with heart failure. N Engl J Med. 1997;336(8):525-33.
3. Allen LA, Fonarow GC, Simon DN, Thomas LE, Marzec LN, Pokorney SD, et al. Digoxin use and subsequent outcomes among patients in a contemporary atrial fibrillation cohort. J Am Coll Cardiol. 2015;65(25):2691-8.
4. Kotecha D, Bunting KV, Gill SK, Mehta S, Stanbury M, Jones JC, et al. Effect of digoxin vs bisoprolol for heart rate control in atrial fibrillation on patient-reported quality of life: The Rate-AF randomized clinical trial. JAMA. 2020;324(24):2497-508.
5. Lopes RD, Rordorf R, De Ferrari GM, Leonardi S, Thomas L, Wojdyla DM, et al. Digoxin and mortality in patients with atrial fibrillation. J Am Coll Cardiol. 2018;71(10):1063-74.

91

Isquemia circunferencial

José Nunes de Alencar Neto

O infradesnivelamento difuso do segmento ST associado ao supradesnivelamento de aVR ou isquemia circunferencial subendocárdica tem sido descrito como manifestação típica de isquemia induzida por lesão grave de tronco de coronária esquerda ou doença coronária triarterial.[1] Entretanto, o laudo de isquemia circunferencial, sem observar isquemia clinicamente no paciente, é inapropriado e desencorajado. Não deve ser aventado a não ser que o paciente possua sinais clínicos inequívocos de isquemia aguda em curso.

CRITÉRIOS ELETROCARDIOGRÁFICOS[2*]

- ↓ ST difuso em 7 ou mais derivações.
- ↑ ST em aVR e V1.

* Estes achados eletrocardiográficos definem inapropriadamente isquemia.

CORRELAÇÃO CLÍNICO-ANGIOGRÁFICA E ELETROCARDIOGRÁFICA

- Por descrições antigas e inconsistentes, esse achado definiria suboclusão de tronco de coronária esquerda ou artéria descendente anterior proximal ou ostial com sofrimento endocárdico global.
- O melhor estudo sobre o tema encontrou que apenas 10% dos pacientes com esse achado eletrocardiográfico que deram entrada por dor torá-

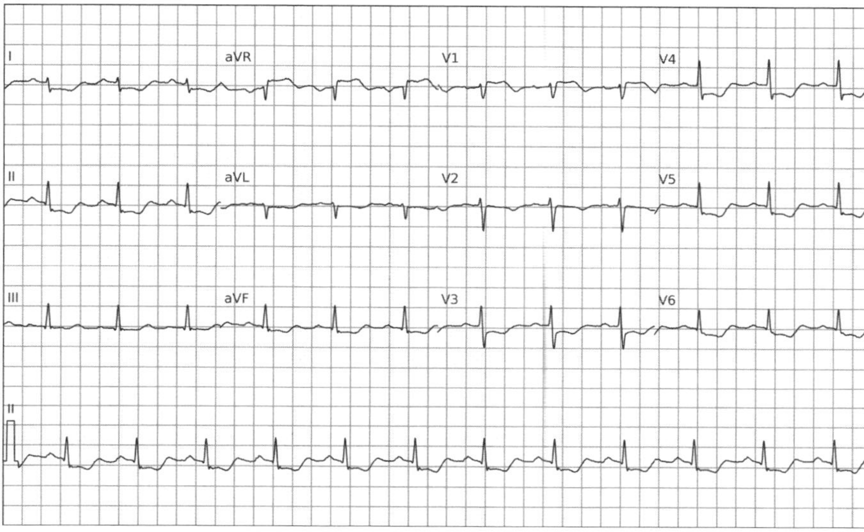

Isquemia circunferencial. Infradesnivelamento difuso de ST associado ao supradesnivelamento de aVR.

cica tinham oclusão coronária aguda (OCA) ou suboclusão coronária aguda (SOCA). E nenhum deles tinha lesões no tronco de coronária ou na descendente anterior.[3] Contudo, o estudo também demonstrou que esse sinal é, sim, um sinal de alto risco de morte (31% de mortalidade intra-hospitalar).

- Um estudo metodologicamente ainda mais fidedigno seria buscar quantos pacientes, mesmo sem dor torácica, com esse achado eletrocardiográfico, têm lesões coronárias. Por plausibilidade, estima-se que o número seria ainda menor que os 10% encontrados no já citado estudo.
- Além disso, esse padrão eletrocardiográfico pode ser observado em pacientes com sobrecarga ventricular esquerda (SVE) e estenose aórtica, taquicardia, anemia, febre, crise hipertensiva ou outras condições associadas ao aumento da demanda miocárdica.
- Portanto, é importante enfatizar que o laudo de "isquemia" (subendocárdica ou subepicárdica) quando não há comprovação clínica de isquemia é inapropriado e desaconselhado, não apenas neste capítulo, mas em qualquer cenário deste livro.

EXEMPLOS

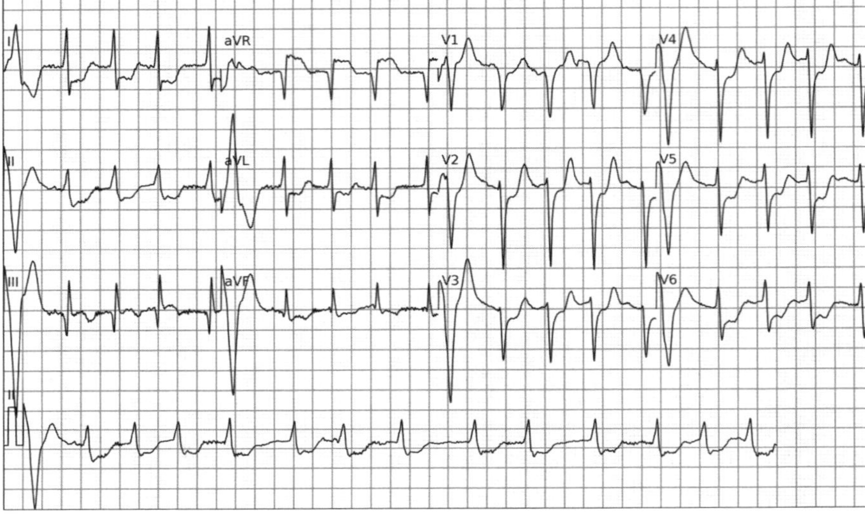

Isquemia circunferencial. Eletrocardiograma exibindo ritmo de fibrilação atrial e extrassístole ventricular isolada. Há infradesnivelamento difuso do segmento ST associado a supradesnivelamento de ST em aVR.

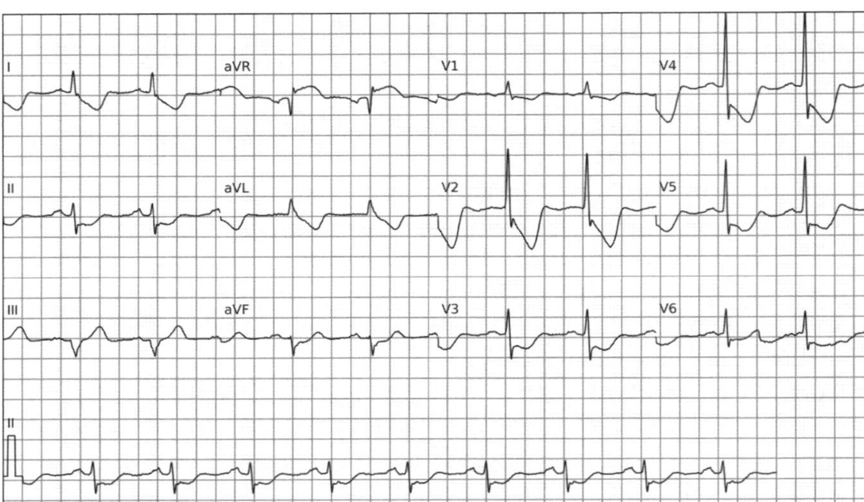

Isquemia circunferencial. Infradesnivelamento difuso do segmento ST e supradesnivelamento de ST em aVR.

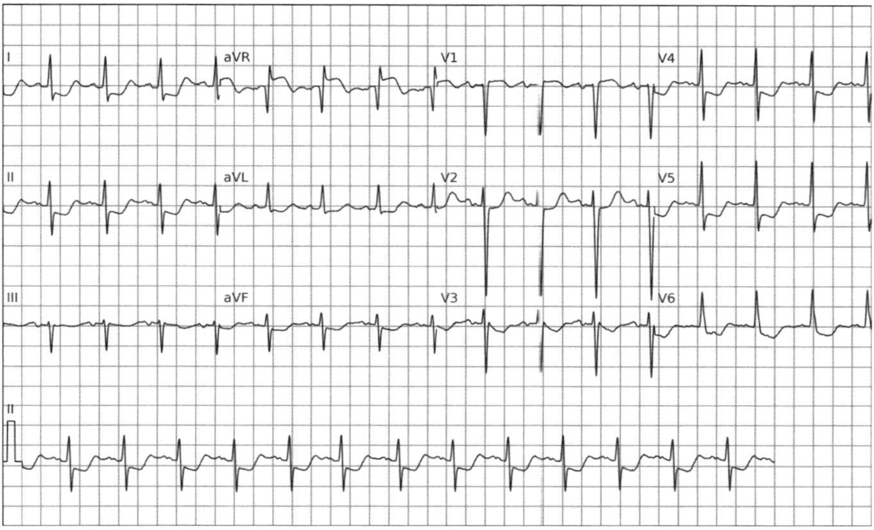

Isquemia circunferencial. Infradesnivelamento difuso do segmento ST e supradesnivelamento do segmento ST em V1 e aVR.

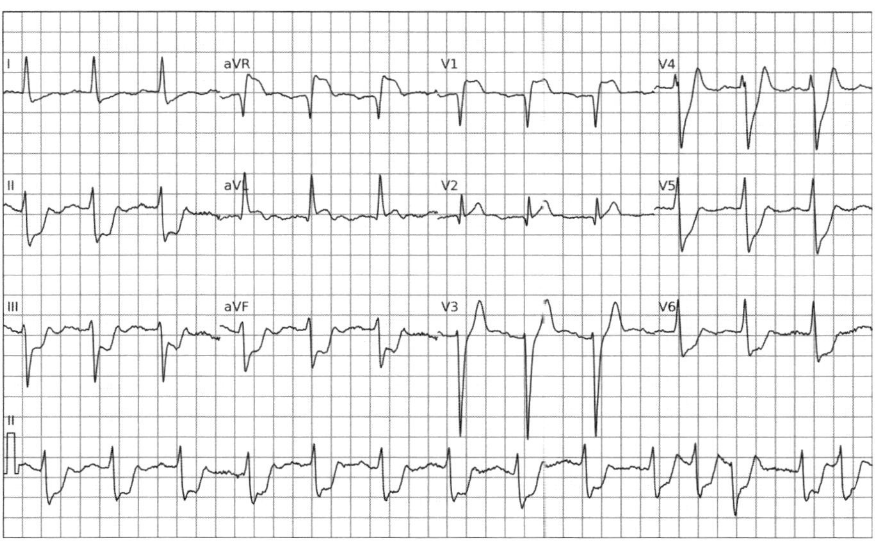

Isquemia circunferencial. Infradesnivelamento difuso do segmento ST, supradesnivelamento de ST em V1 e aVR e extrassístoles supraventriculares pareadas.

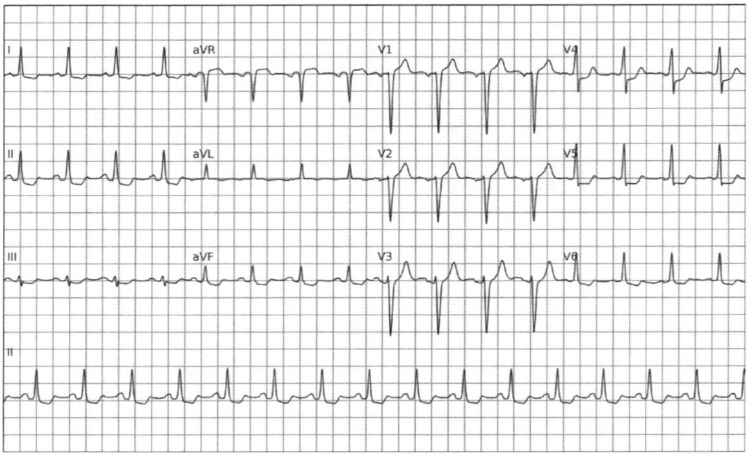

Isquemia circunferencial. Paciente com episódio de dor torácica e eletrocardiograma exibindo o infradesnivelamento difuso do segmento ST associado ao supradesnivelamento do segmento ST em V1 e aVR.

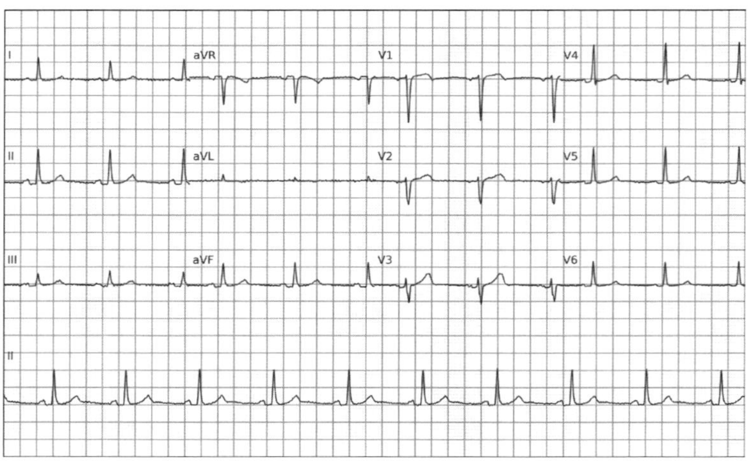

Eletrocardiograma normal. Evolução eletrocardiográfica do caso anterior, com registro eletrocardiográfico feito enquanto o paciente se encontrava assintomático. Observe a normalização dos desvios do segmento ST.

REFERÊNCIAS

1. Birnbaum Y, Bayés de Luna A, Fiol M, Nikus K, et al. Common pitfalls in the interpretation of electrocardiograms from patients with acute coronary syndromes with narrow QRS: a consensus report. J Electrocardiol. 2012;45(5):463-75.
2. Alencar Neto JN de. Tratado de ECG. Salvador: Sanar; 2022.
3. Harhash AA, Huang JJ, Reddy S, Natarajan B, et al. aVR ST segment elevation: acute Stemi or not? Incidence of an acute coronary occlusion. Am J Med. 2019;132(5):622-30.

Marcadores de reperfusão miocárdica

Decarthon Vitor Dantas Targino

Os achados eletrocardiográficos compatíveis com oclusão coronária aguda (OCA), vasoespasmo ou oclusões parciais fazem parte do conhecimento médico geral, sobretudo em cenários de emergência. Isto posto, o conhecimento das principais variáveis eletrocardiográficas representativas de reperfusão miocárdica é crucial, não apenas na determinação de uma reperfusão bem-sucedida, mas também para evitar condutas inadequadas. A associação desses padrões eletrocardiográficos deve ser obrigatoriamente pautada na avaliação clínica do paciente. Dito isso, os achados citados neste capítulo não devem se sobrepor a sinais clínicos sugestivos de deterioração hemodinâmica ou complicações mecânicas oriundas de defeitos valvares ou miocárdicos.[1-3]

CRITÉRIOS ELETROCARDIOGRÁFICOS

- Redução da amplitude do supradesnivelamento do segmento ST de, pelo menos, 50% da amplitude inicial, após terapia de recanalização/reperfusão.
- Aparecimento de RIVA, sendo este determinado por ritmo de complexo QRS largo, de origem ventricular, habitualmente com intervalos RR regulares, não guardando, portanto, relação com batimentos atriais. Difere da TV por apresentar uma frequência entre 50 e 110 bpm, mais comumente entre 70 e 85 bpm.
- A inversão de ondas T, na ausência de ondas Q, após reperfusão química ou mecânica, também podem representar sucesso, sobretudo quando acompanhadas de melhora clínica associada.
- Apontado em ensaios clínicos recentes, o encurtamento da duração de complexos QRS, em registros pós-reperfusão, parece guardar associação com melhor patência de fluxo microvascular, embora esse achado tenha limitações em sua interpretação.[4]

CONSIDERAÇÕES CLÍNICAS E ELETROCARDIOGRÁFICAS

- A inversão de onda T ou o aparecimento de uma onda T *plus-minus* no contexto clínico de angina instável recorrente é a síndrome de Wellens (ver Síndrome de Wellens – capítulo 117). Essa é uma síndrome em que momentos de oclusão total são sucedidos de momentos de recanalização espontânea com melhora da dor. Os padrões eletrocardiográficos de Wellens são, também, sinais de reperfusão – neste caso, espontânea.
- O RIVA recebe esta nomenclatura por originar-se no miocárdio ventricular, com FC superior à esperada em ritmos de escape oriundos do ventrículo, que seria entre 30 e 40 bpm. Sua origem parece estar relacionada a mecanismos de automatismo e desbalanço autonômico (ver Ritmo idioventricular acelerado – capítulo 107).

EXEMPLOS

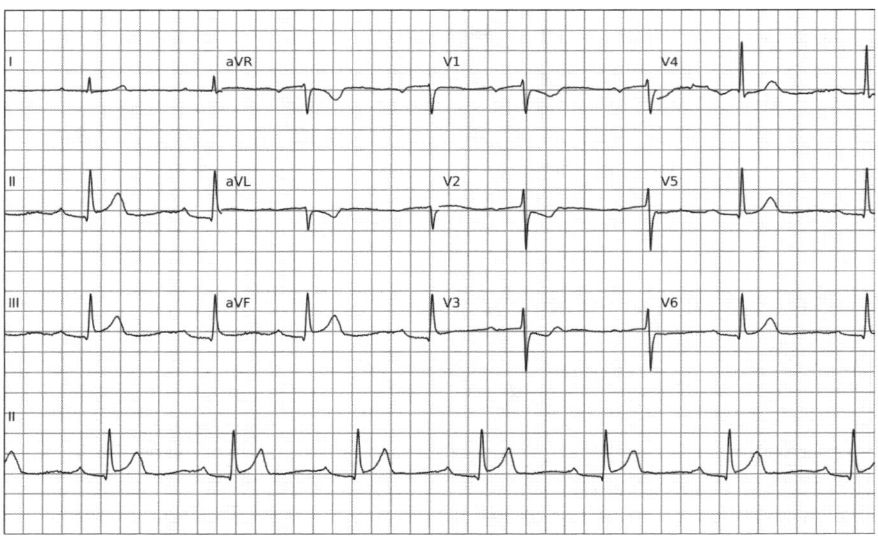

Infarto agudo da parede inferior (pré-trombólise). Paciente com quadro de dor torácica e eletrocardiograma evidenciando supradesnivelamento do segmento ST em D2, D3 e aVF. Optou-se pela realização de trombolítico e a evolução eletrocardiográfica foi registrada a seguir.

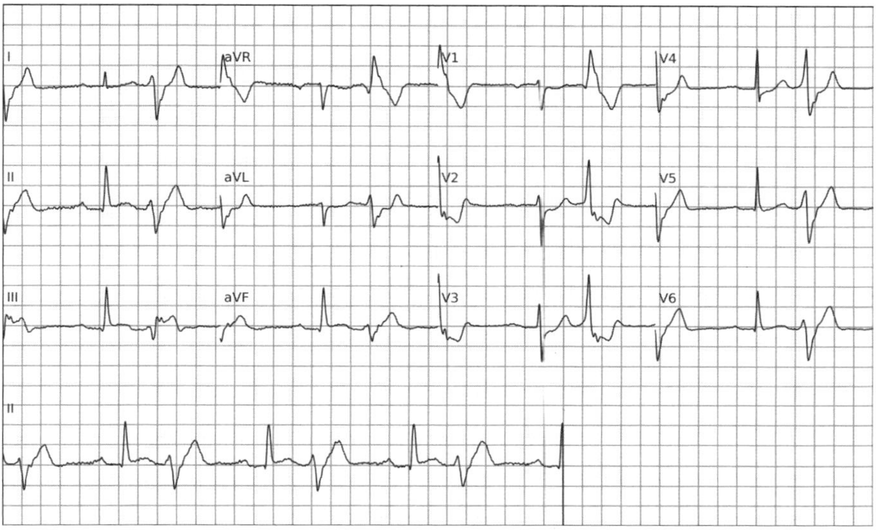

Infarto agudo da parede inferior (pós-trombólise). Após a infusão do trombolítico, notam-se a redução da amplitude do supradesnivelamento de ST na parede inferior e o aparecimento de bigeminismo ventricular.

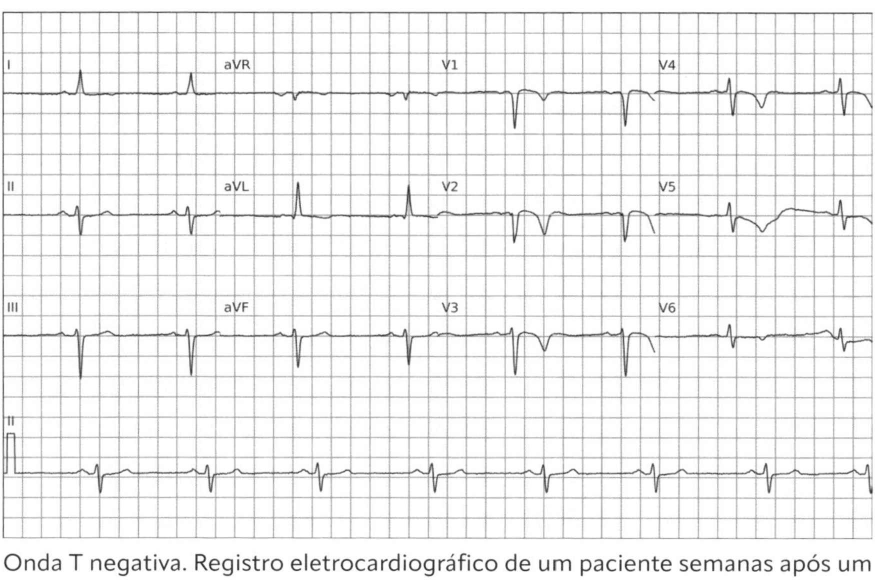

Onda T negativa. Registro eletrocardiográfico de um paciente semanas após um infarto, que demonstra a inversão da onda T na parede anterior extensa e a progressão lenta da onda R.

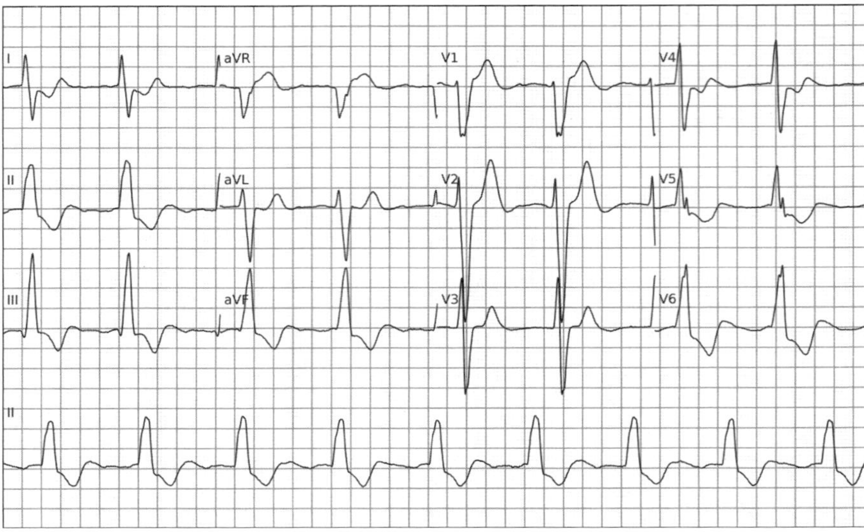

Ritmo idioventricular acelerado. Complexos QRS largos de origem ventricular com frequência cardíaca de 60 bpm neste eletrocardiograma.

REFERÊNCIAS

1. Poli A, Fetiveau R, Vandoni P, Del Rosso G, D'Urbano M, Seveso G, et al. Integrated analysis of myocardial blush and ST-segment elevation recovery after successful primary angioplasty: real-time grading of microvascular reperfusion and prediction of early and late recovery of left ventricular function. Circulation. 2002;106(3):313-8.
2. Zimetbaum PJ, Josephson ME. Use of the electrocardiogram in acute myocardial infarction. N Engl J Med. 2003;348(10):933-40.
3. Atar S, Barbagelata A, Birnbaum Y. Electrocardiographic markers of reperfusion in ST-elevation myocardial infarction. Cardiol Clin. 2006;24(3):367-76.
4. Magdy G, Ashmawy H El, Mahmoud K, Youssef A. QRS complex duration is a marker of reperfusion in patients presenting with acute ST segment elevation myocardial infarction. J Cardiovasc Dis Diagnosis. 2017;05(03):3-6.

93

Marca-passo: falhas

Renan Teixeira Campelo

As falhas mais frequentemente encontradas no eletrocardiograma (ECG) de marca-passo são as de captura e de sensibilidade. Determinar a causa exata do funcionamento inadequado pode ser desafiador apenas com o ECG, mas ele permite suscitar suspeitas que podem ser confirmadas por meio da telemetria.[1-12]

FALHAS DO MARCA-PASSO

Falhas de captura

- Há falhas de captura quando não é observado um complexo QRS ou uma onda P após a emissão de uma espícula de estimulação do marca-passo. Em um modo bipolar, essas falhas podem ser identificadas pela presença de pausas ou dissincronia atrioventricular (AV).
- Podem ser intermitentes ou contínuas e apresentam causas amplamente variadas.

Falhas de sensibilidade

- Estas são evidentes no ECG como pausas decorrentes da inibição do *pace* (ausência de espícula de estimulação) ou da ocorrência de ciclos estimulados precoces ou tardios, às vezes não sincronizados com o ritmo cardíaco natural do paciente.
- Elas são classificadas de acordo com o nível de sensibilidade:
  - *Undersensing*: ocorre quando o marca-passo possui sensibilidade reduzida para detectar eventos espontâneos, o que pode resultar no fenômeno de R sobre T e induzir a arritmias graves.
  - *Oversensing*: ocorre quando o marca-passo detecta sinais além da despolarização da câmara-alvo, o que pode levar à inibição ou à ativação

inadequada. Isso pode incluir a detecção de porções do complexo QRS, a onda T, potenciais de polarização, o próprio estímulo artificial, potenciais evocados, ruídos de eletrodos, miopotenciais e interferências eletromagnéticas.

- Em marca-passos de dupla-câmara, um canal pode captar eventos de outra câmara cardíaca, o que é conhecido como eletrograma de *far-field*. Por exemplo, um eletrodo atrial próximo à válvula tricúspide pode captar a despolarização ventricular (onda R), o que é denominado *far-field* de R no canal atrial ou *crossensing*, uma forma de *oversensing*.
- Quando o eletrodo de uma câmara detecta o estímulo elétrico de outro eletrodo, isso é chamado de *crosstalk*. Esta forma de *oversensing* é perigosa e pode gerar assistolia em pacientes sem escape ventricular. Os períodos refratários e de *blanking* atriais e ventriculares são projetados para prevenir tais eventos de *oversensing* e evitar complicações. Além disso, existe um algoritmo conhecido como ventricular *safety pacing* (VSP), que previne a inibição do pace por *crosstalk* e a captura ventricular durante períodos vulneráveis. O VSP atua fornecendo estímulos atriais e ventriculares com um intervalo AV mais curto do que o programado (100 a 120 ms) quando detecta qualquer estímulo no canal ventricular no final do *blanking* ventricular pós-atrial, conhecido como janela de *crosstalk*.

EXEMPLOS

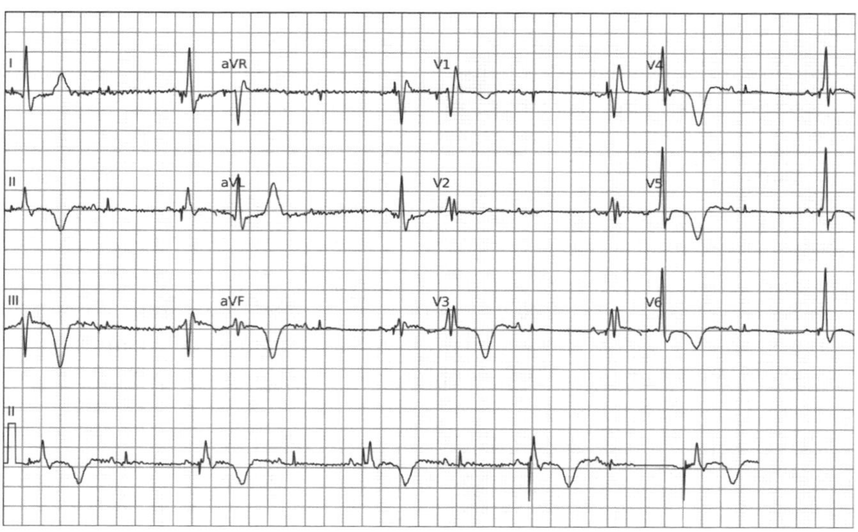

Marca-passo com falha de comando ventricular. Presença de espículas ventriculares que não são capazes de provocar a despolarização dos ventrículos (ausência de complexos QRS).

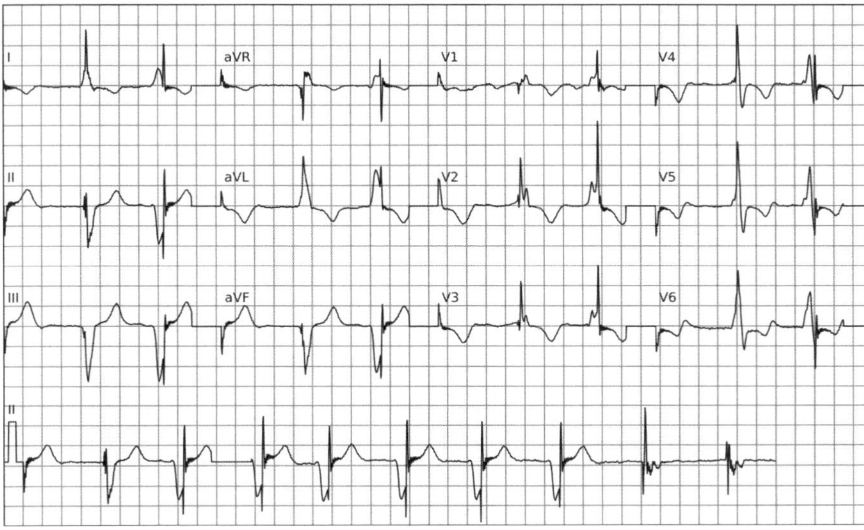

Marca-passo com falha de sensibilidade ventricular. Complexos QRS não foram sentidos pelo marca-passo que produziu espículas dentro do QRS.

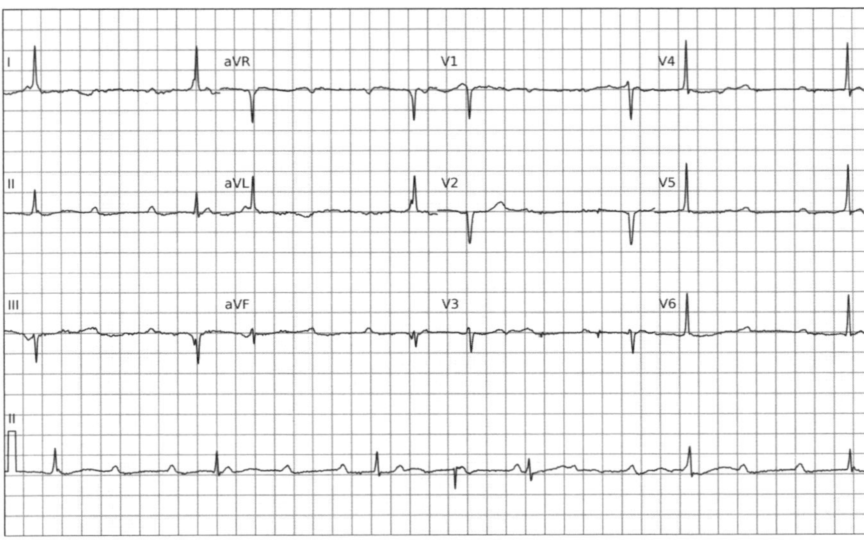

Marca-passo com falha de sensibilidade e comando ventricular. Bloqueio atrioventricular total e ritmo de escape juncional. Marca-passo inibido por provável *oversensing*. Note a presença de uma espícula em D2 longo que não é capaz de provocar a despolarização dos ventrículos (falha de comando).

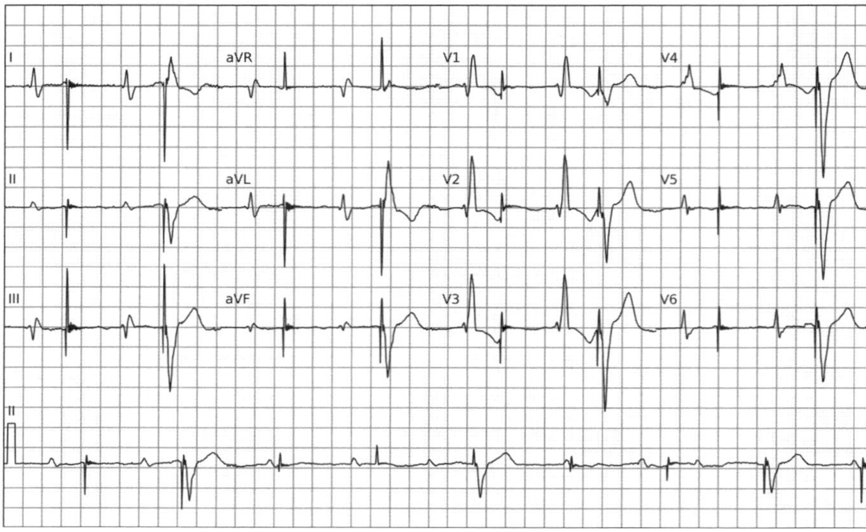

Marca-passo com falha de comando ventricular. Presença de espículas ventriculares que não são capazes de provocar a despolarização dos ventrículos (ausência de complexos QRS).

REFERÊNCIAS

1. Alencar Neto JN de. Tratado de ECG. Salvador: Sanar; 2022.
2. Scheffer MK, Ohe LN, Alencar Neto JN de. Manual prático de eletrocardiograma do Setor de Emergências do Instituto Dante Pazzanese de Cardiologia. São Paulo: Editora dos Editores; 2022.
3. Barold SS, Stroobandt RX, Sinnaeve AF. Cardiac pacemakers and resynchronization step-by-step [Internet]. Wiley; 2010.
4. Ellenbogen KA, Wilkoff BL, Kay GN, Lau CP, Auricchio A. Clinical cardiac pacing, defibrillation and resynchronization therapy. 5.ed. Elsevier; 2016.
5. Locati ET, Bagliani G, Testoni A, Lunati M, Padeletti L. Role of surface electrocardiograms in patients with cardiac implantable electronic devices. Card Electrophysiol Clin. 2018;10(2):233-55.
6. Harper RJ, Brady WJ, Perron AD, Mangrum M. The paced electrocardiogram: issues for the emergency physician. Am J Emerg Med. 2001;19(7):551-60.
7. Safavi-Naeini P, Saeed M. Pacemaker troubleshooting: common clinical scenarios. Texas Hear Inst J. 2016;43(5):415-8.
8. Barold SS, Falkoff MD, Ong LS, Heinle RA. Oversensing by single-chamber pacemakers: mechanisms, diagnosis, and treatment. Cardiol Clin. 1985;3(4):565-85.
9. Mulpuru SK, Madhavan M, McLeod CJ, Cha YM, Friedman PA. Cardiac pacemakers: function, troubleshooting, and management: part 1 of a 2-part series. J Am Coll Cardiol. 2017;69(2):189-210.
10. Hayes DL. Pacemaker malfunction. Ann Intern Med. 1993;119(8):828.
11. Janosik DL, Redd RM, Kennedy HL. Crosstalk inhibition of a dual-chamber pacemaker diagnosed by ambulatory electrocardiography. Am Heart J. 1990;120(2):435-8.
12. Barold SS. Far-field R wave sensing causing prolongation of the atrial escape interval of DDD pacemakers with atrial-based lower rate timing. Pace – Pacing Clin Electrophysiol. 2003;26(11):2188-91.

94

Marca-passo: funcionamento normal

Renan Teixeira Campelo

O eletrocardiograma (ECG) de um portador de marca-passo é ferramenta fundamental para a análise do funcionamento desse dispositivo. Por meio dele, é possível reconhecer falhas de operação, identificar uma programação inadequada, detectar arritmias secundárias à estimulação e, o principal, atestar o funcionamento normal. Essa análise pode ser realizada por não especialistas em estimulação, mas para isso é necessário o entendimento dos mecanismos

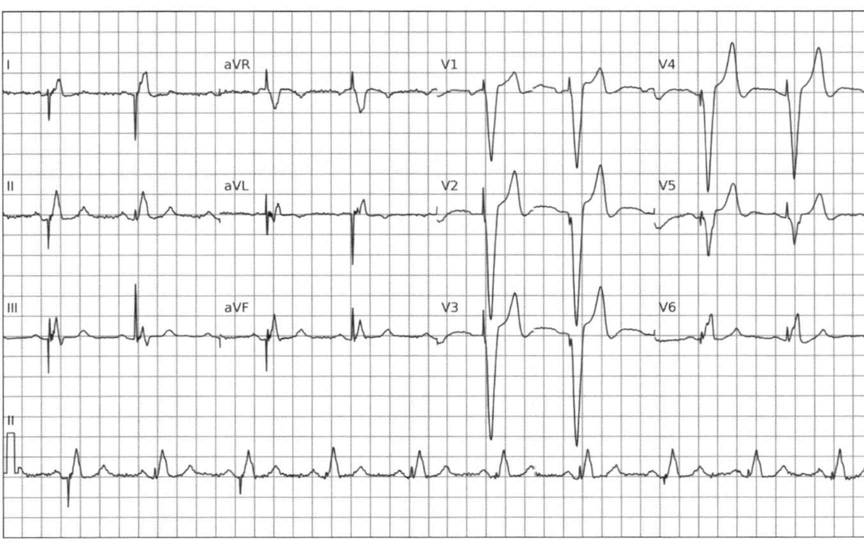

Marca-passo seguindo átrio e comandando ventrículo. Presença onda P sinusal e espículas ventriculares precedendo os complexos QRS.

que envolvem as bradiarritmias e as taquiarritmias, o conhecimento básico dos tipos de dispositivos e a compreensão dos modos de estimulação e das funções especiais presentes nesses aparelhos.[1-9]

ESTRUTURA BÁSICA E TIPOS DE DISPOSITIVO

- Tipos de dispositivo:
  - Marca-passos.
  - Cardioversores desfibriladores (CDI).
  - Ressincronizadores.
- Quanto à posição dos eletrodos:
  - Endocárdicos: quando fixados no endocárdio.
  - Epicárdicos: quando fixados no epicárdio.
- Quanto à quantidade de câmaras estimuladas:
  - Unicamerais: apenas um eletrodo em uma câmara cardíaca, normalmente átrio direito ou ventrículo direito.
  - Bicamerais (dupla-câmara): apresentam eletrodos em átrio e ventrículo.
  - Multissítio: apresentam eletrodos em mais de duas câmaras.
- Tipos de cabos de eletrodos:
  - Unipolares: possuem apenas um eletrodo dentro do coração, e a carcaça do gerador atua como o outro eletrodo.
  - Bipolares: possui dois eletrodos integrados dentro do coração.

TIPOS DE ESTIMULAÇÃO

- Unipolar: o dipolo elétrico ocorre entre o eletrodo da ponta (polo negativo) e o metal do gerador (polo positivo). Pela distância entre os polos, a espícula gerada apresenta amplitude elevada no ECG.
- Bipolar: o dipolo elétrico ocorre entre o eletrodo da ponta (–) e do anel (+), ambos dentro do coração, gerando espícula de baixa amplitude no ECG, perceptível apenas em algumas derivações.

CONCEITOS BÁSICOS

- Captura ou comando: despolarização artificial gerada pelo marca-passo.
- Limiar de comando: a menor energia necessária para gerar uma despolarização na câmara estimulada.
- Sensibilidade: capacidade de reconhecimento de eventos elétricos espontâneos atriais ou ventriculares.

- Limiar de sensibilidade: o menor valor de sensibilidade capaz de sentir um evento elétrico espontâneo.
- Fusão: ocorre fusão quando o QRS ou a onda P são despolarizados em parte pelo estímulo artificial e em parte pelas vias normais de condução, gerando morfologias híbridas desses complexos.
- Pseudofusão: ocorre quando a estimulação artificial não gera uma onda de despolarização, pois ocorreu simultaneamente à despolarização espontânea cardíaca. Observa-se espícula dentro do QRS espontâneo.

NOMENCLATURA E MODOS DE PROGRAMAÇÃO

- Os marca-passos apresentam modos de estimulação conforme a variedade de câmaras estimuladas e sentidas e suas funções básicas. Esses modos recebem uma nomenclatura-padrão atualizada em 2002 pela North American Society of Pacing and Electrophysiology (Naspe) e pelo British Pacing and Electrophysiology Group (BPEG), que é composta por um código de 5 letras (Quadro 1).[10-12]
- A 1ª letra é a câmara estimulada, a 2ª é a câmara sentida e a 3ª indica a resposta a eventos sentidos nessa câmara. A 4ª letra informa sobre a capacidade de modular a frequência cardíaca (FC) por meio de sensores e a 5ª letra indica se há mais de um sítio estimulado em determinada câmara. Por exemplo, o modo DDDRV representa um modo de ressincronização cardíaca, pois há mais de um sítio de estimulação nos ventrículos (um no ventrículo direito e outro no ventrículo esquerdo). Já a letra O na 5ª posição denota estimulação em, no máximo, um sítio em cada câmara.
- Os modos de estimulação básicos em marca-passos unicamerais são o AAI e o VVI, e nos bicamerais são o DDD, DDI, DVI e VDD.

QUADRO 1 Código de cinco letras para marca-passos

1ª letra: câmara estimulada	2ª letra: câmara sentida	3ª letra: resposta à sensibilidade	4ª letra: modulação de FC	5ª letra: estimulação multissítio
O = nenhuma	O = nenhuma	O = nenhuma	O = nenhuma	O = nenhuma
A = átrio	A = átrio	T = *"triggered"*, deflagrado	R = modulação de FC	A = átrio
V = ventrículo	V = ventrículo	I = inibido		V = ventrículo
D = ambas (A + V)	D = ambas (A + V)	D = ambas (T + I)		D = ambas (A + V)

FC: frequência cardíaca.

CICLOS TEMPORAIS BÁSICOS

Os marca-passos possuem ciclos temporais que determinam sua resposta a eventos detectados e definem a frequência de estimulação, conforme mostra a Figura 1. Esses ciclos variam conforme o modo de estimulação:

- Intervalo de frequência mínima (IFM): é o intervalo máximo permitido entre dois complexos QRS, definido pela FC mínima programada. Por exemplo, uma FC de base de 60 bpm resulta em um intervalo máximo de 1.000 ms entre dois QRS consecutivos.
- Intervalo atrioventricular (IAV): representa o intervalo entre o início de uma onda P detectada ou estimulada e o próximo QRS que está programado para ser estimulado. O intervalo pode variar com o aumento da frequência atrial e pode ser programado de acordo com um evento atrial detectado (IAV pós-sense) ou um evento atrial estimulado (IAV pós-*pace*).
- Intervalo ventriculoatrial (IVA): é o período entre o início de um QRS estimulado ou detectado e a próxima onda P programada para ser estimulada. O intervalo é calculado subtraindo o IAV do IFM (IVA = IFM – IAV). Ele é reiniciado por eventos ventriculares que ocorrem fora do período refratário ventricular e termina com um evento atrial detectado fora do período refratário atrial.
- Períodos refratários: são fases em que um evento detectado não desencadeia nenhuma resposta do marca-passo.
  - Período refratário ventricular (PRV): é iniciado por um evento ventricular detectado ou estimulado e previne a detecção repetitiva do próprio QRS ou do potencial evocado, além de evitar o sensoriamento da onda T e de potenciais de polarização.
  - Período refratário atrial pós-ventricular (PRAPV ou PVARP): no modo DDD, é o período após um evento ventricular detectado ou estimulado durante o qual o canal atrial não responde a eventos detectados. Isso é relevante sobretudo em pacientes com condução ventriculoatrial (VA) por evitar que uma onda P retrógrada desencadeie nova resposta ventricular ou para prevenir nova estimulação ventricular em caso de *oversensing* da onda R no canal atrial.
  - Período refratário atrial total (PRAT): é a soma do IAV com o PVARP (PRAT = IAV + PVARP), iniciado por um evento atrial detectado ou estimulado.
  - *Blanking* ou cegamento: é a fase inicial dos períodos refratários cuja sensibilidade do canal é praticamente desligada. Há os períodos de *blanking* ventricular (PBV), *blanking* atrial (PBA) e *blanking* atrial pós-ventricular (PBAPV).

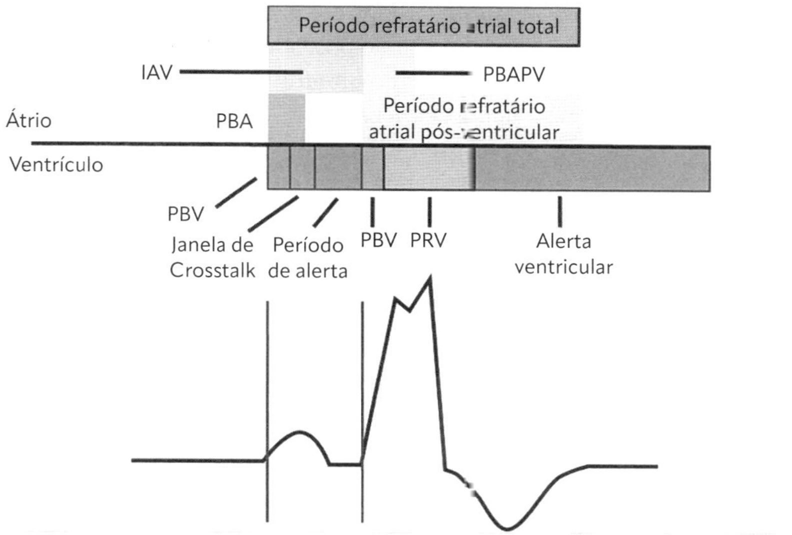

FIGURA 1 Representação dos ciclos temporais em marca-passos bicamerais no modo DDD. Este modo engloba todos os ciclos temporais presentes nos outros modos de estimulação.

IAV: intervalo atrioventricular; PBA: período de *blanking* atrial; PBAPV: período de *blanking* atrial pós-ventricular; PBV: período de *blanking* ventricular; PRV: período refratário ventricular.

O QRS ESTIMULADO E SUAS MORFOLOGIAS

- A resposta ou potencial evocado representa o complexo QRS completamente comandado pela estimulação artificial. Esse QRS pode apresentar diversas morfologias a depender do local de estimulação no ventrículo, da distância desse ponto ao sistema de condução, da presença de cicatriz miocárdica etc.[13-17]
- QRS de acordo com o local de fixação do eletrodo ventricular:
  - Apical no ventrículo direito:
    - QRS normalmente com morfologia de bloqueio de ramo esquerdo – BRE – (alargado e negativo em V1) e positividade em D1.
    - Eixo do QRS desviado para a esquerda no quadrante superior esquerdo (–60 a –90°).
    - Dez a 20% podem exibir onda R dominante em V1, e ocasionalmente o eixo pode estar no quadrante superior direito com negatividade em D1. A onda R dominante em V1 pode estar relacionada ao posicio-

namento elevado dos eletrodos no tórax (2º ou 3º espaço intercostal) e costuma desaparecer quando posicionado no 5º espaço intercostal.

- Septal/via de saída do ventrículo direito:
  - QRS com morfologia de BRE.
  - Eixo do QRS no quadrante inferior esquerdo (+90 a –30°) que se move para a direita à medida que o eletrodo é posicionado mais alto na via de saída do ventrículo direito.
  - Não costuma gerar onda R dominante em V1 e produz complexos qR em D1 e aVL.
- Ventrículo esquerdo via sistema coronariano posterior/posterolateral:
  - Ondas R altas em V1, sem necessariamente o QRS estar positivo em V2 e V3.
  - QRS pode estar negativo de V4 a V6 em posições mais apicais.
  - Eixo do QRS em geral no quadrante inferior direito (+90 a +180°) ou menos comum no superior direito.
  - Raramente pode existir negatividade em V1, porém nesses casos há uma onda r inicial não dominante.
- Biventricular (ápice do ventrículo direito + seio coronário posterior/posterolateral):
  - Eixo do QRS no quadrante superior direito. Raramente no quadrante superior esquerdo.
  - Onda R dominante em V1.
  - Onda q ou Q em D1, aVL, V5 ou V6 seguido por deflexão positiva.
- Biventricular (via de saída do ventrículo direito/septal + seio coronário posterior/posterolateral):
  - QRS negativo em V1, padrão BRE.
  - Eixo do QRS no quadrante inferior direito (+90° a +180°).

- Quanto mais próximo o ponto de fixação estiver do sistema de condução normal do coração, mais estreitos e fisiológicos serão os complexos QRS. Esse é o princípio de algumas formas de estimulação que ganharam força nos últimos anos, como a estimulação do feixe de His e do ramo esquerdo:
  - His:
    - Seletivo:
      - Linha isoelétrica da espícula ao início do QRS em todas as 12 derivações.
      - Morfologia do QRS é idêntica ao QRS intrínseco nas 12 derivações.
      - A mesma morfologia da onda T e intervalo QT são visualizados em todas as 12 derivações.

    - Não seletivo:
        - Captura simultânea do miocárdio ventricular anterosseptal e do His.
        - Padrão de onda pseudodelta iniciando o QRS.
        - Eixo do QRS muito similar ao do QRS nativo.
- Ramo esquerdo:
    - Seletivo:
        - Padrão de BRD em V1.
        - Ondas R em V1 a V3 mais proeminentes.
        - Ondas S mais profundas em D1, V5 e V6.
        - Duração da espícula ao pico da onda R em V6 < 80 ms.
    - Não seletivo:
        - Componente terminal positivo em V1.
        - Pseudodelta em V5 e V6.
        - Duração da espícula ao pico da onda R em V6 de 80 a 95 ms.

EXEMPLOS

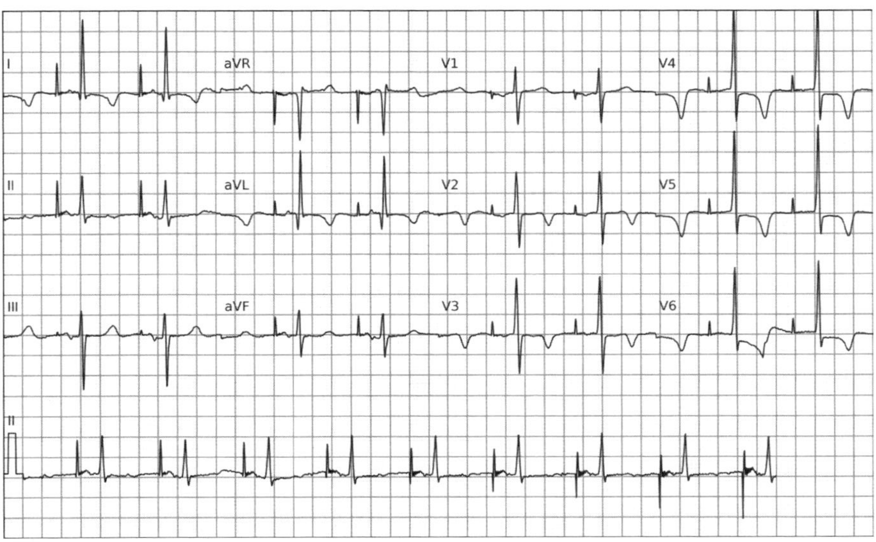

Marca-passo comandando átrio. Presença de espículas atriais precedendo a onda P.

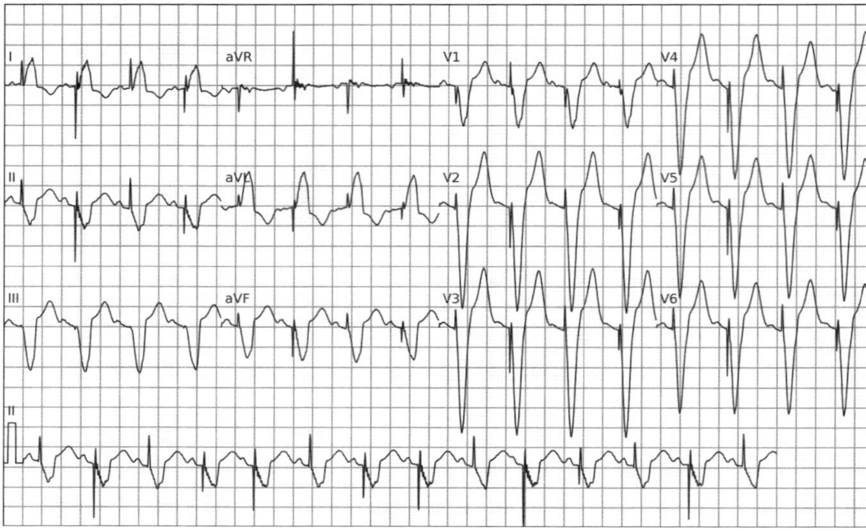

Marca-passo seguindo átrio e comandando ventrículo. Presença de onda P sinusal e espículas ventriculares precedendo os complexos QRS.

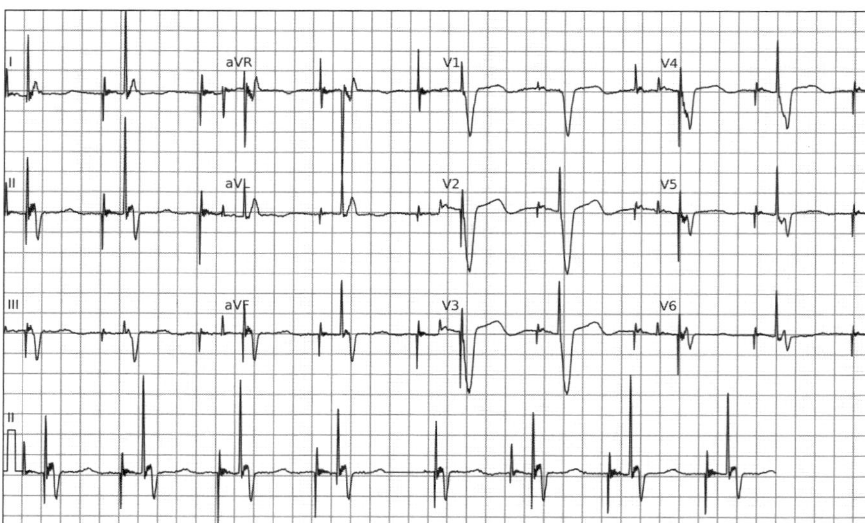

Marca-passo comandando átrio e ventrículo. Presença de espículas precedendo tanto as ondas P quanto os complexos QRS.

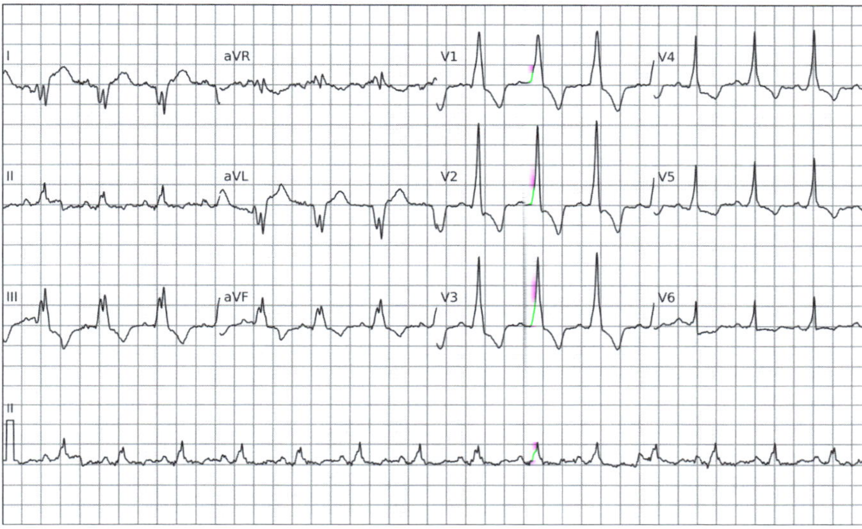

Marca-passo com eletrodos epicárdicos. Comando ventricular por intermédio de marca-passo com eletrodo epicárdico no ventrículo esquerdo produzindo complexos QRS positivo em V1. As espículas não são visualizadas.

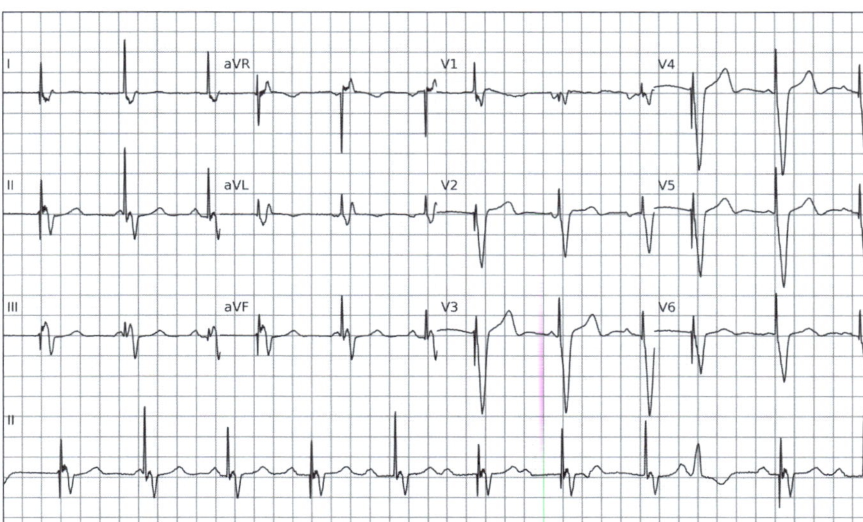

Marca-passo comandando ventrículo. Dissociação atrioventricular e marca-passo em modo VVI comandando ventrículo. Há também uma extrassístole ventricular isolada.

REFERÊNCIAS

1. Sanches PCR, Moffa PJ. Eletrocardiograma: normal e patológico – Tranchesi. São Paulo: Roca; 2001.
2. Alencar Neto JN de. Tratado de ECG. Salvador: Sanar; 2022.
3. Scheffer MK, Ohe LN, Alencar Neto JN de. Manual prático de eletrocardiograma do Setor de Emergências do Instituto Dante Pazzanese de Cardiologia. São Paulo: Editora dos Editores; 2022.
4. Bayes de Luna A, Fiol-Sala M, Bayes-Genis A, Baranchuk A. Clinical Electrocardiography: a textbook. 5.ed. Hoboken, NJ: Wiley; 2022.
5. Libby P, Bonow RO, Mann DL, Tomaselli GF. Braunwald's heart disease: a textbook of cardiovascular medicine. 12.ed. Philadelphia: Elsevier; 2022.
6. Barold SS, Stroobandt RX, Sinnaeve AF. Cardiac pacemakers and resynchronization step-by-step [Internet]. Wiley; 2010.
7. Ellenbogen KA, Wilkoff BL, Kay GN, Lau CP, et al. Clinical cardiac pacing, defibrillation and resynchronization therapy. 5.ed. Elsevier; 2016.
8. Locati ET, Bagliani G, Testoni A, Lunati M, Padeletti L. Role of surface electrocardiograms in patients with cardiac implantable electronic devices. Card Electrophysiol Clin. 2018;10(2):233-55.
9. Mond HG. Interpreting the normal pacemaker electrocardiograph. Hear Lung Circ. 2019;28(2):223-36.
10. Berstein AD, Camm AJ, Fletcher RD, Gold RD, Rickards AF, Smyth NP, et al. The Naspe/BPEG generic pacemaker code for antibradyarrhythmia and adaptive-rate pacing and antitachyarrhythmia devices. Pacing Clin Electrophysiol. 1987;10(4):794-9.
11. Bernstein AD, Daubert J, Fletcher RD, Hayes DL, Lüderitz B, Reynolds DW, et al. The revised Naspe/BPEG generic code for antibradycardia, adaptive-rate, and multisite pacing. Pacing Clin Electrophysiol. 2002;25(2):260-4.
12. Harper RJ, Brady WJ, Perron AD, Mangrum M. The paced electrocardiogram: issues for the emergency physician. Am J Emerg Med. 2001;19(7):551-60.
13. Chung MK, Patton KK, Lau CP, Dal Forno ARJ, et al. 2023 HRS/APHRS/LAHRS guideline on cardiac physiologic pacing for the avoidance and mitigation of heart failure. Hear Rhythm. 2023;20(9):e17-91.
14. Burri H, Jastrzebski M, Cano Ó, Čurila K, et al. EHRA clinical consensus statement on conduction system pacing implantation: endorsed by the Asia Pacific Heart Rhythm Society (APHRS), Canadian Heart Rhythm Society (CHRS), and Latin American Heart Rhythm Society (LAHRS). Europace. 2023;25(4):1208-36.
15. Barold SS, Herweg B. Usefulness of the 12-lead electrocardiogram in the follow-up of patients with cardiac resynchronization devices. Part I. Cardiol J. 2011;19(5):476-86.
16. Barold SS, Herweg B. Usefulness of the 12-lead electrocardiogram in the follow-up of patients with cardiac resynchronization devices. Part II. Cardiol J. 2011;18(6):610-24.
17. Fazelifar A, Jorfi F, Haghjoo M. Electrocardiographic patterns in biventricular pacing delivered by second-generation cardiac resynchronization devices. Indian Pacing Electrophysiol J. 2018;18(1):13-9.

95

Marca-passo: taquicardias

Renan Teixeira Campelo

Portadores de marca-passo podem apresentar arritmias desencadeadas ou sustentadas por mecanismos eletrônicos que são responsáveis por admissões em unidades de emergência com sintomas de palpitações, taquicardia, dispneia, síncope e/ou descompensação de insuficiência cardíaca. Para seu reconhecimento e adequado tratamento, é imprescindível a realização e interpretação do eletrocardiograma (ECG).[1-14]

TAQUICARDIAS RELACIONADAS AO MARCA-PASSO

Taquicardia induzida pelo marca-passo

Corresponde às arritmias induzidas pelo *pace* inapropriado, por exemplo, o fenômeno de R sobre T levando a taquicardia ventricular (TV) e/ou fibrilação ventricular (FV).

Taquicardia conduzida pelo marca-passo

- Ocorre em portadores de marca-passo bicameral programados em modos de estimulação que seguem os eventos atriais, como o DDD.
- Nesse caso, qualquer taquicardia supraventricular – TSV – [sinusal, taquicardia atrial (TA), fibrilação atrial (FA) ou *flutter* atrial (FLA)] sentida no canal atrial irá deflagrar estímulo no ventrículo na mesma frequência, porém limitado apenas pela frequência cardíaca (FC) máxima programada.
- Para evitar isso, os marca-passos têm uma função programável denominada *auto mode switch* (AMS), que reconhece quando os átrios estão com

frequência acima de um valor determinado (em geral 150 a 160 bpm) e realizam a mudança de modo de estimulação para um que não segue os eventos atriais, em geral o modo DDI.

Taquicardia mediada pelo marca-passo

- Ocorre também em portadores de marca-passo bicameral programados em modos de estimulação que seguem os eventos atriais, como o DDD, em pessoas com a propriedade de condução retrógrada ventriculoatrial (VA), seja pelo nó atrioventricular (AV) ou por via anômala. Nesse caso, a taquicardia, também denominada taquicardia por reentrada eletrônica, ocorre quando ondas P retrógradas são sentidas pelo canal atrial fora do período refratário atrial pós-ventricular (PVARP) e desencadeiam nova estimulação ventricular, que por sua vez gera nova onda P retrógrada, seguida por nova deflagração no ventrículo, formando assim um *looping* que estimula o ventrículo na frequência máxima programada.
- Geralmente desencadeada por extrassístoles ventriculares que conduzem retrogradamente para os átrios, ou por falhas de captura atrial.
- O uso de um ímã sob o marca-passo poderá encerrar a taquicardia por anulação da sensibilidade, por consequência há inibição da capacidade de detectar ondas p retrógradas. Do mesmo modo, o aumento do PVARP pode encerrar a taquicardia, pois ondas P sentidas nesse período não deflagram estímulos no ventrículo.

USO DO ÍMÃ NA AVALIAÇÃO DO MARCA-PASSO

- A função do ímã é tirar o poder de sensibilidade do marca-passo, impedindo-o de reconhecer eventos espontâneos. Dessa forma, o dispositivo entra em um modo assíncrono (AOO, VOO ou DOO) com FC estabelecida pelo fabricante, denominada frequência magnética. Com base nessa frequência magnética, é possível determinar o grau de depleção da bateria do marca-passo.
- Quando ocorrem sintomas de palpitações por uma taquicardia por reentrada eletrônica, ela é cessada com o uso do ímã ao promover inibição da sensibilidade, impedindo que a onda P retrógrada perpetue a taquicardia.
- É importante saber que em aparelhos cardioversores desfibriladores (CDI) o ímã tem uma função diferente: em vez de alterar a sensibilidade, ele funciona interrompendo a detecção e a terapia de eventos de taquicardia. O período em que essa função é desativada com o ímã varia de dispositivo para dispositivo, alguns necessitando de nova ativação por meio da telemetria.

EXEMPLOS

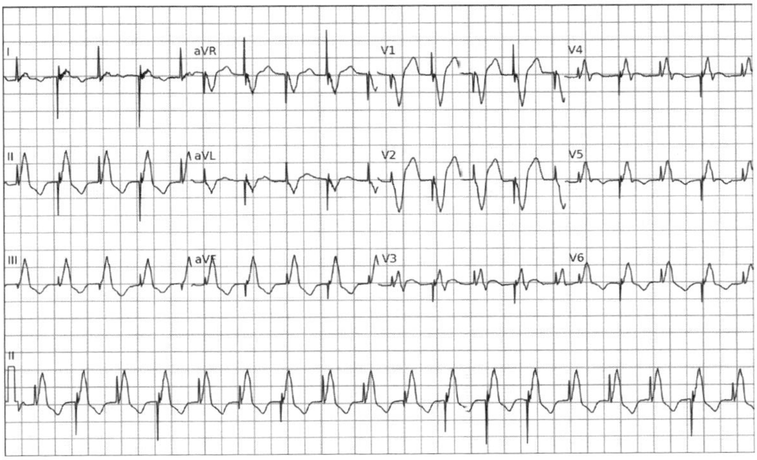

Taquicardia conduzida pelo marca-passo. Ritmo de *flutter* atrial em paciente portador de marca-passo, confirmado pela telemetria. A presença da taquicardia supraventricular sentida no canal atrial deflagrou o estímulo no ventrículo na mesma frequência, porém limitado apenas pela frequência cardíaca máxima programada.

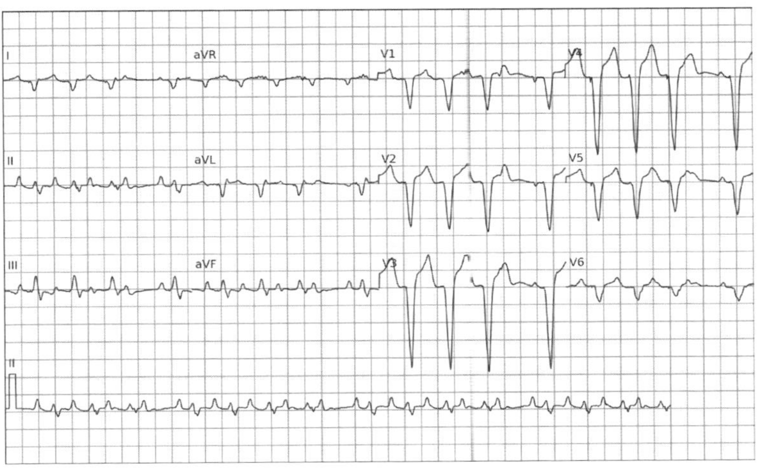

Taquicardia conduzida pelo marca-passo e Wenckebach eletrônico. Ritmo de taquicardia atrial em paciente portador de marca-passo decorrente de bloqueio atrioventricular total. O marca-passo tenta sincronizar os eventos atriais com os ventrículos, produzindo uma espícula a cada onda P. Como a FA é superior à frequência máxima de estimulação programada, o marca-passo retarda a estimulação ventricular, provocando o aumento progressivo do intervalo PR até o momento em que se nota uma onda P que não é seguida de espícula (Wenckebach eletrônico).

REFERÊNCIAS

1. Alencar Neto JN de. Tratado de ECG. Salvador: Sanar; 2022.
2. Barold SS, Stroobandt RX, Sinnaeve AF. Cardiac pacemakers and resynchronization step-by-step [Internet]. Wiley; 2010.
3. Ellenbogen KA, Wilkoff BL, Kay GN, Lau CP, Auricchio A. Clinical cardiac pacing, defibrillation and resynchronization therapy. 5.ed. Elsevier; 2016.
4. Locati ET, Bagliani G, Testoni A, Lunati M, Padeletti L. Role of surface electrocardiograms in patients with cardiac implantable electronic devices. Card Electrophysiol Clin. 2018;10(2):233-55.
5. Harper RJ, Brady WJ, Perron AD, Mangrum M. The paced electrocardiogram: issues for the emergency physician. Am J Emerg Med. 2001;19(7):551-60.
6. Safavi-Naeini P, Saeed M. Pacemaker troubleshooting: common clinical scenarios. Texas Hear Inst J. 2016;43(5):415-8.
7. Mond HG. Interpreting the normal pacemaker electrocardiograph. Hear Lung Circ. 2019;28(2):223-36.
8. Alasti M, Machado C, Rangasamy K, Bittinger L, Healy S, Kotschet E, et al. Pacemaker-mediated arrhythmias. J Arrhythmia. 2018;34(5):485-92.
9. Sciarra L, Nesti M, Palamà Z, Marazzato J, Bagliani G, Leonelli FM, et al. Arrhythmias in patients with implantable devices. Card Electrophysiol Clin. 2019;11(2):363-73.
10. Mulpuru SK, Madhavan M, McLeod CJ, Cha YM, Friedman PA. Cardiac pacemakers: function, troubleshooting, and management: part 1 of a 2-part series. J Am Coll Cardiol. 2017;69(2):189-210.
11. Oseran D, Ausubel K, Klementowicz PT, Furman S. Spontaneous endless loop tachycardia. Pacing Clin Electrophysiol. 1986;9(3):379-86.
12. Luceri RM, Castellanos A, Zaman L, Myerburg RJ. The arrhythmias of dual-chamber cardiac pacemakers and their management. Ann Intern Med. 1983;99(3):354-9.
13. Jacob S, Panaich SS, Maheshwari R, Haddad JW, Padanilam BJ. Clinical applications of magnets on cardiac rhythm management devices. Europace. 2011;13(9):1222-30.
14. Squara F, Chik WW, Benhayon D, Maeda S, Latcu DG, et al. Development and validation of a novel algorithm based on the ECG magnet response for rapid identification of any unknown pacemaker. Hear Rhythm. 2014;11(8):1367-76.

96

Mau posicionamento de V1 e V2

José Nunes de Alencar Neto

O correto posicionamento dos eletrodos é fundamental para a obtenção de um eletrocardiograma (ECG) preciso e informativo.

Infelizmente, erros no posicionamento dos eletrodos precordiais são surpreendentemente comuns, chegando a afetar até 50% dos exames realizados mesmo por técnicos experientes. Essa situação é particularmente preocupante quando se trata das derivações V1 e V2, que são frequentemente as mais atingidas por erros de posicionamento.[1]

Este capítulo tratará dos erros de posicionamento de V1 e V2, suas implicações clínicas e estratégias para sua detecção e correção. Trata-se de um conhecimento essencial que, lamentavelmente, parece ter se perdido em muitos cenários, levando ao absurdo de se ter como padrão o posicionamento de V1 e V2 no segundo espaço intercostal em muitos centros pelo país.

ALTERAÇÕES ELETROCARDIOGRÁFICAS

- Presença de uma onda P exclusivamente negativa em V1 e V2.
- A onda P em V1 e V2 apresenta um padrão *plus-minus* com a porção negativa mais ampla que a positiva.
- Um complexo QRS em V1 e V2 com apagamento da onda r inicial e nascimento de uma onda r final.

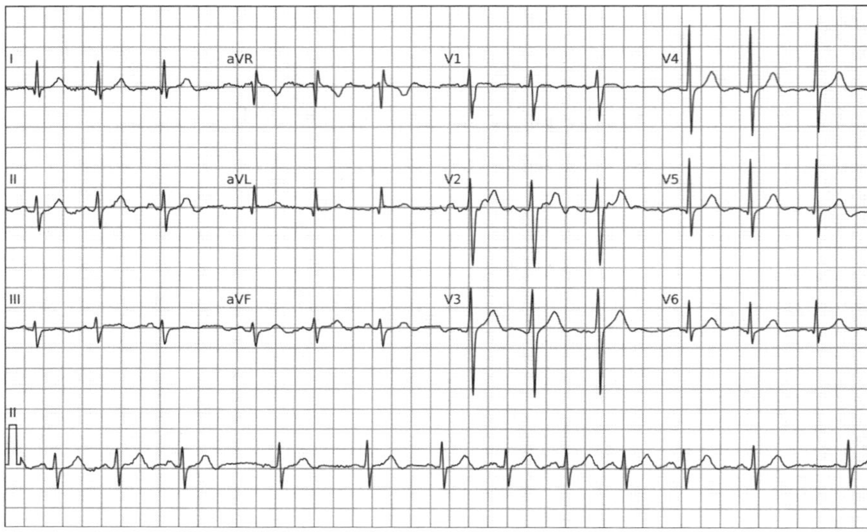

Eletrocardiograma normal. Exame realizado com eletrodos precordiais bem posicionados em indivíduo masculino de 25 anos. Note a presença de arritmia sinusal e a progressão normal da onda R no plano horizontal.

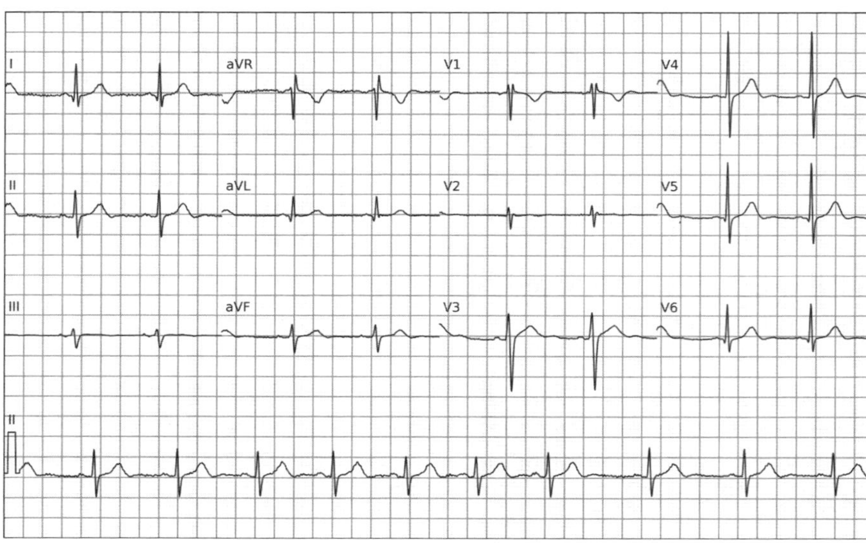

Posicionamento alto de V1 e V2. Eletrocardiograma do mesmo paciente com posicionamento inadequado de V1 e V2, nas regiões infraclaviculares direita e esquerda, respectivamente. Observe o surgimento de uma onda r′ em V1 e a baixa amplitude do QRS em V2.

CONSIDERAÇÕES ELETROCARDIOGRÁFICAS

- A presença de uma onda P exclusivamente negativa em V1 e V2 é uma característica marcante do posicionamento alto dessas derivações.
- A onda P em V1 e V2 habitualmente apresenta um padrão *plus-minus* com a porção negativa mais ampla que a positiva. Se a onda P for apenas negativa nessas derivações, deve-se levantar a suspeita de posicionamento alto dos eletrodos, especialmente se observado em um paciente sem histórico de sobrecarga atrial ou ritmo atrial ectópico.
- Quando observada uma onda P totalmente negativa e ampla, um diagnóstico diferencial de sobrecarga atrial esquerda – SAE – (com sinal de Morris) é o posicionamento alto de V1 e V2.[2]
- O posicionamento alto de V1 e V2 frequentemente produz um padrão rSr', normalmente observado em atletas saudáveis e crianças (ver Padrão rSr' em V1 e V2 – capítulo 13).
- É importante destacar que a presença de ondas Q aparentemente novas pode ser gerada pelo posicionamento alto de V1 e V2. Em contexto clínico inadequado, um infarto septal antigo pode ser pensado.[3]

EXEMPLOS

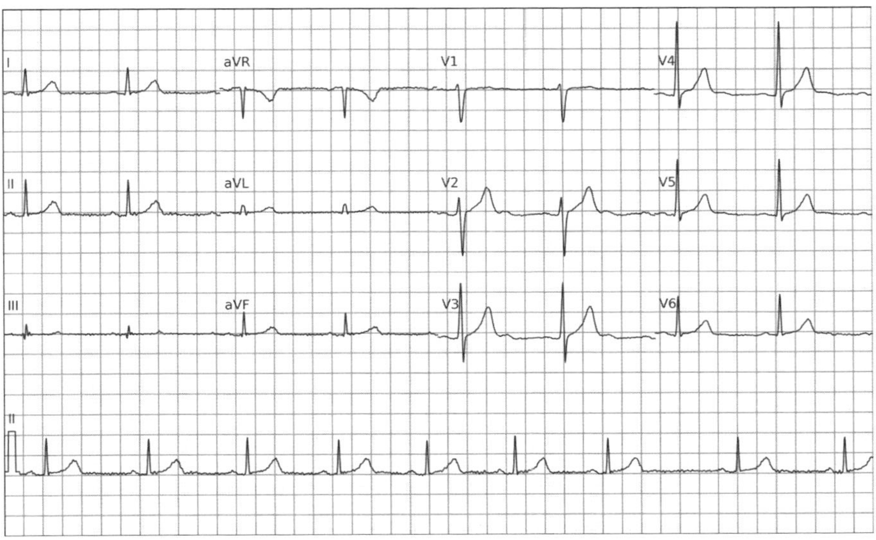

Eletrocardiograma normal. Exame realizado com eletrodos precordiais bem posicionados em indivíduo masculino de 30 anos.

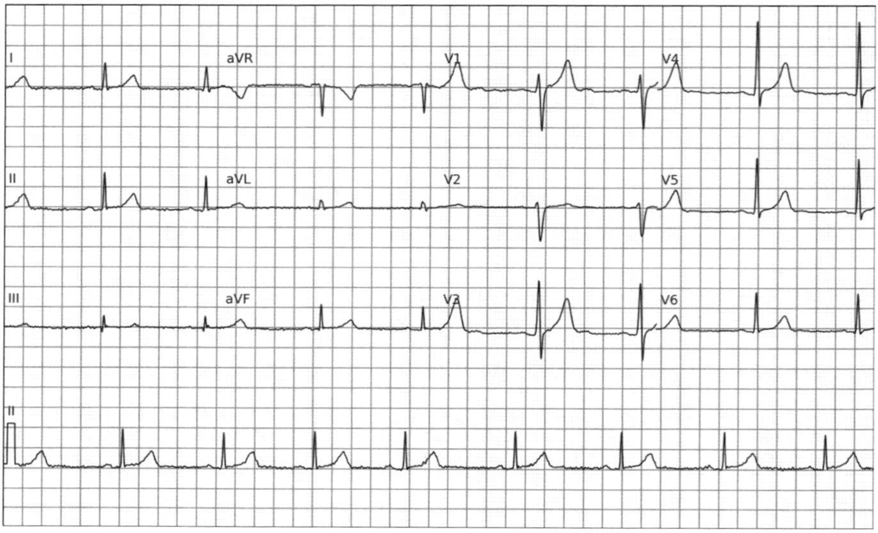

Troca de V1 com V2. Neste eletrocardiograma, do mesmo paciente anterior, os eletrodos de V1 e V2 encontram-se trocados. Compare-o com o ECG normal.

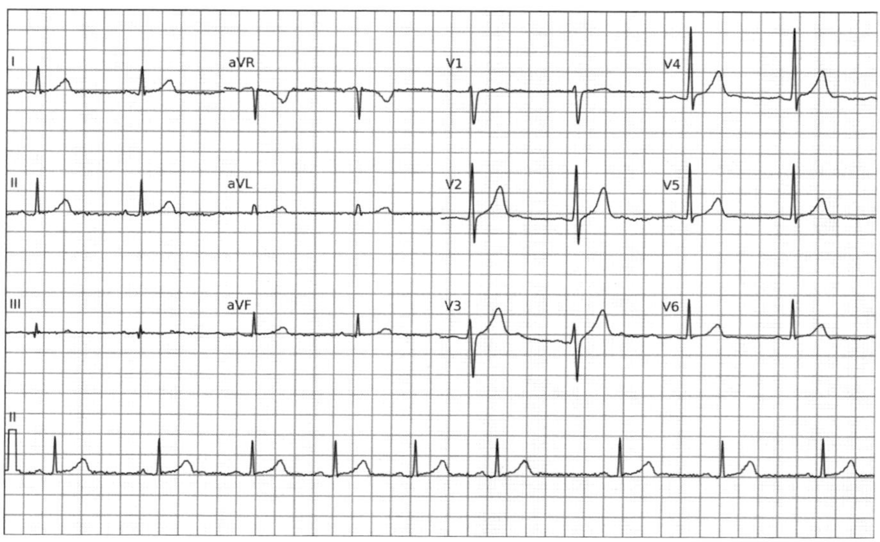

Troca de V2 com V3. Neste eletrocardiograma, do mesmo paciente anterior, os eletrodos de V2 e V3 encontram-se, desta vez, trocados. Compare com o ECG normal e observe a perda da progressão normal da onda R no plano horizontal.

REFERÊNCIAS

1. Walsh B. Misplacing V1 and V2 can have clinical consequences. Am J Emerg Med. 2018;36(5):865-70.
2. Rasmussen MU, Fabricius-Bjerre A, Kumarathurai P, Larsen BS, Domínguez H, Kanters JK, et al. Common source of miscalculation and misclassification of P-wave negativity and P-wave terminal force in lead V1. J Electrocardiol. 2019;53:85-8.
3. Ilg KJ, Lehmann MH. Importance of recognizing pseudo-septal infarction due to electrocardiographic lead misplacement. Am J Med. 2012;125(1):23-7.

97

Onda T hiperaguda

José Nunes de Alencar Neto

Em caso de uma oclusão coronária aguda (OCA), o primeiro tecido a sofrer é o mais distal: o endocárdio. Caso a coronária acometida seja importante o bastante para irrigar toda a parede ventricular, a isquemia, que inicialmente era confinada ao endocárdio, passará a acometer toda a parede, trazendo o eletrocardiograma (ECG) de infarto transmural. Em momentos iniciais após a oclusão, enquanto a isquemia estiver confinada ao endocárdio, o achado eletrocardiográfico esperado é a onda T hiperaguda, o sinal mais precoce e equivalente mais importante de OCA.[1,2]

CRITÉRIOS ELETROCARDIOGRÁFICOS

- Onda T ampla, de base larga e simétrica, frequentemente, mas não sempre, acompanhada de alargamento do intervalo QT.
- Geralmente transitória e observada na fase hiperaguda de uma OCA.

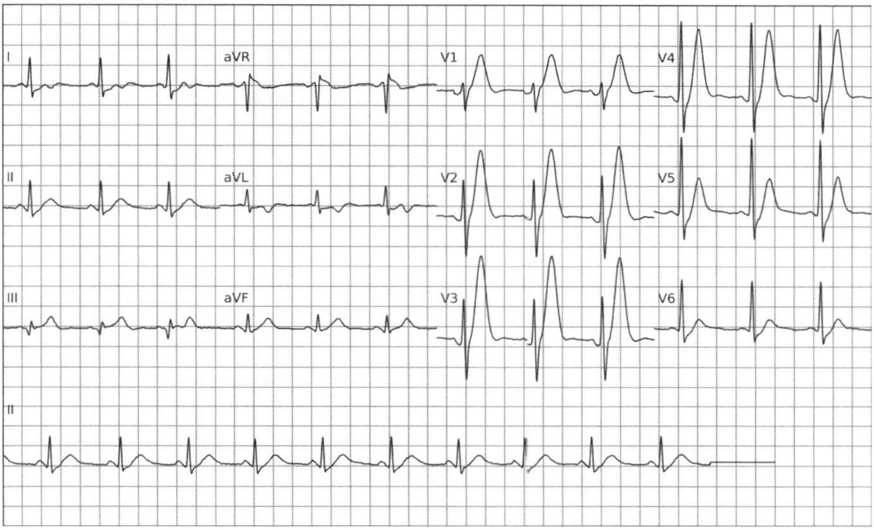

Onda T hiperaguda. Ondas T amplas, de base larga e simétrica nas derivações do plano horizontal em paciente com quadro do dor torácica típica.

DIAGNÓSTICO DIFERENCIAL

- O Quadro 1 lista os principais diagnósticos diferenciais da onda T hiperaguda.
- A onda T primária ocorre quando algum fator patológico altera o gradiente ventricular fisiológico (alteração da excitação celular ou alterações na duração e morfologia do potencial de ação).
- Pode ocorrer por isquemia aguda (neste caso, é dita "hiperaguda"), por alterações metabólicas, uso de antiarrítmicos ou doenças da repolarização ventricular (RV) como canalopatias.

QUADRO 1 Principais diagnósticos diferenciais da onda T hiperaguda

• Hipercalemia.
• Repolarização precoce.
• Canalopatias como síndromes do QT longo congênitos ou adquiridos.
• SVE.

SVE: sobrecarga ventricular esquerda.

EXEMPLOS

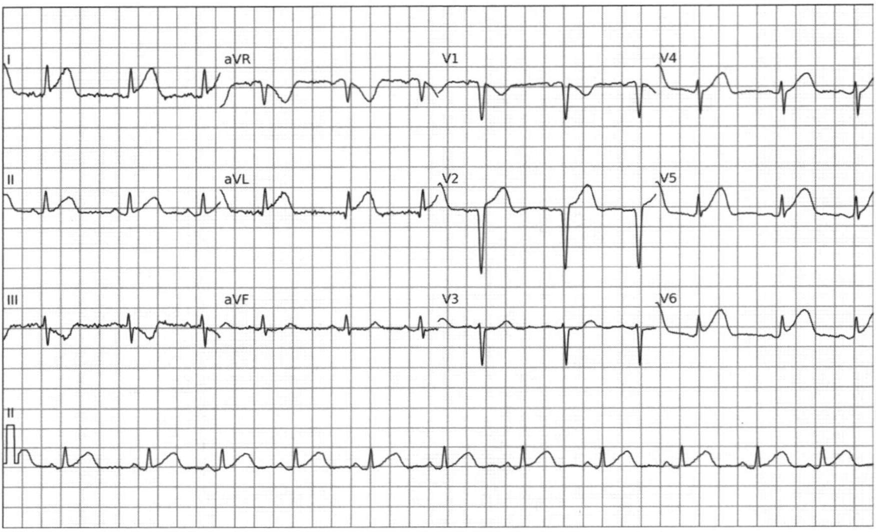

Onda T hiperaguda. Paciente com dor torácica há alguns minutos e eletrocardiograma demonstrando ondas T simétricas e de base larga nas derivações V4 a V6, D1, D2 e aVL.

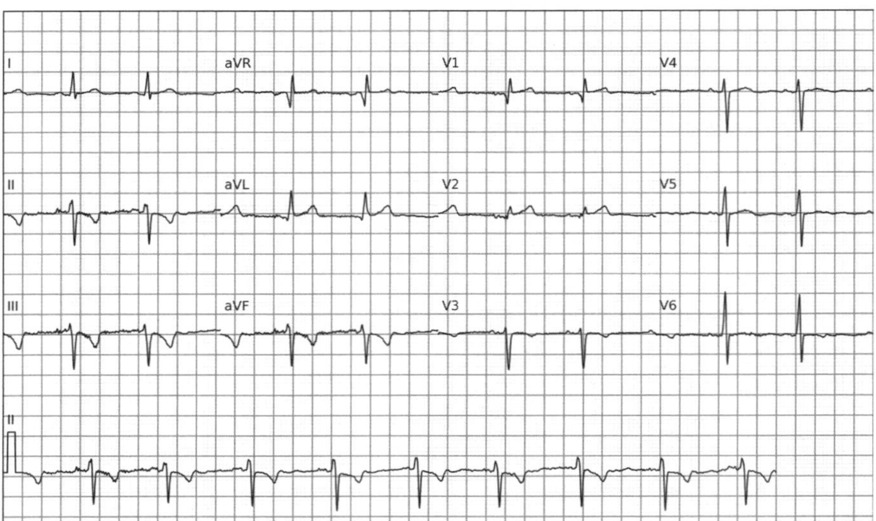

Onda T hiperaguda na parede anterior média. Tendência à simetria da onda T em D1, aVL e V2 em paciente com dor torácica típica.

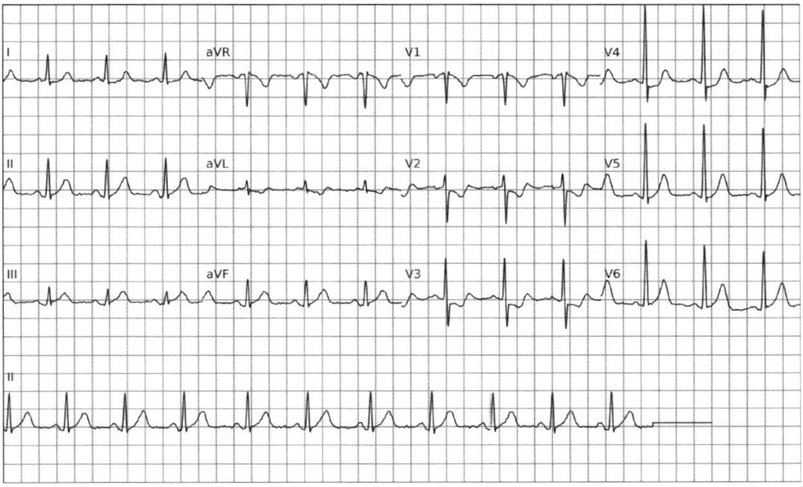

Onda T hiperaguda na parede inferior. Paciente com quadro de dor torácica e eletrocardiograma demonstrando ondas T simétricas em D2, D3 e aVF e infradesnivelamento do segmento ST em aVL, V2 e V3.

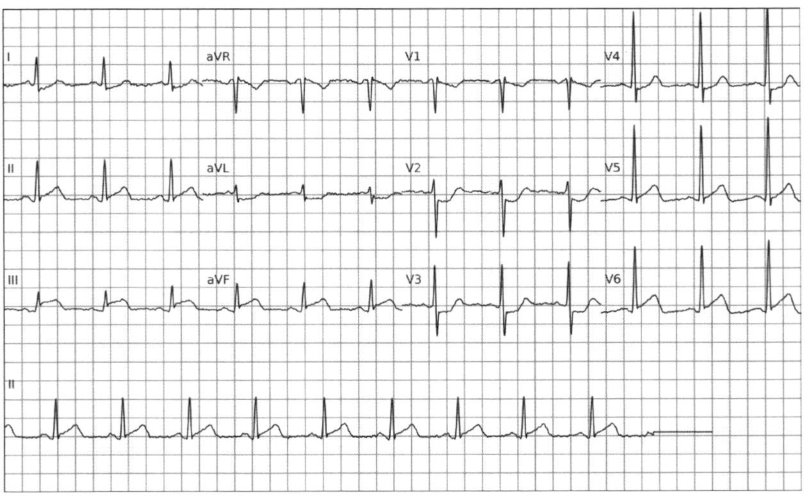

Infarto agudo na parede inferior. Evolução eletrocardiográfica do caso anterior após alguns minutos. Observe o aparecimento do supradesnivelamento do segmento ST em D3 e aVF com infradesnivelamento recíproco em D1, aVL, V2 e V3.

REFERÊNCIAS

1. Alencar Neto JN de. Tratado de ECG. Salvador: Sanar; 2022.
2. Birnbaum Y, Sclarovsky S. The grades of ischemia on the presenting electrocardiogram of patients with ST elevation acute myocardial infarction. J Electrocardiol. 2001;34(4):17-26.

98

Padrão de Aslanger

Willian Perussi Lessa

Em 2020, foi descrito por Aslanger um novo padrão eletrocardiográfico de infarto da parede inferior com oclusão coronária aguda (OCA) associado à doença coronariana multiarterial que não preenche os critérios clássicos de supradesnivelamento do segmento ST em duas derivações contíguas.[1]

CRITÉRIOS ELETROCARDIOGRÁFICOS

- ↑ ST em D3, mas não em outras derivações inferiores.
- ↓ ST em qualquer uma das derivações V4-V6, mas não em V2.
- Segmento ST em V1 > V2.

CONSIDERAÇÕES CLÍNICAS E ELETROCARDIOGRÁFICAS

- Os pacientes que apresentam tais alterações são portadores de múltiplas comorbidades, doença arterial coronariana (DAC) multiarterial e apresentam maior mortalidade em curto e longo prazo.
- A artéria circunflexa é mais frequentemente acometida do que a coronária direita.
- O reconhecimento desse padrão é importante, pois indica um evento aterotrombótico agudo que frequentemente leva a um infarto agudo do miocárdio (IAM) inferior, apesar de o eletrocardiograma (ECG) não mostrar acometimento de supradesnivelamento de ST em derivações contíguas.

- Aslanger descreveu que até 13,3% dos infartos inferiores se apresentam com esse padrão e foram classificados incorretamente como infarto "sem supra".
- Embora não enfatizado nos critérios, o supradesnivelamento do segmento ST em aVR também está presente, devendo ser diferenciado do padrão de "isquemia circunferencial".[2]
- Outro estudo sugeriu que o padrão de Aslanger é útil não apenas para o diagnóstico de infarto, mas também para predizer instabilidade hemodinâmica e mau prognóstico.[3]

EXEMPLOS

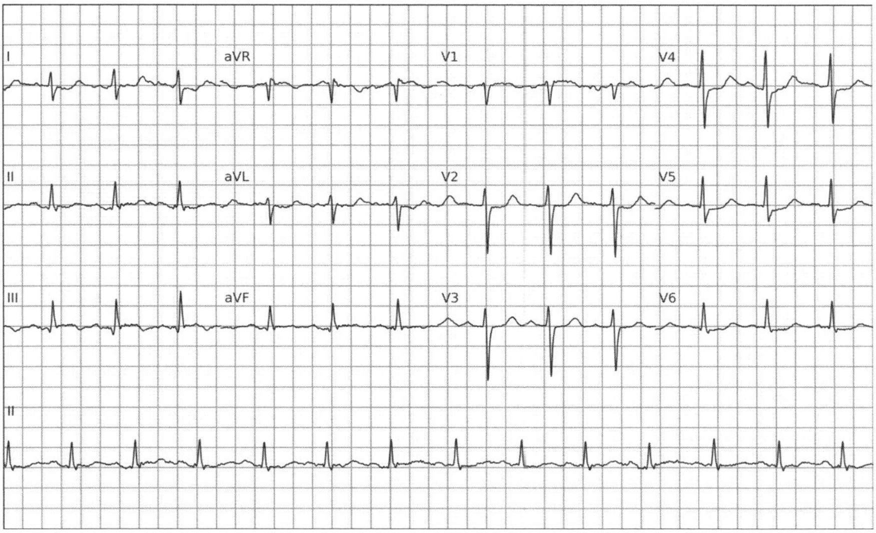

Padrão de Aslanger. Observe o supradesnivelamento do segmento ST isolado em D3, ausente nas demais derivações inferiores. O achado associado de infradesnivelamento do segmento ST de V4 a V6 em paciente com quadro de dor torácica típica sugere o diagnóstico de infarto.

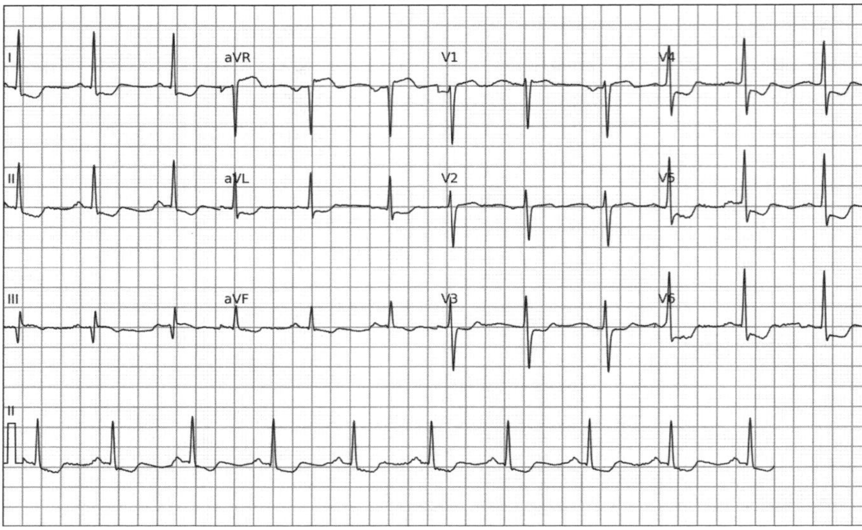

Padrão de Aslanger. Paciente com queixa de dor torácica e supradesnivelamento do segmento ST isolado em D3 (não observado nas demais derivações inferiores), supradesnivelamento de ST em aVR e infradesnivelamento de ST em V3 a V6, D1 e aVL. A angiografia demonstrou doença coronariana multiarterial e oclusão proximal da coronária direita.

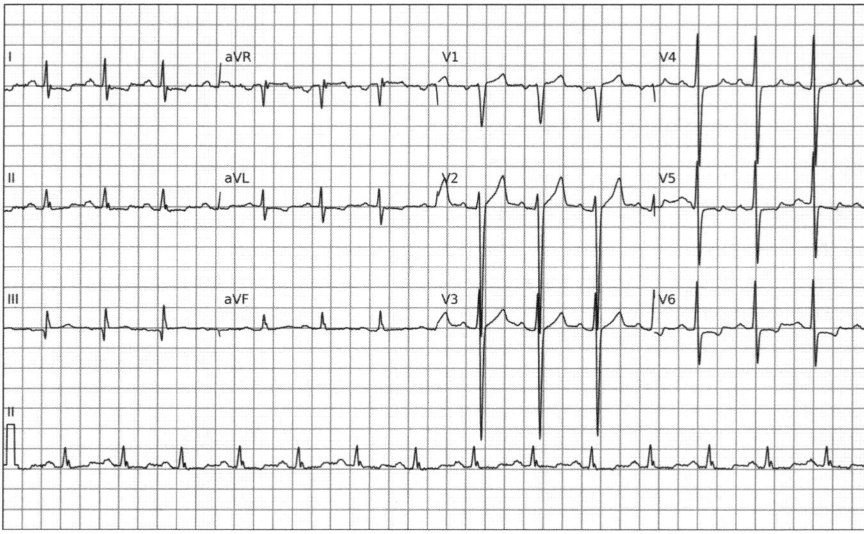

Padrão de Aslanger. Supradesnivelamento do segmento ST isolado em D3 (não é observado nas demais derivações inferiores) e infradesnivelamento do segmento ST em V4 a V6, D1 e aVL.

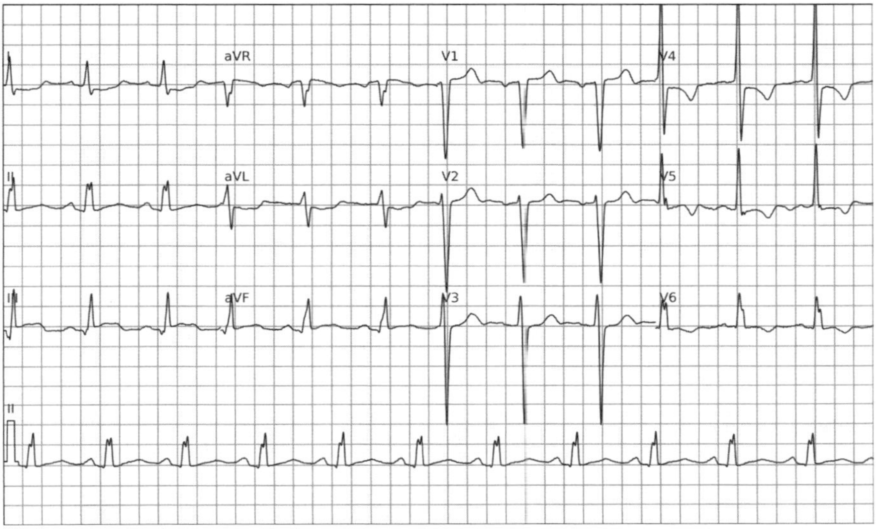

Padrão de Aslanger. Supradesnivelamento do segmento ST isolado em D3, não é observado nas demais derivações inferiores, supradesnivelamento do segmento ST em aVR e infradesnivelamento do segmento ST de V4 a V6, D1 e aVL.

REFERÊNCIAS

1. Aslanger E, Yıldırımtürk Ö, Şimşek B, Sungur A, Cabbar AT, Bozbeyoglu E, et al. A new electrocardiographic pattern indicating inferior myocardial infarction. J Electrocardiol. 2020;61:41-6.
2. Aslanger EK, Smith SW. Response to: "A new electrocardiographic pattern indicating inferior myocardial infarction." J Electrocardiol. 2020;11-2.
3. Miyauchi E, Kuwazuru K, Arikawa R, Tokutake D, Chaen H, Oketani N, et al. Clinical features of the aslanger pattern to compensate for the limitation of ST-elevation myocardial infarction (Stemi) Criteria. Cureus. 2023;15(1):1-7.

99

Padrão de "de Winter"

Sandro Pinelli Felicioni

Amplamente difundido por Robbert J. de Winter em 2008, esse padrão eletrocardiográfico peculiar foi descrito pela primeira vez por William Dressler em 1947.[1,2] Raramente observado na sala de emergência, estima-se que ocorra em apenas 2% dos pacientes com infarto miocárdico anteroapical submetidos à angioplastia primária. No contexto clínico da dor torácica isquêmica, as alterações eletrocardiográficas diagnósticas são descritas a seguir.[1,3]

CRITÉRIOS ELETROCARDIOGRÁFICOS

- Infradesnivelamento do ponto J ≥ 1 mm nas derivações V1-V2 a V6.
- Segmento ST, em geral, apresentando morfologia do tipo ascendente. Porém, pode se apresentar também com as morfologias horizontal ou descendente.
- Ondas T apiculadas, amplas e simétricas (ondas T hiperagudas). A amplitude das ondas T é, em média, de 9 mm (± 3 mm).[4]
- Frequentemente acompanhado por supradesnivelamento do segmento ST ≥ 0,5 mm em aVR e/ou V1.

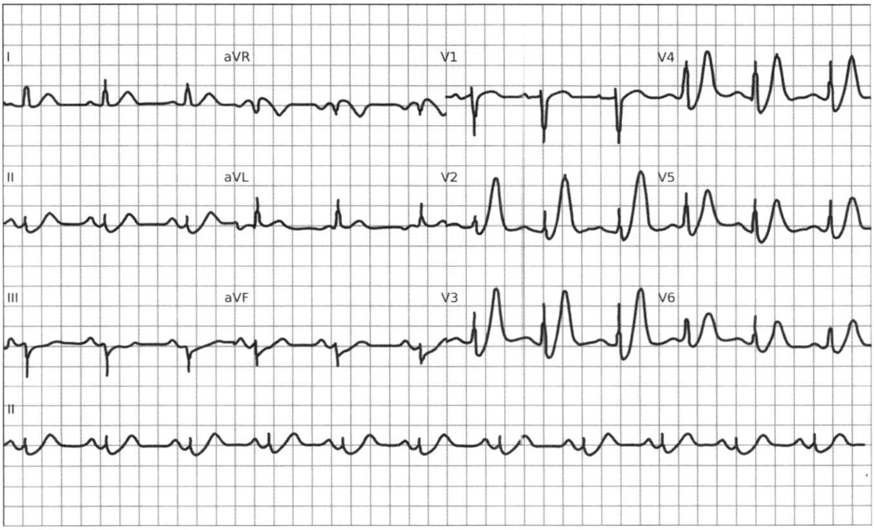

Padrão de "de Winter". Característico infradesnivelamento do ponto J seguido pelo segmento ST com morfologia ascendente e ondas T hiperagudas de V2 a V6.[5]

CONSIDERAÇÕES CLÍNICAS

É de suma importância o reconhecimento imediato desse padrão eletrocardiográfico em todo paciente com dor torácica aguda de origem isquêmica, pois é considerado um equivalente de infarto "com supra". Está muito frequentemente associado à oclusão trombótica ou à suboclusão da artéria descendente anterior.[1,3,4]

DIAGNÓSTICO DIFERENCIAL

O principal diagnóstico diferencial do padrão de "de Winter" é com o infarto da parede lateral. Entretanto, no infarto de parede lateral ocorre supradesnivelamento de ST de V7 a V9 acompanhado por infradesnivelamento de ST com amplitude máxima, em geral, nas derivações V1 a V3 (ao invés de V4 a V6 do padrão de "de Winter")[6] (ver Infarto da parede lateral – capítulo 86).

P • R

EXEMPLOS

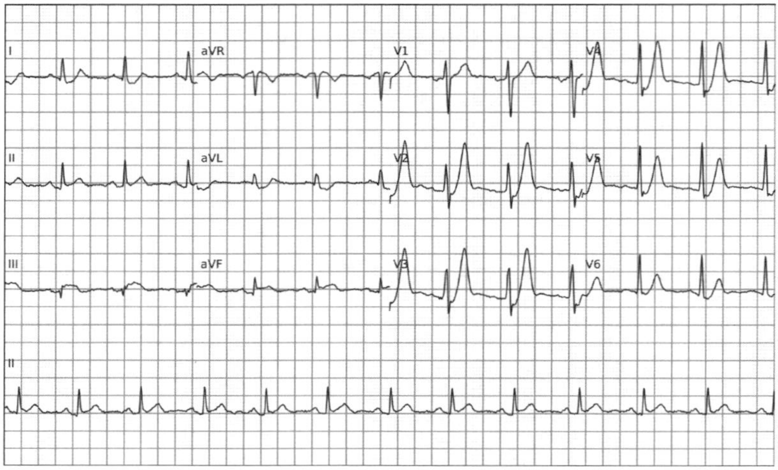

Padrão de "de Winter" e supradesnivelamento do segmento ST na parede inferior. Característico infradesnivelamento do ponto J seguido pelo segmento ST com morfologia ascendente e ondas T hiperagudas nas derivações V2 a V6. A análise cuidadosa permite identificar o supradesnivelamento do segmento ST nas derivações inferiores associado. A angiografia coronária demonstrou oclusão no terço médio da artéria descendente anterior, distal aos ramos septais e diagonais, em uma artéria que cruza o ápice cardíaco e vasculariza parte da porção apical da parede inferior.

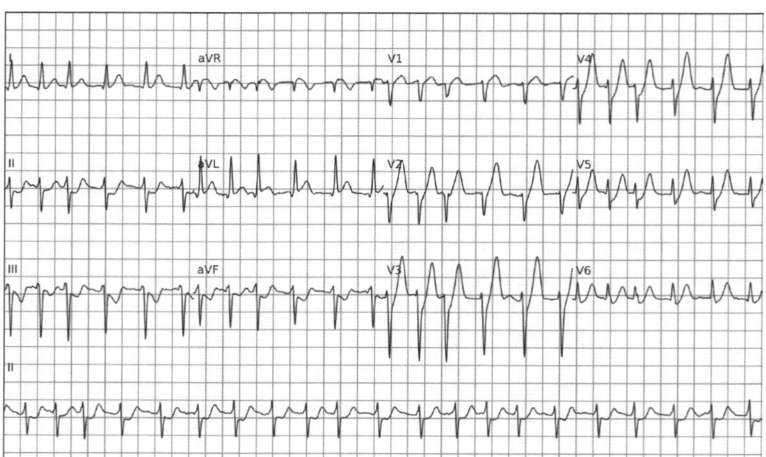

Padrão de "de Winter" com fibrilação atrial. Ritmo de fibrilação atrial caracterizado por intervalos RR irregulares e ausência de onda P, associado ao padrão de "de Winter" de V2 a V6 e ao infradesnivelamento do segmento ST na parede inferior.

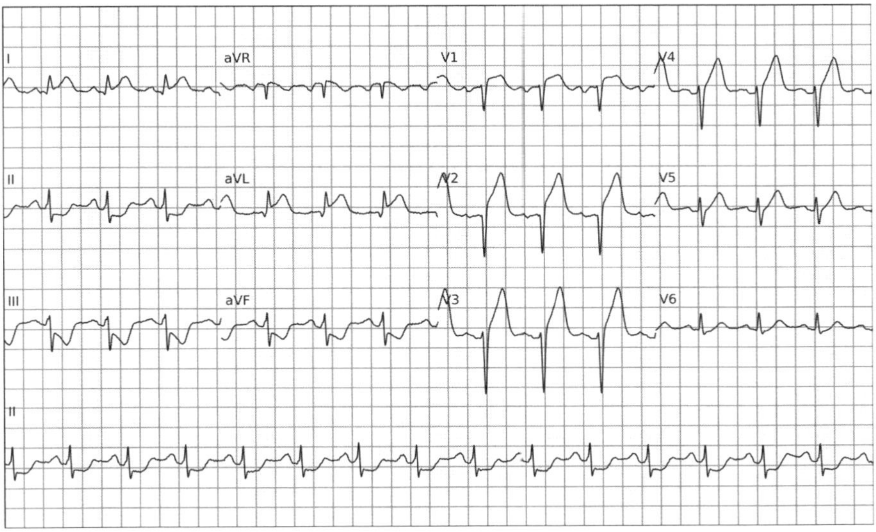

Evolução com supradesnivelamento do segmento ST. Evolução eletrocardiográfica do caso anterior que demonstra o caráter dinâmico do padrão de "de Winter". Houve reversão para ritmo sinusal e aparecimento do supradesnivelamento do segmento ST na parede anterior extensa (V1 a V4, D1 e aVL) com infradesnivelamento recíproco na parede inferior. Esses achados eletrocardiográficos são compatíveis com a oclusão proximal da artéria descendente anterior.

REFERÊNCIAS

1. de Winter RJ, Verouden NJW, Wellens HJJ, Wilde AAM. A new ECG sign of proximal LAD occlusion. N Engl J Med. 2008;359(19):2071-3.
2. Dressler W, Hugo R. High T waves in the earliest stage of myocardial infarction. Am Heart J. 1947;34(5):627-45.
3. Verouden NJ, Koch KT, Peters RJ, Henriques JP, Baan J, van der Schaaf RJ, et al. Persistent precordial "hyperacute" T-waves signify proximal left anterior descending artery occlusion. Heart. 2009;95(20):1701-6.
4. Zhan ZQ, Li Y, Han LH, Nikus KC, Birnbaum Y, Barranchuk A. The de Winter ECG pattern: distribution and morphology of ST depression. Ann Noninvasive Electrocardiol. 2020;25(5):1-9.
5. Wang H, Dai X-C, Zhao Y-T, Cheng X-H. Evolutionary de Winter pattern: from de Winter ECG to Stemi: a case report. BMC Cardiovasc Disord. 2020;20(1):324.
6. Morris NP, Body R. The De Winter. ECG pattern: morphology and accuracy for diagnosing acute coronary occlusion: systematic review. Eur J Emerg Med. 2017;24(4):236-42.

100

Padrão de supradesnivelamento de ST em lápide

Matheus Kiszka Scheffer

O supradesnivelamento do segmento ST em lápide (*tombstoning ST segment elevation*) é um padrão eletrocardiográfico de infarto de fácil reconhecimento e que está associado a extenso dano miocárdico, fração de ejeção reduzida e pior prognóstico. Recebe esse nome pelo fato de o padrão morfológico convexo do segmento ST se assemelhar a uma lápide e inferir maior mortalidade.

Os critérios eletrocardiográficos foram descritos por Wimalaratna[1] e posteriormente modificados por Guo.[2]

CRITÉRIOS ELETROCARDIOGRÁFICOS

- Ausência de onda R reconhecível ou onda R com duração ≤ 40 ms e amplitude mínima.
- Supradesnivelamento de ST convexo ascendente que se une com a porção descendente da onda R ou com a porção ascendente do complexo QS/QR.
- Pico do segmento ST na maior que a onda R.
- Segmento ST que se funde na onda T.

CONSIDERAÇÕES CLÍNICAS

- O padrão em lápide ocorre em 10 a 26,1% dos pacientes que se apresentam com infarto "com supra".[3] Aparece mais frequentemente na parede anterior em razão de oclusão proximal da artéria descendente anterior.[2]

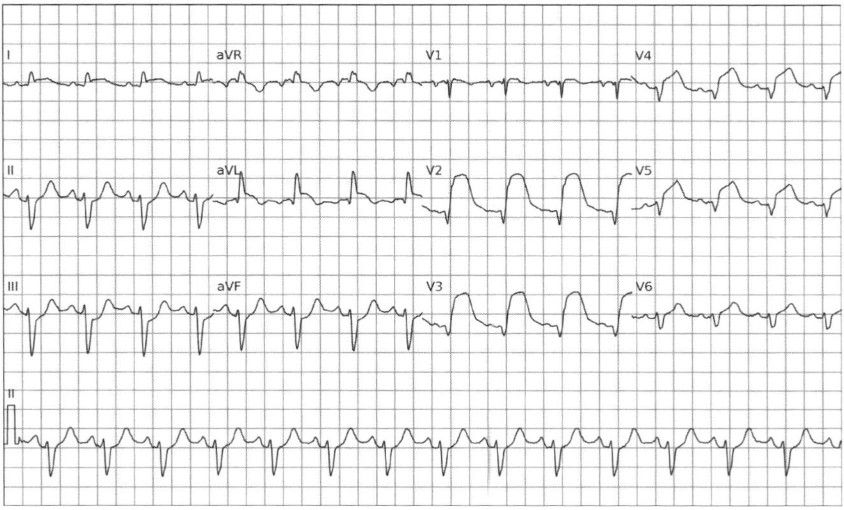

Supradesnivelamento do segmento ST em lápide. Infarto agudo da parede anterior extensa identificado pela presença de supradesnivelamento de ST em V2 a V6, D1 e aVL. O padrão morfológico do segmento ST nas derivações precordiais lembra o formato de uma lápide e indica grande área de miocárdio em risco e pior prognóstico. Observam-se também bloqueio divisional anterossuperior, ondas Q patológicas de V1 a V3 e infradesnivelamento recíproco na parede inferior.

- Os mecanismos fisiopatológicos envolvidos na formação desse padrão incluem o atraso da condução transmural e o bloqueio de condução intramiocárdico.
- A extensão do infarto e a disfunção ventricular esquerda resultante explicam a maior incidência de complicações (insuficiência cardíaca e fibrilação ventricular – FV) e mortalidade associadas a esse padrão morfológico.[2,4,5]
- Algumas hipóteses complementares foram propostas para explicar o pior prognóstico e incluem: dano miocárdico extremamente rápido, pobre circulação colateral, doença coronariana difusa, efeito protetor miocárdico inadequado com ausência de história de angina prévia ao infarto e elevada tensão parietal. Aparentemente a oclusão de uma artéria coronária que irriga uma área extensa de tecido miocárdio não protegido por colaterais ou pré-condicionamento isquêmico resulta em lesão transmural que rapidamente progride para um infarto completo com as características do padrão eletrocardiográfico em lápide.[2,3]

P • R

EXEMPLOS

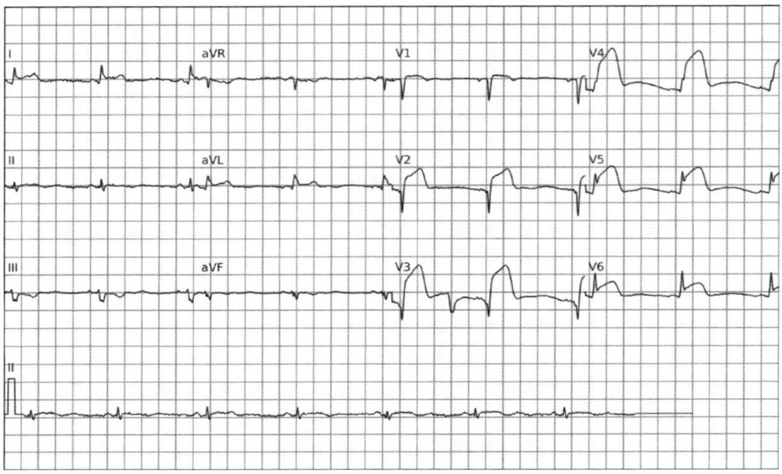

Supradesnivelamento do segmento ST em lápide. Infarto agudo da parede anterior extensa: supradesnivelamento de ST em V1 a V6, D1 e aVL. Há também ondas Q patológicas de V1 a V5. O padrão morfológico do segmento ST nas derivações precordiais lembra o desenho de uma lápide e indica grande área de miocárdio em risco e pior prognóstico.

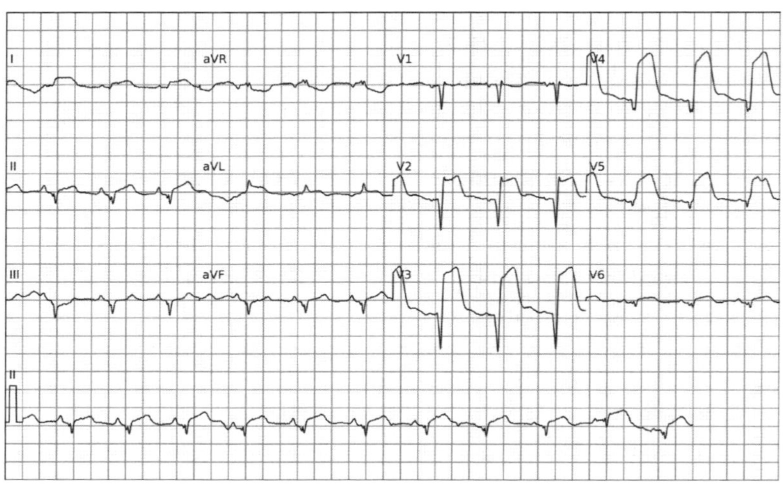

Supradesnivelamento do segmento ST em lápide. Infarto agudo da parede anterior extensa: supradesnivelamento de ST em V2 a V6, D1 e aVL. O supradesnivelamento convexo e sua fusão do segmento ST e onda T lembram o formato de uma lápide. Há também área eletricamente inativa na parede inferior com desvio de eixo para a esquerda.

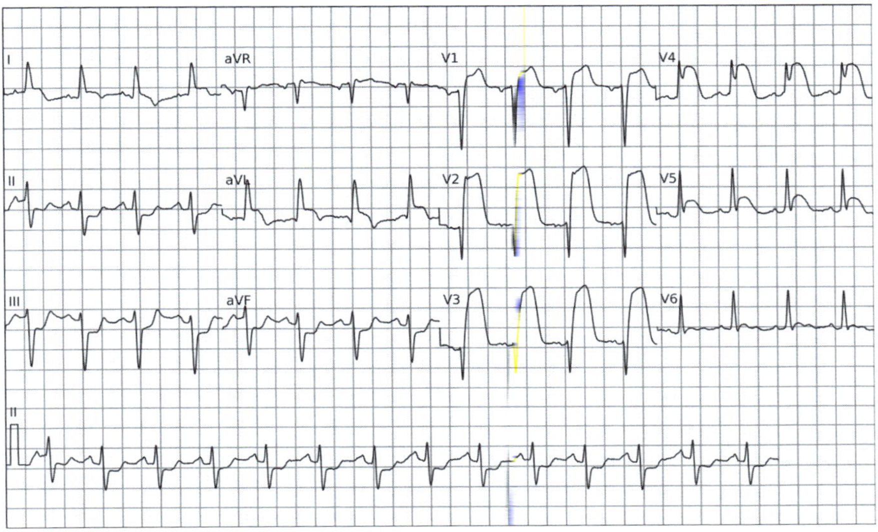

Supradesnivelamento do segmento ST em lápide. Infarto agudo da parede anterior extensa com supradesnivelamento de ST em V1 a V5, D1 e aVL, além de infradesnivelamento recíproco na parede inferior.

REFERÊNCIAS

1. Wimalaratna HSK. "Tombstoning" of ST segment in acute myocardial infarction. Lancet. 1993;342(8869):496.
2. Guo XH, Yap YG, Chen LJ, Huang J, et al. Correlation of coronary angiography with "tombstoning" electrocardiographic pattern in patients after acute myocardial infarction. Clin Cardiol. 2000;23(5):347-52.
3. Balci B. Tombstoning ST-elevation myocardial infarction. Curr Cardiol Rev. 2009;5(4):273-8.
4. Kukla P, Dudek D, Szczuka K. "Tombstoning" of ST segment in acute myocardial infarction: effect on clinical course. Kardiol Pol. 2006;64(3):275-80.
5. Balci B, Yesildag O. Correlation between clinical findings and the "tombstoning" electrocardiographic pattern in patients with anterior wall acute myocardial infarction. Am J Cardiol. 2003;92(11):1316-8.

101

Parada sinusal

Mariana Carvalheiro Moretti Rodrigues

A parada sinusal decorre da interrupção repentina da geração de impulso pelo nó sinusal.[1] É definida no eletrocardiograma (ECG) como uma pausa na atividade sinusal superior a 1,5 vez o ciclo PP básico.[2] Pausas de 2 a 3 segundos podem ser observadas em indivíduos normais (p. ex., no período do sono em atletas) e não manifestar sintomas. No entanto, a partir de 3 segundos, normalmente estão associadas a disfunções do nó sinusal, podendo ou não produzir sintomas.[2,3]

CRITÉRIOS ELETROCARDIOGRÁFICOS

- Ausência temporária de atividade sinusal superior a 1,5 vez o ciclo PP básico

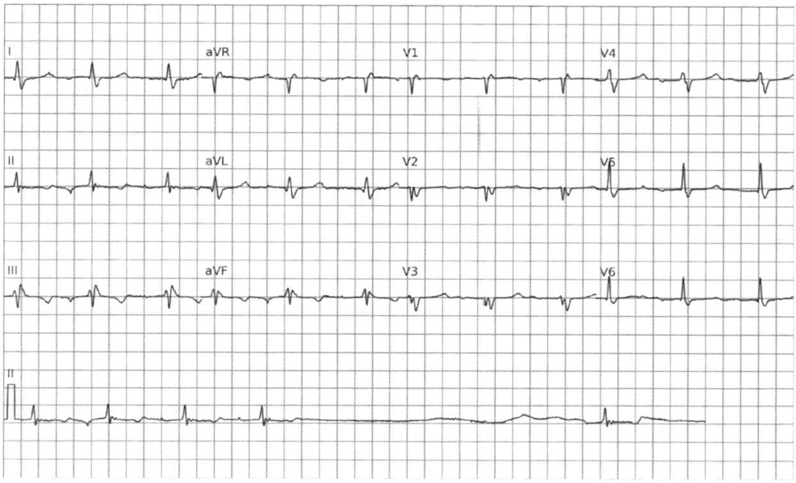

Parada sinusal. Ausência de atividade atrial por um período de 3,8 segundos.

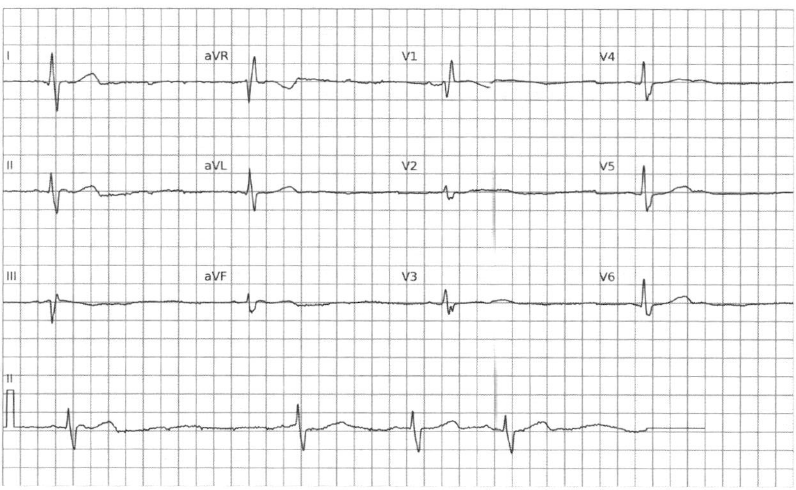

Parada sinusal. Ausência de atividade atrial por um período de 2,6 segundos.

REFERÊNCIAS

1. Kusumoto FM, Schoenfeld MH, Barrett C, Edgerton JR, Ellenbogen KA, Gold MR, et al. 2018 ACC/AHA/HRS guideline on the evaluation and management of patients with bradycardia and cardiac conduction delay. J Am Coll Cardiol. 2019;74(7):e51-156.
2. Samesima N, God EG, Kruse JCL, Leal MG, et al. Diretriz da Sociedade Brasileira de Cardiologia sobre a Análise e Emissão de Laudos Eletrocardiográficos – 2022. Arq Bras Cardiol. 2022;93 (3 Suppl 2):2-19.
3. Issa Z, Miller J, Zipes D. Clinical arrhythmology and electrophysiology: a companion to Braunwald's heart disease. 3.ed. Philadelphia: Elsevier; 2019.

102

Parassístole

José Nunes de Alencar Neto

Para compreender a complexidade da parassístole, proponho um exercício mental. Imagine que você está parado no trânsito, esperando para virar à direita no próximo semáforo. Você e o motorista do carro à sua frente sinalizam para a direita, mas os veículos são de marcas diferentes, resultando em piscas de diferentes frequências. Embora as luzes pisquem de forma distinta, haverá momentos em que elas parecem piscar juntas, apenas para se dessincronizarem em seguida.

A parassístole, fenômeno descrito pela primeira vez em 1917, se assemelha a essa experiência do trânsito. Nesse fenômeno, há um "bloqueio de comunicação" entre dois focos no coração. O nó sinusal recebe o estímulo da extrassístole, mas o foco ectópico não recebe o estímulo do nó sinusal, criando um cenário de bloqueio de entrada – as células próximas ao foco estão sempre bloqueadas, impedindo a "entrada" do estímulo sinusal.[1] Assim como as luzes dos veículos em nosso exemplo, o ritmo sinusal e o ritmo ectópico batem em frequências distintas, resultando em intervalos de acoplamento variáveis e, ocasionalmente, fusões entre os complexos. Embora a parassístole possa apresentar intervalos de acoplamento fixos, isso ocorre apenas em situações de extrema casualidade e coincidência de ritmos.

CRITÉRIOS ELETROCARDIOGRÁFICOS

- O ritmo sinusal apresenta-se despolarizando de forma constante a uma frequência X.
- O ritmo ectópico mantém-se constante a uma frequência Y.
- As frequências X e Y são distintas (X ≠ Y).
- Essa discrepância entre as frequências acarreta intervalos de acoplamento variáveis.
- Em alguns momentos pode ocorrer fusão entre os complexos.

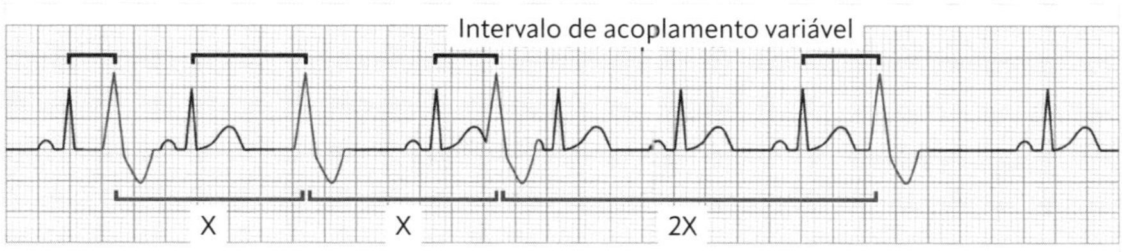

Parassístole. O foco de disparo ventricular ocorre com frequência mais baixa que o ritmo sinusal e se manifesta com intervalos de acoplamento variáveis. O foco ectópico nem sempre despolariza os ventrículos, visto que pode disparar enquanto os ventrículos se encontram em período refratário em razão da ativação pela via de condução normal. Entretanto, o intervalo entre dois batimentos ectópicos sempre será múltiplo da taxa de disparo do foco ectópico.

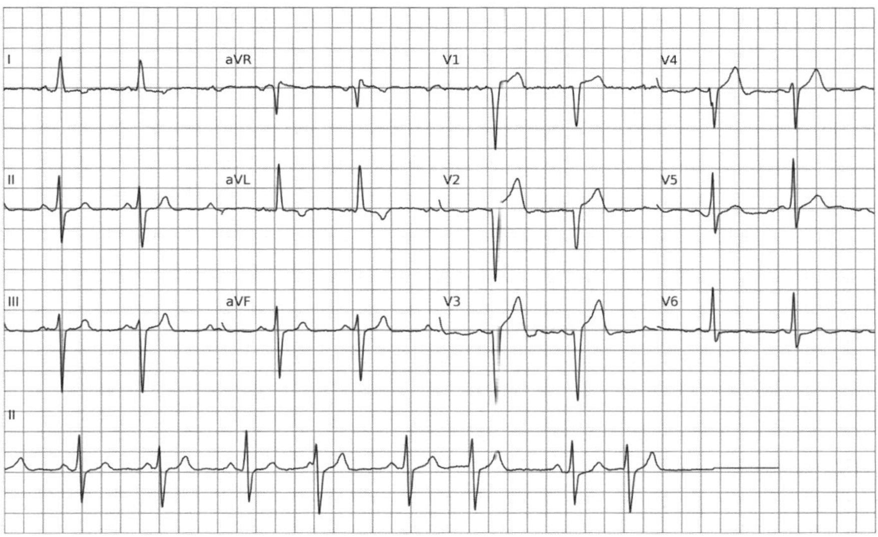

Parassístole. Note a presença de dois ritmos distintos e independentes entre si. O sinusal mantém um intervalo PR constante a cada batimento e um ritmo com QRS ligeiramente mais largo e com desvio de eixo para a esquerda, sugerindo que o foco desse ritmo se origina no fascículo posteroinferior.

REFERÊNCIA

1. Alencar Neto JN de. Tratado de ECG. Salvador: Sanar; 2022.

103

Pericardite aguda

José Nunes de Alencar Neto

A pericardite aguda é uma condição inflamatória do pericárdio que se manifesta por meio de uma variedade de sintomas e achados clínicos. A dor torácica pleurítica, que pode ser aliviada ao sentar-se inclinado para a frente, é a característica central da doença. A presença de febre, atrito pericárdico audível durante a auscultação cardíaca e alterações no eletrocardiograma (ECG) podem complementar o quadro clínico. A condição pode ocorrer com ou sem a presença de derrame pericárdico.

O diagnóstico e o manejo da pericardite aguda, portanto, requerem muita suspeição clínica, um exame físico cuidadoso, avaliação eletrocardiográfica e, muitas vezes, a investigação de possíveis etiologias subjacentes.[1,2]

Este capítulo vai explorar em detalhes os aspectos centrais dessa condição complexa.

ALTERAÇÕES ELETROCARDIOGRÁFICAS

- Taquicardia sinusal.
- Supradesnivelamento difuso do segmento ST > 1 mm.
- Infradesnivelamento do segmento PQ.
- Sinal de Spodick (desnivelamento do segmento TP).
- Infradesnivelamento do segmento ST em aVR e V1.

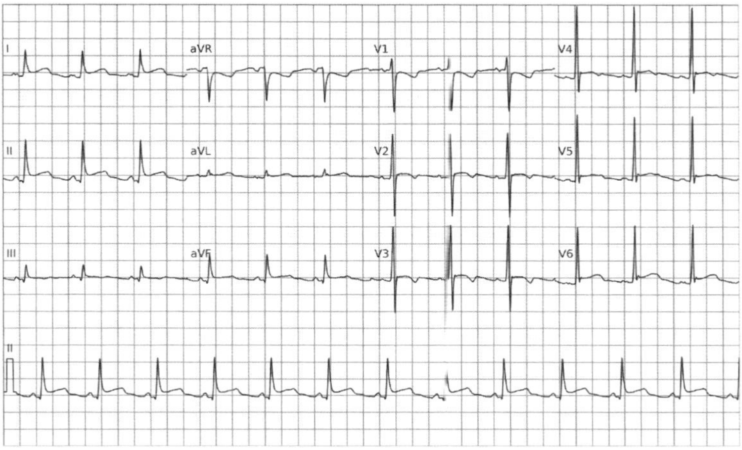

Pericardite aguda. Eletrocardiograma exibindo supradesnivelamento difuso do segmento ST, infradesnivelamento do segmento ST em V1 e aVR e infradesnivelamento do segmento PR. Além disso, é possível observar o sinal de Spodick em D2.

ETIOLOGIA

- A pericardite aguda pode ter várias etiologias, muitas das quais podem ser desafiadoras para identificar.
- A causa mais comum é idiopática, provavelmente de origem viral. No entanto, infecções bacterianas (como a tuberculose), fúngicas, condições autoimunes (como o lúpus eritematoso sistêmico e artrite reumatoide), uremia, hipotireoidismo, efeitos colaterais de drogas (como a hidralazina), malignidades e pericardite pós-infarto (como a síndrome de Dressler ou a pericardite epistenocárdica) também podem ser responsáveis.[3]

CONSIDERAÇÕES CLÍNICAS E ELETROCARDIOGRÁFICAS

- O ECG desempenha um papel crucial no diagnóstico da pericardite aguda, com a taquicardia sinusal sendo a alteração mais comum, geralmente em razão de dor ou efusão pericárdica.
- A inflamação do pericárdio pode interromper o potencial de ação no miocárdio adjacente, resultando em supradesnivelamento de ST característico ao ECG.
- Como a inflamação pericárdica é geralmente difusa, as correntes de lesão observadas não se alinham com territórios coronários específicos, como é o caso das síndromes coronarianas agudas (SCA).

- O envolvimento dos átrios na inflamação leva à depressão do segmento PR, um sinal bastante específico para pericardite.[2]
- As alterações da repolarização ocorrem em fases cronológicas distintas. Essas alterações podem ser observadas em cerca de 60% dos pacientes.
- O infradesnivelamento do segmento PR em associação com o supradesnivelamento do segmento ST está presente em 55% dos pacientes com pericardite. Essa combinação tem uma sensibilidade de 88,2% e especificidade de 78,3% para pericardite.[4]
- O sinal de Spodick é uma descida do segmento TP, dando a impressão de uma "ladeira" na linha de base do ECG. É mais visível na derivação D2 e nas derivações precordiais laterais. Esse sinal, descrito pela primeira vez pelo Dr. David Spodick em 1974, é encontrado em cerca de 29% dos pacientes com pericardite aguda e é considerado o sinal mais específico para pericardite.[5-7]
- A progressão das alterações eletrocardiográficas varia de paciente para paciente e pode ser influenciada pelo tratamento. Essas alterações tendem a seguir 4 estágios temporais distintos (Quadro 1).[8]

QUADRO 1 Estágios eletrocardiográficos da pericardite aguda

Estágio 1	Dias a 2 semanas	Os pacientes apresentam elevação difusa do segmento ST (excluindo as derivações V1 e aVR). Este é considerado o sinal eletrocardiográfico mais clássico de pericardite.
Estágio 2	1-3 semanas	O segmento ST retorna à normalidade, enquanto a onda T começa a se retificar.
Estágio 3	> 3 semanas	Observa-se a inversão da onda T, que é um indicativo de alterações persistentes na repolarização.
Estágio 4	> 3 meses	O ECG retorna à normalidade, indicando a resolução da inflamação pericárdica.

ECG: eletrocardiograma.

DIAGNÓSTICO DIFERENCIAL

Diferenciando a pericardite da síndrome coronariana aguda

- A presença de supradesnivelamento difuso do segmento ST é característica da pericardite e geralmente não está presente na SCA, onde a alteração do segmento ST é geralmente localizada em um território coronariano específico. Além disso, a ausência de progressão de ondas Q na pericardite também ajuda a diferenciá-la das SCA, que normalmente apresentam essa característica.

- Um infradesnivelamento do segmento ST presente em derivações além de aVR e V1 também pode indicar SCA, pela ocorrência potencial de desnivelamentos em espelho.

Diferenciando a pericardite da repolarização precoce

Uma forma de distinguir essas duas condições é por meio do cálculo da relação ST/T em V6, tomando como base o segmento PR. Uma relação > 0,25 é sugestiva de pericardite.[3]

EXEMPLOS

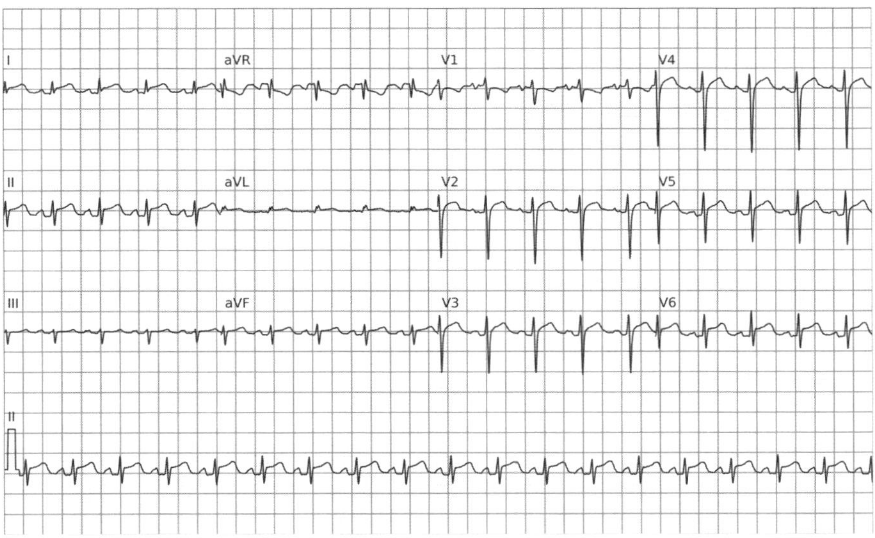

Pericardite aguda. Paciente jovem com dor torácica pleurítica e derrame pericárdico importante com repercussão hemodinâmica ao ecocardiograma. O eletrocardiograma exibe taquicardia sinusal, supradesnivelamento difuso do segmento ST, infradesnivelamento do segmento ST em V1 e aVR e infradesnivelamento do segmento PR.

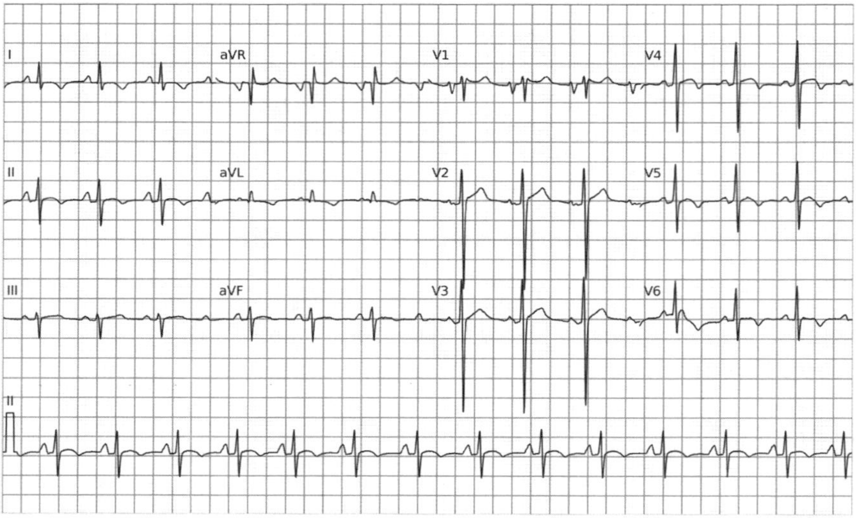

Pericardite fase crônica. Evolução eletrocardiográfica do paciente anterior 4 semanas após o evento. Observe a evolução com resolução do supradesnivelamento de ST e o surgimento de ondas T negativas em D2, aVL, V4 a V6.

REFERÊNCIAS

1. Adler Y, Charron P, Imazio M, Badano L, Barón-Esquivias G, Bogaert J, et al. 2015 ESC guidelines for the diagnosis and management of pericardial diseases. Eur Heart J. 2015;36(42):2921-64.
2. Alencar Neto JN de. Tratado de ECG. Salvador: Sanar; 2022.
3. Marinella MA. Electrocardiographic manifestations and differential diagnosis of acute pericarditis. Am Fam Physician. 1998;57(4):699-704.
4. Porela P, Kyto V, Nikus K, Eskola M, Airaksinen KEJ. PR depression is useful in the differential diagnosis of myopericarditis and ST elevation myocardial infarction. Ann Noninvasive Electrocardiol. 2012;17(2):141-5.
5. Witting MD, Hu KM, Westreich AA, Tewelde S, Farzad A, Mattu A. Evaluation of Spodick's sign and other electrocardiographic findings as indicators of Stemi and Pericarditis. J Emerg Med. 2020;58(4):562-9.
6. Spodick DH. Electrocardiogram in acute pericarditis: distributions of morphologic and axial changes by stages. Am J Cardiol. 1974;33(4):470-4.
7. Chaubey VK, Chhabra L. Spodick's sign: a helpful electrocardiographic clue to the diagnosis of acute pericarditis. The Permanente Journal [United States]. 2014;18:e122.
8. Spodick DH. Electrocardiographic sequences. Circulation. 1973;48(3):575-80.

104

Pré-excitação ventricular

José Nunes de Alencar Neto

A pré-excitação ventricular é uma condição cardíaca especial que desafia a norma usual de propagação do impulso cardíaco. É um fenômeno no qual os ventrículos do coração são ativados mais cedo do que o comum em um ciclo cardíaco, transgredindo o curso usual de transmissão do impulso elétrico.

Essa atividade precoce é possibilitada por um condutor anômalo denominado via acessória, que possibilita o transporte do impulso diretamente a uma região ventricular fora do padrão. A existência dessa via acessória é resultado da persistência de feixes musculares conectando o átrio e o ventrículo, uma característica comum durante a vida fetal que normalmente desaparece até o nascimento. Esse substrato anatômico é, portanto, o cerne da via acessória típica. Essas vias acessórias típicas, por sua vez, não são meras anomalias; elas têm a peculiaridade de possuir conexão atrioventricular (AV) e de conduzir o estímulo elétrico na mesma velocidade que as fibras miocárdicas padrão, independentemente da frequência cardíaca (FC).

Essa é uma condição única, que adiciona nova dimensão à compreensão das complexidades e nuances do sistema de condução cardíaco.[1]

CRITÉRIOS ELETROCARDIOGRÁFICOS

- Intervalo PR < 120 ms.
- Empastamento da porção inicial do complexo QRS (onda delta).
- QRS usualmente > 120 ms.
- Alterações secundárias da repolarização ventricular (RV).

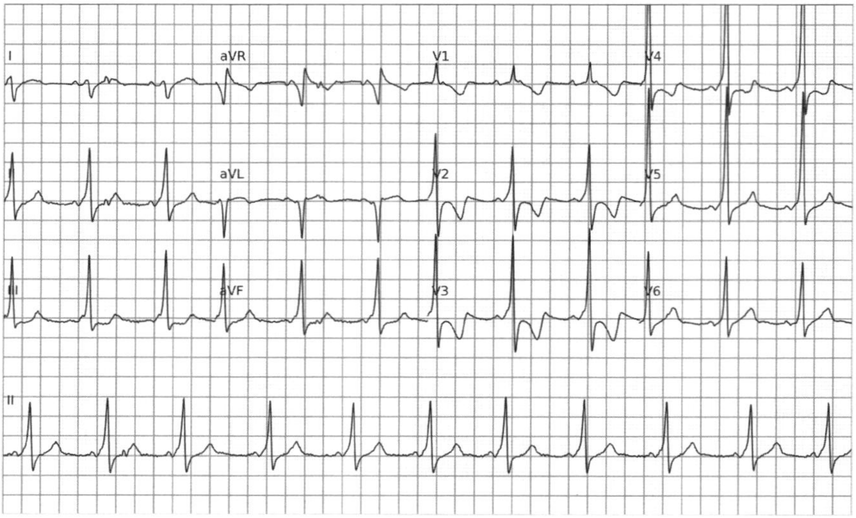

Pré-excitação ventricular. Eletrocardiograma com critérios de pré-excitação ventricular: intervalo PR < 120 ms, onda delta, complexo QRS largo > 120 ms e onda T negativa de V1 a V4 (alterações secundárias de repolarização ventricular).

SÍNDROME DE PRÉ-EXCITAÇÃO

- A síndrome de Wolff-Parkinson-White é definida pela presença de pré-excitação no eletrocardiograma (ECG) durante o ritmo sinusal e a ocorrência de taquiarritmia sintomática.[2]
- Em pacientes assintomáticos, mas com presença de pré-excitação no ECG, é identificado como um ECG com pré-excitação ventricular, não sendo classificado como síndrome de Wolff-Parkinson-White.
- As vias acessórias que possibilitam a pré-excitação podem ter condução bidirecional, ou apenas anterógrada ou retrógrada exclusiva.
- Vias acessórias com condução retrógrada exclusiva apresentam um ECG sinusal normal e são chamadas de vias ocultas.

PRÉ-EXCITAÇÃO INTERMITENTE, OCULTA, APARENTE E INAPARENTE

A existência da onda delta (indicativo de pré-excitação) pode variar e é influenciada por três fatores principais:[1]

- Velocidade de condução pelo nó AV e sistema His-Purkinje: nos cenários em que há maior tônus adrenérgico e velocidade de condução acelerada através do nó AV, tende-se a uma diminuição do grau de pré-excitação ventricular.

- Distância do impulso atrial até a via acessória e nó AV: quanto menor a distância de um impulso atrial até a via acessória e maior a distância até o nó AV, maior será o grau de pré-excitação.
- Velocidade de condução através do feixe acessório: esse é um atributo inato do feixe acessório que depende de sua espessura, comprimento, configuração espacial entre os átrios e ventrículos, e da qualidade da transmissão do impulso.

Existem distintas manifestações de pré-excitação:

- Pré-excitação aparente: aquela em que a condução pelo nó AV é substancialmente mais rápida do que pela via acessória e, consequentemente, apresenta alterações eletrocardiográficas sutis.
- Pré-excitação intermitente: refere-se à condição em que a pré-excitação "desaparece" do ECG em certos momentos do dia, isto é, ocorre uma normalização.
- Pré-excitação oculta: refere-se a vias acessórias que têm apenas condução retrógrada. Elas podem ser utilizadas em um macrocircuito reentrante, sendo usadas como braço de condução VA, com a conexão atrioventricular (AV) realizada pelo sistema normal de condução.
- Pré-excitação inaparente: um tipo de pré-excitação que só se manifesta após estresse farmacológico ou que pode se manifestar após adenosina.

LOCALIZAÇÃO DAS VIAS ACESSÓRIAS

- A análise do padrão de pré-excitação durante o ritmo sinusal pode estimar a localização da via acessória e auxiliar no planejamento da ablação por cateter. Existem vários algoritmos eletrocardiográficos para a localização da via, entretanto eles apresentam variados graus de complexidade e acurácia, além de variações na nomenclatura utilizada e no número de regiões identificadas.[3] Este livro apresenta um algoritmo de fácil aplicação denominado EPM (Figura 1). Esse algoritmo demonstrou, em estudos, acurácia diagnóstica comparável ou superior aos algoritmos de Arruda[4] (Figura 2) e EASY, apresentando excelente variabilidade interobservador;
- Todos os algoritmos apresentam limitações relacionadas a variabilidades biológicas, graus variados de fusão, presença de múltiplas vias acessórias, alterações eletrocardiográficas intrínsecas e até mesmo variabilidade técnica na aquisição do ECG. Anormalidade prévias como infarto agudo do miocárdio (IAM) e sobrecarga ventricular afetam o padrão de pré-excitação. Embora a via acessória possa estar presente em qualquer local ao longo dos anéis AV, os dois locais mais comuns são a parede livre esquerda e a área posterosseptal.[5]

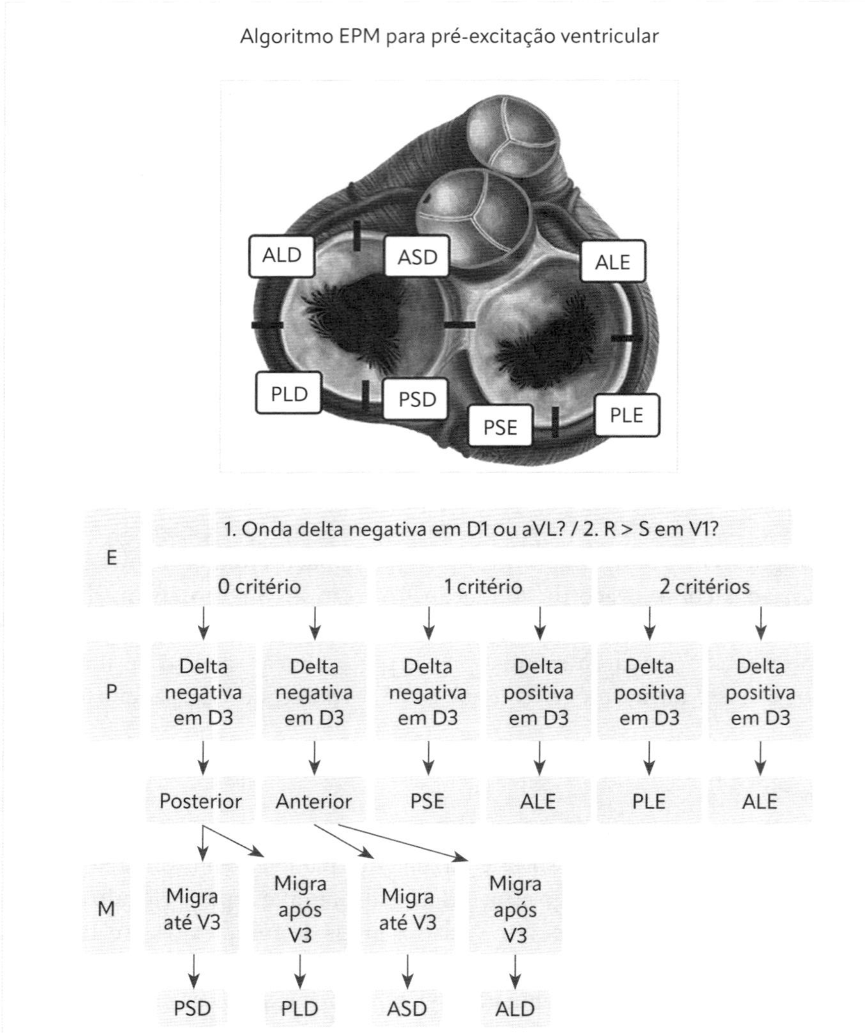

FIGURA 1 Algoritmo EPM para pré-excitação ventricular.

ALD: anterolateal direita; ALE: anterolateral esquerda; ASD: anterosseptal direita; PLD: posterolateral direita; PLE: posterolateral esquerda; PSD: posterosseptal direita; PSE: posterosseptal esquerda.

Aplicação do algoritmo EPM para a localização de vias acessórias

O algoritmo EPM utiliza a polaridade da onda delta nos eletrodos do plano frontal e a transição do complexo QRS nos eletrodos precordiais para localizar as vias acessórias:[6]

- Passo 1 ("E"): determina se a via acessória é esquerda ou direita. Dois achados são considerados: (1) onda delta negativa em D1 ou aVL; (2) onda R maior que a onda S em V1. A presença de ambos os achados indica via lateral esquerda, a presença de um sugere via septal esquerda, e a ausência de ambos implica via do lado direito.
- Passo 2 ("P"): estabelece se a via acessória tem localização posterior. A polaridade da onda delta em D3 é observada. Negativa indica posterior, e positiva sugere anterior.
- Passo 3 ("M"): migração da polaridade precordial (exclusivo para vias acessórias do lado direito). A migração da polaridade antes de V3 indica via septal, e em V4 ou mais tarde sugere via lateral. Com esse passo final, o examinador pode estimar a localização das vias do lado direito em 4 quadrantes: anterolateral direito, posterolateral direito, anterosseptal direito e posterosseptal direito.

ARRITMIAS

- A taquicardia por reentrada atrioventricular (TRAV) é a modalidade mais frequente de taquiarritmia em portadores de vias acessórias (90% dos casos) (ver Taquicardia por reentrada atrioventricular – capítulo 132).
- Durante o ritmo sinusal, características de pré-excitação estão presentes no ECG. No entanto, essas características se perdem quando a arritmia começa: a onda delta desaparece e o QRS se estreita.
- Na TRAV ortodrômica, o impulso elétrico precisa viajar por todo o ventrículo para chegar à via acessória e retornar ao átrio. Por isso, o intervalo RP em taquicardia (ou seja, da R até a P) é menor que o intervalo PR, mas nunca é < 70 ms.
- No caso da TRAV antidrômica, o impulso elétrico é conduzido exclusivamente pela via acessória de forma anterógrada e retorna para o átrio pelo sistema normal de condução. Isso gera uma taquicardia de QRS largo que pode ser indistinguível de uma taquicardia ventricular (TV).

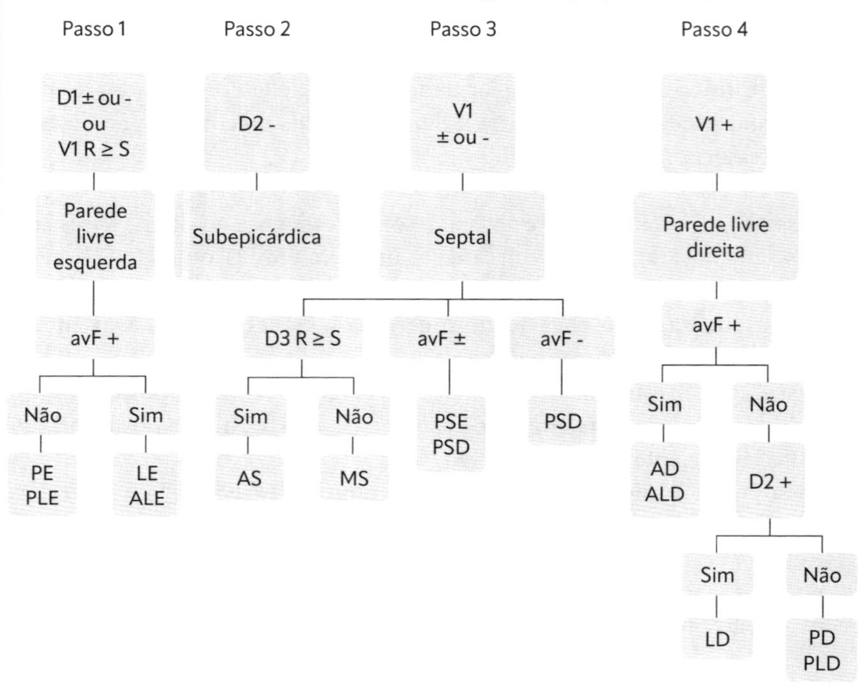

FIGURA 2 Algoritmo de Arruda. Baseado na morfologia da onda delta nos 20 ms iniciais.

+: onda delta positiva; ±: onda delta isoelétrica; –: onda delta negativa; AD: anterior direita; ALD: anterolateral direita; ALE: anterolateral esquerda; AS: anterosseptal; LD: lateral direita; LE: lateral esquerda; MS: médio-septal; PD: posterior direita; PE: posterior esquerda; PLD: posterolateral direita; PLE: posterolateral esquerda; PSD: posterosseptal direita; PSE: posterosseptal esquerda.

P • R

- As vias acessórias também podem servir como vias de ativação ventricular para arritmias atriais. Dessa forma, não são necessárias para o início ou manutenção da arritmia. As arritmias supraventriculares que utilizam a via acessória para condução AV são denominadas arritmias pré-excitadas, produzem um QRS largo e incluem taquicardia atrial (TA), taquicardia por reentrada nodal (TRN), *flutter* atrial (FLA) e fibrilação atrial (FA) (ver Fibrilação atrial pré-excitada – capítulo 70).

EXEMPLOS

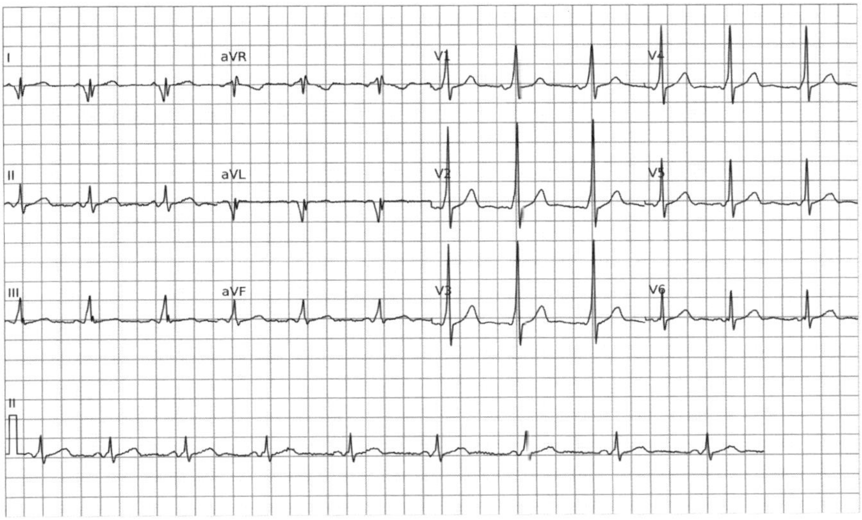

Via anterolateral esquerda. Onda delta negativa em D1 e aVL com R > S em V1. A onda delta é positiva em D3.

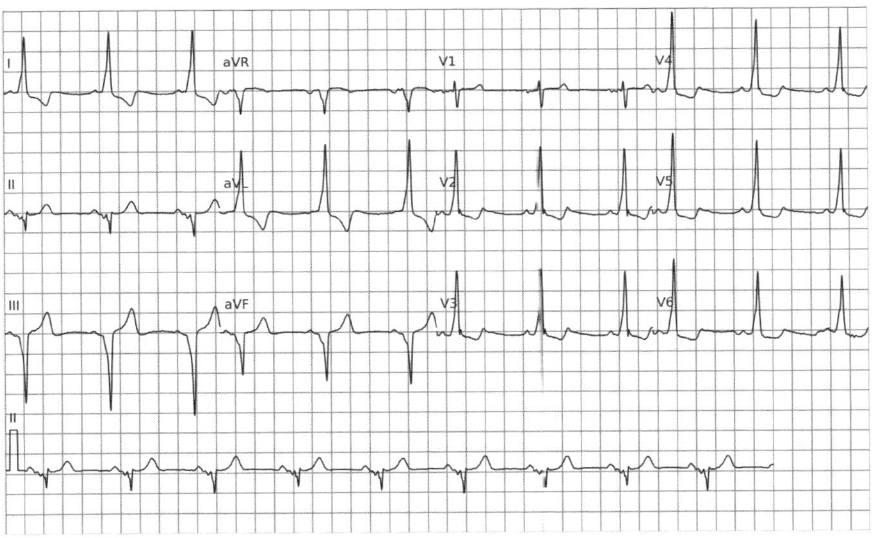

Via posterosseptal direita. Complexo QRS negativo em V1, onda delta negativa em D3 com transição precordial da onda R antes de V3.

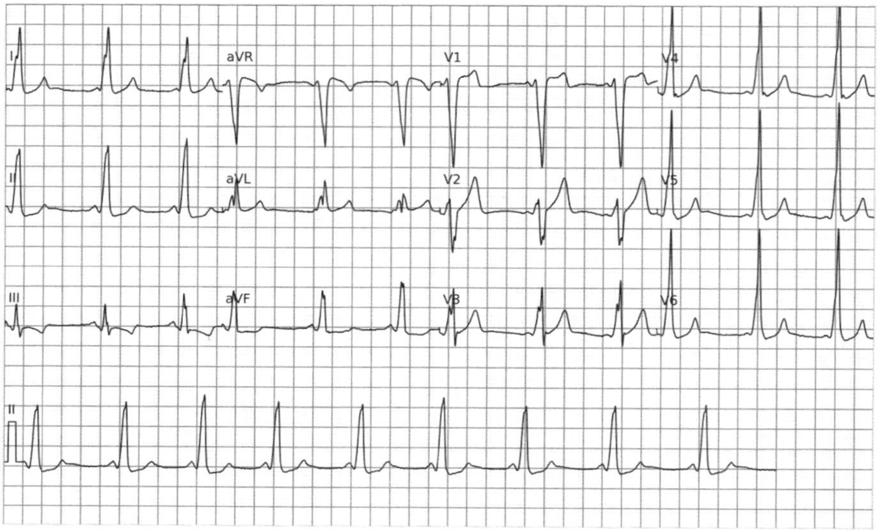

Via anterosseptal direita. Complexo QRS negativo em V1, onda delta positiva em D3 e transição precordial da onda R até V3.

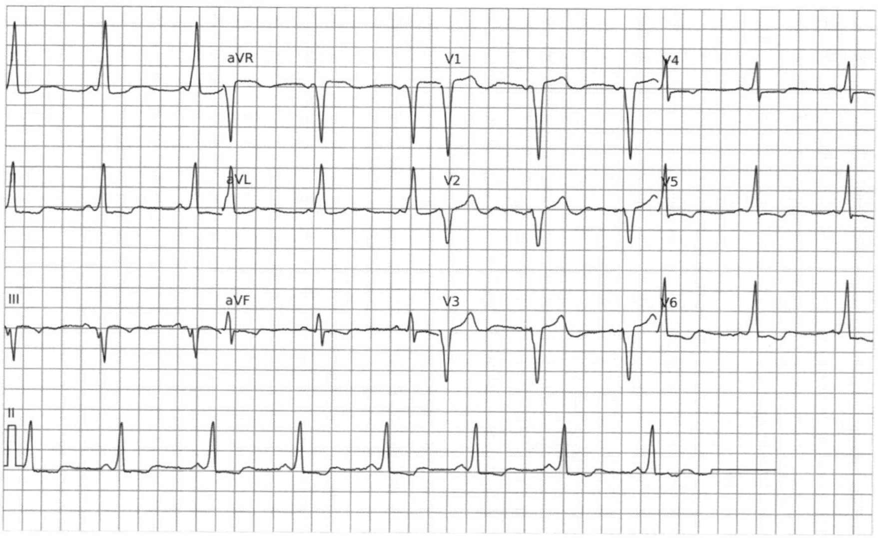

Via posterolateral direita. Complexo QRS negativo em V1, onda delta negativa em D3 e transição precordial da onda R apenas em V4.

P • R

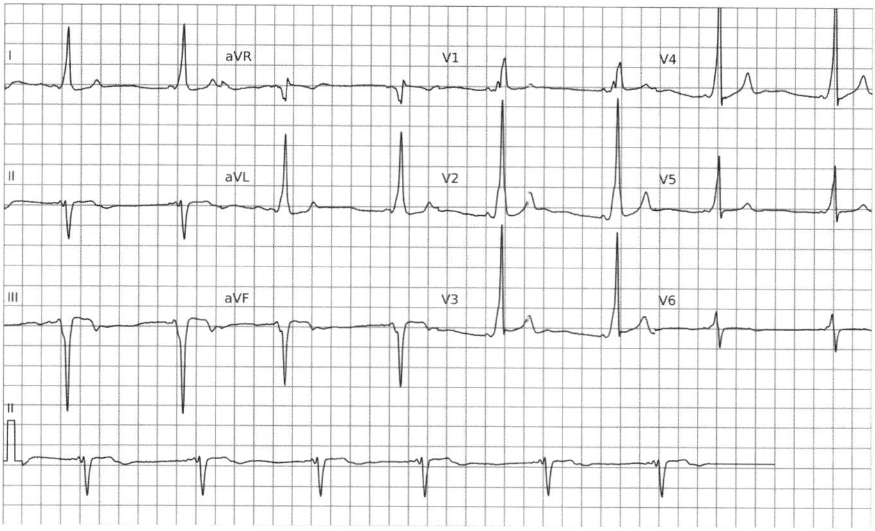

Via posterosseptal esquerda. Complexo QRS negativo em V1 e onda delta negativa em D3.

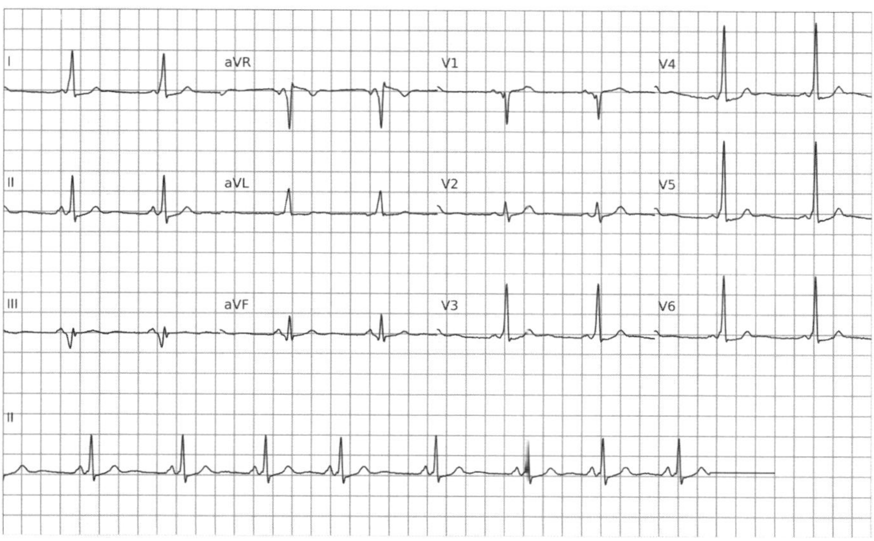

Via posterosseptal direita. Complexo QRS negativo em V1, onda delta negativa em D3 e transição precordial da onda R até V3.

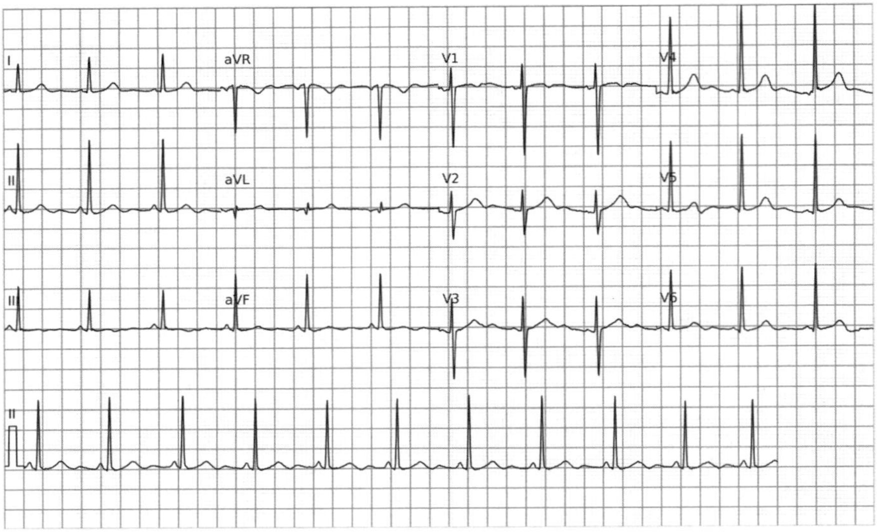

Intervalo PR curto. < 120 ms, sem onda delta.

REFERÊNCIAS

1. Alencar Neto JN de. Tratado de ECG. Salvador: Sanar; 2022.
2. Issa Z, Miller J, Zipes D. Clinical arrhythmology and electrophysiology: a companion to Braunwald's heart disease. 3.ed. Philadelphia: Elsevier; 2019.
3. Alencar Neto JN de. Manual de ECG. Salvador: Sanar; 2019.
4. Arruda MS, McClelland JH, Wang X, Beckman KJ, Widman LE, Gonzalez MD, et al. Development and validation of an ECG algorithm for identifying accessory pathway ablation site in Wolff-Parkinson-White syndrome. J Cardiovasc Electrophysiol. 1998;9(1):2-12.
5. Scheffer MK, Ohe LN, Alencar Neto JN de. Manual prático de eletrocardiograma do Setor de Emergências do Instituto Dante Pazzanese de Cardiologia. São Paulo: Editora dos Editores; 2022.
6. Alencar Neto JN, Sakai MH, de Almeida Neto RG, Scheffer MK, et al. EPM algorithm: a stepwise approach to accessory pathway localization in ventricular pre-excitation. J Electrocardiol. 2024;84(500):1-8.

105

Repolarização precoce

Matheus Kiszka Scheffer

O padrão de repolarização precoce foi considerado por muitos anos uma variante da normalidade. Entretanto, evidências recentes o associaram a arritmias e morte súbita cardíaca. Apesar disso, sua definição ainda é motivo de controvérsia na literatura.

A definição clássica era a elevação do segmento ST ≥ 1 mm evidenciada em pelo menos duas derivações precordiais contíguas. Em 2015, foi publicado no *Journal of the American College of Cardiology* (*JACC*) um consenso propondo critérios que exigem a presença de *notch* ou *slur* na porção final do QRS, podendo ou não estar associado ao supradesnivelamento do segmento ST.[1] Porém, em 2016, outro consenso foi publicado no *Circulation* expandindo a definição para todos os tipos de supradesnivelamentos não isquêmicos do segmento ST, omitindo a necessidade do *notch*.[2]

Para os propósitos deste livro, utilizam-se os critérios propostos por MacFarlane em 2015.

CRITÉRIOS ELETROCARDIOGRÁFICOS

- Presença de *notch* (entalhe) ou *slur* (empastamento) na porção descendente da onda R. Se o *notch* estiver presente, ele deve estar situado completamente acima da linha de base. O início do *slur* também deve estar acima da linha de base.
- Elevação do Jp ≥ 1 mm em duas derivações contíguas, excluindo as derivações V1 a V3.
- Duração do QRS < 120 ms (deve ser medido em derivações que não apresentem *notch*).

Se o segmento ST é ascendente e seguido por uma onda T positiva, o padrão deve ser descrito como "repolarização precoce com um segmento ST ascendente". Se o segmento ST é horizontal ou descendente, o padrão deve ser descrito como "repolarização precoce com segmento ST horizontal ou descendente".
As derivações nas quais o *notch* ou *slur* aparecem devem ser utilizadas como parte da descrição, por exemplo, "repolarização precoce com segmento ST descendente nas derivações D2, D3 e aVF".

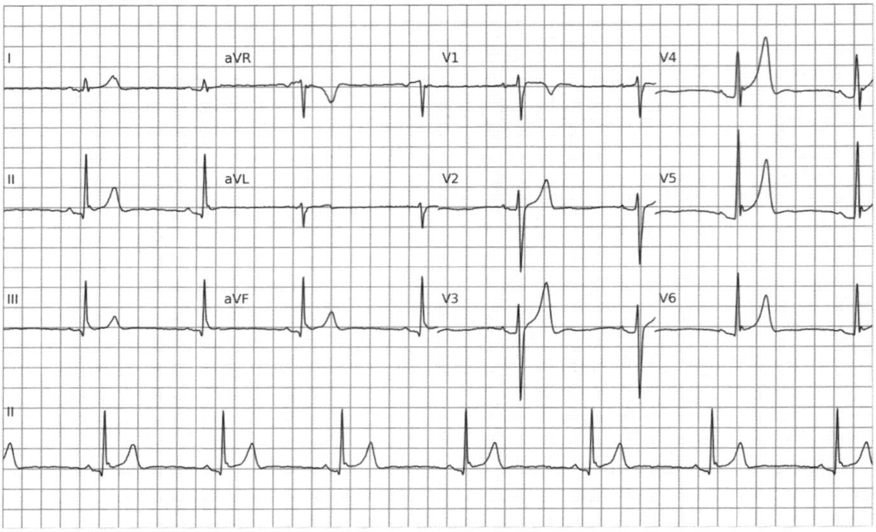

Repolarização precoce. Presença de *notch* e supradesnivelamento do segmento ST ascendente nas derivações V4 a V6 e *slur* em D2, D3 e aVF.

TERMINOLOGIA

- Devido às controvérsias em relação à definição de repolarização precoce, muitos termos podem parecer confusos. Os principais são descritos a seguir.
- O padrão de repolarização precoce se refere à presença dos critérios eletrocardiográficos descritos neste capítulo, associados ou não ao supradesnivelamento do segmento ST. Já a síndrome de repolarização precoce é definida pela presença do padrão de repolarização precoce em pacientes sobreviventes de fibrilação ventricular (FV) idiopática que não pode ser explicada de outra forma. Há ainda o termo "síndromes da onda J", utilizado para se referir tanto à síndrome de Brugada quanto à síndrome de repolarização precoce.[3]
- O *notch* é definido pela presença de uma deflexão ou entalhe de baixa frequência na porção terminal do QRS e foi descrito originalmente por Osborn como onda J. O *slur* se refere a uma mudança abrupta na inclinação da última deflexão no final do QRS que se assemelha a um empastamento.[2]
- O ponto J é o limite entre o final do complexo QRS e o início do segmento ST. Há debates se o *slur* ou *notch* devem ser considerados parte do QRS. Entretanto, considera-se que o ponto J deve ser mensurado no pico do *notch* ou no início do *slurr* (ponto Jp).[2]

- Em relação ao *notch* e/ou *slur* (Figura 1), encontram-se os seguintes pontos: Jo (J *onset*) determina o início do *notch*, Jp (J *peak*) determina o pico do *notch* ou o início do *slur* e Jt (J *termination*) determina o término do *notch* ou do *slur*. O intervalo M se inicia em Jt, tem duração de 100 ms e permite a classificação do segmento ST em ascendente, quando a amplitude de Jt é menor que a amplitude do segmento ST ao término do intervalo M, ou horizontal ou descendente, quando a amplitude de Jt é igual ou menor que a amplitude do segmento ST ao término do intervalo M.[1]

MECANISMO

- O mecanismo fisiopatológico da gênese da onda J ainda não foi completamente compreendido. Entretanto, existem duas teorias para explicá-la: a primeira considera que existe um distúrbio na repolarização e a segunda considera que há um distúrbio da despolarização.[4]
- De acordo com a teoria da repolarização, há um aumento na diferença de potencial elétrico entre o endocárdio e o epicárdio provocado por um aumento da corrente transitória de potássic no epicárdio, fazendo com que essa região sofra uma repolarização ainda mais rápida do que o normal. Essa alteração na fase 1 do potencial de ação seria responsável pelo surgimento da onda J.
- A teoria da despolarização propõe que a lentificação da condução na via de saída do ventrículo direito com potenciais tardios e fracionados contribui para a arritmogenicidade e a formação das ondas J no eletrocardiograma (ECG).[2,4]

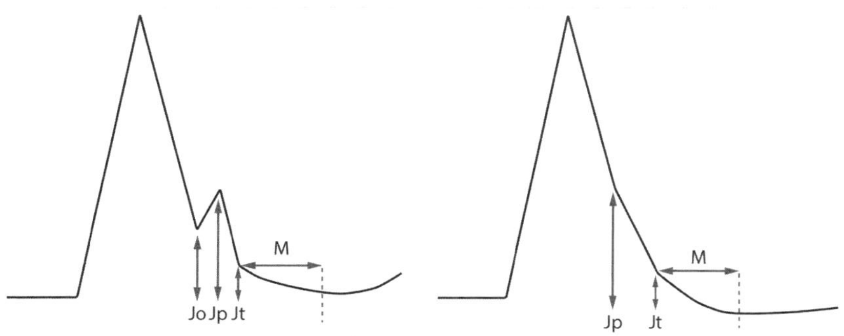

FIGURA 1 Amplitude de J *onset* (Jo), J *peak* (Jp), J *termination* (Jt) e intervalo M.

P • R

CONSIDERAÇÕES CLÍNICAS E ELETROCARDIOGRÁFICAS

- A prevalência do padrão de repolarização precoce nas derivações laterais/inferiores varia de 1 a 31% na população geral e de 17 a 70% nos indivíduos com FV idiopática.[4]
- O padrão de repolarização precoce tem sido encontrado sobretudo em adultos jovens, indivíduos saudáveis, sendo mais frequentes em pessoas com bradicardia, com predomínio no sexo masculino (70% dos casos), em afrodescendentes e em atletas com baixo índice de massa corporal (IMC).
- A hipotermia pode provocar o aparecimento de ondas J, frequentemente associadas a bradicardia e tremores, que não devem ser confundidas com a repolarização precoce (ver Hipotermia – capítulo 81).
- Como a repolarização precoce frequentemente cursa com supradesnivelamento do segmento ST nas derivações inferolaterais, um infradesnivelamento de ST pode surgir em aVR. Além disso, a elevação do segmento PR em aVR e sua depressão na parede inferior são comuns no padrão de repolarização precoce, e tais achados não devem ser confundidos com pericardite aguda[5] (ver Pericardite aguda – capítulo 103).
- Os estudos com o padrão de repolarização precoce mostram que o risco de arritmias é maior nos indivíduos com elevação do ponto J > 2 mm nas derivações inferiores ou inferolaterais, seguida por um supradesnivelamento de ST horizontal ou descendente.[2]

SÍNDROME DE REPOLARIZAÇÃO PRECOCE

- Desde a década de 1980 surgiram relatos isolados de anormalidade do ponto J associadas a FV idiopática e morte súbita cardíaca.[2] Em 2000, Gussak e Antzelevitch[6] demonstraram, em modelos experimentais, que, em condições que predispõem a elevação do segmento ST, o padrão de repolarização precoce se parece com a síndrome de Brugada em relação à arritmogenicidade. Em 2008, Haissaguerre et al.[7] pulicaram uma série de casos relatando que sobreviventes de parada cardiorrespiratória (PCR) idiopática apresentavam com maior frequência *notch* ou *slur* na porção terminal do QRS do que pacientes do grupo controle.
- O consenso sobre as síndromes da onda J de 2017 propôs um escore de pontuação para o correto diagnóstico da síndrome de repolarização precoce: o escore de Shanghai (Quadro 1).[3]

QUADRO 1 Escore de Shangai para diagnóstico da síndrome de repolarização precoce*

I – História clínica	
A. Parada cardíaca inexplicada, FV ou TV polimórfica documentada	3
B. Síncope com suspeita arrítmica	2
C. Síncope de mecanismo/etiologia não explicada	1
Conceda pontos apenas uma vez para a pontuação mais alta nesta categoria.	
II – ECG de 12 derivações	
A. Padrão de repolarização precoce ≥ 2 mm em ≥ 2 derivações eletrocardiográficas inferiores e/ou laterais com segmento ST horizontal ou descendente	2
B. Alterações dinâmicas na elevação do ponto J (≥ 1 mm) em ≥ derivações inferiores e/ou laterais	1,5
C. Elevação do ponto J ≥ 1 mm em ≥ 2 derivações inferiores e/ou laterais	1
Conceda pontos apenas uma vez para a pontuação mais alta nesta categoria.	
III – Holter	
A. Extrassístoles ventriculares com intervalo de acoplamento curto com onda R na porção ascendente ou no pico da onda T	2
IV – Histórico familiar	
A. Parente com síndrome da repolarização precoce definida	2
B. Dois ou mais parentes de 1° grau com o padrão eletrocardiográfico descrito em IIA	2
C. Um parente de 1° grau com o padrão eletrocardiográfico descrito em IIA	1
D. Morte súbita cardíaca inexplicada em parente de 1° ou 2° grau com < 45 anos	0,5
Conceda pontos apenas uma vez para a pontuação mais alta nesta categoria.	
V – Teste genético	
A. Mutação em gene suscetível de síndrome de repolarização precoce	0,5

* O escore de Shangai requer pelo menos uma alteração eletrocardiográfica. Pontuação ≥ 5 pontos: síndrome da repolarização precoce provável ou definida; entre 3 e 4,5 pontos: síndrome da repolarização precoce possível; < 3 pontos: não diagnóstico.
ECG: eletrocardiograma; FV: fibrilação ventricular; TV: taquicardia ventricular.

EXEMPLOS

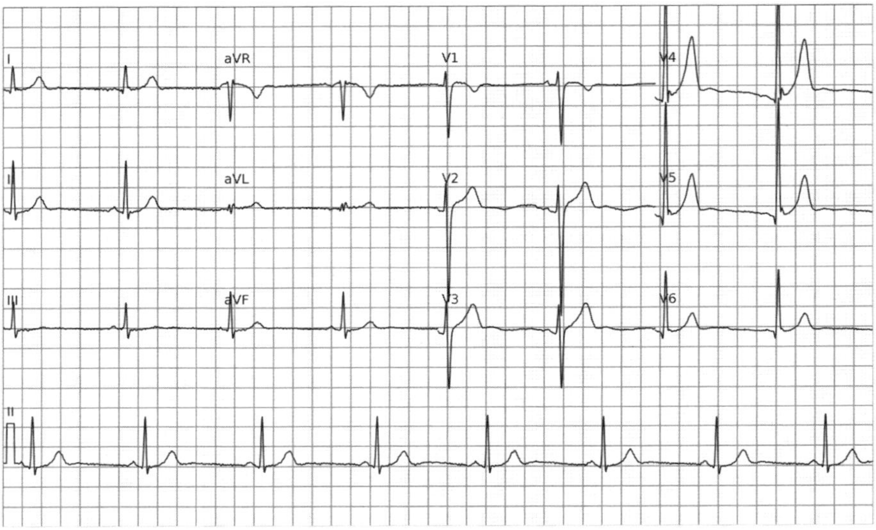

Repolarização precoce. Presença de *notch* nas derivações V4 a V6.

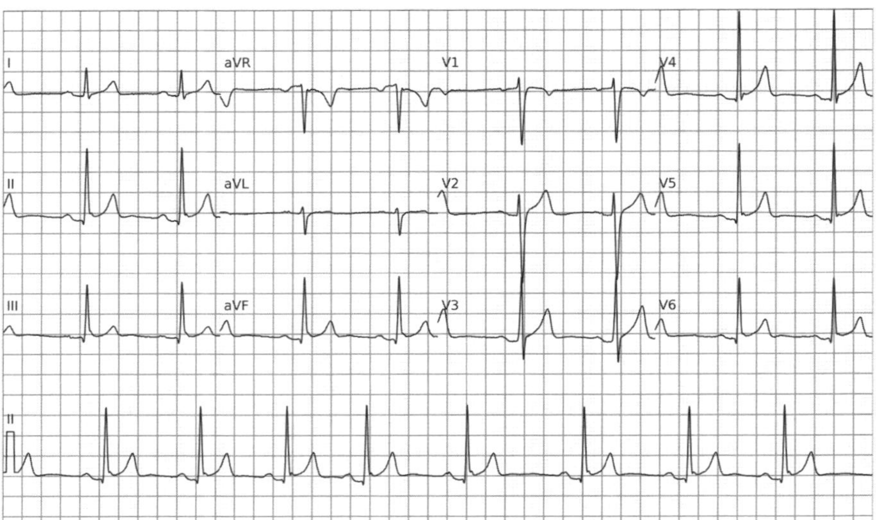

Repolarização precoce. Presença de *notch* nas derivações V5 e V6 e *slur* em D2, D3 e aVF, associado a discreto supradesnivelamento do segmento ST de morfologia ascendente.

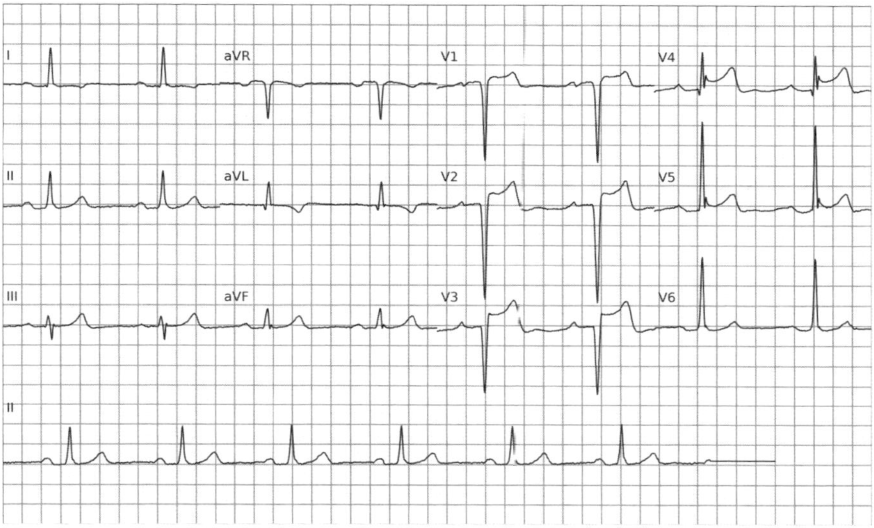

Repolarização precoce. Presença de *notch* nas derivações V4 e V5, associado ao supradesnivelamento do segmento ST de morfologia ascendente.

REFERÊNCIAS

1. MacFarlane PW, Antzelevitch C, Haissaguerre M, Huikuri HV, Potse M, Rosso R, et al. The early repolarization pattern: a consensus paper. J Am Coll Cardiol. 2015;66(4):470-7.
2. Patton KK, Ellinor PT, Ezekowitz M, Kowey P, Lubitz SA, Perez M, et al. Electrocardiographic early repolarization: a scientific statement from the American Heart Association. Circulation. 2016;133(15):1520-9.
3. Antzelevitch C, Yan GX, Ackerman MJ, Borggrefe M, Corrado D, Guo G, et al. J-Wave syndromes expert consensus conference report: emerging concepts and gaps in knowledge. J Arrhythmia. 2016;32(5):315-39.
4. Kocsis L, Pap Z, Frigy A. Cardiac morphofunctional characteristics of individuals with early repolarization pattern: a literature review. J Cardiovasc Dev Dis. 2023;10(1):1-14.
5. Fiol-Sala M, Birnbaum Y, Nikus K, Bayes de Luna A. Electrocardiography in isquemic heart disease: clinical and imaging correlations and prognostic implications. 2.ed. Wiley Blackwell; 2020.
6. Gussak I, Antzelevitch C. Early repolarization syndrome: Clinical characteristics and possible cellular and ionic mechanisms. J Electrocardiol. 2000;33(4):299-309.
7. Haïssaguerre M, Derval N, Sacher F, Jesel L, Deisenhofer I, de Roy L, et al. Sudden cardiac arrest associated with early repolarization. N Engl J Med. 2008;358(19):2016-23.

106

Ritmo atrial ectópico

Daniela Bruno Conforti

O ritmo atrial ectópico resulta da insuficiência do nó sinusal e do desenvolvimento de um ritmo atrial de escape. É frequentemente transitório, apresentando frequência atrial < 100 bpm e intervalo PR normal. Corresponde a um ritmo de origem atrial cujo foco está localizado em qualquer parte dos átrios, sendo a morfologia da onda P variável e dependente da localização do foco ectópico.

Quando o marca-passo ectópico está localizado no átrio inferior, as ondas P nas derivações inferiores são invertidas e o ritmo pode ser confundido com ritmo juncional (considerar ritmo juncional quando o intervalo PR for < 120 ms). Pode ser chamado de ritmo atrial acelerado quando a frequência atrial é mais rápida que a frequência sinusal do paciente, porém < 100 a 110 bpm.[1,2]

Chama-se de marca-passo atrial mutável ou ritmo atrial multifocal quando o estímulo cardíaco nasce em pontos variáveis dos átrios, originando-se em focos situados desde o nó sinusal até a junção atrioventricular (AV). Como resultado, há uma mudança no vetor de ativação atrial, levando a mudança na morfologia da onda P e na duração do intervalo PR. O ritmo é, portanto, irregularmente irregular e faz diagnóstico diferencial com fibrilação atrial (FA). Contudo, em contraste com a FA, no marca-passo atrial mutável estão presentes ondas P distintas de múltiplas morfologias.[3]

CRITÉRIOS ELETROCARDIOGRÁFICOS

Ritmo atrial ectópico:

- Onda P com morfologia diferente daquela que caracteriza o ritmo sinusal e com frequência cardíaca (FC) entre 50 e 100 bpm.

Ritmo atrial multifocal:

- Presença de, pelo menos, 3 morfologias diferentes de ondas P e 3 diferentes intervalos PR.
- Os intervalos PP e PR frequentemente são variáveis.
- Habitualmente se observa uma P para um QRS.
- Podem ocorrer ondas P bloqueadas.

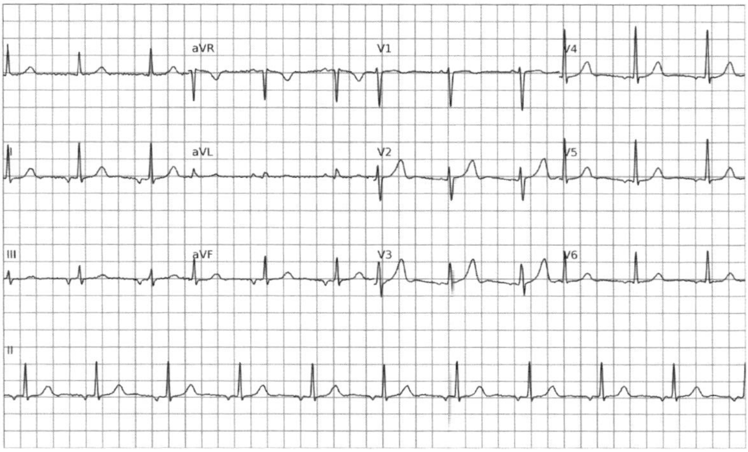

Ritmo atrial ectópico. Ondas P negativas em D2, D3, aVF, V5 e V6, indicando que o foco de ativação atrial não ocorre a partir do nó sinusal.

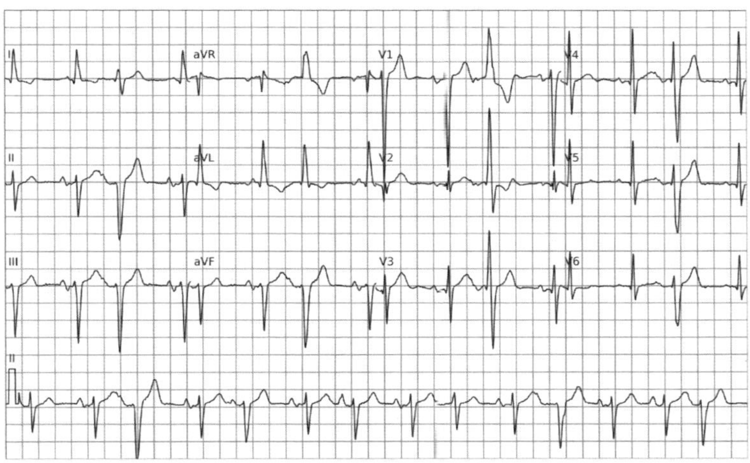

Ritmo atrial multifocal. Note a presença de ondas P com diferentes morfologias, resultante de mais de um foco de ativação atrial. Por consequência, o ritmo é irregular, com intervalos PP e PR variáveis. Há também batimentos conduzidos com aberrância.

REFERÊNCIAS

1. Surawicz B, Knilans TK. Chou's electrocardiography in clinical practice. 6.ed. Philadelphia: Elsevier; 2008.
2. Scheffer MK, Ohe LN, Alencar Neto JN de. Manual prático de eletrocardiograma do Setor de Emergências do Instituto Dante Pazzanese de Cardiologia. São Paulo: Editora dos Editores; 2022.
3. Prutkin JM. ECG tutorial: atrial and atrioventricular nodal (supraventricular) arrhythmias. Uptodate. 2023.

107

Ritmo idioventricular acelerado

Decarthon Vitor Dantas Targino

O ritmo idioventricular acelerado (RIVA) consiste em um ritmo ectópico ventricular cujo mecanismo parece estar relacionado à fase 4 da despolarização das fibras His-Purkinje, ocorrendo de forma acelerada. Sua ocorrência pode estar vinculada à reperfusão miocárdica, em cenários de infarto agudo do miocárdio (IAM), assim como a distúrbios hidreletrolíticos, cardiomiopatias e intoxicação por digoxina. Existem relatos também de sua manifestação em pacientes sem cardiopatias estruturais, como adolescentes e atletas.

Acredita-se que maior ação vagal e menor tônus simpático, combinados, aumentariam a automaticidade ventricular, servindo de base para sua gênese, embora mecanismos envolvendo atividade deflagrada já tenham sido propostos.[1-4]

CRITÉRIOS ELETROCARDIOGRÁFICOS

- Complexos QRS largos com duração > 120 ms e não precedidos por onda P.
- Frequência cardíaca entre 50 e 110 bpm.
- Comportamento autolimitado, com 3 ou mais complexos QRS.
- Podem ocorrer batimentos de fusão e captura.
- Não se configura ritmo de suplência, pois compete diretamente com o ritmo de base do paciente.

CONSIDERAÇÕES CLÍNICAS

- Comumente, cenários de RIVA são assintomáticos, por vezes detectados em exames como Holter de 24 horas e Looper, porém uma parcela menor

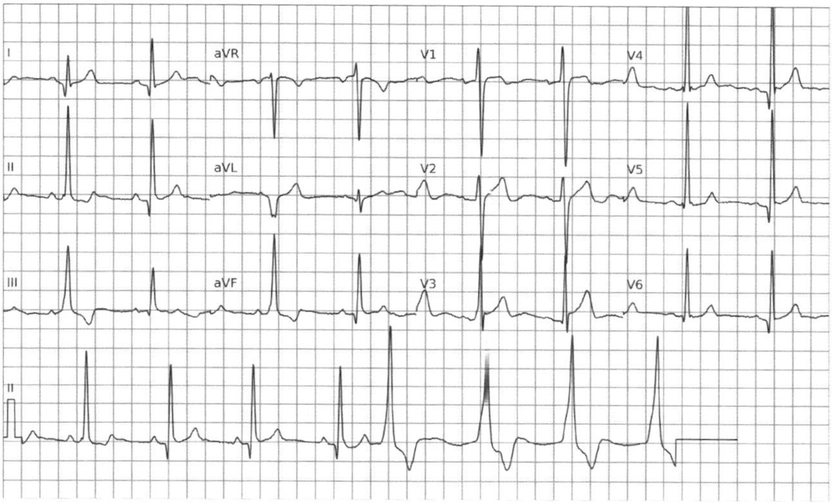

Ritmo idioventricular acelerado. A partir do 5° batimento no D2 longo, nota-se a presença de complexos QRS largos de origem ventricular com frequência cardíaca de 60 bpm.

de indivíduos pode experimentar sintomas como palpitações, síncope e dor torácica.[5]

- A detecção desse padrão arrítmico após reperfusão coronária, como após a administração de trombolítico, deve ser acompanhada apenas de monitorização e observação clínica (ver Marcadores de reperfusão miocárdica – capítulo 92).
- Apesar de mostrar comportamento benigno em relação a outras arritmias ventriculares, diante de quadros sustentados e acompanhados de sintomas, como síncope, deve-se considerar seu tratamento. Antiarrítmicos podem ser utilizados, e até mesmo atropina pode ser considerada em alguns casos.

REFERÊNCIAS

1. Jakkoju A, Jakkoju R, Subramaniam PN, Glancy DL. Accelerated idioventricular rhythm. Baylor Univ Med Cent Proc. 2018;31(4):506-7.
2. Gildea TH, Levis JT. ECG diagnosis: accelerated idioventricular rhythm. Perm J. 2018;22:16-7.
3. Riera ARP, Barros RB, De Sousa FD, Baranchuk A. Accelerated idioventricular rhythm: history and chronology of the main discoveries. Indian Pacing Electrophysiol J. 2010;10(1):40-8.
4. Willich T, Goette A. Update on management of cardiac arrhythmias in acute coronary syndromes. Minerva Cardioangiol. 2015;63(2):121-33.
5. Pereira Silva RR, Magalhães CJ, Vieira da Silva RS, Tavares de Albuquerque AL, Montenegro ST, Alencar Neto JN. Accelerated idioventricular rhythm as anginous substrate in elderly: report of an unprecedented case. HeartRhythm Case Rep. 2023;10(3):217-21.

P • R

108

Ritmo juncional

Daniela Bruno Conforti

O ritmo juncional é considerado um ritmo de suplência e origina-se da junção atrioventricular (AV) ou do feixe de His. Ocorre quando a atividade elétrica do nó sinusal é bloqueada ou é menor do que a automaticidade do nó AV/feixe de His e pode ser causado por inúmeras patologias e medicações.[1,2]

O ritmo juncional ativo é resultado de aumento da automaticidade de nó AV, excedendo a frequência de disparo do nó sinusal.[3]

CRITÉRIOS ELETROCARDIOGRÁFICOS

Ritmo juncional ativo.

- Ritmo regular de QRS estreito e frequência cardíaca (FC) entre 50 e 100 bpm.
- Pode se apresentar com onda P negativa nas derivações inferiores e intervalo PR curto, com ausência de atividade atrial pregressa ao QRS (onda P dentro do QRS), ou ainda com onda P negativa nas derivações inferiores após o complexo QRS.

CONSIDERAÇÕES CLÍNICAS E ELETROCARDIOGRÁFICAS

- O nó AV tem automaticidade intrínseca que lhe permite despolarizar o miocárdio durante períodos de bradicardia sinusal significativa ou bloqueio atrioventricular total (BAVT). Esse mecanismo de escape produz um complexo QRS estreito, em frequência de 40 a 60 bpm[3] (ver Ritmos de escape – capítulo 109).

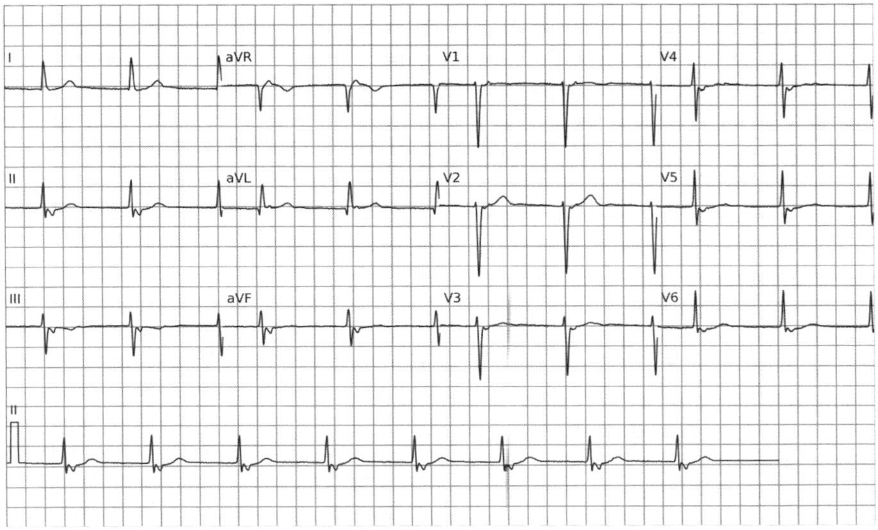

Ritmo juncional ativo. Ritmo regular de QRS estreito. É possível observar ondas P retrógradas inscritas no segmento ST logo após os complexos QRS.

- Alterações no tônus autonômico ou a presença de doença do nó sinusal (DNS) que causa uma desaceleração inadequada do nó sinusal podem exacerbar esse ritmo. Indivíduos jovens saudáveis, especialmente aqueles com tônus vagal aumentado durante o sono, costumam apresentar períodos de ritmo juncional que são completamente benignos, não necessitando de qualquer intervenção.
- O ritmo juncional pode se apresentar sem onda P visível ao eletrocardiograma (ECG). As "posições" da onda P devem-se às velocidades de condução do estímulo elétrico aos átrios e aos ventrículos. Ao chegar antes aos ventrículos, e depois aos átrios, a onda P fica localizada dentro ou após o complexo QRS.[4]
- Quando a FC for < 50 bpm, é designado ritmo de escape juncional. Quando a FC > 50 bpm, é chamado de ritmo juncional ativo, e, se > 100 bpm, é chamado de TJ[2] (ver Taquicardia juncional – capítulo 130). Esta última pode ser observada na intoxicação digitálica, após cirurgia cardíaca (principalmente com troca valvar), infarto agudo do miocárdio (IAM) ou durante infusão de isoproterenol.[3]

ETIOLOGIA

As principais causas de ritmo juncional estão listadas no Quadro 1.[3,4]

QUADRO 1 Principais causas de ritmo juncional

Após cirurgia cardíaca, especialmente em crianças, dentro de 4 dias após a cirurgia para correção de defeitos congênitos
Difteria
DNS (incluindo induzida por medicamentos)
Estados metabólicos com aumento do tônus adrenérgico
Infusão de isoproterenol
Intoxicação digitálica
Isquemia do nó AV, especialmente no infarto inferior agudo envolvendo a artéria descendente posterior (origem do ramo da artéria nodal AV)
Outros medicamentos (betabloqueadores, bloqueadores de cálcio e a maioria dos agentes antiarrítmicos) que causam bradicardia sinusal
Processos inflamatórios agudos (p. ex., febre reumática aguda, doença de Lyme) que podem envolver o sistema de condução

AV: atrioventricular; DNS: doença do nódulo sinusal.

EXEMPLOS

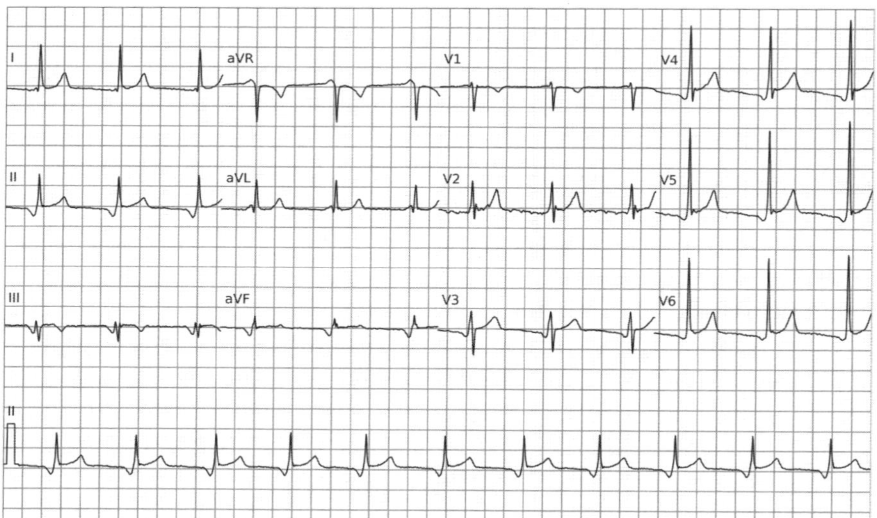

Ritmo juncional ativo. Ritmo regular de QRS estreito e frequência cardíaca entre 50 e 100 bpm. Observe a onda P retrógrada: onda P negativa nas derivações inferiores com intervalo PR curto.

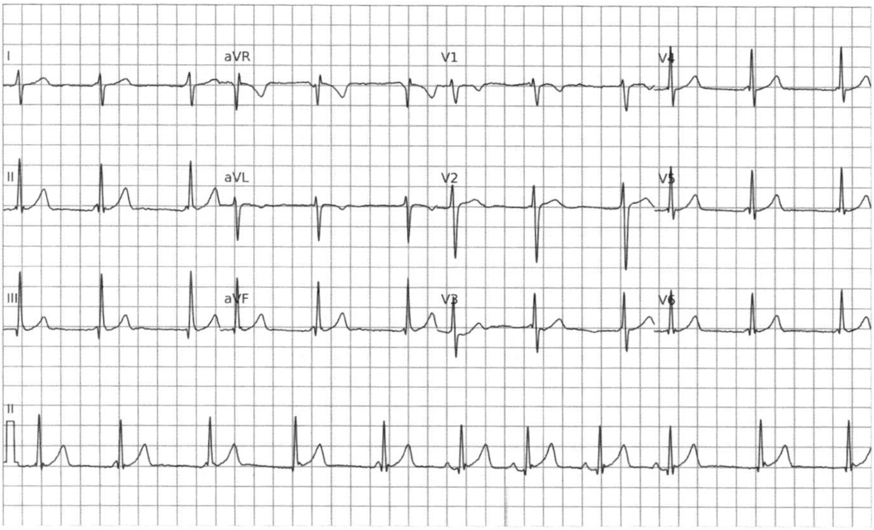

Ritmo juncional ativo e dissociação isorrítmica. Criança de 12 anos, com eletrocardiograma demonstrando ritmo juncional e dissociação isorrítmica no início do traçado que é sobrepujado por alguns batimentos de origem sinusal para, logo após, retornar ao ritmo juncional. Esses achados podem ser considerados normais para essa faixa etária.

REFERÊNCIAS

1. Scheffer MK, Ohe LN, Alencar Neto JN de. Manual prático de eletrocardiograma do Setor de Emergências do Instituto Dante Pazzanese de Cardiologia. São Paulo: Editora dos Editores; 2022.
2. Samesima N, God EG, Kruse JCL, Leal MG, et al. Diretriz da Sociedade Brasileira de Cardiologia sobre a Análise e Emissão de Laudos Eletrocardiográficos – 2022. Arq Bras Cardiol. 2022;93 (3 Suppl 2):2-19.
3. Beinart SC. Junctional rhythm. Medscape. 2023.
4. Hafeez Y, Grossman SA. Junctional rhythm [Internet] StatPearls. 2024.

109

Ritmos de escape

Matheus Kiszka Scheffer

Quando ocorre queda acentuada na frequência cardíaca (FC), seja por depressão da atividade do nó sinusal, bloqueio sinoatrial (BSA) ou bloqueio atrioventricular (BAV), outros focos celulares são capazes de apresentar despolarização espontânea e assumir a função de marca-passo. As células com capacidade de automatismo seguem uma hierarquia na qual o foco com maior taxa de despolarização assume o ritmo e suprime os demais focos. Normalmente, o nó sinusal é o responsável por essa função e apresenta frequência de disparo entre 50 e 100 bpm. O nó atrioventricular (AV) é considerado o segundo marca-passo do coração e é capaz de manter uma frequência de 40 a 60 bpm quando necessário. Se o nó AV apresentar depressão da sua automaticidade, um ritmo de escape ventricular, geralmente com frequência < 40 bpm, pode comandar a atividade cardíaca.[1,2]

CRITÉRIOS ELETROCARDIOGRÁFICOS[3]

Ritmo de escape juncional:

- Ritmo de suplência ou de substituição originado nó AV, com QRS iguais ou ligeiramente diferentes aos de origem sinusal.
- FC < 50 bpm.
- A ativação simultânea dos átrios e ventrículos pode levar ao surgimento de onda P antes, durante ou após o QRS.

Ritmo de escape ventricular:

- Ritmo com origem nos ventrículos ocorrendo em substituição a ritmos anatomicamente mais altos que foram inibidos ou bloqueados.
- Apresenta QRS largo (> 120 ms).
- FC < 40 bpm.

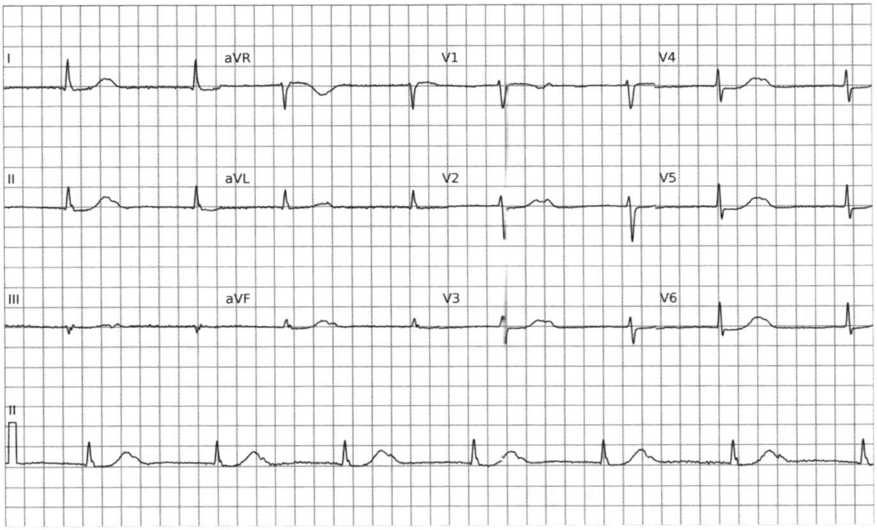

Ritmo de escape juncional. Ritmo regular bradicárdico com QRS estreito e ausência de onda P precedendo a despolarização ventricular. É possível observar uma onda P bloqueada caindo dentro da onda T.

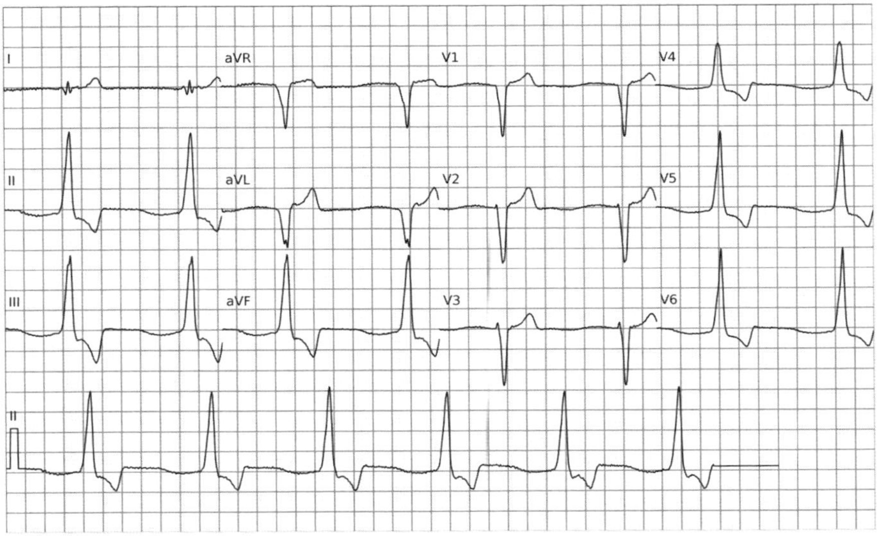

Ritmo de escape ventricular. Ritmo regular bradicárdico com QRS largo e ausência de onda P.

CONSIDERAÇÕES CLÍNICAS E ELETROCARDIOGRÁFICAS

- O ritmo de escape juncional é mais estável do que o ritmo de escape ventricular. Pacientes com BAVT e ritmo de escape ventricular apresentam mais sintomas de baixo débito cardíaco e maior risco de assistolia e morte (ver Bloqueio atrioventricular de 3º grau – capítulo 45).
- Em pacientes com fibrilação atrial (FA) a evolução com regularização do ritmo é um sinal de dissociação AV (FA + BAVT) (ver Fibrilação atrial – capítulo 69). Nessa situação o ritmo regular se deve a um ritmo de escape juncional ou ventricular.
- No eletrocardiograma (ECG), batimentos de escape são registrados como QRS atrasados em relação ao ciclo-base, não precedidos por onda P ou precedidos por onda P com intervalo PR < 120 ms, o que os diferencia das extrassístoles, que por definição são batimentos precoces.
- Os ritmos de escape são identificados como sequências de batimentos de escape dissociados, que podem ser interrompidos por capturas sinusais e que às vezes podem aparecer como batimentos bigeminados (fenômeno escape-captura).
- A dissociação isorrítmica **é** um fenômeno que ilustra o surgimento de um ritmo de escape juncional decorrente de bradicardia sinusal importante (depressão do nó sinusal) (ver Dissociação isorrítmica – capítulo 64).

REFERÊNCIAS

1. Hafeez Y, Grossman SA. Junctional rhythm [Internet]. StatPearls. 2023.
2. Bayes de Luna A, Fiol-Sala M, Bayes-Genis A, Baranchuk A. Clinical electrocardiography: a textbook. 5.ed. Hoboken, NJ: Wiley; 2022.
3. Samesima N, God EG, Kruse JCL, Leal MG, et al. Diretriz da Sociedade Brasileira de Cardiologia sobre a Análise e Emissão de Laudos Eletrocardiográficos – 2022. Arq Bras Cardiol. 2022;93(3 Suppl 2):2-19.

110

Sinal da bandeira da África do Sul

Matheus Kiszka Scheffer

O sinal da "bandeira da África do Sul" é um recurso didático e de fácil memorização para o reconhecimento do infarto agudo da parede anterior média provocado pela oclusão do 1º ramo diagonal da artéria descendente anterior.[1] O padrão é formado pelo supradesnivelamento de ST em D1, aVL e V2, associado à imagem em espelho na parede inferior. Com a disposição padrão das 12 derivações eletrocardiográficas no formato 4 x 3, a localização desses desnivelamentos de ST acompanha a forma em Y das faixas da bandeira da África do Sul.[2,3]

CRITÉRIOS ELETROCARDIOGRÁFICOS

- ↑ST em D1 e aVL, às vezes V2-V3.
- ↓ST recíproco na parede inferior.
- Os desvios dos segmentos ST de D1, aVL, D3 e V2 seguem o padrão da faixa verde da bandeira da África do Sul.

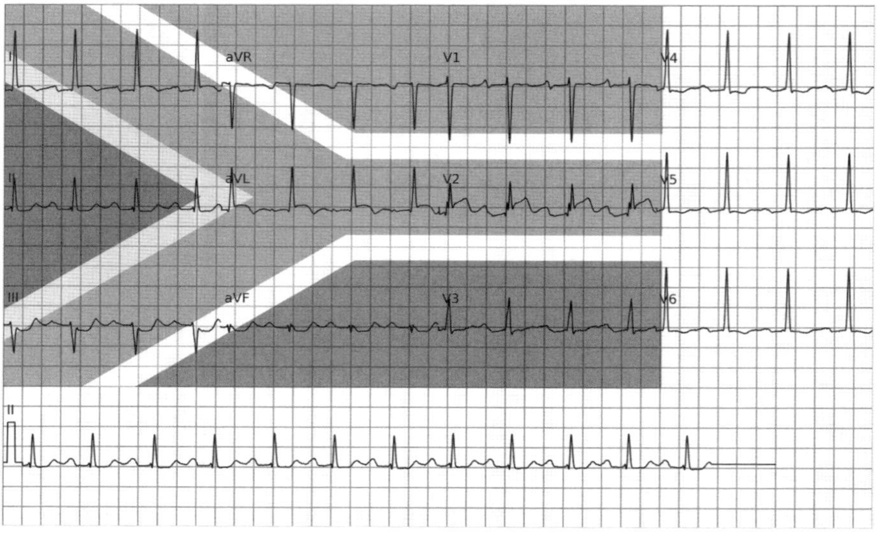

Sinal da "bandeira da África do Sul". Supradesnivelamento do segmento ST em D1, aVL e V2 e infradesnivelamento recíproco na parede inferior, mais evidente em D3.

REFERÊNCIAS

1. Alencar Neto JN de. Tratado de ECG. Salvador: Sanar; 2022.
2. Littmann L. South African flag sign: a teaching tool for easier ECG recognition of high lateral infarct. Am J Emerg Med. 2016;34(1):107-9.
3. Rajendran G, Mahalingam S, Kagne R, Nathan B. The South African flag sign – an electrocardiographic sign to predict the culprit artery. QJM An Int J Med. 2021;114(9):665-6.

111

Sinal da barbatana de tubarão

Matheus Kiszka Scheffer

O sinal da "barbatana de tubarão", também relatado como onda lambda,[1,2] onda R gigante[3] ou padrão triangular do QRS-ST-T,[2,4] é um padrão eletrocardiográfico incomum, porém de alto risco na síndrome coronariana aguda (SCA). Ele é formado pela fusão do complexo QRS, segmento ST e onda T, predizendo alto risco de morte devido a choque cardiogênico ou fibrilação ventricular (FV) (Figura 1).

CRITÉRIOS ELETROCARDIOGRÁFICOS

Onda lambda:

- Onda J com amplitude ≥ ¼ da onda R, segmento ST descendente e fusão do complexo QRS com a onda T invertida, resultando em padrão semelhante à letra grega lambda.

Padrão triangular:

- Onda R gigante ≥ 10 mm resultante da fusão do complexo QRS, segmento ST e onda T, demonstrando uma morfologia "triangular" com polaridade positiva em derivações que exploram uma região isquêmica.

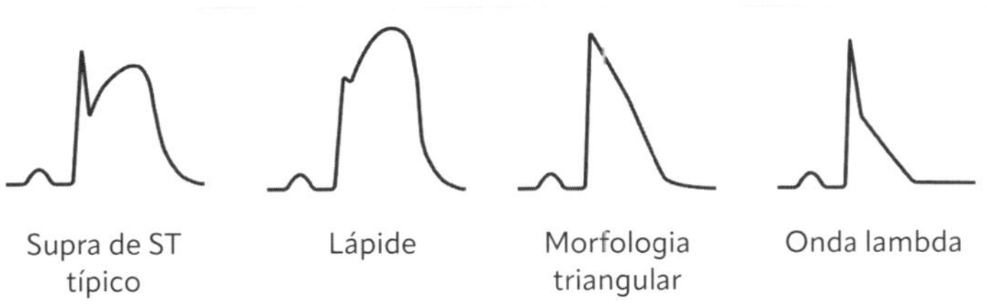

FIGURA 1 Padrões morfológicos específicos de supradesnivelamento do segmento ST.

CONSIDERAÇÕES CLÍNICAS E ELETROCARDIOGRÁFICAS

- O sinal da "barbatana de tubarão" foi observado em 1,4 a 3% dos casos admitidos com infarto "com supra",[4,5] embora sua incidência possa estar subestimada devido à gravidade dos casos e à mortalidade extra-hospitalar.
- Geralmente está associado a oclusão/suboclusão da artéria descendente anterior ou coronária direita proximal, especialmente na ausência de circulação colateral.[4]
- A presença do padrão morfológico triangular ou onda lambda é um preditor forte e independente de FV, mortalidade em 30 dias e fração de ejeção reduzida.[2,5]
- Dado o alto risco de mortalidade por choque cardiogênico e FV, recomenda-se tratamento agressivo de reperfusão e seguimento preferencialmente em ambiente de terapia intensiva com suporte a dispositivos de assistência ventricular.[2,4,6,7]
- Segundo Cipriani et al., a forma de onda triangular não deve ser confundida com o padrão de supradesnivelamento do segmento ST em lápide, no qual se observa um segmento ST elevado e convexo que conecta uma onda R pequena e curta com uma onda T mais alta e mais larga.[4]
- Estudo recente comparou os padrões morfológicos de supradesnivelamento do segmento ST observando que a mortalidade foi muito superior nos

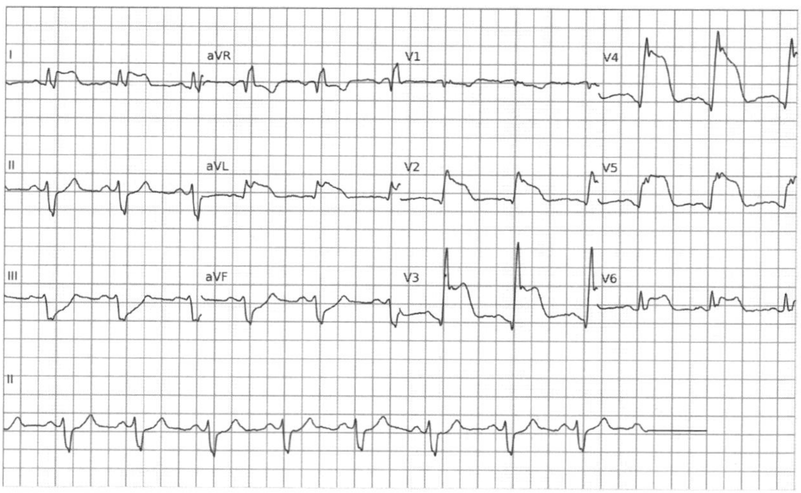

Sinal da "barbatana de tubarão". Infarto com supradesnivelamento do segmento ST na parede anterior extensa (V2 a V6, D1 e aVL) e padrão morfológico de onda lambda. Note a presença de ondas R amplas > 10 mm e a fusão do QRS-ST-T, resultando em uma morfologia semelhante à letra grega lambda (mais evidente em V4).

S • T

grupos lambda (52,6%) e triangular (71,8%) em relação ao grupo lápide (17,7%) e com supradesnivelamento típico (18,3%). A frequência de choque cardiogênico e parada cardiorrespiratória (PCR) extra-hospitalar também foi superior nos casos de lambda/triangular.[8]

- A eletrogênese da formação dessa onda na SCA ainda precisa ser elucidada.

DIAGNÓSTICOS DIFERENCIAIS

- Esse padrão morfológico pode ser confundido com taquicardia de QRS largo ou alterações provocadas pela hipercalemia.
- O sinal da "barbatana de tubarão" também foi reportado em outras condições além da SCA, como na síndrome de Takotsubo,[9] na miopericardite aguda[10] e no vasoespasmo coronariano.[11]

REFERÊNCIAS

1. Gussak I, Bjerregaard P, Kostis J. Electrocardiographic "Lambda" wave and primary idiopathic cardiac asystole: a new clinical syndrome? J Electrocardiol. 2004;37(2):105-7.
2. Aizawa Y, Jastrzebski M, Ozawa T, Kawecka-Jaszcz K, Kukla P, Mitsuma W, et al. Characteristics of electrocardiographic repolarization in acute myocardial infarction complicated by ventricular fibrillation. J Electrocardiol. 2012;45(3):252-9.
3. Madias JE, Krikelis EN. Transient giant R waves in the early phase of acute myocardial infarction: association with ventricular fibrillation. Clin Cardiol. 1981;4(6):339-49.
4. Cipriani A, D'Amico G, Brunello G, Perazzolo Marra M, Migliore F, Cacciavillani L, et al. The electrocardiographic "triangular QRS-ST-T waveform" pattern in patients with ST-segment elevation myocardial infarction: incidence, pathophysiology and clinical implications. J Electrocardiol. 2018;51(1):8-14.
5. Cipriani A, D'Amico G, Brunetti G, Vescovo GM, Donato F, Gambato M, et al. Electrocardiographic predictors of primary ventricular fibrillation and 30-day mortality in patients presenting with ST--segment elevation myocardial infarction. J Clin Med. 2021;10(24).
6. Xuexun L, Wang G, Zhong S, Sun H. Lambda-like waveform: a new risk predictor of impending malignant arrhythmias in patients with coronary artery disease. Interv Cardiol. 2020;12(7):190-6.
7. Kukla P, Jastrzębski M, Sacha J, Bryniarski L. Lambda-like ST segment elevation in acute myocardial infarction: a new risk marker for ventricular fibrillation? Three case reports. Kardiol Pol. 2008;66(8):837-77.
8. Fujii T, Ikari Y. Clinical outcomes of ST-elevation myocardial infarction patients who present special forms of ST-segment elevation. J Electrocardiol. 2023;81:80-4.
9. Tarantino N, Santoro F, Brunetti ND. Triangular "shark fin-like" ST modification in takotsubo syndrome: challenging the concept of ST-elevation patterns without coronary occlusion? J Electrocardiol. 2018;51(6):1157-8.
10. Hasibuan FS, Intan RE, Wilujeng HRT, Octora TN, Dharmajati BB, Gandi P, et al. Triangular QRS--ST-T waveform electrocardiographic pattern in acute myopericarditis: a case report from a limited-resources hospital. Am J Case Rep. 2020;21:1-6.
11. Wang G, Zhao N, Zhang C, Zhong S, Li X. Lambda-like ST-segment elevation in acute myocardial infarction triggered by coronary spasm may be a new risk predictor for lethal ventricular arrhythmia: a case report. Med (United States). 2018;97(49).

Sinal da onda N

Matheus Kiszka Scheffer

Niu et al. descreveram um fenômeno eletrocardiográfico curioso em pacientes com oclusão aguda da artéria circunflexa no cenário de infarto "sem supra". Segundo os autores, esse fenômeno estaria associado ao surgimento de um entalhe (*notch*) ou de uma deflexão na porção terminal dos complexos QRS nas derivações D2, D3 e aVF ou D1 e aVL, denominado "onda N". Essa onda sofre modificações contínuas no decorrer de horas a dias, e já há evidências que apontam sua presença como equivalente ao infarto "com supra" em relação aos desfechos cardiovasculares.[1,2]

CRITÉRIOS ELETROCARDIOGRÁFICOS

- *Notch* ou deflexão ao final do complexo QRS ≥ 2 mm de amplitude em relação à linha de base (segmento PR).
- Mudanças contínuas no *notch*: o ponto da deflexão varia ≥ 2 mm em relação ao segmento PR em ≥ 2 derivações em 24 horas, até mesmo desaparecendo ou se tornando uma onda s.
- Prolongamento do QRS nessas derivações.

CONSIDERAÇÕES CLÍNICAS E ELETROCARDIOGRÁFICAS

- No estudo original, Nie et al. demonstraram que a presença da onda N nas derivações D2, D3 e aVF ou D1 e aVL em pacientes sem supradesnivelamento do segmento ST está comumente relacionada a oclusão da artéria circunflexa.[1]
- As mudanças eletrocardiográficas que ocorrem na porção terminal do QRS podem ser causadas pelo atraso da despolarização da região inferobasal esquerda, que é vascularizada pela artéria circunflexa. Como a isquemia

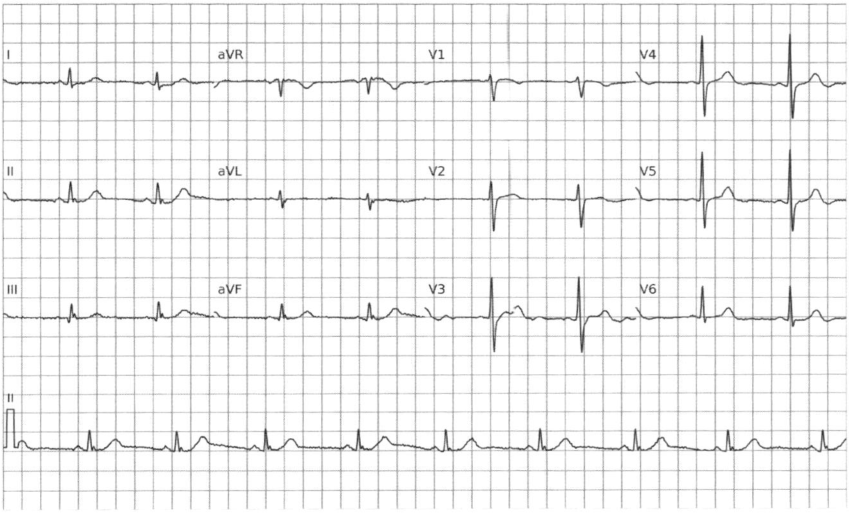

Sinal da onda N. Paciente feminina de 53 anos com crise hipertensiva e queixa de dor torácica. O eletrocardiograma exibe um *notch* no final do complexo QRS das derivações da parede inferior. A variação de amplitude do *notch* ou seu eventual desaparecimento dentro de horas poderá indicar a oclusão da artéria circunflexa.

progride, a forma de onda terminal do QRS se modifica continuamente em horas a dias.

- A presença da onda N nas derivações D2, D3 e aVF apresentou sensibilidade de 77% e especificidade de 89% para identificação da artéria circunflexa como a culpada pelo infarto. Já a presença da onda N nas derivações D1 e aVL apresentou sensibilidade de 64% e especificidade de 97%. É importante interpretar corretamente esses números: isso não significa a acurácia da onda N para determinar oclusão coronária aguda (OCA) de artéria circunflexa, mas sim a acurácia de predizer que, se houve OCA, foi de artéria circunflexa.
- Yang et al. demonstraram que a presença da onda N tem um risco equivalente ao infarto "com supra" em relação ao local da lesão (proximal), gravidade da estenose e incidência de eventos cardiovasculares maiores durante a hospitalização e em 12 meses.[2]

REFERÊNCIAS

1. Niu T, Fu P, Jia C, Dong Y, Liang C, Cao Q, et al. The delayed activation wave in non-ST-elevation myocardial infarction. Int J Cardiol. 2013;162(2):107-11.
2. Yang T, Chen J, Liu X, Xu C, Fu X, Fu P. Non-ST-elevated myocardial infarction with "N" wave on electrocardiogram and culprit vessel in left circumflex has a risk equivalent to ST-elevated myocardial infarction. Clin Cardiol. 2020;43(5):491-9.

113

Sinal do capacete pontiagudo

José Nunes de Alencar Neto

Identificado pela primeira vez em pacientes com abdome agudo e doença torácica, o sinal do "capacete pontiagudo" (*spiked helmet sign*) é caracterizado por um prolongamento exagerado do intervalo QT, frequentemente > 550 ms, associado à elevação do segmento ST.[1]

A princípio, acreditava-se que esse padrão de eletrocardiograma (ECG) poderia ser um artefato gerado por estiramento epidérmico mecânico, causado por rápido aumento na pressão intra-abdominal ou torácica ou contração sincronizada do diafragma e do coração. No entanto, relatos subsequentes ampliaram a compreensão dessa característica eletrocardiográfica, tendo sido observado em casos de hemorragia intracraniana, sepse e distúrbios metabólicos graves.[2,3]

CRITÉRIOS ELETROCARDIOGRÁFICOS

- Deslocamento para cima da linha de base em consequência do segmento ST elevado.
- Prolongamento exagerado do intervalo QT.
- Formação de uma cúpula (representando o supradesnivelamento do segmento ST) com um pico (representando o complexo QRS), lembrando a forma de um capacete militar prussiano.

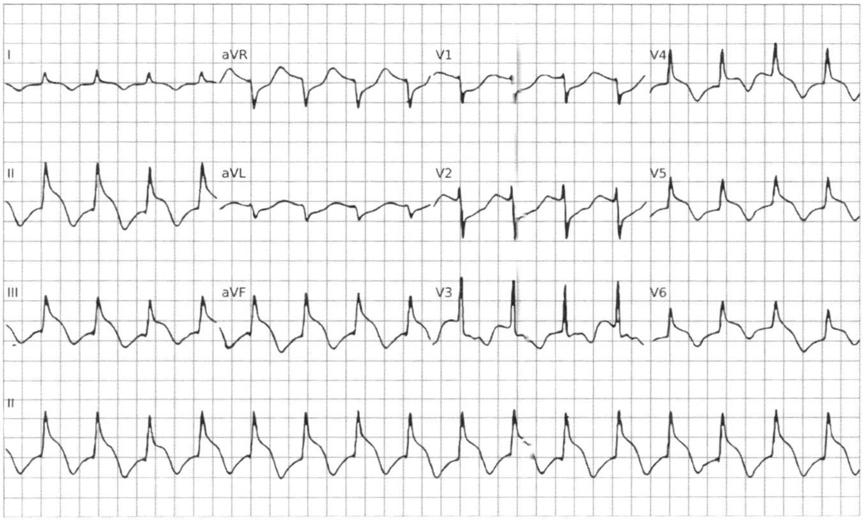

Sinal do capacete pontiagudo. Paciente jovem internado em unidade de terapia intensiva com diagnóstico de infecção de corrente sanguínea e choque séptico. O eletrocardiograma demonstra prolongamento do intervalo QT associado a supradesnivelamento do segmento ST evidente em D2, D3, aVF, V4 a V6 que se assemelha a forma de um capacete militar prussiano.

CONSIDERAÇÕES CLÍNICAS E ELETROCARDIOGRÁFICAS

- A fisiopatologia do sinal está relacionada à desregulação autonômica e a hiperatividade do sistema nervoso simpático que ocorre em resposta a certos eventos clínicos.[2,4,5]
- A irritação ou lesão da região insular pode resultar em liberação intensa de catecolaminas, levando a estímulo miocárdico excessivo, necrose e atordoamento das células miocárdicas.
- O sinal pode ser detectado após a ablação do gânglio estrelado, apoiando a hipótese do estado hiperadrenérgico.[5]
- Não é incomum que o sinal do "capacete pontiagudo" esteja clinicamente associado à síndrome de Takotsubo, dado o substrato fisiopatológico comum.[6]
- Normalmente reconhecido de maneira retrospectiva, o sinal está associado a internações prolongadas e alta taxa de mortalidade hospitalar, pela ocorrência de arritmias malignas, como *torsades de pointes*.
- Em uma série de casos, a mortalidade foi alta, com 6 de 8 pacientes morrendo entre 1 e 10 dias após o primeiro registro eletrocardiográfico do sinal.[1] Já em uma revisão de relatos de casos, 19 de 32 pacientes (59%) evoluíram com óbito intra-hospitalar.[3]

REFERÊNCIAS

1. Littmann L, Monroe MH. The "spiked helmet" sign: a new electrocardiographic marker of critical illness and high risk of death. Mayo Clin Proc. 2011;86(12):1245-6.
2. Laundon RK, Littmann L. Spiked helmet pattern ST elevation in subarachnoid hemorrhage. J Electrocardiol. 2019;52:96-8.
3. Mahmoudi E, Hui JMH, Leung KSK, Satti DI, Liu YHA, Li KHC, et al. Spiked helmet electrocardiographic sign-a systematic review of case reports. Curr Probl Cardiol. 2023;48(3):101535.
4. Chaudhry M, Omar Z, Latif F. Tombstone ST elevations: not necessarily a harbinger of doom! Am J Med. 2013;126(1):e5-6.
5. Aliyev F, Abdulkerimov V, Gul EE, Samedov F, Iaseyev E. Spiked helmet sign after percutaneous left stellate ganglion ablation in a patient with long QT syndrome. J Electrocardiol. 2017;50(6):944-6.
6. Samadov F, Gasimov E, Aliyev F, Isayev E. The "spiked helmet" sign: a potential relationship to Takotsubo cardiomyopathy. Am J Emerg Med. 2018;36(2):345.e5-345.e7.

114

Síndrome bradicardia-taquicardia

Mariana Carvalheiro Moretti Rodrigues

A síndrome bradicardia-taquicardia é uma das formas de apresentação da doença do nós sinusal (DNS).[1,2] Ela é caracterizada pela presença de períodos de bradicardia sinusal ou escapes juncionais alternados com taquiarritmias atriais.

A taquiarritmia atrial mais comum é a fibrilação atrial (FA), mas taquicardia atrial (TA), *flutter* atrial (FLA) e, ocasionalmente taquicardia por reentrada nodal (TRN) ou taquicardia por reentrada atrioventricular (TRAV) podem ocorrer.[3]

Os pacientes podem apresentar parada sinusal e assistolia no término da TA resultante da supressão por *overdrive* do nó sinusal.[3] Ainda, podem ocorrer pausas sinusais de duração variável quando a taquicardia termina.[4]

CRITÉRIOS ELETROCARDIOGRÁFICOS

- Períodos de bradicardia sinusal ou escapes juncionais alternados com taquiarritmias atriais (TA, FA ou FLA).

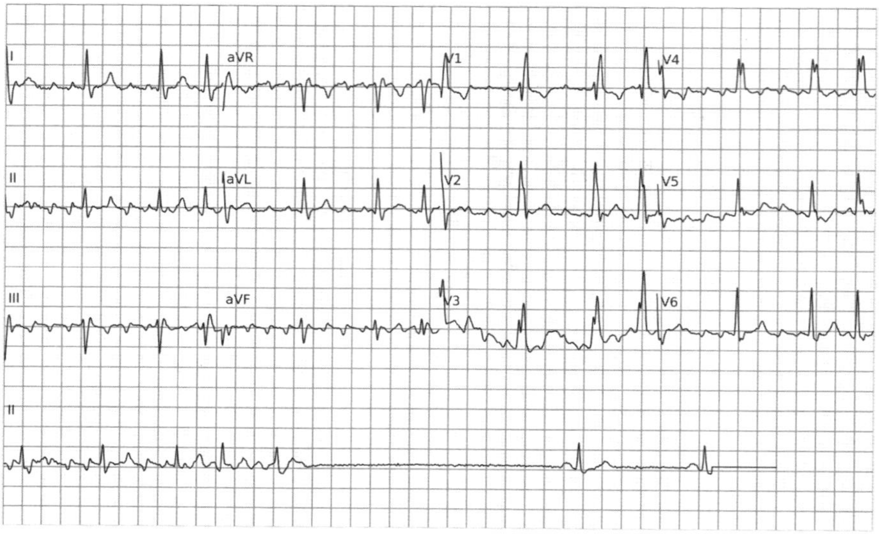

Síndrome bradicardia-taquicardia. Episódio de pausa sinusal e bradicardia sinusal precedidas por *flutter* atrial.

REFERÊNCIAS

1. Oliveira LH. Artigo de revisão ablação por radiofrequência como opção terapêutica na síndrome. Rev Norte Nord Cardiol. 2015;5(3):3-8.
2. Tse G, Liu T, Christien Li KH, Laxton V, Wong AO-T, Chan YWF, et al. Tachycardia-bradycardia syndrome: electrophysiological mechanisms and future therapeutic approaches (review). Int J Mol Med. 2017;39(3):519-26.
3. Issa Z, Miller J, Zipes D. Clinical arrhythmology and electrophysiology: a companion to Braunwald's heart disease. 3.ed. Philadelphia: Elsevier; 2019.
4. Kusumoto FM, Schoenfeld MH, Barrett C, Edgerton JR, Ellenbogen KA, Gold MR, et al. 2018 ACC/AHA/HRS guideline on the evaluation and management of patients with bradycardia and cardiac conduction delay. J Am Coll Cardiol. 2019;74(7):e51-156.

115

Síndrome de Brugada

Guilherme Dagostin de Carvalho

A síndrome de Brugada é uma canalopatia com herança autossômica dominante, penetrância incompleta e expressividade variável, cuja prevalência estimada gira em torno de 1 caso para cada 2 a 5 mil indivíduos. É 8 a 10 vezes mais frequente em homens e considerada responsável por 4 a 12% de todas as mortes súbitas cardíacas e até 20% das que ocorrem em pacientes com corações estruturalmente normais. A prevalência do padrão eletrocardiográfico é de 0,4% ao redor do mundo.[1]

Para estabelecer o diagnóstico, é necessário realizar um exame de eletrocardiograma (ECG). O que se busca é identificar morfologia do tipo 1. Este padrão é caracterizado pela elevação no segmento ST igual ou superior a 2 mm. Essa elevação deve ser observada em pelo menos uma das derivações precordiais direitas, que compreendem V1, V2 e V3. Os eletrodos para essas derivações são posicionados no segundo, terceiro ou quarto espaços intercostais. O padrão pode se manifestar de duas formas: espontaneamente ou após um teste provocativo. No caso do teste, utiliza-se a administração intravenosa de bloqueadores dos canais de sódio, como ajmalina, flecainida, procainamida e pilsicainida.[2,3]

CRITÉRIOS ELETROCARDIOGRÁFICOS

Padrão de Brugada tipo 1:

- Elevação em cúpula do segmento ST em uma ou mais das derivações precordiais direitas (V1 a V3) de pelo menos 2 mm seguida de um descenso de r′ côncavo ou retificado, o qual cruza a linha de base e produz uma onda T invertida e simétrica (Figura 1).

Padrão de Brugada tipo 2:

- Presença de r′ ≥ 2 mm, segmento ST ≥ 0,5 mm em comparação com a linha de base, do tipo descendente e com convexidade para baixo, seguido de onda T positiva em V2 e de morfologia variável em V1 (Figura 1).
- Para auxiliar na diferenciação de ECG não tipo 1 altamente indicativos do padrão de Brugada e outros diagnósticos diferenciais (como atletas, *pectus excavatum* e cardiomiopatia arritmogênica do ventrículo direito – CAVD), critérios adicionais foram propostos:
  - Ângulo beta (ou de Chevalier): um valor de corte de 58° apresenta os melhores valores preditivos (valor preditivo positivo – VPP – de 73% e valor preditivo negativo – VPN – de 87%).
  - Comprimento da base do triângulo 5 mm abaixo do pico da onda r′ (Figura 2): valor de corte ≥ 4 mm em pacientes com síndrome de Brugada demonstrou 96% de especificidade e 85% de sensibilidade (VPP de 95% e VPN de 88%).

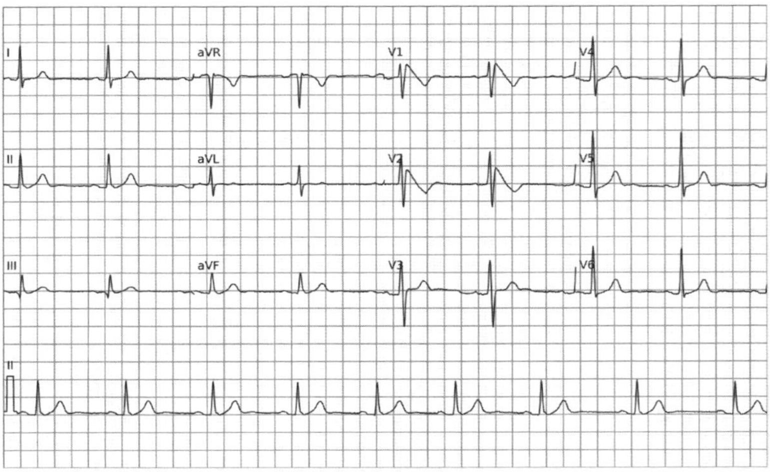

Padrão de Brugada tipo 1. Morfologia típica do padrão de Brugada tipo 1 nas derivações V1 e V2 com a elevação em cúpula do segmento ST > 2 mm seguida de um descenso de retificado e uma onda T negativa.

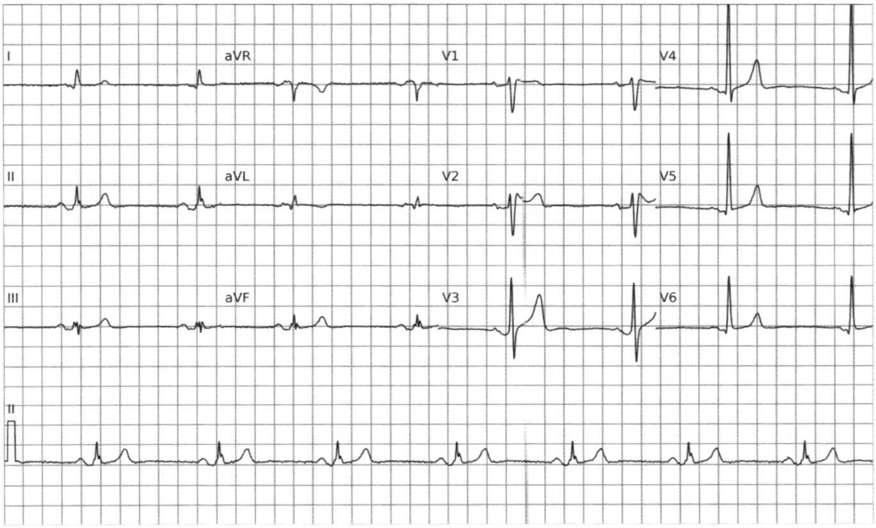

Padrão de Brugada tipo 2. Em V2, há uma onda r' ≥ 2 mm com segmento ST elevado ≥ 0,5 mm em comparação com a linha de base, do tipo descendente e com convexidade para baixo, seguido de onda T positiva. O comprimento da base do triângulo 5 mm abaixo do pico da onda r' diferencia esse padrão de outros padrões de rSr'.

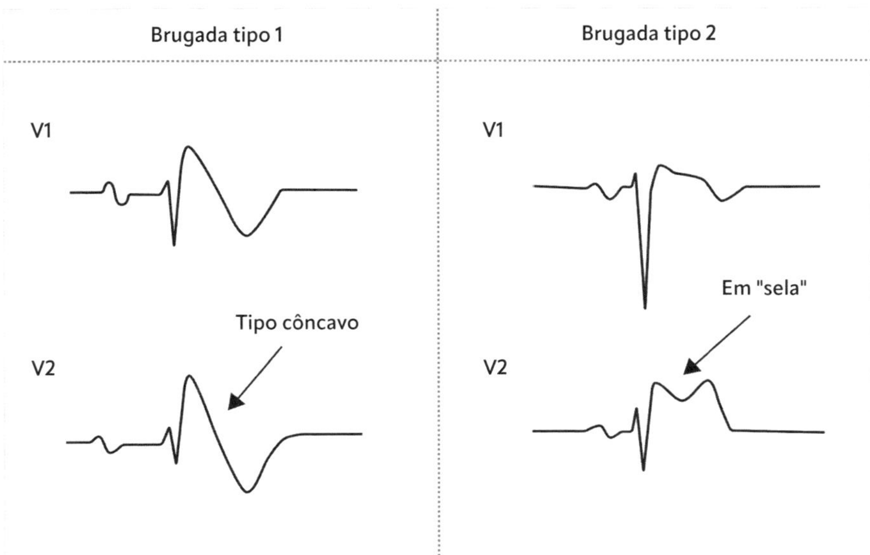

FIGURA 1 Padrões morfológicos de Brugada tipo 1 e tipo 2.

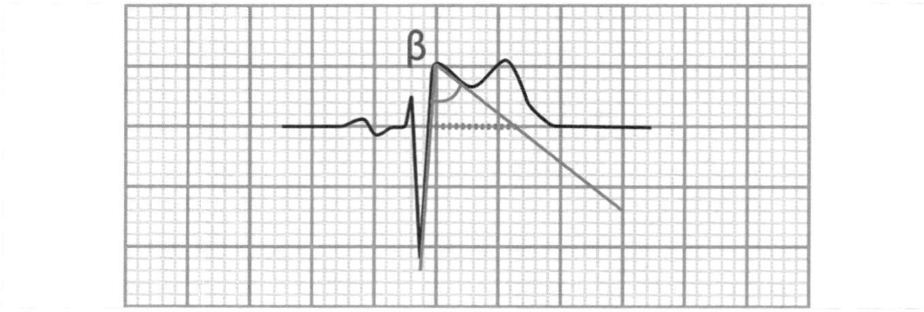

FIGURA 2 Medida da base do triângulo formado pelas porções ascendente e descendente do r′ a 5 mm do seu ápice.

FISIOPATOLOGIA

- Até o momento, foram identificadas mutações em 19 genes associados ao fenótipo de Brugada, incluindo genes relacionados com a corrente Na^+ (I^{Na+}) e transitória de saída de K^+ (I^{to}), bem como canais de Ca^{2+} tipo L (I^{CaL}), resultando em desbalanço no fluxo iônico nas fases iniciais do potencial de ação e, consequentemente, gerando um gradiente entre o epicárdio e o endocárdio na via de saída do ventrículo direito (teoria da repolarização).
- Apesar do progresso no diagnóstico genético, em quase 70% das famílias uma mutação não é detectada. Quando presentes, a mais frequentemente reportada acomete o gene *SCN5A*, que codifica a subunidade alfa do canal de Na^+ responsável pela fase 0 do potencial de ação cardíaco.[4]
- Também é descrita na literatura a presença de alterações estruturais, como o aumento do colágeno epicárdico, fibrose e diminuição da expressão da Conexina 43 nas junções *gap*, especialmente na via de saída do ventrículo direito, com o aparecimento de potenciais tardios fragmentados, que também justificam em parte os achados eletrocardiográficos e contribuem para o substrato arritmogênico (teoria da despolarização).[5]

CONSIDERAÇÕES ELETROCARDIOGRÁFICAS

- A colocação dos eletrodos das derivações precordiais direitas em posições craniais (no 2º e 3º espaços intercostais) aumenta a sensibilidade em alguns pacientes pela relação anatômica variável entre a via de saída do ventrículo direito e a posição padrão de V1 e V2 (Figura 3). A identificação de um padrão espontâneo tipo 1 nos espaços intercostais superiores confere prognóstico semelhante para indivíduos com o mesmo encontrado na posição habitual.[6]

- Quando há suspeição clínica, pode-se lançar mão de um teste farmacológico com bloqueadores para desmascarar a doença. Considera-se positivo quando o padrão tipo 1 é identificado durante a infusão. Alargamento do QRS > 130% de sua duração basal, bem como o aparecimento de ectopias ventriculares frequentes ou arritmias ventriculares complexas, devem ser um sinal de alarme para interromper a administração. É importante ressaltar que quase 25% dos testes podem ser falso-negativos, o que deve ser levado em consideração, por exemplo, em pacientes com morte súbita cardíaca abortada, nos quais sua repetição se torna recomendada sempre que possível.
- Existem também diversos fatores moduladores que podem desmascarar e/ou exacerbar o padrão de Brugada, em razão dos efeitos nas correntes iônicas transmembrana, em indivíduos geneticamente predispostos. Bradicardia e tônus vagal podem diminuir a corrente de Ca^{+2} e, consequentemente, contribuem para a elevação do segmento ST e para o efeito pró-arrítmico. A inativação prematura do canal de Na^{+} é acentuada em temperaturas elevadas. Assim, estados febris podem desmascarar o padrão de Brugada em certos pacientes e aumentar o risco de arritmias, constituindo um gatilho particularmente importante entre as populações pediátricas.

CONSIDERAÇÕES CLÍNICAS

- A idade média ao diagnóstico é de 41 ±15 anos, embora também haja relatos na literatura de a apresentação inicial ocorrer em crianças e idosos.[7]
- As manifestações da síndrome de Brugada incluem síncope, convulsões e respiração agônica noturna em razão de taquicardia ventricular (TV) polimórfica ou fibrilação ventricular (FV). Caso essas arritmias se sustentem, pode

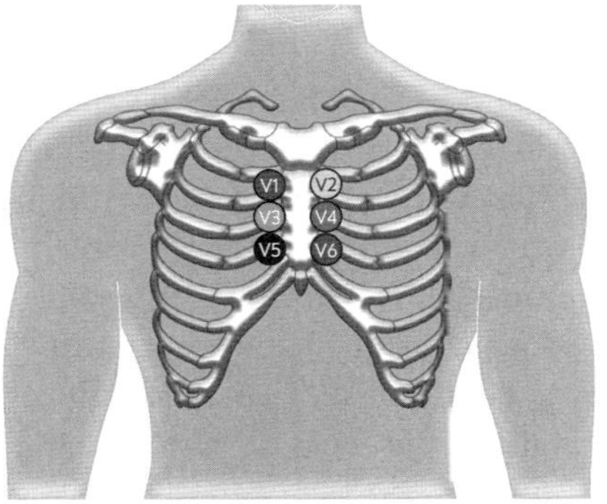

FIGURA 3 Posicionamento cranial dos eletrodos precordiais para auxiliar no diagnóstico de padrão de Brugada.

S • T

ocorrer morte súbita cardíaca. A incidência de síncope e morte súbita cardíaca varia de 17 a 42%. No entanto, esse número é provavelmente superestimado, dado que a maioria dos pacientes assintomáticos nunca é diagnosticada.[8]

- Arritmias ventriculares malignas geralmente ocorrem durante o período de repouso e/ou sono, sugerindo uma associação com bradicardia e efeito vagal. Episódios febris também foram frequentemente associados com sintomas.[9]
- Reportaram-se anormalidades de repolarização nas paredes inferior e lateral em até 11% dos pacientes, as quais estão aparentemente relacionadas a um fenótipo mais grave. Em até 20% dos casos, pode haver arritmias supraventriculares, tendo destaque a fibrilação atrial (FA).[10]
- Os principais preditores de risco estabelecidos na literatura são a presença de síncope, padrão tipo 1 espontâneo no ECG, período refratário ventricular < 200 ms e fragmentação do complexo QRS. Tradicionalmente, o estudo eletrofisiológico é utilizado para estratificação em pacientes assintomáticos com padrão de Brugada tipo 1 espontâneo e, a indução de FV, especialmente nos 2 primeiros extraestímulos, configura fator de risco nos portadores da doença.[6]
- Diversos marcadores clínicos e eletrocardiográficos não invasivos de risco arrítmico foram sugeridos e incluem elevação do segmento ST durante a recuperação no teste de esforço, presença de FA (que ocorre espontaneamente em até 30% dos pacientes), padrão de repolarização precoce nas derivações inferior e/ou lateral. Adicionalmente, um intervalo T pico-fim prolongado, disfunção do nó sinusal, duração da onda S em D1 (≥ 1 mm e/ou ≥ 40 ms), o "sinal de aVR" (onda R ≥ 3 mm ou R/q ≥ 0,75 nessa derivação), presença de padrão tipo 1 em derivações do plano frontal, alternância da onda T e potenciais tardios avaliados por ECG de alta resolução. Apesar de estarem associados a um pior prognóstico, são derivados de estudos observacionais e necessitam de validação em séries maiores.[6]

FENOCÓPIAS DE BRUGADA

Denomina-se fenocópia de Brugada um ECG que imita um clássico padrão tipo 1, desencadeado por outros fatores. As etiologias desse achado afetam principalmente ou exclusivamente o ventrículo direito, especialmente a via de saída do ventrículo direito. Exemplos incluem isquemia ventricular direita, tromboembolismo pulmonar (TEP) ou compressão mecânica da via de saída do ventrículo direito. Os achados que suportam a suspeita de fenocópias incluem a presença de uma condição subjacente identificável, desaparecimento do padrão com sua resolução, ausência de história familiar de morte súbita cardíaca ou padrão de Brugada tipo 1 em parentes de 1º grau, ausência de sintomas como síncope, convulsões ou respiração agônica noturna, e um teste com bloqueador de canal de sódio negativo.[11]

EXEMPLOS

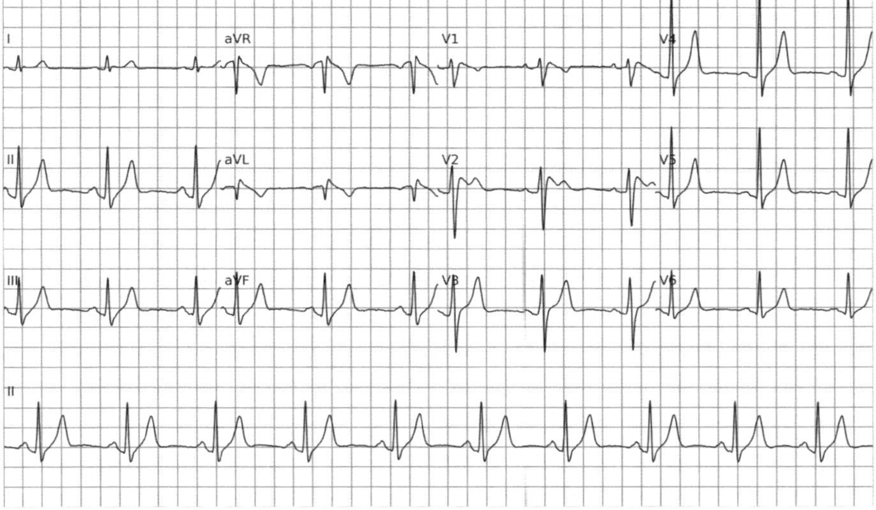

Padrão de Brugada tipo 2. Em V2, nota-se a morfologia típica do padrão de Brugada tipo 2. O comprimento da base do triângulo 5 mm abaixo do pico da onda r′ é ≥ 4 mm.

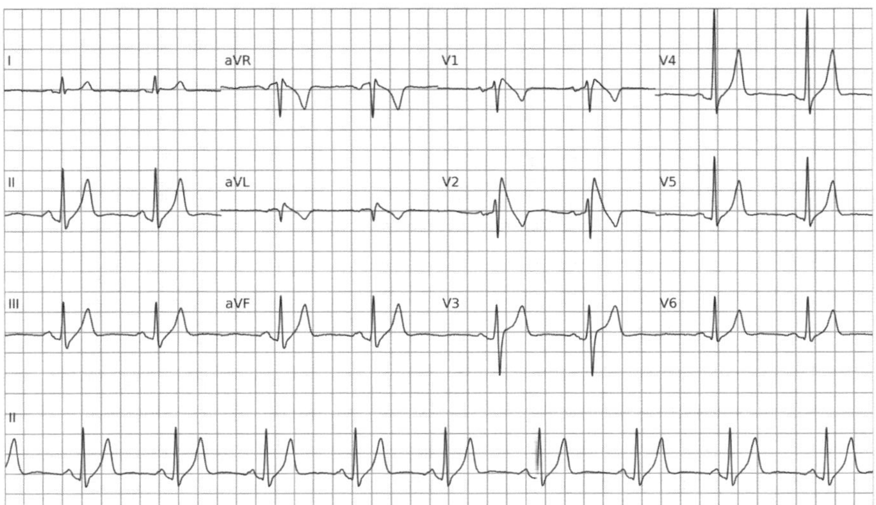

Padrão de Brugada tipo 1. Paciente do eletrocardiograma anterior após a cefalização dos eletrodos de V1 e V2 (posicionados nos segundos espaços intercostais) que desmascarou o padrão de Brugada tipo 1.

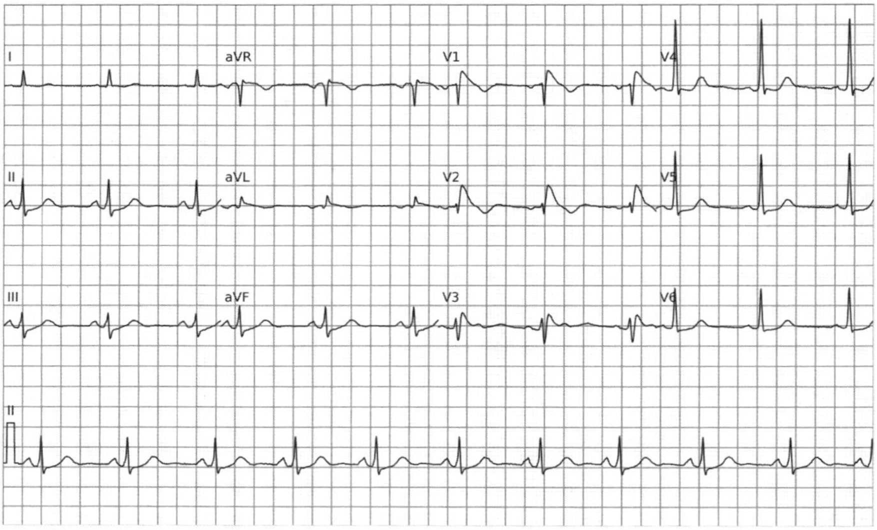

Padrão de Brugada tipo 1. Padrão morfológico de Brugada tipo 1 característico em V1 e V2. Note que o complexo QRS em V1 é mais largo do que em V6, o que o diferencia do bloqueio de ramo direito (fenômeno denominado de *mismatch*).

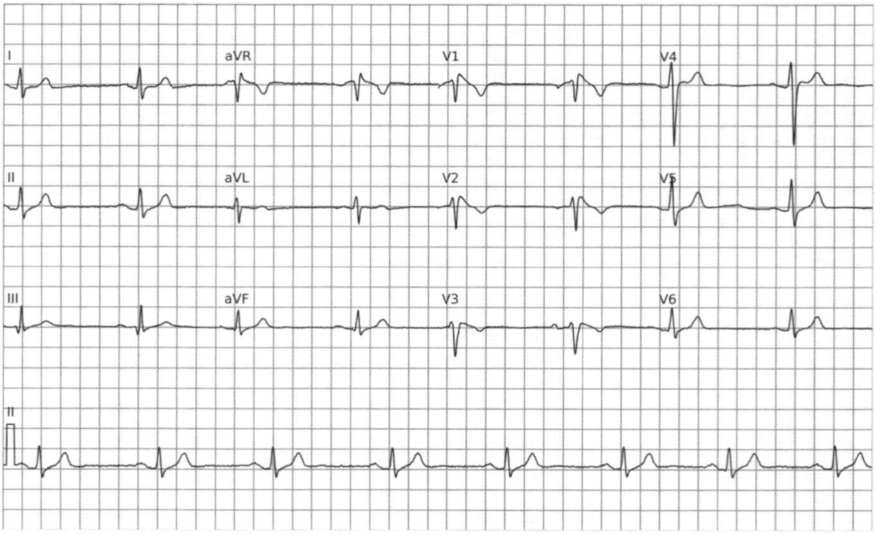

Padrão de Brugada tipo 1, desmascarado após posicionamento dos eletrodos de V1 e V2 nos segundos espaços intercostais.

REFERÊNCIAS

1. Quan X-Q, Li S, Liu R, Zheng K, Wu X-F, Tang Q. A meta-analytic review of prevalence for Brugada ECG patterns and the risk for death. Medicine (Baltimore). 2016;95(50):e5643.
2. Zeppenfeld K, Tfelt-Hansen J, de Riva M, Winkel BG, Behr ER, Blom MA, et al. 2022 ESC guidelines for the management of patients with ventricular arrhythmias and the prevention of sudden cardiac death. Eur Heart J. 2022;1-130.
3. Bayés De Luna A, Brugada J, Baranchuk A, Borggrefe M, Breithardt G, Golwasser D, et al. Current electrocardiographic criteria for diagnosis of Brugada pattern: a consensus report. J Electrocardiol. 2012;45(5):433-42.
4. Antzelevitch C, Patocskai B. Brugada syndrome: clinical, genetic, molecular, cellular, and ionic aspects. Curr Probl Cardiol. 2016;41(1):7-57.
5. Issa Z, Miller J, Zipes D. Clinical arrhythmology and electrophysiology: a companion to Braunwald's heart disease. 3.ed. Philadelphia: Elsevier; 2019.
6. Krahn AD, Behr ER, Hamilton R, Probst V, Laksman Z, Han H-C. Brugada syndrome. JACC Clin Electrophysiol. 2022;8(3):386-405.
7. Milman A, Andorin A, Gourraud JB, Postema PG, Sacher F, Mabo P, et al. Profile of patients with Brugada syndrome presenting with their first documented arrhythmic event: data from the Survey on Arrhythmic Events in BRUgada Syndrome (Sabrus). Hear Rhythm. 2018;15(5):716-24.
8. Casado-Arroyo R, Berne P, Rao JY, Rodriguez-Mañero M, Levinstein M, Conte J, et al. Long-term trends in newly diagnosed Brugada syndrome: implications for risk stratification. J Am Coll Cardiol. 2016;68(6):614-23.
9. Michowitz Y, Milman A, Sarquella-Brugada G, Andorin A, Champagne J, Postema PG, et al. Fever-related arrhythmic events in the multicenter Survey on Arrhythmic Events in Brugada Syndrome. Hear Rhythm. 2018;15(9):1394-401.
10. Shi S, Liu T, Barajas-Martinez H, Pfeiffer R, Jiang H, Huang C, et al. Atrial fibrillation associated with Wolff-Parkinson-White syndrome in a patient with concomitant Brugada syndrome. Hear Case Reports. 2017;3(1):13-7.
11. Anselm DD, Baranchuk A. Terminological clarification of Brugada phenocopy, Brugada syndrome, and the Brugada ECG pattern: re. early repolarization pattern in patients with provocable Brugada phenocopy: a marker of additional arrhythmogenic cardiomyopathy. Int J Cardiol. 2014;171(2):288.

Síndrome de Takotsubo

Matheus Kiszka Scheffer

A síndrome/cardiomiopatia de Takotsubo, também relatada na literatura como "síndrome do coração partido", "cardiomiopatia por estresse" ou "síndrome do balonamento apical", é uma condição transitória habitualmente caracterizada pela alteração da contratilidade das porções média e apical do ventrículo esquerdo, desencadeada tipicamente por um estresse físico ou emocional, associada a sintomas de dor torácica, dispneia, síncope e alterações dos marcadores de necrose miocárdica. Seu mecanismo fisiopatológico ainda é pouco compreendido, porém há evidência considerável de que o estímulo simpático seja parte central de sua patogênese.[1]

Mais de 90% dos pacientes são mulheres na pós-menopausa, e o quadro clínico é frequentemente indistinguível da síndrome coronariana aguda (SCA).

O eletrocardiograma (ECG) é anormal na maioria dos pacientes, geralmente demonstrando supradesnivelamento do segmento ST e/ou inversão da onda T.[2]

ALTERAÇÕES ELETROCARDIOGRÁFICAS

- ↑ST (44%).
- ↓ST (8%).
- Inversão da onda T (41%).
- Prolongamento do intervalo QTc.

EVOLUÇÃO TEMPORAL DAS ALTERAÇÕES ELETROCARDIOGRÁFICAS

O ECG na síndrome de Takotsubo exibe evolução temporal típica com 4 estágios distintos. O supradesnivelamentom do segmento ST é observado no

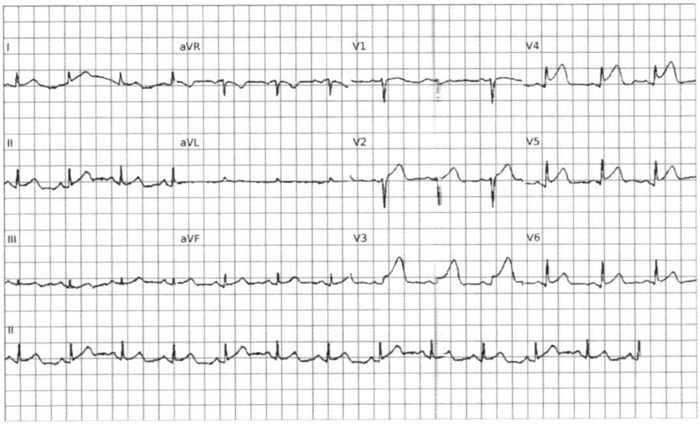

Síndrome de Takotsubo. Paciente do sexo feminino com queixa de precordialgia no departamento de emergência. Na fase aguda da síndrome de Takotsubo, o quadro clínico e o surgimento de supradesnivelamento do segmento ST nas derivações V3 a V5 simulam o infarto agudo do miocárdio.

estágio 1, em geral imediatamente após o início dos sintomas, seguido por normalização do segmento ST, inversão da onda T e prolongamento do intervalo QTc nos estágios 2 e 3, e finalmente por resolução das alterações da repolarização ou persistência da inversão das ondas T no estágio 4 (Quadro 1).[3]

QUADRO 1 Estágios eletrocardiográficos na síndrome de Takotsubo

Estágio 1	O supradesnivelamento do segmento ST é visto imediatamente ou após poucas horas do início dos sintomas
Estágio 2	Inversão inicial da onda T após a resolução do supradesnivelamento ocorre dentro de 1 a 3 dias do início dos sintomas
Estágio 3	Ondas T invertidas e profundas ou melhora transitória da inversão da onda T, geralmente entre 2 e 6 dias do início dos sintomas
Estágio 4	Persistência de ondas T invertidas e profundas por período de semanas a meses ou normalização das ondas T após 2 semanas do início dos sintomas

CONSIDERAÇÕES CLÍNICAS E ELETROCARDIOGRÁFICAS

- Na síndrome de Takotsubo a localização e a extensão do supradesnivelamento do segmento ST correspondem à localização anatômica da injúria miocárdica, que acomete mais frequentemente os segmentos médios e apical do ventrículo esquerdo. Assim, o supradesnivelamento estará presente nas derivações precordiais, laterais e apicais, assemelhando-se a um infarto da parede anterior. Todavia, o supradesnivelamento é menos pronunciado na síndrome de Takotsubo do que na SCA.[2]

- Vários critérios foram propostos para diferenciar um IAM da parede anterior da síndrome de Takotsubo. Entretanto, apesar das diferenças, existe sobreposição dos achados clínicos e eletrocardiográficos, e a realização da coronariografia está indicada para excluir o diagnóstico de IAM.[2,4,5]
- O infradesnivelamento do segmento ST é incomum, ocorrendo em menos de 10% dos pacientes, sendo um achado mais frequente na SCA.
- A inversão da onda T e prolongamento do QTc são achados comuns na síndrome de Takotsubo e podem ser as únicas alterações encontradas em casos que se apresentam tardiamente após a resolução do supradesnivelamento. A inversão da onda T pode persistir por vários meses mesmo após a recuperação contrátil do ventrículo esquerdo, e o prolongamento do QTc pode se tornar substrato para *torsades de pointes* e marcador prognóstico para morte súbita.[2]
- A presença de prolongamento do QTc > 500 ms na fase aguda e a recuperação da função contrátil do ventrículo esquerdo dentro de 2 a 4 semanas são características adicionais que ajudam a distinguir entre SCA e síndrome de Takotsubo.[6]
- Outras alterações eletrocardiográficas da síndrome de Takotsubo incluem a presença de ondas Q na parede anterior (geralmente transitórias), baixa voltagem do QRS, presença de onda J e fragmentação do QRS.[3]

REFERÊNCIAS

1. Ghadri JR, Wittstein IS, Prasad A, Sharkey S, Dote K, Akashi YJ, et al. International Expert Consensus Document on Takotsubo Syndrome (Part I): clinical characteristics, diagnostic criteria, and pathophysiology. Eur Heart J. 2018;39(22):2032-46.
2. Ghadri JR, Wittstein IS, Prasad A, Sharkey S, Dote K, Akashi YJ, et al. International Expert Consensus Document on Takotsubo Syndrome (Part II): diagnostic workup, outcome, and management. Eur Heart J. 2018;39(22):2047-62.
3. Chhabra L, Butt N, Ahmad SA, Kayani WT, Sangong A, Patel V, et al. Electrocardiographic changes in Takotsubo cardiomyopathy. J Electrocardiol. 2021;65:28-33.
4. Frangieh AH, Obeid S, Ghadri JR, Imori Y, D'Ascenzo F, Kovac M, et al. ECG criteria to differentiate between Takotsubo (stress) cardiomyopathy and myocardial infarction. J Am Heart Assoc. 2016;5(6).
5. Vervaat FE, Christensen TE, Smeijers L, Holmvang L, Hasbak P, Szabó BM, et al. Is it possible to differentiate between Takotsubo cardiomyopathy and acute anterior ST-elevation myocardial infarction? J Electrocardiol. 2015;48(4):512-9.
6. Thygesen K, Alpert JS, Jaffe AS, Chaitman BR, Bax JJ, Morrow DA, et al. Fourth universal definition of myocardial infarction (2018). Eur Heart J. 2018;40(3):237-69.

117

Síndrome de Wellens

Ana Carolina Muniz Costa

Em 1982, Wellens et al. descreveram em publicação um padrão eletrocardiográfico do segmento ST-T associado a infarto agudo do miocárdio (IAM) iminente, principalmente com lesão de artéria descendente anterior proximal como culpada.[1,2]

CRITÉRIOS ELETROCARDIOGRÁFICOS

- Segmento ST isoelétrico ou minimamente elevado (até 1 mm) com onda T bifásica (*plus-minus*) ou simetricamente invertida e profunda nas derivações V2 e V3.
- Ausência de ondas Q nas derivações precordiais.
- Menos comumente, as alterações descritas podem se estender as outras derivações precordiais V1, V4, V5 e V6.

CONSIDERAÇÕES CLÍNICAS E ELETROCARDIOGRÁFICAS

- O padrão de Wellens pode se apresentar de duas maneiras: como uma onda T bifásica (*plus-minus*) ou como uma onda T negativa simétrica. A literatura aponta uma frequência maior deste segundo tipo (aproximadamente 75%).[2,3]
- A presença do padrão eletrocardiográfico de Wellens em pacientes com história de angina apresenta especificidade alta (acima de 90%) e alto valor preditivo positivo (VPP) para lesão grave de artéria descendente anterior, o que implica alto risco para IAM extenso de parede anterior.[4]
- O mecanismo fisiopatológico que ocasiona o achado no eletrocardiograma (ECG) ainda não está completamente elucidado, mas aparentemente resul-

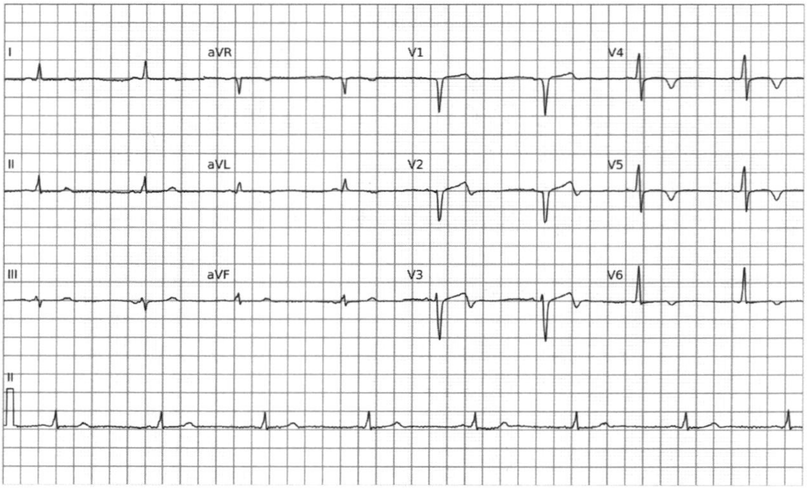

Padrão de Wellens. Ondas T com morfologia *plus-minus* em V2 e V3.

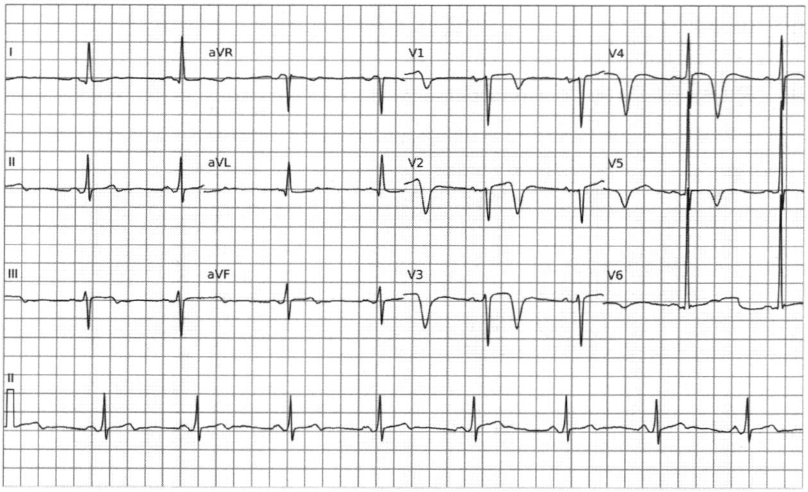

Padrão de Wellens. Ondas T negativas e simétricas nas derivações precordiais V1 a V5.

ta de isquemia miocárdica transitória secundária à lesão estenótica grave que sofreu recanalização. Tal hipótese é condizente com a descrição de sinal de Wellens como achado de IAM iminente.[3]

- Clinicamente, o padrão de Wellens é associado a população com histórico prévio de angina e mínima ou nenhuma elevação de enzimas de lesão cardíaca. Contrariando o senso comum, o sinal de Wellens é mais usualmente encontrado quando esse perfil de paciente se encontra em fase ausente de dor torácica (geralmente após um episódio de dor torácica), advindo desse fato a importância de seriar o exame eletrocardiográfico mesmo quando o paciente já estiver assintomático.[5]

- O manejo da síndrome de forma definitiva é feito com cineangiocoronariografia e revascularização da lesão. O sinal de Wellens tende a desaparecer completamente após a revascularização.[3]
- A despeito da associação direta com lesão grave da artéria descendente anterior, o padrão de Wellens já foi descrito em outras condições clínicas como prolapso de válvula mitral, angina de Prinzmetal, tromboembolismo pulmonar (TEP) e vasoespasmo induzido por cocaína.
- Testes diagnósticos de estresse miocárdico são contraindicados na presença de sinal de Wellens no ECG pelo risco de precipitação de IAM, arritmias malignas e morte súbita.[6]
- No estudo original, foram descartados pacientes cujo ECG apresentava: ondas Q ou QS de V2 a V4, bloqueios de ramo, sobrecargas ventriculares, perda de voltagem da onda R de V1 a V3 ou com marca-passo.[1]

EXEMPLOS

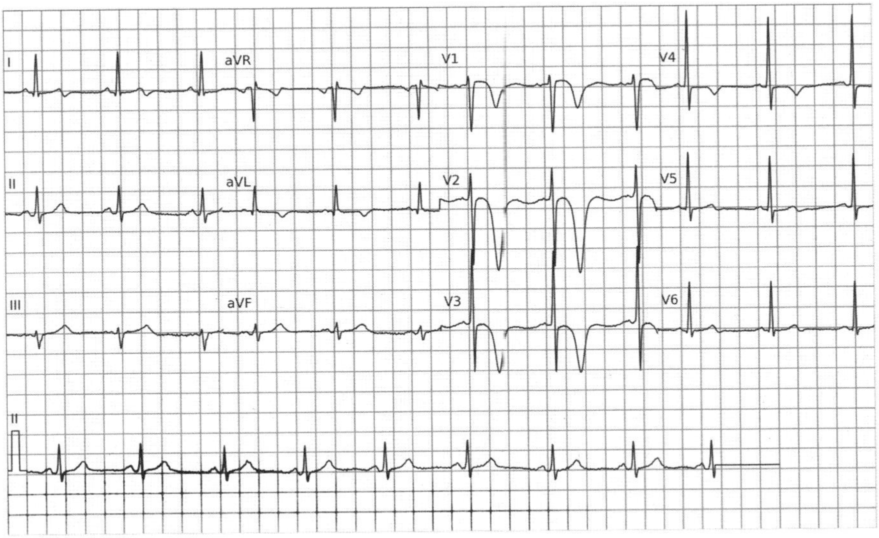

Padrão de Wellens. Onda T **negativa, simétrica e profunda** nas derivações precordiais V1 a V4.

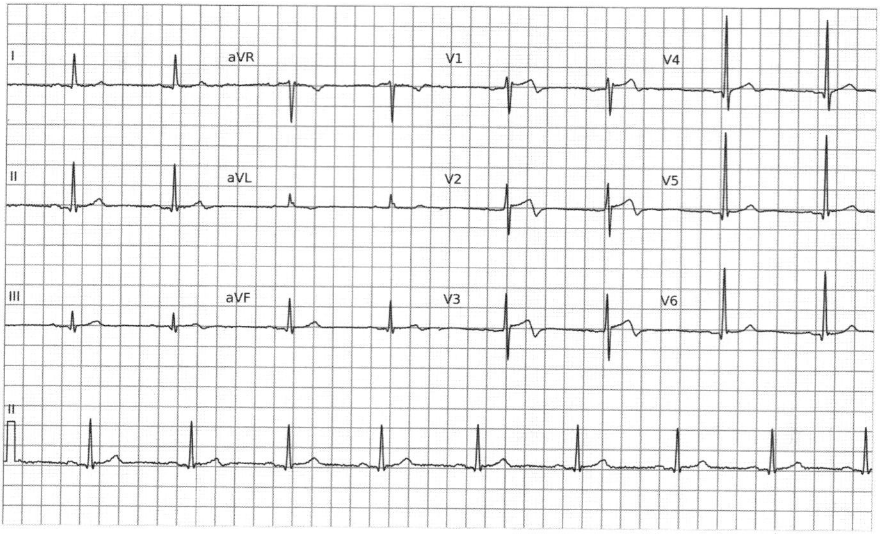

Padrão de Wellens. Onda T bifásica, com morfologia *plus-minus* de V1 a V3.

REFERÊNCIAS

1. de Zwaan C, Bär FWHM, Wellens HJJ. Characteristic electrocardiographic pattern indicating a critical stenosis high in left anterior descending coronary artery in patients admitted because of impending myocardial infarction. Am Heart J. 1982;103(4 Part 2):730-6.
2. Mathew R, Zhang Y, Izzo C, Reddy P. Wellens' syndrome: a sign of impending myocardial infarction. Cureus. 2022;14(6):4-8.
3. Alexander J, Rizzolo D. Wellens syndrome: an important consideration in patients with chest pain. J Am Acad Physician Assist. 2023;36(2):25-9.
4. Kobayashi A, Misumida N, Aoi S, Kanei Y. Prevalence and clinical implication of Wellens' sign in patients with non-ST-segment elevation myocardial infarction. Cardiol Res. 2019;10(3):135-41.
5. Oo SZMWH, Khalighi K, Kodali A, May C, Aung TT, Snyder R. Omnious T-wave inversions: Wellens' syndrome revisited. J Community Hosp Intern Med Perspect. 2016;6(4):32011.
6. Zhou L, Gong X, Dong T, Cui H-H, Chen H, Li H. Wellens' syndrome: incidence, characteristics, and long-term clinical outcomes. BMC Cardiovasc Disord. 2022;22(1):1-8.

118

Síndrome do QT curto

Guilherme Dagostin de Carvalho

A síndrome do QT curto (SQTC) consiste em uma canalopatia muito rara, com menos de 500 casos relatados na literatura desde sua primeira descrição por Gussak et al., no ano 2000. Tem penetrância e letalidade elevadas, uma vez que aproximadamente 4% dos indivíduos apresentam morte súbita cardíaca no primeiro ano de vida e, aos 40 anos de idade, estima-se que esse evento ocorra em até 40% dos portadores da síndrome.[1]

Sua fisiopatologia compreende, em linhas gerais, mutações que envolvem ganho de função dos canais de potássio ou perda de função dos canais de cálcio (Quadro 1). Clinicamente, os pacientes podem ser assintomáticos, ou cursar com palpitações, síncope, fibrilação atrial (FA) ou morte súbita cardíaca.[2]

QUADRO 1 Tipos de síndrome do QT curto

Tipo de SQTC	Gene	Canal/corrente alterada
SQTC tipo 1	*KCNH2*	↑ IKr
SQTC tipo 2	*KCNQ1*	↑ IKs
SQTC tipo 3	*KCNJ2*	↑ IK1
SQTC tipo 4	*CACNB2b*	↓ ICa
SQTC tipo 5	*CACNA1C*	↓ ICa
SQTC tipo 6	*CACNA2D1*	↓ ICa
SQTC tipo 7	*SLC22A5*	↑ IKr
SQTC tipo 8	*SLC4A3*	$[Cl^-]$

CRITÉRIOS ELETROCARDIOGRÁFICOS

- Intervalo QT anormalmente curto, em geral < 360 ms.
- Ausência de segmento ST.
- Ondas T altas e apiculadas (em geral simétricas) seguindo imediatamente o complexo QRS nas derivações precordiais.

DIAGNÓSTICO

- Realiza-se o diagnóstico de SQTC na presença de QTc ≤ 360 ms associado a um ou mais dos seguintes: (a) mutação patogênica, (b) história familiar de SQTC, (c) morte súbita cardíaca abortada em ritmo de taquicardia ventricular (TV)/fibrilação ventricular (FV) na ausência de doença cardíaca estrutural.[3] Os escores de Gollob[4] (Quadro 2) e de Giusetto também podem ser ferramentas úteis para auxiliar no diagnóstico dessa canalopatia.
- Deve-se considerar diagnóstico de SQTC em vigência de:
  - QTc ≤ 320 ms.
  - QTc entre 320 e 360 ms associado a síncope de etiologia arrítmica e/ou história familiar de morte súbita cardíaca em parente abaixo dos 40 anos de idade sem doença estrutural ou outra causa que justifique o evento.

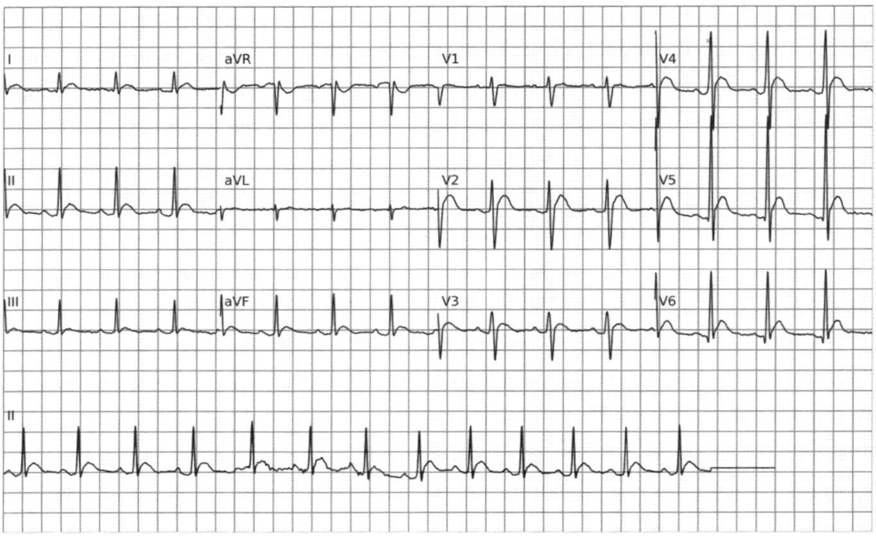

Intervalo QT curto. Anormalmente curto com QT de 200 ms e QTcH de 270 ms.

QUADRO 2 Escore de Gollob para diagnóstico da síndrome do QT curto*

QTc	
< 370 ms	1
< 350 ms	2
< 330 ms	3
Intervalo ponto J – pico de onda T < 120 ms	1
História clínica	
Morte súbita cardíaca	2
TV polimórfica ou FV documentada	2
Síncope inexplicada	1
FA	1
História familiar	
Parente de 1° ou 2° grau com alta probabilidade	2
Parente de 1° ou 2° grau com morte súbita e autópsia sem outras causas de óbito	1
Síndrome da morte súbita na infância	1
Genótipo	
Positivo	2
Mutação indeterminada em gene culpado	1

* 4 pontos: alta probabilidade; 3 pontos: probabilidade intermediária; 2 pontos: baixa probabilidade. ECG: deve ser registrado na ausência de modificadores conhecidos para diminuir o QT. O intervalo ponto J-pico da onda T deve ser medido na derivação precordial com maior amplitude de onda T. História clínica: os eventos devem ocorrer na ausência de uma etiologia identificável, incluindo doença cardíaca estrutural. Pontuação do intervalo QT: pré-requisito para o diagnóstico.
ECG: eletrocardiograma; FA: fibrilação atrial; FV: fibrilação ventricular; TV: taquicardia ventricular.

CAUSAS SECUNDÁRIAS DE QT CURTO

É preciso sempre ter em mente possíveis causas tratáveis de encurtamento do intervalo QT, mencionadas no Quadro 3.

QUADRO 3 Causas secundárias de intervalo QT curto

Acidose
Efeito digitálico
Hipercalcemia
Hipercalemia

(continua)

S • T

QUADRO 3 Causas secundárias de intervalo QT curto *(continuação)*

Hipertermia
Hipertonia vagal
Variante da normalidade

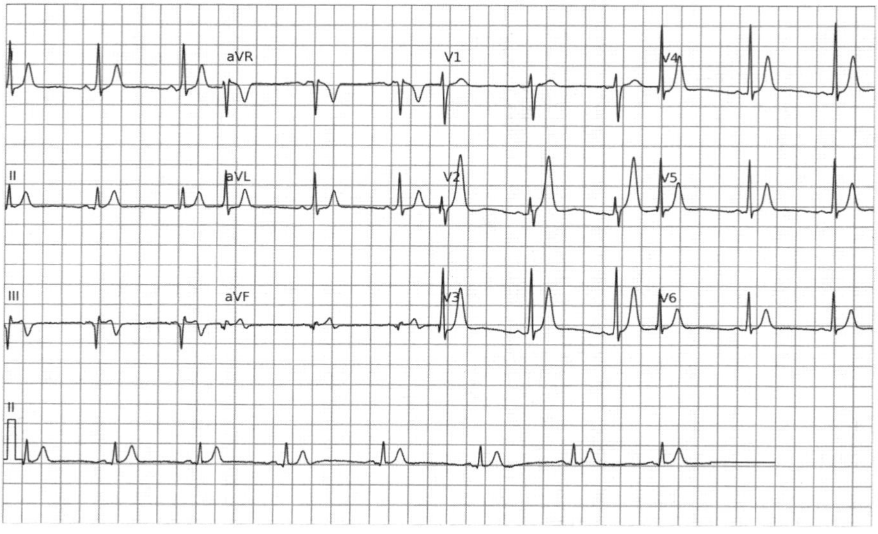

Intervalo QT curto. Presença de ondas T altas, apiculadas e simétricas seguindo imediatamente o complexo QRS nas derivações precordiais. O intervalo QT é de 280 ms e o QTcH de 289 ms.

REFERÊNCIAS

1. Mazzanti A, Kanthan A, Monteforte N, Memmi M, Bloise R, Novelli V, et al. Novel insight into the natural history of short QT syndrome. J Am Coll Cardiol. 2014;63(13):1300-8.
2. Issa Z, Miller J, Zipes D. Clinical arrhythmology and electrophysiology: a companion to Braunwald's heart disease. 3.ed. Philadelphia: Elsevier; 2019.
3. Zeppenfeld K, Tfelt-Hansen J, de Riva M, Winkel BG, Behr ER, et al. 2022 ESC Guidelines for the management of patients with ventricular arrhythmias and the prevention of sudden cardiac death. Eur Heart J. 2022;1-130.
4. Gollob MH, Redpath CJ, Roberts JD. The short QT syndrome: Proposed diagnostic criteria. J Am Coll Cardiol. 2011;57(7):802-12.

Síndrome do QT longo

Guilherme Dagostin de Carvalho

A síndrome do QT longo (SQTL) consiste em uma doença geneticamente determinada rara e heterogênea, na maioria das vezes familiar com padrão autossômico dominante, originada por mutações nos genes codificadores dos canais iônicos de potássio, de sódio ou de cálcio dos miócitos, causando prolongamento da repolarização ventricular (RV) e aumentando, assim, a chance de aparecimento de arritmias ventriculares (como *torsades de pointes*) e morte súbita cardíaca (Quadro 1). As exceções a esse padrão de herança atualmente descritas na literatura são as formas autossômicas recessivas, que contemplam a síndrome de Jervell e Lange-Nielsen e a síndrome de nocaute da Triadina (SQTL 17).

Não existem estudos sistemáticos robustos sobre a prevalência SQTL no mundo, entretanto uma estimativa recente é de 1:2.000-5.000 nascidos vivos. Os tipos 1, 2 e 3 são responsáveis por mais de 90% dos casos genotipados de SQTL.[1]

A SQTL apresenta penetrância incompleta (ou seja, nem todos os portadores da mutação patogênica desenvolverão uma expressão fenotípica) e expressividade variável (ou seja, o nível de expressão fenotípica varia entre os pacientes afetados).

QUADRO 1 Principais genótipos da síndrome do QT longo

Tipo	Gene	Canal/corrente alterada
SQTL 1	*KVLQT1 (KCNQ1)*	Canais lentos retificadores da saída de potássio IKs
SQTL 2	*HERG (KCNH2)*	Canais rápidos retificadores da saída de potássio IKr
SQTL 3	*SCN5A*	Canal rápido de sódio
SQTL 4	*ANKB*	Canais de sódio e potássio

(continua)

QUADRO 1 Principais genótipos da síndrome do QT longo *(continuação)*

Tipo	Gene	Canal/corrente alterada
SQTL 5	*KCNE1*	Canais lentos retificadores da saída de potássio IKs
SQTL 6	*MiRP1*	Canais rápidos retificadores da saída de potássio IKr
SQTL 7	*KCNJ2*	IK1
SQTL 8	*CACNA1C*	Canal de cálcio do tipo L
SQTL 9	*CAV3*	Corrente tardia da entrada de sódio na fase 2
SQTL 10	*SCN4B*	Entrada prolongada de sódio
SQTL 11	*AKAP9*	IKs
SQTL 12	*SNTA1*	INa^+
SQTL 13	*KCNJ5*	IKACTH, IK1
SQTL 14	*CALM1*	Canal de cálcio do tipo L
SQTL 15	*CALM2*	Canal de cálcio do tipo L
SQTL 16	*CALM3*	Canal de cálcio do tipo L
SQTL 17	*TRDN*	Canal de cálcio do tipo L
JLN1	*KVLQT1 (KCNQ1)*	IKs
JLN2	*KCNE1*	IKs

CARACTERÍSTICAS ELETROCARDIOGRÁFICAS DA SÍNDROME DO QT LONGO

As variantes SQTL 1, 2 e 3 são responsáveis por mais de 90% dos casos. O Quadro 2 traz um resumo das principais alterações eletrocardiográficas e gatilhos responsáveis pelo desencadeamento de arritmias.

QUADRO 2 Principais características dos tipos mais frequentes de síndrome do QT longo

Tipo	Eletrocardiograma	Gatilhos para arritmias	Penetrância	Gene mais relacionado
SQTL 1 (30-35%)	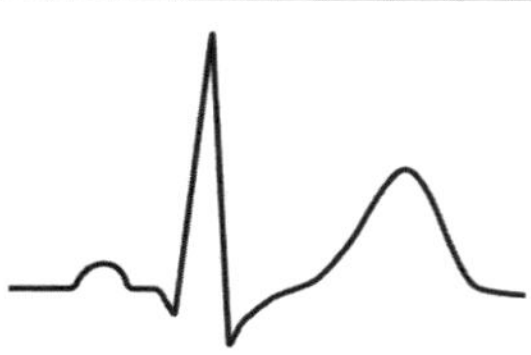 Onda T ampla de base larga	Estresse físico (68%) (natação, mergulho) e emocional	62%	*KCNQ1* (perda de função)

(continua)

QUADRO 2 Principais características dos tipos mais frequentes de síndrome do QT longo *(continuação)*

Tipo	Eletrocardiograma	Gatilhos para arritmias	Penetrância	Gene mais relacionado
SQTL 2 (25-30%)	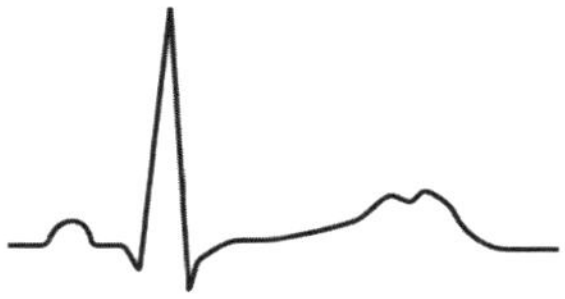 Onda T larga, bífida e de baixa amplitude, com *notches*	Estresse emocional e estímulo sonoro súbito (alarme relógio, telefone) (49%)	75%	*KCNH2* (perda de função)
SQTL 3 (5-10%)	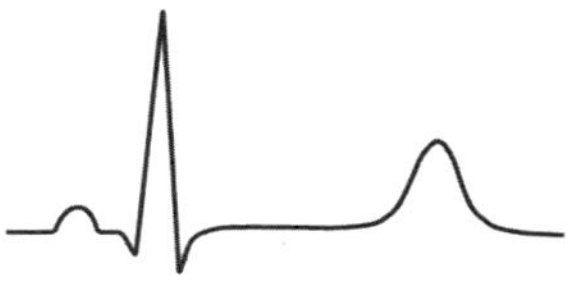 Segmento ST isoelétrico longo, onda T com inscrição tardia, de curta duração e pontiaguda	Sono, repouso (64%)	90%	*SCN5A* (ganho de função)

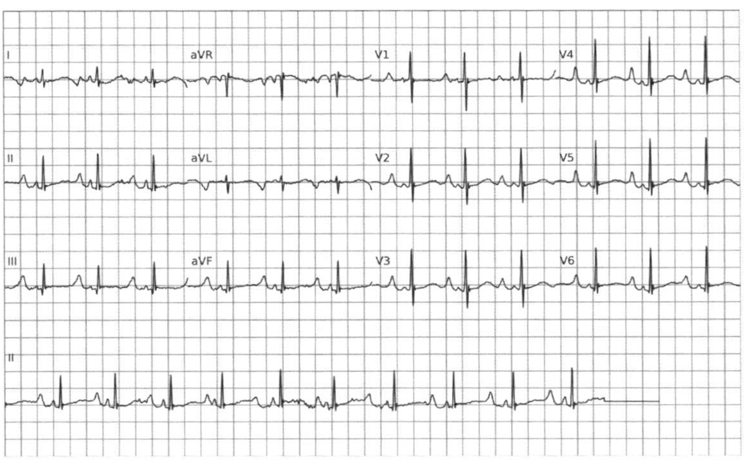

Síndrome do QT longo congênito tipo 3. Criança de 8 meses com diagnóstico da SQTL tipo 3. Observe o segmento ST isoelétrico longo e a onda T com inscrição tardia, de curta duração e pontiaguda.

DIAGNÓSTICO E MANIFESTAÇÕES CLÍNICAS DA SÍNDROME DO QT LONGO

Critérios diagnósticos[2]

- Intervalo QTc > 480 ms em eletrocardiogramas (ECG) repetidos.
- Escore de Schwartz > 3,5 (Quadro 3).[3]
- Mutação genética patogênica independentemente da duração do intervalo QT.
- Alguns testes complementares podem auxiliar no diagnóstico (Quadro 4).[4]

QUADRO 3 Escore de Schwartz para diagnóstico da síndrome do QT longo*

Alterações eletrocardiográficas	
QTc > 480 ms	3
QTc 460-479 ms	2
QTc 450-459 ms (homens)	1
QTc> 480 ms no 4° minuto do período de recuperação de um teste de esforço	1
Torsades de pointes	2
Alternância da onda T	1
Ondas T com *notches* em pelo menos 3 derivações	1
FC baixa para a idade	0,5
História clínica	
Síncope associada a exercício	2
Síncope não associada a exercício	1
Surdez congênita	0,5
História familiar	
Membros da família com SQTL definida	1
Morte súbita não explicada em parentes de 1° grau com idade < 30 anos	0,5

* Pontuação ≤ 1: baixa probabilidade; entre 1,5 e 3 pontos: probabilidade intermediária; ≥ 3,5 pontos: alta probabilidade. Para o cálculo do QTc utiliza-se a fórmula de Bazzet.
FC: frequência cardíaca; SQTL: síndrome do QT longo.

QUADRO 4 Testes complementares para auxiliar no diagnóstico de síndrome do QT longo

Teste	Resultado
Teste ergométrico	SQTL tipo 1 – resposta paradoxal na fase de recuperação: QTc > 460 ms + aumento paradoxal > 30 ms em comparação com o repouso. SQTL tipo 2 – QT normal durante o exercício, mas com histerese do QT exacerbada. SQTL tipo 3 – encurtamento supernormal do QT.
Teste de Viskin (*Quick Standing Test*)	Aumento do QTc > 80 ms medido em pé após 5 minutos em relação ao QTc medido deitado por 10 minutos = SQTLc tipo 1 ou SQTL tipo 2.*
Teste da adrenalina (0,025-0,2 mcg/kg/min) – Protocolo da *Mayo Clinic*	Aumento > 30 ms do QTc no momento da maior taquicardia em relação ao QTc no repouso nos pacientes com SQTLc tipo 1.

* Se aumento do QTc > 100 ms, sugere SQTLc tipo 2.
SQTL: síndrome do QT longo.

MANIFESTAÇÕES CLÍNICAS

- Assintomático.
- Eventos cardíacos como síncope arrítmica (baixo débito cardíaco induzido por arritmias ventriculares.
- Arritmias ventriculares (p. ex., *torsades de pointes*), em geral deflagradas por desencadeantes clássicos.
- A morte súbita cardíaca pode ser a primeira manifestação clínica da doença.
- Intervalo QT longo + presença de surdez central congênita = síndrome de Jervell-Lange-Nielsen.
- Intervalo QT longo + ondas U proeminentes + episódios de paralisia periódica + dismorfismos esqueléticos (p. ex., baixa estatura, escoliose, clinodactilia, hipertelorismo, baixa implantação de orelhas, micrognatia) = síndrome de Andersen-Tawil (SQTL tipo 7).
- Intervalo QT longo + macroalternância de onda T + bloqueio atrioventricular (BAV) 2:1 funcional + deformações esqueléticas (p. ex., sindactilia) + distúrbio de crescimento + transtornos do espectro autista + deficiência imunológica intermitente + outras malformações cardiovasculares = síndrome de Timothy (SQTL tipo 8).

QT LONGO ADQUIRIDO

Na prática clínica, o prolongamento do intervalo QT é mais comumente atribuído a fatores adquiridos do que a causas congênitas. Ao se detectar e confirmar um intervalo QTc estendido no ECG, a etapa inicial consiste em investigar condições que possam explicar essa alteração no exame. Entre os fatores mais relevantes a serem considerados, estão o uso de fármacos, alterações hidreletrolíticas e distúrbios metabólicos (Quadro 5). Caso não se identifique uma causa adquirida evidente para justificar esse achado, aumenta-se a suspeita da presença de síndrome do QT longo (SQTL).

QUADRO 5 Principais causas adquiridas de intervalo QT longo

Alterações eletrolíticas	Hipocalemia, hipomagnesemia e hipocalcemia
Bradiarritmias	Disfunção do nó sinusal e BAV de 2° e 3° graus.
Distúrbios metabólicos	Hipotireoidismo, hipotermia e anorexia nervosa.
Fármacos	Antibióticos, antiarrítmicos, antidepressivos, antipsicóticos, antieméticos, entre outros.
Miscelâneas	Isquemia miocárdica (p. ex., síndrome de Takotsubo), doença intracraniana (miocárdio atordoado neurogênico), infecção pelo HIV, entre outros.

BAV: bloqueio atrioventricular; HIV: vírus da imunodeficiência humana.

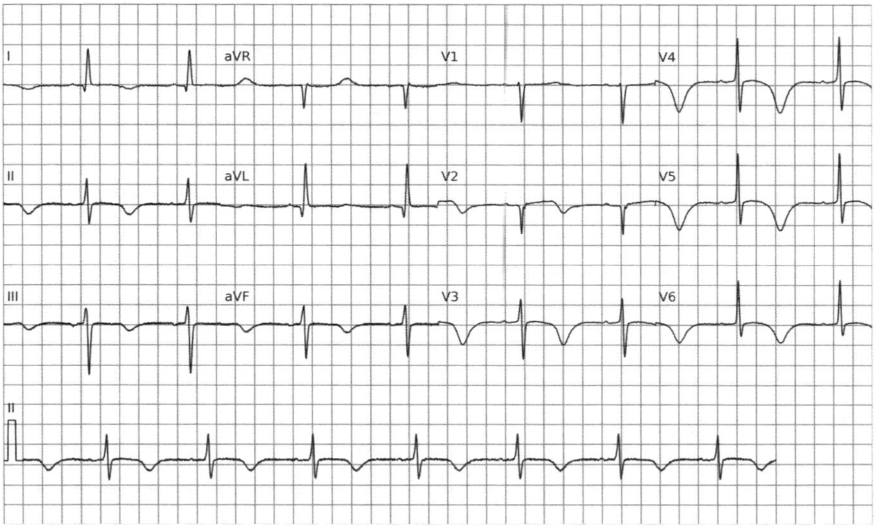

QT longo adquirido. Paciente com intervalo QT longo secundário a síndrome de Takotsubo.

REFERÊNCIAS

1. Issa Z, Miller J, Zipes D. Clinical arrhythmology and electrophysiology: a companion to Braunwald's heart disease. 3.ed. Philadelphia: Elsevier; 2019.
2. Zeppenfeld K, Tfelt-Hansen J, de Riva M, Winkel BG, Behr ER, et al. 2022 ESC guidelines for the management of patients with ventricular arrhythmias and the prevention of sudden cardiac death. Eur Heart J. 2022;1-130.
3. Schwartz PJ, Crotti L. QTc behavior during exercise and genetic testing for the long-qt syndrome. Circulation. 2011;124(20):2181-4.
4. Alencar Neto JN de. Tratado de ECG. Salvador: Sanar; 2022.

120

Sobrecarga atrial direita

Percy Richard Chavez Taborga

A despolarização atrial no eletrocardiograma (ECG) está representada pela onda P, que é composta pela atividade atrial direita em sua primeira metade e pela atividade atrial esquerda em sua segunda metade, com um breve intervalo de interseção entre elas.

A onda P tem até 2,5 mm de amplitude em D2 e duração máxima de 100 ms. Em V1, a onda P tem um padrão *plus-minus* e pode ter até 1,5 mm de amplitude na porção positiva e 1 mm na porção negativa. As alterações miocárdicas atriais direitas alteram a primeira metade da onda P, e o fazem com aumento de sua amplitude. As melhores derivações para que sejam visualizadas alterações atriais são D2, V1 e V2. Além disso, a sobrecarga atrial direita (SAD) também pode levar a alterações do complexo QRS.[1]

CRITÉRIOS ELETROCARDIOGRÁFICOS

- Onda P > 2,5 mm em D2, D3 e aVF.
- Porção positiva da onda P > 1,5 mm em V1 e V2.
- Complexos QR ou qR em V1 (sinal de Sodi-Pallares).
- QRS de baixa amplitude em V1 < 4 mm, com aumento de sua amplitude > 5 vezes de V1 para V2 (sinal de Peñaloza-Tranchesi-Reeves).

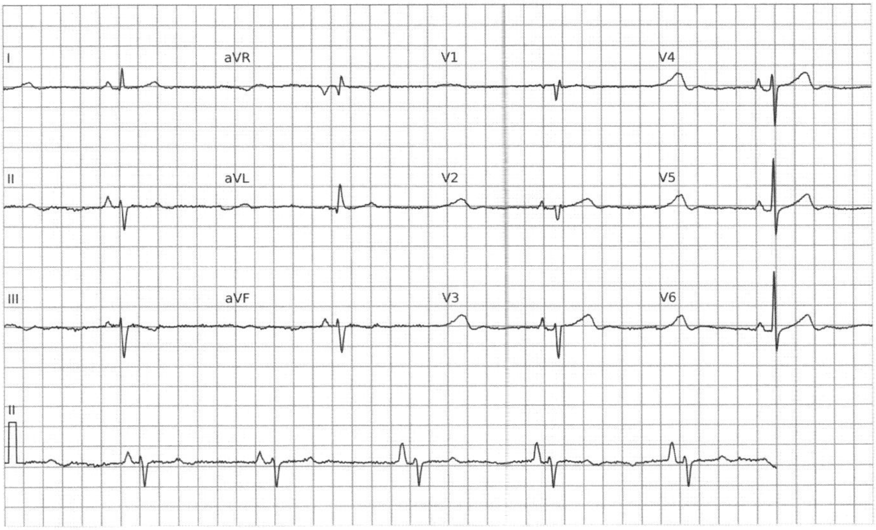

Sobrecarga atrial direita. Bradicardia sinusal, bloqueio divisional anterossuperior e onda P com amplitude > 2,5 mm em D2, D3 e aVF.

ETIOLOGIA

As principais causas de SAD estão listadas no Quadro 1.

QUADRO 1 Causas de de sobrecarga atrial direita

Anomalia de Ebstein
Asma
DPOC
Doenças pulmonares parenquimatosas
Estenose de artéria pulmonar
Tetralogia de Fallot

DPOC: doença pulmonar obstrutiva crônica.

CONSIDERAÇÕES CLÍNICAS E ELETROCARDIOGRÁFICAS

- O achado de uma onda P *pulmonale* é muito mais sensível para o diagnóstico de doenças pulmonares como asma e doença pulmonar obstrutiva

S • T

crônica (sensibilidade de 86%) ou doenças pulmonares parenquimatosas do que para o diagnóstico de alterações atriais primárias.[2]

- A onda P *congenitale* costuma alterar a alça vetocardiográfica da onda P para que esta aponte um pouco mais para a esquerda e muito mais anteriormente.
- A morfologia qR em V1 é indicativa de SAD: o ventrículo mais anteriorizado desvia o eixo perpendicularmente a V1 – sinal de Sodi Pallares.[3] Apresenta sensibilidade de 15% e especificidade de 95%.
- O aumento de 3 vezes de amplitude do complexo QRS de V1 para V2 é o chamado sinal de Peñaloza-Tranchesi e é explicado pela anteriorização do átrio direito crescido no tórax do paciente que atua como uma barreira ao estímulo elétrico, levando a um complexo pouco amplo em V1 e muito amplo em V2. Tem sensibilidade de 85% e especificidade de 60%.[1]
- O achado de um complexo QRS < 4 mm em V1, associado a um aumento de 5 vezes, ou seja, > 20 mm, em V2, traz um valor preditivo positivo (VPP) de 86% (sinal Peñaloza-Tranchesi-Reeves).[4]

EXEMPLOS

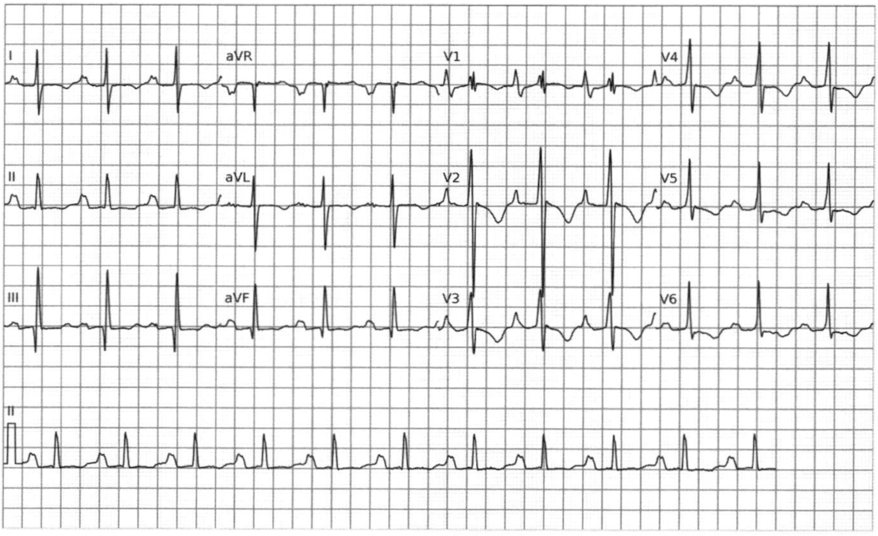

Sobrecarga atrial direita. Eletrocardiograma exibindo bloqueio atrioventricular de 1° grau e sinais de sobrecarga atrial direita: onda P com amplitude > 2,5 mm em D2, D3 e aVF, porção positiva da onda P > 1,5 mm em V1 e V2, e sinal de Peñaloza-Tranchesi.

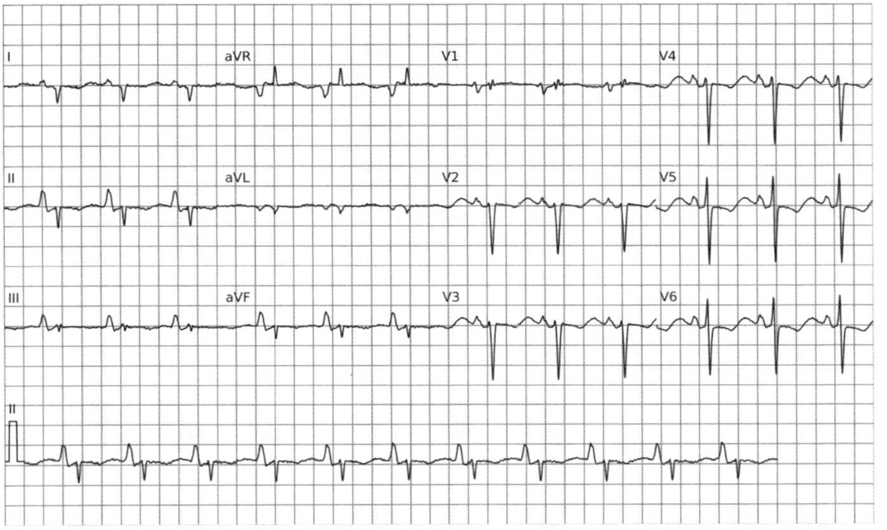

Sobrecarga atrial direita. Onda P com amplitude > 2,5 mm em D2, D3 e aVF, além de sinal de Peñaloza-Tranchesi.

REFERÊNCIAS

1. Alencar Neto JN de. Tratado de ECG. Salvador: Sanar; 2022.
2. Maeda S, Katsura H, Chida K, Imai T, Kuboki K, Watanabe C, et al. Lack of correlation betweend P pulmonale and right atrial overload in chronic obstructive airways disease. Br Heart J. 1991;65(3):132-6.
3. Sodi-Pallares D, Bisteini A, Herrmanndg GR. Some views on the significance of qR and QR type complexes in right precordial leads in the absence of myocardial infarction. Am Heart J. 1952;43(5):716-34.
4. Reeves WC, Hallahan W, Schwiter EJ, Ciotola TJ, Buonocore E, Davidson E. Two-dimensional echocardiographic assessment of electrocardiographic criteria for right atrial enlargement. Circulation. 1981;64(2):387-91.

121

Sobrecarga atrial esquerda

Percy Richard Chavez Taborga

A avaliação da onda P em V1 pode demonstrar uma P com porção negativa com mais de 40 ms de duração. Quando a porção negativa de V1 dura mais que 40 ms e tem amplitude ≥ 1 mm, o índice de Morris está presente e é um sinal específico de sobrecarga atrial esquerda (SAE).[1]

A combinação de uma porção negativa da onda P ≥ 40 ms em V1, com uma duração > 120 ms em D2, tem sensibilidade de 50% e especificidade de 87% para SAE. Se adicionarmos à fórmula a amplitude da porção negativa da P em V1 ≥ 1 mm, ou seja, o índice de Morris, teremos redução importante da sensibilidade, mas também um aumento na especificidade.[2]

CRITÉRIOS ELETROCARDIOGRÁFICOS

- Índice de Morris: porção negativa da onda P em V1 com ≥ 40 ms de duração e ≥ 1 mm de amplitude.[3]

A duração da onda P > 120 ms em D2, D3 ou aVF sem associação com o índice de Morris não está associada a SAE e deve ser laudada com bloqueio interatrial (BIA).

ETIOLOGIA

As principais causas de SAE estão listadas no Quadro 1.

QUADRO 1 Causas de sobrecarga atrial esquerda

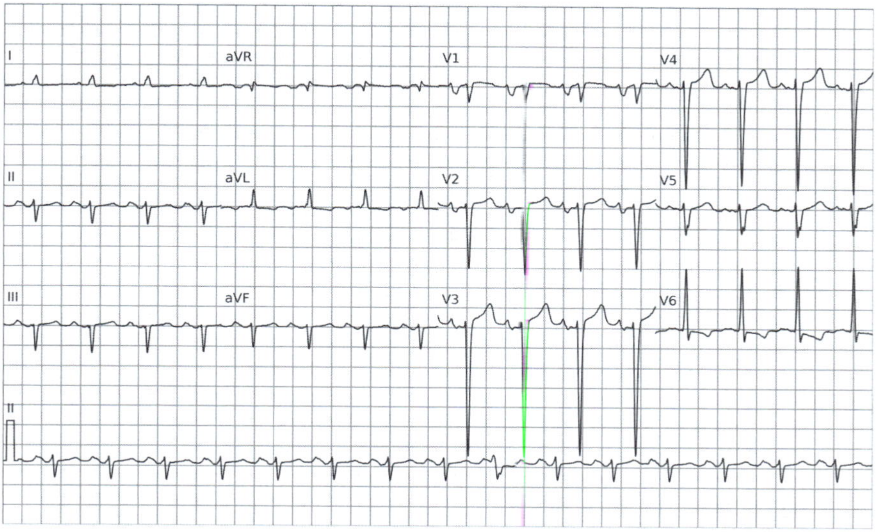

Sobrecarga atrial esquerda. O índice de Morris encontra-se presente quando a onda P em V1 apresenta uma porção negativa com duração ≥ 40 ms e amplitude ≥ 1 mm. Neste eletrocardiograma, há critérios para sobrecarga ventricular esquerda (critério de Peguero-Lo Presti) e desvio do eixo elétrico para a esquerda.

Cardiomiopatia dilatada
Doença arterial coronariana
Estenose mitral
Hipertensão arterial

CONSIDERAÇÕES CLÍNICAS E ELETROCARDIOGRÁFICAS

- O *pectus excavatum* pode simular uma onda P com porção negativa evidente em V1, o que pode falsear o diagnóstico eletrocardiográfico de SAE. Em alguns pacientes jovens com estenose mitral sem doença atrial avançada, uma P apiculada (pseudo *P-pulmonale*) sem aumento da duração da P em

D2, D3 e aVF pode ocorrer. Esse é um motivo para valorizar V1, sempre que o eletrodo estiver bem posicionado no 4º espaço intercostal, e não só as derivações inferiores.[2]

- Uma onda P com duração ≥ 120 ms em D2, D3 e aVF isoladamente (sem associação com a duração prolongada em V1) é um sinal mais associado a BIA do que a SAE quando avaliados por ecocardiograma e ressonância magnética (ver Bloqueio interatrial – capítulo 54).[4]
- O melhor critério para SAE é o índice de Morris, ainda que, sobretudo em idosos, possa haver SAE com índice de Morris negativo pela presença de fibrose atrial.[2]

EXEMPLOS

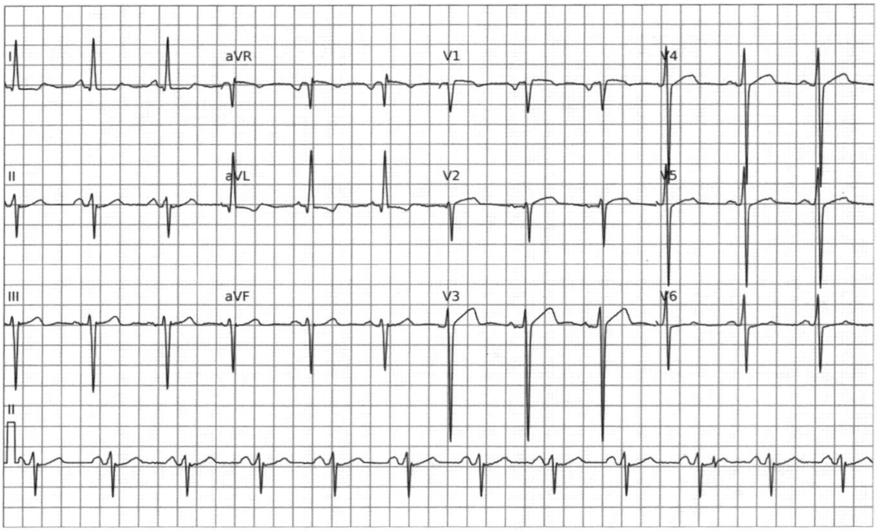

Sobrecarga atrial esquerda. A sobrecarga das câmaras esquerdas é evidente pelo índice de Morris em V1, indicando sobrecarga atrial esquerda, e critérios de voltagem para sobrecarga ventricular esquerda (R de aVL e Cornel). O eletrocardiograma também apresenta um bloqueio divisional anterossuperior.

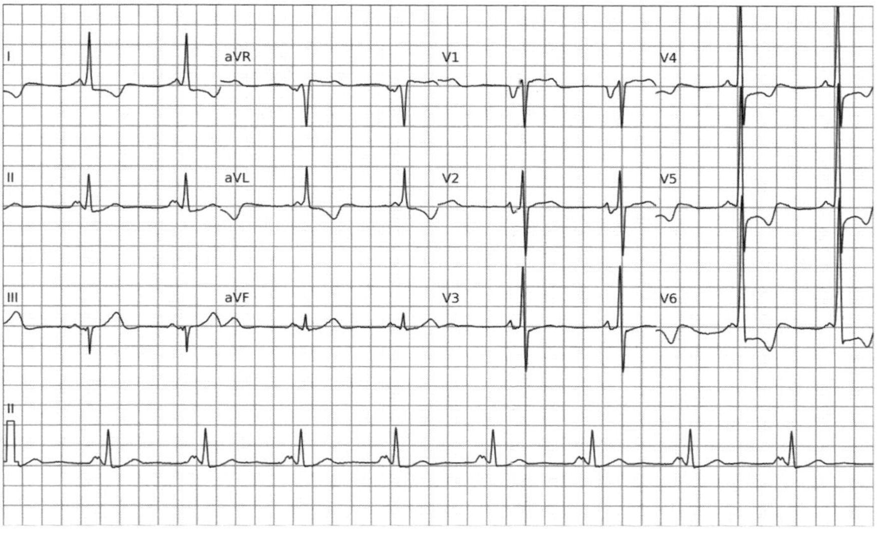

Sobrecarga atrial esquerda. Eletrocardiograma demonstrando o índice de Morris em V1 e o índice de Sokolow-Lyon. Há também alterações secundárias da repolarização ventricular em D1, aVL, V5 e V6 (*strain*).

REFERÊNCIAS

1. Morris JJ, Estes EH, Whalen RE, Thompson HK, McIntosh HD. P-wave analysis in valvular heart disease. Circulation. 1964;29:242-52.
2. Alencar Neto JN de. Tratado de ECG. Salvador: Sanar; 2022.
3. Samesima N, God EG, Kruse JCL, Leal MG, et al. Diretriz da Sociedade Brasileira de Cardiologia sobre a Análise e Emissão de Laudos Eletrocardiográficos – 2022. Arq Bras Cardiol. 2022;93(3 Suppl 2):2-19.
4. Bayés De Luna A, Platonov P, Cosio FG, Cygankiewicz I, et al. Interatrial blocks: a separate entity from left atrial enlargement. A consensus report. J Electrocardiol. 2012;45(5):445-51.

122

Sobrecarga biatrial

Percy Richard Chavez Taborga

A sobrecarga biatrial é diagnosticada quando os critérios para sobrecarga atrial esquerda (SAE) e sobrecarga atrial direita (SAD) estão presentes no mesmo eletrocardiograma (ECG) e são observados nas derivações D2 e V1.[1]

CRITÉRIOS ELETROCARDIOGRÁFICOS

- Combinações de alterações eletrocardiográficas que preenchem critérios tanto para SAE quanto para SAD.

ETIOLOGIA

As principais causas de sobrecarga biatrial estão listadas no Quadro 1.

QUADRO 1 Causas de sobrecarga biatrial

Causas
Cardiomiopatia restritiva
Comunicação interatrial
Estenose mitral e hipertensão pulmonar
Estenose mitral e insuficiência tricúspide
Estenose mitral e tricúspide
Insuficiência mitral isolada
Pericardite constritiva
Síndrome de Lutembacher

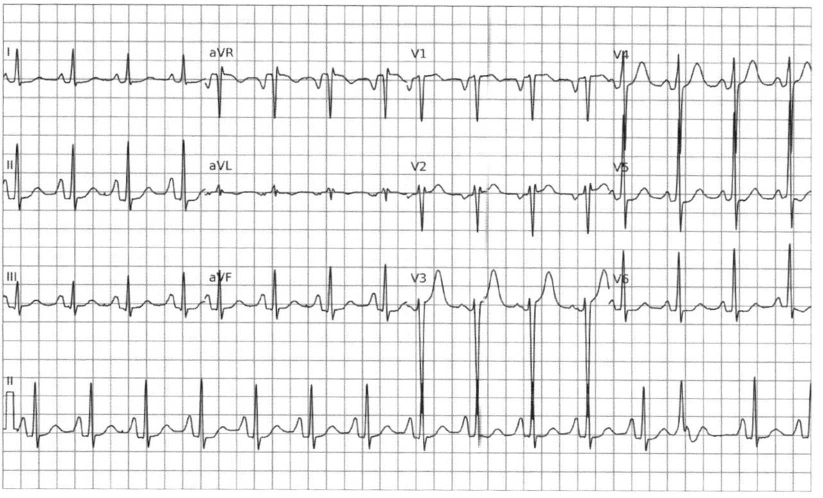

Sobrecarga biatrial mediante a presença de critérios para sobrecarga atrial direita (SAD) e sobrecarga atrial esquerda (SAE) associados. Observe a presença do índice de Morris em V1 (critério de SAE) e a onda P com amplitude > 2,5 mm em D2, D3 e aVF (critério de SAD).

EXEMPLOS

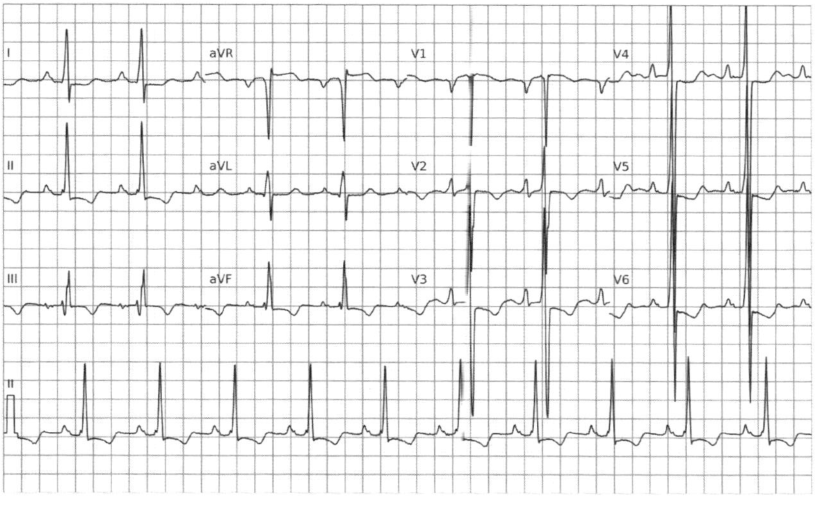

Sobrecarga biatrial. O índice de Morris encontra-se presente em V1, indicando sobrecarga atrial esquerda, bem como a onda P exibe amplitude > 1,5 mm em V2, indicando sobrecarga atrial direita.

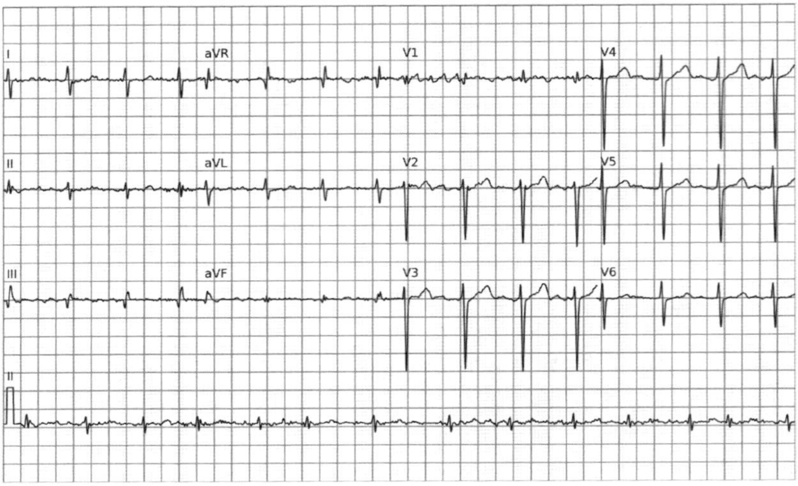

Sugestivo de sobrecarga biatrial. Sinais indiretos: fibrilação atrial (sinal indireto de sobrecarga atrial esquerda) e sinal de Peñaloza-Tranchesi (sinal indireto de sobrecarga atrial direita).

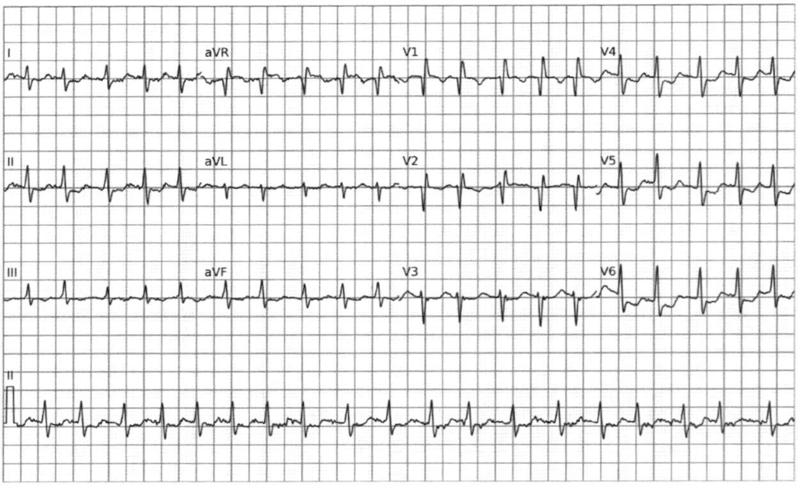

Sugestivo de sobrecarga biatrial. Sinais indiretos: ritmo de fibrilação atrial (sinal indireto de sobrecarga atrial esquerda) e sinal de Sodi-Pallares – qR em V1 (sinal indireto de sobrecarga atrial direita).

REFERÊNCIA

1. Samesima N, God EG, Kruse JCL, Leal MG, et al. Diretriz da Sociedade Brasileira de Cardiologia sobre a Análise e Emissão de Laudos Eletrocardiográficos – 2022. Arq Bras Cardiol. 2022;93(3 Suppl 2):2-19.

S • T

123

Sobrecarga biventricular

Sandro Pinelli Felicioni

A sobrecarga biventricular resulta em modificações eletrocardiográficas que combinam sinais de sobrecarga ventricular esquerda (SVE) e sobrecarga ventricular direita (SVD), podendo predominar um dos padrões, na dependência do ventrículo mais afetado. Pode ser consequência de cardiopatias adquiridas na fase adulta, mas tem sido mais estudada nas cardiopatias congênitas, tanto na infância quanto no adulto.[1]

CRITÉRIOS ELETROCARDIOGRÁFICOS[1-3]

- Critérios diagnósticos de SVE combinados com eixo elétrico do QRS para a direita, R alto em V1-V2, S profunda em V5-V6, múltiplas derivações com amplos complexos tipo RS e/ou sinais de sobrecarga atrial direita (SAD).
- Presença do índice de Morris associado a critérios de SVD e proeminentes complexos tipo RS de V2 a V4, sendo que a soma R + S em pelo menos uma das derivações V2, V3 ou V4 deve superar 50 mm. Esses grandes complexos RS de V2 a V4 têm sido denominados sinal de Katz-Wachtel.

FISIOPATOLOGIA

- Nas cardiopatias adquiridas, por exemplo, na insuficiência mitral grave em fase mais avançada, o aumento de pressões nas câmaras esquerdas reflete na circulação pulmonar. Como consequência, a hipertensão pulmonar secundária resultará em SVD.

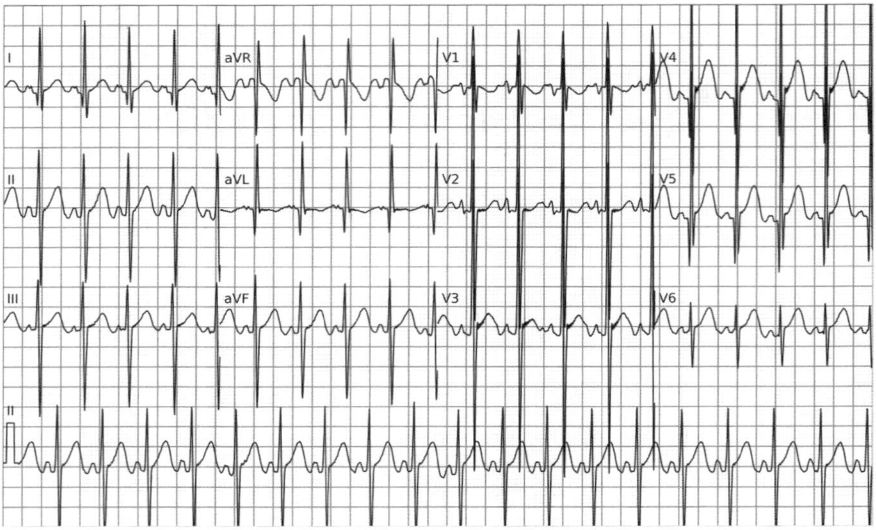

Sobrecarga biventricular. Criança de 8 meses com cardiopatia congênita, apresentando complexos QRS isodifásicos das derivações precordiais intermediárias com amplitude > 50 mm.

- Nas cardiopatias congênitas, a SVE pode se somar ao hiperfluxo pulmonar, com consequente hipertensão pulmonar e SVD (a chamada síndrome de Eisenmenger).

ETIOLOGIA

O Quadro 1 lista as causas de sobrecarga biventricular.

QUADRO 1 Causas de sobrecarga biventricular

Anemia grave[4]
Atresia pulmonar com septo interventricular íntegro
Comunicação interatrial com inversão de fluxo do átrio direito para o átrio esquerdo
Comunicação interventricular com hipertensão pulmonar
Ducto arterioso patente
Insuficiência mitral grave
Insuficiência ventricular esquerda avançada com hipertensão pulmonar
Tetralogia de Fallot

CONSIDERAÇÕES CLÍNICAS E ELETROCARDIOGRÁFICAS

- O diagnóstico eletrocardiográfico da sobrecarga biventricular é particularmente difícil quando há cancelamento de vetores do ventrículo esquerdo e do ventrículo direito nos importantes aumentos de ambos os ventrículos.
- A presença de sinais de sobrecarga biventricular no eletrocardiograma (ECG) já indica, em geral, cardiopatia avançada e complexa, seja de origem congênita ou adquirida.
- Sinal de Katz-Wachtel: em 1937 esses autores sugeriram que amplos complexos RS nas derivações clássicas D1, D2 e D3 seriam patognomônicos de cardiopatias congênitas. Alguns anos mais tarde, Katz et al. relataram um caso clínico de uma criança com cardiopatia congênita, estendendo o estudo para as derivações precordiais. Porém, não se associaram claramente essas alterações à sobrecarga biventricular. Foi somente em 1956, em uma obra publicada por Sodi-Pallares, que se relacionaram os grandes complexos RS de V2 a V4 com sobrecarga biventricular, passando-se a denominá-los sinal de Katz-Wachtel. Existe na literatura discrepância no que se refere ao valor da soma das ondas RS. Preferiu-se utilizar, no presente texto, o valor inicialmente proposto de > 50 mm. Entretanto, não se encontraram estudos formais analisando a acurácia desse sinal para sobrecarga biventricular.[2,3]

EXEMPLOS

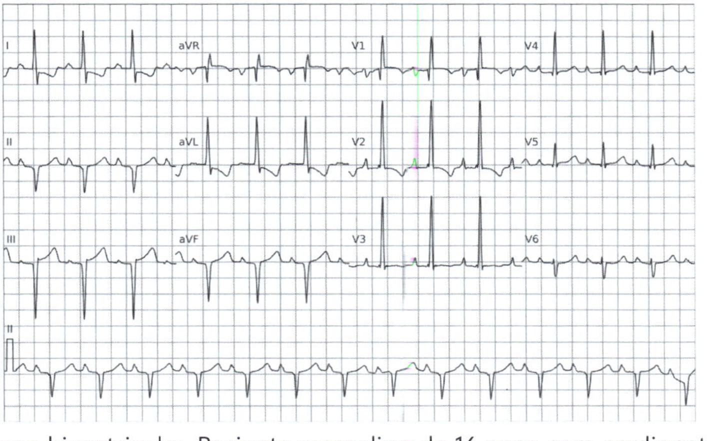

Sobrecarga biventricular. Paciente masculino de 16 anos com cardiopatia congênita e eletrocardiograma exibindo critérios de sobrecarga ventricular direita (padrão qR em V1 e R/S < 1 em V6) e sobrecarga atrial esquerda (índice de Morris). No plano frontal notam-se desvio de eixo para a esquerda e onda R alta em aVL. O conjunto de achados sugere a sobrecarga biventricular.

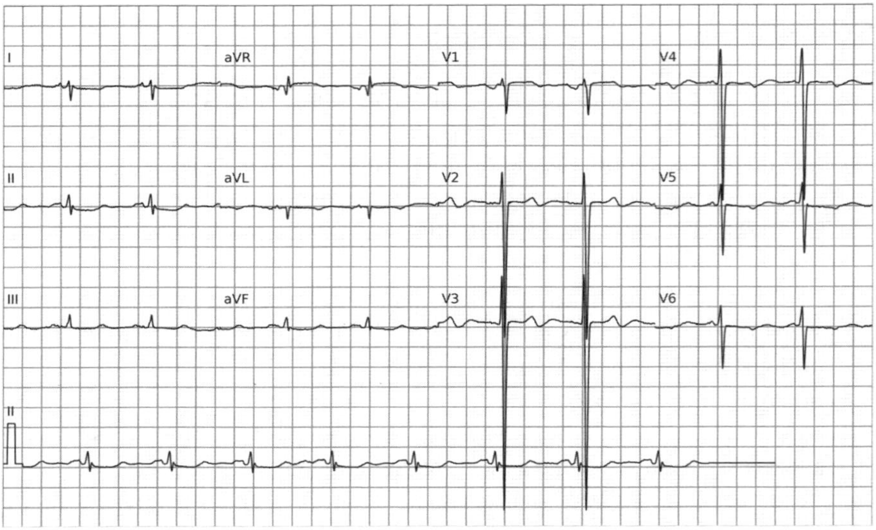

Sobrecarga biventricular. Presença do índice de Morris e critérios de voltagem para sobrecarga ventricular esquerda combinados com desvio do eixo elétrico para a direita e ondas S profundas em V5 e V6. Há baixa voltagem no plano frontal.

REFERÊNCIAS

1. Hancock EW, Deal BJ, Mirvis DM, Okin P, Kligfield P, et al. AHA/ACCF/HRS Recommendations for the standardization and interpretation of the electrocardiogram. Part V: Electrocardiogram changes associated with cardiac chamber hypertrophy a scientific statement from the American Heart Association Electrocardiography. J Am Coll Cardiol. 2009;53(11):992-1002.
2. 2Katz LN, Wachtel H. The diphasic QRS type of electrocardiogram in congenital heart disease. Am Heart J. 1937;13(2):202-6.
3. Elliott LP, Taylor WJ, Schiebler GL. Combined ventricular hypertrophy in infancy: vectorcardiographic observations with special reference to the Katz-Wachtel Phenomenon. Am J Cardiol. 1963;11(2):164-72.
4. Herdy G V, Aguas AF, Chedit TC. Alterações cardíacas na anemia falciforme. Arq Bras Cardiol. 1983;40(311).

124

Sobrecarga ventricular direita

Sandro Pinelli Felicioni

Enquanto no eletrocardiograma (ECG) com sobrecarga ventricular esquerda (SVE) se observa apenas exagero dos sinais de predomínio do ventrículo esquerdo, na sobrecarga ventricular direita (SVD) grandes modificações são observadas. Evidentemente, isso somente ocorrerá quando a massa ventricular direita já se tornou suficientemente grande para que os vetores do ventrículo direito possam se manifestar, superando os vetores do ventrículo esquerdo.

Grosseiramente, estima-se que a massa ventricular esquerda seja 3 vezes maior que a direita. Assim, sendo a massa do ventrículo esquerdo normal, a massa do ventrículo direito pode até duplicar sem que haja predomínio de seus vetores projetados para a frente e para a direita.[1] Desse modo, considera-se que o ECG tenha baixa capacidade para detectar a SVD.

CRITÉRIOS ELETROCARDIOGRÁFICOS[2,3]

- Desvio do eixo elétrico do QRS para a direita > 110°.
- Onda R em V1 > 7 mm ou relação R/S > 1.
- Onda S em V5 ou V6 > 7 mm ou relação R/S < 1.
- Alterações secundárias da repolarização ventricular (padrão *strain*): infradesnivelamento do segmento ST com onda T negativa e assimétrica nas derivações precordiais direitas (V1 a V3).
- Padrão S1, S2, S3.
- R de V1 + S de V5 ou V6 > 10,5 mm (Sokolow-Lyon).

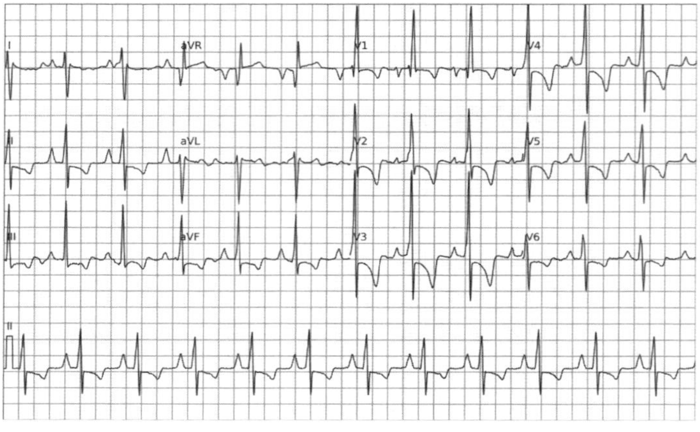

Sobrecarga ventricular direita. Paciente do sexo feminino de 28 anos. Observe o desvio do eixo elétrico para a direita, morfologia rsR′ em V1 e relação R/S < 1 em V6. Há alteração secundária da repolarização ventricular – padrão de *strain* do ventrículo direito.

FISIOPATOLOGIA

- O aumento do ventrículo direito pode ser decorrente de condições que promovem sobrecarga pressórica ou volumétrica. A sobrecarga pressórica ocorre basicamente por aumento da resistência vascular pulmonar, gerando hipertensão e dilatação da câmara do ventrículo direito. Isso levará à redução de seu volume sistólico e, consequentemente, do débito cardíaco. A SVD grave promove abaulamento do septo interventricular para a esquerda, com consequente redução da complacência do ventrículo esquerdo, culminando com disfunção biventricular. É também importante salientar que o aumento do ventrículo direito nesse contexto é resultado da redução da oxigenação miocárdica, que pode ser gerada pela hipoperfusão coronária resultante da redução do débito cardíaco, bem como por compressão da artéria coronária direita pela câmara do ventrículo direito dilatada.[3]
- O aumento do fluxo sanguíneo na direção das câmaras direitas ainda pode levar à SVD por sobrecarga diastólica ou volumétrica. À medida que o hiperfluxo pulmonar promove aumento da resistência vascular pulmonar, a sobrecarga pressórica advém.[4]

CONSIDERAÇÕES CLÍNICAS E ELETROCARDIOGRÁFICAS

- Em análise dos participantes do estudo *MESA* (*Multi-ethnic study of atherosclerosis*), Whitman et al. testaram a acurácia diagnóstica dos critérios de SVD propostos pela diretriz americana de ECG de 2009, usando a ressonância magnética cardíaca como padrão-ouro. Nessa coorte de indivíduos sem doença cardiovascular manifesta, os critérios estudados mostraram excelente especificidade, com valores geralmente superando 95%. Porém, a sensibilidade se mostrou muito baixa, obtendo-se o valor máximo de 12,5%. Isso resulta em RV+ de 2,5 e RV– de 0,92.[5]

- A presença de sinais de SVD no ECG pode trazer ainda informações prognósticas. Em recente publicaçãol, Kowal et al., estudando participantes do *Third National Health and Nutrition Examination Survey*, em que a média de idade foi superior a 50 anos, demonstraram que a presença de critérios de SVD esteve associada a aumento significativo do risco de morte por todas as causas.[6]
- Em crianças e adolescentes com hipertensão pulmonar primária, Kramer et al. mostraram que a soma de R de V1 com S de V5 ou V6 > 21 mm conferia pior prognóstico, com risco relativo de morte de 2,01 (IC95% 1,61-4,80).[7]

ETIOLOGIA

O Quadro 1 lista as causas de SVD.

QUADRO 1 Causas de sobrecarga ventricular direita

Comunicação interatrial
Drenagem anômala de veias pulmonares
Edema pulmonar das grandes altitudes
Embolia pulmonar
Hipertensão pulmonar primária
Síndrome da apneia do sono
Tetralogia de Fallot

Sobrecarga ventricular direita na presença de bloqueios intraventriculares

- O diagnóstico eletrocardiográfico de SVD na presença de bloqueios de ramo é bastante limitado. Os estudos com esse objetivo apresentaram importantes limitações metodológicas, e ainda não há validação de seus resultados em coortes externas.
- Dito isso, a SVD pode ser sugerida na presença de bloqueio de ramo direito (BRD) quando a onda R' de V1 superar 15 mm.[8] Em contrapartida, na presença de BRE, a SVD pode ser suspeitada na presença de pelo menos 2 desses 3 critérios: baixa voltagem de QRS nas derivações periféricas, presença de padrão QR em aVR ou razão R/S de V5 < 1.[8,9]

S • T

EXEMPLOS

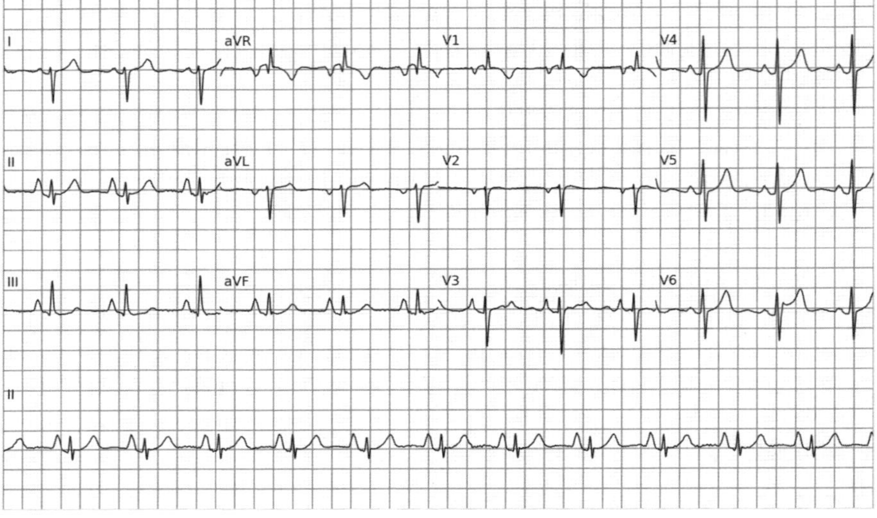

Sobrecarga ventricular direita. Paciente feminina de 49 anos. O eletrocardiograma exibe desvio do eixo elétrico para a direita, relação R/S > 1 em V1e < 1 em V6, além de sobrecarga atrial direita (onda P > 2,5 mm na parede inferior).

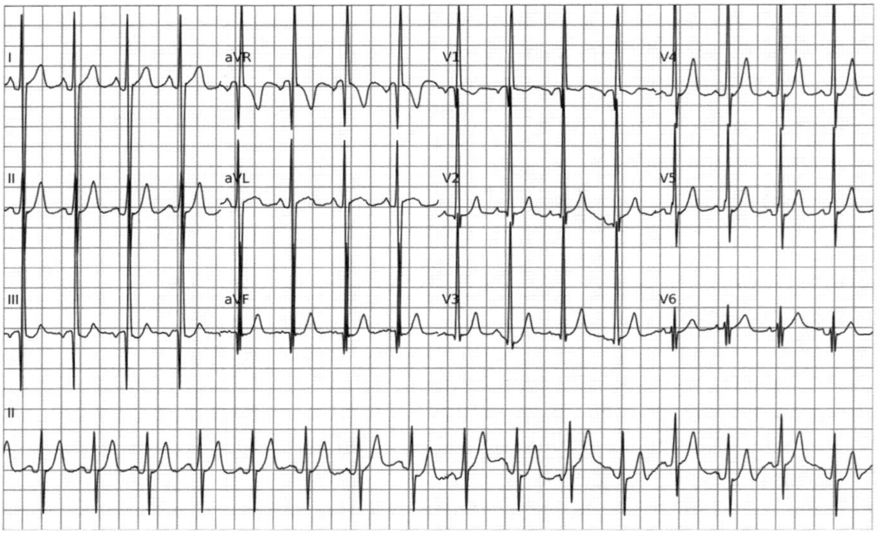

Sobrecarga ventricular direita. Paciente feminina de 3 anos com cardiopatia congênita. A sobrecarga ventricular direita pode ser diagnosticada pelo desvio do eixo elétrico para a direita, morfologia qR em V1 e relação R/S < 1 em V6.

S • T

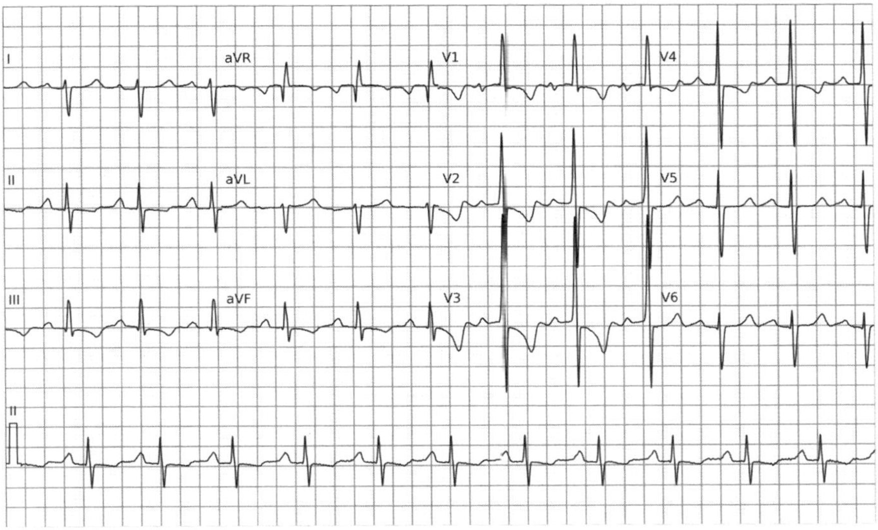

Sobrecarga ventricular direita. Paciente do sexo masculino, cujo eletrocardiograma demonstra desvio do eixo elétrico do QRS para a direita, onda R em V1 > 7 mm e relação R/S > 1, relação R/S < 1 em V5 e V6, além de alterações secundárias da repolarização ventricular (padrão *strain*).

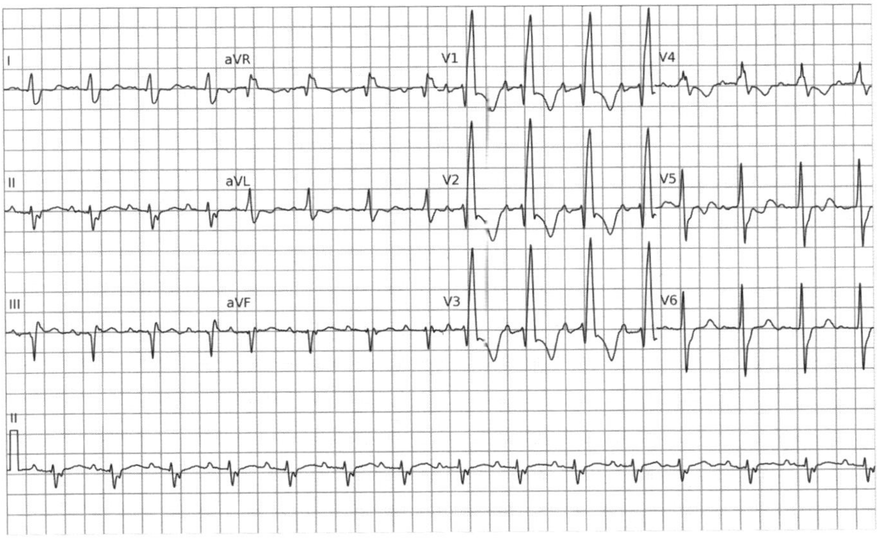

Bloqueio de ramo direito associado à sobrecarga ventricular direita. Eletrocardiograma com bloqueio de ramo direito e onda R′ > 15 mm em V1, o que sugere sobrecarga ventricular direita associada.

REFERÊNCIAS

1. Castellanos A, Meyerburg RJ. The resting electrocardiogram. In: Hurst JW (ed.). The heart, arteries and veins. 6.ed. McGraw-Hill Book Company; 1986.
2. Myers GB, Klein HA, Stofer BE. The electrocardiographic diagnosis of right ventricular hypertrophy. Am Heart J. 1948;35(1):1-40.
3. Sokolow M, Lyon TP. The ventricular complex in right ventricular hypertrophy as obtained by unipolar precordial and limb leads. Am Heart J. 1949;38(2):273-94.
4. Goldhaber SZ, Elliott CG. Acute Pulmonary embolism: part i: epidemiology, pathophysiology, and diagnosis. Circulation. 2003;108(22):2726-9.
5. Whitman IR, Patel VV, Soliman EZ, Bluemke DA, Praestgaard A, Jain A, et al. Validity of the surface electrocardiogram criteria for right ventricular hypertrophy. J Am Coll Cardiol. 2014;63(7):672-81.
6. Kowal J, Ahmad MI, Li Y, Soliman EZ. Prognostic significance of electrocardiographic right ventricular hypertrophy in the general population. J Electrocardiol. 2019;54:49-53.
7. Krämer J, Kreuzer F, Kaestner M, Bride P, von Scheidt F, Siaplouras J, et al. Impact of the right ventricular Sokolow-Lyon index in children with idiopathic pulmonary arterial hypertension. Pediatr Cardiol. 2018;39(6):1115-22.
8. Booth RW, Chou T-C, Scott RC. Electrocardiographic diagnosis of ventricular hypertrophy in the presence of right bundle-branch block. Circulation. 1958;18(2):169-76.
9. Van Bommel RJ, Marsan NA, Delgado V, Van Rijnsoever EPM, Schalij MJ, Bax JJ, et al. Value of the surface electrocardiogram in detecting right ventricular dilatation in the presence of left bundle branch block. Am J Cardiol. 2011;107(5):736-40.

125

Sobrecarga ventricular esquerda

Sandro Pinelli Felicioni

O eletrocardiograma (ECG) vem sendo usado há décadas no diagnóstico da sobrecarga ventricular esquerda (SVE). Apesar de a detecção da SVE incipiente sempre representar um desafio à eletrocardiografia, algumas modificações do ECG vêm sendo consistentemente estudadas, em especial o aumento da duração e amplitude do QRS, alterações de ST-T, eixo resultante do QRS no plano frontal e alterações de onda P.

Neste capítulo, a utilização do ECG no diagnóstico da SVE será destacada, bem como outras relevantes questões para a prática clínica diária.

CRITÉRIOS ELETROCARDIOGRÁFICOS[1]

- Critérios eletrocardiográficos baseados na voltagem dos complexos QRS (Quadro 1) ou escores de pontuação (Quadro 2).
- Alterações secundárias da repolarização ventricular – RV – (padrão *strain*): infradesnivelamento do segmento ST com onda T negativa e assimétrica nas derivações laterais – D1, aVL, V5 e V6.
- Discreto aumento da duração do QRS.
- Desvio do eixo elétrico do QRS para a esquerda.
- Pequeno prolongamento do intervalo QT.
- Presença de sobrecarga atrial esquerda (SAE).

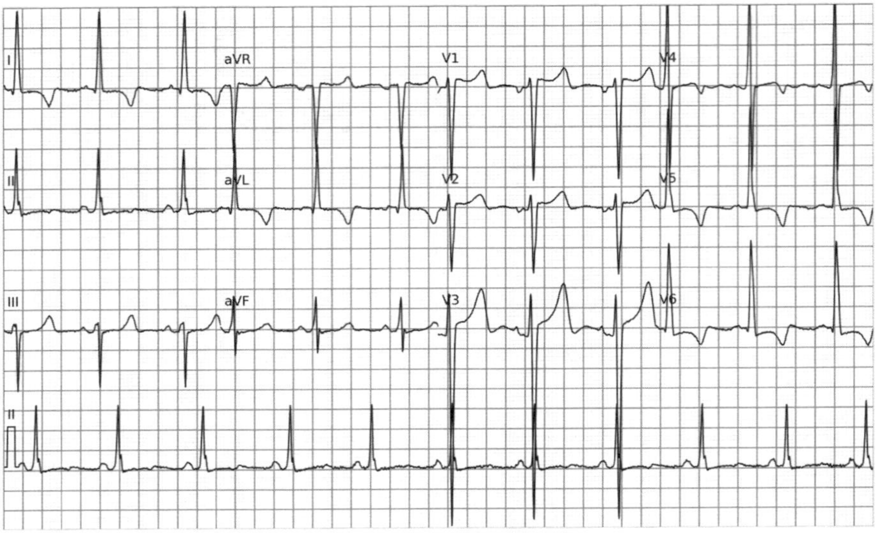

Sobrecarga ventricular esquerda. Paciente masculino de 52 anos, cujo eletrocardiograma apresenta aumento da amplitude dos complexos QRS (critérios de voltagem), sobrecarga atrial esquerda e alterações secundárias da repolarização ventricular – padrão *strain*.

QUADRO 1 Principais critérios de voltagem para sobrecarga ventricular esquerda

Nome	Critério
Peguero-Lo Presti (2017)[2]	Maior onda S + S de V4 ≥ 23 mm em mulheres e ≥ 28 mm em homens
Cornel (1985)[3]	S de V3 + R de aVL > 20 mm em mulheres e > 28 mm em homens
Sokolow-Lyon (1949)[4]	S de V1 + R de V5 ou V6 > 35 mm
R aVL (1949)[4]	R de aVL ≥ 11
Gubner-Ungerleider (1943)[5]	R de D1 + S de D3 > 25

QUADRO 2 Escore de pontuação de Romhilt-Estes (1968)[6] para sobrecarga ventricular esquerda*

Amplitude aumentada – onda R ou S > 20 mm no plano frontal ou > 30 mm no plano horizontal	3 pontos
Alteração ST-T (*strain*) na ausência de digitálicos	3 pontos
SAE – índice de Morris	3 pontos

(continua)

QUADRO 2 Escore de pontuação de Romhilt-Estes (1968)[6] para sobrecarga ventricular esquerda* *(continuação)*

Desvio SÂQRS para além de –30°	2 pontos
QRS ≥ 90 ms sem padrão de bloqueio de ramo	1 ponto
Tempo de ativação ventricular ≥ 50 ms em V5 e V6	1 ponto
Alteração ST-T (*strain*) na presença de digitálicos	1 ponto

* Diagnóstico de SVE na presença de ≥ 5 pontos e SVE provável na presença de 4 pontos.
SAE: sobrecarga atrial esquerda; SVE: sobrecarga ventricular esquerda.

FISIOPATOLOGIA[7]

- A SVE pode ser uma consequência da sobrecarga pressórica ou volumétrica. A primeira é mais comum, como ocorre nos casos de hipertensão arterial sistêmica, resultando, ao menos inicialmente, na hipertrofia concêntrica do ventrículo esquerdo. Na sobrecarga por aumento de volume, como nos casos de insuficiência aórtica grave, predomina a dilatação do ventrículo esquerdo.
- O diagnóstico eletrocardiográfico da SVE é basicamente focado na detecção da hipertrofia do ventrículo. De modo geral, a hipertrofia é definida como o aumento do volume de um órgão consequente ao aumento de seus componentes celulares. Assim, a hipertrofia do ventrículo esquerdo é uma consequência de modificações estruturais dos cardiomiócitos e das células presentes no interstício.
- No ventrículo esquerdo hipertrófico, os cardiomiócitos aumentam em extensão e/ou em diâmetro, bem como seu número também pode estar aumentado. As junções intercelulares, chamadas *gap junctions*, também sofrem importantes modificações de expressão e distribuição. Adicionalmente, alterações no pH regional e na concentração de cálcio podem afetar a condutância pelas junções intercelulares. E, ainda, os componentes celulares presentes no interstício contribuem significativamente para a hipertrofia do ventrículo esquerdo, incluindo os processos de fibrose, inflamação, degeneração e apoptose. Consequentemente, o acoplamento intercelular desorganizado e as alterações estruturais dos cardiomiócitos e componentes intersticiais resultam na ativação ventricular alterada.

CONSIDERAÇÕES CLÍNICAS E ELETROCARDIOGRÁFICAS

- Na eletrocardiografia, o diagnóstico da hipertrofia do ventrículo esquerdo é feito basicamente pelo aumento da voltagem do QRS. Dentro da biofísica, a voltagem registrada no ECG pode ser explicada pelo teorema do ângulo sólido. De acordo com esse teorema, os parâmetros que afetam a voltagem do QRS são a amplitude da corrente elétrica de ativação do ventrículo esquerdo, o gradiente de voltagem transmembrana, a condutância intra e extracelular e a área transversal do ventrículo esquerdo. Desse modo, o diagnóstico da hipertrofia do ventrículo esquerdo se baseia em dois conjuntos de alterações: das propriedades elétricas do miocárdio e de sua estrutura anatômica. Isso explica algumas divergências entre alterações eletrocardiográficas e métodos diagnósticos por imagem em hipertensos, por exemplo. A presença de sinais de SVE no ECG não associados às alterações correspondentes no ecocardiograma ou na ressonância magnética cardíaca, que chamamos de resultado falso positivo, pode representar, de fato, os fenômenos elétricos ocorridos no ventrículo esquerdo não detectados pela imagem.

- Padrão de *strain* de ventrículo esquerdo é um termo que vem sendo usado há décadas. Em geral, é definido como um infradesnivelamento do ponto J seguido por onda T invertida e assimétrica. O padrão de *strain* é dinâmico, e nem todos os seus componentes aparecem simultaneamente. Inicialmente, ocorre depressão do segmento ST com ondas T ainda positivas. Na sequência, as ondas T progressivamente se tornam achatadas e invertidas, enquanto o segmento ST assume uma morfologia descendente. Por fim, o segmento ST adquire uma morfologia de concavidade voltada inferiormente, seguido pelas ondas T invertidas e assimétricas. Na prática clínica, assume relevância para o diagnóstico da SVE e, mais importante, tem demonstrado grande valor como variável preditora de risco de morte por todas as causas e por causas cardiovasculares.[8,9]
- Os vários critérios diagnósticos de SVE já mencionados apresentam, em geral, excelente especificidade. Porém, têm sensibilidade considerada, no máximo, moderada. Os detalhes estão mencionados na Quadro 3.
- O índice de Peguero-Lo Presti é o mais recente critério diagnóstico publicado. Possui RV+ de 5,63. A RV+ é dada pela razão entre a probabilidade de um resultado verdadeiro positivo (ou sensibilidade) pela probabilidade de um falso positivo (ou 1 – especificidade). Assim, quando esse critério está presente no ECG, pode-se dizer que a probabilidade de o indivíduo ter hipertrofia do ventrículo esquerdo é 5,63 vezes maior do que probabilidade de não a ter. Lembrando que a RV+ considerada ótima é > 10. Porém, sua RV– não é satisfatória. A RV– é dada pela razão entre a probabilidade de um falso negativo (1 – sensibilidade) pela probabilidade de um verdadeiro negativo (especificidade). A RV– é considerada ótima quando < 0,10. Esse mesmo raciocínio pode ser aplicado para os demais critérios.

- A utilidade do ECG na SVE não se limita ao seu diagnóstico: também é um marcador prognóstico. Nos participantes do estudo *MESA* (*Multi-ethnic study of atherosclerosis*), a presença do escore de Romhilt-Estes ≥ 5 pontos e do índice de Cornell conferiu um significativo aumento de risco de eventos cardiovasculares, o qual foi independente de outras variáveis, incluindo os fatores de risco tradicionais para doença cardiovascular (HR = 2,02 [IC95% 1,15 – 3,54] e HR = 1,65 [IC95% 1,03 – 2,63], respectivamente).[10]

QUADRO 3 O eletrocardiograma no diagnóstico da sobrecarga ventricular esquerda[2,10]

Critério	Sensibilidade	Especificidade	RV+	RV-
Peguero-Lo Presti	62	89	5,63	0,42
Cornell	41	90	4,10	0,65
Sokolow-Lyon	26	92	2,60	0,80
R aVL	26	92	2,60	0,80
Gubner	14	94,5	2,54	0,91
Romhilt 4 pontos	16	97	5,33	0,86
Romhilt ≥ 5 pontos	6	99	6	

RV+: razão de verossimilhança positiva; RV-: razão de verossimilhança negativa.

ETIOLOGIA

Qualquer doença capaz de provocar alterações estruturais das fibras musculares do ventrículo esquerdo e/ou de seus componentes intersticiais pode levar à SVE, tendo a hipertensão arterial sistêmica como sua maior causa. Entretanto, diversas outras condições podem estar associadas, como a cardiopatia isquêmica, valvopatias primárias esquerdas, cardiomiopatias, uso abusivo de álcool e drogas ilícitas, algumas cardiopatias congênitas, taquiarritmias, dentre outras.

DIAGNÓSTICO DIFERENCIAL: AUMENTO DA AMPLITUDE DO QRS

Algumas condições, não necessariamente ligadas às doenças, podem gerar aumento de amplitude do QRS no ECG e confundir com o diagnóstico de SVE. A maior proximidade entre o eletrodo explorador e o coração nos indivíduos longilíneos pode ser um exemplo. Os possíveis diagnósticos diferenciais estão destacados no Quadro 4.

QUADRO 4 Causas de aumento da amplitude do QRS[2,10]

• Biotipo longilíneo.
• Coração de atleta.
• Idades (crianças, adolescentes e adultos jovens).
• Mulheres mastectomizadas.
• Vagotonia.

SOBRECARGA VENTRICULAR ESQUERDA NA PRESENÇA DE BLOQUEIOS INTRAVENTRICULARES

A presença de alguns bloqueios intraventriculares pode impedir o diagnóstico de SVE com base nos critérios descritos. Portanto, alguns critérios específicos foram criados em determinadas situações.

Sobrecarga ventricular esquerda na presença de bloqueio divisional anterossuperior

- Bozzi:[12] R+S de V5 ou V6 + S de V1 > 25.
- Gertsch:[13] S de D3 + maior QRS de qualquer precordial > 28 mm (em mulheres) ou > 30 mm (em homens).
- Outros critérios baseados em aVL, como o índice de Cornell e Sokolow-Lyon de aVL, também podem ser usados no bloqueio divisional anterossuperior (BDAS).[14]

Sobrecarga ventricular esquerda na presença de bloqueio de ramo direito

Usam-se os critérios propostos por Vandenberg, sendo os principais:[15]

- R de V5 ou V6 > 15 mm.
- R de D1 > 11 mm.
- S de V1 > 2 mm.
- S de D3 + maior QRS das precordiais ≥ 30 mm (quando existe desvio do SÂQRS para esquerda).

Sobrecarga ventricular esquerda na presença de bloqueio de ramo esquerdo

Esse é um tema conflitante na literatura. Alguns advogam que a presença de bloqueio de ramo esquerdo (BRE) no ECG já se associa a algum grau de hipertrofia ventricular esquerda em quase todos os casos. Já outros indicam o uso de alguns critérios:[1,11]

- Presença do índice de Morris.
- Duração do QRS > 150 ms.
- R de aVL > 11 mm.
- S de V2 > 30 mm ou de V3 > 25 mm.
- SÂQRS além de –40º.
- Presença do índice de Sokolow-Lyon (das precordiais).

EXEMPLOS

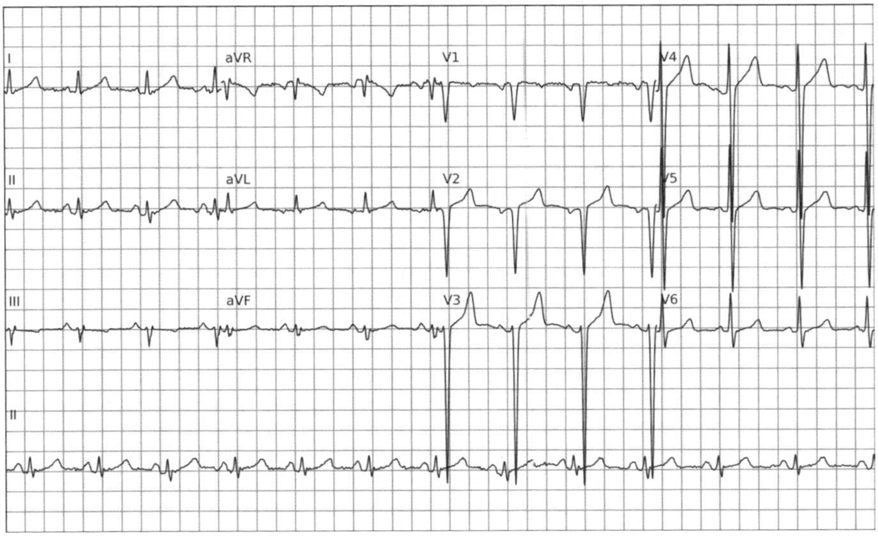

Sobrecarga ventricular esquerda. Paciente masculino de 62 anos. Apresenta os critérios de Peguero-Lo Presti (S de V3 com 39 mm + S de V4 com 33 mm = 72 mm) e Cornell (S de V3 com 39 mm + R de aVL com 4 mm = 43 mm) para sobrecarga ventricular esquerda. Há também baixa voltagem do QRS no plano frontal.

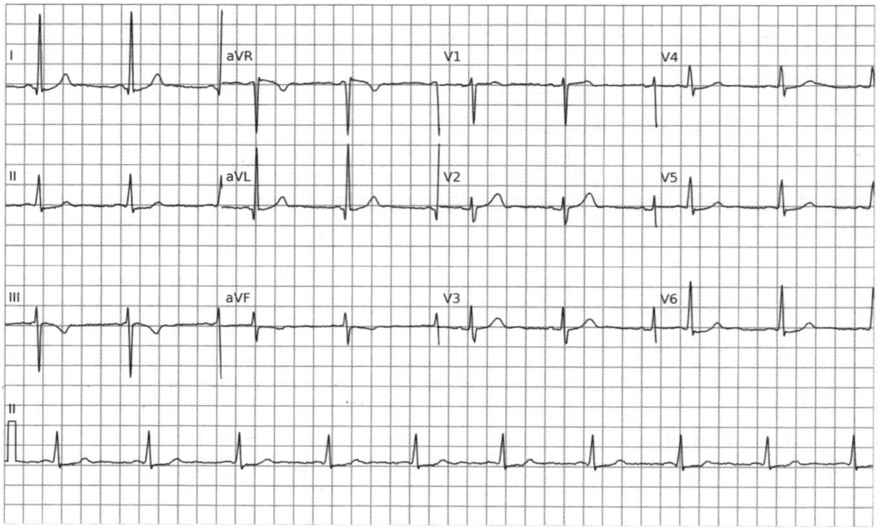

Sobrecarga ventricular esquerda. Paciente feminina de 41 anos. Apresenta os critérios de R de aVL (15 mm) e Gubner (R de D1 com 17 mm + S de D3 com 12 mm = 29 mm) para sobrecarga ventricular esquerda.

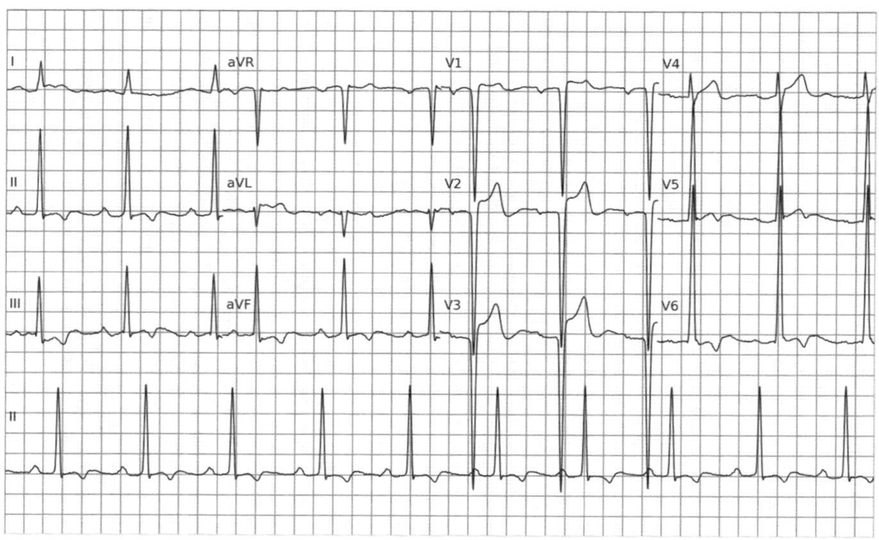

Sobrecarga ventricular esquerda. Paciente masculino de 52 anos com sobrecarga atrial esquerda e bloqueio atrioventricular de 1° grau. Apresenta o critério de Sokolow-Lyon (S de V1 com 28 mm + R de V6 com 38 mm = 66 mm). O supradesnivelamento do segmento ST de V1 a V3 é provavelmente secundário a sobrecarga ventricular esquerda. Há alteração da repolarização ventricular na parede inferolateral.

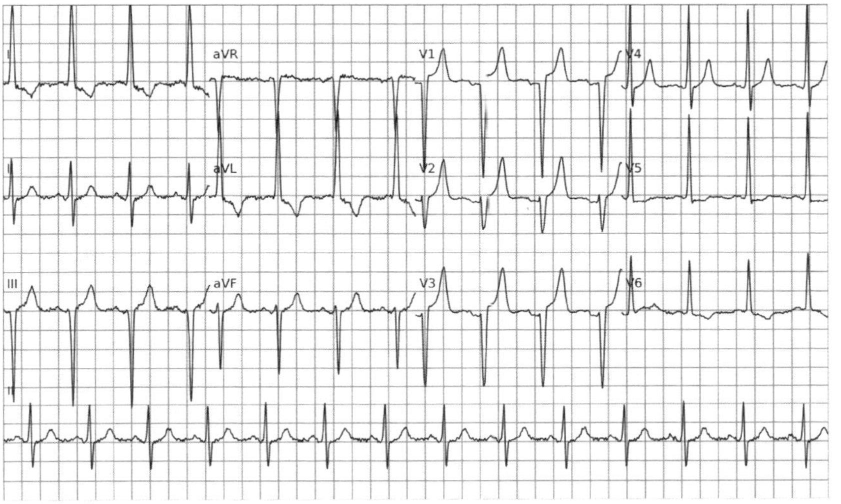

Sobrecarga ventricular esquerda. Paciente feminina de 61 anos. Apresenta os critérios de Sokolow-Lyon (S de V1 com 24 mm + R de V5 com 23 mm = 47 mm), R de aVL (21 mm), Cornell (S de V3 com 19 + R de aVL com 21 mm = 40 mm) e Gubner (R de D1 com 20 mm + S de D3 com 24 mm = 44 mm) para sobrecarga ventricular esquerda. O supradesnivelamento do segmento ST de V1 a V3 é provavelmente secundário a sobrecarga ventricular esquerda. Há alteração da repolarização ventricular na parede lateral.

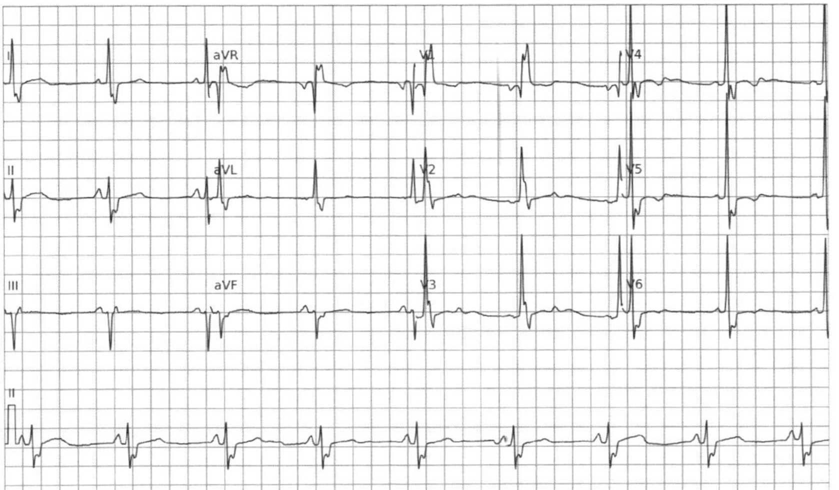

Sobrecarga ventricular esquerda na presença de bloqueio de ramo direito. Paciente feminina, de 71 anos. Há critérios de voltagem de Vandenberg para sobrecarga ventricular esquerda (R de V5 = 27 mm; R de D1 = 11 mm; S de D3 com 9 mm + maior QRS das precordiais de V5 com 35 mm = 44 mm com desvio de eixo para a esquerda).

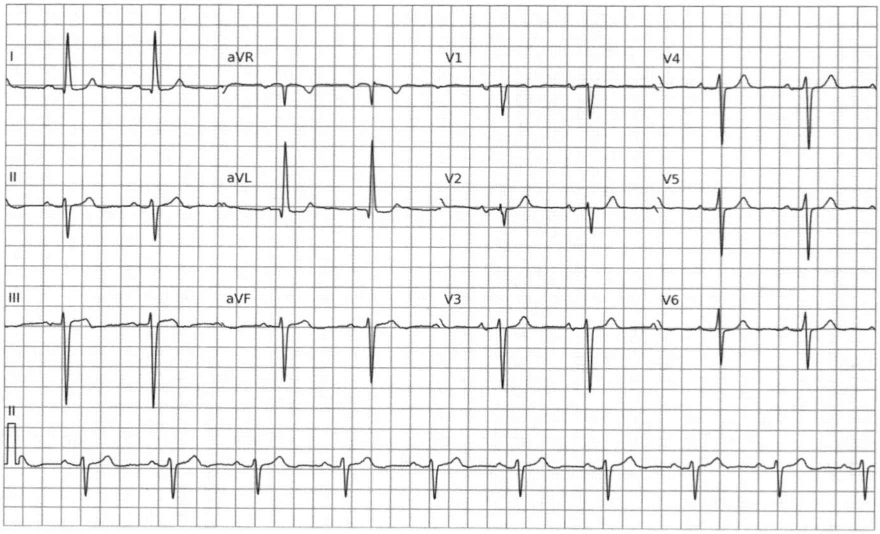

Sobrecarga ventricular esquerda na presença de bloqueio divisional anterossuperior. Paciente masculino, de 72 anos. Observe os critérios de: Gerstch S de D3 com 19 mm + maior QRS nas precordiais de V4 com 17 mm = 36 mm; R de aVL = 16 mm.

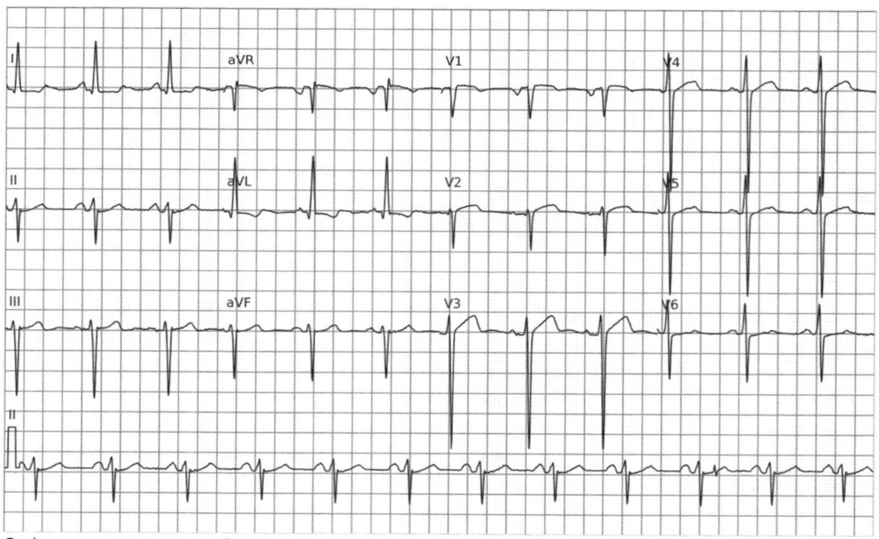

Sobrecarga ventricular esquerda na presença de bloqueio divisional anterossuperior. Paciente masculino, de 49 anos. Há critérios de voltagem para sobrecarga ventricular esquerda na presença de bloqueio divisional anterossuperior (Bozzi RS de V5 com 27 mm + S V1 com 7 mm = 34 mm; Gerstch: S de D3 com 16 mm + maior QRS nas precordiais de V3 com 31 mm = 47 mm; R de aVL = 13 mm; Cornell S de V3 com 27 mm + R de aVL com 13 mm = 40 mm).

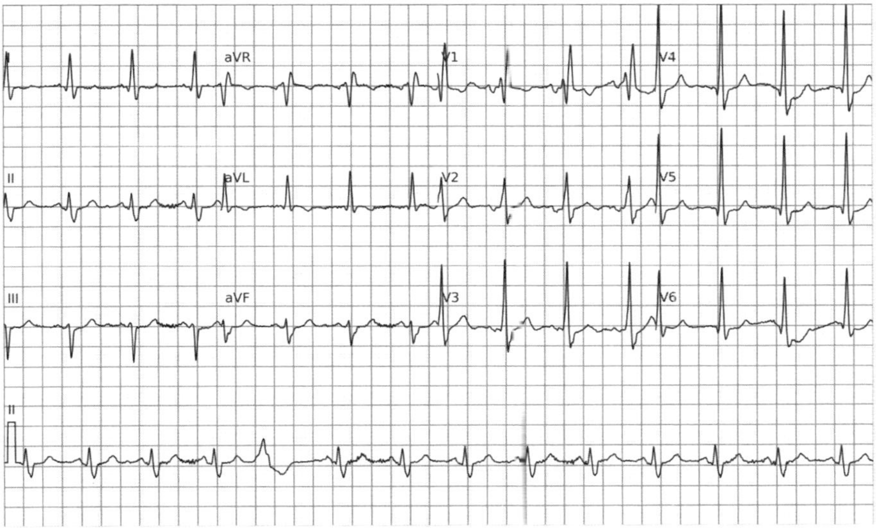

Sobrecarga ventricular esquerda na presença de bloqueio de ramo direito. Paciente masculino, de 80 anos. Há critérios de voltagem de Vandenberg para sobrecarga ventricular esquerda (S de V1 = 4 mm; R de V5 = 18 mm).

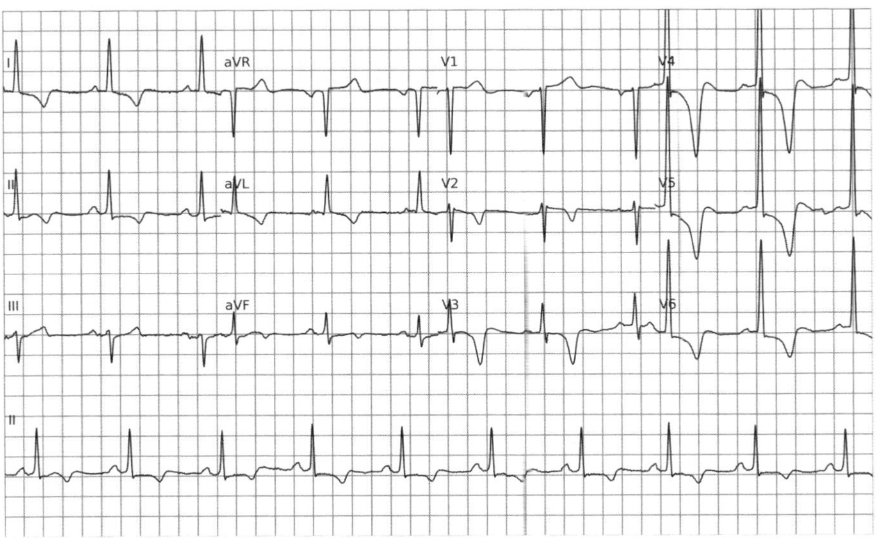

Sobrecarga ventricular esquerda. Paciente masculino de 61 anos com critério de voltagem de Sokolow-Lyon para sobrecarga ventricular esquerda (S de V1 com 14 mm + R de V5 com 30 mm = 44 mm). Note as alterações secundárias da repolarização tipo *strain*.

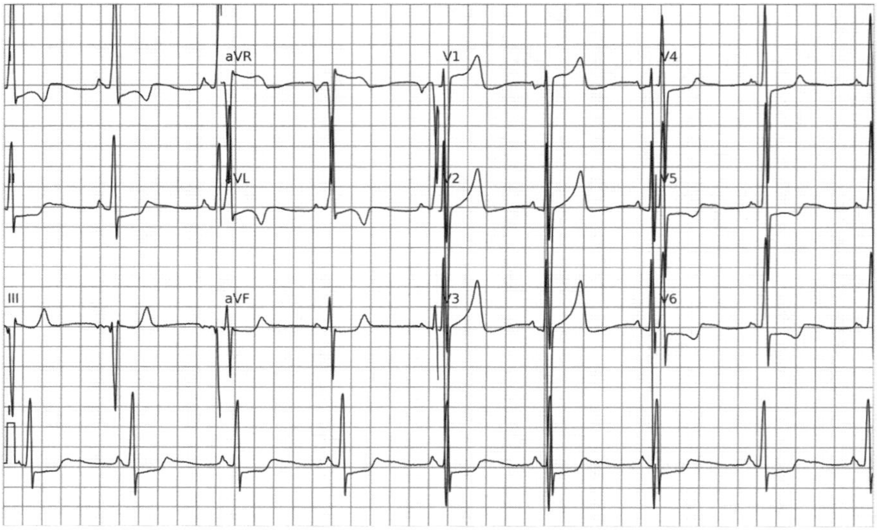

Sobrecarga ventricular esquerda. Paciente feminina de 27 anos com sobrecarga ventricular esquerda e alteração secundária da repolarização tipo *strain*. Apresenta múltiplos critérios de voltagem para sobrecarga ventricular esquerda (Sokolow-Lyon, Cornell, Peguero-Lo Presti, R de aVL e Gubner).

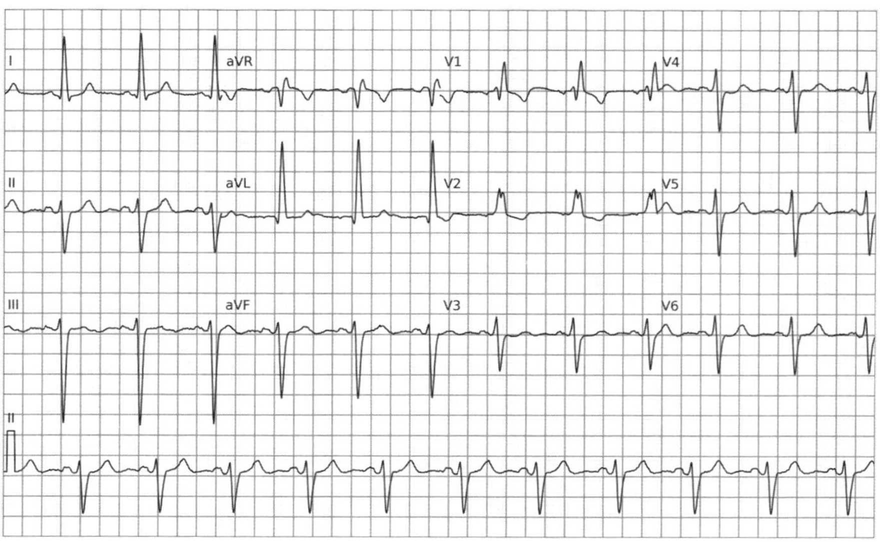

Sobrecarga ventricular esquerda na presença de bloqueio de ramo direito e bloqueio divisional anterossuperior. Paciente feminina, de 64 anos. Apresenta critérios de voltagem de Vandenberg para sobrecarga ventricular esquerda (R de D1 = 14 mm; S de D3 com 23 mm + maior QRS das precordiais de V5 com 16 mm = 39 mm com desvio de eixo para a esquerda).

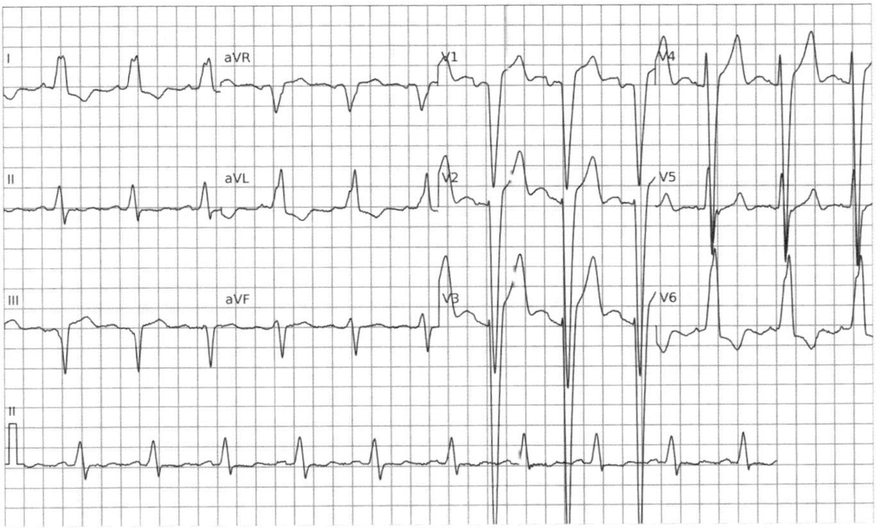

Sobrecarga ventricular esquerda na presença de bloqueio de ramo esquerdo. ECG demonstrando bloqueio de ramo esquerdo, sobrecarga atrial esquerda, complexo QRS com duração de 160 ms, onda S > 30 mm em V2 e > 25 mm em V3 e critério de voltagem de Sokolow-Lyon. Tais alterações sugerem a presença de sobrecarga ventricular esquerda.

REFERÊNCIAS

1. Hancock EW, Deal BJ, Mirvis DM, Okin P, Kligfield P, et al. AHA/ACCF/HRS Recommendations for the standardization and interpretation of the electrocardiogram. Part V: electrocardiogram changes associated with cardiac chamber hypertrophy a scientific statement from the American Heart Association Electrocardiography. J Am Coll Cardiol. 2009;53(11):992-1002.
2. Peguero JG, Lo Presti S, Perez J, Issa O, Brenes JC, Tolentino A. Electrocardiographic criteria for the diagnosis of left ventricular hypertrophy. J Am Coll Cardiol. 2017;69(13):1694-703.
3. Casale PN, Devereux RB, Kligfield P, Eisenberg RR, Miller DH, Chaudhary BS, et al. Electrocardiographic detection of left ventricular hypertrophy: development and prospective validation of improved criteria. J Am Coll Cardiol. 1985;6(3):572-80.
4. Sokolow M, Lyon TP. The ventricular complex in left ventricular hypertrophy as obtained by unipolar precordial and limb leads. Am Heart J. 1949;37(2):161-86.
5. Gubner R, Ungerleider HE. Electrocardiographic criteria of left ventricular hypertrophy: factors determining the evolution of the electrocardiographic patterns in hypertrophy and bundle branch block. Arch Intern Med. 1943;72(2):196-209.
6. Romhilt DW, Estes EH. A point-score system for the ECG diagnosis of left ventricular hypertrophy. Am Heart J. 1968;75(6):752-8.
7. Bacharova L. ECG in left ventricular hypertrophy: a change in paradigm from assessing left ventricular mass to its electrophysiological properties. J Electrocardiol. 2022;73(May):153-6.
8. Schocken DD. Electrocardiographic left ventricular strain pattern: everything old is new again. J Electrocardiol. 2014;47(5):595-8.

9. Okin PM, Devereux RB, Nieminen MS, Jern S, Oikarinen L, Vitasalo M, et al. Electrocardiographic strain pattern and prediction of cardiovascular morbidity and mortality in hypertensive patients. Hypertension. 2004;44(1):48-54.
10. Jain A, Tandri H, Dalal D, Chahal H, Soliman EZ, Prineas RJ, et al. Diagnostic and prognostic utility of electrocardiography for left ventricular hypertrophy defined by magnetic resonance imaging in relationship to ethnicity: the Multi-ethnic study of atherosclerosis (Mesa). Am Heart J. 2010;159(4):652-8.
11. Samesima N, God EG, Kruse JCL, Leal MG, et al. Diretriz da Sociedade Brasileira de Cardiologia sobre a Análise e Emissão de Laudos Eletrocardiográficos – 2022. Arq Bras Cardiol. 2022;93(3 Suppl 2):2-19.
12. Bozzi G, Figini A. Left anterior hemiblock and electrocardiographic diagnosis of left ventricular hypertrophy. Adv Cardiol. 1976; 16(1):495-500.
13. Gertsch M, Theler A, Foglia E. Electrocardiographic detection of left ventricular hypertrophy in the presence of left anterior fascicular block. Am J Cardiol. 1988;61(13):1098-101.
14. Ravi S, Rukshin V, Lancaster G, Zarich S, McPherson C. Diagnosis of left ventricular hypertrophy in the presence of left anterior fascicular block: a reexamination of the 2009 AHA/ACCF/HRS guidelines. Ann Noninvasive Electrocardiol. 2013;18(1):21-8.
15. Vandenberg B, Sagar K, Paulsen W, Romhilt D. Electrocardiographic criteria for diagnosis of left ventricular hypertrophy in the presence of complete right bundle branch block. Am J Cardiol. 1989;63(15):1080-4.

126

Tamponamento pericárdico

Decarthon Vitor Dantas Targino

O espaço pericárdico é capaz de comportar aproximadamente 50 mL de líquido sem repercussões hemodinâmicas ou estruturais. Diante de cenários em que o derrame pericárdico se forma de maneira aguda, como trauma, síndrome urêmica, ou mesmo contextos em que a formação do derrame se dá numa velocidade mais lenta, como processos infecciosos, inflamatórios e neoplásicos, a consequência mais dramática oriunda do excesso de líquido será o comprometimento do *status* hemodinâmico. A menor capacidade de enchimento ventricular em casos avançados de derrame pericárdico poderá se manifestar com sinais e sintomas compatíveis com choque obstrutivo, podendo evoluir, na ausência de tratamento, para parada cardiorrespiratória (PCR).[1-4]

ALTERAÇÕES ELETROCARDIOGRÁFICAS

- Baixa voltagem dos complexos QRS.
- Alternância elétrica.
- Taquicardia sinusal.

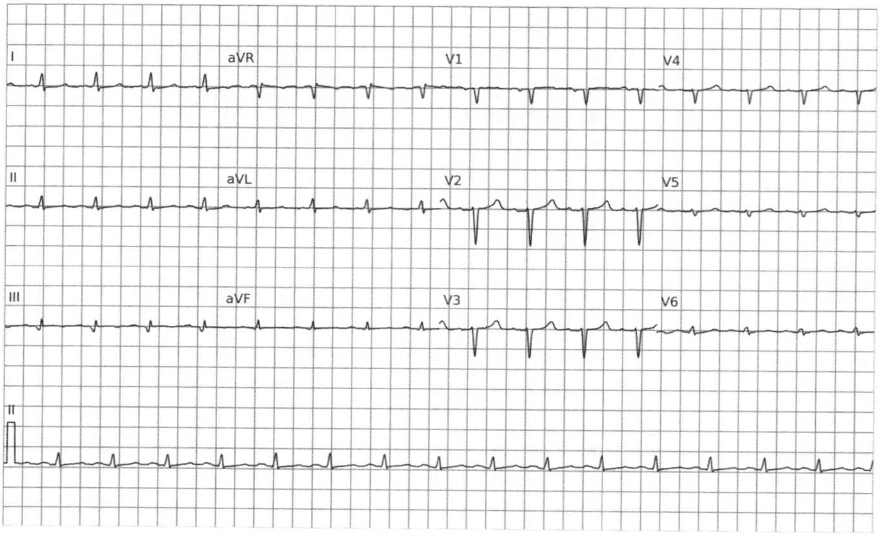

Tamponamento pericárdico. Taquicardia sinusal e baixa voltagem dos complexos QRS nos planos frontal e horizontal.

CONSIDERAÇÕES ELETROCARDIOGRÁFICAS

- A presença de líquido no espaço pericárdico, sobretudo em derrames pericárdicos volumosos, poderá gerar uma interface entre eletrodos e miocárdio, que resultará em baixa amplitude eletrocardiográfica. Serão observados complexos QRS com amplitude < 5 mm em derivações frontais e < 10 mm em plano horizontal.
- Alternância na amplitude de complexos QRS a cada batimento também poderá ser visualizada em alguns cenários, pela variação posicional miocárdica em derrames volumosos, com o coração ora se aproximando da parede anterior do tórax, e consequentemente dos eletrodos, traduzindo-se por complexos QRS de maior amplitude, ora se afastando da parede anterior torácica, com complexos QRS de menor amplitude. Esse achado é também conhecido como *swinging heart*.
- Outro achado que poderá ser observado em casos de tamponamento cardíaco, em decorrência da deterioração do *status* hemodinâmico, é a presença de taquicardia sinusal, proveniente de maior estímulo adrenérgico.

CONSIDERAÇÕES CLÍNICAS

- Exames como eletrocardiograma (ECG) e ecodopplercardiograma transtorácico são ferramentas cruciais na abordagem diagnóstica do derrame pericárdico, mas, como emergência médica, o principal recurso no diagnóstico de tamponamento cardíaco é a avaliação do *status* hemodinâmico.
- Classicamente, achados que compõem a tríade de Beck poderão ser observados como sinais incipientes de colapso circulatório, sobretudo a hipotensão, visto que turgência jugular e abafamento de bulhas poderão ser observados em cenários não emergenciais do derrame pericárdico.
- Embora procedimentos invasivos, como drenagem pericárdica e pericardiocentese, façam parte da abordagem terapêutica dessa emergência médica, é preciso ter em retrospecto que a avaliação etiológica do derrame pericárdico levará em conta antecedentes pessoais, quadro clínico e análise de líquido.

REFERÊNCIAS

1. Spodick DH. Acute cardiac tamponade. N Engl J Med. 2003;349(7):684-90.
2. Honasoge AP, Dubbs SB. Rapid fire: pericardial effusion and tamponade. Emerg Med Clin North Am. 2018;36(3):557-65.
3. Adegbala O, Olagoke O, Adejumo A, Akintoye E, Oluwole A, Alebna P, et al. Incidence and outcomes of cardiac tamponade in patients undergoing cardiac resynchronization therapy. Int J Cardiol. 2018;272:137-41.
4. Bari G, Érces D, Varga G, Szűcs S, Bogáts G. Pathophysiology, clinical and experimental possibilities of pericardial tamponade. Orv Hetil. 2018;159(5):163-7.

127

Taquicardia atrial focal

Bruno Pinotti Correia

As taquicardias atriais (TA) são amplamente categorizadas como focais (originadas de uma pequena área circunscrita a partir da qual se espalha centrifugamente) ou macrorreentrantes (frente de onda de ativação contínua e ininterrupta girando em torno de um obstáculo central relativamente grande). A ectopia atrial focal e a TA não sustentada são frequentemente observadas em registros de Holter e raramente estão associadas a sintomas.

As TA focais sustentadas são relativamente infrequentes, sendo diagnosticadas em aproximadamente 5 a 15% dos pacientes encaminhados para ablação por cateter de taquicardia supraventricular (TSV). No entanto, as TA compreendem uma proporção progressivamente maior de taquicardias paroxísticas supraventriculares (TPSV) com o aumento da idade, representando 23% em pacientes com mais de 70 anos.

Alterações relacionadas à idade no substrato atrial, incluindo acoplamento celular e influências autonômicas, provavelmente contribuem para o aumento da incidência de TA em indivíduos mais velhos. Homens e mulheres parecem ser igualmente afetados. Em adultos, TA focais podem ocorrer na ausência de doença cardíaca estrutural.[1-3]

CRITÉRIOS ELETROCARDIOGRÁFICOS

- Onda P com morfologia distinta da sinusal.
- Frequência atrial geralmente entre 130 e 240 bpm.
- Classicamente, existem intervalos isoelétricos claramente definidos entre as ondas P em todas as derivações.
- A morfologia da onda P depende da localização anatômica do foco atrial e pode ser usada para aproximar o local de origem da TA. No entanto, a onda P pode ser parcialmente mascarada pelo segmento ST ou onda T anterior.
- Intervalo RR regular quando a relação atrioventricular (AV) for constante (1:1, 2:1 etc.) ou irregular se ocorrer bloqueio AV variável.
- Geralmente apresenta um intervalo RP longo; no entanto, o intervalo RP também pode ser curto dependendo do grau de atraso na condução AV (ou seja, prolongamento do intervalo PR) durante a taquicardia.

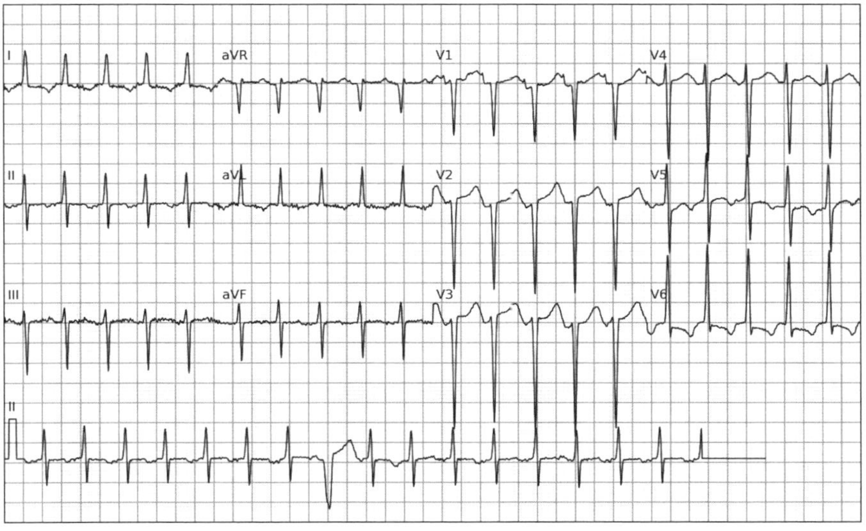

Taquicardia atrial. Ritmo taquicárdico apresentando ondas P com morfologias distintas da sinusal (negativas em D1 e D2) e relação AV 1:1. O intervalo RP é longo e se nota uma extrassístole ventricular isolada.

MECANISMOS

A TA focal é caracterizada pela ativação atrial a partir de uma pequena área (foco), a partir da qual se espalha centrifugamente. "Focal" implica que o local de origem não pode ser mapeado espacialmente além de um único ponto ou alguns pontos adjacentes com a resolução de um cateter padrão de 4 mm de ponta. As informações disponíveis sugerem que um padrão de ativação focal pode ser causado por automaticidade, atividade deflagrada ou microrreentrada.[1]

CONSIDERAÇÕES CLÍNICAS E ELETROCARDIOGRÁFICAS

- As TA focais podem se manifestar como taquicardias paroxísticas ou incessantes. Quando paroxística, a TA frequentemente se manifesta com episódios de palpitações e batimentos cardíacos que começam e terminam abruptamente. Os sintomas associados podem incluir tontura, dispneia, desconforto torácico e fraqueza. A síncope é rara.
- Pela maior prevalência de cardiopatia estrutural nesse grupo de pacientes, os sintomas de TA podem ser mais graves do que outros tipos de TSV paroxísticas. A descompensação de insuficiência cardíaca subjacente ou doença cardíaca isquêmica pode ser precipitada por episódios de TA. A taquicardiomiopatia desenvolve-se em 10% dos pacientes com TA focal, mas predominantemente naqueles com taquicardia incessante. A TA incessante pode precipitar cardiomiopatia em aproximadamente um terço dos pacientes e frequentemente se manifesta com sintomas de insuficiência cardíaca congestiva.
- Em contraste com as TA paroxísticas rápidas, que são mais propensas a causar sintomas significativos de palpitações e serem diagnosticadas mais precocemente no curso clínico, as TA incessantes tendem a ter frequências atriais e ventriculares mais lentas e, portanto, os pacientes podem permanecer assintomáticos até apresentarem insuficiência cardíaca descompensada secundária (taquicardiomiopatia).
- Manobras vagais e infusão de adenosina para fornecer bloqueio AV transitório podem ser usadas para obter uma visão clara da onda P e estabelecer o diagnóstico da TA.

EXEMPLOS

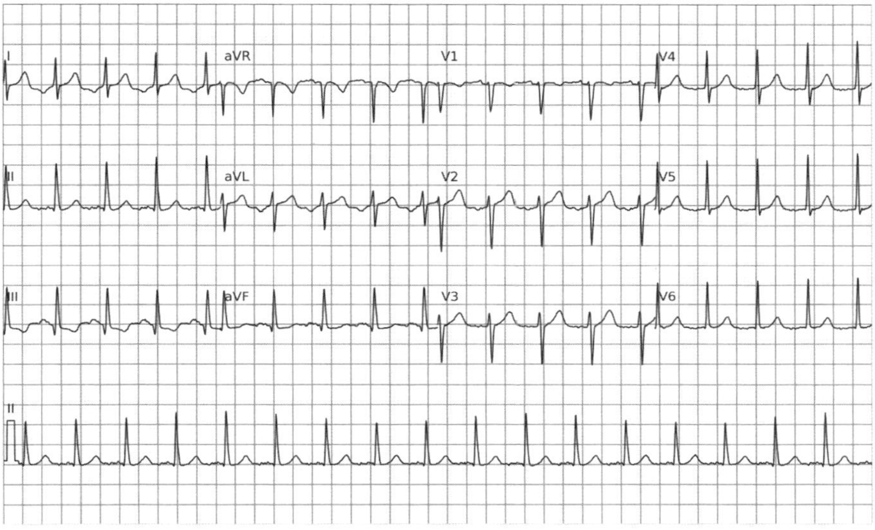

Taquicardia atrial. Taquicardia com QRS estreito exibindo ondas P com morfologias distintas da sinusal e relação atrioventricular 1:1. Há intervalos isoelétricos claros em todas as derivações e intervalo RP longo.

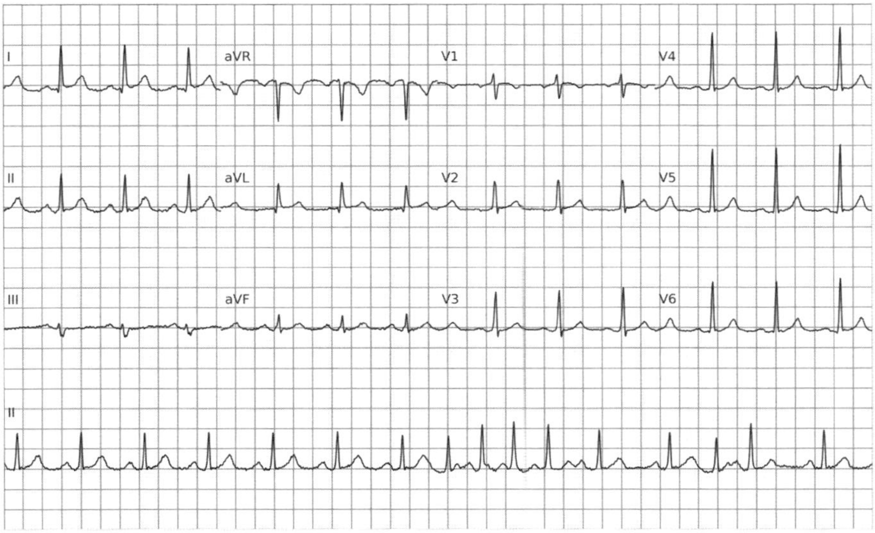

Taquicardia atrial não sustentada. Presença de 5 batimentos ectópicos com morfologia distinta de onda P observada no D2 longo. Mais adiante o eletrocardiograma apresenta também extrassístoles atriais pareadas.

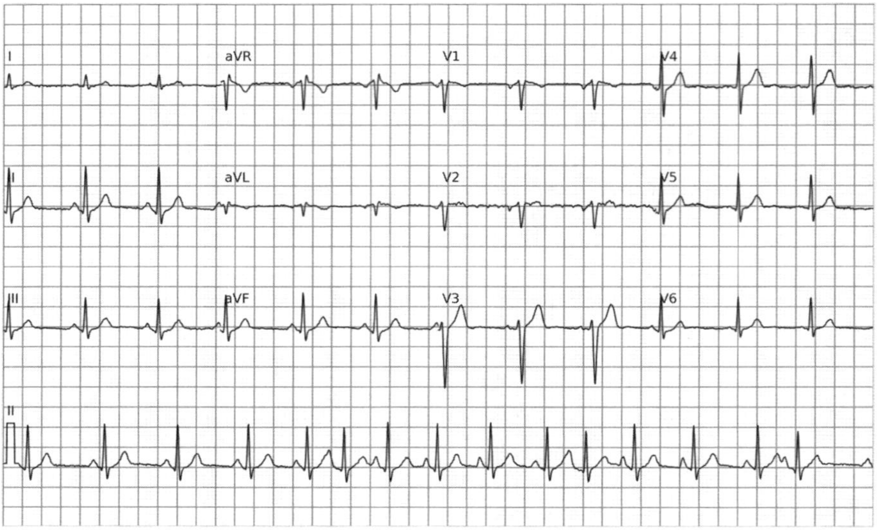

Taquicardia atrial não sustentada. Episódio de taquicardia atrial não sustentada e extrassístoles atriais isoladas no D2 longo.

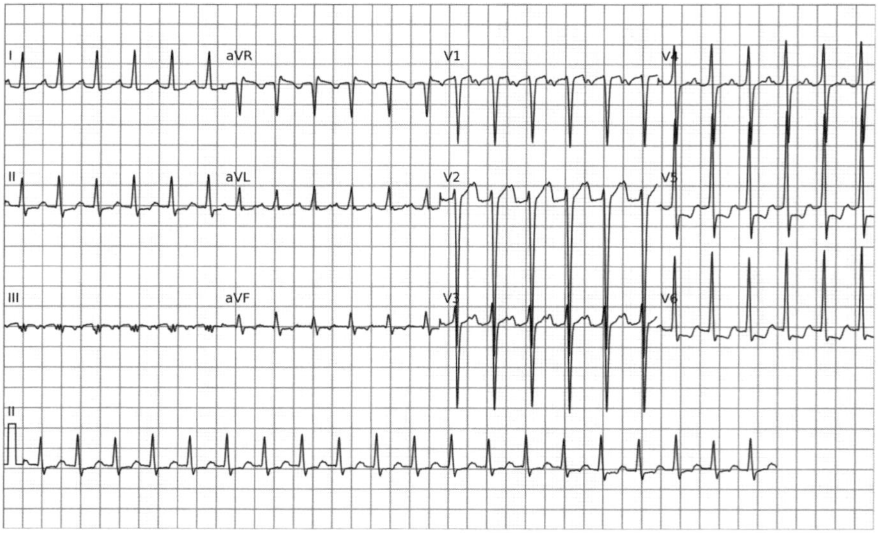

Taquicardia atrial. Taquicardia de origem atrial com P com morfologia distinta da sinusal e relação atrioventricular 1:1.

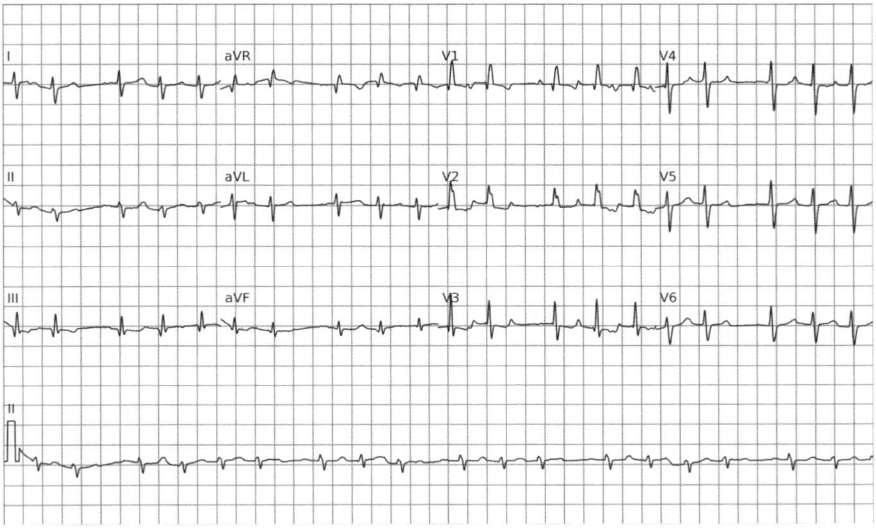

Taquicardia atrial com fenômeno de Wenckebach. Taquicardia de origem atrial com P com morfologia distinta da sinusal. Observe o prolongamento progressivo do intervalo PR até o surgimento de uma onda P bloqueada (mais evidente em V1).

REFERÊNCIAS

1. Issa Z, Miller J, Zipes D. Clinical arrhythmology and electrophysiology: a companion to Braunwald's heart disease. 3.ed. Philadelphia: Elsevier; 2019.
2. Brugada J, Katritsis DG, Arbelo E, Arribas F, Bax JJ, Blömstrom-Lundqvist C, et al. 2019 ESC guidelines for the management of patients with supraventricular tachycardia. Eur Heart J. 2020;41(5):655-720.
3. Scheffer MK, Ohe LN, Alencar Neto JN de. Manual prático de eletrocardiograma do Setor de Emergências do Instituto Dante Pazzanese de Cardiologia. São Paulo: Editora dos Editores; 2022.

128

Taquicardia atrial multifocal

Bruno Pinotti Correia

A taquicardia atrial multifocal (TAM) geralmente é causada por hiperautomatismo e é caracterizada por morfologia variável das ondas P, sugerindo que o marca-passo surge em diferentes localizações atriais. A mudança no foco do marca-passo geralmente está associada a diferentes intervalos PR (dependendo de sua proximidade com o nó atrioventricular – AV) e intervalos RR variados. A frequência ventricular é geralmente de 100 a 130 bpm, mas pode ser tão baixa quanto 90 bpm ou tão alta quanto 250 bpm. Algumas ondas P podem ser conduzidas de forma aberrante e algumas podem não ser conduzidas, contribuindo ainda mais para a irregularidade da frequência ventricular.[1,2]

CRITÉRIOS ELETROCARDIOGRÁFICOS

- Ondas P discretas (em distinção à fibrilação atrial – FA).
- Pelo menos três morfologias distintas de onda P na mesma derivação eletrocardiográfica (diferentemente da TA focal e da taquicardia atrial macroreentrante – TAMR).
- Frequência atrial > 90 a 100 bpm (diferente do marca-passo errante).
- Ausência de um marca-passo atrial dominante (em distinção ao ritmo sinusal normal com extrassístoles atriais).
- Ondas P que são separadas por intervalos isoelétricos (diferente de *flutter* atrial – FLA).
- Variação dos intervalos PP, PR e RR.

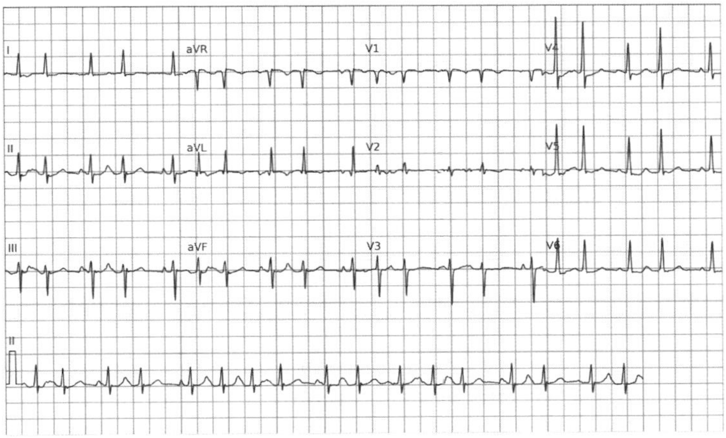

Taquicardia atrial multifocal. Observe a presença de mais de três morfologias distintas de onda P durante a taquicardia. Os intervalos PR, PP e RR, por consequência de múltiplos focos de ativação atrial, são variáveis.

ETIOLOGIA

- A TAM geralmente está associada a doenças pulmonares, cardíacas ou metabólicas subjacentes.[2]
- Em particular, a TAM é frequentemente observada em pacientes com doença pulmonar obstrutiva crônica (DPOC) – presente em aproximadamente 60% dos pacientes com TAM – ou insuficiência cardíaca congestiva, especialmente aqueles tratados com teofilina, agonistas beta-adrenérgicos ou digoxina, ou durante um período de exacerbação do distúrbio subjacente, hipoxemia ou desequilíbrio eletrolítico (p. ex., hipocalemia, hipomagnesemia, acidose).[3]
- A TAM também pode ocorrer em pacientes após procedimentos cirúrgicos, especialmente aqueles com complicações pós-operatórias, como comprometimento respiratório, sepse, insuficiência cardíaca aguda, tromboembolismo pulmonar (TEP), anormalidades eletrolíticas ou insuficiência renal. Esses pacientes também apresentam maior incidência de outras arritmias atriais, como FA e FLA.

CONSIDERAÇÕES CLÍNICAS E ELETROCARDIOGRÁFICAS

- A TAM é reconhecida eletrocardiograficamente pela presença de, pelo menos, três morfologias de ondas P e três diferentes intervalos PR. Os intervalos PP e PR, frequentemente, são variáveis e habitualmente se observa uma P para um QRS, mas podem ocorrer ondas P bloqueadas.

- Geralmente não precipita o comprometimento hemodinâmico, e os sintomas clínicos do paciente estão relacionados principalmente à doença subjacente, e não à própria taquicardia. Portanto, o manejo da TAM é direcionado principalmente para o tratamento da doença de base, correção de anormalidades eletrolíticas e retirada de medicamentos agressores (p. ex., teofilina, digoxina). O magnésio endovenoso pode ser útil, mesmo em pacientes com níveis normais de magnésio. A terapia farmacológica está associada à eficácia limitada na supressão da arritmia e no controle da frequência ventricular durante a TAM.
- Quando sintomática ou levar à descompensação da doença de base, betabloqueadores e verapamil constituem a terapia inicial, a menos que seja contraindicado pela presença de broncoespasmo ou hipotensão.[2] A amiodarona pode ser útil em casos refratários. A cardioversão elétrica (CVE) não é eficaz, portanto, não é recomendada. A ablação por cateter provavelmente não será eficaz, dadas as anormalidades atriais difusas subjacentes e comorbidades graves. Ablação do nó atrioventricular (AV) e implante de marca-passo para controle da frequência raramente são indicados, devendo ser reservados a pacientes com sintomas graves relacionados à taquicardia e falha terapêutica.

EXEMPLOS

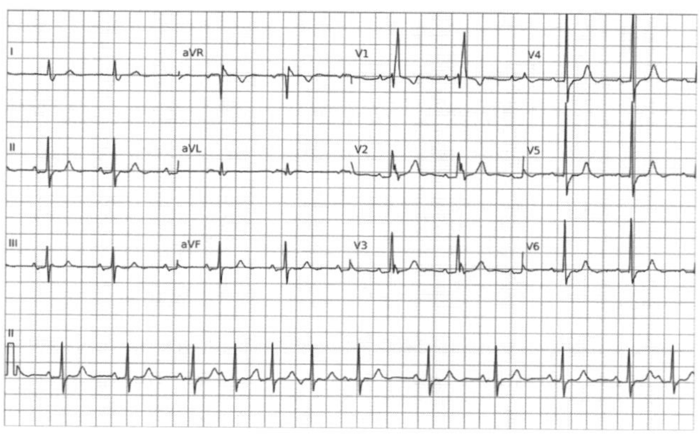

Taquicardia atrial multifocal. Eletrocardiograma exibindo bloqueio de ramo direito e mais de três morfologias distintas de onda P durante a taquicardia. Os intervalos PR, PP e RR são variáveis.

REFERÊNCIAS

1. Issa Z, Miller J, Zipes D. Clinical arrhythmology and electrophysiology: a companion to Braunwald's Heart Disease. 3.ed. Philadelphia: Elsevier; 2019.
2. Brugada J, Katritsis DG, Arbelo E, Arribas F, Bax JJ, Blömstrom-Lundqvist, et al. 2019 ESC guidelines for the management of patients with supraventricular tachycardia. Eur Heart J. 2020;41(5):655-720.
3. McCord J, Borzak S. Multifocal atrial tachycardia. Chest. 1998;113(1):203-9.

129

Taquicardia de Coumel

Otávio de Castro Soares

A taquicardia de Coumel, ou taquicardia juncional recíproca permanente (TJRP), é uma forma rara de taquicardia por reentrada atrioventricular (TRAV) usando uma via acessória. Geralmente essas vias acessórias, originalmente descritas por Coumel, localizam-se na região posterosseptal do anel tricúspide e estão associadas a propriedades de condução decrementais retrógradas.[1] Para simplificar, podem ser entendidas como nós atrioventriculares (AV) acessórios e retrógrados (funcionam conduzindo do ventrículo ao átrio).

CRITÉRIOS ELETROCARDIOGRÁFICOS[2]

- Taquicardia de QRS estreito e caráter incessante.
- Ondas P retrógradas são visíveis e negativas em D2, D3, aVF e V3 a V6.
- Intervalo RP longo.
- Frequência cardíaca (FC) entre 120 e 200 bpm.

MECANISMO

- A taquicardia de Coumel é um tipo de TRAV ortodrômica, causada por uma via acessória com propriedades decrementais e condução retrógrada exclusiva.[3]
- Habitualmente, localiza-se em região posterosseptal direita, mas já foram relatados casos em outras regiões, inclusive do anel mitral, na continuidade mitroaórtica e na veia cava superior.[3]

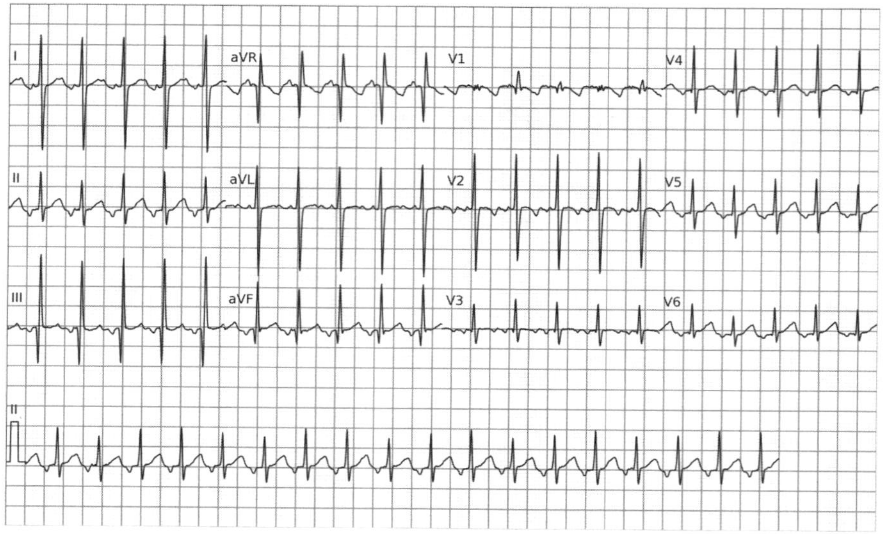

Taquicardia juncional recíproca permanente. Criança de 11 meses com arritmia de caráter incessante, o intervalo RP é longo com ondas P negativas na parede inferior. O principal diagnóstico diferencial é a taquicardia atrial focal.

CONSIDERAÇÕES CLÍNICAS E ELETROCARDIOGRÁFICAS

- A natureza incessante da taquicardia de Coumel pode resultar em taquicardiomiopatia que geralmente se resolve após o tratamento bem-sucedido por ablação por cateter de radiofrequência, particularmente em pacientes mais jovens. A ablação por cateter é fortemente recomendada em pacientes sintomáticos ou em casos com fração de ejeção do ventrículo esquerdo prejudicada provavelmente relacionada a taquicardiomiopatia.[1]
- A taquicardia de Coumel é uma taquicardia de RP longo pelas propriedades de condução retrógrada lenta da via acessória e é caracterizada por ondas P retrógradas profundamente invertidas nas derivações D2, D3 e aVF dada a natureza retrógrada da ativação atrial.[1]
- O intervalo longo (RP > PR) ocorre porque a condução retrógrada é lentificada pelas propriedades decrementais dessa via acessória atípica. Dessa forma, seus principais diagnósticos diferenciais são taquicardia atrial (TA) focal e taquicardia por reentrada nodal (TRN) atípica, em razão do RP longo.[3]

EXEMPLOS

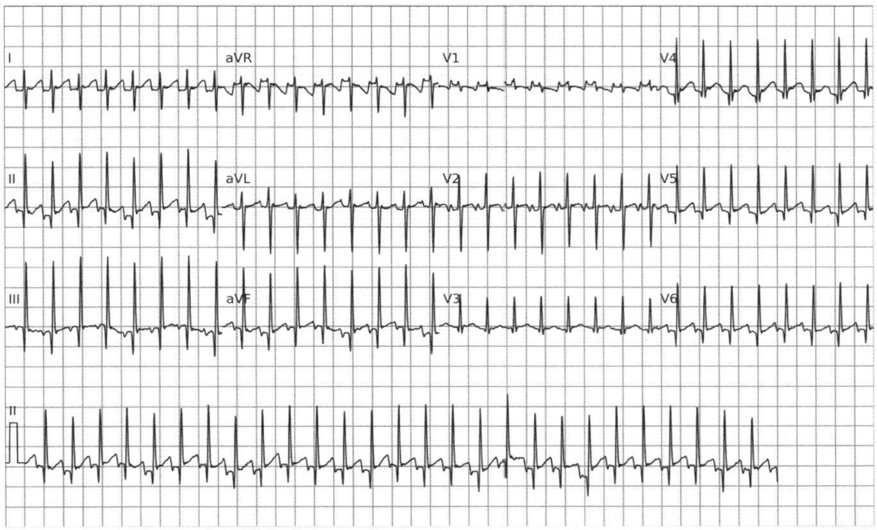

Taquicardia de Coumel. Recém-nascido, de 29 dias, com arritmia de caráter incessante. O eletrocardiograma demonstra intervalo RP longo com ondas P negativas na parede inferior.

REFERÊNCIAS

1. Brugada J, Katritsis DG, Arbelo E, Arribas F, Bax JJ, Blömstrom-Lundqvist C, et al. 2019 ESC guidelines for the management of patients with supraventricular tachycardia. Eur Heart J. 2020;41(5):655-720.
2. Scheffer MK, Ohe LN, Alencar Neto JN de. Manual prático de eletrocardiograma do Setor de Emergências do Instituto Dante Pazzanese de Cardiologia. São Paulo: Editora dos Editores; 2022.
3. Alencar Neto JN de. Tratado de ECG. Salvador: Sanar; 2022.

130

Taquicardia juncional

Otávio de Castro Soares

Taquicardia ectópica juncional, ou taquicardia juncional (TJ) focal, é uma arritmia incomum que surge de automaticidade anormal no nó atrioventricular (AV) ou feixe de His proximal. A TJ em crianças pode ser vista como uma arritmia congênita ou, mais frequentemente, logo após cirurgia cardíaca. A TJ congênita acarreta morbidade e mortalidade consideráveis. A TJ também pode ser observada em pacientes adultos com um coração estruturalmente normal e, no passado, foi associada ao infarto agudo do miocárdio (IAM) não trombolisado.

O achado usual de eletrocardiograma (ECG) na TJ é uma taquicardia de QRS estreito com um intervalo PR curto, RP curto, RP zero (ou seja, não se vê a onda P), ou dissociação AV. O que determinará a relação entre a onda P e o complexo QRS são os intervalos de condução AV e ventriculoatrial (VA). Ocasionalmente, a taquicardia pode ser irregular e assemelhar-se à fibrilação atrial (FA).[1]

CRITÉRIOS ELETROCARDIOGRÁFICOS[2]

- Taquicardia de QRS estreito regular ou, menos frequentemente, irregular.
- Pode ter condução VA intacta ou dissociada. Quando a condução VA é intacta, pode apresentar intervalo PR curto, RP curto, RP zero.
- A onda P é habitualmente negativa em D2, D3 e aVF, pois é retrógrada (mesmo quando anteceder a P).
- Se houver bloqueio de ramo fixo ou funcional ou um QRS largo de base, a TJ apresentará QRS largo.

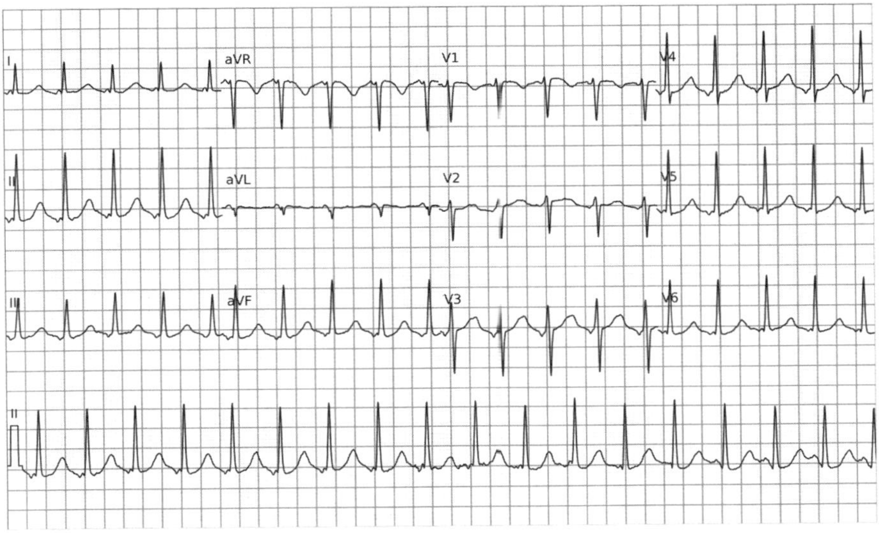

Taquicardia juncional. Taquicardia de QRS estreito regular com a presença de onda P retrógrada no início do complexo QRS.

ETIOLOGIA

- Os mecanismos da TJ são hiperautomaticidade e atividade deflagrada.[3]
- A TJ se apresenta de forma primária ou secundária. Primariamente há a TJ congênita e a TJ espontânea. TJ secundária pode ocorrer no pós-operatório de cirurgias cardíacas pediátricas, na intoxicação digitálica, no IAM e na febre reumática.[3]
- A TJ congênita pode ocorrer até o sexto mês de vida, geralmente de forma incessante e com alta mortalidade por insuficiência cardíaca.
- A TJ espontânea ocorre em crianças após os 6 meses e raramente em adultos. Tem caráter paroxístico como sua principal apresentação e geralmente é benigna.[3]
- A TJ no pós-operatório de cirurgias cardíacas pediátricas congênitas é a principal causa secundária. A principal hipótese é que o mecanismo seja por trauma mecânico no nó AV.[3]
- As TJ secundárias a intoxicação digitálica, IAM e febre reumática são conhecidas como "ritmo juncional acelerado" pela frequências cardíacas menos elevadas, geralmente 70 a 130 bpm, e representam condições patológicas agudas no nó AV (ver Ritmo juncional – capítulo 108).[3]

EXEMPLOS

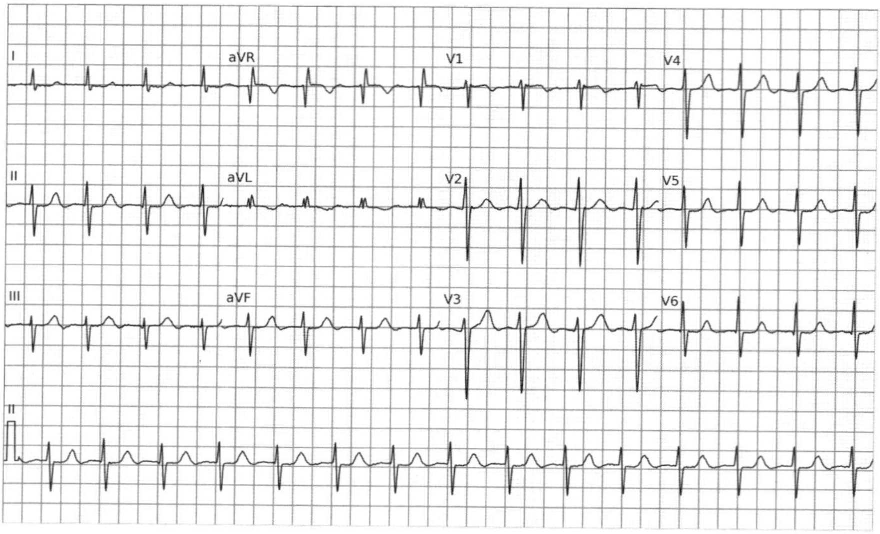

Taquicardia juncional. Taquicardia de QRS estreito regular sem onda P identificável.

REFERÊNCIAS

1. Brugada J, Katritsis DG, Arbelo E, Arribas F, Bax JJ, Blömstrom-Lundqvist C, et al. 2019 ESC guidelines for the management of patients with supraventricular tachycardia. Eur Heart J. 2020;41(5):655-720.
2. Scheffer MK, Ohe LN, Alencar Neto JN de. Manual prático de eletrocardiograma do Setor de Emergências do Instituto Dante Pazzanese de Cardiologia. São Paulo: Editora dos Editores; 2022.
3. Alencar Neto JN de. Tratado de ECG. Salvador: Sanar; 2022.

131

Taquicardia por reentrada atrioventricular

Otávio de Castro Soares

A taquicardia por reentrada atrioventricular (TRAV) é uma forma de arritmia macrorreentrante que envolve o sistema de condução e vias acessórias como parte de seu circuito. Quando esse circuito utiliza o sistema de condução como braço anterógrado, a taquicardia é denominada ortodrômica; quando utiliza a via acessória como braço anterógrado, é denominada antidrômica.[1]

Vias acessórias são filamentos únicos ou múltiplos de células miocárdicas que contornam o sistema de condução fisiológico e conectam diretamente o miocárdio atrial e o ventricular. Essas conexões atrioventriculares (AV) são decorrentes do desenvolvimento embriológico incompleto dos anéis AV, sem separação completa dos átrios e ventrículos. Embora existam diferentes tipos de vias acessórias, as mais comuns são aquelas que conectam o átrio e o ventrículo ao longo do anel mitral ou tricúspide. Aproximadamente 60% estão localizadas ao longo da válvula mitral e são referidas como vias acessórias da parede livre esquerda, enquanto 25% se inserem ao longo do aspecto septal do anel mitral ou tricúspide e 15% inserem-se ao longo da parede livre direita.[2]

CRITÉRIOS ELETROCARDIOGRÁFICOS

TRAV ortodrômica:

- Taquicardia de QRS estreito com desaparecimento da onda delta (nos casos de pré-excitação manifesta).
- Intervalo RP curto e > 70 ms.
- Intervalo RR regular.
- Frequência cardíaca (FC) entre 150 e 250 bpm.
- Pode ocorrer infradesnivelamento do segmento ST pela fusão do segmento ST com a onda P retrógrada.
- Alternância elétrica (QRS *alterans*).

TRAV antidrômica:

- Taquicardia de QRS largo por pré-excitação máxima.
- Indistinguível da taquicardia ventricular (TV).
- Onda P retrógrada geralmente não é visível pelo alargamento do QRS e do segmento ST-T.
- Intervalo RR regular.
- FC de até 250 bpm.

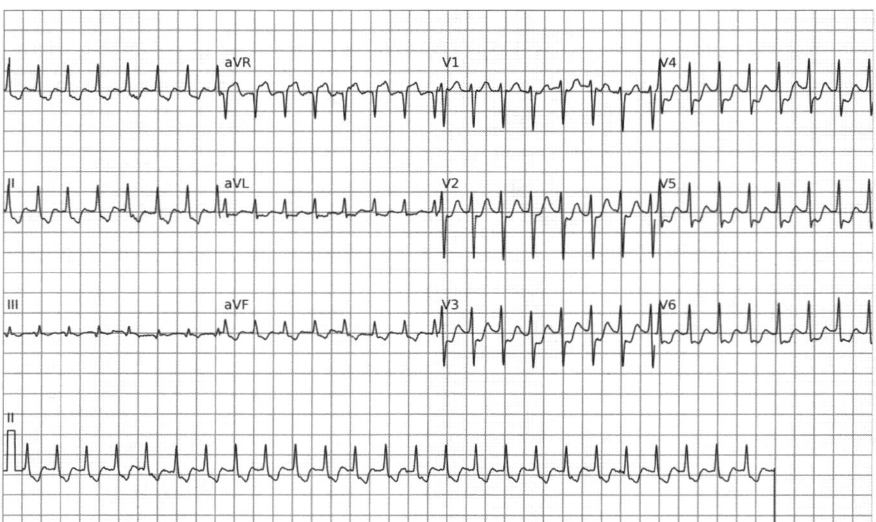

Taquicardia por reentrada atrioventricular. Taquicardia de QRS estreito com intervalo RP curto e > 70 ms. Observe o infradesnivelamento do segmento ST no plano frontal provocado pela fusão do segmento ST com a onda P retrógrada.

FISIOPATOLOGIA

- A pré-excitação ventricular ocorre quando os impulsos elétricos atingem e excitam os ventrículos antes do esperado através de um circuito diferente do eixo elétrico normal de ativação, isto é, átrios, nó AV e ventrículos[4] (ver Pré-excitação ventricular – capítulo 104).
- As vias acessórias apresentam características eletrofisiológicas que diferem das propriedades de condução nodal AV. Tipicamente exibem condução rápida dependente de uma corrente de sódio semelhante à das células miocárdicas.[2]
- A manifestação eletrocardiográfica da síndrome de pré-excitação depende da magnitude da massa ventricular ativada pela via acessória. É dependente dos seguintes fatores: a localização da via acessória (1); o estado de condução pelo sistema normal (2); e o estado de condução pela própria via acessória (3).
- A síndrome de Wolff-Parkinson-White é definida como uma condição congênita caracterizada por uma conexão anormal entre os átrios e os ventrículos (via acessória), permitindo a ocorrência de reentrada.[4]
- As síndromes de pré-excitação podem participar de circuitos arrítmicos reentrantes, tendo as vias acessórias condução retrógrada ou anterógrada. As vias acessórias podem, também, participar de forma passiva, conduzindo para o ventrículo arritmias atriais, como fibrilação atrial (FA), *flutter* atrial (FLA) ou taquicardias atriais (TA). Essa forma de arritmia é denominada "pré-excitada".[1]
- A ausência de pré-excitação no eletrocardiograma (ECG) em ritmo sinusal não exclui que uma arritma de QRS estreito seja uma TRAV ortodrômica, pois pode se tratar de uma via acessória de condução retrógrada exclusiva, sendo essa condição conhecida como "via oculta".
- As arritmias por reentrada envolvendo vias acessórias podem ocorrer de forma ortodrômica ou antidrômica (Figura 1).
- A TRAV ortodrômica é a modalidade mais frequente de taquiarritmias em portadores de vias acessórias. A via acessória é responsável pelo componente retrógrado do circuito (ventriculoatrial – VA), sendo o sistema de condução responsável pela condução anterógrada. Dessa forma, habitualmente são taquiarritmias de QRS estreito.[1]
- Na TRAV antidrômica, o impulso elétrico é conduzido para o ventrículo exclusivamente pela via acessória de forma anterógrada, e retorna para o átrio pelo sistema de condução normal. Trata-se do grau máximo de pré-excitação ventricular, e por esse motivo são taquiarritmias de QRS largo, regulares, indistinguíveis pelo ECG de TV, podendo cursar com FC tão rápidas quanto 250 bpm (ver Taquicardias de QRS largo – capítulo 21).

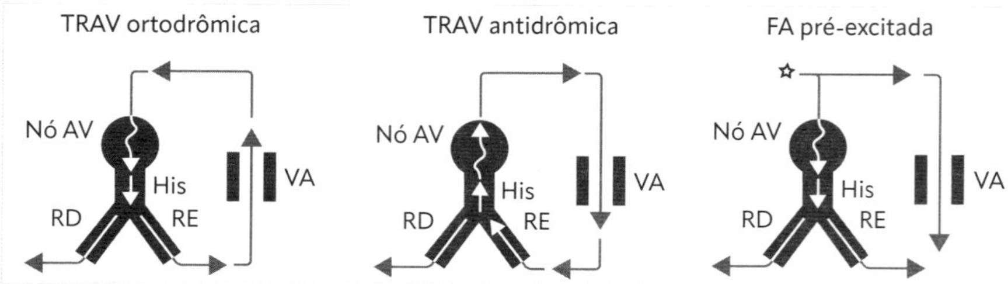

FIGURA 1 Arritmias por reentrada envolvendo vias acessórias.

AV: atrioventricular; FA: fibrilação atrial; TRAV: taquicardia por reentrada atrioventricular; RD: ramo direito; RE ramo esquerdo; VA: via acessória.

CONSIDERAÇÕES CLÍNICAS E ELETROCARDIOGRÁFICAS

- Não havendo dados nacionais, a prevalência das taquicardias supraventriculares (TSV) na população adulta geral, segundo dados norte-americanos, é de 2,29/1.000 pessoas. Quando ajustado pela idade e sexo, ocorre um aumento para 36/1.000 pessoas/ano. Os pacientes portadores de taquicardias paroxísticas supraventriculares (TPSV), quando comparados àqueles com doença cardiovascular, são mais jovens e apresentam FC mais elevadas quando em taquicardia. As mulheres apresentam o dobro do risco dos homens para desenvolver TPSV, e indivíduos com idade > 65 anos possuem risco 5 vezes maior de desenvolver TPSV do que os mais jovens. A síndrome de Wolff-Parkinson-White é mais diagnosticada em homens, não havendo, contudo, essa diferença de sexo no grupo de crianças.[4]
- As TRAV incorporando vias acessórias típicas sempre terão uma relação AV 1:1. A dissociação ou relação AV diferente de 1:1 nunca será encontrada.[1]
- A depressão do segmento ST > 1 mm ocorre por fusão da onda P retrógrada com o segmento ST e pode ajudar na localização da via acessória. A depressão do segmento ST é mais comum na TRAV, mas não exclusiva desse tipo de arritmia.[1]
- O *QRS alternans* é definido como oscilação da amplitude do QRS a cada batimento e ocorre em arritmias com FC mais elevada. Por se tratar de arritma com FC caracteristicamente mais elevada, é mais comum esse achado em TRAV do que em arritmias como taquicardia por reentrada nodal (TRN) ou TA. Sua explicação é a oscilação no potencial de ação e no período refratário relativo ao sistema His-Purkinje quando a FC aumenta abruptamente.[1]

S • T

EXEMPLOS

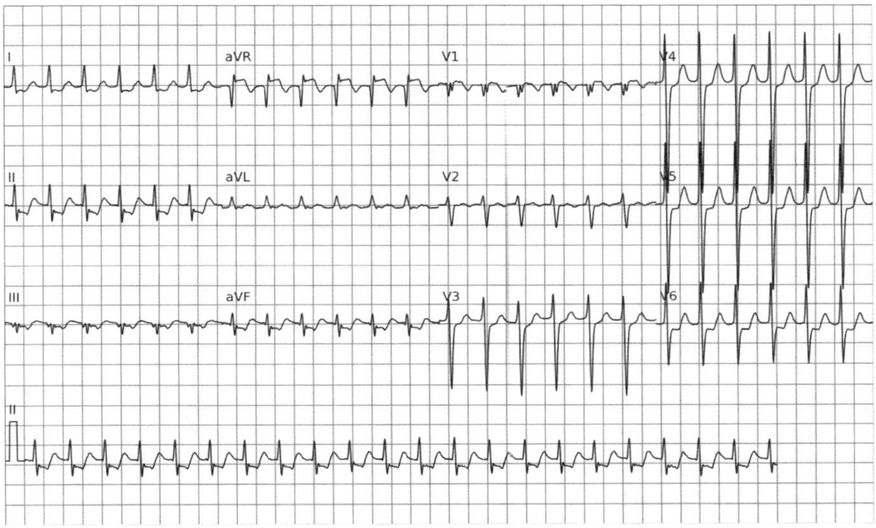

Taquicardia por reentrada atrioventricular. Taquicardia de QRS estreito com intervalo RP curto e > 70 ms e infradesnivelamento do segmento ST nas derivações inferolaterais, sugerindo taquicardia por reentrada atrioventricular.

REFERÊNCIAS

1. Alencar Neto JN de. Tratado de ECG. Salvador: Sanar; 2022.
2. Brugada J, Katritsis DG, Arbelo E, Arribas F, Bax JJ, Blömström-Lundqvist C, et al. 2019 ESC guidelines for the management of patients with supraventricular tachycardia. Eur Heart J. 2020;41(5):655-720.
3. Scheffer MK, Ohe LN, Alencar Neto JN de. Manual prático de eletrocardiograma do Setor de Emergências do Instituto Dante Pazzanese de Cardiologia. São Paulo: Editora dos Editores; 2022.
4. Hachul DT, Kuniyoshi RR, Darrieux FC da C. Tratado de arritmias cardícas: fisiopatologia, diagnóstico e tratamento. São Paulo: Atheneu; 2019.

132

Taquicardia por reentrada nodal

Otávio de Castro Soares

A taquicardia por reentrada nodal (TRN) é a arritmia regular mais comum do ser humano. Ocorre com predominância no sexo feminino (73%) e com idade média de 47 anos.[1]

O nó atrioventricular (AV) está localizado no ápice do triângulo de Koch, limitado anteriormente pelo folheto septal da válvula tricúspide, posteriormente pelo tendão de Todaro e inferiormente pelo óstio do seio coronariano. Além do septo AV, o nó AV está em contato com os átrios direito e esquerdo por meio de extensões anatômicas superiores e inferiores; essas características anatômicas podem prover o substrato anatômico para a existência funcional de uma via de condução rápida, geralmente localizada superior e posteriormente, e uma via de condução lenta, frequentemente mais inferior e anterior, no triângulo de Koch.[2]

CRITÉRIOS ELETROCARDIOGRÁFICOS

- A onda P retrógrada pode estar dentro do complexo QRS (inaparente) ou surgir após o QRS, formando pseudo-s em D2, D3 e aVF e pseudo-r em V1. Também podem estar presentes pseudo-r em aVR e *notch* terminal em aVL.
- Intervalo RP curto e < 70 ms.
- Intervalo RR regular.
- Frequência cardíaca (FC) geralmente entre 150 e 250 bpm.

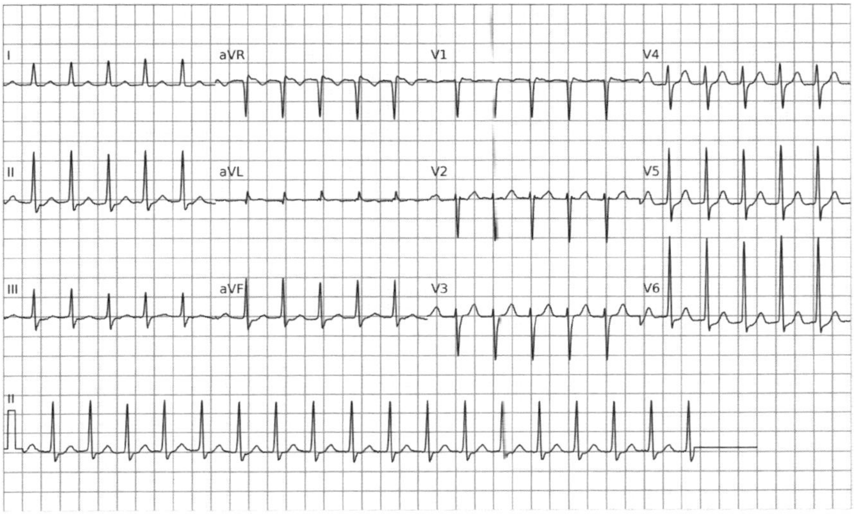

Taquicardia por reentrada nodal. Taquicardia de QRS estreito com presença de pseudo-s em D2, D3 e aVF e pseudo-r em V1 e aVR, sugerindo taquicardia por reentrada nodal.

FISIOPATOLOGIA

- O modelo clássico de circuito de reentrada na TRN tem como base o conceito de duas vias longitudinais no nó AV, que o conduz ao redor de um obstáculo central; entretanto, com maior conhecimento da anatomia, das propriedades anisotrópicas e das extensões atriais do nó AV, novos modelos desse circuito reentrante têm sido propostos. Diferentes padrões de ativação atrial através das vias rápida e lenta têm sido demonstrados; assim, qualquer forma de TRN pode dispor de diferentes padrões de ativação atrial retrógrada, sugerindo que a localização dessas vias pode ser bastante heterogênea.[2]
- Para que ocorra uma TRN, é necessária a presença de duas vias de condução pelo nó AV (dupla via nodal), uma via alfa com condução lenta e período refratário curto e uma via beta com condução rápida e período refratário longo (Figura 1).[3]
- Na forma típica, ou lenta-rápida, a ativação anterógrada ocorre pela via lenta e a ativação retrógrada ocorre pela via rápida, seguidas da ativação anterógrada ventricular via sistema His-Purkinje. A ativação atrial pode ocorrer antes, durante ou no final do complexo QRS.[2]
- Na forma atípica rápida-lenta, o circuito é inverso e a ativação atrial retrógrada encontra-se após o complexo QRS.[2]

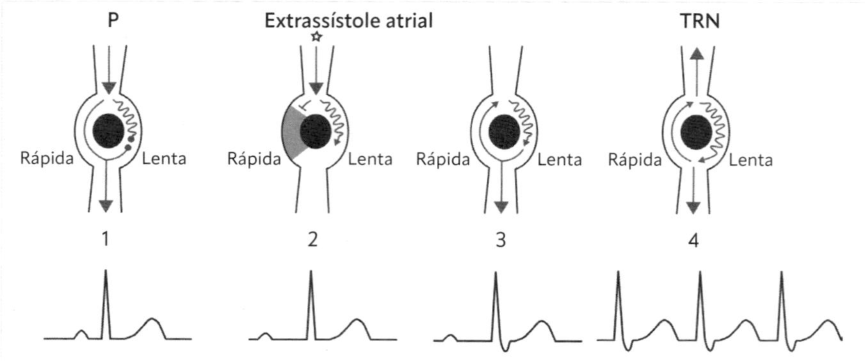

FIGURA 1 Mecanismo da taquicardia por reentrada nodal (TRN).

CONSIDERAÇÕES CLÍNICAS E ELETROCARDIOGRÁFICAS

- O início da TRN parece ocorrer de forma bimodal ao longo do tempo. Em muitos pacientes os episódios realmente se manifestam no início da vida, enquanto em uma proporção substancial de pacientes a TRN começa mais tarde, por exemplo, na quarta ou quinta década de vida. Metade dos pacientes apresenta sintomas mínimos e episódios infrequentes e de curta duração de taquicardia, podendo se tornar assintomáticos nos 13 anos seguintes. A TRN pode resultar em fibrilação atrial (FA), que geralmente, embora não invariavelmente, é eliminada após a ablação por cateter da TRN.[4]
- Poliúria, resultante do aumento dos níveis de peptídeo atrial natriurético, pode estar presente durante ou após um episódio de TRN.[2]
- Descrições clássicas de batidas no pescoço (o chamado "*sinal de frog*") ou "*shirt flapping*" são causadas pelas contrações atriais e ventriculares simultâneas com valva tricúspide fechada.[4]
- Conforme explanado anteriormente, a via rápida (beta) apresenta maior velocidade de condução e período refratário mais longo. No momento em que o estímulo atrial incide no período refratário da via rápida, este é transmitido para os ventrículos apenas pela via lenta (alfa) e retorna aos átrios pela via rápida, iniciando o circuito da TRN típica. Após o retorno pela via rápida, ocorre ativação atrial, o que é chamado de eco nodal (*echo beat*). No eletrocardiograma (ECG) de superfície, pode-se observar que, quando o primeiro estímulo atrial desce pela via lenta, ocorre um prolongamento do intervalo PR (Figura 1) antes do início da taquicardia, chamado de "salto de condução", característico da TRN típica.[1]

S • T

- Como o impulso retorna para o átrio pela via rápida, que tem o tempo de condução quase tão rápido quanto o feixe de His, a despolarização atrial acaba ocorrendo quase simultaneamente à condução para os ventrículos. Dessa forma, ocorre uma taquicardia com intervalo PR curto e caracteristicamente < 70 ms. Muitas vezes a onda P não é identificada, pois está inscrita dentro do complexo QRS. Quando ela pode ser observada, tende a se apresentar com o clássico padrão de pseudo-r em V1 e pseudo-s em D2, D3 e aVF. Outros achados do ECG que podem auxiliar no diagnóstico são *notch* em aVL ou D1, pseudo-r a aVR.[1]

EXEMPLOS

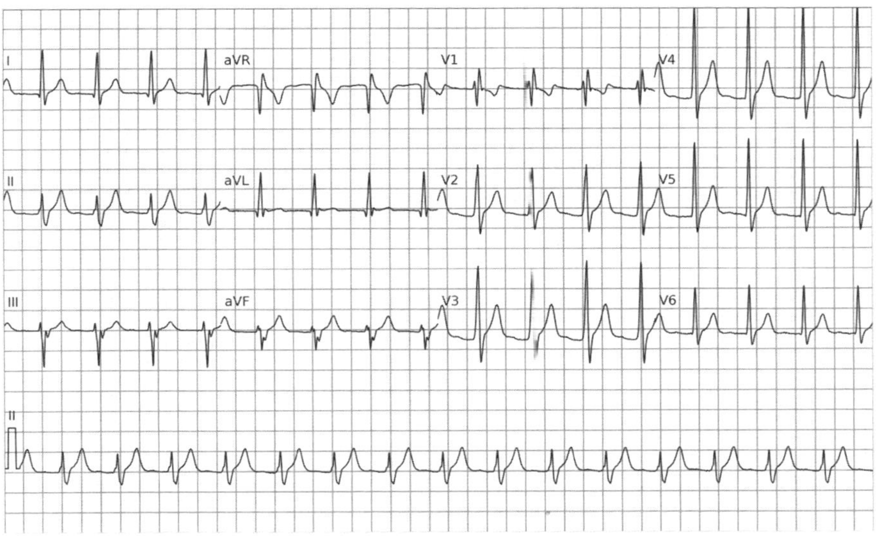

Taquicardia por reentrada nodal. Taquicardia de QRS estreito com presença de pseudo-s em D2, D3 e aVF e pseudo-r em V1 e aVR, sugerindo taquicardia por reentrada nodal.

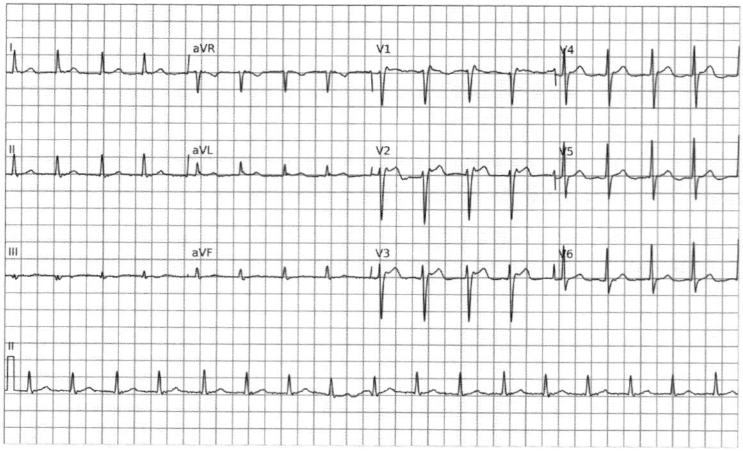

Taquicardia por reentrada nodal. Taquicardia de QRS estreito com presença de pseudo-s em D2, D3 e aVF e pseudo-r em V1, sugerindo taquicardia por reentrada nodal.

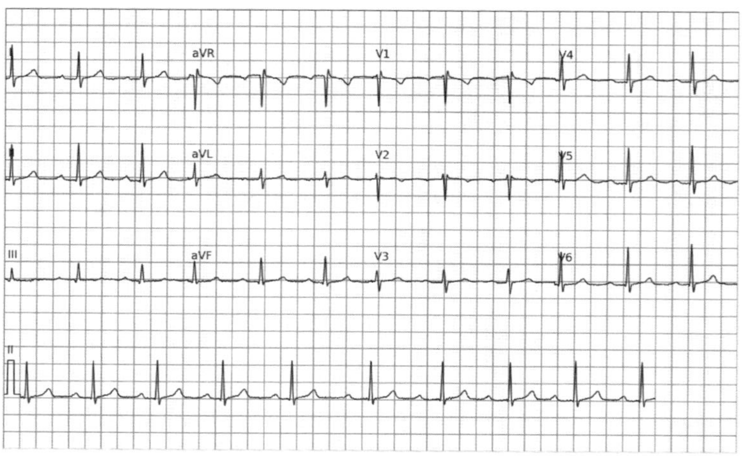

Dupla via nodal. Observe a variação súbita do intervalo PR sugerindo uma dupla via de condução nodal, uma via rápida que conduz com intervalo PR mais curto e uma via lenta que conduz com intervalo PR mais prolongado.

REFERÊNCIAS

1. Alencar Neto JN de. Tratado de ECG. Salvador: Sanar; 2022.
2. Hachul DT, Kuniyoshu RR, Darrieux FC da C. Tratado de arritmias cardíacas: fisiopatologia, diagnóstico e tratamento. Rio de Janeiro: Atheneu; 2019.
3. Scheffer MK, Ohe LN, Alencar Neto JN de. Manual prático de eletrocardiograma do Setor de Emergências do Instituto Dante Pazzanese de Cardiologia. São Paulo: Editora dos Editores; 2022.
4. Brugada J, Katritsis DG, Arbelo E, Arribas F, Bax JJ, Blömstrom-Lundqvist C, et al. 2019 ESC guidelines for themanagement of patients with supraventricular tachycardia. Eur Heart J. 2020;41(5):655-720.

133

Taquicardia sinusal

Bruno Pinotti Correia

A taquicardia sinusal é uma resposta fisiológica à ativação simpática e/ou retirada parassimpática. Ela pode ter diversas causas, sendo as mais frequentes: atividade física, febre – aumento da frequência cardíaca (FC) em 10 bpm para cada grau Celsius de elevação na temperatura corporal –, anemia e desidratação.[1,2]

É importante ressaltar que a atividade do marca-passo não está confinada a uma única célula no nó sinusal; em vez disso, as células do nó sinusal funcionam como osciladores acoplados eletricamente que descarregam de forma síncrona em razão do arrastamento mútuo. Evidências atuais sugerem uma "hierarquia de marca-passo" dentro do nó sinusal. Em frequências mais rápidas, o impulso sinusal se origina na porção superior (cranial) do nó sinusal, enquanto em frequências mais lentas o impulso surge de uma parte mais inferior (caudal). A hierarquia medeia as alterações da FC (em resposta a estímulos fisiológicos) por meio de um deslocamento craniocaudal dinâmico no local do "marca-passo principal".

Fatores neurais e hormonais influenciam o local de ativação do marca-passo, provavelmente através de pontos de mudança de atividade inicial e do ponto de saída do complexo do nó sinusal.[1]

CRITÉRIOS ELETROCARDIOGRÁFICOS

- Ritmo sinusal com frequência > 100 bpm. Trata-se de um ritmo sinusal com FC acima do 98° percentil para a idade, em geral < 150 bpm.
- Intervalo RR regular.
- Enlace atrioventricular – AV – (onda P seguida de QRS e T).

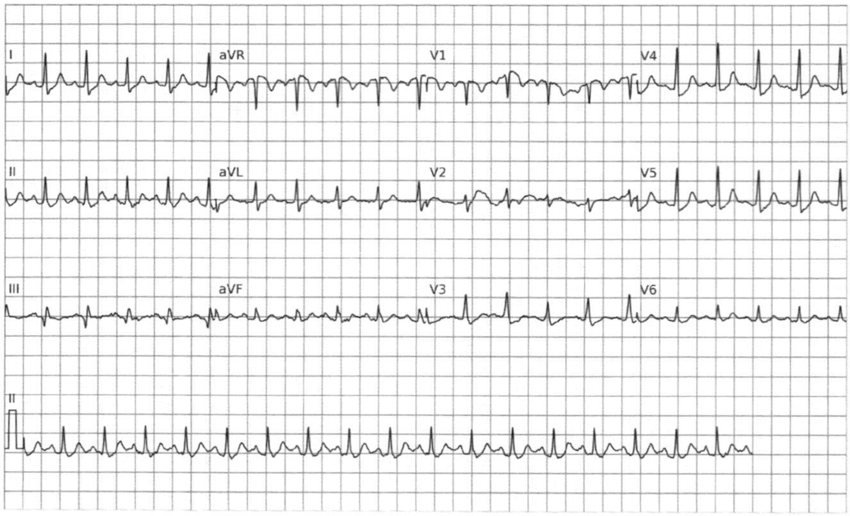

Taquicardia sinusal. Paciente do sexo feminino de 42 anos com frequência cardíaca de 140 bpm.

ETIOLOGIA

As causas principais da taquicardia sinusal estão pontuadas no Quadro 1.

QUADRO 1 Causas de taquicardia sinusal

Fisiológicas	Doenças clínicas
Emoção	Anemia
Exercício	Dor
Gravidez	Infecção
Drogas/substâncias	Hipovolemia
Anticolinérgicos e simpaticomiméticos	Hipotensão
Vasodilatadores	Ansiedade
Hormônios da tireoide	Febre
Descongestionantes nasais	Pericardite
Salbutamol	Hipoglicemia
Teofilina	Hipertireoidismo
Cafeína	Doença de Cushing
Álcool	Feocromocitoma
Tabaco	Cardiomiopatias

(continua)

QUADRO 1 Causas de taquicardia sinusal *(continuação)*

Cocaína	Insuficiência cardíaca
Anfetamina	IAM
	Embolia pulmonar
	DPOC

DPOC: doença pulmonar obstrutiva crônica; IAM: infarto agudo do miocárdio.

TAQUICARDIA SINUSAL INAPROPRIADA

- A taquicardia sinusal inapropriada (TSI) é uma taquiarritmia não paroxística caracterizada por um aumento persistente da frequência sinusal em repouso, não relacionado ou fora de proporcão com o nível de estresse físico, emocional, patológico ou farmacológico, cu uma resposta exagerada da FC ao esforço mínimo ou uma mudança na postura corporal.[1]
- A TSI não é uma resposta a um processo patológico (p. ex., insuficiência cardíaca, hipertireoidismo ou efeitos de drogas), nem resultado de descondicionamento físico. Crucial para essa definição é a presença de sintomas associados. Os mecanismos potenciais incluem automatismo aprimorado, distúrbio da responsividade autonômica do nó sinusal, regulação intrínseca nodal sinusal alterada e desequilíbrio simpatovagal, com impulso simpático excessivo e/ou influência vagal reduzida no nó sinusal.[3]
- Conhecendo o conceito de taquicardia sinusal, características da TSI se baseiam em:[1]
  - Frequência sinusal diurna em repouso > 100 bpm.
  - Frequência sinusal média de 24 horas > 90 a 95 bpm.
  - Resposta exagerada da FC ao mínimo estresse físico ou emocional.
  - Morfologia da onda P semelhante ao ritmo sinusal normal.
  - Sintomas marcadamente angustiantes.
  - Ausência de causas secundárias de taquicardia sinusal.
- A grande maioria dos pacientes com TSI é formada por mulheres jovens (média de idade 38 ± 12 anos), embora a TSI também tenha sido identificada em indivíduos mais velhos. A TSI afeta as pessoas que trabalham na área da saúde em números desproporcionais, por razões desconhecidas.
- Apesar da natureza crônica do distúrbio e dos sintomas duradouros, o curso natural e o prognóstico da TSI são geralmente benignos.
- A TSI raramente está associada à taquicardiomiopatia, talvez pela diminuição noturna da FC frequentemente observada.
- A apresentação clínica da arritmia é muito variável, desde pacientes totalmente assintomáticos identificados durante exame médico de rotina até

aqueles com episódios curtos e paroxísticos de palpitações até indivíduos com sintomas crônicos, incessantes e incapacitantes.

TAQUICARDIA POR REENTRADA SINOATRIAL

A taquicardia por reentrada sinoatrial é uma forma rara de taquicardia supraventricular que decorre dos circuitos de microrreentrada no nó sinal. As características eletrocardiográficas incluem morfologia da onda P semelhante à observada na taquicardia sinusal, extrassístoles atriais frequentes no início ou no final da taquicardia, início e término súbitos e FC, geralmente, entre 100 e 150 bpm.[4]

EXEMPLOS

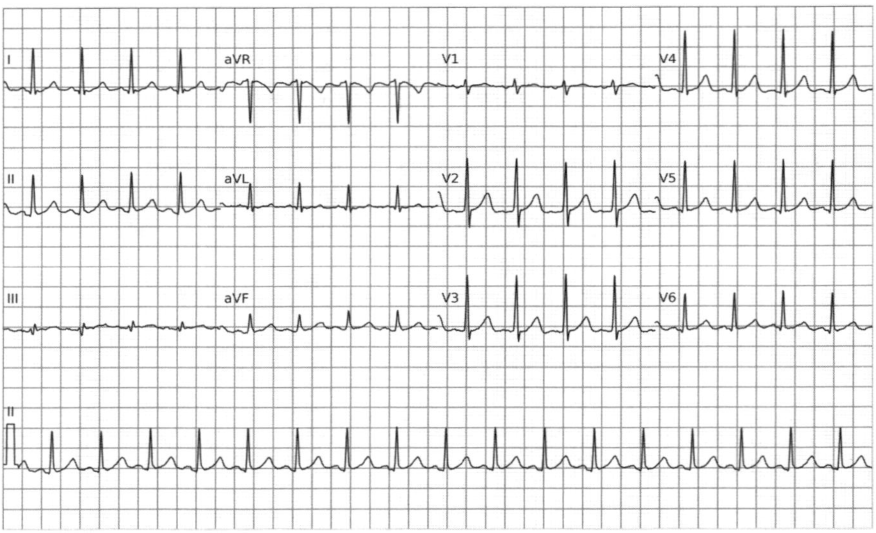

Taquicardia sinusal. Paciente do sexo feminino de 61 anos com frequência cardíaca de 118 bpm.

REFERÊNCIAS

1. Issa Z, Miller J, Zipes D. Clinical arrhythmology and electrophysiology: a companion to Braunwald's heart disease. 3.ed. Philadelphia: Elsevier; 2019.
2. Mayuga KA, Fedorowski A, Ricci F, Gopinathannair R, Dukes JW, Gibbons C, et al. Sinus tachycardia: a multidisciplinary expert focused review. Circ Arrhythmia Electrophysiol. 2022;15(9).
3. Ahmed A, Pothineni NVK, Charate R, Garg J, Elbey M, Asmundis C, et al. Inappropriate sinus tachycardia: etiology, pathophysiology, and management: JACC review topic of the week. J Am Coll Cardiol. 2022;79(24):2450-62.
4. Hafeez Y, Grossman SA. Sinoatrial nodal reentrant tachycardia [Internet]. StatPearls. 2024.

Taquicardia ventricular

Bruno Pinotti Correia

A taquicardia ventricular (TV) é definida pela presença de três ou mais complexos ventriculares prematuros (ou extrassístoles ventriculares), com frequência cardíaca (FC) > 100 bpm originando-se dos ventrículos, independentemente dos átrios e condução nodal atrioventricular (AV). Existe uma divisão das TV de acordo com a estrutura cardíaca: pacientes com coração normal (idiopática) e os com coração estruturalmente alterado. Nestes, o prognóstico é classicamente pior, com maior risco de morte súbita cardíaca.[1,2]

CRITÉRIOS ELETROCARDIOGRÁFICOS

TV monomórfica:

- Taquicardia de QRS largo regular.
- A aplicação de algoritmos diagnósticos como os de Brugada, Vereckei-aVR, Santos, Basel etc. pode sugerir o diagnóstico de TV (ver Taquicardias de QRS largo – capítulo 21).
- Dentre as características eletrocardiográficas que sugerem TV, destacam-se:
  - Dissociação AV (ondas P dissociadas, batimentos de fusão ou captura).
  - Ausência de padrão típico de bloqueio de ramo direito (BRD) ou bloqueio de ramo esquerdo (BRE) (critérios morfológicos).
  - Sinal da "orelha de coelho".
  - Desvio extremo do eixo elétrico do QRS.
  - Concordância precordial positiva ou negativa.
  - Intervalo RS > 100 ms em derivações precordiais com morfologia RS.
  - Tempo de pico da onda R em D2 ≥ 50 ms.
  - Presença de onda R inicial em aVR.

TV polimórfica:

- Múltiplos focos ventriculares, resultando em complexos QRS que mudam de morfologia a cada batimento, seja em amplitude, eixo e/ou duração.
- Geralmente são não sustentadas e irregulares.
- O *torsades de pointes* é uma forma específica de TV polimórfica que ocorre no contexto de prolongamento do intervalo QTc (ver *Torsades de pointes* – capítulo 137).

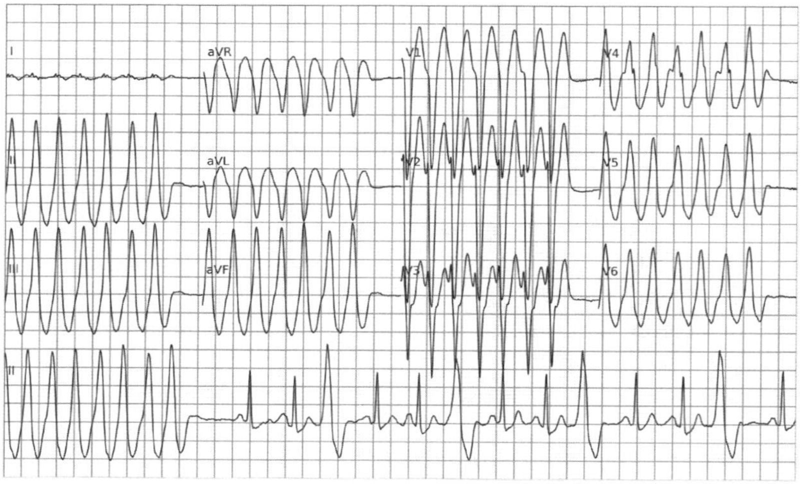

Taquicardia ventricular monomórfica. No início do eletrocardiograma, observa-se uma taquicardia de QRS largo com critérios morfológicos de taquicardia ventricular. No ritmo sinusal ocorrem extrassístole ventriculares trigeminadas.

MECANISMO

- A TV pode ser gerada por três mecanismos: reentrada (o mais comum), automatismo anormal e atividade deflagrada.[1]
- A reentrada é o mecanismo mais frequente sobre um infarto cicatrizado ou em fase de cicatrização, produzida por um mecanismo de reentrada nas zonas de miocárdio viável ao redor da cicatriz de necrose miocárdica.
- O automatismo anormal é o principal mecanismo das TV durante uma síndrome coronariana aguda (SCA). A isquemia pode elevar a excitabilidade do tecido, favorecendo a atividade focal por um automatismo anormal no tecido normal e iniciar a TV.

- A atividade deflagrada é o início do impulso causado por pós-potenciais. Pós-despolarizações precoces estão relacionadas ao *torsade de pointes,* e pós-despolarizações tardias se relacionam à TV da via de saída do ventrículo direito e TV induzida pelo exercício.

CLASSIFICAÇÃO DAS TAQUICARDIAS VENTRICULARES

As TV são classificadas quanto a:[3]

- Duração:
  - Não sustentada (TVNS): termina espontaneamente antes de 30 segundos.
  - Sustentada: TV > 30 segundos e/ou que requer seu término por instabilidade hemodinâmica antes dos 30 segundos.

- Morfologia:
  - Monomórfica: apresenta uma única morfologia do complexo QRS.
  - Polimórfica: apresenta mais de uma morfologia do complexo QRS.

- Estabilidade hemodinâmica:
  - Estável: sem comprometimento hemodinâmico.
  - Instável: com comprometimento hemodinâmico, manifestado por dor torácica, dispneia, hipotensão e/ou síncope.

CONSIDERAÇÕES CLÍNICAS E ELETROCARDIOGRÁFICAS

- Os principais aspectos clínicos que ajudam a sugerir TV são: idade > 35 anos (valor preditivo positivo – VPP – de 85%), cardiopatia estrutural, cardiopatia isquêmica, infarto prévio, insuficiência cardíaca congestiva, cardiomiopatias e história familiar de morte súbita cardíaca (sugerindo condições como cardiomiopatia hipertrófica – CMP-H –, síndrome do QT longo – SQTL –, síndrome de Brugada ou cardiomiopatia arritmogênica do ventrículo direito – CAVD – associadas a episódios de TV).[1]
- O controle das TV pode ser alcançado com a cardioversão elétrica (CVE), medicamentos antiarrítmicos ou técnicas de estimulação. Todos os antiarrítmicos podem levar à hipotensão, mas o risco individual da anestesia/sedação necessária para a cardioversão também precisa ser considerado. Para a terapia farmacológica de uma TV hemodinamicamente tolerada de etiologia desconhecida, a procainamida intravenosa ou amiodarona pode ser usada. A terapia com procainamida foi associada a maior proporção de

encerramento da TV e menos eventos adversos cardíacos importantes do que a amiodarona, porém não a temos disponível no Brasil.[3]

- Os pacientes que apresentam TV sustentada monomórfica devem ser tratados de acordo com os sintomas e a etiologia. Pacientes que apresentam instabilidade hemodinâmica necessitam de cardioversão sincronizada imediata. Se a sincronização não for possível, um choque não sincronizado deverá ser usado.[3]
- A documentação de qualquer taquicardia de QRS largo hemodinamicamente tolerada no eletrocardiograma (ECG) de 12 derivações é importante. A administração de adenosina ou manobras vagais com o registro do ECG de 12 derivações deve ser considerado se a TV sustentada for provável, visto que adenosina pode terminar subtipos específicos de TV.[3]
- O encerramento imediato da TV foi recomendado na Diretriz do ESC de 2022, através de CVE, mesmo para forma estável, pois pode ocorrer rápida deterioração hemodinâmica, desde que o paciente tenha baixo risco anestésico e de sedação.[3]
- Na maioria das vezes é difícil determinar a causa exata subjacente do substrato arritmogênico e se é reversível. Os desequilíbrios eletrolíticos, como a hipocalemia, podem desencadear TV, e um rápido aumento do potássio extracelular pode levar à assistolia. Outros fatores, como bradicardia, isquemia, espasmo coronariano, trombose, febre, isquemia aguda e a dieta, podem contribuir para a ocorrência de TV. Recomenda-se a correção aguda desses fatores reversíveis.
- Arritmias induzidas por medicamentos devem ser suspeitadas em pacientes sob tratamento com agentes conhecidos por alterar as propriedades elétricas do coração (p. ex., induzindo prolongamento do QRS e/ou QT) ou causando anomalias eletrolíticas (p. ex., diuréticos tiazídicos e diuréticos de alça). O ideal seria suspender tais medicações, se possível.
- O magnésio intravenoso é uma terapia eficaz para *torsade de pointes* mesmo na ausência de hipomagnesemia.[1]
- Tratar a TV é importante, principalmente no contexto em que aumenta o risco de morte súbita cardíaca, que se trata de uma morte natural súbita presumida como de causa cardíaca que ocorre dentro de 1 hora após o início dos sintomas em casos testemunhados, e dentro de 24 horas após ter sido visto com vida pela última vez quando não é testemunhado. As doenças cardíacas associadas à morte súbita variam dependendo da idade do indivíduo. Nos jovens, há predominância de doença elétrica primária e

cardiomiopatias, bem como miocardite e anomalia das coronárias. No entanto, metade dos casos de morte súbita durante a quarta década de vida está relacionada à SCA.[3]

- Nas populações mais idosas predominam as doenças estruturais crônicas, embora doenças elétricas hereditárias ou doenças estruturais não isquêmicas possam causar mais de 50% da doença em indivíduos com menos de 50 anos.
- Muitas arritmias podem se apresentar como taquicardia de complexo largo (ver Taquicardias de QRS largo – capítulo 21). A diferenciação entre as várias é desafiadora e nem sempre possível no setor de emergências.

TAQUICARDIAS VENTRICULARES COM CORAÇÃO ESTRUTURALMENTE NORMAL

- Conhecidas como TV idiopática, são bem toleradas na prática clínica, sendo tratadas quando causam sintomas, são sustentadas ou cursam com disfunção ventricular.
- São elas: TV idiopática focal (como as de via de saída do ventrículo direito, do anel mitral e dos músculos papilares) e TV por reentrada (fascicular e do tipo ramo a ramo).

TAQUICARDIAS VENTRICULARES COM CARDIOPATIA ESTRUTURAL

Causadas por cicatrizes de infarto, cardiomiopatias ou decorrentes de cirurgia cardíaca. Como maior exemplo temos a cardiopatia coronária crônica (reentrada em cicatrizes provocadas pelo infarto prévio).

TAQUICARDIAS VENTRICULARES POLIMÓRFICAS

- Apresentam morfologias distintas do QRS, com presença de vários focos ventriculares que compõem o circuito. Podem aparecer na presença ou na ausência de cardiopatia estrutural.
- Como exemplo, temos: isquemia aguda, cardiomiopatia chagásica, CAVD, CMP-H e as cardiomiopatias congênitas no adulto.
- Na ausência de cardiopatia estrutural, temos: taquicardia ventricular polimórfica catecolaminérgica (TVPC), SQTL e síndrome de Brugada.

EXEMPLOS

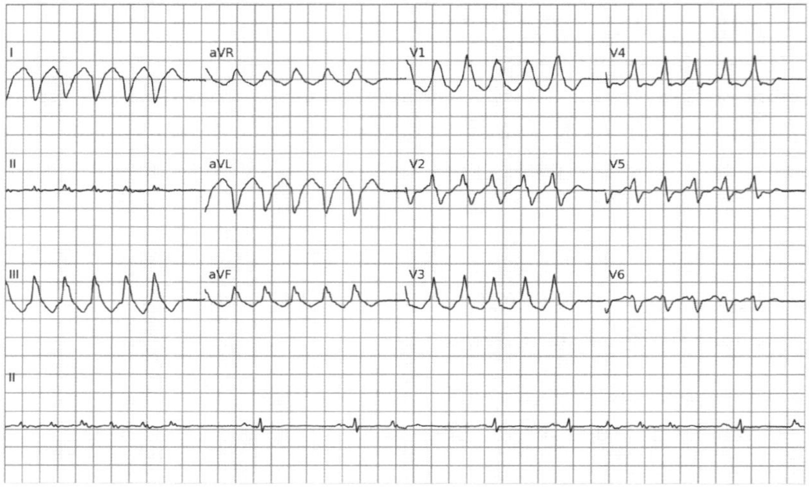

Taquicardia ventricular monomórfica. No início do eletrocardiograma, observa-se o término de uma taquicardia ventricular com morfologia de bloqueio de ramo direito, apresentando critérios morfológicos, sinal da "orelha de coelho", desvio extremo do eixo elétrico, onda R inicial em aVR e intervalo RS > 100 ms em V2. Após reversão ao ritmo sinusal, notamos extrassístoles ventriculares isoladas e uma taquicardia ventricular não sustentada com 3 batimentos.

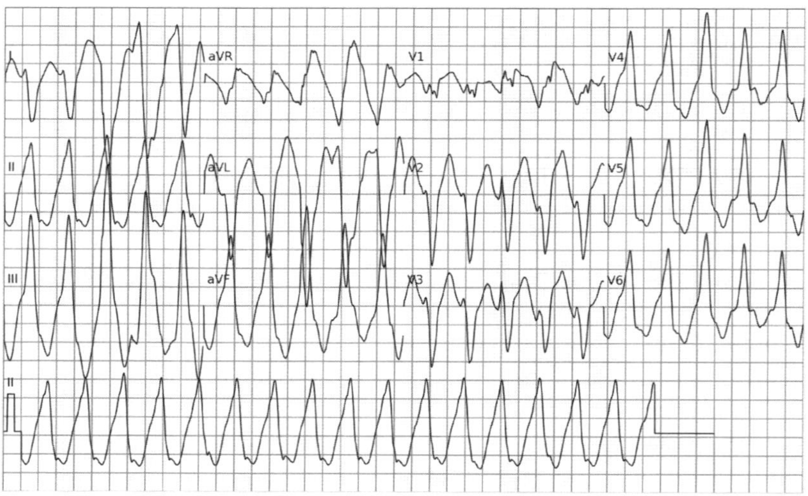

Taquicardia ventricular monomórfica. Alguns critérios indicam taquicardia ventricular neste eletrocardiograma: intervalo RS > 100 ms em V3 e pico da onda R em D2 ≥ 50 ms.

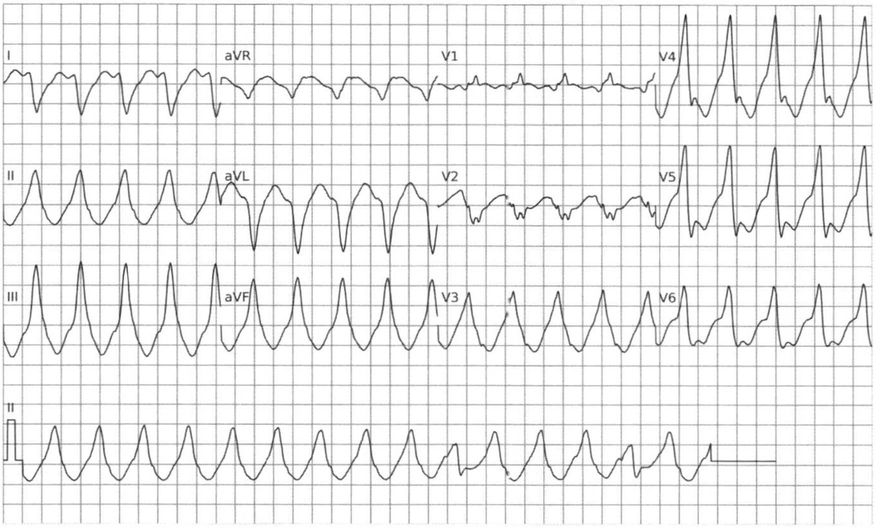

Taquicardia ventricular monomórfica. O diagnóstico de taquicardia ventricular é sugerido pelo tempo de pico da onda R ≥ 50 ms em D2.

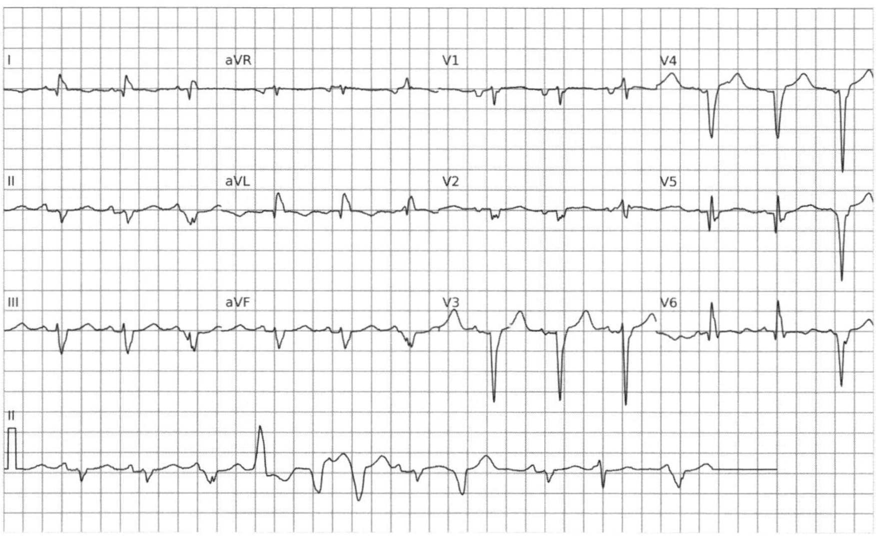

Taquicardia ventricular polimórfica. Presença de múltiplos focos ventriculares produzindo complexos QRS de diferentes morfologias a cada batimento. A taquicardia ventricular é irregular e não sustentada.

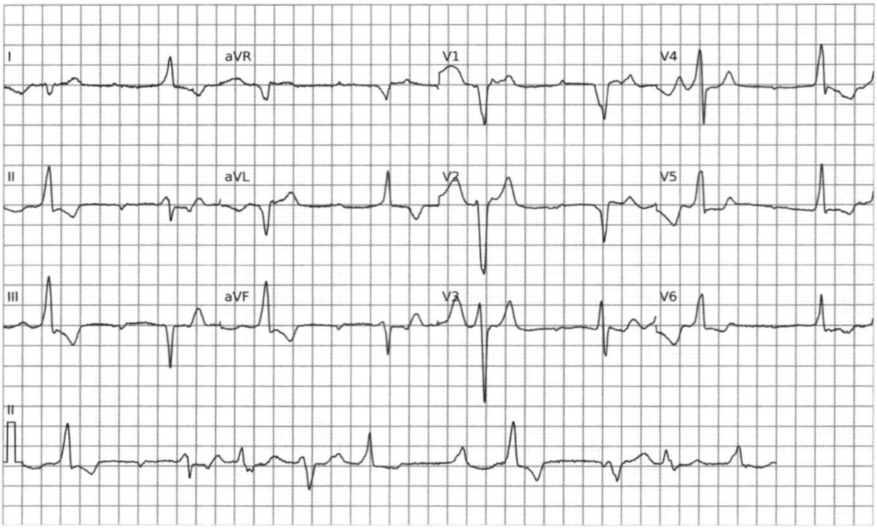

Taquicardia ventricular polimórfica. TV polimórfica não sustentada e irregular caracterizada pela presença de complexos QRS com morfologias variadas.

REFERÊNCIAS

1. Issa Z, Miller J, Zipes D. Clinical arrhythmology and electrophysiology: a companion to Braunwald's Heart Disease. 3.ed. Philadelphia: Elsevier; 2019.
2. Alencar Neto JN de. Tratado de ECG. Salvador: Sanar; 2022.
3. Zeppenfeld K, Tfelt-Hansen J, de Riva M, Winkel BG, Behr ER, et al. 2022 ESC guidelines for the management of patients with ventricular arrhythmias and the prevention of sudden cardiac death. Eur Heart J. 2022;1-130.

135

Taquicardia ventricular fascicular

Decarthon Vitor Dantas Targino

Dentre as taquiarritmias idiopáticas do ventrículo esquerdo, a taquicardia ventricular (TV) fascicular é a mais comum, representando 10 a 15% destas. Do ponto de vista eletrofisiológico, ela se comporta como um circuito de reentrada, com dois padrões morfológicos distintos: anterior e posterior, sendo este último o mais comum, apresentando-se tipicamente em pacientes jovens do sexo masculino, sem doença cardíaca estrutural associada.

Apesar de serem conhecidas como um grupo verapamil-sensível, é imperativo citar que outras drogas podem ser utilizadas na ausência de resposta, como betabloqueadores e amiodarona. Já antiarrítmicos da classe I costumam ser pouco eficazes.[1,2]

CRITÉRIOS ELETROCARDIOGRÁFICOS

- Taquicardia de QRS largo com padrões morfológicos compatíveis com bloqueio de ramo direito (BRD) e bloqueio divisional anterossuperior (BDAS) ou BRD e bloqueio da visão posteroinferior (BDPI).
- O subtipo mais comum, correspondendo a 90% dos casos, é a TV fascicular posterior. Os achados morfológicos mais característicos serão eixo elétrico desviado para a esquerda, com aspecto de complexos compatíveis com BRD e BDAS durante a taquicardia.
- Nos casos de TV fascicular anterior, observaremos morfologia de BRD com desvio do eixo elétrico para a direita, compatível com BRD e BDPI durante a taquicardia.
- A ativação ventricular nas TV fasciculares tende a ser mais rápida, apresentando duração de complexos QRS < 140 ms, com intervalo RS geralmente durando entre 60 e 80 ms.

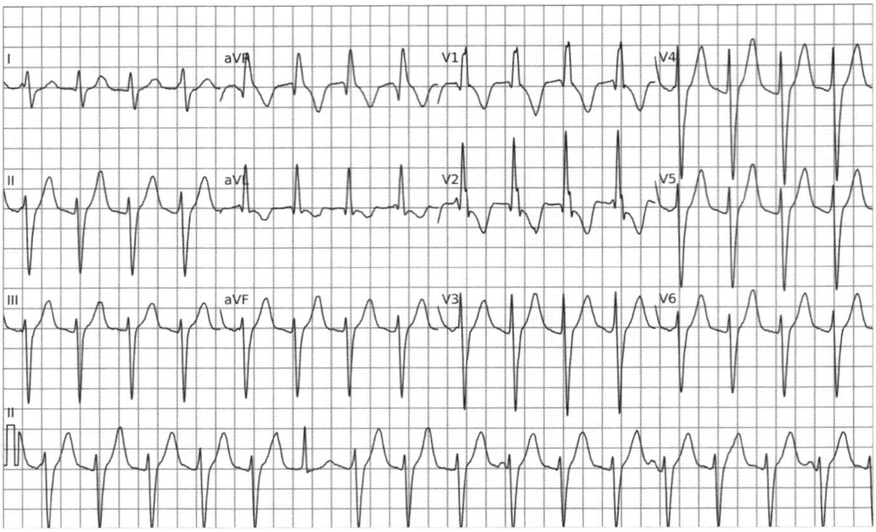

Taquicardia ventricular fascicular. Criança de 8 anos sem cardiopatia estrutural e com episódios paroxísticos de taquicardia. O eletrocardiograma apresenta complexos QRS largos para a idade e é sugestivo de TV fascicular pela morfologia de bloqueio de ramo direito com bloqueio divisional anterossuperior. Note a dissociação atrioventricular e a presença de batimento de captura em D2.

MECANISMO

- O mecanismo arritmogênico ainda não é completamente conhecido, mas acredita-se que pode estar relacionado à reentrada em território do septo inferior, no qual a rede de Purkinje superficial compõe o circuito como braço anterógrado.[3]
- Os fascículos do ramo esquerdo constituiriam a via de condução retrógrada desse circuito, podendo-se dividir essa arritmia em dois padrões de condução: anterior e posterior.[4]
- Em relação ao substrato anatômico, não é claro se os circuitos arrítmicos contêm apenas tecido fascicular ou se há miocárdio envolvido.[4]

CONSIDERAÇÕES CLÍNICAS E ELETROCARDIOGRÁFICAS

- O padrão posterior acomete indivíduos adultos jovens, do sexo masculino, entre 15 e 40 anos, sem doença estrutural cardíaca.
- A apresentação clínica mais frequente é a ocorrência de sintomas de palpitação, tontura e, de forma menos frequente, síncope.

- Deterioração para cenários de taquicardiomiopatia foram descritos na ordem de 6% em cenários mais persistentes da arritmia.[4]
- A reversão dessa taquiarritmia pode ser feita com o uso de bloqueador de canal de cálcio não di-hidropiridínico (verapamil), no cenário de emergência, se estabilidade hemodinâmica. Diante de cenários de instabilidade hemodinâmica, deve-se proceder a cardioversão elétrica (CVE) sincronizada.[5]
- A realização do estudo eletrofisiológico com ablação cardíaca gera resultados satisfatórios, sendo o tratamento definitivo.[6]

EXEMPLOS

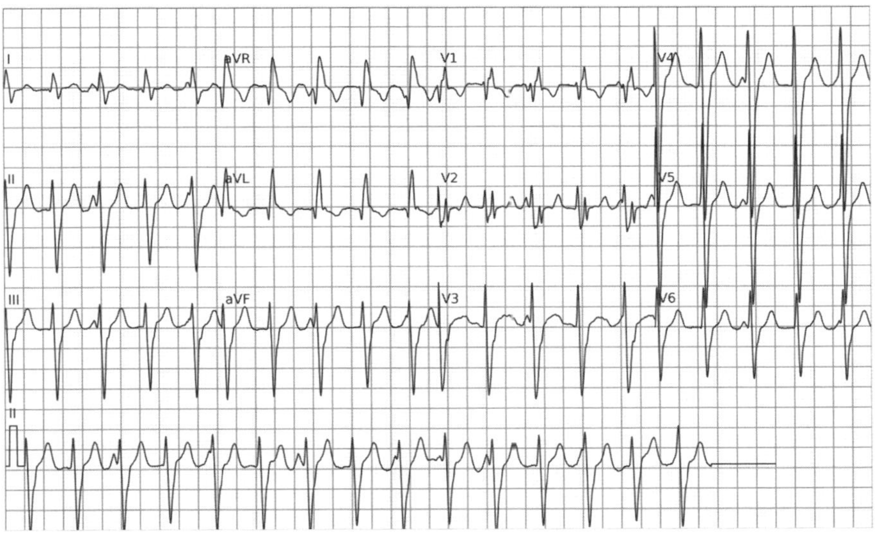

Taquicardia ventricular fascicular. Criança de 9 anos com taquicardia de QRS largo. Há ondas P dissociadas evidentes em D2. A morfologia de bloqueio de ramo direito com bloqueio divisional anterossuperior é sugestiva de taquicardia ventricular fascicular.

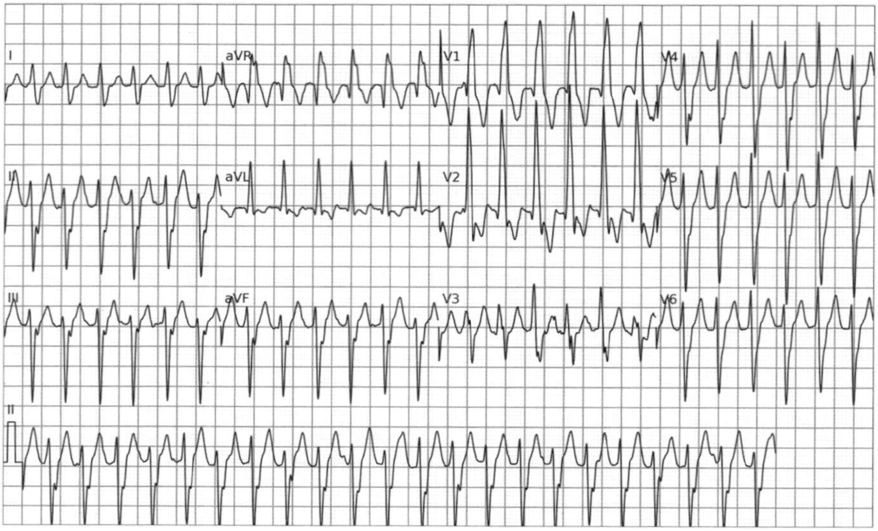

Taquicardia ventricular fascicular. Paciente jovem de 25 anos sem cardiopatia estrutural e com eletrocardiograma demonstrando uma taquicardia de QRS largo. Há critérios morfológicos sugestivos de taquicardia ventricular e padrão de bloqueio de ramo direito com bloqueio divisional anterossuperior.

REFERÊNCIAS

1. Kapa S, Gaba P, Desimone CV, Asirvatham SJ. Fascicular Ventricular arrhythmias: pathophysiologic mechanisms, anatomical constructs, and advances in approaches to management. Circ Arrhythmia Electrophysiol. 2017;10(1):1-14.
2. Prystowsky EN, Padanilam BJ, Joshi S, Fogel RI. Ventricular arrhythmias in the absence of structural heart disease. J Am Coll Cardiol. 2012;59(20):1733-44.
3. Fujiki A, Yoshioka R, Sakabe M, Kikuchi E. Role of the His bundle in verapamil-sensitive idiopathic left ventricular tachycardia. Hear Case Reports. 2015;1(3):146-9.
4. Reviriego SM. Idiopathic fascicular left ventricular tachycardia. E-Journal ESC Counc Cardiol Pract. 2010;9(13).
5. Zeppenfeld K, Tfelt-Hansen J, de Riva M, Winkel BG, Behr ER, et al. 2022 ESC guidelines for the management of patients with ventricular arrhythmias and the prevention of sudden cardiac death. Eur Heart J. 2022;1-130.
6. Lamberti F, Di Clemente F, Remoli R, Bellini C, De Santi A, Mercurio M, et al. Catheter ablation of idiopathic ventricular tachycardia without the use of fluoroscopy. Int J Cardiol. 2015;190:338-43.

Taquicardia ventricular polimórfica catecolaminérgica

Guilherme Dagostin de Carvalho

A taquicardia ventricular polimórfica catecolaminérgica (TVPC) é uma doença hereditária rara, com prevalência estimada de 1:10.000 indivíduos, e ocorre com frequência semelhante em ambos os gêneros, mas os homens são mais propensos a apresentá-la em uma idade mais precoce (na infância ou na adolescência), enquanto as mulheres, em uma idade mais avançada (por volta dos 20 anos).[1] Na maioria dos casos, os pacientes apresentam mutações em genes que codificam as proteínas regulatórias do metabolismo do Ca^{+2}: uma forma autossômica dominante com alto grau de penetrância (descrita em torno de 80% na literatura), decorrente de mutações com ganho de função no gene que codifica o receptor de rianodina cardíaco (RyR2), responsável pelo acoplamento excitação-contração, bem como é o principal canal de liberação de cálcio do retículo sarcoplasmático, responde por 50 a 70% dos pacientes; e uma forma autossômica recessiva, que decorre de mutações no gene da calsequestrina (CASQ2), a qual desempenha papel primordial na manutenção de Ca^{+2} no retículo, que resultam em diminuição de sua expressão ou disfunção, representando menos de 5% dos casos. Outras mutações também estão implicadas na fisiopatologia da doença, dentre as quais se pode citar a calmodulina (CALM1) e a triadina (TRDN).[2]

ALTERAÇÕES ELETROCARDIOGRÁFICAS

- Eletrocardiograma (ECG) normal em repouso.
- Bradicardia sinusal e ondas U proeminentes podem ser encontradas em alguns pacientes (esta última alteração faz diagnóstico diferencial com a síndrome de Andersen-Tawil/SQTLc tipo 8 – ver Síndrome do QT longo – capítulo 119).
- Surgimento de extrassístoles ventriculares em frequência cardíaca (FC) entre 110 e 130 bpm, geralmente isoladas, intermitentes, bigeminadas e pareadas.
- Arritmia ventricular bidirecional (mais específica) ou polimórfica (mais frequente) induzida pelo esforço ou isoproterenol.

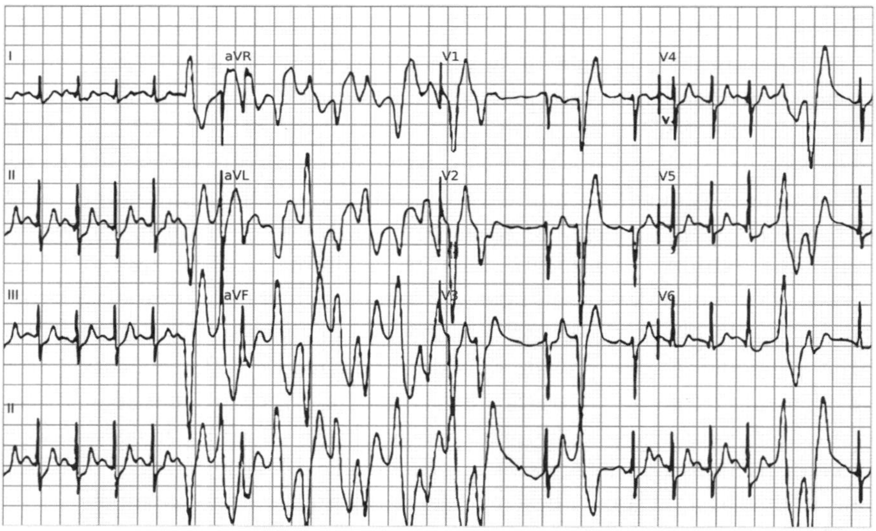

Taquicardia ventricular polimórfica catecolaminérgica. Eletrocardiograma registrado na fase de recuperação do teste de esforço evidenciando uma taquicardia ventricular bidirecional. Note a mudança do eixo elétrico a cada batimento.

CONSIDERAÇÕES CLÍNICAS E ELETROCARDIOGRÁFICAS

- Apesar da baixa prevalência, a TVPC é uma causa importante de morte súbita cardíaca em jovens com coração estruturalmente normal. As primeiras manifestações clínicas geralmente ocorrem na primeira década de vida (idade média ao diagnóstico entre 7 e 9 anos) e são induzidas pelo estresse físico e/ou emocional.[1,3]
- Aproximadamente 30% dos probandos têm história familiar de síncope com os gatilhos supracitados, convulsão ou morte súbita cardíaca antes dos 40 anos. A maioria dos pacientes com TVPC não tratada desenvolve sintomas [síncope, taquicardia ventricular (TV) ou fibrilação ventricular (FV)] até os 40 anos, e a mortalidade geral é de 30 a 50%. A morte súbita pode ser a primeira manifestação da doença em uma proporção significativa de casos.
- O diagnóstico de TVPC é estabelecido na presença de TV bidirecional ou polimórfica em um paciente com ECG de base normal e coração estruturalmente normal, bem como na presença de mutação patológica independente de quaisquer outros achados.[4]
- Arritmias ventriculares podem ser documentadas (utilizando uma combinação de holter, teste de esforço e/ou provocativo com isoproterenol) em mais de 80% dos pacientes.
- O estudo eletrofisiológico não tem valor no diagnóstico ou estratificação de risco em pacientes com TVPC, dado que arritmias raramente são induzidas por estimulação elétrica em portadores da patologia.

REFERÊNCIAS

1. Pérez-Riera AR, Barbosa-Barros R, de Rezende Barbosa MPC, Daminello-Raimundo R, de Lucca Jr AA, Abreu LC. Catecholaminergic polymorphic ventricular tachycardia, an update. Ann Noninvasive Electrocardiol. 2018;23(4):1-10.
2. Issa Z, Miller J, Zipes D. Clinical arrhythmology and electrophysiology: a companion to Braunwald's heart disease. 3.ed. Philadelphia: Elsevier; 2019.
3. Imberti JF, Underwood K, Mazzanti A, Priori SG. Clinical challenges in catecholaminergic polymorphic ventricular tachycardia. Hear Lung Circ. 2016;25(8):777-83.
4. Zeppenfeld K, Tfelt-Hansen J, de Riva M, Winkel BG, Behr ER, et al. 2022 ESC Guidelines for the management of patients with ventricular arrhythmias and the prevention of sudden cardiac death. Eur Heart J. 2022;1-130.

137

Torsades de pointes

Matheus Kiszka Scheffer

Torsades de pointes ou "torção das pontas" é um tipo de taquicardia ventricular (TV) polimórfica potencialmente fatal que ocorre no contexto de intervalo QT longo (congênito ou adquirido) caracterizada pela gradual mudança de amplitude e do eixo elétrico dos complexos QRS ao redor da linha de base do eletrocardiograma (ECG).[1,2]

CRITÉRIOS ELETROCARDIOGRÁFICOS

- Episódios paroxísticos de TV polimórfica com 5 a 20 batimentos e frequência > 200 bpm. Ocasionalmente, episódios sustentados podem ocorrer, levando a degeneração do circuito e evolução para fibrilação ventricular (FV).
- Inversão gradual da amplitude e polaridade do QRS, como se ele "girasse" em torno da linha de base. A inversão completa de 180° do QRS ocorre a cada 10 a 12 batimentos.
- Comumente precedida por bigeminismo ventricular e ciclos curto-longo-curto (extrassístole – batimento sinusal – extrassístole).

MECANISMO

- A inibição das correntes retificadoras de potássio leva ao excesso de íons positivos intracelulares, provocando o prolongamento da fase de repolarização.

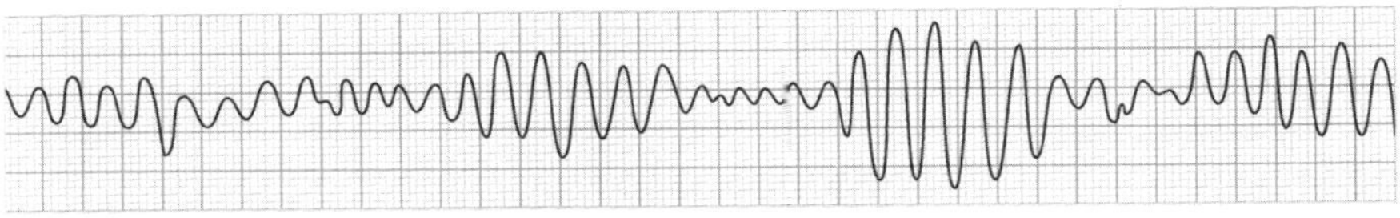

Torsades de pointes. Paciente com QT longo adquirido. Observe que os complexos QRS apresentam inversão gradual da amplitude e polaridade do QRS, como se ele "girasse" em torno da linha de base.

- A heterogeneidade da repolarização das células miocárdicas promove a propagação de atividade deflagrada, que é iniciada por pós-potenciais precoces e é atualmente aceita como a responsável pela manutenção do *torsades.*[3]
- Os pós-potenciais precoces se manifestam no ECG como ondas U altas, e ao atingirem um determinado limiar, podem se manifestar como extrassístoles ventriculares.
- Quando uma extrassístole ocorre durante essa fase de repolarização prolongada, ocorre o fenômeno R sobre T, resultando no *torsades de pointes.*[4]

CONSIDERAÇÕES CLÍNICAS

- Os episódios de *torsades de pointes* são geralmente autolimitados, mas podem degenerar para FV (ver Fibrilação e *flutter* ventricular – capítulo 71).
- Um intervalo QTc > 500 ms foi associado ao aumento de risco de 2 a 3 vezes para a ocorrência de *torsades de pointes.*[4]
- O prolongamento do intervalo QTc pode ser tanto congênito quanto adquirido (ver Síndrome do QT longo – capítulo 119).
- Há uma lista extensa de medicações que poder predispor ao prolongamento do QTc e ao torsades, incluindo antiarrítmicos, antipsicóticos, antieméticos, antifúngicos e antibióticos (ver Intervalo QT – capítulo 11; Alterações medicamentosas – capítulo 33).

REFERÊNCIAS

1. Issa Z, Miller J, Zipes D. Clinical arrhythmology and electrophysiology: a companion to Braunwald's heart disease. 3.ed. Philadelphia: Elsevier; 2019.
2. Kahlon SS, Sikandar R, Tejovath S, Nair S, Hassan D, Patel KK, et al. Diagnosing torsades de pointes based on correlation to QT interval: a systematic review. Cureus. 2022;14(8):1-9.
3. Dave J. Torsade de pointes. Medscape. 2022.
4. Cohagan B, Brandis D. Torsade de pointes [Internet]. StatPearls. 2023.

Troca de eletrodos

Mariana Fuziy Nogueira De Marchi

É de extrema importância o reconhecimento das trocas de eletrodos dos membros. A interpretação de um eletrocardiograma (ECG) com trocas de eletrodos pode levar a diagnósticos errados, logo, condutas inadequadas.

O Quadro 1 resume as alterações eletrocardiográficas encontradas nas trocas entre os eletrodos dos membros.

QUADRO 1 Alterações eletrocardiográficas encontradas nas trocas de eletrodos dos membros

	BD-BE	BD-PE	BD-PD	BE-PD	BE-PE	MMSS-MMII	PE-PD
D1	Inverte	Inverte D3	Inverte D3	D2	D2	Isoelétrica	Mantém
D2	D3	Inverte D2	Isoelétrica	Mantém	D1	Inverte D3	Mantém
D3	D2	Inverte D1	Mantém	Isoelétrica	Inverte D3	Inverte D3	Mantém
aVR	aVL	aVF	aVF (1/2 D3)	Inverte D2	Mantém	(1/2 D3)	Mantém
aVL	aVR	Mantém	Inverte D3	aVF (1/2 D2)	aVF	(1/2 D3)	Mantém
aVF	Mantém	aVR	aVR (1/2 D3)	aVF (1/2 D2)	aVL	Inverte D3	Mantém

BD: braço direito; BE: braço esquerdo; PD: perna direita; PE: perna esquerda; MMII: membros inferiores; MMSS: membros superiores.

O TRIÂNGULO DE EINTHOVEN

Para compreensão das características encontradas em exame com trocas de eletrodos, é necessário recordar alguns conceitos. É preciso saber como são formadas as derivações do plano frontal (ver Derivações eletrocardiográficas – capítulo 2).

Derivações bipolares

As derivações D1, D2 e D3 registram a diferença de potencial elétrico entre os membros. A perna direita não tem potencial elétrico e é o eletrodo neutro. As derivações mantêm uma proporção matemática de acordo com a lei de Einthoven, que postula: D2 = D1 + D3 (Figura 1).[1]

- **D1:** entre o braço esquerdo (+) e o braço direito (–) (0°).
- **D2:** entre a perna esquerda (+) e o braço direito (–) (+60°).
- **D3:** entre a perna esquerda (+) e o braço esquerdo (–) (+120°).

Derivações aumentadas

As derivações aumentadas registram o potencial no braço direito (BD), braço esquerdo (BE) e perna esquerda (PE). Com base na diferença do potencial de ação da derivação de um dos membros com o terminal central de Wilson (polo virtual formado pelo triângulo de Einthoven).[1]

- **aVR:** orientada para o braço direito (–150°); aVR = BD – (BE + PE)/2.
- **aVL:** orientada para o braço esquerdo (–30°); aVL = BE – (BD + PE)/2.
- **aVF:** orientada para a perna esquerda (+90°); aVF = PE – (BE + BD)/2.

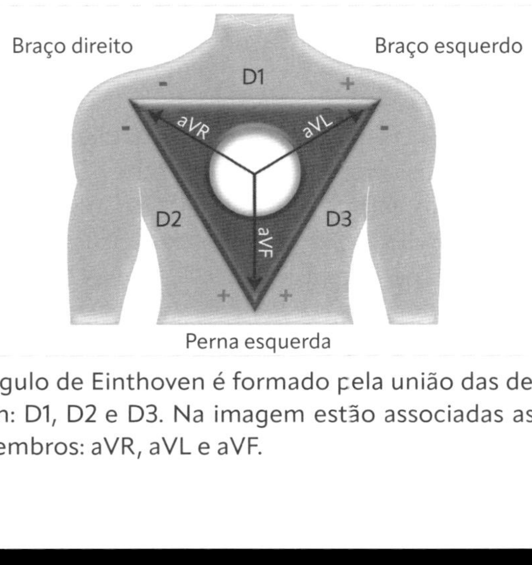

FIGURA 1 O triângulo de Einthoven é formado pela união das derivações descritas por Einthoven: D1, D2 e D3. Na imagem estão associadas as derivações aumentadas dos membros: aVR, aVL e aVF.

S • T

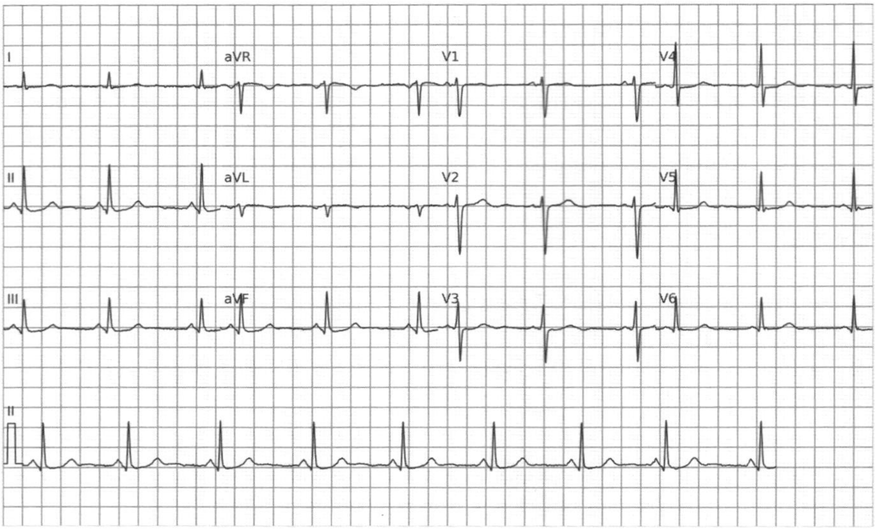

Eletrocardiograma normal de referência sem troca de eletrodos, realizado com o posicionamento correto dos eletrodos dos membros. Servirá como referência para as demais trocas demonstradas neste capítulo.

TROCA ENTRE BRAÇO DIREITO E BRAÇO ESQUERDO

- A troca de eletrodos entre os braços é a troca de membros mais comum.[2]
- O principal diagnóstico diferencial é a dextrocardia. Tanto na troca de eletrodos de membros superiores quanto na dextrocardia, a onda P e o complexo QRS são negativos em D1 e positivos em aVR. No entanto, quando há troca de eletrodos, o padrão da onda P, QRS e onda T permanecem inalterados no plano horizontal. Já na dextrocardia, observa-se onda R alta em V1 e V2 e redução da amplitude dos complexos QRS de V1 para V6 (ver Dextrocardia – capítulo 63).[2,3]
- Na fibrilação atrial (FA) ou outras situações em que a onda P não é identificada, a morfologia dos complexos QRS em D1 e V6 é parecida.
- Na troca de eletrodos entre o braço direito e o braço esquerdo, D1 inverte, D2 vira D3 e D3 vira D2. Como não existe troca do eletrodo da perna esquerda, aVF permanece igual, aVR vira aVL e aVL vira aVR (Figura 2).

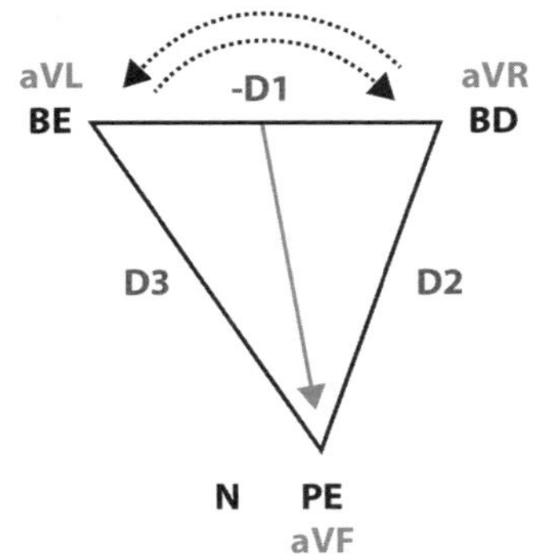

Troca entre braço direito e braço esquerdo	
D1	Inverte
D2	D3
D3	D2
aVR	aVL
aVL	aVR
aVF	Mantém

FIGURA 2 Troca de eletrodos entre braço esquerdo e braço direito.

BE: braço esquerdo; BD: braço direito; N: neutro; PE: perna esquerda.

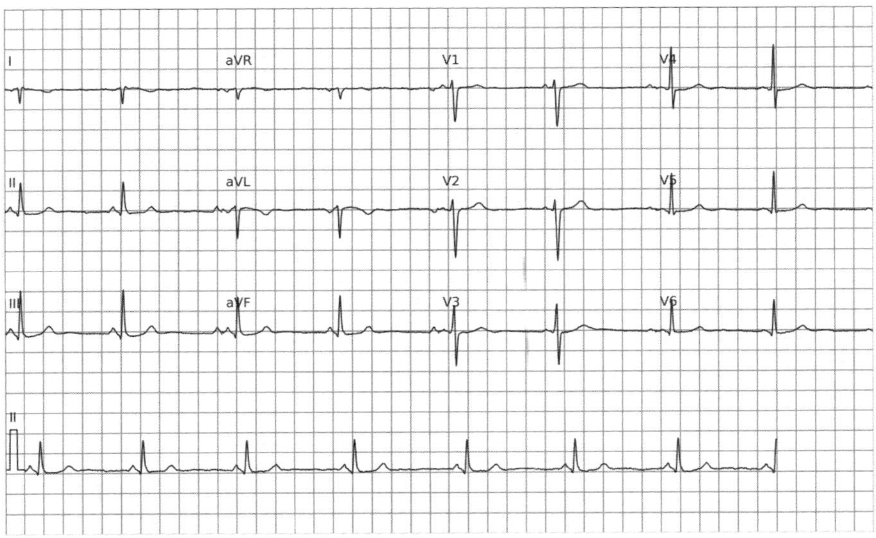

Troca entre braço direito e braço esquerdo. Observe a onda P e o complexo QRS negativos em D1. D2 vira D3 e D3 vira D2; aVR vira aVL e aVL vira aVR.

TROCA ENTRE BRAÇO ESQUERDO E PERNA ESQUERDA

- A troca entre braço esquerdo e perna esquerda não é fácil de ser reconhecida. Algumas alterações sutis da onda P devem ser observadas para suspeitar de que essa troca esteja ocorrendo.[4]
- Como a derivação D1 vira D2 e D2 vira D1, a onda P, que habitualmente é mais ampla em D2, é vista em D1 com maior amplitude, conhecida como sinal de Abdollah. Além disso, a onda P em D3 poderá se apresentar negativa, uma vez que a derivação fica invertida. Como não existe troca do eletrodo do braço direito, aVR permanece igual, aVF vira aVL e aVL vira aVF (Figura 3).

TROCA ENTRE BRAÇO DIREITO E PERNA ESQUERDA

- Quando existe a troca entre braço direito e perna esquerda, as ondas P em D1, D2 e D3 ficam negativas. D1 vira D3 invertido, D2 inverte e D3 vira D1 invertido. Como não existe troca do eletrodo do braço esquerdo, aVL permanece igual, aVF vira aVR e aVR vira aVF (Figura 4).
- Dependendo da orientação do QRS e da onda T no ECG, essa troca pode simular um ritmo atrial ectópico com área eletricamente inativa inferolateral e alteração da repolarização em parede inferolateral. Diante de uma situação como essa é importante observar a onda P em V1 e V6, que mantém a polaridade habitual do ritmo sinusal.

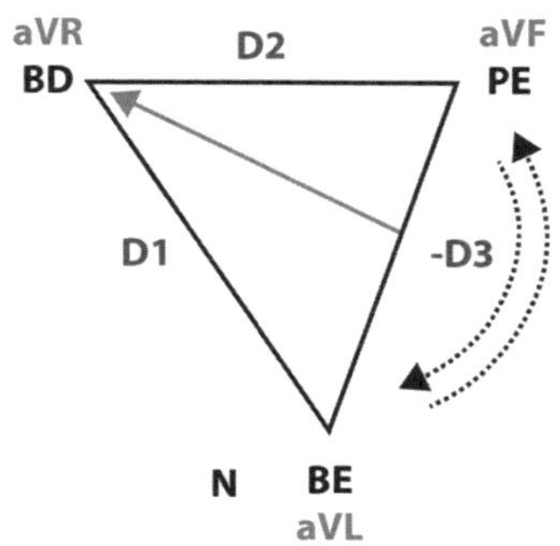

Troca entre braço esquerdo e perna esquerda	
D1	D2
D2	D1
D3	Inverte
aVR	Mantém
aVL	aVF
aVF	aVL

FIGURA 3 Troca de eletrodos entre braço esquerdo e perna esquerda.

BE: braço esquerdo; BD: braço direito; N: neutro; PE: perna esquerda.

S • T

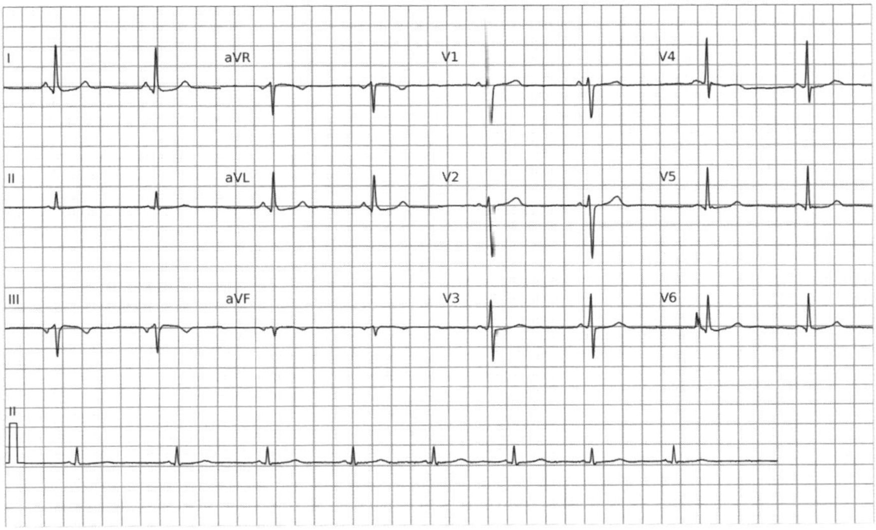

Troca entre braço esquerdo e perna esquerda. A onda P apresenta maior amplitude em D1 do que em D2, conhecida como sinal de Abdollah. Há inversão da polaridade em D3. aVF vira aVL e aVL vira aVF.

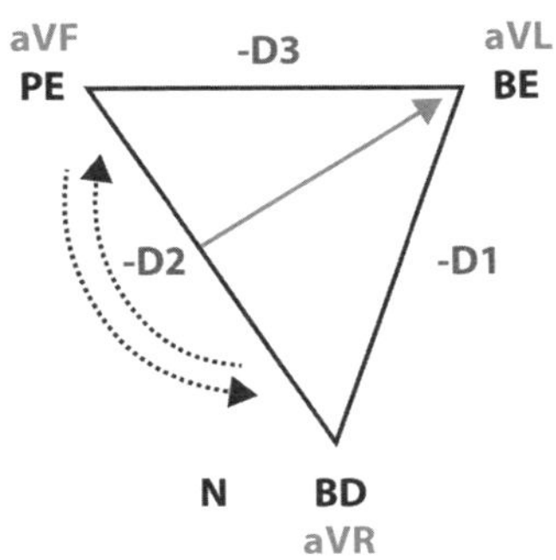

Troca entre braço direito e perna esquerda	
D1	Inverte D3
D2	Inverte D2
D3	Inverte D1
aVR	aVF
aVL	Mantém
aVF	aVR

FIGURA 4 Troca de eletrodos entre braço direito e perna esquerda.

BE: braço esquerdo; BD: braço direito; N: neutro; PE: perna esquerda.

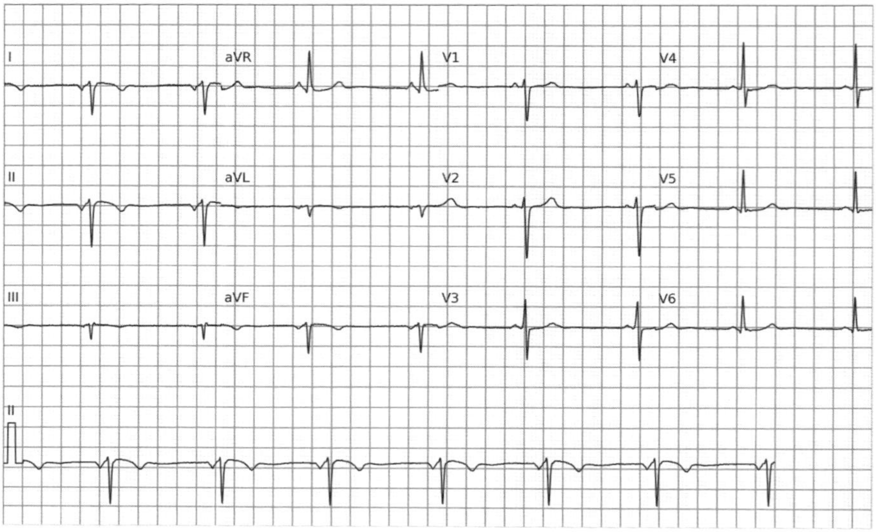

Troca entre braço direito e perna esquerda. As ondas P ficam negativas em D1, D2 e D3. Observe os complexos QRS negativos na parede inferolateral e a onda P e o complexo QRS positivos em aVR. D1 vira D3 invertido, D2 inverte e D3 vira D1 invertido; aVF vira aVR e aVR vira aVF.

TROCA DE ELETRODOS COM A PERNA DIREITA

- O eletrodo da perna direita é neutro; dessa forma, sempre que existe a troca de algum dos eletrodos com a perna direita, com exceção da perna esquerda, o triângulo de Einthoven é desfeito. Assim, também é desfeito o terminal central de Wilson, causando mudança nas derivações unipolares. Pode haver alteração, mesmo que sutil, nas derivações precordiais.
- Como o eletrodo da perna direita é neutro, sempre que esse eletrodo for trocado, uma das derivações D1, D2 ou D3 será uma linha isoelétrica ou de baixíssima amplitude.

Troca entre braço direito e perna direita

- Neste caso, não há diferença no potencial de ação entre braço direito e perna esquerda, então D2 = 0 (linha isoelétrica) (Figura 5).
- Pela lei de Einthoven: D2 = D1 + D3. Por dedução: D1 + D3 = 0, logo D1 = –D3.

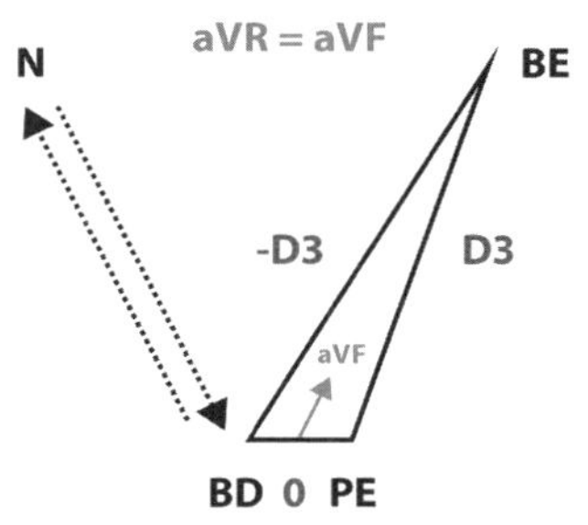

Troca entre braço direito e perna direita	
D1	Inverte D3
D2	Isoelétrica
D3	Mantém
aVR	aVF (½ D3)
aVL	Inverte D3
aVF	aVR (½ D3)

FIGURA 5 Troca de eletrodos entre braço direito e perna direita.

BE: braço esquerdo; BD: braço direito; N: neutro; PE: perna esquerda.

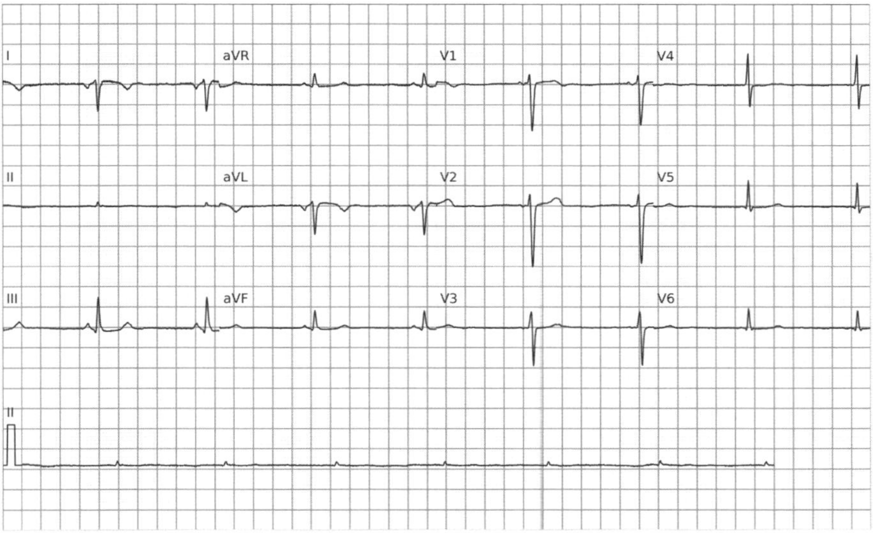

Troca entre braço direito e perna direita. Linha isoelétrica em D2. A onda P e o complexo QRS se tornam negativos em D1. D1 e aVL viram D3 invertido.

Troca entre braço esquerdo e perna direita

- Neste caso, não há diferença no potencial de ação entre braço esquerdo e perna esquerda, então D3 = 0 (linha isoelétrica) (Figura 6).
- Pela lei de Einthoven: D2 = D1 + D3. Por dedução: D3 = 0; D2 = D1 + 0, logo D2 = D1.

Troca entre os membros superiores e inferiores

- Neste caso, não há diferença no potencial de ação entre braço esquerdo e braço direito, então D1 = 0 (linha isoelétrica), mas também houve a troca entre braço esquerdo e perna esquerda, assim D3 inverte (Figura 7).
- Pela lei de Einthoven: D2 = D1 + D3. Por dedução: D1 = 0; D2 = 0 + (–D3), logo D2 = –D3.

TROCA ENTRE PERNA DIREITA E PERNA ESQUERDA

Quando existe a troca em eletrodo entre membro inferior direito e membro inferior esquerdo, nada muda no ECG, uma vez que a diferença do potencial de todas as derivações se mantém (Figura 8).

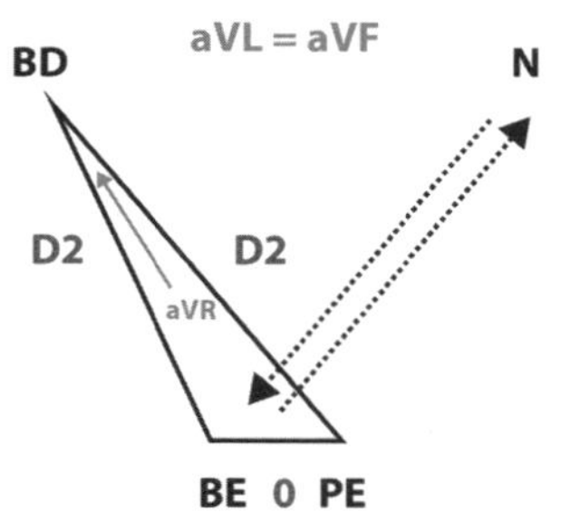

Troca entre braço esquerdo e perna direita	
D1	D2
D2	Mantém
D3	Isoelétrica
aVR	Inverte D2
aVL	aVF (½ D2)
aVF	aVF (½ D2)

FIGURA 6 Troca de eletrodos entre braço esquerdo e perna direita.
BE: braço esquerdo; BD: braço direito; N: neutro; PE: perna esquerda.

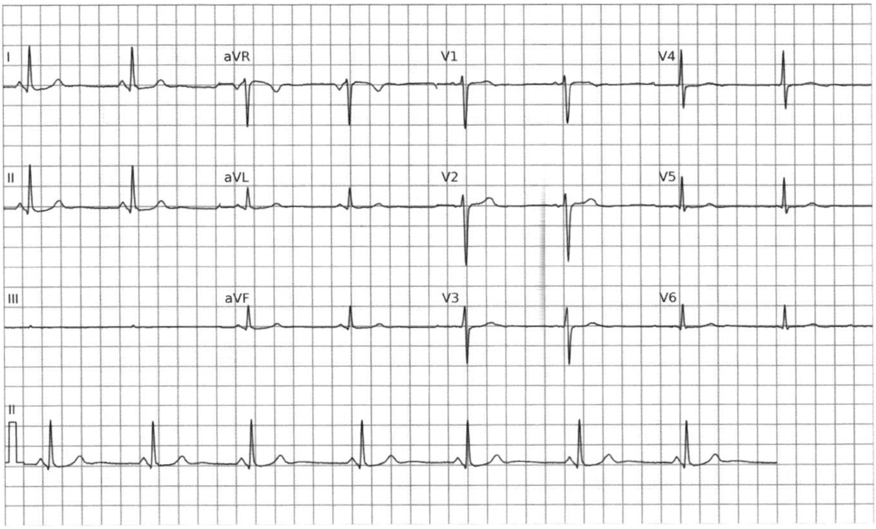

Troca entre braço esquerdo e perna direita. Linha isoelétrica em D3. D1 e D2 são idênticas, assim como aVL e aVF.

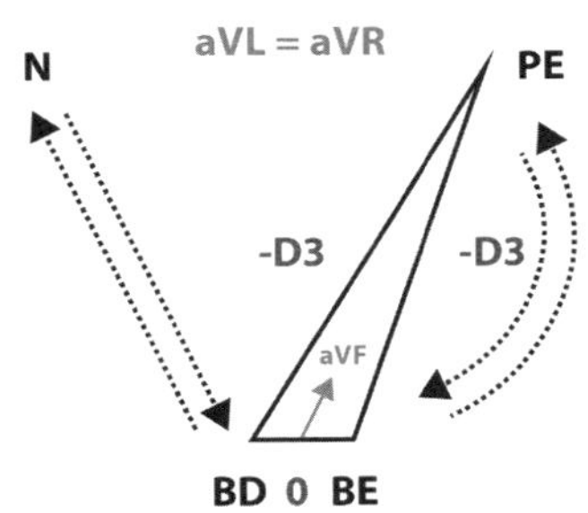

Troca entre braços e pernas	
D1	Isoelétrica
D2	Inverte D3
D3	Inverte D3
aVR	½ D3
aVL	½ D3
aVF	Inverte D3

FIGURA 7 Troca de eletrodos entre membros superiores e membros inferiores.
BE: braço esquerdo; BD: braço direito; N: neutro; PE: perna esquerda.

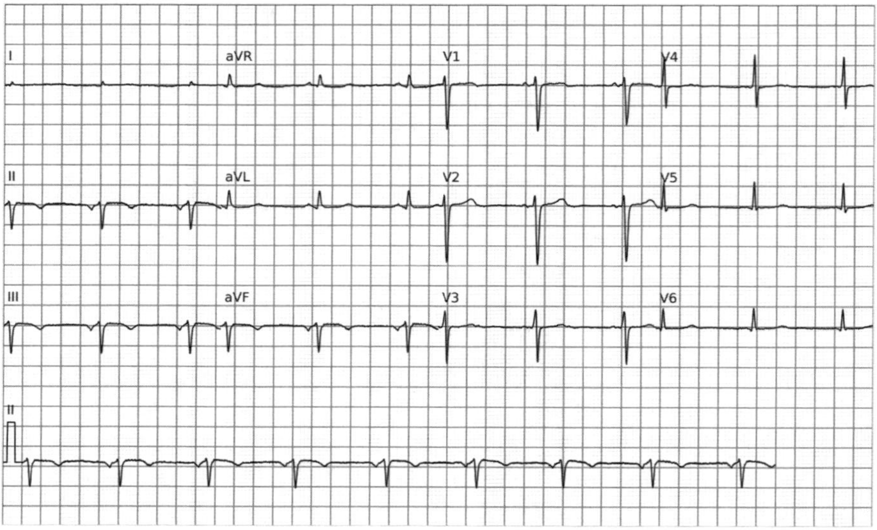

Troca entre os membros superiores e inferiores. Linha isoelétrica em D1. As derivações D2, D3 e aVF são idênticas, assim como aVR e aVL.

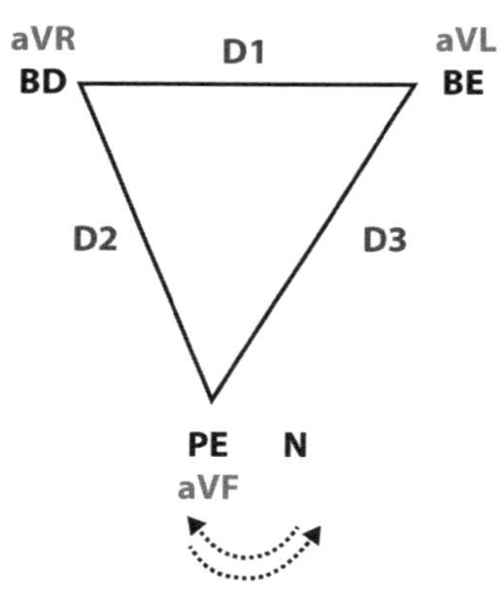

Troca entre perna direita e perna esquerda	
D1	Mantém
D2	Mantém
D3	Mantém
aVR	Mantém
aVL	Mantém
aVF	Mantém

FIGURA 8 Troca de eletrodos entre perna direita e perna esquerda.

BE: braço esquerdo; BD: braço direito; N: neutro; PE: perna esquerda.

REFERÊNCIAS

1. Kligfield P, Gettes LS, Bailey JJ, Childers R, Deal BJ, Hancock EW, et al. Recommendations for the standardization and interpretation of the electrocardiogram. Part I: the electrocardiogram and its technology a scientific statement from the American Heart Association Electrocardiography and Arrhythmias Committee, Council on Clin. J Am Coll Cardiol. 2007;49(10):1109-27.
2. Batchvarov VN, Malik M, Camm AJ. Incorrect electrode cable connection during electrocardiographic recording. Europace. 2007;9(11):1081-90.
3. Prutkin JM. ECG tutorial: miscellaneous diagnoses. Uptodate. 2023.
4. Abdollah H, Milliken JA. Recognition of electrocardiographic left arm/left leg lead reversal. Am J Cardiol. 1997;80(9):1247-9.

139

Tromboembolismo pulmonar

José Nunes de Alencar Neto

O tromboembolismo pulmonar (TEP) se configura como uma urgência médica marcada pela interrupção do fluxo sanguíneo na circulação pulmonar pela oclusão mecânica causada por um trombo. O cenário é grave, com uma taxa de mortalidade que alcança cerca de 10% na primeira hora pós-evento e pode escalar para 15% ao longo dos 3 meses subsequentes. O diagnóstico definitivo geralmente se dá por meio de angiotomografia de tórax.

A incidência de TEP tem mostrado um aumento progressivo, impulsionado por fatores como a elevação da expectativa de vida e da sobrevida em pacientes oncológicos, bem como pela adoção de métodos diagnósticos de alta precisão.

Quanto ao tratamento, anticoagulação serve como a principal linha de abordagem, recorrendo-se à trombólise nos quadros mais críticos. Portanto, é indispensável uma atuação médica rápida e precisa para o manejo eficaz dessa condição.[1,2]

ALTERAÇÕES ELETROCARDIOGRÁFICAS

- Taquicardia sinusal.
- Padrão S1Q3T3.
- Bloqueio de ramo direito (BRD).
- Desvio do eixo elétrico do QRS para a direita.
- Supradesnivelamento do segmento ST.
- Onda T negativa na parede anterior.

Todos esses achados têm uma limitação diagnóstica óbvia para TEP: não são achados do exame que diagnostica a doença. Os exames que a diagnosticam são exames de imagem contrastados invasivos ou não invasivos das artérias pulmonares. O eletrocardiograma (ECG) no TEP é mera curiosidade.

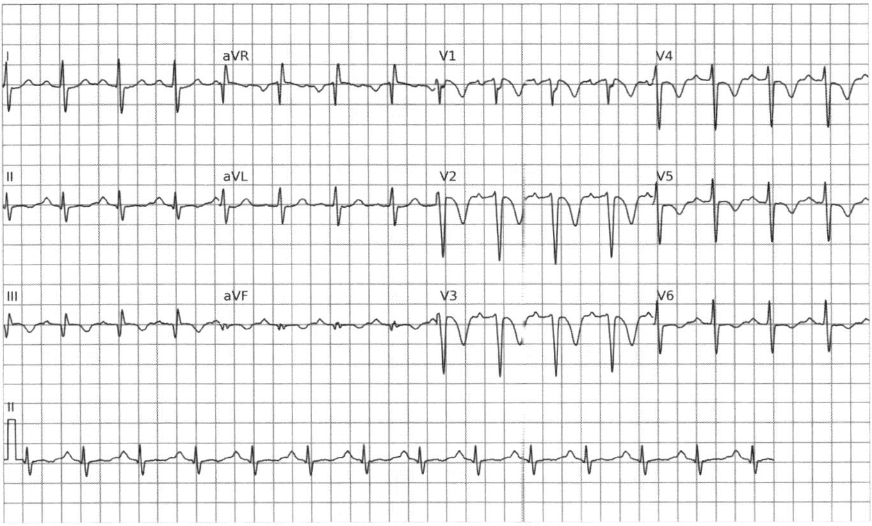

Tromboembolismo pulmonar. Paciente com quadro clínico sugestivo de tromboembolismo pulmonar e ECG exibindo o padrão S1Q3T3, além de ondas T negativas de V1 a V6. O diagnóstico foi confirmado pela angiotomografia de tórax.

CONSIDERAÇÕES CLÍNICAS E ELETROCARDIOGRÁFICAS

- Apesar de clássico, o padrão S1Q3T3 (McGinn-White)[3] ocorre em apenas 11 a 25% dos casos de TEP. Esse percentual sobe para acima de 70% em TEP maciço. Esse padrão é diagnosticado pela presença de uma onda S em D1, onda Q e T invertida em D3. A sensibilidade e a especificidade são 12 e 97%, respectivamente. Notavelmente, a RV+ é modesta, com valor de 4, indicando limitações na utilidade clínica.
- O aumento súbito da pressão arterial pulmonar em TEP pode levar ao desvio de eixo elétrico para a direita.
- Outros padrões de mau prognóstico incluem: taquicardia sinusal, BRD, inversão de onda T de V1 a V4 e fibrilação atrial (FA). A elevação do segmento ST em aVR também é um preditor de instabilidade hemodinâmica.
- As derivações direitas (V3R-V6R) oferecem sensibilidade superior na detecção da inversão da onda T (64% em derivações direitas x 31% em precordiais). A elevação do segmento ST nessas derivações pode estar presente em até 29 a 50% dos casos.
- A resolução das ondas S em D1 e aVL e a normalização dos distúrbios de condução do ramo direito são indicativos de bom prognóstico no tratamento de TEP.

S • T

REFERÊNCIAS

1. Alencar Neto JN de. Tratado de ECG. Salvador: Sanar; 2022.
2. Scheffer MK, Ohe LN, Alencar Neto JN de. Manual prático de eletrocardiograma do Setor de Emergências do Instituto Dante Pazzanese de Cardiologia. São Paulo: Editora dos Editores; 2022.
3. McGinn S, White PD. Acute cor pulmonale resulting from pulmonary embolism. J Am Med Assoc. 1935;104(17):1473.

SEÇÃO VII

O futuro

140

Inteligência artificial

Renata Valeri de Freitas

A jornada de aplicar a inteligência artificial (IA) com o eletrocardiograma (ECG) começou com algoritmos rudimentares ajudando na detecção básica de ritmo. No entanto, a IA atual, em especial o aprendizado profundo, explora vastos conjuntos de dados de ECG com a expectativa de identificar padrões e oferecer percepções que sejam equivalentes e possivelmente superiores ao conhecimento atual. Essa evolução não apenas significa avanço tecnológico como reflete o crescimento da colaboração interdisciplinar entre cardiologistas e cientistas de dados. Familiarizar-se com os conceitos básicos e aplicar um olhar crítico possibilita avaliar a crescente literatura na interseção de IA e cardiologia.

A IA é a ciência e a engenharia voltadas para criar máquinas inteligentes capazes de realizar diversas tarefas como os humanos, entre elas se comunicar em linguagem humana, responder a perguntas e tirar novas conclusões, aprender e se adaptar a novas circunstâncias, visão e reconhecimento de fala, manipular e mover objetos.

Em especial, aprendizado de máquina (*machine learning*) é a capacidade de uma máquina melhorar a *performance* em uma tarefa com o aumento da experiência ou sua exposição a mais informação. Ou seja, quanto mais dados (*dataset*) forem fornecidos para a máquina treinar, mais a máquina acertará sua resposta em um teste. Após a validação das respostas, tem-se um modelo capaz de dar respostas sobre a tarefa escolhida.

Pode-se então, por exemplo, definir a tarefa como medir a duração das ondas P, QRS e T em ECG, tendo como métrica para *performance* a média e o desvio padrão do erro da medida quando comparado com a medida feita por humanos. Para treinar o modelo de *machine learning* de forma supervisionada, utiliza-se uma base de treino em que se informam as respostas esperadas das medidas realizadas e, para testar, utiliza-se uma base de teste também com medições, porém a máquina desconhece o resultado. Nesse contexto, cria-se um modelo de *machine learning* para medir automaticamente as ondas do ECG. A tarefa executada pela IA é função do conjunto de dados iniciais e do objetivo definido (medição do ECG). Para que ela execute outra tarefa, é necessário separar nova base de dados com as respostas esperadas para esse novo objetivo.

Outro exemplo seria realizar a previsão de desfecho de pacientes de unidade de terapia intensiva (UTI) com base em ECG de beira de leito. Para tanto, é necessária uma base de dados com os ECG e os desfechos. Contudo, caso o modelo acerte as previsões no conjunto de testes será muito difícil entender como essa previsão foi realizada e sua confiabilidade. Por isso, são importantes o planejamento e a avaliação médica criteriosa sobre qual tarefa e com qual conjunto de informações se deseja alimentar o modelo, pois sua *performance* será tão melhor quanto maior a assertividade da informação com relação ao problema, assim como a quantidade e a qualidade dos dados disponíveis.

Nos últimos anos, testemunharam-se avanços notáveis em algoritmos de interpretação automática de ECG. Diversos algoritmos de *machine learning* foram testados. Entre eles estão: *Support Vector Machine* (SVM), *K-Nearest Neighbor* (KNN), *Decision Trees* (DT), *Deep Learning* (DP), entre outros. Em particular, abordagens baseadas em aprendizado profundo (*deep learning*) alcançaram ou até mesmo superaram o desempenho de cardiologistas em subtarefas selecionadas[1-5] ou possibilitaram afirmações que eram muito difíceis de serem feitas por cardiologistas, por exemplo, inferir com precisão a idade e o sexo a partir do ECG e sua utilização como marcador de risco.[6-8] A utilização da IA com resultados interessantes, em especial o aprendizado de máquina com arquiteturas de aprendizado profundo, depende de algumas etapas discutidas nos próximos tópicos.

PREPARAÇÃO DO *DATASET*, QUALIDADE E DIVERSIDADE DOS DADOS

Como os dados são a espinha dorsal do *deep learning*, é necessário que eles reflitam uma ampla variedade de pacientes em termos de idade, sexo, etnia e comorbidades. Além disso, devem ser coletados em grande quantidade, pois conjuntos de dados pequenos podem resultar em *overfitting*, ou seja, um modelo que tem uma *performance* muito boa somente na base de dados de origem e não generalizável para outros dados. Como os dados foram coletados, qual dispositivo utilizado, o contexto, local como hospitais, clínicas ou vestíveis (*wearables*) podem acrescentar vieses ao modelo, e por isso é necessário avaliar a influência de cada fator no resultado.

O traçado de ECG está contido na classe de séries temporais, ou seja, o ECG é uma tabela de valores para cada derivação que varia com o tempo. Por isso é possível utilizar o mesmo tipo de redes já utilizadas para imagens que apresentaram muitas evoluções e excelente resultados. Atualmente também se iniciaram pesquisas para usar os *large language models* (LLM), como o ChatGPT, para tal tarefa, sem resultados concretos até o momento.

As principais formas de utilizar o *dataset* para treino visando à detecção de anomalias e classificação englobam o aprendizado supervisionado, no qual se usam dados rotulados para treinar modelos que classifiquem padrões de ECG, como ritmo sinusal normal *versus* fibrilação atrial (FA). Há também o aprendizado não supervisionado, que emprega técnicas como agrupamento para identificar padrões em dados de ECG não rotulados, sendo bastante útil para a detecção de classes de pacientes e grupos de risco. Adicionalmente, existem abordagens de aprendizado semissupervisionado e transferência de aprendizado, que se baseiam na utilização de uma combinação de dados rotulados e não rotulados ou na transferência de conhecimento de um modelo para outro.

PRÉ-PROCESSAMENTO DE DADOS

O pré-processamento tem como objetivo realizar transformações no dado de entrada para torná-lo mais adequado para análise, potencializando a assertividade do modelo. No contexto do ECG, algumas das etapas fundamentais incluem a redução de ruído, em que se utilizam filtros para eliminar artefatos originados por movimentos musculares e interferência elétrica. Além disso, há a segmentação, que consiste em dividir os sinais contínuos de ECG em batimentos cardíacos individuais ou em segmentos específicos. Outro passo importante é a normalização, que busca assegurar a consistência da amplitude e da linha de base dos sinais de ECG em diferentes conjuntos de dados. É crucial, no entanto, ter cuidado para não modificar as amplitudes das ondas, pois elas carregam informações valiosas sobre a atividade cardíaca.

EXTRAÇÃO DE CARACTERÍSTICAS

Este passo envolve a identificação e o isolamento de características relevantes das gravações brutas do ECG (*raw data*). Ao fazer isso, criou-se um caminho direcionado para o algoritmo, destacando medidas do sinal já reconhecidas como relevantes para o diagnóstico. No processamento de sinais biomédicos, a acurácia do modelo é intrinsecamente ligada à qualidade do sinal e às características nele extraídas. Quando se trata do ECG, observam-se características no domínio do tempo, que são derivadas diretamente da forma de onda do

ECG, englobando aspectos como intervalos RR, desnivelamento do segmento ST, medidas de amplitude, tempo de pico e duração QRS. Há também as características no domínio da frequência, que se baseiam nas informações dos componentes de frequência dos sinais de ECG, utilizando técnicas como a *fast fourier transform* (FFT). Adicionalmente, as características da transformada *wavelet*, entre outras, permitem a extração de detalhes tanto no domínio do tempo quanto da frequência simultaneamente.

ARQUITETURAS DE APRENDIZADO PROFUNDO

Dentre os modelos de aprendizado profundo, as redes neurais convolucionais (CNN, do inglês, *convolutional neural networks*) destacam-se por sua habilidade de aprender hierarquias espaciais de características, tornando-as cruciais para capturar padrões em ondas de ECG. Elas são robustas a pequenas variações na entrada, o que é interessante quando os ECG podem vir de diferentes dispositivos de captura, e têm eficiência de parâmetros graças a pesos compartilhados nas camadas convolucionais. Isso as torna ideais para a detecção de formas de onda características ou anomalias, como os complexos QRS e a classificação de arritmias.

Em contrapartida, as *redes neurais recorrentes* (RNN, do inglês, *recurrent neural network*) são adaptadas para dados sequenciais, conseguindo capturar dependências temporais. Sua capacidade de lidar com sequências de comprimentos variados as torna úteis na análise de longas sequências de ECG como traçados de holter. Contudo, as RNN tradicionais enfrentam desafios com o problema dos gradientes que desaparecem ou explodem, dificultando o treinamento em longas sequências.

Para superar esses desafios das RNN, as redes LSTM (*long short-term memory*) foram desenvolvidas. Estas são uma variação das RNN projetada especificamente para aprender dependências de longo prazo, conseguindo, assim, aliviar o problema do gradiente que desaparece. Por causa dessa característica, são especialmente úteis em análises de ECG que necessitam identificar padrões que evoluem ao longo de períodos prolongados e prever alterações de morfologia e principalmente ritmo.

Os *transformers*,[9] por sua vez, trouxeram uma abordagem diferente. Eles se destacam por seu processamento paralelo, permitindo que sequências inteiras sejam processadas simultaneamente. Isso acelera o treinamento em comparação com modelos que processam sequências passo a passo. Além disso, graças ao mecanismo de autoatenção, os *transformers* podem focar diferentes partes da sequência de entrada de maneira diferenciada, o que pode ser extremamente útil para ECG, em que certos intervalos trazem mais informação, por exemplo, o segmento ST, início e fim do QRS, trechos de fragmentação. Conhecidos por seu desempenho em tarefas de processamento de linguagem natural (PLN), eles são mais intensivos computacionalmente por seu mecanismo de atenção.

Em resumo, enquanto as CNN são frequentemente a primeira escolha para tarefas que necessitam de extração de características do ECG bruto, as RNN e as LSTM são mais adequadas para enfatizar o processamento sequencial e dependências temporais. Os *transformers*, apesar de seus custos computacionais, podem ser empregados quando há necessidade de processamento paralelo e de captura de relações entre pontos distantes em uma sequência.

Em uma revisão sistemática[10] sobre o uso das diferentes arquiteturas de *deep learning* no ECG para diversas tarefas, desde biometria para identificação e autenticação, detecção de níveis de estresse, fadiga e distração de motoristas, além de aplicações para diagnóstico médico, como diabetes, doenças coronarianas, apneia do sono, entre outros.

TREINAMENTO E VALIDAÇÃO

Abordagens de aprendizado supervisionado utilizam conjuntos de dados rotulados, em que diagnósticos de ECG conhecidos são ligados a suas respectivas leituras. O sistema de IA "aprende" minimizando seus erros preditivos, refinando seu desempenho ao longo de ciclos iterativos. Para minimizar o erro, a rede reajusta os pesos ou coeficientes até encontrar o ponto de menor erro.

Para obter resultados ainda melhores no treinamento podem ser utilizadas funções de perda customizadas para dados de ECG, técnicas para aumentar artificialmente o tamanho e a diversidade dos conjuntos de dados de treinamento, como deformação de sinal ou adição de ruído sintético, e a validação cruzada, que garante a robustez do modelo treinando em diferentes subconjuntos de dados e validando nos dados restantes.

Para avaliar a qualidade dos modelos, pode-se utilizar a acurácia. Contudo, em cenários com poucos dados ou quando um conjunto é desequilibrado, um valor de acurácia alto pode ser enganoso, pois pode apenas refletir a classe dominante. Por isso, a especificidade deve ser monitorada em paralelo com a sensibilidade para garantir que o modelo não esteja apenas prevendo a classe majoritária.

Nesse caso a precisão, a sensibilidade e o F1-*score* são métricas que ganham destaque. Valores acima de 80% são desejáveis, mas é importante monitorar a sensibilidade em situações em que a classe minoritária (como uma rara anomalia cardíaca) é crítica. A área sob a curva ROC pode dar uma impressão excessivamente otimista. A área sob a curva precisão-*recall*, ou AUC-PR, torna-se uma alternativa mais informativa em tais cenários, pois é mais sensível ao desempenho da classe minoritária.

Para previsões de valores contínuos, como medidas de intervalos, por exemplo, o erro médio absoluto (MAE, do inglês, *mean absolute error*) e o erro quadrático médio (MSE, do inglês, *mean squared error*) são relevantes. Em contextos com poucos dados, um único *outlier* pode ter um impacto significativo nessas métricas, tornando-as mais voláteis.

Outra ferramenta disponível é a matriz de confusão, que oferece um panorama do desempenho de um modelo. Conforme pode ser visto na Figura 1, é possível comparar todas as previsões com a resposta esperada (*target*), identificando onde estão os melhores ou piores resultados. A Figura 1 mostra a taxa de acerto em classificar diversos tipos de ECG em uma classe (*output class*) conforme a classe esperada (*target class*).[11]

Por fim, o coeficiente de correlação de Matthews (MCC, do inglês, *The Matthews correlation coefficient*) oferece uma perspectiva geral da qualidade das previsões, sendo robusto mesmo em dados desequilibrados. Em cenários com dados limitados ou desequilibrados, é essencial a consulta de literaturas e diretrizes clínicas específicas para avaliar adequadamente o desempenho do modelo.

Matriz de confusão do modelo CNN proposto: precisão de 99,11%

Classe de saída \ Classe-alvo	NOR	CVP	PAB	BRD	BRE	CAP	FV	BEV
NOR	99,4% 74853	0,9% 63	0,2% 17	0,0% 3	0,3% 26	1,9% 47	7,1% 32	8,8% 11
CVP	0,2% 138	97,9% 6958	0,1% 6	0,0% 0	0,0% 0	0,9% 23	0,2% 1	3,2% 4
PAB	0,0% 5	0,2% 13	99,1% 6963	0,1% 9	0,3% 23	0,2% 6	0,7% 3	4,8% 6
BRD	0,1% 76	0,6% 42	0,4% 26	99,7% 7046	0,4% 36	0,9% 23	2,0% 9	1,6% 2
BRE	0,1% 59	0,1% 10	0,1% 7	0,0% 3	98,8% 7991	0,2% 4	0,0% 0	0,8% 1
CAP	0,2% 123	0,2% 12	0,0% 2	0,1% 7	0,0% 1	95,8% 2394	0,7% 3	3,2% 4
FV	0,1% 48	0,1% 7	0,0% 2	0,0% 0	0,1% 10	0,0% 1	89,4% 404	0,0% 0
BEV	0,0% 3	0,0% 3	0,0% 2	0,0% 0	0,0% 1	0,0% 0	0,0% 0	77,6% 97

FIGURA 1 Matriz de confusão representando a acurácia de um modelo de *machine learning* em classificar um eletrocardiograma conforme o tipo de diagnóstico esperado.

INTERPRETABILIDADE DO MODELO

A interpretabilidade dos modelos de aprendizado de máquina é fundamental, principalmente em aplicações médicas como a análise de ECG. Utilizando ferramentas como Grad-CAM ou teste de oclusão, conseguimos visualizar e interpretar quais segmentos da onda ECG o modelo considera mais relevantes. Determinar a importância das características nos ajuda a discernir quais aspectos do ECG o modelo vê como críticos para suas decisões. A Figura 2 é um exemplo que demonstra como é possível interpretar a maneira como uma rede neural de aprendizado profundo utiliza um ECG de uma única derivação para identificar diversos tipos de arritmia.[12]

Por exemplo, ao desenvolver um modelo para prever o risco de infarto do miocárdio com base em um ECG, pode-se identificar que a elevação do segmento ST e a duração do complexo QRS são altamente influentes. A elevação do segmento ST, associada a oclusões arteriais, é uma característica marcante que indica um modelo mais próximo do esperado. Da mesma forma, o destaque dado ao complexo QRS e à amplitude da onda R sugere que variações nesses elementos podem ser um indicativo de problemas cardíacos.

Mediante um modelo de classificação binária que determina se uma arritmia é maligna ou benigna com base em características de ECG. Usando uma técnica como a importância das características, identifica-se que a elevação do segmento ST e a duração do intervalo QT são as mais influentes. Se o modelo classifica uma arritmia como maligna, é possível usar ferramentas como Grad-CAM para visualizar o ponto em que o modelo está focando no ECG. Se a ferramenta destaca a elevação anormal do segmento ST, conclui-se que essa particularidade do ECG foi a principal razão para a classificação. Essa interpretação visual permite uma validação adicional: um médico pode confirmar se tal elevação é, de fato, indicativo de condição maligna, fortalecendo ou contestando a decisão do modelo.

Compreender o modelo pode guiar a coleta de dados, priorizando características de alta importância e simplificando o modelo ao eliminar as menos relevantes. No entanto, é fundamental lembrar que a correlação observada não necessariamente implica causalidade. Assim, o uso de modelos de IA em contextos médicos deve ser complementado pelo conhecimento clínico especializado.

Após a exploração dos modelos de *deep learning* para ECG, é fundamental abordar algumas inovações e técnicas que otimizam e integram esses modelos ao cotidiano clínico.

A computação de borda, ou *edge computing*, surge como uma solução poderosa para a análise em tempo real de ECG. Com os avanços na otimização, técni-

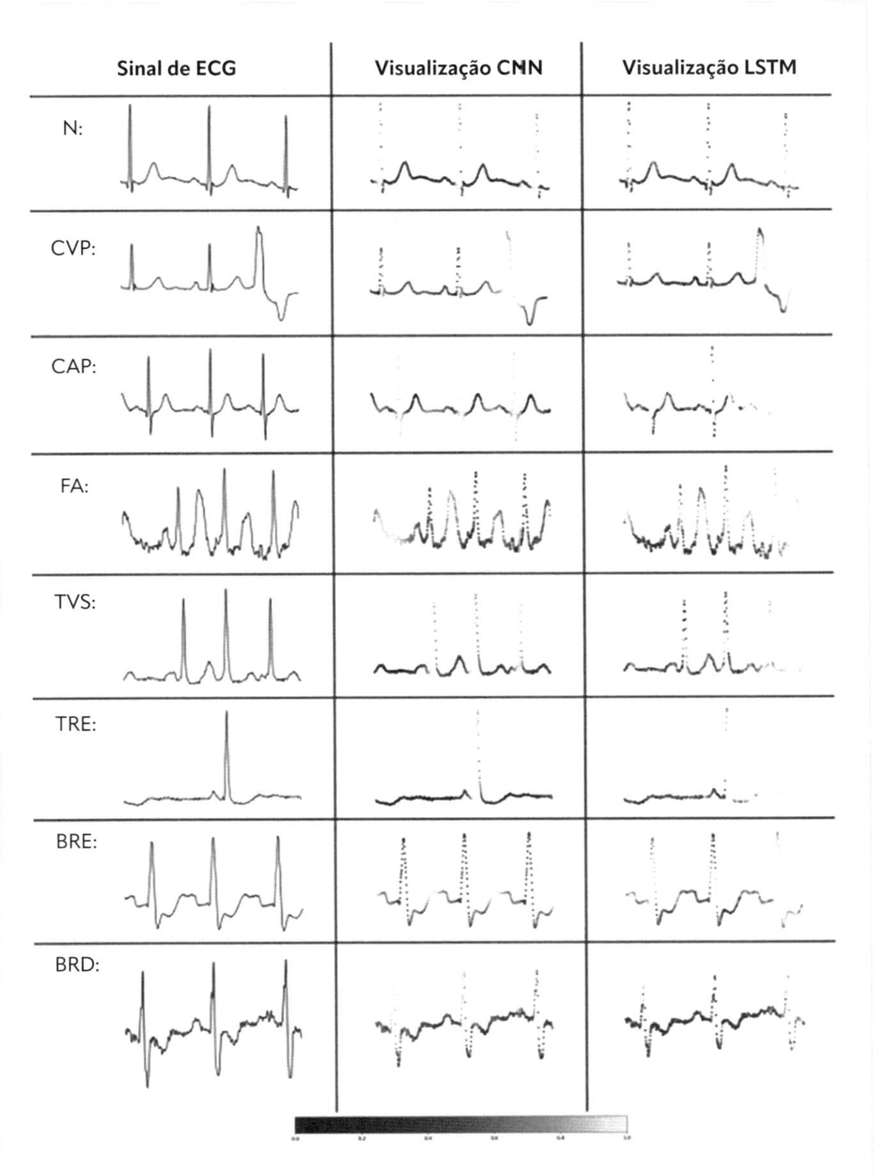

FIGURA 2 Visualização da importância de cada trecho de sinais de ECG para classificação de arritmias em um modelo de *machine learning* do tipo CNN e outro do tipo LSTM. A escala inferior indica os trechos mais importantes para a decisão do modelo ao classificar o tipo de arritmia.

cas como quantização do modelo, poda e destilação de conhecimento asseguram que esses modelos de *deep learning* sejam executados eficientemente em dispositivos de borda. Por exemplo, um dispositivo vestível, como um *smartwatch*, pode analisar continuamente o ritmo cardíaco de um paciente usando algoritmos de *streaming*. Esse dispositivo, equipado com técnicas de *edge computing*, seria capaz de identificar arritmias ou outros eventos cardíacos anômalos em tempo real, alertando prontamente o usuário ou os profissionais de saúde.

Complementando essa capacidade de análise em tempo real, a integração de soluções baseadas em IA com sistemas clínicos existentes é crucial para uma implementação prática e eficaz. A interoperabilidade dos modelos de IA com os sistemas de prontuário eletrônico, ou *electronic health records* (EHR), garante que dados relevantes do ECG sejam sincronizados e armazenados adequadamente para futuras consultas e análises clínicas. Um exemplo prático seria um sistema hospitalar que, ao receber dados de ECG em tempo real de um dispositivo vestível, poderia automaticamente cruzar essas informações com o histórico clínico do paciente armazenado no EHR. Além disso, para lidar com o volume crescente de dados e as complexidades associadas, a implementação e a escalabilidade, usar sistemas em nuvem torna-se essencial. Isso poderia permitir, por exemplo, que hospitais e clínicas expandissem rapidamente sua capacidade de processamento e análise conforme o crescimento da demanda por tais serviços.

Entender as melhores práticas para uso da IA na eletrocardiologia ainda é um desafio em discussão, sendo crucial para desenvolver, implantar e avaliar soluções robustas de IA para análise de ECG.[13] Somente um esforço interdisciplinar para esclarecer a combinação intrincada de técnicas computacionais e a compreensão médica poderão tornar a IA em ECG verdadeiramente transformadora.

AGRADECIMENTOS

Este capítulo contou com o apoio da Fundação de Amparo à Pesquisa do Estado de São Paulo (Fapesp), Processo n. 2021/07005-4.

As opiniões, as hipóteses e as conclusões ou recomendações expressas neste material são de responsabilidade dos autores e não necessariamente refletem a visão da Fapesp.

REFERÊNCIAS

1. Attia ZI, DeSimone CV, Dillon JJ, Sapir Y, Somers VK, Dugan JL, et al. Novel Bloodless potassium determination using a signal-processed single-lead ECG. J Am Heart Assoc. 2016;5(1):1-9.

2. Hannun AY, Rajpurkar P, Haghpanahi M, Tison GH, Bourn C, Turakhia MP, et al. Cardiologist-level arrhythmia detection and classification in ambulatory electrocardiograms using a deep neural network. Nat Med. 2019;25(1):65-9.
3. Attia ZI, Noseworthy PA, Lopez-Jimenez F, Asirvatham SJ, Deshmukh AJ, Gersh BJ, et al. Articles an artificial intelligence-enabled ECG algorithm for the identification of patients with atrial fibrillation during sinus rhythm: a retrospective analysis of outcome prediction. Lancet. 2019;6736(19):1-7.
4. Attia ZI, Kapa S, Lopez-Jimenez F, McKie PM, Ladewig DJ, Satam G, et al. Screening for cardiac contractile dysfunction using an artificial intelligence-enabled electrocardiogram. Nat Med. 2019;25(1):70-4.
5. Ribeiro AH, Ribeiro MH, Paixão GMM, Oliveira DM, Gomes PR, Canazart JA, et al. Automatic diagnosis of the 12-lead ECG using a deep neural network. Nat Commun. 2020;11(1):1-9.
6. Attia ZI, Friedman PA, Noseworthy PA, Lopez-Jimenez F, Ladewig DJ, Satam G, et al. Age and sex estimation using artificial intelligence from standard 12-lead ECGs. Circ Arrhythmia Electrophysiol. 2019;12(9):1-11.
7. Zvuloni E, Read J, Ribeiro AH, Ribeiro ALP, Behar JA. On merging feature engineering and deep learning for diagnosis, risk prediction and age estimation based on the 12-lead ECG. IEEE Trans Biomed Eng. 2023;70(7):2227-36.
8. Lima EM, Ribeiro AH, Paixão GMM, Ribeiro MH, Pinto-Filho MM, Gomes PR, et al. Deep neural network-estimated electrocardiographic age as a mortality predictor. Nat Commun. 2021;12(1).
9. Vaswani A, Shazeer N, Parmar N, Uszkoreit J, Jones L, Gomez AI, et al. Attention is all you need. Adv Neural Inf Process Syst. 2017;2017-Dec(Nips):5999-6009.
10. Musa N, Gital AY, Aljojo N, Chiroma H, Adewole KS, Mojeed HA, et al. A systematic review and meta-data analysis on the applications of deep learning in electrocardiogram. J Ambient Intell Humaniz Comput. 2023;14(7):9677-750.
11. Ullah A, Anwar SM, Bilal M, Mehmood RM. Classification of arrhythmia by using deep learning with 2-D ECG spectral image representation. Remote Sens. 2020;12(10):1-14.
12. Vijayarangan S, Murugesan B, Vignesh R, Preejith SP, Joseph J, Sivaprakasam M. Interpreting deep neural networks for single-lead ECG arrhythmia classification. Proc Annu Int Conf IEEE Eng Med Biol Soc EMBS. 2020;2020-Jul:300-3.
13. Bond R, Finlay D, Al-Zaiti SS, Macfarlane P. Machine learning with electrocardiograms: a call for guidelines and best practices for "stress testing" algorithms. J Electrocardiol. 2021;69:1-6.

Índice remissivo

A

B

C

D

E

F

G

H

I

L

M

Q

R

S

U

V

W

X